P. Kugler

Der menschliche Körper

Peter Kugler

Der menschliche Körper

Anatomie Physiologie Pathologie

3. Auflage

ELSEVIER

ELSEVIER

Hackerbrücke 6, 80335 München, Deutschland

ISBN Print   978-3-437-27112-0
eISBN   978-3-437-17094-2

Alle Rechte vorbehalten
3. Auflage 2017
© Elsevier GmbH, Deutschland

Wichtiger Hinweis für den Benutzer
Die Erkenntnisse in der Pflege und Medizin unterliegen laufendem Wandel durch Forschung und klinische Erfahrungen. Herausgeber und Autoren dieses Werkes haben große Sorgfalt darauf verwendet, dass die in diesem Werk gemachten therapeutischen Angaben (insbesondere hinsichtlich Indikation, Dosierung und unerwünschter Wirkungen) dem derzeitigen Wissensstand entsprechen. Das entbindet den Nutzer dieses Werkes aber nicht von der Verpflichtung, anhand weiterer schriftlicher Informationsquellen zu überprüfen, ob die dort gemachten Angaben von denen in diesem Werk abweichen, und seine Verordnung in eigener Verantwortung zu treffen.

Für die Vollständigkeit und Auswahl der aufgeführten Medikamente übernimmt der Verlag keine Gewähr.
Geschützte Warennamen (Warenzeichen) werden in der Regel besonders kenntlich gemacht (*). Aus dem Fehlen eines solchen Hinweises kann jedoch nicht automatisch geschlossen werden, dass es sich um einen freien Warennamen handelt.

Bibliografische Information der Deutschen Nationalbibliothek
Die Deutsche Nationalbibliothek verzeichnet diese Publikation in der Deutschen Nationalbibliografie; detaillierte bibliografische Daten sind im Internet über http://www.d-nb.de/ abrufbar.

17   18   19   20   21   5   4   3   2   1

Für Copyright in Bezug auf das verwendete Bildmaterial siehe Abbildungsnachweis.

Um den Textfluss nicht zu stören, wurde bei Patienten und Berufsbezeichnungen die grammatikalisch maskuline Form gewählt. Selbstverständlich sind in diesen Fällen immer Frauen und Männer gemeint.

Planung: Hilke Nüssler, München
Projektmanagement: Martha Kürzl-Harrison, München
Lektorat und Redaktion: Nicole Menche, Langen
Satz: abavo GmbH, Buchloe/Deutschland; TnQ, Chennai/Indien
Druck und Bindung: Dimograf, Bielsko-Biała, Polen
Umschlaggestaltung: Spiesz Design, Neu-Ulm
Titelzeichnung: Gerda Raichle, Ulm

Aktuelle Informationen finden Sie im Internet unter **www.elsevier.de** und **www.elsevier.com**

Vorwort

Liebe Leser,
der vorliegende Taschenatlas vermittelt auch in seiner 3. Auflage übersichtlich, klar und anschaulich das Grundwissen der Anatomie und Physiologie und stellt gleichzeitig einen Bezug zu Krankheitsbildern und damit zur Klinik her.
In der 3. Auflage besitzt dieses Buch nun im Anhang ein ausführliches Glossar, damit Sie jederzeit die ggf. unklaren Begriffe nachschlagen können. Vor allem dadurch ist das Buch umfänglicher geworden.
Die Anatomie, die sich mit Bau und Strukturen des menschlichen Körpers beschäftigt, wird ausgehend von den kleinsten Bauelementen des Körpers, den Zellen, und deren Zellverbänden, den Geweben, bis hin zu den Organen und Organsystemen erörtert. Auch werden die Vererbung des Menschen und die vorgeburtliche Entwicklung berücksichtigt.
Die Beschreibung der Physiologie, also die Lehre von den Lebensvorgängen und Funktionen des menschlichen Körpers, ist den jeweiligen Ausführungen zur Anatomie beigeordnet, sodass Struktur und Funktion im Zusammenhang behandelt werden. In gleicher Weise sind auch an entsprechender Stelle Krankheitsbilder und Funktionsstörungen eingefügt, sodass bei den jeweiligen Organen und Organsystemen eine Gesamtschau normaler Strukturen und ihrer Funktionen bis hin zu krankhaften Veränderungen vermittelt wird. In die 3. Auflage sind auch weitere Sachverhalte neu aufgenommen worden, z. B. das Krankheitsbild der rheumatoiden Arthritis oder die Bedeutung von Telomeren der Chromosomen.
Es wurde darauf geachtet, dass die einzelnen Fachgebiete der Anatomie, Physiologie und Klinik klar voneinander abgegrenzt wurden. Dies ist dadurch erreicht, dass die einzelnen Fächer eine farbliche Zuordnung erhalten haben: **Anatomie blau, Physiologie grün und Pathologie/Klinik rot.**
Besonderheiten dieses Buches sind weiterhin die direkte Zuordnung des Textes (links) auf die gegenüberliegenden Abbildungen (rechts), die zahlreichen Querverweise und natürlich die jedes Kapitel abschließenden Wiederholungsfragen, mit denen der Benutzer seinen Lernerfolg überprüfen kann.
Das Buch wendet sich an einen breiten Leserkreis, u.a. Auszubildende medizinischer Fachberufe, Studentinnen und Studenten am Anfang des Medizin-, Zahnmedizin-, Biologie-, Pharmazie-, Informatik- oder Psychologiestudiums bis hin zu interessierten Laien. Um diesem breiten Leserkreis gerecht zu werden, wurde eine möglichst klare Ausdrucksweise benutzt. Fachausdrücke werden in Text und Abbildungen teils in Umgangssprache verwendet, wobei der Fachausdruck meist in Klammern folgt.

Allen, die am Zustandekommen dieses Buches mitgewirkt haben, möchte ich herzlich danken. Hierbei gilt mein besonderer Dank Frau Hilke Nüssler, die als Lektorin mit Geduld und stetigem Engagement das Gesamtwerk betreut hat, Frau Gerda Raichle, die mit großer fachlicher Kompetenz die bildliche Gestaltung des Buches ausführte, Frau Dr. Nicole Menche, die kenntnisreich die redaktionelle Überarbeitung der Texte durchgeführt hat und Frau Sabine Katzschmann, die mit großer Sorgfalt die Ausgangstexte zu Papier gebracht hat. Auch möchte ich Frau Martha Kürzl-Harrison für die sorgfältige redaktionelle Überarbeitung der 3. Auflage und meiner Frau Dr. med. Sabrina Kugler für wertvolle Hinweise auf klinische Sachverhalte danken. Nicht zuletzt danke ich dem Verlag, der die Erstellung dieses Buches möglich gemacht hat.

Würzburg, im Januar 2017
Peter Kugler

Farbleitsystem und Glossar

Farbleitsystem

Bei den Überschriften nutzt das Buch ein durchgängiges Farbleitsystem. Dabei werden folgende Leitfarben verwendet:

Blaue Überschriften
Informationsschwerpunkt Anatomie

Grüne Überschriften
Informationsschwerpunkt Physiologie

Rote Überschriften
Informationsschwerpunkt Pathologie

Bitte beachten Sie:
Das Farbleitsystem hat sich seit der ersten Auflage des Buches geändert. Die roten und die blauen Überschriften wurden dem jeweils anderen Fachgebiet zugeordnet, so ist die Anatomie jetzt blau und die Pathologie rot.

Glossar

Die Anatomie, Physiologie und Pathologie ist voll mit Fachbegriffen, die gerade am Anfang eines Studiums oder einer Ausbildung oft unbekannt sind.

Abbildungsnachweis

Soweit nicht anders gekennzeichnet sind alle Zeichnungen von Gerda Raichle, Ulm.
Die Urheber der anderen Bilder erkennen Sie an dem Quellcode in den eckigen Klammern hinter der Bildunterschrift.

E437   Salvo, S.: Mosby's Pathology for massage therapists. Elsevier/Mosby, 2. A. 2009

E547   Gartner, L. P./Hiatt, J. L.: Color Textbook of Histology. Elsevier/Saunders, 3. A. 2006

E548   Barbara A. Mammen, Scot Irwin, Jan Stephen Tecklin: Cardiopulmonary Physical Therapy. A Guide to Practice. Chapter 7 Common Cardiac and Pulmonary Clinical Measures. Elsevier 2004.

E549   Nolte, J.: The Human Brain – An Introduction to its Functional Anatomy. Elsevier/Mosby, 6. A. 2008

F286   Sato, K./Umeno, H./Nakashima, T. (2005): Histological investigation of liposuctioned fat for injection laryngoplasty. In: American Journal of Otolaryngology 26(4): 219–225

F287   Usui, T./Ichibe, M./Ueki, S./Takagi, M. et al. (2000): Mizuo phenomenon observed by scanning laser ophthalmoscopy in a patient with Oguchi disease. In: American Journal of Ophthalmology, 130(3): 359–361

L190   Gerda Raichle, Ulm

M123   Prof. Dr. med. Thomas Dirschka, Wuppertal

M172   P. Dahms, Kiel

M375   Prof. Dr. med. Dr. rer. nat. Ulrich Welsch, München

M492   Prof. Peter Kugler, Würzburg

O177   Sabine Schmidt, Ulm

O405   Stefanie Schröder, München

T127   Prof. Dr. med. Dr. h. c. Peter C. Scriba, München

V112   St. Jude Medical GmbH, Eschborn

V137   Siemens Medical Solutions, Erlangen

X141   Dr. med. Wolfgang Frank, Gauting

Inhaltsverzeichnis

1   Grundbegriffe und Organisation des Körpers   1

2   Zellen- und Vererbungslehre   11

3   Gewebelehre   49

4   Skelett- und Muskelsystem   85

5   Herz-Kreislauf- und Gefäßsystem   151

6   Blut   181

7   Immunsystem und lymphatische Organe   203

8   Atemsystem   225

9   Verdauungssystem, Ernährung und Stoffwechsel   253

10 Harnsystem   301

11 Genitalsystem   325

12 Entwicklungslehre, Schwangerschaft und Geburt   345

13 Hormonsystem   367

14 Nervensystem   385

15 Rezeptoren und Sinnesorgane   445

16 Haut   477

17 Anhang   489

    Sachverzeichnis   552

KAPITEL

1

Grundbegriffe und Organisation des Körpers

1.1	Organisation des Körpers	2	1.3	Körperabschnitte	6
1.1.1	Zellen	2	1.3.1	Kopf	6
1.1.2	Gewebe	2	1.3.2	Hals	6
1.1.3	Organe	4	1.3.3	Rumpf	6
1.1.4	Organsysteme	4	1.3.4	Obere Extremitäten	6
			1.3.5	Untere Extremitäten	6
1.2	Lehre vom Körper	4	1.4	Orientierung am menschlichen Körper	8
1.2.1	Anatomie	4			
1.2.2	Pathologie	4	1.4.1	Achsen	8
1.2.3	Physiologie und Pathophysiologie	4	1.4.2	Ebenen	8
			1.4.3	Lagebezeichnungen	8
1.2.4	Biochemie	4	1.4.4	Richtungsbezeichnungen	10
1.2.5	Genetik	4			
				Wiederholungsfragen	10

1.1 Organisation des Körpers

Die kleinsten Baueinheiten des menschlichen Körpers sind die **Zellen** (Cellulae, Sing. Cellula → 2.1). Die Zellen treten zu verschiedenen **Geweben** zusammen (→ 3.1), die ihrerseits **Organe** aufbauen. Funktionell zusammengehörige Strukturen und Organe formen schließlich **Organsysteme,** die alle zusammen den menschlichen Organismus ausmachen (→ Abb. 1.1).

1.1.1 Zellen

Zellen, die durch eine Zellmembran von der Umgebung abgegrenzt sind und einen Zellkern als Steuerzentrum enthalten, sind für sich, also auch losgelöst aus dem Gewebe, lebensfähig, d. h. sie sind lebendig.

Lebendigsein

Lebendigsein von Zellen ist gekennzeichnet durch:
- **Stoffwechsel** (Metabolismus)
- **Erregbarkeit,** also Reaktion auf äußere Reize
- **Vermehrungsfähigkeit,** d. h. dass aus einer Zelle durch Teilung (Mitose → 2.12.2) zwei Tochterzellen entstehen
- **Wachstum** durch Zellvermehrung **(Hyperplasie)** und/oder Zellwachstum **(Hypertrophie)**
- **Kontraktilität,** die Formveränderungen der Zelle zur Folge hat.

Mehrzellige Organismen zeichnen sich durch weitere Eigenschaften aus, z. B. die **Differenzierung,** die zur Ausbildung eines bestimmten Zelltyps führt, etwa Leber- oder Nervenzellen.

Stoffwechsel

Trotz ihrer Eigenständigkeit bedürfen die einzelnen Zellen der Zufuhr von **Elementen** und **Verbindungen.**

Bei den lebenswichtigen Elementen handelt es sich vor allem um **Wasserstoff, Kohlenstoff, Stickstoff, Sauerstoff** und Mineralien, z. B. **Natrium, Kalium** und **Kalzium.** Keines dieser Elemente kann die Zelle selbst herstellen (→ Abb. 1.1).

Dabei werden nur die Mineralien von den Zellen als **Atome** genutzt. Sie sind Bestandteil des Ionenhaushalts.

Die anderen Elemente werden von der Zelle als **Moleküle** (Atomverbindungen) aufgenommen. Zu den wichtigsten Molekülen zählen z. B. Sauerstoff als Element sowie Wasser, Aminosäuren, Fettsäuren, Glukose und Vitamine als Verbindungen. Die Moleküle haben unterschiedliche Bedeutung.

Wassermoleküle und damit Wasser bilden die Grundflüssigkeit in der Zelle.

Aminosäuren werden benötigt, um **Proteine** (Eiweiße) aufzubauen oder dienen als Stickstoffquelle für die Herstellung zelleigener stickstoffhaltiger Moleküle, z. B. die Ribonukleinsäuren als Grundbausteine der Erbsubstanz (→ 2.10.8).

Fettsäuren und **Glukose** sind energiehaltige Verbindungen. Sie werden u. a. abgebaut, um Energie zu gewinnen. Dabei wird **Sauerstoff** verbraucht. Außerdem ist z. B. Glukose eine Kohlenstoffquelle für die Bildung verschiedener zelleigener Moleküle.

Alle im Körper ablaufenden Reaktionen werden als Stoffwechsel zusammengefasst. Werden Substanzen aufgebaut (beispielsweise Proteine), spricht man von Aufbaustoffwechsel **(Anabolismus),** werden Substanzen hingegen abgebaut, spricht man von Abbaustoffwechsel **(Katabolismus).** Nach einem anderen Kriterium werden der **Strukturstoffwechsel** zum Aufbau von Zellstrukturen und der **Energiestoffwechsel** zur Gewinnung von Energie unterschieden.

1.1.2 Gewebe

Gewebe sind Verbände aus Zellen mit ähnlichem Bau und ähnlicher Funktion (→ 3.1). Ein Beispiel sind die Zellverbände, welche die inneren und äußeren Körperoberflächen bedecken, die Epithelien. In der Lunge werden z. B. die Lungenbläschen von Epithel ausgekleidet (→ Abb. 1.1).

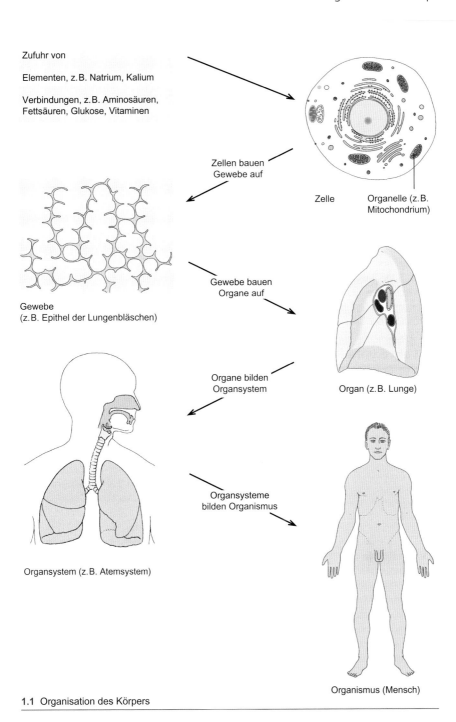

Zufuhr von

Elementen, z. B. Natrium, Kalium

Verbindungen, z. B. Aminosäuren,
Fettsäuren, Glukose, Vitaminen

Zellen bauen
Gewebe auf

Zelle   Organelle (z. B.
Mitochondrium)

Gewebe bauen
Organe auf

Gewebe
(z. B. Epithel der Lungenbläschen)

Organe bilden
Organsystem

Organ (z. B. Lunge)

Organsysteme
bilden Organismus

Organsystem (z. B. Atemsystem)

Organismus (Mensch)

1.1 Organisation des Körpers

1.1.3 Organe

Verschiedene Gewebe treten zusammen, um Organe aufzubauen, z. B. Lunge, Leber oder Gehirn. Das Organ Lunge (→ Abb. 1.1) setzt sich z. B. aus Epithelien, Muskelgewebe und Bindegewebe zusammen und dient dem Gasaustausch.

Das Gewebe, das in Organen deren spezifische Funktion versieht, wird als **Parenchym** bezeichnet. Das übrige Gewebe, meist Bindegewebe, ist das **Stroma.**

1.1.4 Organsysteme

Damit Organe ihre Funktion versehen können, treten sie mit anderen Strukturen oder Organen zusammen und bilden so Organsysteme (→ Tab. 1.1). Ein typisches Beispiel ist das Atemsystem. Hier dienen die Atemwege der Beförderung von Luft in die bzw. aus den Lungen, wo dann der Gasaustausch stattfindet.

1.2 Lehre vom Körper

⬤ Verschiedene Fachgebiete beschäftigen sich mit Bau und Funktionen des menschlichen Körpers. Grundlegende Fachgebiete der Medizin sind:

- Anatomie
- Pathologie
- Physiologie
- Pathophysiologie
- Biochemie
- Genetik.

1.2.1 Anatomie

Die **Anatomie** beschäftigt sich vor allem mit Bau und Strukturen des menschlichen Körpers. Hierzu werden zum einen menschliche Leichname zergliedert und präpariert und die Organe und Organsysteme mit dem bloßen Auge betrachtet. Dieses Vorgehen wird als **makroskopische Anatomie** (gr. makros = groß) bezeichnet. Dabei ist die Lehre von der Gestalt der Organe die **Morphologie** und die

Lehre von ihren Lokalisation und Lagebeziehungen die **topographische Anatomie.**

Zum anderen wird in der Anatomie auch der gewebliche Bau von Organen mit Hilfe von Mikroskopen studiert. Dies sind **Histologie** (Lehre von den Geweben → 3.1) und **mikroskopische Anatomie** (gr. mikros = klein, also Lehre vom Feinbau der Organe). Außerdem befasst sich die Anatomie mit dem Bau von Zellen, der Zelllehre oder **Zytologie** (→ 2.1). Hierbei wird meist die Elektronenmikroskopie eingesetzt.

Eine weitere Fachrichtung der Anatomie ist die **Embryologie** (Entwicklungslehre → 12.1), die sich mit Entstehung und Entwicklung des menschlichen Organismus beschäftigt.

1.2.2 Pathologie

Die **Pathologie** ist die Lehre von den Krankheiten, insbesondere ihrer Entstehung und den dadurch hervorgerufenen Veränderungen von Geweben und Organen.

1.2.3 Physiologie und Pathophysiologie

Die **Physiologie** ist die Lehre von den normalen Lebensvorgängen und Funktionen des menschlichen Körpers, z. B. der Lungen- oder Herzfunktion. Die **Pathophysiologie** beschäftigt sich demgegenüber mit krankhaften Lebensvorgängen und Funktionsstörungen des Organismus.

1.2.4 Biochemie

Die **Biochemie** befasst sich mit den Stoffwechselvorgängen im Organismus, z. B. Wirkung von Hormonen und Enzymen.

1.2.5 Genetik

Die **Genetik** ist die Lehre von der Vererbung (→ 2.13). Sie beschäftigt sich zum einen mit der Bedeutung des Erbgutes unter normalen und krankhaften Bedingungen sowie zum anderen mit Erbgängen zur Aufklärung genetisch bedingter Störungen.

Organsystem	Bestandteile	Aufgaben
Skelett- und Muskelsystem	Knochen (Skelett) mit den sie verbindenden Bändern sowie Sehnen und Muskeln	Stütz- und Haltefunktion Körperbewegungen Ort der Blutzellenbildung (rotes Knochenmark) Kalziumspeicher (Knochen) Wärmeproduktion (Muskeln)
Herz-Kreislauf-System, Blut	Herz, Blutgefäße, Blut	Sauerstoff- und Nährstofftransport zu den Zellen Abtransport von Stoffwechselendprodukten Wärmetransport Verschluss von Blutungsquellen (Gerinnungssystem)
Abwehrsystem	weiße Blutkörperchen, Thymus, Knochenmark und sekundäre lymphatische Organe (z.B. Milz, Mandeln, Lymphknoten)	Reinigung des Blutes und der Lymphe von Fremdstoffen Erkennung und Ausschaltung von körperfremden Stoffen immunologisches Gedächtnis Entzündungs- und Heilungsprozesse
Atemsystem	Atemwege (Nase, Rachen, Kehlkopf, Luftröhre, Bronchien) und Lunge	Lufttransport in die/aus den Lungen zum Austausch von Sauerstoff und Kohlendioxid Mitwirkung bei der Regulation des Säure-Basen-Haushaltes
Verdauungssystem	Mundhöhle, Speiseröhre, Magen, Darm, Leber, Bauchspeicheldrüse	Aufnahme von Flüssigkeit und Nahrungsmitteln Verdauung und Resorption von Nährstoffen Ausscheidung Leber: u.a. Entgiftung Bauchspeicheldrüse: Bildung von Verdauungsenzymen
Harnsystem	Nieren, Harnleiter, Harnblase, Harnröhre	Produktion, Sammlung und Ausscheidung des Harns Regulation des Flüssigkeits- und Elektrolythaushalts Aufrechterhaltung des Säure-Basen-Gleichgewichts Mitwirkung bei der Blutdruckregulation
Genitalsystem	Mann: Hoden, Nebenhoden, Samenleiter, Prostata, Bläschendrüsen, Penis Frau: Eierstock, Eileiter, Gebärmutter, Scheide	Bildung von Keimzellen und Geschlechtshormonen Fortpflanzung Ernährung des Ungeborenen
Hormonsystem	alle Drüsen und Gewebe, die Hormone produzieren	Langsame und mittelschnelle Regulation vor allem von Stoffwechselaktivitäten
Nervensystem und Sinnesorgane	Zentralnervensystem (Großhirn, Zwischenhirn, Kleinhirn, Hirnstamm, Rückenmark), peripheres Nervensystem, Sinnesorgane (z.B. Auge, Ohr oder Hautsinnesorgane)	Analyse der Umwelt durch die Sinnesorgane Steuerung und schnelle Regulation fast aller Körperaktivitäten durch Nervenimpulse Regulationszentrum für das innere Milieu „Sitz" der Psyche
Haut (mit Hautanhangsgebilden)	Haut und Hautanhangsgebilde wie z.B. Haare, Nägel, Schweiß- und Talgdrüsen	Schutz des Körpers vor Außeneinflüssen Mitregulation der Körpertemperatur Synthese des Vitamin-D-Hormons Hautsinne für Temperatur, Druck und Schmerz

Tab. 1.2 Organsysteme des Menschen

1.3 Körperabschnitte

⬛ Der menschliche Körper lässt sich nicht nur nach der Funktion in Organsysteme gliedern, sondern auch nach der Lokalisation in Körperabschnitte:
- Kopf
- Hals
- Rumpf
- Extremitäten.

1.3.1 Kopf

Das Grundgerüst des **Kopfes** (Caput) ist der knöcherne **Schädel** (Cranium). Er besteht aus:
- Dem Hirnschädel, in dessen Schädelhöhle sich das Gehirn befindet
- Dem Gesichtsschädel, der Öffnungen für Mund-, Nasen- und Augenhöhlen aufweist.

1.3.2 Hals

Der knöcherne Achsenstab des **Halses** (Collum) ist der Halsabschnitt der Wirbelsäule. Der Hals umfasst außerdem die Halsmuskulatur und die Halseingeweide. Bei den Halseingeweiden handelt es sich um Leitungsbahnen (Nerven und Gefäße), obere Abschnitte der Atem- und Speisewege sowie Schilddrüse und Nebenschilddrüsen.

1.3.3 Rumpf

Den knöchernen Achsenstab des **Rumpfes** (Truncus) bilden Brust-, Lenden- und Kreuzbeinabschnitte der Wirbelsäule. In einem Kanal in der Wirbelsäule befindet sich das Rückenmark.
Zum Rumpf gehören (→ Abb. 1.2):
- Der **Brustkorb,** der die **Brusthöhle** umschließt
- Der **Bauch,** der die **Bauchhöhle** beinhaltet
- Das **Becken,** das die **Beckenhöhle** als unteren Teil der Bauchhöhle umfasst
- Der **Rücken,** der vom Nacken bis zum Gesäß reicht.

Brustkorb

Der Brustkorb wird durch Rippen, Brustbein und Brustabschnitt der Wirbelsäule gebildet. Über seine obere Öffnung treten Leitungsbahnen, Luft- und Speiseröhre in die Brusthöhle ein. Die untere Öffnung des Brustkorbs ist durch das **Zwerchfell** weitestgehend verschlossen. Durch eine Zwerchfelllücke zieht aber z. B. die Speiseröhre in die Bauchhöhle. Die Brusthöhle enthält u. a. Luftröhre, rechte und linke Lunge mit ihren Atemwegen, das Herz, die Speiseröhre und den Thymus.

Bauch und Becken

Die an das Zwerchfell anschließende Bauchhöhle wird seitlich und vorne vor allem von Muskulatur der Bauchwand gebildet. Im Oberbauch befinden sich von rechts nach links Leber, Magen, Bauchspeicheldrüse sowie die Milz. Im Unterbauch sind verschiedene Darmabschnitte lokalisiert.
Die Bauchhöhle geht kontinuierlich in die Beckenhöhle über, die als Wand neben dem knöchernen Beckengürtel nach vorne die Bauchwandmuskulatur aufweist. Im Beckenraum sind Darmabschnitte, Harnblase und bei der Frau die inneren Geschlechtsorgane enthalten.

1.3.4 Obere Extremitäten

Die **oberen Extremitäten** (oberen Gliedmaßen) bestehen aus Schultergürtel, Armen und Händen. Der Schultergürtel dient der Befestigung der oberen Extremitäten am Rumpf. Die oberen Extremitäten sind durch zahlreiche Muskeln und Gelenke sehr beweglich und dienen vor allem als **Greiforgane.**

1.3.5 Untere Extremitäten

Die **unteren Extremitäten** (unteren Gliedmaßen) setzen sich aus Beckengürtel, Beinen und Füßen zusammen. Der Beckengürtel, der gleichzeitig Bestandteil des Rumpfes ist, verbindet die unteren Extremitäten mit dem Rumpf. Die unteren Extremitäten sind zu **Stütz-** und **Lauforgan** mit kräftiger Muskulatur ausgebildet.

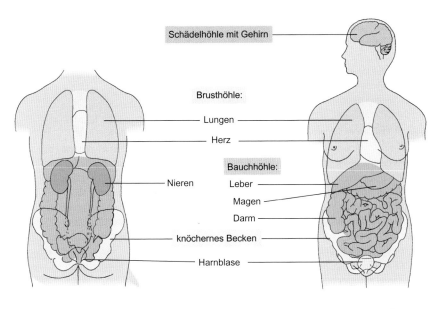

1.2 Körperhöhlen, links von hinten (posterior, dorsal), rechts von vorne (anterior, ventral)

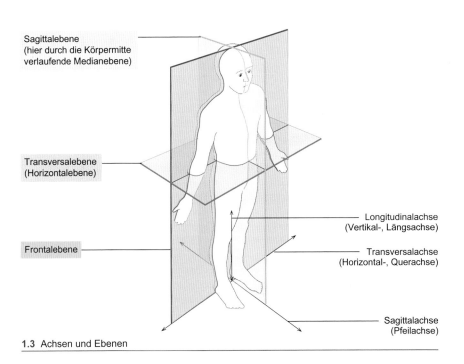

1.3 Achsen und Ebenen

1.4 Orientierung am menschlichen Körper

■ Zur Orientierung am menschlichen Körper gibt es Achsen und Ebenen sowie Lage- und Richtungsbezeichnungen. Alle Angaben beziehen sich auf den aufrecht stehenden Menschen.

1.4.1 Achsen

Es gibt drei senkrecht aufeinander stehende Achsen durch den Körper (→ Abb. 1.3):

- **Longitudinalachse** (Vertikal-, Längsachse) von oben nach unten oder umgekehrt
- **Transversalachse** (Horizontal-, Querachse) von rechts nach links oder umgekehrt
- **Sagittalachse** (Pfeilachse) von vorn nach hinten oder umgekehrt.

Diese drei Achsen verlaufen nicht nur mittig durch den Körper, sondern können in beliebiger Zahl durch den Körper gelegt werden.

1.4.2 Ebenen

Entsprechend der Achsen gibt es drei senkrecht zueinander stehende Ebenen, die ebenfalls in beliebiger Zahl durch den Körper gelegt werden können (→ Abb. 1.3):

- **Sagittalebenen.** Sagittalebenen verlaufen entsprechend der Sagittalachse von vorne nach hinten durch den Körper. Eine spezielle Sagittalebene ist die **Medianebene** durch die Körpermitte. Sie teilt den Körper in zwei Hälften
- **Transversalebenen.** Entsprechend der Transversalachse verlaufen sie quer durch den Körper
- **Frontalebenen.** Frontalebenen sind parallel zur Stirn (lat. frons = Stirn) in Längsachse des Körpers orientiert.

1.4.3 Lagebezeichnungen

Lagebezeichnungen geben die Lage oder Richtung an, in der bestimmte Strukturen oder Organe gelegen sind. Die wichtigsten Lagebezeichnungen sind (→ Abb. 1.6):

- **Superior** (oben) oder **kranial** (kopfwärts, von lat. cranium = Schädel)
- **Inferior** (unten) oder **kaudal** (steißwärts, von lat. cauda = Schwanz)
- **Anterior** (vorne) oder **ventral** (bauchwärts, von lat. venter = Bauch)
- **Posterior** (hinten) oder **dorsal** (rückenwärts, von lat. dorsum = Rücken)
- **Medial:** auf die Medianebene zu
- **Median:** in der Medianebene
- **Lateral** (seitlich): von der Medianebene weg
- **Zentral:** auf das Körperinnere oder das Innere eines Organs zu
- **Peripher:** auf die Oberfläche des Körpers oder eines Organs zu
- **Dexter** (rechts)
- **Sinister** (links)
- **Profundus** (tief)
- **Superficialis** (oberflächlich).

An den Gliedmaßen unterscheidet man zusätzlich (→ Abb. 1.6):

- **Distal:** vom Rumpf weg
- **Proximal:** zum Rumpf hin
- **Ulnar:** zur Elle (Ulna) hin
- **Radial:** zur Speiche (Radius) hin
- **Palmar** (volar): zur Handinnenfläche hin
- **Fibular:** zum Wadenbein (Fibula) hin
- **Tibial:** zum Schienbein (Tibia) hin
- **Plantar:** zur Fußsohle (Planta pedis) hin
- **Dorsal:** zum Fußrücken bzw. zum Handrücken hin.

Die Leber liegt z. B. im Oberbauch rechts (dexter), lateral und kaudal vom Zwerchfell, während Herz und Lungen sich dagegen kranial des Zwerchfells befinden.

Der Unterarm liegt distal vom Oberarm, während die Finger sich distal vom Unterarm befinden.

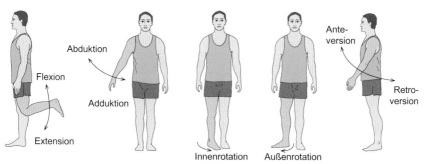

1.4 Bewegungsrichtungen der Gliedmaßen

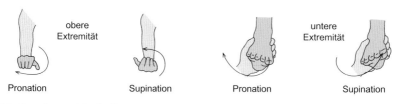

1.5 Pronation und Supination

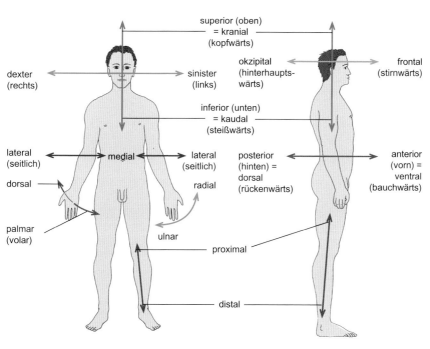

1.6 Lage- und Richtungsbezeichnungen

1.4.4 Richtungsbezeichnungen

Richtungsbezeichnungen betreffen Bewegungsrichtungen des Rumpfes und vor allem der Gliedmaßen (→ Abb. 1.4):

- **Rotation** (Drehung) um die Längsachse von Rumpf oder Gliedmaßen nach innen (Einwärtsdrehung oder **Innenrotation**) bzw. außen (Auswärtsdrehung oder **Außenrotation**)
- **Abduktion** (Abspreizen): Bewegung vom Körper weg
- **Adduktion** (Heranführen): Bewegung zum Körper hin
- **Flexion** (Beugung) von Rumpf oder Gliedmaßen
- **Extension** (Streckung) von Rumpf oder Gliedmaßen
- **Anteversion** (Vorheben) des Arms oder Beins
- **Retroversion** (Rückführen) des Arms oder Beins
- **Pronation** und **Supination:** Wendebewegungen des Unterarms mit der Hand bzw. Einwärts- und Auswärtskanten des Fußes (→ Abb. 1.5).

Wiederholungsfragen

1. Was sind die Kennzeichen für Lebendigsein? (→ 1.1.1)
2. Welche Elemente müssen den Zellen zugeführt werden? (→ 1.1.1)
3. Worin besteht der Unterschied zwischen Ana- und Katabolismus? (→ 1.1.1)
4. Was bedeutet Parenchym? (→ 1.1.3)
5. Was ist unter Embryologie zu verstehen? (→ 1.2.1)
6. Welche Körperabschnitte gibt es? (→ 1.3)
7. Welche Achsen und Ebenen können durch den Körper gelegt werden? (→ 1.4.1, → 1.4.2)
8. Welche Bedeutung hat proximal bzw. distal? (→ 1.4.3)
9. Wie wird eine Bewegung der Gliedmaßen vom Körper weg bezeichnet? (→ 1.4.4)
10. Was ist unter Anteversion zu verstehen? (→ 1.4.4)

KAPITEL

2 Zellen- und Vererbungslehre

2.1	Organisationseinheit Zelle	12
2.1.1	Zellaufbau	12
2.1.2	Zellgröße und -form	12
2.2	Zellmembran	12
2.2.1	Membranlipide	12
2.2.2	Membranproteine	14
2.2.3	Membranglykokalyx	14
2.3	Transport durch Zellmembranen	14
2.3.1	Passiver Transport	14
2.3.2	Aktiver Transport	16
2.4	Membranrezeptoren	18
2.5	Membranpotenzial	18
2.6	Oberflächendifferenzierungen von Zellen	20
2.7	Interzellularkontakte	20
2.7.1	Haftkontakte	20
2.7.2	Verschlusskontakte	20
2.7.3	Kommunikationskontakte	20
2.8	Zytoskelett	22
2.8.1	Filamente	22
2.8.2	Mikrotubuli	22
2.9	Zellorganellen	24
2.9.1	Mitochondrien	24
2.9.2	Peroxisomen	24
2.9.3	Lysosomen	26
2.9.4	Ribosomen	26
2.9.5	Endoplasmatisches Retikulum (ER)	26
2.9.6	Golgi-Apparat	28
2.9.7	Speichersubstanzen	28
2.9.8	Pigmente	30
2.10	Zellkern	30
2.10.1	Kernform und -zahl	30
2.10.2	Kernhülle	30
2.10.3	Kernkörperchen (Nucleolus)	32
2.10.4	Genom	32
2.10.5	Chromatin	32
2.10.6	Chromosomen	32
2.10.7	Desoxyribonukleinsäure (DNA)	32
2.10.8	Ribonukleinsäuren (RNA)	34
2.10.9	Genetischer Code	34
2.11	Proteinsynthese	34
2.11.1	Transkription	34
2.11.2	Translation	34
2.12	Zellzyklus und Teilung von Zellen	36
2.12.1	Interphase	36
2.12.2	Mitose	36
2.12.3	Meiose	38
2.13	Vererbungslehre	38
2.13.1	Geno- und Phänotyp	38
2.13.2	Auto- und Gonosomen	38
2.13.3	Allele	40
2.13.4	Rezessive und dominante Gene	40
2.13.5	Mendel-Gesetze	40
2.13.6	Genetisch bedingte Störungen	42
2.13.7	Monogen bedingte Erkrankungen	42
2.13.8	Chromosomenaberrationen	46
	Wiederholungsfragen	48

2.1 Organisationseinheit Zelle

● Zellen sind die kleinsten Bauelemente des Körpers und für sich lebensfähige Organisationseinheiten. Die Lehre von den Zellen heißt **Zytologie.**
Die meisten Zellen kommen nicht einzeln vor, sondern in Verbänden, die ein Gewebe bilden, z. B. Epithelgewebe (→ 3.2). Nur wenige Zellarten, etwa die Zellen des Blutes oder freie Zellen des Bindegewebes, kommen einzeln vor.

Die Lebensdauer der Zellen ist sehr unterschiedlich. Sie reicht von wenigen Tagen (z. B. Blut-, Darmepithelzellen) bis zu einem ganzen Menschenleben (Nervenzellen).

2.1.1 Zellaufbau
Jede Zelle ist durch eine **Zellmembran** nach außen abgegrenzt, durch die sie mit ihrer Umgebung (auch mit anderen Zellen) in Kontakt steht.
Die Zellmembran umgibt das **Zytoplasma.** Es besteht aus:
- Dem **Zytosol** (Hyaloplasma), einer Grundlösung aus Wasser, Elektrolyten und vielen weiteren Molekülen
- Darin verteilten „festen" Strukturen.
Zu den im Zytosol verteilten umschriebenen Strukturen zählen v. a. (→ Abb. 2.1):
- Der **Zellkern** (Nucleus), der den Stoffwechsel der Zelle steuert
- Die **Zellorganellen,** die verschiedene Aufgaben wie Energiebildung oder Eiweißproduktion erfüllen
- Das **Zytoskelett** (Zellskelett), ein Gerüst, das der Zelle mechanische Stabilität verleiht
- **Speichersubstanzen** als Fetttropfen und Zuckerverbindungen als Energiereserve
- **Pigmente,** also Farbstoffe.

2.1.2 Zellgröße und -form
Zellgröße
Zellen sind sehr unterschiedlich groß. Meist liegt ihr Durchmesser bei 5–20 µm, also einigen Tausendstel mm. Daher sind Zellen mit bloßem Auge nicht zu erkennen.
Um Zellen und ihre Strukturen darstellen zu können, werden **Licht-** und die noch stärker vergrößernden **Elektronenmikroskope** benutzt (→ Abb. 2.2).

Zellform
Auch die Form der Zellen ist recht variabel. Einzeln vorkommende Zellen wie die Blutzellen sind oft kugelig. Im Zellverband geben Zellen sich durch Aneinanderlagerung gegenseitig Form oder sie besitzen Fortsätze, über die sie sich gegenseitig berühren.

2.2 Zellmembran

Die Zellmembran (Plasmamembran, Plasmalemm) bildet eine verformbare Hülle um die Zelle. Sie trennt das Zellinnere, den **intrazellulären** Raum, vom äußeren **extrazellulären** Milieu. Membranen kommen auch im Zellinneren vor. Dort grenzen sie Zellkern und Zellorganellen ab (→ Abb. 2.1).
Chemisch besteht die Zellmembran zur Hälfte aus Fetten, den **Membranlipiden,** und zur anderen Hälfte aus Proteinen, den **Membranproteinen.**

2.2.1 Membranlipide
Zu den Membranlipiden zählen vor allem **Phospholipide,** die Phosphorsäure (Phosphat) enthalten (→ Abb. 2.3), sowie **Glykolipide,** die Zuckerseitenketten besitzen.
Bei beiden handelt es sich um **polare Moleküle:**
- Ein Molekülabschnitt verbindet sich mit Wasser, aber nicht mit Fetten. Diese Eigenschaft bezeichnet man als **hydrophil** (Wasser bindend) bzw. **lipophob** (Fett abweisend)
- Der andere Molekülteil ist Fett bindend **(lipophil),** aber Wasser abweisend **(hydrophob).**
Zwischen den Phospho- und Glykolipiden befindet sich ein weiterer Fettstoff, das **Cholesterin.**

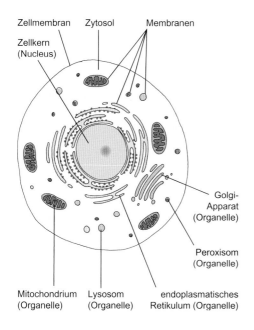

Zellmembran Zytosol Membranen
Zellkern
(Nucleus)

Golgi-
Apparat
(Organelle)

Peroxisom
(Organelle)

Mitochondrium Lysosom endoplasmatisches
(Organelle) (Organelle) Retikulum (Organelle)

2.1 Zelle und ihre Strukturen

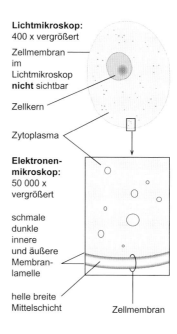

Lichtmikroskop:
400 x vergrößert
Zellmembran
im
Lichtmikroskop
nicht sichtbar

Zellkern

Zytoplasma

**Elektronen-
mikroskop:**
50 000 x
vergrößert

schmale
dunkle
innere
und äußere
Membran-
lamelle

helle breite
Mittelschicht

Zellmembran

2.2 Zellmembran im Licht- und
Elektronenmikroskop

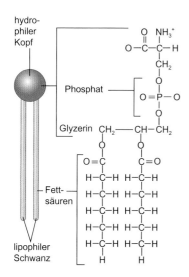

hydro-
philer
Kopf

Phosphat

Glyzerin

Fett-
säuren

lipophiler
Schwanz

$$O—C—C—H$$
$$O \quad NH_3^+$$
$$CH_2$$
$$O$$
$$O=P—O$$
$$O$$

$$CH_2—CH—CH_2$$

$$O=C \quad C=O$$

H—C—H H—C—H
H—C—H H—C—H
H—C—H H—C—H
H—C—H H—C—H
H—C—H H—C—H
H H

2.3 Phospholipid.
Links Modellstruktur, rechts Chemie

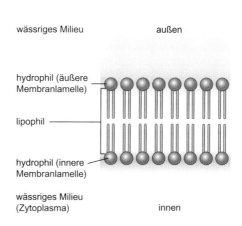

wässriges Milieu   außen

hydrophil (äußere
Membranlamelle)

lipophil

hydrophil (innere
Membranlamelle)

wässriges Milieu
(Zytoplasma)   innen

2.4 Phospholipid-Doppelschicht

13

Lipid-Doppelschicht

Die polaren Lipide ordenen sich im wässrigen Milieu zu einer Doppelschicht an, wobei die lipophilen Molekülabschnitte aufeinander zu weisen, also das Innere der Membran bilden (→ Abb. 2.4).

Die hydrophilen Molekülabschnitte zeigen nach außen und grenzen damit an das wässrige Milieu innerhalb bzw. außerhalb der Zelle; sie bilden eine **innere** und eine **äußere Membranlamelle.**

Durch eine solche, im Inneren lipophile Membran können lipophile Substanzen gut, hydrophile Substanzen wie Ionen und Glukose jedoch schlecht oder gar nicht durchtreten. Die Passage hydrophiler Stoffe wird erst durch den Einbau von Proteinen möglich.

▨ Membranstruktur

Die Zellmembran ist im Durchschnitt ca. 8 nm dick und erscheint im Elektronenmikroskop dreischichtig. Die Dreischichtigkeit ist durch die Darstellung der mittleren lipophilen Schicht und der beiden äußeren hydrophilen Schichten bedingt.

Die Lipide und Proteine der Zellmembran bilden kein starres Membrangefüge, sondern werden ständig, je nach Bedarf, in der Membranebene verschoben. Dies wird als **Fluidität** bezeichnet.

2.2.2 Membranproteine

Die Membranproteine gehören im Wesentlichen zu zwei Gruppen (→ Abb. 2.5, → Abb. 2.6):

- **Periphere Membranproteine,** die in innere oder äußere Abschnitte der Lipid-Doppelschicht eingelagert sind
- **Transmembranproteine** (integrale Proteine), die die gesamte Membran durchspannen. Sie dienen als **Ionenkanäle, Transporter** und **Pumpen** überwiegend dem Austausch von hydrophilen Substanzen. Zudem bildet ein Teil der Transmembranproteine **Rezeptoren,** um Signale für die Zelle aufnehmen zu können.

2.2.3 Membranglykokalyx

Membranproteine und -lipide können Zuckerseitenketten besitzen (→ Abb. 2.5). Sämtliche Zuckerseitenketten der **Glykoproteine** und **Glykolipide** ragen aus der äußeren Membranlamelle in das äußere wässrige Milieu. Die Gesamtheit der Zuckerseitenketten auf der Membranoberfläche heißt **Glykokalyx.** Sie ist je nach Zelltyp unterschiedlich und bei Austauschvorgängen zwischen Zellen sowie als Ort der Blutgruppeneigenschaften (→ 6.2.3) von Bedeutung.

2.3 Transport durch Zellmembranen

2.3.1 Passiver Transport

Der passive Transport durch Zellmembranen verbraucht keine zelleigene Energie. Man unterscheidet **Diffusion, Osmose** und **Filtration.**

Diffusion

Die Zellmembran ist für Gase und lipophile Substanzen gut durchlässig **(permeabel).** Sie können einfach einem Konzentrationsgradienten (Konzentrationsgefälle) folgend durch die Zellmembran treten (→ Abb. 2.7). Ist die Konzentration eines Gases oder einer Substanz auf einer Seite der Membran höher als auf der anderen Seite, **diffundieren** (wandern) diese Stoffe so lange auf die Seite niedrigerer Konzentration, bis auf beiden Seiten der Membran gleiche Konzentrationen vorliegen.

Für Ionen (geladene Teilchen, z. B. Na^+, K^+, Cl^-) und andere hydrophile Substanzen hingegen ist die Zellmembran praktisch undurchlässig **(impermeabel).** Auch hier ist Diffusion möglich, allerdings nur durch spezielle Transmembranproteine, die **Membrankanäle und -transporter** (→ Abb. 2.8). Diese Form der Diffusion erfolgt aber nicht frei, sondern geregelt, z. B. durch Öffnen und Schließen der Kanäle.

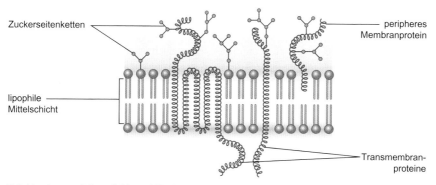

Zuckerseitenketten

peripheres
Membranprotein

lipophile
Mittelschicht

Transmembran-
proteine

2.5 Membranproteine, -lipide und Zuckerseitenketten

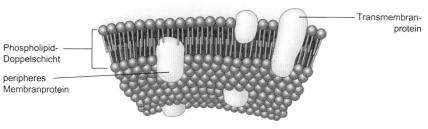

Transmembran-
protein

Phospholipid-
Doppelschicht

peripheres
Membranprotein

2.6 Dreidimensionales Membranmodell

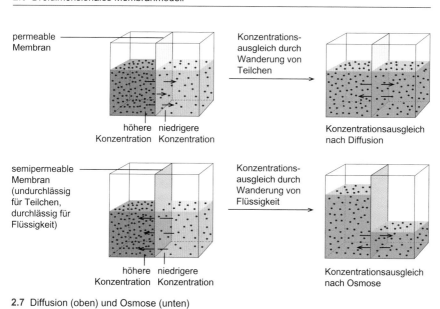

permeable
Membran

Konzentrations-
ausgleich durch
Wanderung von
Teilchen

höhere   niedrigere
Konzentration Konzentration

Konzentrationsausgleich
nach Diffusion

semipermeable
Membran
(undurchlässig
für Teilchen,
durchlässig für
Flüssigkeit)

Konzentrations-
ausgleich durch
Wanderung von
Flüssigkeit

höhere   niedrigere
Konzentration Konzentration

Konzentrationsausgleich
nach Osmose

2.7 Diffusion (oben) und Osmose (unten)

Diffusion durch Membrankanäle

Membrankanäle bilden einen Proteintunnel, durch den Ionen diffundieren können (→ Abb. 2.8). Sie lassen immer nur ein bestimmtes Ion durchtreten (**selektive Durchlässigkeit**). Die Öffnung der Ionenkanäle wird z. B. durch Hormone geregelt. Proteinkanäle für Wasser heißen **Aquaporine.**

Diffusion mit Hilfe von Membrantransportern

Membrantransporter (Carrier) erlauben die Diffusion kleiner hydrophiler Moleküle, z. B. Glukose, durch die Zellmembran (→ Abb. 2.8). Neben Transportern, die nur eine bestimmte Substanz befördern, gibt es **Cotransporter** für mehrere hydrophile Substanzen gleichzeitig. Beispiel ist der Cotransporter von Na^+ und Glukose.

Osmose

Osmose bedeutet **Wasserdiffusion,** häufig durch Aquaporine. Voraussetzung ist eine **semipermeable Membran,** die zwar durchlässig ist für Wasser, nicht jedoch für Ionen und Moleküle (die geringe, geregelte Durchlässigkeit der Zellmembran durch Kanäle und Transporter ist vernachlässigbar).

Sind Moleküle und Ionen auf einer Seite der Membran höher konzentriert als auf der anderen, so diffundiert Wasser auf die Seite höherer Molekülkonzentration, und zwar so lange, bis ein Konzentrationsausgleich erfolgt ist (→ Abb. 2.7).

Durch den Wassereinstrom auf die Seite mit ursprünglich höherer Molekülkonzentration entsteht ein messbarer Druck, der bei Konzentrationsausgleich hydrostatischer Gleichgewichtsdruck oder **osmotischer Druck** genannt wird. Der osmotische Druck ist proportional zur Konzentration aller gelösten Ionen und Moleküle. Maßeinheit des osmotischen Drucks ist die **Osmolalität,** angegeben in mosmol/kg Wasser. Blutplasma hat eine Osmolalität von 300 mosmol. Lösungen mit dieser Osmolalität bezeichnet man als **isoton.**

Steigt oder fällt die Osmolalität außerhalb der Zellen, z. B. Erythrozyten, führt dies zu Wasserverschiebungen (→ Abb. 2.9):

- Bei **Hypotonie** (niedrigerer Osmolalität) in der Umgebung fließt Wasser in die Zellen hinein, die Zellen schwellen zur Kugelform an
- Bei **Hypertonie** (höherer Osmolalität) der Umgebung fließt Wasser aus den Zellen heraus, die Zellen schrumpfen.

Auch die Proteine unterliegen der Gesetzmäßigkeit der Osmose. Der durch ihre Wasserbindungsfähigkeit erzeugte osmotische Druck heißt **kolloidosmotischer Druck.**

Filtration

Treibende Kraft bei der Filtration ist ein hydrostatischer Druckunterschied. Beispielsweise werden im arteriellen Schenkel der Kapillaren aufgrund des noch recht hohen Blutdrucks Flüssigkeit und kleine Moleküle durch die dünnen Kapillarwände in das umgebende Gewebe gepresst (**filtriert).**

Proteine können aufgrund ihrer Größe nicht filtriert werden, sodass der kolloidosmotische Druck innerhalb der Kapillaren ansteigt (bei gleichzeitig fallendem hydrostatischen Druck). Daher wird im venösen Kapillarschenkel der größte Teil der Flüssigkeit wieder ins Blut aufgenommen (→ Abb. 2.10).

2.3.2 Aktiver Transport

Aktiver Transport erfolgt stets unter Verbrauch der zelleigenen energiereichen Verbindung **ATP** (Adenosintriphosphat), die v. a. in Mitochondrien hergestellt wird (→ 2.9.1). Unterschieden werden Bläschentransport oder **Zytose** und **Membranpumpen.**

Zytose

Bei der Zytose erfolgt der Transport durch Bildung von Bläschen (**Vesikeln)** der Zellmembran (→ Abb. 2.11). Auf diese Weise transportiert werden große Moleküle (z. B. Proteine), Zellpartikel, aber auch Flüssigkeiten, welche die Zellmembran sonst nicht passieren könnten.

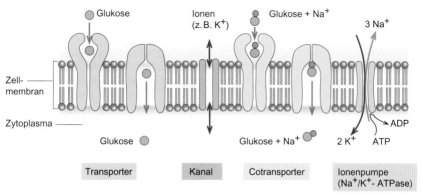

2.8 Transport durch die Zellmembran

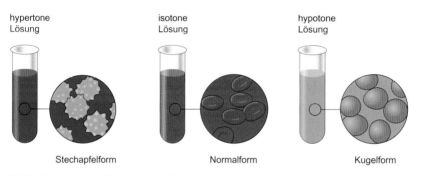

2.9 Erythrozyten (rote Blutkörperchen) in Lösungen unterschiedlicher Osmolalität

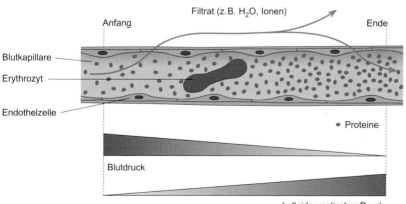

2.10 Flüssigkeitsverschiebungen bei Filtration

17

Endozytose

Durch **Endozytose** werden große Moleküle oder Flüssigkeit ins Zellinnere aufgenommen: Die Zellmembran stülpt sich ein und schnürt sich dann als Vesikel (Bläschen) ab. Bei Flüssigkeitsaufnahme spricht man von **Pinozytose,** bei Teilchenaufnahme von **Phagozytose.** Werden große Moleküle erst an **Rezeptoren** (→ 2.4) der Zellmembran gebunden und danach durch Endozytose aufgenommen, handelt es sich um **Rezeptor-vermittelte Endozytose.**

Exozytose

Der umgekehrte Vorgang der Endozytose ist die **Exozytose.** Hierbei werden z. B. mit Proteinen beladene Vesikel des Zytoplasmas, die die Zelle selbst produziert hat, an die Zellmembran befördert. Nach Verschmelzung der Vesikel mit der Zellmembran wird der Vesikelinhalt aus der Zelle ausgeschleust.

Transzytose

Werden Moleküle oder Partikel durch Endozytose in die Zelle aufgenommen, im Vesikel durch die Zelle hindurch transportiert und an anderer Stelle durch Exozytose wieder ausgeschleust, handelt es sich um eine **Transzytose.**

Membranpumpen

Bestimmte Transmembranproteine sind in der Lage, Na^+-, K^+-, H^+- und Ca^{2+}-Ionen entgegen einem Konzentrationsgefälle durch die Zellmembran zu pumpen. Hierbei wird ebenfalls Energie verbraucht, indem ATP gespalten wird. Die Pumpen halten damit die ionale Verteilung zwischen dem intrazellulären und extrazellulären Milieu aufrecht.

So pumpt die **Na^+/K^+-ATPase** (→ Abb. 2.8) ständig Na^+-Ionen aus der Zelle und K^+-Ionen in die Zelle, und zwar entgegen der hohen Na^+-Konzentration außerhalb und der hohen K^+-Konzentration in der Zelle. Dies ist Voraussetzung für die Aufrechterhaltung des Membranpotenzials.

2.4 Membranrezeptoren

Membranrezeptoren gehören zu den Transmembranproteinen. Sie binden spezifisch bestimmte Stoffe **(Liganden),** z. B. Hormone, und lösen dadurch definierte Vorgänge in der Zelle aus. So können z. B. angeschlossene **Ionenkanäle** in ihrer Durchlässigkeit verändert (→ Abb. 2.12) oder Signalwege in der Zelle aktiviert werden **(Signaltransduktion).**

Der spezifische Besatz einer Zelle mit Membranrezeptoren sorgt für ihre Ansprechbarkeit z. B. auf Hormone. Dies ist wichtig, da im Extrazellularraum die verschiedensten Liganden gleichzeitig vorkommen, aber immer nur bestimmte Zielzellen erreicht werden sollen.

2.5 Membranpotenzial

Alle Zellen weisen an der Zellmembran ein **elektrisches Potenzial** auf. Im Ruhezustand ist die Membraninnenseite negativ und die Außenseite positiv geladen. Dieses **Ruhemembranpotenzial** (→ Abb. 2.13) liegt bei -50 bis -100 mV. Ursache ist die ungleiche Ionenverteilung im Intra- und Extrazellularraum: Im Zellinneren ist die K^+-Konzentration ca. 35-mal höher und die Na^+-Konzentration ca. 20-mal niedriger als extrazellulär.

Die ungleiche Ionenverteilung entsteht dadurch, dass die Na^+/K^+-ATPase (→ Abb. 2.8) Na^+-Ionen aus der Zelle und K^+-Ionen in die Zelle pumpt und im Ruhezustand die Membran kaum durchlässig für Na^+-, aber gut durchlässig für K^+-Ionen ist. Daher wandern K^+-Ionen aus der Zelle heraus und das Zellinnere „verarmt" an positiven Ladungen. Außerdem können intrazelluläre, negative Ladungsträger, z. B. anionische Proteine, die Zellmembran nicht passieren, sodass das Zellinnere insgesamt negativ geladen wird. Das Ruhemembranpotenzial ist Voraussetzung für die Entstehung des **Aktionspotenzials** (→ 14.2.5).

Endozytose

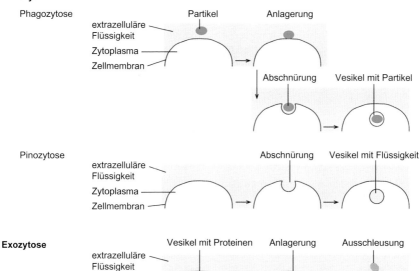

2.11 Aktiver Transport durch Zytose

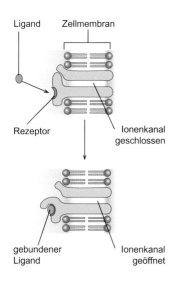

2.12 Membranrezeptor mit angeschlossenem Ionenkanal

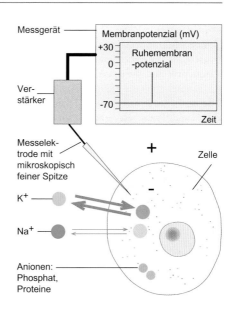

2.13 Ruhemembranpotenzial

2.6 Oberflächendifferenzierungen von Zellen

Die Oberflächen von Zellen sind je nach Zelltyp unterschiedlich gestaltet. Zu den **Oberflächendifferenzierungen** zählen v. a. Mikrovilli, Stereozilien und Kinozilien. Da diese in erster Linie bei Epithelien vorkommen, werden sie in Kap. 3 abgehandelt.

2.7 Interzellularkontakte

▬ **Interzellularkontakte,** d. h. Verbindungen zwischen Zellen, lassen sich nach Bau und Funktion in drei Gruppen einteilen:
* **Haftkontakte** für die mechanische Verhaftung von Zellen
* **Verschlusskontakte** für die Abdichtung von Interzellularräumen (Zwischenzellräumen)
* **Kommunikationskontakte,** z. B. für die ionale Kopplung von Zellen.

2.7.1 Haftkontakte
Baumerkmale von Haftkontakten (Adhäsionskontakten) sind:
* **Transmembranproteine** zur Verhaftung benachbarter Membranen
* **Plaqueproteine,** die eine Verdichtungszone (Plaque) unter der Zellmembran bilden
* **Filamente** des Zytoskeletts (→ 2.8), die in den Plaque-Proteinen verankert sind.

Es gibt zwei Typen von Haftkontakten: **Desmosomen** und **Zonulae adhaerentes.**

Desmosomen
Ein Desmosom (Macula adhaerens, lat. macula = Fleck) ist ein kleiner fleckförmiger Zellkontakt (→ Abb. 2.17). Eine Zelle kann mit benachbarten Zellen zahlreiche Desmosomen ausbilden, die eine starke mechanische Verhaftung ergeben.

Zonula adhaerens
Die Zonula adhaerens (lat. zonula = Gürtel) ist ein gürtelförmiger Zellkontakt von Epithelzellen, über die eine Zelle ringsum mit Nachbarzellen verbunden ist. Strukturell ähnelt sie dem Desmosom. In die Plaques strahlen Aktinfilamente ein (→ Abb. 2.14).

2.7.2 Verschlusskontakte
Verschlusskontakte (Zonulae occludentes, tight junctions) kommen als oberflächennahe, gürtelförmige Zellkontakte bei zahlreichen Oberflächenepithelien vor. Spezielle Transmembranproteine bilden hier Verschlussleisten, an denen im Zellinneren Plaque-Proteine und Aktinfilamente haften (→ Abb. 2.15).

Durch ihre abdichtende Funktion verhindern Verschlusskontakte, dass unkontrolliert Substanzen aus dem äußeren Milieu in den Raum zwischen den Zellen gelangen und umgekehrt. Bei vielen Oberflächenepithelien kommen die drei beschriebenen Zellkontakte oberflächennah in folgender Abfolge vor: zuerst Verschlusskontakt, dann Zonula adhaerens und schließlich Desmosom. Alle zusammen werden als **Schlussleiste** bezeichnet, ein Begriff der Lichtmikroskopie.

2.7.3 Kommunikationskontakte
Bei den häufigen Kommunikationskontakten werden **Synapsen** und **Nexus** (gap junction) unterschieden.

Beim Nexus treten benachbarte Zellen in einem kleinen fleckförmigen Bereich sehr eng aneinander. Röhren bildende Transmembranproteine (sog. Connexine) überbrücken Interzellularraum und Zellmembranen und verbinden das Zytoplasma benachbarter Zellen. Jeder Tunnel besteht dabei aus zwei Halbkanälen (**Connexonen** → Abb. 2.16). Dies ermöglicht die Weiterleitung kleiner Moleküle, z. B. Glukose oder Ionen. Durch Passage von Ionen kann so eine Erregung (Depolarisation) von einer Zelle auf die nächste weitergeleitet werden. Diese ionale oder **elektrische Kopplung** spielt z. B. in der Herzmuskulatur (→ 5.2.5) eine große Rolle.

Synapsen werden beim Nervengewebe beschrieben (→ 14.2.6).

Mikrovilli

Verschluss-
kontakt
(Zonula
occludens)

Aktin-
filamente

Zonula
adhaerens

Desmosom

Nexus

Zellmembran

Zelle 1   Interzellularraum   Zelle 2

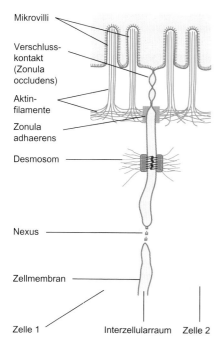

2.14 Zellkontakte in der Übersicht

Zelle 1   Interzellularraum   Zelle 2

Verschluss-
leiste

Plaque-
Proteine

Aktin-
filament

Trans-
membran-
proteine   Zellmembran

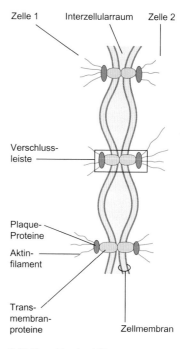

2.15 Verschlusskontakt

Zelle 1   Interzellularraum   Zelle 2

Connexon
(Halbkanal)

Kanal

Zellmembran

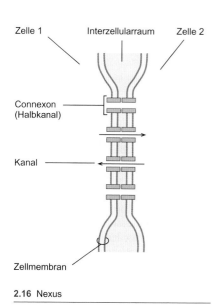

2.16 Nexus

Zelle 1   Interzellularraum   Zelle 2
            Zellmembran

Plaque mit   Trans-   Intermediär-
Plaque-   membran-   filamente
proteinen   proteine   (Zytokeratine)

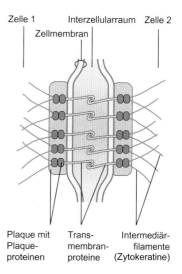

2.17 Desmosom

2.8 Zytoskelett

Im Zytoplasma jeder Zelle gibt es ein dreidimensionales Netzwerk aus feinsten Fäden, den **Filamenten,** und winzigen Röhren, den **Mikrotubuli.** In ihrer Gesamtheit bilden sie das **Zytoskelett** (Zellskelett).

2.8.1 Filamente

Die Filamente bilden hauptsächlich das Stützgerüst der Zellen zur Formerhaltung und Anpassung an Formveränderungen.

Man unterscheidet:
- **Aktinfilamente** (Durchmesser 7 nm)
- **Intermediärfilamente** (Durchmesser 10 nm).

Aktinfilamente

Aktinfilamente kommen als Stützgerüste praktisch in allen Zellen vor und bilden häufig ein versteifendes Netzwerk unter der Zellmembran, das **Membranskelett** (→ Abb. 2.18). Aktinfilamente sind auch an Zellbewegungen beteiligt. So bilden sie zusammen mit **Myosinen** (speziellen Proteinen) den Kontraktionsapparat von Muskelzellen (→ 3.4). Die Myosine sind hier die strukturelle Grundlage für die Bewegung der Aktinfilamente, die **Motorproteine** der Aktinfilamente. Da die Myosinmoleküle der Muskelzellen sehr lang sind, heißen sie auch Myosinfilamente.

Intermediärfilamente

Die häufigeren Intermediärfilamente sind verschiedene gewebespezifische Strukturproteine, die ebenfalls Stützfunktion haben. Ihr Durchmesser liegt zwischen dem der Aktinfilamente und dem der Mikrotubuli (daher der Name). Beispiele sind:
- **Zytokeratine** oder Tonofilamente in Epithelien
- **Vimentin** in spezifischen Zellen des Binde- und Stützgewebes
- **Gliafilamente** (GFAP) in den Astrozyten des zentralen Nervensystems
- **Neurofilamente** in Nervenzellen.

2.8.2 Mikrotubuli

Mikrotubuli (Durchmesser 25 nm) spielen v. a. bei Bewegungen in der Zelle eine Rolle. Mikrotubuli sind feinste Röhren, die von dem Protein **Tubulin** aufgebaut werden: Das Tubulin tritt zu langen Fäden zusammen, den **Protofilamenten.** Die Wand der Röhrchen wird meist von 13 Protofilamenten gebildet (→ Abb. 2.19).

Mikrotubuli sind beteiligt an der Bildung von:
- **Kinozilien** und deren Basalkörperchen (Kinetosomen → 3.2.1)
- **Zentriol** und **Zentrosom**
- **Spindelapparat.**

Zentriolen und Zentrosom

Zentriolen sind zylindrische Strukturen, bei denen neun Dreiergruppen von Mikrotubuli die Zylinderwand bilden (→ Abb. 2.20). Zwei rechtwinklig zueinander liegende Zentriolen bilden das Zentrosom (→ Abb. 2.21) oder Diplosom, das das Organisationszentrum für den Mikrotubulusapparat einer Zelle darstellt.

Spindelapparat

Zwischen zwei in der Zelle gegenüber liegenden Zentrosomen und den dazwischen liegenden Chromosomen bildet sich bei der Zellteilung (Mitose) ein Mikrotubulusapparat aus, der als Spindelapparat bezeichnet wird (→ Abb. 2.40). Dieser spielt eine bedeutende Rolle beim Ablauf der Zellteilung (Mitose → 2.12.2).

Mikrotubuli als Transportschienen

Einzelne oder gruppierte Mikrotubuli verlaufen im Zytoplasma in unterschiedliche Richtungen. Sie dienen als Transportschienen für membranumhüllte Strukturen in der Zelle, z. B. Vesikel und Mitochondrien: Motorproteine, u. a. Dynein und Kinesin, binden sowohl an Mikrotubuli als auch an eine Membranstruktur. Dann wandern die Motorproteine unter Energieverbrauch an den Mikrotubuli entlang und transportieren so die Membranstruktur zu ihrem Zielort in der Zelle.

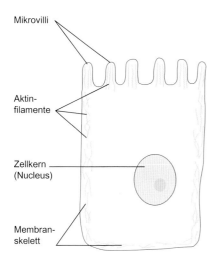

Mikrovilli

Aktin-
filamente

Zellkern
(Nucleus)

Membran-
skelett

2.18 Verteilung von Aktinfilamenten in einer Epithelzelle

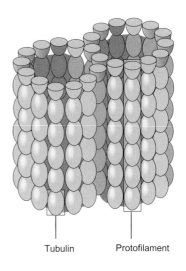

Tubulin   Protofilament

2.19 Wandbau eines Doppel-mikrotubulus

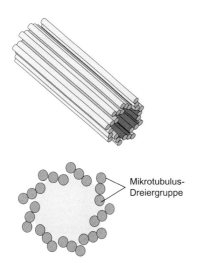

Mikrotubulus-
Dreiergruppe

2.20 Zentriol, oben dreidimensional, unten Querschnitt (vergrößert)

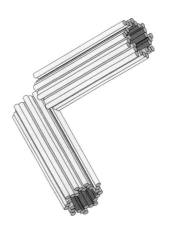

2.21 Anordnung der Zentriolen in einem Zentrosom

2.9 Zellorganellen

🔴 Zellorganellen sind ins Zytosol eingelagerte, oft membranumhüllte Strukturen, die für die Zelle spezifische Aufgaben erfüllen (→ Abb. 2.22). Am wichtigsten sind:
- Mitochondrien
- Peroxisomen
- Lysosomen
- Ribosomen
- Endoplasmatisches Retikulum (ER)
- Golgi-Apparat.

2.9.1 Mitochondrien

Mitochondrien (→ Abb. 2.23) sind die wichtigsten ATP-Produzenten der Zelle. Je mehr Energie eine Zelle verbraucht, desto mehr Mitochondrien besitzt sie. Mitochondrien sind länglich mit einem Durchmesser von ca. 0,5 µm und einer Länge von 10–50 µm.

Mitochondrien haben zwei Membranen, eine **innere** und eine **äußere Membran.** Dazwischen befindet sich der **intermembranäre Raum.** Die äußere Membran ist durchlässig für kleine Moleküle. Die innere Membran umschließt den Binnenraum der Mitochondrien, den **Matrixraum.** Je nach Form der inneren Membran werden zwei Mitochondrientypen unterschieden: der **Cristatyp** und der **Tubulustyp.**

Mitochondrien vom Cristatyp

Die häufigen Mitochondrien vom Cristatyp haben eine leistenförmige innere Membran.

Mitochondrien vom Tubulustyp

Bei den Mitochondrien vom Tubulustyp bildet die innere Membran feine Schläuche oder **Tubuli.**

Mitochondrien vom Tubulustyp enthalten Enzyme der Steroidhormonsynthese. Sie kommen entsprechend nur in Zellen vor, die Steroidhormone produzieren (→ 13.5), etwa den Geschlechtshormone bildenden Zellen in Hoden bzw. Eierstöcken und den glukokortikoidbildenden Zellen in der Nebennierenrinde.

Energiegewinnung in Mitochondrien

In der inneren Membran beider Mitochondrientypen befinden sich Multienzymkomplexe in Form der **Atmungskette.** Die innere Membran beinhaltet H^+- oder **Protonenpumpen und -kanäle,** die eine wesentliche Rolle bei der Synthese von **ATP** aus ADP und anorganischem Phosphat (Pi) spielen (→ Abb. 2.23). Bei dieser Energiegewinnung wird O_2 verbraucht (sog. innere Atmung) und H_2O gebildet.

Enzyme in Mitochondrien

Der Matrixraum enthält weitere Enzyme, u. a. die des **Zitratzyklus** und des **Fettsäureabbaus** (Lipolyse). Letztendlich entstehen hier aus Glukose-, Aminosäure- und Fettsäureabbau Protonen und Elektronen, die dann zum Energiegewinn in die Atmungskette überführt werden (→ Abb. 2.23). Im Zitratzyklus entsteht außerdem CO_2, das ins Blut diffundiert und über die Lungen abgeatmet wird. Umgekehrt wird in der Lunge O_2 aufgenommen und gelangt auf dem Blutweg zu den Zellen und deren Mitochondrien.

Mitochondrien-DNA und -RNA

In der Matrix kommt auch mitochondriale Desoxy- und Ribonukleinsäure vor (DNA → 2.10.7 bzw. RNA → 2.10.8), über die ein Teil der mitochondrialen Proteine gebildet wird. Der Rest wird an Ribosomen (→ 2.9.4) des Zytoplasmas produziert und in die Mitochondrien eingeschleust.

2.9.2 Peroxisomen

Peroxisomen sind kleinste, membranumhüllte runde Organellen mit zahlreichen Enzymen in ihrem Innenraum (Matrix). Peroxisomen bauen bestimmte Fett- und Aminosäuren sowie Harnsäure ab und dienen allgemein der Entgiftung. Dabei entstehendes giftiges Wasserstoffperoxid (H_2O_2) bauen sie mithilfe des Enzyms **Katalase** zu H_2O und O_2 ab und machen es so unschädlich. Die Enzyme werden an Ribosomen (→ 2.9.4) des Zytoplasmas gebildet und in die Peroxisomen eingeschleust.

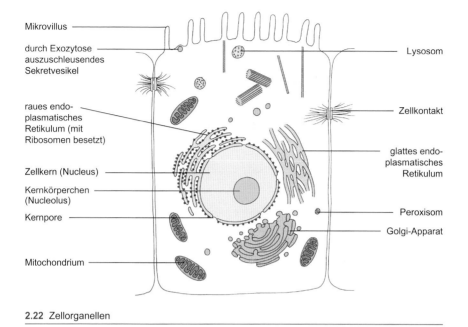

Mikrovillus

durch Exozytose auszuschleusendes Sekretvesikel

raues endoplasmatisches Retikulum (mit Ribosomen besetzt)

Zellkern (Nucleus)

Kernkörperchen (Nucleolus)

Kernpore

Mitochondrium

Lysosom

Zellkontakt

glattes endoplasmatisches Retikulum

Peroxisom

Golgi-Apparat

2.22 Zellorganellen

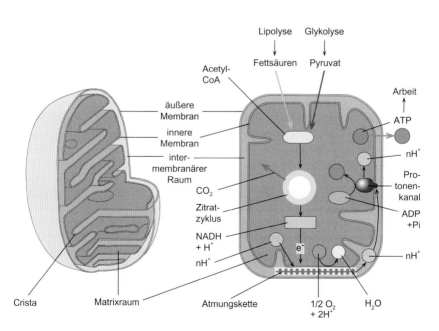

Lipolyse Glykolyse

Fettsäuren Pyruvat

Acetyl-CoA

Arbeit

ATP

nH^+

Protonenkanal

ADP +Pi

nH^+

äußere Membran

innere Membran

intermembranärer Raum

CO_2

Zitratzyklus

NADH + H^+

nH^+

e^-

Crista Matrixraum Atmungskette $1/2\ O_2$ + $2H^+$ H_2O

2.23 Mitochondrium vom Cristatyp und seine Funktionen im Rahmen der ATP-Gewinnung

2.9.3 Lysosomen

Lysosomen sind der zelleigene Verdauungsapparat. Sie kommen mit Ausnahme der Erythrozyten in allen Zellen vor.

Lysosomen (→ Abb. 2.24) sind kugelige Organellen mit einem Durchmesser von mindestens 0,1–1 µm. Ihre Membran umgibt einen unterschiedlich dichten Binnenraum (Matrix). Hier liegt ein saures Milieu vor mit einem pH-Wert von 4,5–5.

Lysosomale Enzyme

Der Innenraum der Lysosomen enthält über 40 verschiedene Verdauungsenzyme, die **sauren Hydrolasen.** Diese werden im rauen endoplasmatischen Retikulum gebildet und im Golgi-Apparat mit Membranen umhüllt (→ Abb. 2.24). Die Enzyme können z. B. Proteine, Lipide und Glykogen abbauen. Deren Spaltprodukte, etwa Aminosäuren, werden über Transporter der Lysosomenmembran ins Zytoplasma freigesetzt und dort wiederverwertet.

Lysosomen können zellfremdes und zelleigenes Material abbauen.

Heterophagolysosom

Ein **Heterophagosom** entsteht, wenn zellfremdes Material, z. B. ein Bakterium, durch Phagozytose (→ 2.3.2) in eine Zelle aufgenommen wird (→ Abb. 2.24). Verschmilzt das so gebildete Vesikel (Bläschen) mit einem Lysosom, bildet sich ein **Heterophagolysosom,** in dem das Fremdmaterial abgebaut wird.

Autophagolysosom

Zelleigenes, funktionsloses Material bildet entsprechend **Autophagosome.** Fusionieren diese mit Lysosomen, entstehen **Autophagolysosomen,** in denen das aufgenommene Material dann abgebaut wird.

Telolysosom

In Lysosomen können sich auch unverdauliche Produkte ansammeln. Diese werden durch Exozytose aus der Zelle entfernt oder reichern sich in den Lysosomen an. Im letzteren Fall stellt ein solches Lysosom schließlich seine Verdauungstätigkeit ein und wird zum End- oder **Telolysosom,** das in der Zelle liegen bleibt. Zu den Telolysosomen gehören auch die **Lipofuszingranula,** die unverdauliche Lipid-Protein-Komplexe enthalten.

◗ **Autolyse**
Wie andere Organellen verbrauchen auch Lysosomen Energie, also ATP. Bei fehlender ATP-Zufuhr zerfallen sie, wobei ihre Verdauungsenzyme freigesetzt werden. Folge ist eine Selbstverdauung der Zelle (**Autolyse**).

2.9.4 Ribosomen

Aufgabe der **Ribosomen** ist die **Proteinsynthese.** Wie eine Nähmaschine fügen sie Aminosäuren zu Aminosäureketten und schließlich zu Proteinen zusammen.

Jedes Ribosom besteht aus einer größeren und kleineren Untereinheit, die jeweils aus ribosomaler Ribonukleinsäure (rRNA) und speziellen Proteinen aufgebaut sind. rRNA wird im Zellkern synthetisiert, den sie über die Kernporen (→ 2.10.2) verlässt.

Ribosomen können im Zytoplasma an zwei Orten lokalisiert sein (→ Abb. 2.25):

- Sie können an das **raue endoplasmatische Retikulum** angeheftet sein und Proteine in dessen Hohlraumsystem hinein synthetisieren
- Sie können als **freie Ribosomen** im Zytoplasma vorliegen und lösliche Proteine für das Zytoplasma, Mitochondrien oder Peroxisomen synthetisieren.

2.9.5 Endoplasmatisches Retikulum (ER)

Das **endoplasmatische Retikulum** (ER) ist ein membranumhülltes Hohlraumsystem, dessen Teile untereinander und mit dem Raum zwischen den beiden Kernmembranen (perinukleärer Raum → Abb. 2.26) in offener Verbindung stehen. Je nach Form des Hohlraumsystems spricht man von **Zisternen** (abgeplattete Form) oder **Tubuli** (schlauchförmig).

Das ER kommt in zwei Formen mit unterschiedlichen Funktionen vor: als raues und glattes ER.

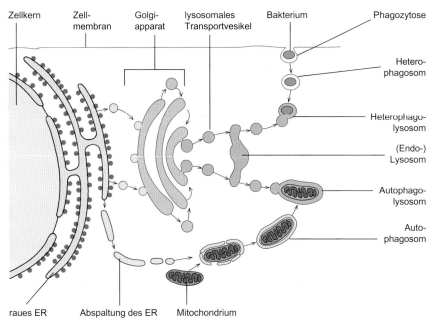

Zellkern   Zell-   Golgi-   lysosomales   Bakterium   Phagozytose
           membran apparat Transportvesikel

Hetero-
phagosom

Heterophago-
lysosom

(Endo-)
Lysosom

Autophago-
lysosom

Auto-
phagosom

raues ER   Abspaltung des ER   Mitochondrium

2.24 Bildung von Lysosomen und Entstehung von Hetero- und Autophagolysosomen

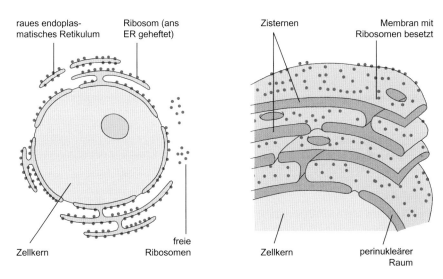

raues endoplas-   Ribosom (ans   Zisternen   Membran mit
matisches Retikulum ER geheftet)   Ribosomen besetzt

Zellkern   freie   Zellkern   perinukleärer
                     Ribosomen   Raum

2.25 Ribosomen am endoplasmatischen
Retikulum (ER) und freie Ribosomen

2.26 Raues endoplasmatisches Retikulum

Raues endoplasmatisches Retikulum

Das raue endoplasmatische Retikulum besteht vor allem aus Zisternen, die außen mit Ribosomen besetzt sind (→ Abb. 2.26).

Die Ribosomen synthetisieren Proteine in das Hohlraumsystem des rauen ER. Diese werden dann aus dem rauen ER in Transportvesikel abgeschnürt und zur weiteren Verarbeitung in den Golgi-Apparat überführt.

Die Proteine können für zelleigene Membranen, für die Ausstattung von Lysosomen oder für die Exozytose, den „Export" aus der Zelle, bestimmt sein.

Eine Anreicherung von rauem ER wird als **Ergastoplasma** und in Nervenzellen als **Nissl-Substanz** (→ 14.2.2) bezeichnet.

Glattes endoplasmatische Retikulum

Das glatte endoplasmatische Retikulum besteht vor allem aus Tubuli, die außen nicht mit Ribosomen besetzt sind.

Glattes ER hat verschiedene Synthesefunktionen. So enthält es Enzyme für die Steroidhormonsynthese und kommt daher zusammen mit Mitochondrien vom Tubulustyp in Steroidhormon bildenden Zellen reichlich vor.

Auch Leberzellen enthalten viel glattes ER, wo es der Synthese von Lipiden und der Entgiftung körpereigener und körperfremder Substanzen dient.

Bei gleichzeitigem Vorkommen von glattem und rauem ER stehen diese in offener Verbindung miteinander.

2.9.6 Golgi-Apparat

Der **Golgi-Apparat** bildet die Sortier- und Verpackungsräume der Zelle.

Er besteht aus Stapeln von 3–10 tellerförmig abgeplatteten und gebogenen, membranumhüllten **Zisternen** oder **Sacculi** (Säckchen), umgeben von kleinen Vesikeln (Bläschen).

Aufgrund der Tellerform der Zisternen unterscheidet man beim Golgi-Apparat eine nach außen gewölbte **Aufnahmeseite** (Konvexseite, Cis-Seite) und eine napfförmig gebuchtete **Abgabeseite,** die auch als Konkavseite oder Trans-Seite bezeichnet wird (→ Abb. 2.27).

Der Golgi-Apparat funktioniert wie folgt (→ Abb. 2.28):

- Vom rauen endoplasmatischen Retikulum empfängt der Golgi-Apparat in Vesikeln abgepackte Proteine. Die Vesikel verschmelzen mit den Zisternen auf der Aufnahmeseite
- Die Proteine „durchwandern" den Golgi-Apparat bis zu seiner Abgabeseite. Während dieser „Wanderung" werden die Proteine nach ihrem Bestimmungsort sortiert, z. B. für Membranen, für Lysosomen oder für den „Export". Darüber hinaus werden ggf. Kohlenhydratseitenketten angebaut
- Auf der Abgabeseite gelangen die fertig gestellten und sortierten Proteine in ein Netzwerk aus Schläuchen, das **Trans-Golgi-Netzwerk**
- Von dort werden in Vesikel verpackte Proteine freigesetzt. Sind die Proteine für den Export bestimmt, spricht man von **Sekretgranula,** die durch Exozytose aus der Zelle ausgeschleust werden. Auf diesem sekretorischen Weg werden auch Membranproteine für die Zelle durchgeschleust. Sind lysosomale Strukturen entstanden, verbleiben diese in der Zelle.

2.9.7 Speichersubstanzen

Zu den **Speichersubstanzen** zählen vor allem **Glykogen** (Speicherform der Glukose → 9.13.4) und **Fette** (→ 9.13.3). Beide dienen hauptsächlich als Energiereserven.

Glykogen ist ein stark verzweigtes Polymer der Glukose. Es liegt als feinste Partikel im Zytoplasma vor. Besonders viel Glykogen wird in den Leberzellen gespeichert.

Fette in Form von **Triglyzeriden** liegen meist in kleinen Tröpfchen, den **Lipidtröpfchen,** vor. Sie besitzen keine Membran. Lipidtröpfchen kommen nicht nur im Fettgewebe vor (→ 3.3.10), sondern auch in vielen anderen Zellen.

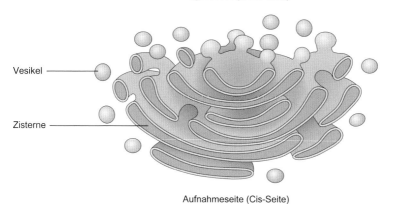

2.27 Golgi-Apparat

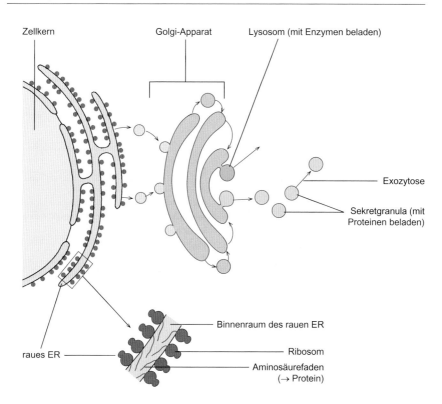

2.28 Bedeutung des Golgi-Apparates

2.9.8 Pigmente

Pigmente sind farbige Substanzen in den Zellen mit unterschiedlicher Funktion. Ein Teil der Pigmente wird vom Organismus selbst hergestellt, andere werden von außen aufgenommen. Von den verschiedensten Pigmenten seien hier nur die Eisenpigmente und das Melanin dargestellt. Das Pigment **Lipofuszin** wurde bereits bei den Telolysosomen erwähnt (→ 2.9.3).

Eisenpigmente

Die intrazelluläre Speicherform von Eisenionen ist das fast farblose **Ferritin,** ein Komplex aus Eisen mit einer Proteinhülle. Ferritin kommt darüber hinaus auch (in geringen Konzentrationen) im Blut vor.

Es gibt in Zellen außerdem Eisenaggregate ohne Proteinhülle, das **Hämosiderin,** das eine braune Eigenfarbe aufweist.

Melanin

Das braun-schwarze Melanin wird in den membranumhüllten **Melanosomen** mithilfe des Enzyms **Tyrosinase** aus der Aminosäure **Tyrosin** gebildet (→ Abb. 2.29). Melanosomen kommen z. B. in **Melanozyten** der Epidermis (Oberhaut → 16.2) vor. Melanozyten der Epidermis können das Melanin speichern oder an die umgebenden Zellen abgeben, die es dann aufnehmen. Daraus resultiert die Haut- und Haarfarbe.

Die Farbe von **Sommersprossen** und roten Haaren ist durch eine spezielle Melaninform bedingt. Menschen mit **Albinismus** haben durch einen genetischen Defekt der Tyrosinase ganz helle Haut und Haare und „rote" Augen.

Sonnenbräune

Unter dem Einfluss von UV-Strahlen bilden Melanozyten vermehrt Melanin, das von den Nachbarzellen aufgenommen wird. So entsteht die Sonnenbräune der Haut. Melanin schützt die Haut vor den UV-Strahlen, indem es diese absorbiert. Dennoch ist zu viel Sonne schädlich und eine noch „gesund" aussehende Bräune oft ungesund.

2.10 Zellkern

Fast jede Zelle enthält einen **Zellkern** (Nucleus), selten auch mehrere. Wichtige Ausnahmen sind die Erythrozyten (roten Blutkörperchen), die ihrern Zellkern während der Entwicklung ausgestoßen haben, und die Thrombozyten (Blutplättchen), die von Megakaryozyten abgeschnürt werden.

2.10.1 Kernform und -zahl
Kernform

Die Form der Zellkerne ist sehr variabel, z. B. rund, platt oder gelappt. Der Durchmesser beträgt im Durchschnitt ca. 7 µm. Das Volumen des Zellkerns liegt meist bei ca. 10 % des Zellvolumens, d. h. die **Kern-Plasma-Relation** beträgt 1 : 10.

Kernzahl

Die meisten Zellen besitzen nur einen Kern. Es gibt jedoch auch vielkernige Zellen wie etwa die Knochen abbauenden Osteoklasten (→ 3.3.14), die durch Verschmelzung einzelner Zellen entstanden sind. Solche fusionierten Zellen heißen **Synzytium.**

2.10.2 Kernhülle

Der Kernbinnenraum, das **Karyoplasma,** wird durch eine **Kernhülle** vom Zytoplasma abgegrenzt. Diese besteht aus zwei Membranen, der **inneren** und **äußeren Kernmembran.** Dazwischen befindet sich ein Spaltraum, der **perinukleäre Raum.**

Kernhülle und perinukleärer Raum stehen in direkter Verbindung mit dem endoplasmatischen Retikulum (→ Abb. 2.31). Außerdem ist die äußere Kernmembran von Ribosomen besetzt.

Die Kernhülle besitzt **Kernporen** (→ Abb. 2.31), die nicht vollständig offen sind, sondern **Proteinkomplexe** enthalten. Dieser besitzt einen zentralen Kanal, der sich erweitern kann und für kleinere Moleküle durchlässig ist. Es können jedoch auch größere Moleküle, beispielsweise große Proteine und Teile von Ribosomen, durch spezifische Transportmechanismen hindurchgeschleust werden.

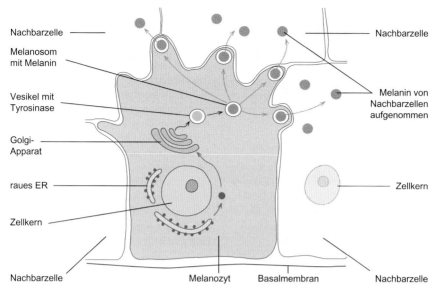

Nachbarzelle

Melanosom
mit Melanin

Vesikel mit
Tyrosinase

Golgi-
Apparat

raues ER

Zellkern

Nachbarzelle

Nachbarzelle

Melanin von
Nachbarzellen
aufgenommen

Zellkern

Melanozyt Basalmembran Nachbarzelle

2.29 Melaninbildung und -abgabe durch Melanozyten der Epidermis

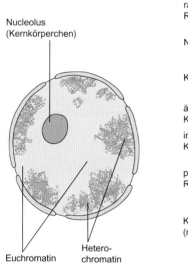

Nucleolus
(Kernkörperchen)

Euchromatin Hetero-
chromatin

2.30 Zellkern mit Eu- und
Heterochromatin

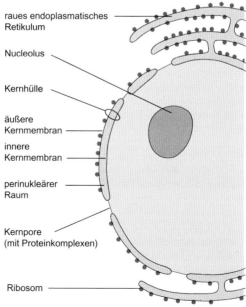

raues endoplasmatisches
Retikulum

Nucleolus

Kernhülle

äußere
Kernmembran

innere
Kernmembran

perinukleärer
Raum

Kernpore
(mit Proteinkomplexen)

Ribosom

2.31 Bau des Zellkerns

31

2.10.3 Kernkörperchen (Nucleolus)

Die Zellkerne enthalten ein oder mehrere lichtmikroskopisch darstellbare, runde Kernkörperchen (Nucleoli, Sing. **Nucleolus,** → Abb. 2.31). Sie sind für die Bildung ribosomaler RNA (→ 2.10.8) und damit der Ribosomen zuständig. Die fertigen Ribosomenuntereinheiten werden dann durch die Kernporen ins Zytoplasma befördert.

2.10.4 Genom

Der Zellkern enthält die Erbinformation der Zelle, die in Form der Desoxyribonukleinsäure (DNA) gespeichert ist. Dadurch ist er das Steuerzentrum der Zelle, er enthält alle für die Funktion der Zelle nötigen Informationen.

● Das gesamte Erbmaterial einer Zelle heißt **Genom.** Es besteht in Körperzellen aus 46 „Einheiten", den **Chromosomen** (→ Abb. 2.32). Da es sich hierbei um 23 **Chromosomenpaare** handelt, spricht man auch vom doppelten oder **diploiden** Chromosomensatz. Chromosomenpaare mit entsprechenden Erbinformationen heißen **homologe Chromosomen** (→ 2.12.3).
Keimzellen haben nur 23 Chromosomen (je ein Chromosom, genauer eine Chromatide, von jedem Paar), den einfachen oder **haploiden** Chromosomensatz. Besonders stoffwechselaktive Zellen, z. B. Leberzellen, enthalten auch mehrfache Chromosomensätze.

2.10.5 Chromatin

Als Chromatin wird die lichtmikroskopisch anfärbbare Kernsubstanz bezeichnet. Es besteht aus DNA und Kernproteinen.
Chromatin kann in zwei Zustandsformen vorliegen (→ Abb. 2.30):

- **Euchromatin** sieht einheitlich aus. Es entspricht entspiralisierter DNA, die gerade Informationen ins Zytoplasma entlässt (→ 2.8)
- **Heterochromatin** ist schollig angeordnet. Es entspricht spiralisierter DNA, von der keine Informationen abgelesen werden.

2.10.6 Chromosomen

Die Chromosomen bestehen v. a. aus riesigen DNA-Fäden. Sie werden nur während der Zellteilung (**Mitose** → 2.12.2) so stark spiralisiert, dass sie deutlich in Erscheinung treten.
Jedes Chromosom besteht dann aus zwei identischen, schlegelförmigen **Chromatiden** (Doppelchromatiden) mit einer gemeinsamen Einschnürung, dem **Zentromer** (→ Abb. 2.32). Dort haften die Chromatiden aneinander. Die Lage des Zentromers ist für jedes Chromosom charakteristisch. Es unterteilt Chromosomen bzw. Chromatiden in einen kurzen **p-Arm** und einen langen **q-Arm.**
Am Zentromer sind Proteinstrukturen angelagert. Dieses **Kinetochor** spielt bei der Zellteilung eine Rolle (→ 2.12).

2.10.7 Desoxyribonukleinsäure (DNA)

Die Desoxyribonukleinsäure **(DNA)** ist ein Riesenmolekül, das einen langen DNA-Doppelfaden bildet. Dieser wird durch starke Spiralisierung zu den Chromatiden (→ Abb. 2.33). Jeder Einzelfaden wiederum besteht aus miteinander verbundenen Molekülen, den **Nukleotiden** (→ Abb. 2.34). Ein Nukleotid ist zusammengesetzt aus:

- Einer **Base,** wobei es bei der DNA die vier Basen **Adenin** (A), **Thymin** (T), **Cytosin** (C) und **Guanin** (G) und somit vier verschiedene Nukleotide gibt
- Einer **Phosphatgruppe**
- Einem **Zucker,** hier **Desoxyribose.**

Über die Phosphatgruppen werden die Nukleotide zum Faden verbunden.

DNA-Doppelhelix

Im DNA-Doppelfaden stehen sich jeweils zwei bestimmte Basen gegenüber (die **spezifische Basenpaarung** → Abb. 2.34), die über Wasserstoffbrücken aneinander haften. Der DNA-Doppelfaden liegt dabei nicht gestreckt, sondern spiralig als **Doppelhelix** vor. Unter anderem zur Informationsablesung werden die Fäden abschnittsweise voneinander gelöst (→ Abb. 2.35).

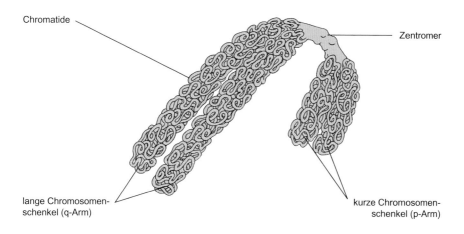

Chromatide

Zentromer

lange Chromosomen-
schenkel (q-Arm)

kurze Chromosomen-
schenkel (p-Arm)

2.32 Struktur eines Chromosoms in der Metaphase der Zellteilung (Mitose)

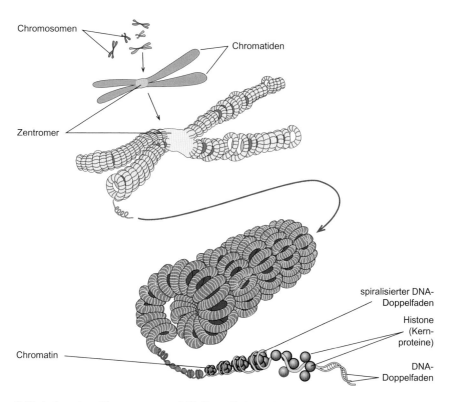

Chromosomen

Chromatiden

Zentromer

spiralisierter DNA-
Doppelfaden

Histone
(Kern-
proteine)

Chromatin

DNA-
Doppelfaden

2.33 Aufbau eines Chromosoms aus DNA-Doppelfaden und Histonen

2.10.8 Ribonukleinsäuren (RNA)

Auch die Ribonukleinsäure, kurz **RNA,** setzt sich aus Nukleotiden zusammen, die aus je einer von vier verschiedenen Basen, einer Phosphatgruppe und einem Zucker bestehen. Es gibt aber Unterschiede zur DNA:

- Der Zucker ist immer **Ribose**
- Die Base Thymin ist durch **Uracil** (U) ersetzt
- Die RNA bildet **Einzelfäden.**

Außerdem gibt es mehrere verschiedene Ribonukleinsäuren, v. a.:

- Boten-RNA oder **mRNA** (m = engl. messenger, der Bote), die Kopien der Gene darstellt (→ Abb. 2.36)
- **rRNA** (r = ribosomal), die ein Baubestandteil der Ribosomen ist
- **tRNA** (t = engl. transfer, Überführung), die jeweils eine bestimmte Aminosäure bindet und der Proteinsynthese zuführt (→ Abb. 2.36). Für die 20 proteinbildenden Aminosäuren gibt es deutlich mehr als 20 verschiedene tRNAs (→ 2.11.2)

2.10.9 Genetischer Code

Jeweils ein bestimmter Fadenabschnitt der DNA enthält die Information für die Bildung eines Proteins. Dieser Abschnitt wird als Gen bezeichnet. Beim Menschen gibt es 22.500 Gene. Das sind nur etwa 2 % der vorhandenen DNA. Die Funktion der restlichen 98 % ist noch weitgehend unklar. Bekannt ist jedoch, dass die Chromosomenenden, die sog. **Telomere,** die DNA stabilisieren. Sie stehen u.a. in Zusammenhang mit Zellalterung und der Entstehung von Krebs.

▰▰ Die spezifische Abfolge der Aminosäuren eines Proteins ist durch die Basenabfolge in der DNA festgelegt. Dabei verschlüsseln (kodieren) jeweils drei aufeinander folgende Nukleotidbasen, ein Triplett oder **Codon** (→ Abb. 2.35), eine spezielle Aminosäure. So kodieren die Basenfolgen CCA, CCU, CCC oder CCG der DNA die Aminosäure Prolin. Diese Verschlüsselung wird als **genetischer Code** bezeichnet.

2.11 Proteinsynthese

Da die DNA den Zellkern nicht verlässt, die Ribosomen für die Proteinsynthese aber im Zytoplasma liegen, muss zunächst eine Abschrift von dem Gen für das herzustellende Protein angefertigt werden.

2.11.1 Transkription

Diese Anfertigung einer DNA-Abschrift heißt **Transkription.**

- Die beiden Einzelfäden der DNA weichen auseinander, sodass sich an die Basen der DNA die gemäß der spezifischen Basenpaarung jeweils dazu passenden Basen RNA-Nucleotiden anlagern können
- Die einzelnen RNA-Nukleotide werden dann zu einem Faden zusammengesetzt (→ Abb. 2.35).

Die RNA verlässt dann als mRNA den Zellkern über die Kernporen.

2.11.2 Translation

Unter **Translation** versteht man die Synthese (Herstellung) der Proteine nach dem Rezept der mRNA. Die Untereinheiten der Ribosomen treten zusammen an den mRNA-Faden. Die tRNA schafft dann spezifische Aminosäuren herbei (→ Abb. 2.36): Sie trägt an einem Ende ein zu einem mRNA-Codon gegensätzliches Triplett (**Anticodon**) und bindet am anderen Ende die passende Aminosäure.

Art und Reihenfolge der Basen-Tripletts der mRNA entscheiden darüber, welche Tripletts der tRNA und damit welche Aminosäuren aneinander gereiht und schließlich miteinander verbunden werden.

Meist werden die Proteine von vielen Ribosomen (**Polyribosomen**) entlang eines mRNA-Fadens gleichzeitig synthetisiert (→ Abb. 2.37). Nach Abschluss der Synthese fallen Ribosomen und Proteine von der mRNA ab.

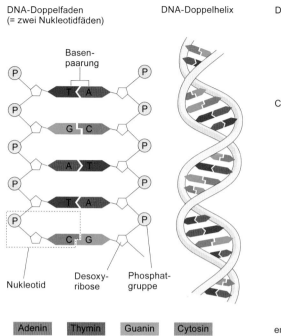

DNA-Doppelfaden
(= zwei Nukleotidfäden)

Basenpaarung

Nukleotid Desoxyribose Phosphatgruppe

Adenin Thymin Guanin Cytosin

2.34 Zusammensetzung der DNA und Spiralisierung von zwei Nukleotidfäden zur DNA-Doppelhelix

DNA-Doppelhelix

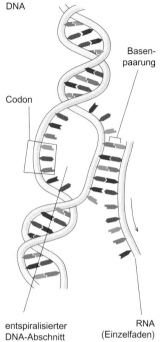

DNA

Basenpaarung

Codon

entspiralisierter DNA-Abschnitt RNA (Einzelfaden)

2.35 Transkription

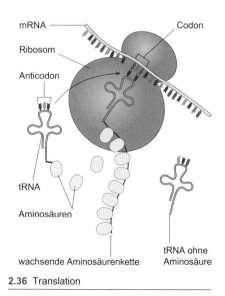

mRNA Codon

Ribosom

Anticodon

tRNA

Aminosäuren

wachsende Aminosäurenkette tRNA ohne Aminosäure

2.36 Translation

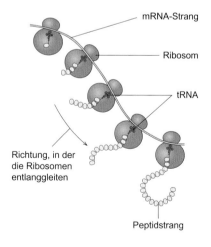

mRNA-Strang

Ribosom

tRNA

Richtung, in der die Ribosomen entlanggleiten

Peptidstrang

2.37 Ribosomen synthetisieren an einem mRNA-Strang gleichzeitig dasselbe Protein

2.12 Zellzyklus und Teilung von Zellen

● Körperzellen und die Vorstufen der Keimzellen vermehren sich durch mitotische Teilungen oder kurz **Mitosen.**
Dabei ist die Mitose nur ein kurzer Abschnitt des **Zellzyklus.** Wesentlich länger dauert der verbleibende Abschnitt, die **Interphase** (→ Abb. 2.38).

2.12.1 Interphase

Der Zeitraum zwischen zwei Mitosen ist die Interphase. Während dieses Zeitraums folgen nacheinander G_1-, S- und G_2-Phase:

G1-Phase

In der **G_1-Phase** (G = engl. gap, Lücke) wächst die Zelle und es werden Proteine und RNA hergestellt.

S-Phase

In der **S-Phase** (S = Synthese) werden die aus der Mitose hervorgehenden Einzelchromatiden der 46 Chromosomen zu Doppelchromatiden verdoppelt (redupliziert): Die Einzelfäden der DNA weichen auseinander, und jeder Einzelfaden wird so ergänzt, dass danach zwei identische Doppelfäden vorliegen, jeder mit einer alten und einer neuen Hälfte. Diese Doppelchromatiden werden dann in der folgenden Mitose wieder getrennt und auf zwei Tochterzellen verteilt.

G2-Phase

In der **G_2-Phase** wie auch in der G_1-Phase werden vor allem die Chromosomen auf Fehler überprüft und diese ggf. repariert.

G0-Phase

In der G_1-Phase kann die Zelle aus dem Zellzyklus austreten, ohne sich auf eine erneute Mitose vorzubereiten. Sie differenziert sich dann, d. h. sie entwickelt sich zu einem bestimmten Zelltyp. Dieser Zustand, der dem eigentlichen Arbeitsleben einer Zelle entspricht, heißt G_0-Phase. Die Zelle kann bis zum Zelltod in diesem Stadium verbleiben oder durch verschiedene Reize wieder in den Teilungszyklus zurückkehren.

2.12.2 Mitose

Eine Mitose dauert ungefähr eine Stunde und lässt sich in sechs Stadien einteilen (→ Abb. 2.39, → Abb. 2.40): **Prophase, Prometaphase, Metaphase, Anaphase, Telophase** und **Zytokinese.**

Prophase

Nach Abrundung der Zelle kommt es zu einer zunehmenden Spiralisierung der DNA, sodass ein Knäuel aus Chromosomen sichtbar wird. Gleichzeitig verdoppeln sich die Zentrosomen (→ 2.8.2) und wandern an die gegenüber liegenden Zellpole. Zwischen diesen beginnt sich der **Spindelapparat** aus Mikrotubuli auszubilden.

Prometaphase

In der Prometaphase zerfällt die Kernhülle, sodass sich nun die Mikrotubuli des Spindelapparates an die Kinetochore (→ 2.10.6) der Chromosomen anheften können.

Metaphase

In der Metaphase werden die Chromosomen unter Vermittlung der Mikrotubuli in eine Ebene, die sog. Metaphasen- oder **Äquatorialplatte,** verlagert.

Anaphase

In der Anaphase trennen sich die Chromosomen im Bereich der Zentromere, sodass jeweils zwei Einzelchromatiden entstehen. Dann werden die jeweils 46 Chromatiden durch die Mikrotubuli an die gegenüber liegenden Zellpole „gezogen". In dieser Phase verlängert sich auch die Zelle in Richtung der Zellpole.

Telophase

In der Telophase entspiralisieren sich die an den Zellpolen ankommenden Chromatiden und die Kernhüllen werden wieder ausgebildet.

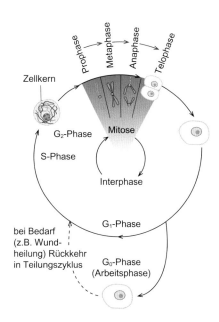

Zellkern

G₂-Phase   **Mitose**

S-Phase

Interphase

bei Bedarf
(z.B. Wund-
heilung) Rückkehr
in Teilungszyklus   G₁-Phase

G₀-Phase
(Arbeitsphase)

2.38 Zellzyklus (Mitose und Interphase)

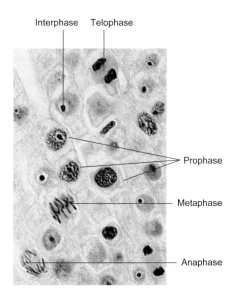

2.39 Interphase und Mitosestadien in
einer Wurzelspitze der Zwiebel (LM) [M492]

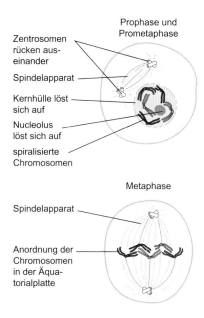

Prophase und
Prometaphase

Zentrosomen
rücken aus-
einander

Spindelapparat

Kernhülle löst
sich auf

Nucleolus
löst sich auf

spiralisierte
Chromosomen

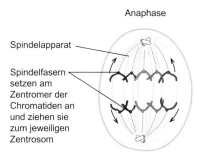

Metaphase

Spindelapparat

Anordnung der
Chromosomen
in der Äqua-
torialplatte

Anaphase

Spindelapparat

Spindelfasern
setzen am
Zentromer der
Chromatiden an
und ziehen sie
zum jeweiligen
Zentrosom

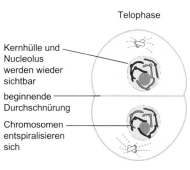

Telophase

Kernhülle und
Nucleolus
werden wieder
sichtbar

beginnende
Durchschnürung

Chromosomen
entspiralisieren
sich

2.40 Mitosestadien

Zytokinese

Schon während der Telophase erfolgt die Durchschnürung, die Zytokinese, mit Entstehung von zwei Tochterzellen. Dabei verschwindet der Spindelapparat, die Zellorganellen werden auf die beiden Tochterzellen verteilt und wieder vervollständigt.

2.12.3 Meiose

Meiose bezeichnet die Reife- oder Reduktionsteilung der Keimzellen. Dabei kommt es zu einer Neuanordnung **(Rekombination)** der Gene auf den Chromosomen und einer Verminderung **(Reduktion)** des diploiden zu einem haploiden Chromosomensatz.

Erste Reifeteilung der Meiose

Die erste Reifeteilung dauert bei männlichen Keimzellen Wochen, bei weiblichen Keimzellen Jahrzehnte. Diese lange Dauer ist vor allem durch die **Prophase** der ersten Reifeteilung bedingt:

- Im **Leptotän** werden die Chromosomen stark spiralisiert und so sichtbar
- Im **Zygotän** paaren sich die einander entsprechenden **(homologen)** Chromosomen eines Chromosomenpaares
- Im **Pachytän** kommt es zur abschnittsweisen Überkreuzung (engl. **crossing over**) homologer Chromatiden, also identischer Genorte mütterlicher und väterlicher Chromatiden (→ Abb. 2.41). Durch Austausch der überkreuzten Abschnitte (mit den darauf liegenden Genen) zwischen mütterlichen und väterlichen Chromatiden entstehen neue Kombinationen des Erbgutes (Rekombination)
- Im **Diplotän** beginnen sich die Chromosomen voneinander zu lösen
- In der anschließenden **Diakinese** verschwindet die Kernhülle und der Spindelapparat wird ausgebildet.

Während der folgenden **Metaphase** und **Anaphase** verschieben sich die Chromosomen (nicht Chromatiden wie bei der Mitose) an die gegenüber liegenden Zellpole (→ Abb. 2.43, → Abb. 2.44). Ergebnis der anschließenden **Telophase** sind zwei Tochterzellen mit je 23 Chromosomen, wobei jedes Chromosom aus zwei Chromatiden besteht. Die Tochterzellen bleiben über eine Zytoplasmabrücke verbunden.

Zweite Reifeteilung der Meiose

Die zweite Reifeteilung läuft wie eine typische Mitose ab (→ 2.12.2), bei der die Chromosomen in Chromatiden gespalten werden (→ Abb. 2.43, → Abb. 2.44). Dadurch entstehen Tochterzellen mit 23 Chromatiden, was einem haploiden (einfachen) Chromosomensatz entspricht.

2.13 Vererbungslehre

Die Vererbungslehre oder **Genetik** beschäftigt sich mit der Bedeutung der Gene unter normalen und veränderten Bedingungen. Bei der Befruchtung (→ 12.2.1) werden mütterliche und väterliche Gene in Form von Chromosomen an die nächste Generation weitergegeben, die dann in ihrem Genom mütterliche und väterliche Gene enthält.

2.13.1 Geno- und Phänotyp

Die Gene oder Erbmerkmale eines Individuums werden als **Genotyp** oder Erbbild bezeichnet. Die **Expression** (Verwirklichung) des Genotyps durch Transkription und Translation (→ 2.11.1, → 2.11.2) führt schließlich zum Erscheinungsbild eines Individuums, dem **Phänotyp.** Der Phänotyp wird zusätzlich durch Umweltfaktoren geprägt.

2.13.2 Auto- und Gonosomen

Der menschliche **Chromosomensatz** besteht aus zweimal 23 Chromosomen. Jeweils 23 Chromosomen stammen von der Mutter und vom Vater.

Bei 22 Paaren sehen beide Chromosomen gleich aus und weisen gleiche Genorte auf. Diese doppelten, sich entprechenden Chromosomen sind **homolog** und heißen **Autosomen** (→ Abb. 2.42) .

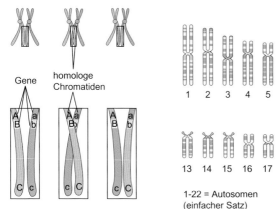

2.41 Crossing over und Rekombination des Erbgutes

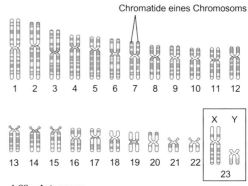

1-22 = Autosomen
(einfacher Satz)

23 = Gonosomen: ♀xx, ♂xy

2.42 Menschlicher Chromosomensatz (Metaphase)

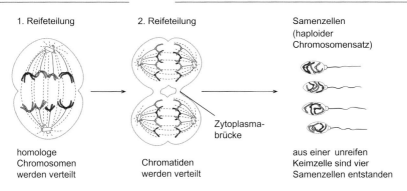

2.43 Meiose männlicher Keimzellen

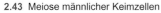

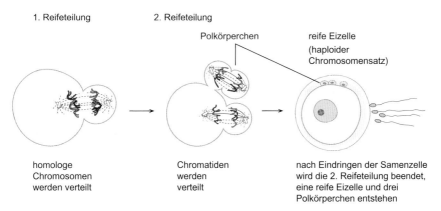

2.44 Meiose weiblicher Keimzellen

Zwei weitere Chromosomen sind die Geschlechtschromsomen oder **Gonosomen** (→ Abb. 2.42). Sie sind nicht gleich: Beim weiblichen Geschlecht sind zwei **X-Chromosomen** vorhanden, beim männlichen Geschlecht ein X- und ein **Y-Chromosom**.

2.13.3 Allele

Die Gene, die bei homologen Chromosomen an identischen Genorten liegen, heißen **Allele**. Tragen beide Allele die gleiche Erbinformation, bezeichnet man dies als reinerbig oder **homozygot**. Sind sie nicht identisch, spricht man von mischerbig oder **heterozygot**.

2.13.4 Rezessive und dominante Gene

Sind beide Allele gleich, so kommt normalerweise das durch diese Erbinformation kodierte Merkmal zur Ausprägung.

Bei Heterozygotie besteht die Möglichkeit, dass sich ein Gen des Allelpaares durchsetzt. Dieses Gen bezeichnet man als **dominant** (bestimmend), das andere, nicht in Erscheinung tretende als **rezessiv**. Ein Beispiel für solchen Erbgang sind die Gene für Blutgruppen: Das Gen für Blutgruppe A ist dominant, das für die Blutgruppe 0 rezessiv. Trägt ein Mensch beide Erbinformationen (Genotyp A0), hat er phänotypisch die Blutgruppe A.

Zweite Möglichkeit bei Heterozygotie ist, dass die Allele gleiche Ausprägungsstärke aufweisen und nebeneinander in Erscheinung treten, sie sind **kodominant**. Ein Beispiel sind die Gene für die Blutgruppen A und B. Hat ein Mensch den Genotyp AB, so tragen seine Blutkörperchen beide Merkmale, er hat Blutgruppe AB.

Zum dritten können sich zwei gleich starke Gene als Mischung zeigen, man spricht von **intermediär** (dazwischen liegend). Beispiel sind die Gene für die rote und weiße Blütenfarbe bei mehreren Pflanzen. Hat eine Pflanze ein Allel für die rote und eines für die weiße Blütenfarbe, so zeigt sie rosa Blüten.

Meist ist allerdings an der phänotypischen Ausprägung von Merkmalen nicht nur ein Gen beteiligt, sondern es wirken viele Gene zusammen **(Polygenie)**.

2.13.5 Mendel-Gesetze

🔴 Grundregeln der Vererbung: Mendel-Gesetze

Die **Mendel-Gesetze** stammen von dem Augustinerpater und Naturforscher Gregor Mendel, der Mitte des 19. Jahrhunderts Kreuzungsversuche mit Erbsen und Wunderblumen durchführte. Aus seinen Beobachtungen leitete er drei Grundregeln ab, die im Prinzip auch für die menschliche Vererbung gelten: die **Uniformitäts-, Aufspaltungs-** und **Unabhängigkeitsregel**.

Uniformitätsregel

Eine homozygot rot blühende Wunderblume (Genotyp rr) wird mit einer homozygot weiß blühenden Wunderblume (ww) gekreuzt. Beide unterscheiden sich nur in diesem einen Merkmal, der Blütenfarbe. Die eine Elternpflanze gibt somit über alle ihre Keimzellen ein Allel für die rote Blütenfarbe an die Tochtergeneration weiter (r), die andere für die weiße (w).

Nach der Befruchtung enthalten alle Pflanzen der **ersten Tochtergeneration** (F1-Generation, lat. filia = Tochter) die Merkmale für rote und weiße Farbe (rw), sind also heterozygot. Hinsichtlich ihrer Farbausprägung gibt es mehrere Möglichkeiten:

- Die Allele für rot und weiß sind in ihrer Ausprägung gleich stark (→ Abb. 2.45). Hierbei kommt eine Farbmischung aus rot und weiß, nämlich rosa, zur Ausprägung. Einen solchen Erbgang bezeichnet man als **intermediär** (= dazwischen liegend)
- Das Allel für eine der beiden Farben ist dominant, z. B. ist rote Farbe dominant (R) und weiße Farbe (w) rezessiv (→ Abb. 2.46). Jetzt sind alle Pflanzen der Tochtergeneration rot, da alle im heterozygoten Zustand das dominante Allel für die rote Farbe enthalten.

Zusammenfassend bedeutet die Uniformitätsregel also: Werden zwei homozygote Pflanzen, die sich nur in einem Merkmal unterscheiden, gekreuzt, so sehen alle Pflanzen der ersten Tochtergeneration gleich aus.

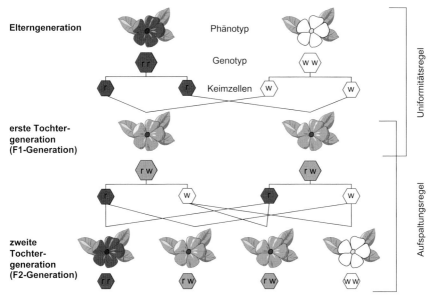

2.45 Kreuzung einer homozygot rot (rr) mit einer homozygot weiß (ww) blühenden japanischen Wunderblume

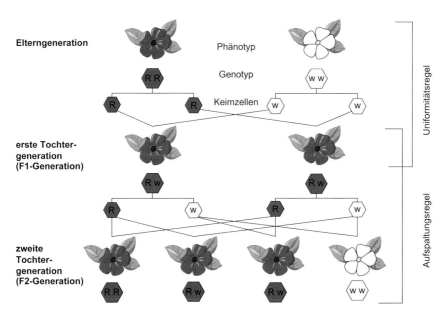

2.46 Kreuzung einer homozygot rot (RR) mit einer homozygot weiß (ww) blühenden Pflanze, wobei die Blütenfarbe rot über weiß dominant ist

Aufspaltungsregel

Werden die Pflanzen der ersten Tochtergeneration miteinander gekreuzt, so spalten sich die Pflanzen der **zweiten Tochtergeneration** (F2-Generation) phänotypisch in bestimmten Zahlenverhältnissen auf. Dabei treten die Phäno- und Genotypen der Elterngeneration wieder auf. Bei der oben beschriebenen ersten Möglichkeit, bei der die Allele für rote und weiße Farbe gleich stark waren, treten in der zweiten Tochtergeneration die Allel-Kombinationen rr, rw und ww im Zahlenverhältnis 1 : 2 : 1 auf (→ Abb. 2.45). Daraus folgt, dass bei der zweiten Tochtergeneration 25 % der Pflanzen rot, 50 % rosa und 25 % weiß blühen.

Anders bei der oben beschriebenen zweiten Möglichkeit, bei der das Allel für rote Farbe (R) dominant ist. Zwar treten bei der zweiten Tochtergeneration die Allel-Kombinationen RR, Rw, Rw und ww auch im Verhältnis 1 : 2 : 1 auf (→ Abb. 2.46). Dies bedeutet aber eine Verteilung der Blütenfarben im Verhältnis 3 : 1, d. h. 75 % der Pflanzen blühen rot und 25 % weiß.

Unabhängigkeitsregel

Werden zwei homozygote Pflanzen gekreuzt (→ Abb. 2.47), die sich in zwei oder mehr Merkmalen (Allelen) unterscheiden, so werden die einzelnen Merkmale (Allele) bei der Weitergabe durch nachfolgende Generationen unabhängig voneinander und entsprechend der Uniformitäts- und Aufspaltungsregeln vererbt. Dadurch treten bereits in der zweiten Tochtergeneration neue Merkmalskombinationen auf.

2.13.6 Genetisch bedingte Störungen

Es gibt verschiedene Möglichkeiten für die Entstehung und Vererbung genetisch bedingter Störungen. Hier soll nur auf **monogen bedingte Krankheiten** und **Chromosomenaberrationen** (Chromosomenabweichungen) eingegangen werden.

2.13.7 Monogen bedingte Erkrankungen

Bei monogen bedingten Erkrankungen ist ein einziges Gen verändert. Diese Veränderung geht letztlich auf eine **Mutation** des Gens zurück,

d. h. eine spontane oder durch äußere Einflüsse verursachte Änderung in der DNA-Basenfolge eines Gens, die u. a. zur Produktion veränderter bzw. funktionsgestörter Proteine führt.

Für solche veränderten Gene gibt es drei Vererbungsmöglichkeiten: **autosomal-rezessiv, autosomal-dominant** und **X-chromosomal-rezessiv.**

Autosomal-rezessiv vererbte Erkrankungen

Beim autosomal-rezessiven Erbgang betrifft der Gendefekt ein Autosom, wobei das defekte Gen rezessiv ist gegenüber dem normalen. Der Gendefekt tritt also nur bei Homozygotie phänotypisch in Erscheinung, nicht jedoch im heterozygoten Zustand. Entsprechend müssen beide Elternteile (mindestens) heterozygot für denselben Gendefekt sein (→ Abb. 2.48). Nach der Aufspaltungsregel tritt dann bei 25 % der Nachkommen die Störung auf, 50 % sind heterozygote Träger des veränderten Gens (aber phänotypisch unauffällig), und 25 % besitzen ein normales Genom.

Beide Geschlechter sind betroffen. Bei (enger) Verwandtschaft der Elternteile ist das Risiko erhöht, da dann ist die Wahrscheinlichkeit besonders groß ist, dass beide Eltern aufgrund gemeinsamer Erbanlagen das gleiche defekte Gen haben.

> Viele Stoffwechselstörungen werden autosomal rezessiv vererbt, z. B.:
> - **Mukoviszidose** (zystische Fibrose → 8.4.6) mit gestörter Sekretbildung v. a. in Atemwegen und Pankreas (Bauchspeicheldrüse)
> - **Phenylketonurie** mit Abbaustörung und Anhäufung der Aminosäure Phenylalanin. Unbehandelt führt dies zu zunehmendem Intelligenzverlust. Durch eine spezielle Diät werden die Symptome (weitgehend) vermieden.

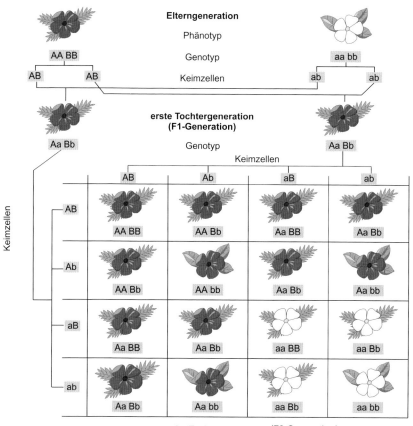

2.47 Unabhängigkeitsregel. Kreuzung einer homozygot rot blühenden Pflanze mit gezackten Blättern und einer homozygot weiß blühenden Pflanze mit glatten Blättern, wobei rot blühend und gezackt jeweils dominant sind

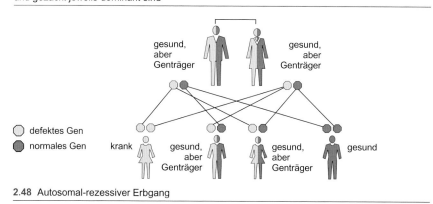

2.48 Autosomal-rezessiver Erbgang

Autosomal-dominant vererbte Erkrankungen

Auch beim selteneren autosomal dominanten Erbgang betrifft der Gendefekt ein Autosom und sind beide Geschlechter gleich häufig betroffen.

Im Gegensatz zum autosomal-rezessiven Erbgang tritt aber das defekte Gen aufgrund seiner Dominanz bereits im heterozygoten Zustand phänotypisch in Erscheinung. Ist ein Elternteil Träger des defekten Gens und besitzt der andere Elternteil ein normales Genom, so erben nach der Aufspaltungsregel 50 % der Nachkommen das defekte Gen und sind somit von der Störung betroffen (→ Abb. 2.49).

Beispiele für autosomal-dominante Erbkrankheiten sind:

- **Polydaktylie:** Vorkommen überzähliger Finger oder Zehen
- **Chondrodystrophie** und Achondroplasie: Minderwuchs wegen gestörter enchondraler Ossifikation (→ 3.3.20)

X-chromosomal-rezessiv vererbte Erkrankungen

Beim X-chromosomal rezessiven Erbgang befindet sich das defekte Gen auf einem X-Chromosom. Da dieses ein Geschlechtschromosom ist, spricht man auch von geschlechtsgebundener Vererbung (→ Abb. 2.50).

Heterozygote Frauen besitzen neben dem defekten Gen ein weiteres X-Chromosom mit einem unveränderten Gen. Da das defekte Gen rezessiv ist, tritt die Störung aufgrund des vorhandenen normalen X-Chromosoms nicht in Erscheinung. Die heterozygote Frau gibt jedoch das defekte Gen an die Hälfte ihrer Nachkommen weiter, sie ist eine **Konduktorin** (Überträgerin).

Aus der Verbindung einer Konduktorin mit einem homozygot gesunden Mann gehen phänotypisch normale Töchter hervor, von denen jedoch 50 % Konduktorinnen sind. Von den Söhnen erben 50 % das normale X-Chromosom ihrer Mutter und sind damit gesund, während die anderen 50 % erkranken. In diesem Fall kommt das X-Chromosom mit dem defekten Gen gemeinsam mit einem normalen Y-Chromosom im Genom vor. Das Y-Chromosom besitzt jedoch keinen Genort, der den X-chromosomalen Gendefekt ausgleichen könnte.

Geht ein kranker Mann eine Verbindung mit einer genetisch normalen Frau ein, so sind alle Söhne gesund und alle Töchter sind Konduktorinnen.

◖ Beispiele für X-chromosomal-rezessive genetisch bedingte Erkrankungen sind:

- **Hämophilie** (Bluterkrankheit): Durch Mangel an einem bestimmten Gerinnungsfaktor kommt es zu einer Störung der Blutgerinnung (→ 6.4), die bei Verletzungen zu schwer stillbaren Blutungen führt. Bei der Hämophilie A fehlt der Gerinnungsfaktor VIII, bei der Hämophilie B wird der Gerinnungsfaktor IX unzureichend gebildet. Durch Verabreichung der entsprechenden Gerinnungsfaktoren ist die Bluterkrankheit behandelbar
- **Progressive Muskeldystrophie:** Bei der progressiven Muskeldystrophie kommt es, meist schon ab dem Kindesalter, zu fortschreitendem Muskelschwund. Bestimmte Formen dieser Erkrankung werden X-chromosomal-rezessiv vererbt
- **Farbsinnstörungen:** Farbsinnstörungen sind relativ häufig und betreffen entsprechend dem Erbgang vor allem Männer. Die Farbwahrnehmung über die Zapfen der Netzhaut (→ 15.7.8) ist verändert, wobei meist die Zapfen für Rot- und Grünsehen betroffen sind. Die Ausprägung der Störungen ist unterschiedlich und reicht von einer im Alltag kaum merklichen Farbenschwäche bis zur vollständigen Farbenblindheit.

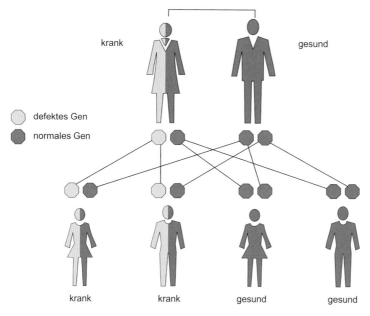

2.49 Autosomal-dominanter Erbgang

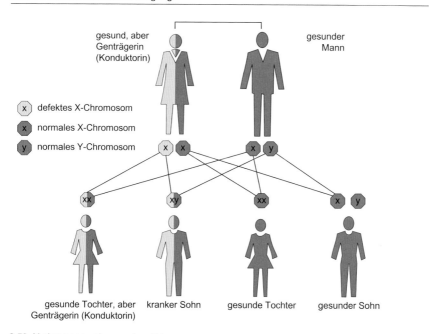

2.50 X-chromosomal-rezessiver Erbgang

2.13.8 Chromosomenaberrationen

Bei den **Chromosomenaberrationen** (Chromosomenabweichungen) unterscheidet man zwischen **nummerischen** und **strukturellen Chromosomenaberrationen.**

Nummerische Aberrationen

Bei den nummerischen Aberrationen ist die Zahl der Chromosomen verändert. Ursache ist eine Verteilungsstörung der Chromosomen, meist in der Meiose der Keimzellen oder der ersten Mitose(n) der befruchteten Eizelle (→ 2.12.3, → 2.12.2).

Bei Fehlen eines Chromosoms handelt es sich um eine **Monosomie.** Ist ein zusätzliches Chromosom vorhanden, spricht man von **Trisomie.** Die Rate nummerischer Chromosomenaberrationen nimmt mit dem Alter der Mutter deutlich zu. Von den Aberrationen können sowohl Autosomen als auch Gonosomen betroffen sein.

Das komplette Fehlen eines Autosoms, also eine autosomale Monosomie, ist kaum mit dem Leben vereinbar. Einige autosomale Trisomien wie die der Chromosomen 18 und 13 kommen gelegentlich vor. Am häufigsten aber ist die **Trisomie 21** oder das Down-Syndrom. Sie ist u. a. gekennzeichnet durch Intelligenzminderung, schräge Lidspalte, große Zunge, kurzer Nacken, sog. Vierfingerfurche und kurze Finger.

Bei den Geschlechtschromosomen sind je eine Monosomie und eine Trisomie erwähnenswert:

- Beim **Turner-Syndrom** ist nur ein X-Chromosom vorhanden. Die phänotypisch weiblichen Personen fallen durch Kleinwuchs und eine Hautfalte von den Ohren bis zur Schulter auf. Da die Eierstöcke unterentwickelt sind, bleibt die Pubertät aus und die Frau ist unfruchtbar
- Beim **Klinefelter-Syndrom** handelt es sich um eine Trisomie der Geschlechtschromosomen mit der Konstellation XXY. Die Jungen bzw. Männer zeigen eine Störung der Geschlechtsentwicklung und sind unfruchtbar.

Strukturelle Aberrationen

Bei strukturellen Aberrationen ist die Zahl der Chromosomen normal, einzelne Chromosomenabschnitte aber strukturell verändert. Häufige Ursache sind Chromosomenbrüche mit Verlust oder Verdopplung der Bruchstücke.

Bei einer **Deletion** bricht ein Chromosomenabschnitt ab und geht verloren (→ Abb. 2.51, → Abb. 2.52). Ein Beispiel ist das **Katzenschrei-Syndrom** mit Verlust von Teilen des kurzen Arms von Chromosom 5. Betroffene Kinder fallen durch katzenähnliche Schreie, kleinen Schädel und geistige Unterentwicklung auf.

Bei der **Translokation** kommt es zu einer Verlagerung von Chromosomenabschnitten (→ Abb. 2.51).

Bei einer **nicht-reziproken Translokation** bricht ein Chromosom an einer Stelle und das Bruchstück wird an ein anderes Chromosom angeheftet. Bei einer **reziproken Translokation** lagern sich nicht-homologe Chromosomenabschnitte aneinander und werden ausgetauscht (→ Abb. 2.54).

Geht beim Abschnittsaustausch kein genetisches Material verloren und kommt auch keines durch Verdoppelung hinzu, spricht man von **balancierter Translokation.** Träger einer solchen Translokation sind meist phänotypisch gesund. Ihre Nachkommen haben jedoch ein erhöhtes Risiko für **unbalancierte Translokationen** mit Krankheitserscheinungen.

Als **Duplikation** (→ Abb. 2.53) bezeichnet man die Verdopplung eines Chromosomenabschnitts. Ob klinische Erscheinungen auftreten, hängt von der Größe des verdoppelten Abschnittes und den darauf befindlichen Genen ab.

Chromosomendeletion
(Stückverlust)

Chromosomentranslokation
(Stückaustausch)

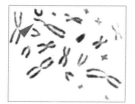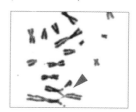

2.51 Strukturelle Chromosomenaberration

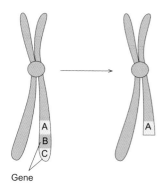

Gene

2.52 Entstehung einer Deletion

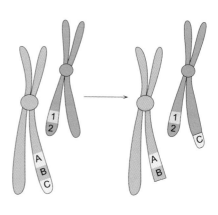

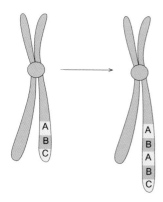

2.53 Entstehung einer Duplikation

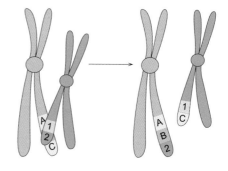

2.54 Entstehung einer Translokation, oben
nicht-reziprok, unten reziprok

Wiederholungsfragen

1. Welche Geräte werden für die strukturelle Untersuchung von Zellen verwendet? (→ 2.1.2)
2. Welche Moleküle sind die Hauptkomponenten der Zellmembran? (→ 2.2)
3. Wodurch wird die Zellmembran durchlässig für hydrophile Substanzen? (→ 2.2.2, → 2.3.1)
4. Was ist unter Membranglykokalyx zu verstehen? (→ 2.2.3)
5. Welche drei Mechanismen liegen dem passiven Transport durch Zellmembranen zugrunde? (→ 2.3.1)
6. Was bedeutet kolloidosmotischer Druck? (→ 2.3.1)
7. Über welche Mechanismen erfolgt der aktive Transport in und aus Zellen? (→ 2.3.2)
8. Welche Bedeutung haben Membranrezeptoren? (→ 2.4)
9. Wodurch wird das Membranpotenzial aufrechterhalten? (→ 2.5)
10. Welche drei Gruppen von Zellkontakten gibt es? (→ 2.7)
11. Welche Strukturen gehören zum Zellskelett? (→ 2.8)
12. Welche hauptsächliche Bedeutung haben die Mitochondrien? (→ 2.9.1)
13. Welche Typen von Mitochondrien sind zu unterscheiden? (→ 2.9.1)
14. Worin liegt die Bedeutung von Lysosomen? (→ 2.9.3)
15. Welche Moleküle werden im rauen ER synthetisiert? (→ 2.9.5)
16. Welche Räume bilden den Golgi-Apparat? (→ 2.9.6)
17. Wie ist der Bau der Kernhülle? (→ 2.10.2)
18. In welchen Zustandsformen kommt Chromatin vor? (→ 2.10.5)
19. Woraus besteht ein Chromosom? (→ 2.10.6)
20. Worin besteht der Unterschied zwischen DNA und RNA? (→ 2.10.7, → 2.10.8)
21. Was ist der genetische Code? (→ 2.10.9)
22. Wie läuft die Proteinbiosynthese ab? (→ 2.11)
23. Was unterscheidet Mitose und Meiose? (→ 2.12.2, → 2.12.3)
24. Was sind Allele? (→ 2.13.3)
25. Wie heißen die drei Mendel-Gesetze? (→ 2.13.5)
26. Welche drei monogenen Vererbungsmöglichkeiten gibt es? (→ 2.13.7)
27. Welche Krankheit ist die Hämophilie, wie wird sie vererbt? (→ 2.13.7)
28. Welche Formen von Chromosomenaberrationen gibt es? (→ 2.13.8)
29. Wodurch ist die Trisomie 21 charakterisiert? (→ 2.13.8)
30. Was versteht man unter einer Translokation? (→ 2.13.8)

KAPITEL

3 Gewebelehre

3.1   Übersicht 50

3.2   Epithelgewebe 50
3.2.1   Oberflächenepithelien 50
3.2.2   Einschichtige
       Oberflächenepithelien 50
3.2.3   Mehrschichtige
       Oberflächenepithelien 52
3.2.4   Metaplasie, Dysplasie und
       Tumoren 54
3.2.5   Drüsenepithelien 54
3.2.6   Arten der Sekretabgabe 54
3.2.7   Endoepitheliale exokrine
       Drüsen 56
3.2.8   Endoepitheliale endokrine
       Drüsen 56
3.2.9   Exoepitheliale exokrine
       Drüsen 56
3.2.10   Exoepitheliale endokrine
       Drüsen 58
3.2.11   Myoepithel 58
3.2.12   Sinnesepithel 58

3.3   Binde- und Stützgewebe . . 58
3.3.1   Bindegewebe 58
3.3.2   Spezifische Zellen des
       Bindegewebes 58
3.3.3   Freie Zellen des
       Bindegewebes 60
3.3.4   Fasern des Bindegewebes . . . 60
3.3.5   Grundsubstanz 60
3.3.6   Faserarmes Bindegewebe . . . 62
3.3.7   Faserreiches Bindegewebe . . 62
3.3.8   Zellreiches Bindegewebe 62
3.3.9   Basalmembranen 62
3.3.10   Fettgewebe 64
3.3.11   Stützgewebe 64

3.3.12   Knorpelgewebe 66
3.3.13   Knochengewebe 66
3.3.14   Bestandteile des Knochens . . 66
3.3.15   Lamellenknochen 68
3.3.16   Hüllgewebe und Gefäß-
       versorgung des Knochens . . . 70
3.3.17   Geflechtknochen 70
3.3.18   Knochenentwicklung
       (Ossifikation) 70
3.3.19   Desmale Ossifikation 70
3.3.20   Chondrale Ossifikation 72
3.3.21   Wachstum und Umbau
       des Knochens 74
3.3.22   Einfluss von Hormonen und
       Vitaminen auf Knochen- und
       Kalziumhaushalt 74
3.3.23   Knochenbruchheilung 76

3.4   Muskelgewebe 76
3.4.1   Glattes Muskelgewebe 76
3.4.2   Glatte Muskelzellen 78
3.4.3   Skelettmuskelgewebe 78
3.4.4   Quergestreifte
       Skelettmuskelzellen 78
3.4.5   Hüllgewebe des
       Skelettmuskels 80
3.4.6   Herzmuskelgewebe 82
3.4.7   Quergestreifte
       Herzmuskelzellen 82
3.4.8   Erregungsbildungs- und
       -leitungszellen 82
3.4.9   Hüllgewebe des
       Herzmuskelgewebes 82

3.5   Nervengewebe 82

       Wiederholungsfragen 84

3.1 Übersicht

███ **Gewebe** sind Verbände gleichartig differenzierter Zellen und deren Zwischenzellsubstanz (Interzellularsubstanz, **extrazelluläre Matrix,** ECM). Die Lehre von den Geweben ist die **Histologie.**

Es gibt vier **Hauptgewebe** (→ Abb. 3.1):
• Epithelgewebe
• Binde- und Stützgewebe
• Muskelgewebe
• Nervengewebe.

3.2 Epithelgewebe

Epithelgewebe werden je nach Bau und Funktion weiter unterteilt in:
• Oberflächenepithelien
• Drüsenepithelien
• Sinnesepithelien
• Myoepithelien.

Eigenschaften von Epithelgeweben

Epithelgewebe sind zellreiche Gewebe. Die Zellen trennt nur ein schmaler Spaltraum (Interzellularraum) mit wenig extrazellulärer Matrix (ECM) und ohne Blutgefäße. Die **Basalmembran,** eine dünne, zellfreie Schicht aus ECM, trennt das Epithel vom darunter liegenden Gewebe. Die Epithelzellen sind durch zahlreiche verschiedene **Zellkontakte** (→ 2.7) miteinander verbunden und zeigen Oberflächendifferenzierungen (→ 3.2.1).

Karzinom

Alle malignen Tumoren, die sich von Epithelzellen ableiten, werden **Karzinome** genannt.

3.2.1 Oberflächenepithelien

Oberflächenepithelien bedecken die äußere Körperoberfläche als Epidermis (Oberhaut) und die inneren Oberflächen, z. B. des Magen-Darm-Kanals.

Einteilung

Eingeteilt werden die Oberflächenepithelien nach ihrer **Schichtenbildung** (ein- oder mehrschichtig) und nach der **Zellform** (platt, kubisch, säulenförmig). Unterschieden werden:
• Bei den **einschichtigen Epithelien** das einfache Plattenepithel, einfache kubische Epithel, einfache Säulenepithel und mehrreihige Epithel
• Bei den **mehrschichtigen Epithelien** mehrschichtiges Plattenepithel und Übergangsepithel.

Differenzierungen

Epithelien sind **polar** differenziert, die zur Oberfläche weisende **(apikale)** Zellseite ist also anders gestaltet als die gegenüberliegende, an die Basalmembran grenzende **(basal)** Seite. Dies wird besonders bei den Oberflächendifferenzierungen deutlich:
• **Mikrovilli** (→ Abb. 3.4) sind fingerförmige Zellfortsätze. Dicht stehende, gleich lange Mikrovilli bilden einen **Bürstensaum**
• **Stereozilien** sind überlange Mikrovilli (→ Abb. 3.3)
• **Kinozilien** (Flimmerhaare, → Abb. 3.2) sind eigenbewegliche, fingerförmige Zellfortsätze. Für ihre Eigenbewegungen enthalten sie im Innern Mikrotubuli mit Dynein als Motorprotein (→ 2.8.2). Es gibt neun periphere Doppelmikrotubuli und zwei zentrale Mikrotubuli (sog. $9\times2+2$ Struktur). Die Mikrotubuli sind unter der Zelloberfläche in den **Kinetosomen** verankert. Epithelien mit Kinozilien sind **Flimmerepithel.**

3.2.2 Einschichtige Oberflächenepithelien
Einfaches Plattenepithel

Es ist sehr dünn, die Zellen liegen flach ausgebreitet und sind vielkantig (→ Abb. 3.5). Die Dünne des Epithels begünstigt den Durchtritt von Gasen und Flüssigkeiten. Dies erklärt auch ihr Vorkommen z. B. als epitheliale Auskleidung der Blutgefäße **(Endothel),** und der Brust- und Bauchhöhle **(Mesothel).**

Binde- und Stützgewebe

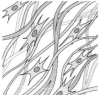

lockeres Bindegewebe

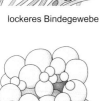

Fettgewebe

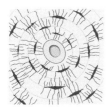

Knochengewebe

Muskelgewebe

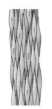

glatte Muskelzellen

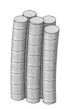

quergestreifte Skelettmuskelzellen

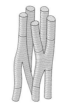

quergestreifte Herzmuskelzellen

Kinozilien Kinetosomen (Basalkörperchen)

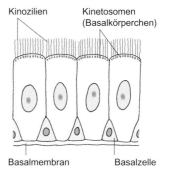

Basalmembran Basalzelle

3.2 Mehrreihiges Säulenepithel mit Kinozilien (Flimmerepithel)

Stereozilien

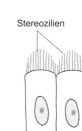

Basalmembran Basalzelle

3.3 Mehrreihiges Säulenepithel mit Stereozilien

Epithelgewebe

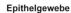
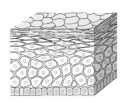

Oberflächenepithel

3.1 Vier Hauptgewebe des menschlichen Körpers

Nervengewebe

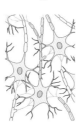

Nervenzellen

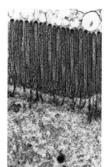

3.4 Bürstensaum aus Mikrovilli (EM) [M375]

Einfaches kubisches und Säulenepithel

Die Zellen des **kubischen Epithels** besitzen gleiche Kantenlängen. Deshalb wird es auch als isoprismatisches Epithel bezeichnet (→ Abb. 3.6). Die Zellen des **Säulenepithels** sind schmal und hoch (daher auch Zylinder- oder hochprismatisches Epithel → Abb. 3.8).

Kubische und Säulenepithelien sind meist auf Resorption und Transport oder Bildung und Abgabe von Stoffen spezialisiert. Das große Zellvolumen ist u. a. durch Organellenreichtum oder gespeicherte Substanzen bedingt. Resorbierende Epithelzellen besitzen zusätzlich als Oberflächenvergrößerung einen Bürstensaum (→ Abb. 3.8).

Mehrreihiges Epithel

Beim **mehrreihigen Epithel** als Sonderform des einschichtigen Epithels berühren alle Zellen die Basalmembran, aber nicht alle die freie Oberfläche. Maßgeblich für die Formbenennung sind die Zellen, die die Oberfläche erreichen.

Es gibt fast nur **mehrreihige Säulenepithelien** (mehrreihige hochprismatisches Epithelien). Sie kommen mit Stereozilien z. B. in den männlichen Geschlechtswegen vor, mit Kinozilien z. B. in den Atemwegen (→ 8.4.6).

3.2.3 Mehrschichtige Oberflächenepithelien

Bei **mehrschichtigen Oberflächenepithelien** liegen unterschiedlich viele Zelllagen übereinander, die Formbenennung erfolgt nach der obersten Zelllage. Am wichtigsten sind mehrschichtige Plattenepithelien. Als Sonderform kann das Übergangsepithel betrachtet werden.

Mehrschichtige Plattenepithelien

Mehrschichtige Plattenepithelien sind **Schutzepithelien,** die bei Bedeckung der äußeren Körperoberfläche als Epidermis verhornt und bei Auskleidung innerer Hohlräume unverhornt sind. Je nach mechanischer Beanspruchung kommen dabei unterschiedlich viele Zelllagen vor.

Die Regeneration erfolgt aus der basalen Zellschicht, der aus einer Schicht kubischer bis säulenförmiger Zellen bestehenden Basalzellschicht oder dem **Stratum basale** (→ Abb. 3.7, → Abb. 3.9). Zur Oberfläche schließen sich mehrere Lagen vielkantiger Zellen an, das **Stratum intermedium** (Zwischenzellschicht) bzw. **Stratum spinosum** (Stachelzellschicht).

Vor allem beim verhornten Plattenepithel sind die Zellen hier durch zahlreiche Desmosomen (→ 2.7.1) verhaftet, was der Epidermis hohe mechanischen Widerstandsfähigkeit verleiht.

In den weiteren Schichten unterscheiden sich verhorntes und unverhorntes Plattenepithel:

Mehrschichtiges unverhorntes Plattenepithel

An das Stratum intermedium schließen sich mehrere Lagen von Zellen an, die zunehmend flacher werden, die Superfizialschicht oder das **Stratum superficiale** (→ Abb. 3.7).

Mehrschichtiges verhorntes Plattenepithel

Hier schließt sich an das Stratum spinosum eine **Verhornungszone** aus **Stratum granulosum** (Körnerschicht) und **Stratum corneum** (Hornschicht) an (→ Abb. 3.9), wobei auch hier die Zellen immer flacher werden. Die Interzellularräume sind durch Lipide zum Diffusionsschutz verschlossen.

Die Zellen des Stratum granulosum enthalten Granula („Körnchen"), die im Zusammenhang mit der Verhornung stehen.

In den Zellen des Stratum granulosum gehen Zellkerne und Organellen zugrunde. Zurück bleiben dicht gelagerte, platte „Zellgeister", d. h. kernlose, horngefüllte Zellen. Im Stratum corneum bilden diese dicht gelagerte **Hornlamellen** (→ Abb. 3.9). Die Dicke der Hornschicht hängt von der mechanischen Beanspruchung ab.

In Teilen der Epidermis befindet sich zwischen Stratum granulosum und corneum eine schmale helle Schicht (**Stratum lucidum** oder Glanzschicht).

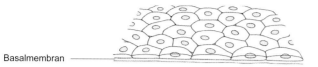

Basalmembran

3.5 Einfaches Plattenepithel

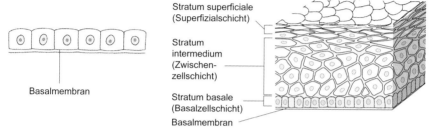

Stratum superficiale
(Superfizialschicht)

Stratum
intermedium
(Zwischen-
zellschicht)

Basalmembran

Stratum basale
(Basalzellschicht)

Basalmembran

3.6 Einfaches kubisches Epithel

3.7 Mehrschichtiges unverhorntes Plattenepithel

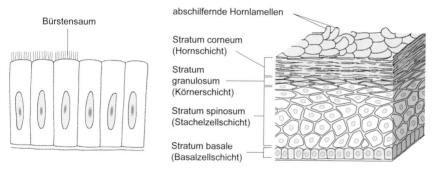

Bürstensaum

abschilfernde Hornlamellen

Stratum corneum
(Hornschicht)

Stratum
granulosum
(Körnerschicht)

Stratum spinosum
(Stachelzellschicht)

Stratum basale
(Basalzellschicht)

3.8 Einfaches Säulenepithel

3.9 Mehrschichtiges verhorntes Plattenepithel

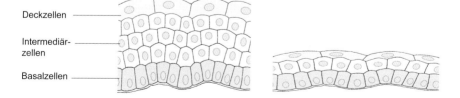

Deckzellen

Intermediär-
zellen

Basalzellen

3.10 Übergangsepithel. Links ungedehnt, rechts gedehnt

53

Übergangsepithel

Das **Übergangsepithel** (Urothel) ist eine Sonderform eines mehrschichtigen Epithels (→ Abb. 3.10). Es bildet die epitheliale Auskleidung der harnableitenden Wege, z. B. von Harnleiter und Harnblase.

Das Übergangsepithel bietet Schutz gegenüber aggressiven Bestandteilen des Harns und ist gut dehnbar. Dadurch kann es sich an unterschiedliche Füllungszustände der Harnblase gut anpassen.

Übergangsepithel ist überwiegend mehrschichtig. Zu unterscheiden sind eine basale Zelllage, die **Basalzellen,** daran anschließend mehrere Lagen vielkantiger Zellen, die **Intermediärzellen,** und eine Lage oberflächlicher bedeckender Zellen, die **Deckzellen.** An der zu den Harnwegen gerichteten Zellmembran der Deckzellen sind spezielle Membranproteine, die **Uroplakine,** wie Schutzschilder angeordnet – ein wichtiger Bestandteil der oben erwähnten Schutzfunktion.

3.2.4 Metaplasie, Dysplasie und Tumoren

Die krankhafte Umwandlung einer Epithelform in eine andere, ausgelöst durch chronische Reizung, heißt **Metaplasie.** Ein bekanntes Beispiel ist die Umwandlung des einfachen Säulenepithels im Bereich des äußeren Muttermundes des Uterus (Gebärmutter) in ein mehrschichtiges unverhorntes Plattenepithel. Metaplasien sind von klinischer Bedeutung, da metaplastische Epithelien zur malignen Entartung, zur Karzinomentwicklung, neigen.

Bei mehrschichtigen Epithelien erfahren die Zellen von basal nach oberflächlich eine zunehmende Ausdifferenzierung. Wenn sich die Zellen nicht mehr richtig ausdifferenzieren, liegt eine **Dysplasie** vor. Entarten die dysplastischen Zellen bösartig (maligne), so entsteht ein **Plattenepithel**- oder **Urothelkarzinom.** Die entsprechenden gutartigen (benignen) Tumoren heißen **Papillome.**

3.2.5 Drüsenepithelien

Drüsenepithelien bilden spezifische Substanzen, die **Sekrete.** Chemisch handelt es sich am häufigsten um Peptide (z. B. Peptidhormone), Proteine bzw. Glykoproteine (oft Verdauungsenzyme, Schleime oder Muzine), Lipide und Steroidhormone (→ 13.1.3).

Einteilung

Eingeteilt werden Drüsenepithelien v. a. nach zwei Kriterien:

* Werden die Sekrete auf Epitheloberflächen abgegeben, spricht man von **exokrinen Drüsen. Endokrine Drüsen** geben ihr Sekret ins umliegende Gewebe bzw. Blut ab
* Drüsenepithelien können sich als **endoepitheliale Drüsen** (→ Abb. 3.11) im Oberflächenepithel befinden oder als unterschiedlich große **exoepitheliale Drüsen** im darunter liegenden Gewebe (→ Abb. 3.12). Exoepitheliale Drüsen sind während ihrer Entwicklung aus dem Oberflächenepithel in das darunter befindliche Gewebe ausgewachsen.

Sekretion

Sekretion bezeichnet meist die Sekretbildung und -abgabe (→ Abb. 3.13), manchmal aber auch nur die Sekretabgabe (Extrusion). Sekretion kommt nicht nur bei Drüsenepithelien vor, sondern bei vielen weiteren Zellen, z. B. sezernieren Plasmazellen Immunglobuline.

3.2.6 Arten der Sekretabgabe

Es gibt folgende Arten der Sekretabgabe:

* **Exozytose** (merokrine Extrusion)
* **Apozytose** (apokrine Extrusion)
* **Holozytose** (holokrine Extrusion)

Exozytose

Exozytose ist die häufigste und, da weder Membran noch Zytoplasma verloren geht, die ökonomischste Art der Sekretabgabe (→ Abb. 3.13). Membranumhüllte Sekretgranula lagern sich an die apikale Zellmembran. Granulum- und Zellmembran verschmelzen punktuell (Fusionspore), das Granulum wird eröffnet, und das Sekret strömt aus.

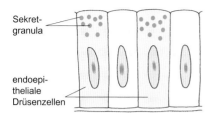

3.11 Endoepitheliale Drüsenzellen (exokrin)

Sekret-
granula

endoepi-
theliale
Drüsenzellen

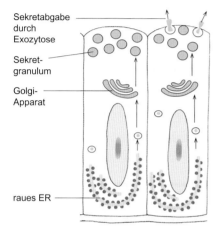

Sekretabgabe
durch
Exozytose

Sekret-
granulum

Golgi-
Apparat

raues ER

3.13 Bildung und Abgabe eines Sekrets

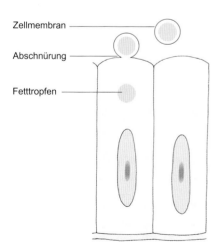

Zellmembran

Abschnürung

Fetttropfen

3.14 Apozytose von Fetttröpfchen

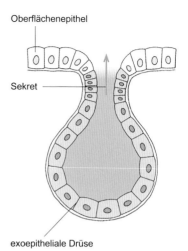

Oberflächenepithel

Sekret

exoepitheliale Drüse

3.12 Exoepitheliale Drüse (exokrin)

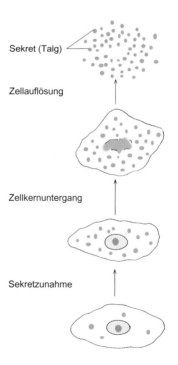

Sekret (Talg)

Zellauflösung

Zellkernuntergang

Sekretzunahme

3.15 Holozytose einer Talgdrüsenzelle

3

Apozytose

Apozytose ist vor allem beim Epithel der Milch sezernierenden **Brustdrüse** zur Abgabe des **Milchfettes** (→ Abb. 3.14) zu beobachten. Fetttröpfchen lagern sich von innen an die Zellmembran, werden von dieser umhüllt und zusammen mit ihr abgeschnürt.

Holozytose

Bei der **Holozytose** sind Sekretabgabe und Zelluntergang aneinander gekoppelt. Sie kommt nur bei **Talgdrüsen** vor (→ Abb. 3.15).

3.2.7 Endoepitheliale exokrine Drüsen

Endoepitheliale exokrine Drüsen liegen im Epithel und geben ihr Sekret an dessen Oberfläche ab. Hauptvertreter sind die bauchigen **Becherzellen** (→ Abb. 3.16), die z. B. als Einzelzellen im Oberflächenepithel des Darms vorkommen. An ihrer schmalen Basis liegt der napfförmige Zellkern (Nucleus). Der Zellleib ist voller Schleimgranula. Der **Schleim,** bestehend aus Muzinen (Glykoproteine), wird durch Einreißen der apikalen Zellmembran in Form einer Massenausschleusung abgegeben. Spezielle Schleim bildende Zellen (keine Becherzellen) können das gesamte Oberflächenepithel bilden, z. B. beim Oberflächenepithel des Magens, oder nur eine Zellart, z. B. im Epithel des Eileiters.

3.2.8 Endoepitheliale endokrine Drüsen

Endokrine Einzelzellen liegen verstreut im Oberflächenepithel des gesamten Verdauungs- und Atmungstraktes und verschiedener Gangsysteme und bilden das **disseminierte endokrine System** (→ 9.9, → 13.1.1). Sie produzieren verschiedene Hormone und geben sie ins Blut ab (→ Abb. 3.17).

3.2.9 Exoepitheliale exokrine Drüsen

● Bei **exoepithelialen exokrinen Drüsen** ist das Drüsengewebe außerhalb des Oberflächelepithels zu Organen zusammengefasst (z. B. Kopfspeicheldrüsen) oder liegt als kleine Einzeldrüsen im Bindegewebe (z. B. Schweißdrüsen). Die Sekrete gelangen über ein Ausführungsgangsystem auf die Epitheloberfläche.

Aufbau

Exoepitheliale exokrine Drüsen sind aufgebaut aus unterschiedlich vielen **Drüsenendstücken** und einem **Ausführungsgangsystem,** in das sich die Endstücke öffnen.

Drüsenendstücke bestehen aus spezifischen Sekret bildenden Zellen und sind verschieden geformt (→ Abb. 3.18, → Abb. 3.19). Die wichtigsten Formen sind **alveolär** (säckchenförmig), **tubulös** (röhrenförmig) und **azinös** (beerenförmig). Eine Drüse kann nur eine oder mehrere Endstückformen enthalten, z. B. tubuloazinös sein (gemischte Speicheldrüsen). Nach der Beschaffenheit des Sekrets unterscheidet man bei den Speicheldrüsen **seröse** und **muköse Drüsenendstücke.** Je nach Art des Sekrets kann die ganze Drüse dann serös, mukös oder seromukös (gemischt) sein.

Seröse Drüsenendstücke

Seröse Drüsenendstücke (→ Abb. 3.18) bilden ein **dünnflüssiges** und protein-, d. h. enzymreiches Sekret. Ihre Form ist überwiegend azinös. Sie sezernieren u. a. Enzyme für die Verdauung. Eine rein seröse Drüse ist z. B. die Ohrspeicheldrüse.

Muköse Drüsenendstücke

Die überwiegend tubulös geformten mukösen Drüsenendstücke (→ Abb. 3.18) sezernieren ein **zähflüssiges,** schleimhaltiges Sekret aus Muzinen, das auf Epitheloberflächen einen Gleitfilm bildet. Eine gemischte seromuköse Drüse ist z. B. die Unterkieferspeicheldrüse. Bei gemischten Drüsen ist eine spezielle Endstückform häufig: Am blinden Ende eines mukösen Drüsenschlauches (Tubulus) sind unterschiedlich viele seröse Drüsenzellen angelagert (→ Abb. 3.20) und bilden im Idealfall einen **serösen Halbmond.** Vermutlich erleichtert das dünnflüssige Sekret der serösen Drüsenzellen den Abfluss des zähflüssigen Schleimes.

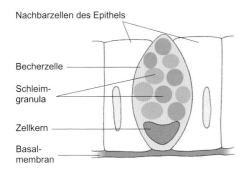

Nachbarzellen des Epithels

Becherzelle

Schleim-
granula

Zellkern

Basal-
membran

3.16 Endoepitheliale exokrine Drüsenzelle (Becherzelle)

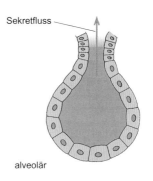

Sekretfluss

alveolär

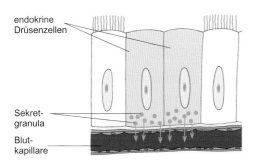

endokrine
Drüsenzellen

Sekret-
granula

Blut-
kapillare

3.17 Endoepitheliale endokrine Drüsenzellen

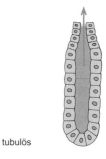

tubulös

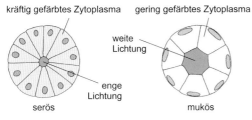

kräftig gefärbtes Zytoplasma   gering gefärbtes Zytoplasma

weite
Lichtung

enge
Lichtung

serös   mukös

3.18 Seröses und muköses Drüsenendstück (quer)

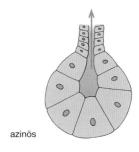

azinös

3.19 Formen von Drüsenendstücken

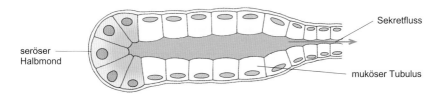

Sekretfluss

seröser
Halbmond

muköser Tubulus

3.20 Gemischtes Drüsenendstück (längs)

Ausführungsgangsystem
Das **Ausführungsgangsystem** ist v. a. in großen Speicheldrüsen gut entwickelt. Es kann im Anschluss an das Endstück **Schaltstück, Streifenstück** und **Ausführungsgänge** enthalten (→ Abb. 3.21). Das Ausführungsgangsystem dient zum einen dem Sekrettransport. Zum anderen werden dem Sekret in den Streifenstücken Na$^+$-Ionen entzogen.

Mündet ein Endstück in einen Ausführungsgang, so ist es eine **einfache Drüse,** z. B. Schweißdrüsen. Bei **verzweigten** Drüsen münden mehrere Endstücke in einen Ausführungsgang. Münden mehrere Ausführungsgänge zusammen in einen großen Ausführungsgang, so ist die Drüse **zusammengesetzt,** z. B. große Kopfspeicheldrüsen.

3.2.10 Exoepitheliale endokrine Drüsen
Bei **exoepithelialen endokrinen Drüsen** bilden endokrine Zellen außerhalb des Oberflächenepithels **Zellgruppen** (z. B. die Langerhans-Inseln der Bauchspeicheldrüse) oder **Organe,** z. B. die Schilddrüse. Sie geben ihr Sekret ins Blut ab und sind daher reichlich mit Blutgefäßen versorgt.

3.2.11 Myoepithel
Myoepithelzellen sind kontraktile Epithelzellen. Wie glatte Muskelzellen besitzen sie Myofilamente. Die abgeplatteten Zellen liegen zwischen den Zellen der Drüsenendstücke und der Basalmembran (→ Abb. 3.21) und umgreifen mit ihren Fortsätzen die Endstücke, sodass bei Kontraktion Sekret aus den Drüsenendstücken ausgepresst wird.

3.2.12 Sinnesepithel
Sinnesepithel (Sinnesorgane → 15) sind Rezeptorzellen für bestimmte Sinnesqualitäten.

3.3 Binde- und Stützgewebe

● **Bestandteile und Organisation**
Alle **Binde- und Stützgewebe** bestehen aus Zellen und extrazellulärer Matrix (ECM).

Bei den **Zellen des Binde- und Stützgewebes** werden unterschieden:
- **Spezifische** (ortsansässige, fixe) **Zellen.** Sie produzieren die extrazelluläre Matrix
- **Freie** (mobile) **Zellen.** Sie sind Abwehrzellen.

Die spezifischen Zellen bilden häufig über ihre Fortsätze ein Maschenwerk mit weiten Interzellularräumen. In diesen Räumen sind extrazelluläre Matrix und freie Zellen in unterschiedlichen Mengenverhältnissen eingelagert.

Die extrazelluläre Matrix besteht aus Fasern und Grundsubstanz.

Bindegewebeformen
Bindegewebe werden nach ihrem Gehalt an Fasern und spezifischen Zellen in **faserarmes, faserreiches und zellreiches Bindegewebe** eingeteilt (→ Abb. 3.27). Eine Sonderform ist das **Fettgewebe.**

3.3.1 Bindegewebe
Bindegewebe kommt überall im Körper vor. Das Bindegewebe:
- Verbindet andersartige Gewebe miteinander, z. B. Epithel mit Muskulatur
- Umhüllt Organe als Organkapseln
- Bildet das Grundgewebe **(Stroma)** von Organen
- Bindet Blutgefäße und Nerven in umgebende Gewebe ein
- Ist an Abwehr, Wasserhaushalt und Stoffaustausch beteiligt.

3.3.2 Spezifische Zellen des Bindegewebes
Spezifische Zellen des Bindegewebes sind **Mesenchymzellen, Fibroblasten** und **Retikulumzellen** (→ Abb. 3.22).

Mesenchymzellen
Bei Mesenchymzellen handelt es sich um embryonale Bindegewebezellen, die gleichzeitig die Ursprungszellen für alle spezifischen Zellen des Binde- und Stützgewebes sind.

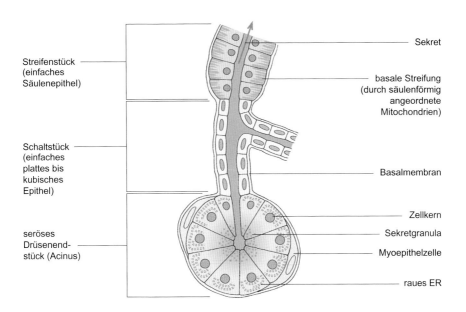

Streifenstück
(einfaches
Säulenepithel)

Schaltstück
(einfaches
plattes bis
kubisches
Epithel)

seröses
Drüsenend-
stück (Acinus)

Sekret

basale Streifung
(durch säulenförmig
angeordnete
Mitochondrien)

Basalmembran

Zellkern

Sekretgranula

Myoepithelzelle

raues ER

3.21 Seröses Drüsenendstück und Beginn des Drüsenausführungsgangsystems

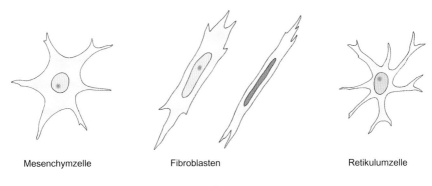

Mesenchymzelle   Fibroblasten   Retikulumzelle

3.22 Spezifische Zellen des Bindegewebes

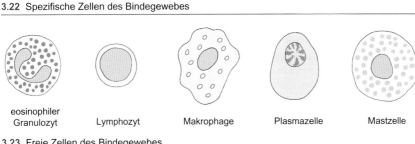

eosinophiler
Granulozyt   Lymphozyt   Makrophage   Plasmazelle   Mastzelle

3.23 Freie Zellen des Bindegewebes

Fibroblasten

Fibroblasten sind die eigentlichen Bindegewebezellen des nachgeburtlichen Bindegewebes.

Tumoren

Von Fibroblasten können Tumoren ausgehen. Bei Gutartigkeit heißen sie **Fibrom,** bei Bösartigkeit **Fibrosarkom.**

Retikulumzellen

Retikulumzellen sind fortsatzreiche Zellen, die zusammen mit retikulären Fasern (→ 3.3.4) ein weiträumiges Maschenwerk bilden.

3.3.3 Freie Zellen des Bindegewebes

Die beweglichen freien Zellen sind als solche oder als Vorläuferzellen aus dem Blut ins Bindegewebe eingewandert und dienen vor allem der Abwehr. Es handelt sich um (→ Abb. 3.23):

- Granulozyten (→ 7.2.1)
- Lymphozyten (→ 7.3.3)
- Makrophagen (→ 7.2.1)
- Antikörper produzierende Plasmazellen (→ 7.3.5)
- Mastzellen (→ 7.4).

3.3.4 Fasern des Bindegewebes

Bei den Fasern des Bindegewebes gibt es **kollagene, retikuläre** und **elastische Fasern.**

Kollagene Fasern

Kollagene Fasern (→ Abb. 3.24) sind am dicksten und sehr zugfest, aber kaum dehnbar. Sie treten häufig zu Faserbündeln zusammen und kommen überall im Bindegewebe vor, z.B. in Sehnen, Bändern, Knochen und Knorpel.
Gebildet werden kollagene Fasern vor allem von Fibroblasten, aber auch von anderen Zellen. Kollagene Fasern bestehen vor allem aus dem Protein Kollagen Typ I, wobei bis heute 29 verschiedene Kollagentypen bekannt sind.

Retikuläre Fasern

Retikuläre Fasern sind deutlich dünner und weniger mechanisch belastbar als kollagene Fasern, dafür aber begrenzt dehnungsfähig.

Sie kommen u.a. vor in Basalmembranen (→ 3.3.9) sowie in den Grundgeweben lymphatischer Organe und des Knochenmarks.
Ihre Bildung erfolgt bevorzugt durch Retikulumzellen und Fibroblasten, aber auch andere Zelltypen. Retikuläre Fasern bestehen vor allem aus Kollagen Typ III.

Elastische Fasern

Elastische Fasern sind stark dehnbar: um mehr als das Doppelte der Ausgangslänge! Sie verzweigen sich zu Netzen und Gittern und kommen überall im Bindegewebe vor, in elastischen Bändern, elastischem Knorpel und Blutgefäßwänden (→ Abb. 3.25).

3.3.5 Grundsubstanz

Bestandteile der Grundsubstanz sind **Glykosaminoglykane, Proteoglykane** und **Glykoproteine.** Sie bilden ein großmolekulares Maschenwerk, das stark **Wasser** bindet. Dieses Wasser ermöglicht die Diffusion und damit den Stoffaustausch im Zwischenzellraum.

Glykosaminoglykane

Glykosaminoglykane sind Polysaccharidketten (Polysaccharide = Vielfachzucker → 9.12.1) aus sich wiederholenden Disaccharideinheiten (Disaccharide = Zweifachzucker → 9.12.1) und sind oft stark sauer. Glykosaminoglykane mit Sulfatgruppen sind z.B. Heparin und Chondroitinsulfat, ein nicht-sulfatiertes Glykosaminoglykane ist z.B. die Hyaluronsäure.

Proteoglykane

Proteoglykane bestehen aus einem fadenförmigen Protein (Kernprotein) mit langen Seitenketten aus sulfatierten Glykosaminoglykanen (→ Abb. 3.26).

Glykoproteine

Glykoproteine sind Proteine mit kurzen Kohlenhydratseitenketten. Sie verankern z.B. Zellen in der Interzellularsubstanz, bedecken retikuläre Fasern und sind Bestandteil der Glykokalyx von Zellmembranen (→ 2.2.3).

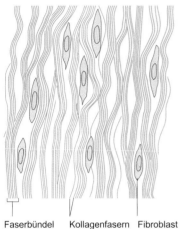

Faserbündel   Kollagenfasern   Fibroblast

3.24 Kollagene Fasern

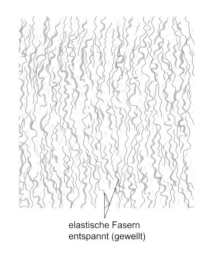

elastische Fasern
entspannt (gewellt)

3.25 Elastische Fasern (Wand der Aorta)

Kernprotein ———————

Chondroitinsulfat ———————

Hyaluronsäure ———————

3.26 Molekularer Bau eines Proteoglykans

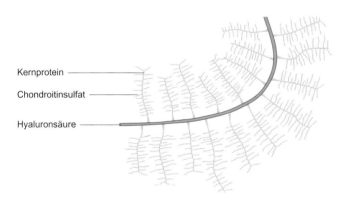

	Mesenchym		embryonales
faserarmes Bindegewebe	gallertiges Bindegewebe		Bindegewebe
	retikuläres Bindegewebe		
	lockeres Bindegewebe		
	straffes geflechtartiges Bindegewebe		
faserreiches Bindegewebe	straffes parallelfaseriges Bindegewebe		
	elastische Bänder		
zellreiches Bindegewebe	spinozelluläres Bindegewebe		

3.27 Bindegewebeformen

61

3.3.6 Faserarmes Bindegewebe

Faserarmes Bindegewebe bildet weiträumige Bindegewebeverbände. Unterschieden werden **Mesenchym, gallertiges, retikuläres und lockeres Bindegewebe,** wobei Mesenchym und gallertiges Bindegewebe als **embryonales Bindegewebe** zusammengefasst werden.

Mesenchym

Aus dem embryonalen Mesenchym geht u. a. das gesamte Binde- und Stützgewebe hervor. Die fortsatzreichen Mesenchymzellen bilden ein Maschenwerk mit weiten Interzellularräumen, die mit visköser, hyaluronsäurereicher Grundsubstanz gefüllt sind.

Gallertiges Bindegewebe

Gallertiges Bindegewebe kommt fast nur in der Nabelschnur vor. Die spezifischen Zellen sind fortsatzreiche Fibroblasten. Weite Interzellularräume mit Grundsubstanz enthalten kollagene und retikuläre Fasern. Diese Interzellularsubstanz verleiht dem Gewebe eine gallertige Konsistenz und wird als **Wharton-Sulze** bezeichnet.

Retikuläres Bindegewebe

Retikuläres Bindegewebe bildet das Grundgewebe (Stroma) von lymphatischen Organen und rotem Knochenmark. Fortsatzreiche Retikulumzellen und anhaftende retikuläre Fasern bilden ein weiträumiges Maschenwerk. In den weiten Interzellularräumen befinden sich reichlich freie Zellen (→ Abb. 3.28): im roten Knochenmark die Zellen der Blutbildung, in den lymphatischen Organen v. a. Lymphozyten.

Lockeres Bindegewebe

Lockeres Bindegewebe kommt überall vor: als Stroma von Organen, als Binde- und Verschiebeschicht zwischen unterschiedlichen Geweben und Organstrukturen, z. B. in Hüllen und Septen von Sehnen, Muskeln und Nerven. Die Fibroblasten bilden mit ihren Fortsätzen ein weiträumiges Maschenwerk mit locker verteilten kollagenen, retikulären und elastischen Fasern, vielen freien Zellen, Blutgefäßen und

Nerven (→ Abb. 3.29). Viel Hyaluronsäure und Proteoglykane in der Grundsubstanz sind für den hohen Flüssigkeitsgehalt verantwortlich.

3.3.7 Faserreiches Bindegewebe

Faserreiches Bindegewebe enthält neben wenig Grundsubstanz vor allem kollagene Fasern **(straffes kollagenfaseriges Bindegewebe),** seltener vor allem elastische Fasern **(elastische Bänder).** Die spezifischen Zellen sind Fibroblasten.

Straffes kollagenfaseriges Bindegewebe

Beim straffen kollagenfaserigen Bindegewebe werden zwei Formen differenziert:

- Beim **straffen geflechtartigen Bindegewebe** verlaufen die Fasern in allen Richtungen (→ Abb. 3.31), woraus hohe Zugfestigkeit in allen Richtungen resultiert. Beispiel sind die Kapseln von Gelenken und Organen.
- Beim **straffen parallelfaserigen Bindegewebe** verlaufen die Fasern parallel in einer Richtung (→ Abb. 3.30). Dadurch ergibt sich hohe Zugfestigkeit in einer Richtung. Es bildet Sehnen, Aponeurosen (d. h. platte Sehnen) und Bänder.

Elastische Bänder

Elastische Bänder sind im Körper selten (z. B. die Zwischenbogenbänder der Wirbelbögen).

3.3.8 Zellreiches Bindegewebe

Zellreiches Bindegewebe kommt als **spinozelluläres Bindegewebe** in der Rinde des Eierstocks vor. Dicht gelagerte, spindelförmige Zellen sind in Zügen angeordnet, die in unterschiedlichen Richtungen verlaufen. Es gibt wenig extrazelluläre Matrix.

3.3.9 Basalmembranen

Basalmembranen bilden nicht nur die „Unterlage" für Epithelien, sondern sind z. B. auch um Muskel- und Fettzellen anzutreffen. Sie bestehen aus extrazellulärer Matrix, die zwei Schichten bildet (→ Abb. 3.32): **Basallamina** und **Lamina fibroreticularis** mit retikulären Fasern. Basalmembranen enthalten darüber hinaus Proteoglykane und Glykoproteine.

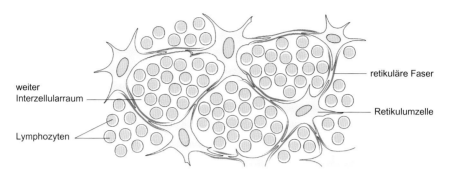

weiter Interzellularraum

Lymphozyten

retikuläre Faser

Retikulumzelle

3.28 Retikuläres Bindegewebe mit Lymphozyten im Interzellularraum (lymphatisches Gewebe)

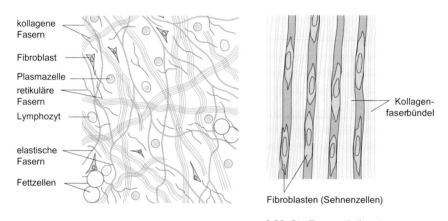

kollagene Fasern

Fibroblast

Plasmazelle
retikuläre Fasern
Lymphozyt

elastische Fasern

Fettzellen

Kollagen-
faserbündel

Fibroblasten (Sehnenzellen)

3.29 Lockeres Bindegewebe

3.30 Straffes parallelfaseriges Bindegewebe

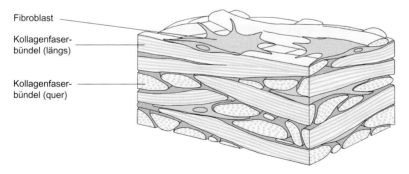

Fibroblast

Kollagenfaser-
bündel (längs)

Kollagenfaser-
bündel (quer)

3.31 Straffes, geflechtartiges Bindegewebe

3.3.10 Fettgewebe

Fettgewebe wird nach dem Farbton des frischen Gewebes unterteilt in **weißes** und **braunes** Fettgewebe. Seine spezifischen Zellen sind die **Fettzellen** (Adipozyten). Aus den gleichen mesenchymalen Vorläuferzellen, welche die Fibroblasten hervorbringen, entsteht embryonal zunächst braunes Fettgewebe, das vor und nach der Geburt durch weißes Fettgewebe ersetzt wird.

Weißes Fettgewebe

Weißes Fettgewebe (univakuoläres Fettgewebe) macht beim Erwachsenen normalerweise 10–25 % des Körpergewichts aus.

(Weiße) Fettzellen können Fettsäuren aufnehmen und als Neutralfette (Triglyzeride → 9.13.3) speichern und diese auch wieder abgeben. Sie kommen einzeln oder in Gruppen nahezu überall im Körper vor (→ Abb. 3.33, → Abb. 3.34). Ein großer, zentraler Fetttropfen ohne hüllende Membran (**univakuoläre Fettzelle;** die Vakuole entsteht durch Herauslösen des Fettes bei der histologischen Präparation) wird von einem sehr dünnen Zytoplasmasaum umrahmt. Eine Vermehrung weißer Fettzellen ist beim Erwachsenen nicht gesichert, sie können aber erheblich an Größe zunehmen.

Fettgewebe sind läppchenartige Gebilde aus unterschiedlich vielen Fettzellen:

- **Baufett** hat v. a. mechanische Aufgaben als Polster- und Füllgewebe, z. B. subkutan in Handteller und Fußsohle und im Bereich von Gesäß und Knie
- **Speicherfett** ist fast überall im Körper zu finden, in größeren Mengen subkutan in der Haut und im großen Netz. Es unterliegt einem ständigen Auf- und Abbau und dient als **Energiespeicher** (der Energiegehalt von Fett beträgt 39 kJ/g). Gleichzeitig bildet Fett einen **Kälteschutz.**

Fettgewebe ist sehr stoffwechselaktiv, Auf- wie Abbau werden hormonell gesteuert. Fettzellen sind zudem selbst hormonell aktiv, z. B. sezernieren sie mit zunehmender Fettspeicherung das Polypeptidhormon **Leptin.** Dieses gelangt mit dem Blut in den Hypothalamus des Gehirns und zügelt auf komplizierte Weise den Appetit.

Tumoren

Von Fettzellen können Tumore ausgehen. Bei Gutartigkeit heißen sie **Lipome,** bei Bösartigkeit **Liposarkome.**

Braunes Fettgewebe

Braunes Fettgewebe (plurivakuoläres Fettgewebe) kommt vermehrt beim Säugling an Hals, Brust und Schulter vor. Beim Erwachsenen ist es nur noch an wenigen Orten zu finden, z. B. in der Achsel und im Mediastinum.

(Braune) Fettzellen treten einzeln oder in Gruppen auf (→ Abb. 3.35). Sie enthalten zahlreiche Fetttröpfchen **(plurivakuoläre Fettzellen)** und viele Mitochondrien. Der runde Zellkern liegt meist zentral.

Braunes Fettgewebe dient der **Wärmeproduktion.** Die im Fett enthaltene Energie wird bei dessen Abbau nicht zur ATP-Bildung verwendet, sondern als Wärme freigesetzt. Diese wird dann über das Blut im Organismus verteilt.

3.3.11 Stützgewebe

Das **Stützgewebe** umfasst **Knorpel- und Knochengewebe,** außerdem bestimmte Zahnhartsubstanzen (→ 9.2.3).

Bei den Stützgeweben steht die extrazelluläre Matrix mengenmäßig im Vordergrund. Sie besteht vor allem aus kollagenen Fasern und Grundsubstanz und verleiht Knorpel und Knochen ihre steife, feste Konsistenz und mechanische Belastbarkeit: Im Vergleich zu den Bindegeweben halten Stützgewebe vor allem mehr Druck stand und sind weniger biegsam, wobei Knorpel biegsamer ist als Knochen. Zusätzlich ist Knochen durch Einlagerung von Kalziumverbindungen in die extrazelluläre Matrix sehr hart.

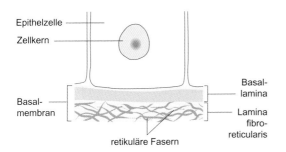

Epithelzelle

Zellkern

Basal-
membran

Basal-
lamina

Lamina
fibro-
reticularis

retikuläre Fasern

3.32 Bau der Basalmembran

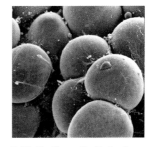

3.33 Große weiße Fettzellen
(REM) [F286]

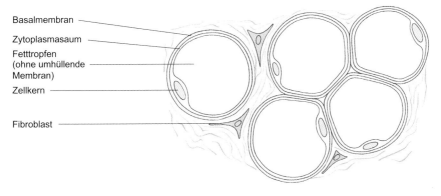

Basalmembran

Zytoplasmasaum

Fetttropfen
(ohne umhüllende
Membran)

Zellkern

Fibroblast

3.34 Gruppe weißer Fettzellen

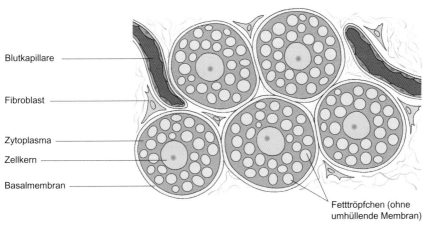

Blutkapillare

Fibroblast

Zytoplasma

Zellkern

Basalmembran

Fetttröpfchen (ohne
umhüllende Membran)

3.35 Gruppe brauner Fettzellen

3.3.12 Knorpelgewebe

● Beim Knorpelgewebe werden **hyaliner, elastischer** und **Faserknorpel** unterschieden. Die spezifischen Zellen des wachsenden Knorpels sind die **Chondroblasten.** Sie sezernieren die gesamte ECM. Im fertigen Knorpel heißen sie **Chondrozyten** (Knorpelzellen).

Der fertige Knorpel ist blutgefäßarm und kaum regenerationsfähig. Ernährt wird er vor allem über das **Perichondrium** (Knorpelhaut), das den Knorpel umhüllt.

Hyaliner Knorpel

Hyaliner Knorpel ist der häufigste Knorpel. Er kommt u. a. als Knorpelmodell des Skeletts vor der Verknöcherung vor (→ 4.2.2) und in der Wand der Atemwege. Der frische Knorpel hat einen weißen, perlmuttartigen Farbton, ist druckfest, aber biegsam und gut schneidbar.

In der ECM ist der Gehalt an kollagenen Fasern (im Lichtmikroskop nicht sichtbar = maskiert) und Grundsubstanz etwa gleich hoch. Die Grundsubstanz besteht aus Glykosaminoglykanen und Proteoglykanen, vor allem Chondroitinsulfat. Dadurch kann sie viel Wasser binden.

Die Chondrozyten liegen in Aussparungen der ECM, den **Knorpelhöhlen.** Mehrere Chondrozyten liegen in einer gemeinsamen oder in mehreren Knorpelhöhlen eng beieinander, die von einem **Knorpelhof** umgeben sind und zusammen als **Chondron** bezeichnet werden (→ Abb. 3.36, → Abb. 3.37). Die ECM zwischen Chondronen ist das **Interterritorium.**

Faserknorpel

Faserknorpel bildet vor allem die Zwischenwirbelscheiben (Disci intervertebrales), die Schambeinfuge und die Menisken des Kniegelenks. Faserknorpel ist derb, druck- und zugbeanspruchbar. In der Interzellularsubstanz ist der Gehalt an kollagenen Fasern sehr hoch (→ Abb. 3.38, → Abb. 3.39). Die Chondrozyten liegen in vereinzelten Chondronen.

Elastischer Knorpel

Elastischer Knorpel bildet v. a. den Ohrknorpel und den Kehldeckel. Der frische Knorpel ist gelblich, biegsam und elastisch. Die ECM ist hyalinem Knorpel ähnlich. Zusätzliche elastische Fasern und Fasernetze verleihen ihm seine Elastizität (→ Abb. 3.40, → Abb. 3.41). Die Chondrozyten kommen in zahlreichen Chondronen vor.

Tumoren

Die aus Chondrozyten hervorgehenden gutartigen Tumoren heißen **Chondrome,** die bösartigen **Chondrosarkome.**

3.3.13 Knochengewebe

Knochengewebe bildet die Skelettknochen. Es besitzt aufgrund des hohen Gehaltes an kollagenen Fasern eine gewisse **Elastizität,** ist jedoch durch Einlagerung von Kalziumverbindungen sehr hart. Außerdem ist das Knochengewebe der größte **Kalziumspeicher** des Organismus. Ca. 99 % des Körperkalziums sind in ihm enthalten.

Knochen ist sehr gut durchblutet. Dies ist eine Voraussetzung dafür, dass Knochen nach Brüchen heilen und sich durch Umbauvorgänge gut an unterschiedliche Belastungen anpassen können.

3.3.14 Bestandteile des Knochens

Knochen besteht aus spezifischen Zellen (**Osteoblasten** und **Osteozyten**), **Osteoklasten** und Interzellularsubstanz.

Osteoblasten

Die Osteoblasten sezernieren bei Knochenentwicklung und -neubildung die organischen Anteile der Interzellularsubstanz und mauern sich so selbst ein. Sie werden dadurch zu den weniger stoffwechselaktiven Osteozyten.

Osteozyten

Die Osteozyten sitzen in Aussparungen der harten ECM, den **Osteozytenhöhlen** (→ Abb. 3.42). Über lange Zellfortsätze, die in **Knochenkanälchen** verlaufen, nehmen sie untereinander Kontakt auf.

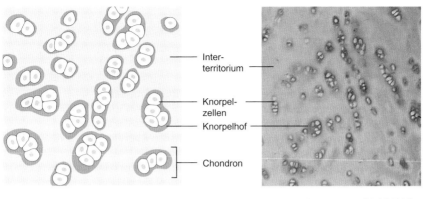

Inter-
territorium

Knorpel-
zellen

Knorpelhof

Chondron

3.36 Hyaliner Knorpel (Schema)

3.37 Hyaliner Knorpel (LM) [X141]

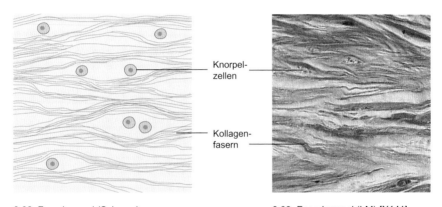

Knorpel-
zellen

Kollagen-
fasern

3.38 Faserknorpel (Schema)

3.39 Faserknorpel (LM) [X141]

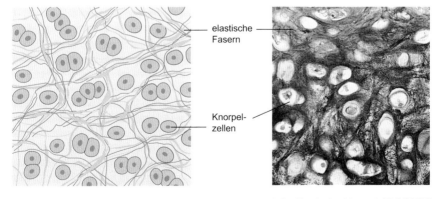

elastische
Fasern

Knorpel-
zellen

3.40 Elastischer Knorpel (Schema)

3.41 Elastischer Knorpel (LM) [E547]

Osteoklasten

Osteoklasten sind phagozytierende, vielkernige und lysosomenreiche Riesenzellen. Sie lösen z. B. im Rahmen von Umbauvorgängen die anorganischen Bestandteile der Interzellularsubstanz durch Säuerung (H^+ -Sekretion) auf und bauen die organische extrazelluläre Matrix ab. Osteoklasten liegen oft in **Erosionslakunen** (→ Abb. 3.44) oder Howship-Lakunen.

Extrazelluläre Matrix

Die extrazelluläre Matrix des Knochens setzt sich zusammen aus:

- Ca. 30 % **organischen Bestandteilen,** dem **Osteoid.** Hierbei handelt es sich hauptsächlich um kollagene Fasern, der Rest sind v. a. Proteine. Gebildet wird das Osteoid von den Osteoblasten
- Ca. 70 % **anorganischen Bestandteilen,** im Wesentlichen **Kalziumverbindungen.** Die Hauptkomponente, das Kalziumphosphat, liegt in Form von **Hydroxylapatit-Kristallen** vor. Diese sind den Kollagenfasern angelagert.

Knochentumoren

Von Osteozyten ausgehende Tumore heißen bei Gutartigkeit **Osteome** und bei Bösartigkeit **Osteosarkome.**

3.3.15 Lamellenknochen

Beim ausdifferenzierten Knochengewebe werden **Lamellen-** und **Geflechtknochen** unterschieden.

Lamellenknochen ist die hauptsächliche Knochenform und ermöglicht die sog. **Leichtbauweise** des Skeletts (→ 4.2.4). Die Knochen bestehen nämlich nur außen aus kompaktem Knochengewebe, das **Kompakta** genannt wird. Im Inneren ist das Knochengewebe zu **Knochenbälkchen** angeordnet. Dieser Teil des Knochens heißt **Spongiosa** (→ Abb. 3.43).

■■■ **Bau des Lamellenknochens**

Bauelement des Lamellenknochens ist die wenige μm dicke **Knochenlamelle** aus extrazellulärer Matrix. Die kollagenen Fasern jeweils einer Lamelle sind parallel angeordnet, ihre Orientierung zur Längsachse des Gesamtknochens wechselt aber von Lamelle zu Lamelle.

Bau der Kompakta

Am deutlichsten wird der Aufbau des Lamellenknochens in der Kompakta.

Es gibt drei **Anordnungsformen** der Lamellen (→ Abb. 3.45):

- Röhrenförmige **Osteonlamellen** (Speziallamellen) zur Bildung von Osteonen
- Kleinflächige **Schaltlamellen** (interstitielle Lamellen) zur Lückenfüllung zwischen Osteonen
- Großflächige **Generallamellen** (Zirkumferenzlamellen) zur Bedeckung von Knochenoberflächen.

Osteonlamellen

Osteonlamellen bauen **Osteone** (Havers-Systeme) auf. Osteone sind die Baueinheiten der **Kompakta** (→ Abb. 3.45) und überwiegend längs angeordnet. Im Idealfall ist ein Osteon zylindrisch mit einem Durchmesser von ca. 200 μm und einer Länge von ca. 2,5 mm. Osteone sind durch eine Schicht Grundsubstanz (**Kittsubstanz**) in die Umgebung eingebaut.

Ein Osteon besteht aus etwa 30 röhrenförmigen Osteonlamellen, die kreisförmig umeinander liegen. Die innerste „Röhre" umgibt einen knochenfreien Kanal, den **Havers-Kanal,** der ein Blutgefäß und Nervenfasern enthält. **Volkmann-Kanäle** durchbrechen die Osteonlamellen schräg oder senkrecht und verbinden die Havers-Kanäle. Blutgefäße in den Volkmann-Kanälen verbinden die Havers-Gefäße miteinander und dienen der Blutversorgung.

Die **Osteozyten** sitzen in Osteozytenhöhlen zwischen oder in den Osteonlamellen und stehen über radiäre Fortsätze in Knochenkanälchen miteinander in Kontakt. Über diese Knochenkanälchen diffundieren auch Nährstoffe und Ionen zu den Osteozyten.

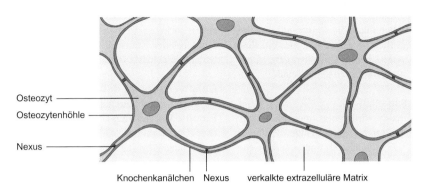

Osteozyt
Osteozytenhöhle

Nexus

Knochenkanälchen   Nexus   verkalkte extrazelluläre Matrix

3.42 Knochengewebe mit Osteozyten und umgebender Knochensubstanz

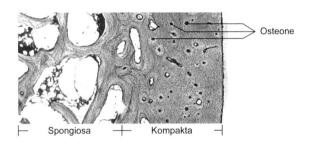

Osteone

├─ Spongiosa ─┼─ Kompakta ─┤

3.43 Kompakta und Spongiosa [M492]

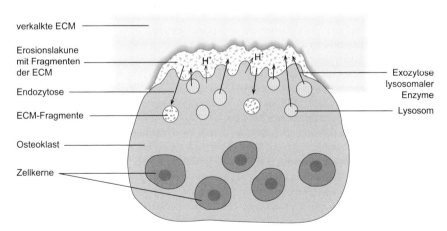

verkalkte ECM

Erosionslakune
mit Fragmenten
der ECM

Endozytose

ECM-Fragmente

Osteoklast

Zellkerne

Exozytose
lysosomaler
Enzyme

Lysosom

H^+ H^+

3.44 Vielkerniger Osteoklast. Exozytose lysosomaler Enzyme und Abgabe von Protonen (H^+) zum Knochenabbau und Endozytose aufgelöster Knochensubstanz (Fragmente der extrazellulären Matrix = ECM)

Schaltlamellen

Schaltlamellen füllen die Zwischenräume zwischen Osteonen (→ Abb. 3.45). Sie sind Reste von Osteonen, die bei Umbauvorgängen entstanden sind, und haben keine Gefäße.

Generallamellen

Die Kompakta wird innen und außen abgeschlossen durch großflächige Lamellen (→ Abb. 3.45), die inneren und äußeren Generallamellen.

Bau der Spongiosa

Die Knochenbälkchen bestehen aus Formationen von Knochenlamellen, die ähnlich Schaltlamellen organisiert sind. Sie enthalten keine Osteone und werden über Blutgefäße des Knochenmarks ernährt.

3.3.16 Hüllgewebe und Gefäßversorgung des Knochens

Hüllgewebe des Knochens sind das **Periost** (die Knochenhaut) und das **Endost.**

Periost

Das Periost bedeckt die äußeren Generallamellen. Es fehlt nur am Gelenkknorpel. Periost ist gefäß- und nervenreich und daher schmerzempfindlich. Periost hat zwei Schichten (→ Abb. 3.46):

- Dem Knochen liegt eine zellreiche Schicht aus ruhenden Osteoblasten an, das **Stratum osteogenicum** (Keimschicht der Knochenhaut). Bei deren Aktivierung erfolgt Knochendickenwachstum bzw. Knochenregeneration bei Knochenbruchheilung
- Daran schließt sich nach außen als schützende Knochenhülle eine breite Schicht aus straffem geflechtartigem kollagenem Bindegewebe an, das **Stratum fibrosum** (Faserschicht der Knochenhaut). Von hier aus dringen kollagene Fasern (**Sharpey-Fasern**) in die Kompakta. Sie verankern das Periost am Knochen.

Endost

Entsprechend bedeckt Endost alle inneren Knochenoberflächen, v. a. innere Generalla-mellen und Spongiosabälkchen. Es besteht aus einem lockeren Verband flacher Zellen, die (etwa bei der Knochenbruchheilung) zu Osteoblasten aktiviert werden können.

Gefäßversorgung des Knochens

Knochen ist gut durchblutet. Blutgefäße des Periosts (**Vasa nutricia**) treten über kleine Löcher (**Foramina nutricia**) in den Knochen ein und gelangen bis ins Knochenmark. Von hier aus verzweigen sie sich in die Volkmann- und Havers-Kanäle.

3.3.17 Geflechtknochen

Die zweite Form des Knochengewebes ist der Geflechtknochen. Er besteht aus einem Knochengeflechtwerk ohne geordnete Binnenstrukturen, d. h. ohne Lamellen und ohne Osteone. Die Osteozyten liegen eingemauert in der kalzifizierten extrazellulären Matrix. Geflechtknochen ist insgesamt weniger belastbar als Lamellenknochen. Bei Knochenentwicklung, Knochenneubildung und -bruchheilung wird zunächst Geflechtknochen gebildet, der dann überwiegend durch Lamellenknochen ersetzt wird. Beim Erwachsenen kommt er nur noch an wenigen Orten vor, z. B. Felsenbein des Schädels.

3.3.18 Knochenentwicklung (Ossifikation)

Wie bereits erwähnt, wird im Rahmen der Knochenentwicklung stets zuerst Geflechtknochen gebildet. Dies kann auf zwei Arten geschehen: durch **desmale** (direkte) **Ossifikation** oder **chondrale** (indirekte) **Ossifikation.**

3.3.19 Desmale Ossifikation

Bei der desmalen Ossifikation beginnt die Knochenbildung direkt im embryonalen Mesenchym (→ Abb. 3.47). Mesenchymzellen wandeln sich zu Osteoblasten um, die Geflechtknochen bilden. Der so gebildete Knochen heißt **Bindegewebeknochen** (Deck-, Belegknochen). Er wird später durch Lamellenknochen ersetzt. Durch desmale Ossifikation entstehen Knochen des Schädeldaches, Gesichtsschädels und Teile des Schlüsselbeins.

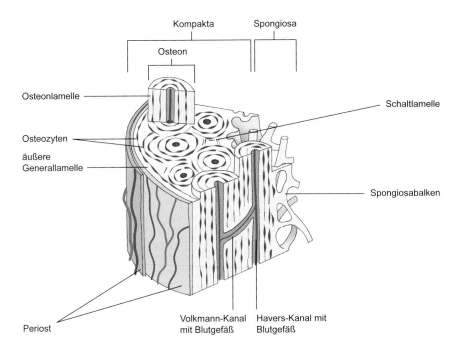

3.45 Aufbau des Lamellenknochens (Kompakta des Röhrenknochens)

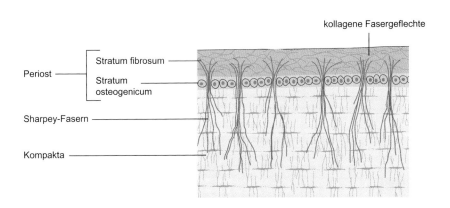

3.46 Aufbau des Periosts (der Knochenhaut)

71

3.3.20 Chondrale Ossifikation

Häufiger als die desmale ist die chondrale Os-sifikation: Die meisten Knochen werden in der frühen Entwicklung zunächst als **Knorpelmo-delle** aus hyalinem Knorpel angelegt (→ Abb. 3.48a). In der weiteren Entwicklung wird der Knorpel dann zunächst durch Geflecht- und später durch Lamellenknochen, ersetzt. Die so gebildeten Knochen heißen **Ersatzknochen.**
Bei der chondralen Ossifikation ist die peri-chondrale von der enchondralen Ossifikation zu unterscheiden.

Perichondrale Ossifikation

Bei der perichondralen Ossifikation wird eine Knochenmanschette um den Knorpel gebildet (→ Abb. 3.48b). Die perichondrale Ossifikation ist am Schaft (Diaphyse → 4.2.2) langer Kno-chen und an Wirbelbögen zu beobachten.

Enchondrale Ossifikation

Die enchondrale Ossifikation erfolgt im Schaft und in den kolbenförmig verbreiterten Enden (Epiphysen → 4.2.2) von langen Knochen so-wie in kurzen und platten Knochen. Der Ab-lauf der enchondralen Ossifikation soll am Beispiel langer Knochen beschrieben werden, er ist aber in den kurzen und platten Knochen prinzipiell gleich.
Durch die oben erwähnte Knochenmanschette dringen Blutgefäße in die Diaphyse des Kno-chens ein und bringen entwicklungsfähige Zellen in den Knorpel. Der Knorpel im Inne-ren der Diaphyse wird durch Chondroklasten (die identisch sind mit Osteoklasten) abgebaut und durch ein Geflecht aus Knochenbälkchen ersetzt (→ Abb. 3.48c). Zwischen den Kno-chenbälkchen bleiben viele Hohlräume, hier entsteht das Blut bildende **Knochenmark** (→ Abb. 3.48d, e).

Epiphysenfuge

Dieser Verknöcherungs- und Markbildungs-prozess schreitet von der Mitte des Knochen-schafts zu den verbreiterten Knochenenden fort. Diese Umbauzonen jenseits der Diaphyse an beiden Enden der langen Röhrenknochen heißen **Epiphysenfugen** (-platten, Wachs-tumsplatten). Der Knorpel der Epiphysenfuge geht kontinuierlich in den der Epiphyse über (→ Abb. 3.49). Die Epiphysen verbleiben noch als hyaliner Knorpel.
Über die Epiphysenfugen erfolgt das **Längen-wachstum** des Knochens. Die Epiphysenfugen bleiben bis zum Abschluss des Längenwachs-tums erhalten, d. h. bis etwa zum 20. Lebensjahr (bei jungen Männern länger als bei Frauen).

⬛ Epiphysenfugen haben einen regelmäßi-gen Aufbau. Ausgehend von der Epiphyse lassen sich in Richtung Diaphyse fünf Zo-nen abgrenzen (→ Abb. 3.50):
- **Reservezone:** Es handelt sich um epi-physären hyalinen Knorpel
- **Proliferationszone:** Sie ist die Zone des Längenwachstums, da sich hier die Chon-drozyten vermehren
- **Hypertrophiezone:** Sie enthält besonders große Chondrozyten, die sich aber nicht teilen
- **Resorptionszone:** Hier sterben die Chon-drozyten ab und die verbleibenden Knor-pelspangen verkalken
- **Verknöcherungszone:** Die verkalkten Knorpelspangen werden abgebaut, gleichzeitig bauen Osteoblasten Knochen auf.

Ossifikation der Epiphysen

Relativ spät (nach Ausbildung der Epiphy-senfuge, vor allem nach der Geburt) bildet sich in den Epiphysen je ein **Knochenkern** (→ Abb. 3.48). Von ihm geht die enchondrale Ossifikation der Epiphyse aus, die ähnlich ab-läuft wie in der Diaphyse. Die Verknöcherung reicht auf der einen Seite bis zur Epiphysen-fuge (Ossifikation erst nach Abschluss des Längenwachstums), auf der anderen bis kurz unter den Gelenkknorpel.

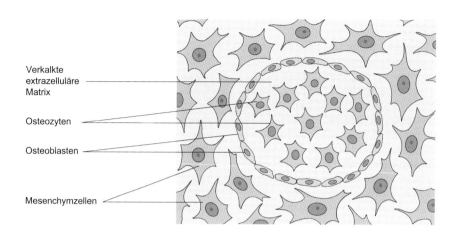

Verkalkte
extrazelluläre
Matrix

Osteozyten

Osteoblasten

Mesenchymzellen

3.47 Desmale Ossifikation

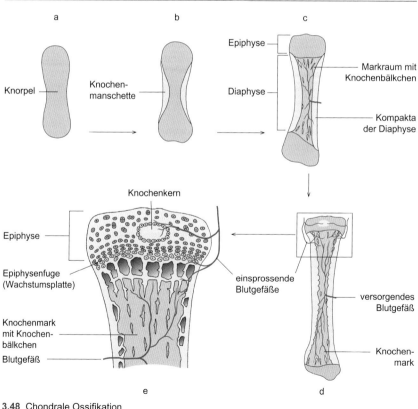

a b c

Knorpel

Knochen-
manschette

Epiphyse

Diaphyse

Markraum mit
Knochenbälkchen

Kompakta
der Diaphyse

Knochenkern

Epiphyse

Epiphysenfuge
(Wachstumsplatte)

Knochenmark
mit Knochen-
bälkchen

Blutgefäß

einsprossende
Blutgefäße

versorgendes
Blutgefäß

Knochen-
mark

e d

3.48 Chondrale Ossifikation

3.3.21 Wachstum und Umbau des Knochens

Das **Längenwachstum** langer Knochen erfolgt über die Epiphysenfugen (→ 3.3.20) und ist mit deren Verknöcherung abgeschlossen.

Das **Dickenwachstum** der Skelettelemente erfolgt überwiegend durch **appositionelles Wachstum.** Osteoblasten, die sich aus der knochennahen Schicht des Periosts (Stratum osteogenicum) differenzieren, lagern außen Knochengewebe an. Gleichzeitig wird bedarfsgerecht im Innern Knochengewebe durch Osteoklasten abgebaut. Appositionelles Wachstum und damit Dickenwachstum der Knochen ist auch nach Abschluss des Längenwachstums noch möglich.

Auch nach Abschluss des Knochenwachstums wird der Knochen nämlich vor allem entsprechend der mechanischen Knochenbelastung ständig umgebaut:

- Bei vermehrter Beanspruchung, z. B. Gewichtheben, resultiert eine **Hypertrophie** des Knochens. Hierbei vermehrt sich das Knochengewebe durch appositionelles Knochenwachstum sowohl im Bereich der Kompakta als auch der Spongiosabälkchen. Die Spongiosabälkchen werden dabei entsprechend der Hauptbelastungsrichtung ausgerichtet
- Bei Minderbeanspruchung und Ruhigstellung, z. B. infolge eines Gipsverbandes, erfolgt eine **Atrophie,** d. h. Abbau von Knochengewebe.

3.3.22 Einfluss von Hormonen und Vitaminen auf Knochen- und Kalziumhaushalt

Knochenbildung und damit Kalziumhaushalt werden auch von Hormonen und Vitaminen beeinflusst.

Fördernd wirken:

- **Wachstumshormon** (somatotropes Hormon, STH) der Hypophyse (→ 13.2.3). Es stimuliert die Bildung von Insulin-ähnlichen Faktoren in der Leber, die sowohl die enchondrale als auch die perichondrale Ossifikation, also Längen- und Dickenwachstum des Knochens anregen
- **Geschlechtshormone** (Östrogene, Androgene) fördern die Knochenbildung und -mineralisierung (→ 11.3.3, → 11.2.5)
- **Kalzitonin** aus der Schilddrüse (→ 13.3.2) hemmt die Kalziumfreisetzung aus den Knochen und senkt so die Blutkalziumkonzentration
- **Vitamin C** (→ 9.2.3) fördert die Kollagensynthese
- **Calcitriol** fördert die Kalzium- und Phosphataufnahme im Darm und deren Einbau in die Knochen. Es entsteht in der Niere und ist die wirksame Form von Vitamin D, das unter dem Einfluss von Sonnenlicht in der Haut gebildet wird.

Hemmend wirken:

- **Glukokortikoide** der Nebennierenrinde (→ 13.5.1) hemmen die Bildung von Osteoblasten und damit die Knochenbildung
- **Parathormon** der Nebenschilddrüsen (→ 13.4) fördert die Aktivität von Osteoklasten und damit die Freisetzung von Kalzium. Die Blutkalziumkonzentration steigt an.

Störungen der Ossifikation

Die Knochenneubildung kann auf vielfältige Art gestört sein, etwa genetisch bedingt oder durch ein Zuwenig oder Zuviel an Wachstumshormon (→ 4.2.2).

Vitamin-D- und damit Calcitriolmangel führt im Kindesalter durch verminderte Mineralisierung zur **Rachitis** und beim Erwachsenen zur **Osteomalazie.** In beiden Fällen ist der Knochen zu weich, so dass es zu Knochenverformungen kommt.

Glukortikoidüberschuss, Bewegungs-, Kalzium- und Vitamin-D-Mangel begünstigen eine Osteoporose (Details zur Osteoporose → 4.2.5).

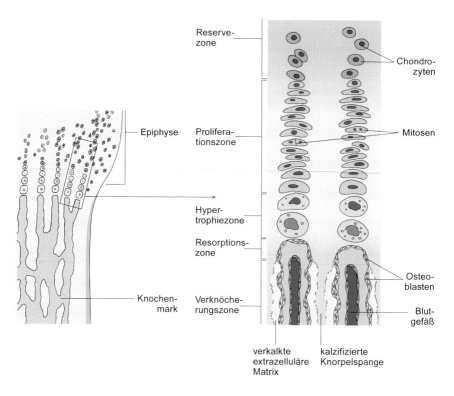

Reserve-
zone

Chondro-
zyten

Epiphyse

Prolifera-
tionszone

Mitosen

Hyper-
trophiezone

Resorptions-
zone

Osteo-
blasten

Knochen-
mark

Verknöche-
rungszone

Blut-
gefäß

verkalkte
extrazelluläre
Matrix

kalzifizierte
Knorpelspange

3.49 Epiphyse und Epiphysenfuge

3.50 Zonen der Epiphysenfuge

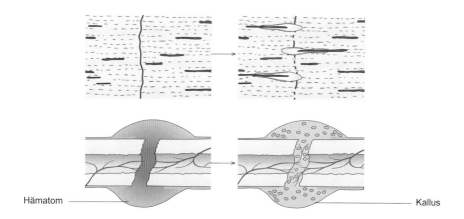

Hämatom

Kallus

3.51 Primäre (oben) und sekundäre (unten) Bruchheilung

3.3.23 Knochenbruchheilung

Ein Knochenbruch (eine **Fraktur**) führt zur Eröffnung von Gefäßen in Periost und Knochen und damit zur Blutung ins Gewebe (**Hämatom**). Bei der Frakturheilung werden eine **primäre** und eine **sekundäre Frakturheilung** unterschieden (→ Abb. 3.51).

Primäre Bruchheilung

Liegen die Knochenbruchstücke lücken- und bewegungslos aneinander, heilt die Fraktur ganz ähnlich dem Knochenumbau durch Neubildung von Osteonen über die Frakturstelle hinweg. Diese primäre Bruchheilung ist nur bei operativer Fixierung der Frakturenden (**Osteosynthese** → Abb. 4.84) möglich, z. B. durch Schrauben.

Sekundäre Bruchheilung

Sind die Frakturenden nicht völlig ruhiggestellt, z. B. bei einem Gipsverband, oder ist der Spalt zwischen ihnen größer als 1 mm, kommt es zur sekundären Bruchheilung über **Kallusbildung** (**Frakturkallus** → Abb. 3.51).
In das Frakturgebiet wächst **Granulationsgewebe** ein, gefäßreiches, lockeres Bindegewebe. Das Hämatom wird resorbiert. Die zunehmende Einlagerung von kollagenen Fasern ins Granulationsgewebe führt zu straffem kollagenen Bindegewebe, in dem hyaline Knorpelzellen entstehen. Dieser **bindegewebig-knorpelige Kallus** beginnt die Fraktur zu stabilisieren. Aus Peri- und Endost auswandernde Zellen differenzieren sich zu Osteoblasten und bilden Geflechtknochen, den **knöchernen Kallus.** Dieser wird im Überschuss gebildet, die Bruchstelle ist als Verdickung erkennbar. Der Geflechtknochen wird später durch Lamellenknochen ersetzt und das „Zuviel" an Knochen weitgehend beseitigt.

Pseudarthrose

Bei ungenügender Anlagerung und Ruhigstellung der Bruchenden entsteht vermehrt hyaliner Knorpel im Kallus. Im Extremfall bildet sich eine gelenkähnliche Verbindung zwischen den Bruchenden, eine **Pseudarthrose.**

3.4 Muskelgewebe

Das **Muskelgewebe** (die Muskulatur) wird eingeteilt in **glattes** und **quergestreiftes Muskelgewebe** mit der Sonderform des **Herzmuskelgewebes.**
Muskelgewebe besteht vor allem aus Muskelzellen. Seine Interzellularräume sind meist eng und enthalten nur wenig Bindegewebe.

Die spezifischen Zellen des Muskelgewebes sind die **Muskelzellen** (Myozyten). Es gibt (→ Abb. 3.52):
- **Glatte Muskelzellen**
- **Quergestreifte Skelettmuskelzellen**
- **Quergestreifte Herzmuskelzellen.**

Muskelzellen liegen ganz überwiegend in Verbänden als Muskelgewebe vor. Kennzeichnende Eigenschaft der Muskelzellen ist es, sich zusammenziehen (kontrahieren) zu können. Dies verdanken sie speziellen fadenförmigen Proteinen, den **Myofilamenten,** wobei Aktin- und Myosinfilamente am wichtigsten sind.
Bestimmte Zellabschnitte und -bestandteile sind bei Muskelzellen mit Fachausdrücken belegt: **Sarkoplasma** = Zytoplasma; **sarkoplasmatisches Retikulum** = glattes ER; **Sarkosome** = Mitochondrien und **Sarkolemm** = Zellmembran.

3.4.1 Glattes Muskelgewebe

Glattes Muskelgewebe kommt hauptsächlich in der Wand von Hohlorganen vor, z. B. des Magen-Darm-Trakts und der Harnwege. Es dient z. B. der Weiterbeförderung deren Inhalts.
Die Kontraktionen glatter Muskelzellen werden durch das autonome (vegetative) Nervensystem unbewusst gesteuert (sog. **viszeromotorische Innervation**).
Ein großer Teil der Eingeweidemuskulatur (beispielsweise im Magen-Darm-Trakt) ist jedoch zusätzlich **spontan aktiv,** d. h. der Impuls zur Kontraktion geht von der glatten Muskulatur selbst aus.

glattes Muskelgewebe

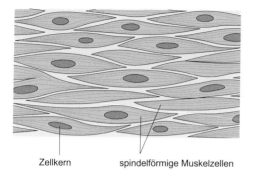 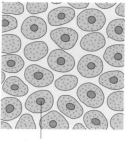

Zellkern   spindelförmige Muskelzellen

Zellkern in der
Mitte der Zellen

quergestreiftes Skelettmuskelgewebe

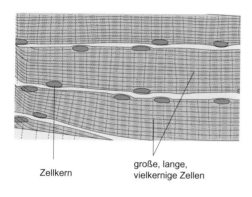 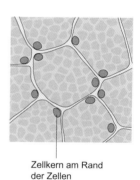

Zellkern

große, lange,
vielkernige Zellen

Zellkern am Rand
der Zellen

quergestreiftes Herzmuskelgewebe

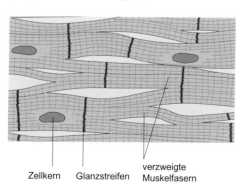 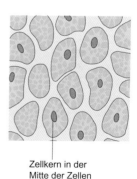

Zellkern   Glanzstreifen

verzweigte
Muskelfasern

Zellkern in der
Mitte der Zellen

3.52 Die drei verschiedenen Typen von Muskelgewebe. Links Längsschnitt, rechts Querschnitt

3.4.2 Glatte Muskelzellen

Glatte Muskelzellen sind spindelförmig mit einer Länge von 5–10 μm und einem Durchmesser von 3–10 μm. Der längsovale, große Zellkern liegt in der Mitte der Zelle (→ Abb. 3.52). Meist bilden die glatten Muskelzellen Muskelschichten oder sind in Bündeln angeordnet.

Jede glatte Muskelzelle wird von einer **Basalmembran** umgeben, an die sich nach außen neben retikulären auch kollagene und elastische Fasern anschließen. Dieses Bindegewebe um jede einzelne Muskelzelle heißt **Endomysium.** Der größte Teil des Zytoplasmas ist mit Myofilamenten angefüllt, die überwiegend in Längsachse der Zellen ausgerichtet sind. Es liegt keine streng geordnete Anordnung der Myofilamente vor, sodass keine Querstreifung zustande kommt. Glatte Muskelzellen sind durch unterschiedlich viele **Nexus** (Gap junctions → 2.7.3) miteinander verbunden, die der Erregungsleitung zwischen den Muskelzellen dienen.

Tumoren

Gutartige Tumoren der glatten Muskelzellen heißen **Leiomyome,** bei Bösartigkeit handelt es sich um **Leiomyosarkome**.

3.4.3 Skelettmuskelgewebe

Skelettmuskelgewebe (Skelettmuskulatur) bewegt, wie der Name schon sagt, v. a. Skelettelemente und bildet den **aktiven Bewegungsapparat.** Es kommt aber auch in Wand von Rachen und oberer Speiseröhre vor. Die Kontraktionen der Skelettmuskulatur werden (mit Ausnahme von Rachen und Speiseröhre) durch das **somatische Nervensystem** gesteuert, wobei dies willkürlich, sog. **Willkürmotorik,** oder unwillkürlich, über z. B. spinale Reflexe, erfolgen kann (sog. **somatomotorische Innervation** → 14.4.18). Die Innervation erfolgt über einen speziellen Synapsentyp, die **motorische Endplatte.**

3.4.4 Quergestreifte Skelettmuskelzellen

Die Zellen des Skelettmuskelgewebes sind quergestreift und werden auch als **Muskelfasern** bezeichnet. Sie sind schlauchförmig, einige Millimeter bis 10 cm lang und 20–80 μm dick (→ Abb. 3.54).

Unterschiedlich viele Muskelfasern bilden einen Muskel, der über Ursprungs- und Ansatzsehne überwiegend mit Skelettelementen verbunden ist (→ Abb. 3.53). Eine Muskelfaser reicht meist nicht vom Ursprung bis zum Ansatz eines Muskels. Vielmehr sind mehrere Muskelfasern in Längsrichtung miteinander verbunden.

Jede Muskelfaser besitzt viele längsovale Zellkerne (ca. 500–10.000), die am Rand der Muskelfaser liegen. Hauptbestandteil des Zytoplasmas sind die Myofibrillen. Daneben gibt es Membransysteme und Mitochondrien. Auch die quergestreifte Muskelfaser ist von Basalmembran und Endomysium umhüllt.

▬ Myofibrillen

Die kontraktilen Grundeinheiten der quergestreiften Muskelfaser sind die fadenförmigen **Myofibrillen,** pro Muskelfaser ca. 2.500–3.500. Eine Myofibrille erstreckt sich über die gesamte Länge einer Faser und besteht ihrerseits aus hintereinander liegenden **Sarkomeren** mit **Myofilamenten** (→ Abb. 3.53):

* **Myosinfilamente** sind 1,5 μm lang und 15 nm dick. Sie bestehen aus fadenförmigen **Myosinmolekülen,** deren Kopfabschnitt **(Myosinkopf)** senkrecht aus dem Filament ragt und bei Kontraktion Querbrücken mit Aktinfilamenten bildet (→ Abb. 3.55). Die Myosinköpfe führen dabei Querbrückenschläge aus
* **Aktinfilamente** sind 1 μm lang und 8 nm dick. Sie bestehen aus kugelförmigen **Aktinmolekülen,** die perlenkettenartig aneinander gereiht sind.

Tropomyosin stabilisiert die Aktinfilamente. **Titin** ist den Myosinfilamenten angelagert und verhindert eine Überdehnung der Sarkomere.

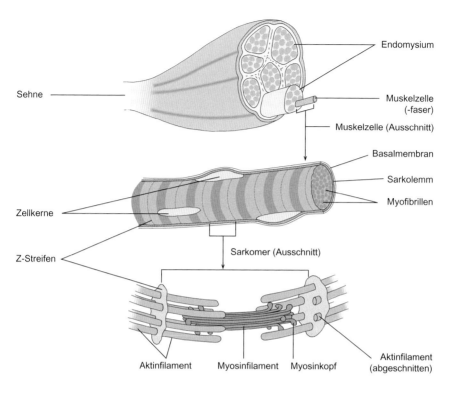

Endomysium

Sehne

Muskelzelle
(-faser)

Muskelzelle (Ausschnitt)

Basalmembran

Sarkolemm

Myofibrillen

Zellkerne

Z-Streifen

Sarkomer (Ausschnitt)

Aktinfilament   Myosinfilament   Myosinkopf

Aktinfilament
(abgeschnitten)

3.53 Organisation eines Skelettmuskels. Jede Muskelzelle hat viele in Sarkomere gegliederte
Myofibrillen

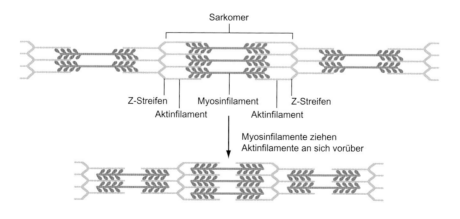

Sarkomer

Z-Streifen   Myosinfilament   Z-Streifen
Aktinfilament   Aktinfilament

Myosinfilamente ziehen
Aktinfilamente an sich vorüber

3.54 Verkürzung eines Sarkomers durch Gleitfilamentmechanismus

● Querstreifung der Skelettmuskelfasern
Aufgrund der sehr regelmäßigen Anordnung
von Aktin- und Myosinfilamenten kommt es
zu einer bereits lichtmikroskopisch sichtbaren Querstreifung der Myofibrillen und damit
der Muskelfasern (→ Abb. 3.56).
- Die hellere **I-Bande** kommt durch die
  dünneren Aktinfilamente zustande
- Die dunklere **A-Bande** entspricht der Lokalisation der dickeren Myosinfilamente
- Der **Z-Streifen** ist die Grenze zwischen
  zwei Sarkomeren und dient der Veranke-
  rung von Aktinfilamenten. Er liegt immer
  in der Mitte einer I-Bande.

Sarkomere

Ein Sarkomer wird von zwei benachbarten Z-
Streifen begrenzt. Die Aktinfilamente ragen
senkrecht aus dem Z-Streifen (→ Abb. 3.53). Im
Zentrum des Sarkomers befinden sich die Myosinfilamente, die je nach Kontraktionszustand
unterschiedlich tief zwischen die Aktinfilamente eintauchen. Ein Myosinfilament wird dabei
stets von sechs Aktinfilamenten umgeben.

Intrazelluläre Membransysteme

Transversale oder **T-Tubuli** (→ Abb. 3.56) sind
schlauchförmige Einstülpungen der Zellmembran an der Grenze zwischen A- und I-Banden,
wobei die T-Tubuli untereinander in Verbindung stehen. Die T-Tubuli dienen der raschen
Erregungsausbreitung von der Zelloberfläche
ins Innere der Muskelfaser.

Das **sarkoplasmatische Retikulum** (= glattes
ER) umspinnt die Myofibrillen vor allem in
Längsrichtung der Fibrillen. Daher wird es
auch als longitudinale Tubuli oder **L-System**
bezeichnet. Die Funktion des L-Systems ist es,
Ca^{2+}-Ionen zu speichern. Bei Erregung der Faser kommt es zur Freisetzung der Ca^{2+}-Ionen,
die für die Muskelkontraktion benötigt werden. Nach Kontraktion werden die Ionen wieder ins L-System zurückbefördert.

Gleitfilamentmechanismus

Die **Verkürzung** der Sarkomere und damit der
Myofibrillen und Muskelfasern erfolgt nach
dem **Gleitfilamentmechanismus** (→ Abb. 3.54).
In Anwesenheit von Ca^{2+} und unter ATP-Ver-
brauch ziehen die Myosinfilamente mittels
mehrfacher Querbrückenschläge (→ Abb. 3.55)
der Myosinköpfe die Aktinfilamente an sich vorüber und tauchen damit tiefer zwischen Aktinfilamente ein. Dadurch verkürzen sich die Sarkomere.

Biologisches Verhalten

Verminderte Aktivität führt zur Abnahme der
Faserdurchmesser, es resultiert eine **Muskelatrophie.** Umgekehrt führt Muskelbeanspru-
chung zur Zunahme der Faserdurchmesser,
zur **Muskelhypertrophie.** Hierbei fusionieren
sog. Satellitenzellen mit den Muskelfasern.
Auch bei Muskelfaserriss kommt es durch Satellitenzellen zur **Regeneration** der Fasern.

Faser-Sehnen-Verbindung

Jede Muskelfaser ist an den Enden mit Kollagenfasern verbunden, die in ihrer Gesamtheit
die Sehnen eines Muskels bilden.

Tumoren

Gutartige Tumoren der Skelettmuskelzellen
heißen **Rhabdomyome,** bösartige **Rhabdo-
myosarkome.**

3.4.5 Hüllgewebe des Skelettmuskels

Die äußere Hülle (→ Abb. 3.57) ist die **Muskelfaszie** aus straffem geflechtartigem Bindegewebe. Sie ist für Schutz und Formerhalt des
Muskels wichtig.
Unter der Faszie umgibt **Epimysium,** ein lockeres Bindegewebe, den gesamten Muskel.
Vom Epimysium ausgehend ziehen Bindege-
webe-Septen, das **Perimysium,** in den Muskel
und untergliedern diesen in Bündel aus Muskelfasern. Jede Muskelfaser ist von zartem Bindegewebe, dem **Endomysium** umgeben. Überall in diesem Bindegewebe verlaufen Blutgefäße und Nerven, die den Muskel versorgen.

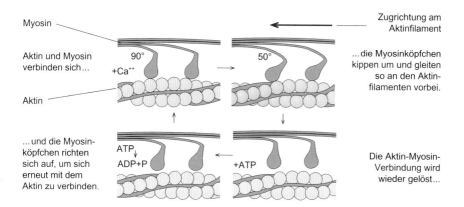

3.55 Querbrückenzyklus bei Muskelkontraktion

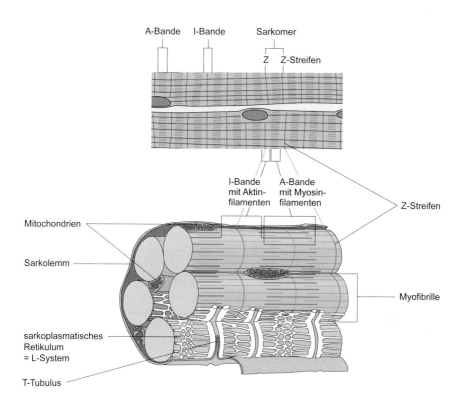

3.56 Querstreifung und intrazelluläre Membransysteme der Skelettmuskelzelle (-faser)

3.4.6 Herzmuskelgewebe

Wie der Name andeutet, ist Herzmuskelgewebe (Herzmuskulatur) auf das Herz beschränkt. Es heißt auch **Myokard.**

3.4.7 Quergestreifte Herzmuskelzellen

Die spezifischen Zellen des Herzmuskelgewebes sind die quergestreiften **Herzmuskelzellen** oder Kardiomyozyten.

Die Herzmuskelzellen ähneln in vielen Punkten den quergestreiften Skelettmuskelzellen. Intrazelluläre Membransysteme und kontraktiler Apparat in Form von Myofibrillen, Sarkomeren und Myofilamenten entsprechen sich weitgehend, sodass Herzmuskelzellen ebenfalls quergestreift sind (→ Abb. 3.52). Auch wird jede Zelle von einer Basalmembran bedeckt.

Es gibt aber auch deutliche Unterschiede im Vergleich zu Skelettmuskelzellen:

Herzmuskelzellen sind viel kleiner und stäbchenförmig (Länge ca. 40–100 µm, Durchmesser ca. 10–20 µm). Jede Zelle besitzt nur einen zentralen, längsovalen Zellkern (→ Abb. 3.58).

An ihren Enden sind die Herzmuskelzellen durch **Glanzstreifen** (Disci intercalares) kettenartig miteinander verbunden (→ Abb. 3.52). Diese Zellketten bilden sich netzartig verzweigende Fasern, die **Herzmuskelfasern** (→ Abb. 3.59). Glanzstreifen sind nicht eben, sondern stufen- oder in der Aufsicht noppenförmig. Drei Zellkontaktformen kommen hier vor:

- An den Abschnitten quer zur Längsachse der Zellen kommen **Macula adhaerens** (Desmosom → 2.7.1) und **Fascia adhaerens** vor. Letztere ähnelt der Zonula adhaerens (→ 2.7.1) und ist die Verankerungszone für die Aktinfilamente. Beide dienen der mechanischen Verhaftung und der Übertragung der Kontraktionskraft zwischen benachbarten Herzmuskelzellen.
- In den longitudinalen Abschnitten (parallel zur Längsrichtung der Zelle) befinden sich **Nexus** (Gap junctions → 2.7.3) für die elektrische Kopplung, d.h. die rasche Erregungsausbreitung zwischen Herzmuskelzellen.

Biologisches Verhalten

Bei Belastung, z.B. Bluthochdruck, nimmt die Faserdicke zu, es kommt zur **Hypertrophie** der Herzmuskelzellen. Bei Untergang von Herzmuskelzellen, z.B. nach Herzinfarkt, werden diese durch Narbengewebe aus Bindegewebe ersetzt, eine Regeneration ist nicht möglich.

3.4.8 Erregungsbildungs- und Erregungsleitungszellen

Eine weitere Besonderheit des Herzmuskelgewebes sind die **Erregungsbildungs- und -leitungszellen.** Diese modifizierten Herzmuskelzellen sind für die automatische Selbsterregung und koordinierte Ausbreitung der Erregung im Herzmuskelgewebe zuständig. Sie machen den Herzschlag unabhängig von äußeren Impulsen, wenn auch Sympathikus und Parasympathikus Einfluss auf die Herztätigkeit haben (→ 5.2.10).

Erregungsbildungszellen bilden Muskelzellformationen ohne echte Glanzstreifen, da sie nur Nexus und kleine Desmosomen besitzen. Die Zellen enthalten keine T-Tubuli.

Erregungsleitungszellen bilden Bündel. Sie enthalten wenig Myofibrillen und viel Glykogen (→ 9.13.4). Die gebildeten Fasern sind dicker als die anderen Herzmuskelfasern. Glanzstreifen sind vorhanden.

Näheres zum Erregungsbildungs- und -leitungssystem → 5.2.8.

3.4.9 Hüllgewebe des Herzmuskelgewebes

Herzmuskelgewebe enthält kein ausgeprägtes Hüllsystem aus Bindegewebe wie Skelettmuskulatur. Zwischen den netzförmig verzweigten Herzmuskelfasern befindet sich Endomysium aus lockerem Bindegewebe mit reichlich Blutgefäßen.

3.5 Nervengewebe

Das Nervengewebe wird in Kap. 14 (Nervensystem) erörtert.

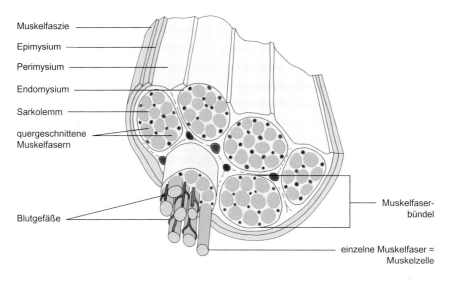

Muskelfaszie

Epimysium

Perimysium

Endomysium

Sarkolemm

quergeschnittene Muskelfasern

Blutgefäße

Muskelfaser-bündel

einzelne Muskelfaser = Muskelzelle

3.57 Hüllgewebe des Skelettmuskels

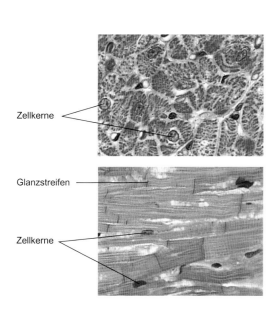

Zellkerne

Glanzstreifen

Zellkerne

3.58 Ausschnitte aus Herzmuskelgewebe. (LM)
Oben Querschnitt, unten Längsschnitt [M375]

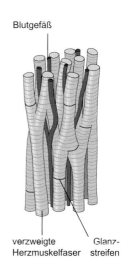

Blutgefäß

verzweigte Herzmuskelfaser

Glanz-streifen

3.59 Herzmuskelfasern

Wiederholungsfragen

1. Was sind Gewebe? (→ 3.1)
2. Welche Hauptgewebe gibt es? (→ 3.1)
3. Was ist ein Karzinom? (→ 3.2)
4. Was sind Bürstensäume? (→ 3.2.1)
5. Welche Baumerkmale hat Endothel? (→ 3.2.2)
6. Welche Schichtengliederung weist das mehrschichtige verhornte Plattenepithel auf? (→ 3.2.3)
7. Wie ist der Bau des Übergangsepithels? (→ 3.2.3)
8. Was ist eine Metaplasie? (→ 3.2.4)
9. Welche Arten der Sekretabgabe gibt es? (→ 3.2.6)
10. Wie wird das Milchfett der Brustdrüse abgegeben? (→ 3.2.6)
11. Welchen Aufbau weist eine exoepitheliale exokrine Drüse auf? (→ 3.2.9)
12. Welche Unterschiede bestehen zwischen mukösen und serösen Drüsenendstücken? (→ 3.2.9)
13. Wie heißen die spezifischen Zellen des Bindegewebes? (→ 3.3.2)
14. Welche Fasertypen des Bindegewebes gibt es? (→ 3.3.4)
15. Was sind die Hauptbestandteile der Grundsubstanz im Bindegewebe? (→ 3.3.5)
16. Welche Formen des faserarmen Bindegewebes gibt es? (→ 3.3.6)
17. Welche Unterschiede bestehen zwischen weißem und braunem Fettgewebe? (→ 3.3.10)
18. In welchen Formen kommt Knorpelgewebe vor? (→ 3.3.12)
19. Welche Bestandteile weist Knochen auf? (→ 3.3.14)
20. Wie ist Lamellenknochen gebaut? (→ 3.3.15)
21. Aus welchen Schichten besteht Periost und welche Bedeutung haben sie? (→ 3.3.16)
22. Wie heißt der durch desmale Ossifikation gebildete Knochen? (→ 3.3.19)
23. Wie lässt sich die enchondrale Ossifikation in der Epiphysenfuge (Wachstumsplatte) beschreiben? (→ 3.3.20)
24. Wie reagiert Knochen auf vermehrte bzw. verminderte Beanspruchung? (→ 3.3.21)
25. Welche Möglichkeiten der Knochenbruchheilung gibt es? (→ 3.3.23)
26. Welche Muskelzelltypen gibt es? (→ 3.4)
27. Wodurch kommt die Querstreifung der Skelettmuskelfasern zustande? (→ 3.4.4)
28. Nach welchem Prinzip erfolgt die Verkürzung von Muskelfasern? (→ 3.4.4)
29. Welche Bedeutung haben Glanzstreifen des Herzmuskelgewebes? (→ 3.4.7)

4

Skelett- und Muskelsystem

4.1 Übersicht 86

4.2 Allgemeine Knochenlehre . . 86
4.2.1 Knochenbau 86
4.2.2 Knochenformen 86
4.2.3 Oberflächenstrukturen
von Knochen 88
4.2.4 Leichtbauweise des
Knochens 88
4.2.5 Biologisches Verhalten des
Knochens 90

4.3 Allgemeine Gelenklehre . . 92
4.3.1 Synarthrosen 92
4.3.2 Diarthrosen 92
4.3.3 Aufbau einer Diarthrose
im Detail 94
4.3.4 Sonderstrukturen von
Diarthrosen 94
4.3.5 Einteilung der Diarthrosen
nach Bewegung und Form . . . 96

4.4 Allgemeine Muskellehre . . . 100
4.4.1 Bau der Skelettmuskeln 100
4.4.2 Sehnen 100
4.4.3 Muskeltonus und
Muskelkontraktion 100
4.4.4 Formen von
Skelettmuskeln 100
4.4.5 Biologisches Verhalten von
Skelettmuskeln 102

4.5 Kopf 102
4.5.1 Schädel 102
4.5.2 Schädeldach 104
4.5.3 Schädelbasis 104
4.5.4 Vorderfläche des Schädels . . . 104
4.5.5 Muskulatur des Kopfes 106
4.5.6 Nerven und Gefäße
des Kopfes 108

4.6 Hals 108
4.6.1 Muskulatur des Halses 108
4.6.2 Nerven des Halses 110
4.6.3 Gefäße des Halses 110

4.7 Rumpf 110
4.7.1 Übersicht 110
4.7.2 Wirbelsäule 112
4.7.3 Brustkorb 118
4.7.4 Atemmuskulatur 118
4.7.5 Bauchwand und
Bauchmuskulatur 120
4.7.6 Rückenmuskulatur 122
4.7.7 Nerven des Rumpfes 126
4.7.8 Gefäße des Rumpfes 126

4.8 Obere Extremität 126
4.8.1 Schultergürtel 126
4.8.2 Freie obere Extremität 128
4.8.3 Muskulatur der oberen
Extremität 132
4.8.4 Nerven der oberen
Extremität 136
4.8.5 Arterien der oberen
Extremität 136
4.8.6 Venen der oberen
Extremität 136
4.8.7 Lymphgefäße der oberen
Extremität 136

4.9 Untere Extremität 138
4.9.1 Beckengürtel 138
4.9.2 Freie untere Extremität 140
4.9.3 Muskulatur der unteren
Extremität 144
4.9.4 Nerven der unteren
Extremität 146
4.9.5 Arterien der unteren
Extremität 148
4.9.6 Venen der unteren
Extremität 148
4.9.7 Lymphgefäße der unteren
Extremität 148

4.10 Untersuchungsmethoden . 150

Wiederholungsfragen 150

4.1 Übersicht

Skelett- und Muskelsystem bilden zusammen den **Bewegungsapparat.** Das aus Knochen, Knorpeln, Gelenken und verbindenden Bändern bestehende Skelettsystem wird als **passiver Bewegungsapparat** bezeichnet; die die Knochen bewegenden Skelettmuskeln bilden den **aktiven Bewegungsapparat.**

Der Bewegungsapparat hat vor allem Stütz- und Bewegungsfunktion. Darüber hinaus nimmt er z. B. Schutzfunktionen (die Schädelknochen etwa schützen das empfindliche Gehirn) und Stoffwechselfunktionen wahr (beispielsweise im Kalziumhaushalt).

Orientierung und Richtungsbezeichnungen am menschlichen Körper → 1.4.

4.2 Allgemeine Knochenlehre

Die Lehre von den Knochen ist die **Osteologie** (lat. os = Knochen, Pl. ossa).

Das menschliche Skelett besteht aus über 200 Einzelknochen mit ähnlichem Bau, aber unterschiedlichen Formen (→ Abb. 4.1).

4.2.1 Knochenbau

■ Jeder Knochen besteht aus (→ Abb. 4.2):
- Einer oberflächlichen Schicht aus kompaktem Knochen, der **Kompakta** (auch Knochenrinde oder Kortikalis genannt)
- Im Innern einem unterschiedlich ausgedehnten Schwammwerk aus Knochenbälkchen, der **Spongiosa** oder dem Knochenschwamm
- Blut bildendem **rotem Knochenmark** (Medulla ossium rubra) zwischen den Knochenbälkchen der Spongiosa.

Alle Knochen werden von einer Knochenhaut (**Periost**) umhüllt, die nur am Gelenkknorpel fehlt.

4.2.2 Knochenformen

Nach der Form werden vor allem **platte, kurze** und **lange Knochen (Röhrenknochen)** unterschieden.

Platte Knochen

Platte Knochen (Ossa plana) sind flach. Sie kommen am Schädeldach, als Schulterblatt, Rippen, Brust- und Darmbein vor. Ihre Kompakta ist häufig dick, ihre Spongiosa unterschiedlich ausgeprägt.

Knochenmarkpunktion

Aus platten Knochen kann für diagnostische Zwecke rotes Knochenmark gewonnen werden. Am häufigsten wird der Darmbein- oder Beckenkamm (Crista iliaca) für diese **Knochenmarkpunktion** gewählt, auch das Brustbein (Sternum) ist geeignet.

Kurze Knochen

Kurze Knochen (Ossa brevia) sind klein und vielkantig (→ Abb. 4.3). Beispiele sind die Hand- und Fußwurzelknochen (→ 4.9.2). Ihre Kompakta ist unterschiedlich dick.

Lange Knochen

Lange Knochen (Ossa longa) sind röhrenförmig und heißen daher auch Röhrenknochen. Sie sind vor allem im Bereich der Extremitäten zu finden. Besonders lang sind die Röhrenknochen von Ober- und Unterarm sowie von Ober- und Unterschenkel.

Ein Röhrenknochen besteht aus (→ Abb. 4.2):
- Der **Diaphyse,** einem langen Schaft im mittleren Bereich des Knochens
- Zwei **Metaphysen** an beiden Diaphysenenden, die sich zunehmend verbreitern
- Zwei **Epiphysen,** die kolbenförmig verdickten Endstücke des Röhrenknochens. Die Epiphysen tragen die mit hyalinem Gelenkknorpel (→ 3.3.12) überzogenen Gelenkflächen, die mit Nachbarknochen gelenkige Verbindungen bilden.

Zwischen Meta- und Epiphyse liegt die schmale **Epiphysenfuge** (Wachstumsplatte). Bis zum Abschluss des Knochenlängenwachstums besteht sie aus hyalinem Knorpel, danach verknöchert sie zur **Epiphysenlinie** (→ Abb. 3.48 und → Abb. 4.2).

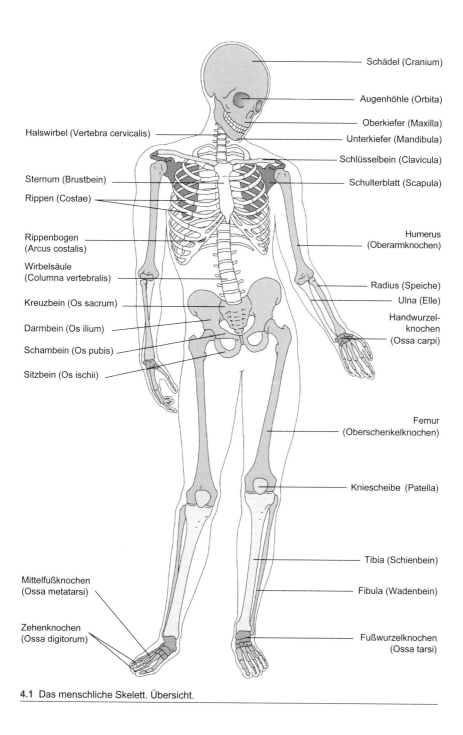

Schädel (Cranium)

Augenhöhle (Orbita)

Oberkiefer (Maxilla)

Unterkiefer (Mandibula)

Schlüsselbein (Clavicula)

Halswirbel (Vertebra cervicalis)

Sternum (Brustbein)

Rippen (Costae)

Schulterblatt (Scapula)

Rippenbogen
(Arcus costalis)

Humerus
(Oberarmknochen)

Wirbelsäule
(Columna vertebralis)

Radius (Speiche)

Ulna (Elle)

Kreuzbein (Os sacrum)

Handwurzel-
knochen
(Ossa carpi)

Darmbein (Os ilium)

Schambein (Os pubis)

Sitzbein (Os ischii)

Femur
(Oberschenkelknochen)

Kniescheibe (Patella)

Tibia (Schienbein)

Mittelfußknochen
(Ossa metatarsi)

Fibula (Wadenbein)

Zehenknochen
(Ossa digitorum)

Fußwurzelknochen
(Ossa tarsi)

4.1 Das menschliche Skelett. Übersicht.

Verteilung der Knochensubstanz im Röhrenknochen

Beim Röhrenknochen ist die Kompakta der Diaphyse dick. Der im Innern der Diaphyse befindliche Hohlraum, der **Markraum** (Cavitas medullaris), enthält nur randständig wenige Knochenbälkchen und ist beim Kind mit Blut bildendem rotem Knochenmark erfüllt. Beim Erwachsenen enthält er **gelbes Knochenmark** (Medulla ossium flava) aus weißem Fettgewebe. Im Bereich der Meta- und Epiphyse ist die Kompakta dünn, und der Binnenraum enthält Spongiosa mit rotem Knochenmark.

Weitere Knochenformen

Neben platten, kurzen und langen Knochen gibt es weitere Knochenformen:
- **Unregelmäßig geformte Knochen** (Ossa irregularia), z. B. die Wirbel (→ Abb. 4.4)
- **Pneumatisierte** (luftgefüllte) **Knochen** (Ossa pneumatica), z. B. Schädelknochen mit Nasennebenhöhlen (→ 4.5.4)
- In Sehnen eingelagerte Knochenstücke, die **Sesambeine** (Ossa sesamoidea → Abb. 4.89).

Störungen des Knochenwachstums

Das Wachstumshormon der Hypophyse (somatotropes Hormon, STH → 13.2.3) stimuliert das Wachstum der noch nicht verknöcherten Epiphysenfuge.
Entsprechend führt eine Überproduktion von STH vor Abschluss des Längenwachstums zu einer abnormen Körpergröße **(hypophysärer Riesenwuchs)**. Beim Erwachsenen (also nach Verknöcherung der Epiphysenfugen) entsteht bei STH-Überproduktion (meist durch einen Hypophysentumor → 13.5.2) die **Akromegalie**. Es wird vermehrt Knochenmaterial eingebaut (appositionelles Knochenwachstum) und die Skelettelemente verplumpen. Dies betrifft insbesondere vorragende Skelettelemente **(Akren)** wie Nase, Stirn und Kinn sowie Hände und Füße.
Wird umgekehrt zu wenig STH produziert, kommt es zum **hypophysären Minderwuchs**.

Andere Ursachen für ein gestörtes Knochenwachstum sind z. B. Schilddrüsenstoffwechselstörungen oder genetische Veränderungen.

4.2.3 Oberflächenstrukturen von Knochen

Knochen haben unterschiedliche Oberflächenstrukturen, die v. a. der Befestigung von Muskeln, Sehnen und Bändern dienen:
- **Apophysen:** Apophysen sind unterschiedliche Vorsprünge im Bereich der Metaphysen von Röhrenknochen. Sie heißen **Trochanter** (Rollhügel; nur am Oberschenkelknochen → Abb. 4.7), **Tuberculum** (Höckerchen → Abb. 4.6), **Condylus** (Gelenkknorren → Abb. 4.5), **Epicondylus** (Knochenfortsatz am Condylus → Abb. 4.6) und Malleolus (**Knöchel** → Abb. 4.5)
- **Tuberositas** (Knochenrauigkeit → Abb. 4.5)
- Unterschiedlich geformte Knochenerhebungen: **Crista** (Kamm → Abb. 4.7), **Labium** (Lippe), **Linea** (Linie → Abb. 4.7) und **Eminentia** (Erhöhung)
- **Processus** (Knochenfortsätze, bei stachelförmiger Gestalt **Spina** oder **Processus spinosus** genannt → Abb. 4.4)
- **Incisura** (Knocheneinschnitt), **Sulcus** (Knochenrinne) und **Fossa** (grabenförmige Vertiefung → Abb. 4.6)
- **Foramen** (Loch, Pl. Foramina), z. B. für den Ein- und Austritt von ernährenden Blutgefäßen (Foramina nutricia).

4.2.4 Leichtbauweise des Knochens

▬ Knochen sind widerstandsfähig gegenüber Druck-, Zug-, Biege- und Drehspannungen (Torsionen), und trotz ihrer Belastbarkeit relativ leicht. Dies liegt an der Besonderheit des Knochenmaterials in Form des Lamellenknochens, der sehr hart und zugleich elastisch ist, und an seiner speziellen Anordnung in Trajektorien, die eine Einsparung von Knochenmasse ermöglicht **(Leichtbauweise des Knochens)**.

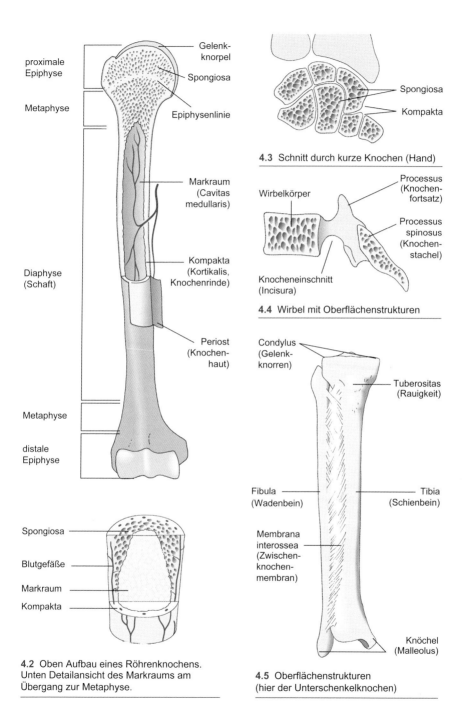

proximale
Epiphyse

Gelenk-
knorpel

Spongiosa

Metaphyse

Epiphysenlinie

Spongiosa

Kompakta

4.3 Schnitt durch kurze Knochen (Hand)

Markraum
(Cavitas
medullaris)

Wirbelkörper

Processus
(Knochen-
fortsatz)

Processus
spinosus
(Knochen-
stachel)

Diaphyse
(Schaft)

Kompakta
(Kortikalis,
Knochenrinde)

Knocheneinschnitt
(Incisura)

4.4 Wirbel mit Oberflächenstrukturen

Periost
(Knochen-
haut)

Condylus
(Gelenk-
knorren)

Tuberositas
(Rauigkeit)

Metaphyse

distale
Epiphyse

Fibula
(Wadenbein)

Tibia
(Schienbein)

Spongiosa

Blutgefäße

Markraum

Kompakta

Membrana
interossea
(Zwischen-
knochen-
membran)

Knöchel
(Malleolus)

4.2 Oben Aufbau eines Röhrenknochens.
Unten Detailansicht des Markraums am
Übergang zur Metaphyse.

4.5 Oberflächenstrukturen
(hier der Unterschenkelknochen)

4

Kompositbauweise

Das Skelett eines Erwachsenen besteht überwiegend aus hochwertigem Lamellenknochen (→ 3.3.15), der höher beanspruchbar ist als der einfacher gebaute Geflechtknochen (→ 3.3.17). Lamellenknochen besteht vor allem aus dicht gelagerten Kollagenfasern, die in den Knochenlamellen speziell angeordnet sind (→ 3.3.15). Die Kollagenfasern gewährleisten die Elastizität des Knochens.

Die Einlagerung von Kalziumverbindungen in die Knochengrundsubstanz (Knochenmatrix → 3.3.11) führt zur Härte des Knochens. Je mehr Kalziumverbindungen in die Knochenmatrix eingelagert sind, desto größer sind Belastbarkeit und Dichte des Knochens (**Knochendichte**). Am höchsten ist die Knochendichte im jungen Erwachsenenalter.

Diese besondere Zusammensetzung des Knochenmaterials wird **Kompositbauweise** genannt.

Trajektorielle Bauweise

Die Leichtbauweise des Knochen entsteht außerdem durch eine besondere Ausrichtung des Knochenmaterials: Nur die besonders belasteten Anteile des Knochens bestehen aus dichtem Knochengewebe. Im Innern des Knochens enthalten die wenig belasteten Stellen kein Knochengewebe. Diese **trajektorielle Bauweise** (→ Abb. 4.9) hat ein geringeres Gewicht, einen verminderten Energiebedarf der Knochen und geringere Leistungsanforderungen an die Skelettmuskeln zur Folge.

So ist die Biegebeanspruchung bei Röhrenknochen im Randbereich der Diaphysen besonders hoch. Folglich ist Knochenmaterial röhrenförmig nur in der Kompakta vorhanden, innen ist die Diaphyse knochenfrei (→ Abb. 4.9).

Auch in der Spongiosa sind die Spongiosabälkchen nach den auf sie wirkenden Zug- und Druckspannungen ausgerichtet, z. B. eher schräg am oberen Ende des Oberschenkelknochens. Spannungsfreie Räume der Spongiosa enthalten kein Knochenmaterial.

4.2.5 Biologisches Verhalten des Knochens

Knochen ist stark mit Blutgefäßen versorgt (vaskularisiert), die in unterschiedlichen Gefäßkanälen innen im und außen am Knochen verlaufen und ihn mit Nährstoffen versorgen (→ 3.3.16). Knochen weist eine hohe Stoffwechselaktivität auf und ist zeitlebens in der Lage, sich veränderten körperlichen Anforderungen anzupassen. Bereits unter normalen Belastungsbedingungen wird ständig Knochenmaterial ab- und aufgebaut (**Knochenumbau**).

Bei verstärkter Belastung, z. B. häufigem Tragen schwerer Lasten über längere Zeit, wird der Knochen bedarfsgerecht umgebaut: Knochenmaterial wird vermehrt eingebaut, Kompakta wie Knochenbälkchen verdicken sich (**Aktivitätshypertrophie**). Umgekehrt wird bei längerer Ruhigstellung von Knochen, z. B. durch Gipsverband, Knochenmaterial abgebaut (**Inaktivitätsatrophie**).

⬤ Osteoporose

Osteoporose ist ein krankhafter Knochenschwund mit Abnahme von Knochengewebe und Knochendichte (Entkalkung) sowie einer veränderten Mikroarchitektur des Knochens (→ Abb. 4.8). Der Knochen wird porös und brüchig, sodass schon leichte Verletzungen zu Knochenbrüchen (Frakturen → 3.3.23) führen. Häufige Ursache bei Frauen ist die abnehmende Östrogenproduktion nach den Wechseljahren.

Vorbeugend wirken körperliche Bewegung (besonders mit Belastung der Knochen) sowie ausreichende Vitamin-D- und Kalziumzufuhr. Die ebenfalls wirksamen Östrogene werden heute wegen ihrer Nebenwirkungen nur noch bei besonders gefährdeten Frauen gegeben.

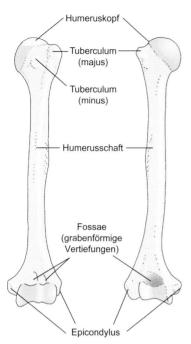

Humeruskopf

Tuberculum (majus)

Tuberculum (minus)

Humerusschaft

Fossae (grabenförmige Vertiefungen)

Epicondylus

4.6 Humerus (Oberarmknochen) mit Oberflächenstrukturen, links v. vorne, rechts v. hinten

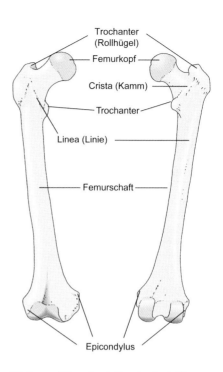

Trochanter (Rollhügel)

Femurkopf

Crista (Kamm)

Trochanter

Linea (Linie)

Femurschaft

Epicondylus

4.7 Femur (Oberschenkelknochen) mit Oberflächenstrukturen, links v. vorne, rechts v. hinten

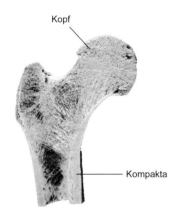

Kopf

Kompakta

4.8 Aufbau der Spongiosa in Kopf und Metaphyse des Femurs [M492]

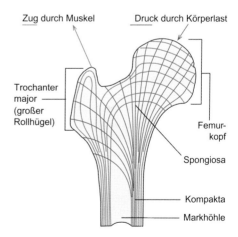

Zug durch Muskel

Druck durch Körperlast

Trochanter major (großer Rollhügel)

Femurkopf

Spongiosa

Kompakta

Markhöhle

4.9 Trajektorelle Ausrichtung der Spongiosabälkchen entsprechend Druck und Zug

4.3 Allgemeine Gelenklehre

■ Knochen treten im Skelett in unterschiedlicher Form miteinander in Kontakt. Diese Verbindung zwischen zwei Knochen wird als **Gelenk** (Articulatio oder Arthron) bezeichnet. Die Lehre von den Gelenken ist die **Arthrologie.**
Gelenke verbinden Knochen auf verschiedene Weise:
• **Synarthrosen** (auch Haften, Fugen, unechte Gelenke) verbinden Knochen kontinuierlich, also „ohne Unterbrechung"
• **Diarthrosen** (echte Gelenke) sind diskontinuierliche Knochenverbindungen.
Entsprechend ihrer Bauart unterscheiden sich die Gelenke in ihrer Beweglichkeit.

4.3.1 Synarthrosen
Bei Synarthrosen werden die Knochen durch unterschiedliche Gewebe wie Bindegewebe, Knorpel oder Knochen verbunden. Deshalb unterscheidet man folgende vier Synarthrosen (→ Abb. 4.10):
• **Syndesmose** (Bandhaft)
• **Synchondrose** (Knorpelhaft)
• **Symphyse** (Knorpelhaft)
• **Synostose** (Knochenhaft).
Durch Synarthrosen verbundene Knochen sind in der Beweglichkeit meist eingeschränkt.

Syndesmose
Die Syndesmose verbindet Knochenenden durch faserreiches (straffes) kollagenes Bindegewebe miteinander (→ Abb. 4.10). Ein typisches Beispiel sind die nicht verknöcherten Schädelnähte (Suturae), die die Knochen des Schädeldaches miteinander verbinden.

Synchondrose
Füllgewebe zwischen den Knochenenden bei den Synchondrosen ist hyaliner Knorpel (→ Abb. 4.10). Synchondrosen kommen selten vor, z. B. zwischen den sich entwickelnden Knochen der Schädelbasis und zwischen den Knochen des Sternum (Brustbein).

Symphyse
Das verbindende Gewebe bei einer Symphyse ist Faserknorpel (→ Abb. 4.10). Das Knorpelmaterial ist meist scheibenförmig zwischen den Knochenenden eingebaut, z. B. die Zwischenwirbelscheiben (Disci intervertebrales), welche die Wirbelkörper miteinander verbinden (→ Abb. 4.11), und der Symphysenknorpel der Schambeinfuge (Symphysis pubica).

Synostose
Die Synostose entsteht, wenn Band- und Knorpelhaften keinen Bewegungskräften mehr ausgesetzt sind und verknöchern, zum Beispiel die Verknöcherung der ursprünglich bindegewebigen Schädelnähte (→ Abb. 4.24) im 3.–4. Lebensjahrzehnt.

Pseudarthrosen
Stehen sich nach einem Knochenbruch die Bruchenden des Knochens nicht eng benachbart und ruhig einander gegenüber, bleibt die Verknöcherung des Frakturspalts aus. Es entsteht eine syndesmosen-ähnliche, instabile Verbindung der Knochenenden, die als **Pseudarthrose** (Falschgelenk) bezeichnet wird.

4.3.2 Diarthrosen
Bei Diarthrosen handelt es sich um echte Gelenke. Sie enthalten (→ 4.3.3, → Abb. 4.13):
• Gelenkkörper mit -flächen und -knorpel
• Gelenkhöhle mit Gelenkspalt
• Gelenkkapsel
• Synovia.
Diarthrosen erlauben Bewegungen zwischen den Gelenk bildenden Gelenkkörper, wobei die möglichen Bewegungsausschläge je nach Gelenkform unterschiedlich sind.

Amphiarthrosen
Amphiarthrosen (straffe Gelenke) sind Sonderformen der Diarthrosen, deren Beweglichkeit durch kräftige Bänder stark eingeschränkt ist. Sie treten häufiger auf, z. B. bei Fuß- und Handwurzelknochen, beim Sakroiliakalgelenk.

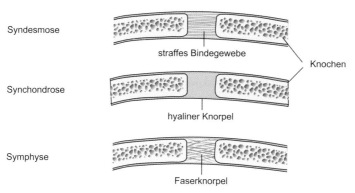

Syndesmose

straffes Bindegewebe

Knochen

Synchondrose

hyaliner Knorpel

Symphyse

Faserknorpel

4.10 Einteilung der Synarthrosen

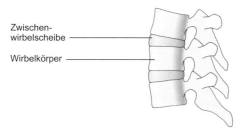

Zwischen-
wirbelscheibe

Wirbelkörper

4.11 Beispiel für Symphyse (Ausschnitt aus der Wirbelsäule)

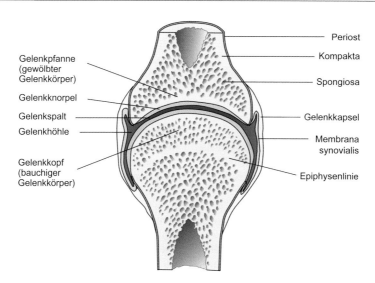

Gelenkpfanne
(gewölbter
Gelenkkörper)

Gelenkknorpel

Gelenkspalt

Gelenkhöhle

Gelenkkopf
(bauchiger
Gelenkkörper)

Periost

Kompakta

Spongiosa

Gelenkkapsel

Membrana
synovialis

Epiphysenlinie

4.12 Schema einer Diarthrose

4.3.3 Aufbau einer Diarthrose im Einzelnen

Im Gelenk stehen sich zwei Knochenenden gegenüber, die **Gelenkkörper.** Sie weisen unterschiedliche, meist abgerundete Formen auf. Der bauchig geformte Gelenkkörper bildet den **Gelenkkopf,** der nach innen gewölbte Gelenkkörper die **Gelenkpfanne.**

Überzogen werden die Gelenkkörper von **Gelenkknorpel** (Cartilago articularis, meist aus hyalinem Knorpel → 3.3.12). Er bildet somit die eigentliche **Gelenkfläche.** Der Gelenkknorpel liefert die für Bewegungen notwendige glatte Oberfläche und nimmt wie ein Polster die auf die Gelenke wirkenden Belastungen auf.

Die **Gelenkkapsel** (Capsula articularis) verbindet ringsum die Gelenkkörper, an denen sie befestigt ist, und umgibt die spaltförmige **Gelenkhöhle** oder Cavitas articularis (→ Abb. 4.12).

Die Gelenkkapsel besteht aus zwei Teilen:

- Nach außen aus faserreichem (straffem) kollagenem Bindegewebe (**Membrana fibrosa**) mit bandförmigen Verdichtungen oder zur Verstärkung angelagerten Bändern. Diese äußere Schicht schützt das Gelenk und hält es zusammen.
- Nach innen aus sehr zartem Bindegewebe (**Membrana synovialis** oder Gelenkinnenhaut), das u. a. an der Bildung der **Synovia** (Gelenkschmiere) beteiligt ist.

Die Synovia ist eine Faden ziehende, klare Flüssigkeit, welche die Gelenkhöhle erfüllt. Ihre Menge ist gering. Sie ernährt den gefäßfreien Gelenkknorpel und setzt dessen Reibungskräfte bei Bewegungen herab (Schmierfunktion).

Der **Gelenkspalt** ist der Teil der Gelenkhöhle, der sich zwischen den artikulierenden Gelenkknorpeln befindet (→ Abb. 4.12). Er enthält als Gleitfilm die erwähnte Synovia.

Arthrose

Bei zu hoher Gelenkbelastung kann Gelenkknorpel zugrunde gehen. Diese Degeneration („Verschleiß") heißt **Arthrose.** Gelenkknorpel besitzt nur geringe Regenerationsfähigkeit, sodass ein Wiederaufbau bei zerstörter Gelenkstruktur bislang nicht möglich ist.

Gelenkerguss

Eine abnorme Flüssigkeitsansammlung im Gelenk, v. a. bei Gelenkverletzung oder -entzündung, heißt **Gelenkerguss.** Er ist beim Kniegelenk recht häufig und wird bei stärkerer Ausprägung zur Gelenkentlastung abpunktiert.

Rheumatoide Arthritis

Die rheumatoide Arthritis ist die häufigste Form einer entzündlichen Gelenkerkrankung. Sie hat autoimmune Ursachen und kann zur vollständigen Gelenkzerstörung führen.

4.3.4 Sonderstrukturen von Diarthrosen

In Diarthrosen können Sonderstrukturen aus Faserknorpel und/oder straffem kollagenen Bindegewebe vorkommen.

Disci

Disci (Sing. Discus) sind scheibenförmige Strukturen (→ Abb. 4.14), die ein Gelenk im Bereich des Gelenkspalts vollständig unterteilen. Sie sind selten.

Menisken

Menisken (Menisci) sind nur im Kniegelenk enthalten (→ Abb. 4.15, → Abb. 4.16). Sie sind sichelförmig (im Schnittbild keilförmig) und liegen seitlich im Gelenkspalt. Sie unterteilen ein Gelenk nicht, sondern passen die knorpeligen Gelenkenden einander an.

Gelenklippen

Gelenklippen (Labra glenoidalia) sind Knorpelkeile am Rand von Schulter- und Hüftgelenkpfanne, die die Gelenkfläche vergrößern und Stöße dämpfen.

Schleimbeutel

Schleimbeutel (Bursae synoviales) enthalten Synovia und bilden eine Art Polster im Gelenk. Sie kommen häufiger an Orten vor, wo eine Druckverteilung notwendig ist, z. B. zwischen Kniescheibe und Haut.

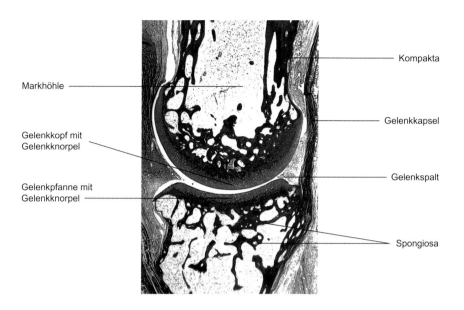

Kompakta

Markhöhle

Gelenkkopf mit
Gelenkknorpel

Gelenkpfanne mit
Gelenkknorpel

Gelenkkapsel

Gelenkspalt

Spongiosa

4.13 Kleines Fingergelenk [M375]

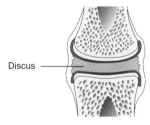

Discus

4.14 Discus

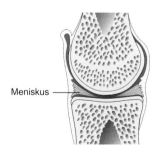

Meniskus

4.15 Meniskus

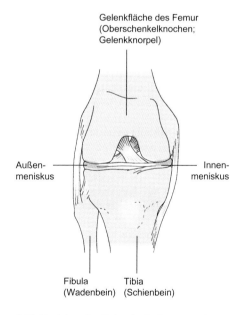

Gelenkfläche des Femur
(Oberschenkelknochen;
Gelenkknorpel)

Außen-
meniskus

Innen-
meniskus

Fibula   Tibia
(Wadenbein) (Schienbein)

4.16 Menisken des Kniegelenks (von vorne)

95

4.3.5 Einteilung der Diarthrosen nach Bewegung und Form

Form und Ausdehnung der artikulierenden Gelenkkörper entscheiden wesentlich über die Bewegungsmöglichkeiten in einem Gelenk. In Gelenken sind Bewegungen um maximal drei senkrecht zueinander stehenden Hauptachsen möglich.

▬ Entsprechend lassen sich Diarthrosen nach Zahl ihrer Bewegungsachsen und Form der artikulierenden Gelenkkörper in drei Hauptformen einteilen (→ Abb. 4.17):
- **Dreiachsiges Gelenk:** Kugelgelenk (Articulatio sphaeroidea)
- **Zweiachsige Gelenke:** Eigelenk (Articulatio ellipsoidea), Sattelgelenk (Ariculatio sellaris) und bikondyläres Gelenk (Articulatio bicondylaris)
- **Einachsige Gelenke:** Scharniergelenk (Ginglymus) und Rad(Zapfen)gelenk (Articulatio trochoidea).

Dreiachsiges Gelenk

Das dreiachsige Gelenk ist das beweglichste aller Gelenke. Es lässt nahezu beliebig viele Bewegungen zu, die sich auf sechs Hauptbewegungen um drei Hauptachsen reduzieren lassen. Die Hauptachsen laufen in (→ Abb. 4.18):
- **Longitudinalrichtung** des bewegten Knochens. Um diese Achse erfolgen Innen- und Außenrotation
- **Transversalrichtung** mit Ante- und Retroversion
- **Sagittalrichtung** mit Ad- und Abduktion.

Von der Form her ist das dreiachsige Gelenk ein **Kugelgelenk** mit charakteristisch geformten Gelenkkörpern: Der Gelenkkopf ist annähernd kugelförmig und die Gelenkpfanne des artikulierenden Knochens napfförmig gehöhlt (→ Abb. 4.17).

Typische Kugelgelenke sind Schulter- und Hüftgelenk.

Zweiachsige Gelenke

Bei zweiachsigen Gelenken sind Bewegungen um zwei Hauptachsen (also vier Hauptbewegungen) möglich (→ Abb. 4.17).

Das **Eigelenk** (z. B. proximales Handgelenk) hat einen eiförmigen Gelenkkopf und eine entsprechend ausgehöhlte Gelenkpfanne. Hier ist eine Rotation um die Längsachse nicht möglich.

Einziges **Sattelgelenk** ist das **Daumensattelgelenk** (Karpometakarpalgelenk des Daumens). Seine Gelenkflächen haben die Form eines Reitsattels. Es kann nicht um die Längsachse der Knochen bewegt werden, jedoch ermöglichen die beiden verbleibenden Achsen eine starke Beweglichkeit des Daumens.

Wichtigstes **bikondyläres Gelenk** ist das Kniegelenk, weshalb es dort als spezielles Gelenk erörtert wird (→ 4.9.2).

Einachsige Gelenke

Einachsige Gelenke kommen am häufigsten als **Scharniergelenke** vor, z. B. das Humeroulnargelenk des Ellenbogengelenks (→ Abb. 4.17), das obere Sprunggelenk oder die Mittel- und Endgelenke der Finger. Bei Scharniergelenken sind der Gelenkkopf walzen- und die Gelenkpfanne entsprechend rinnenförmig. Die einzige Bewegungshauptachse liegt quer zur Längsachse der Knochen und lässt nur Flexion und Extension der bewegten Knochen zu.

Radgelenke, z. B. zwischen Atlas und Axis sowie oberes und unteres Radioulnargelenk (→ Abb. 4.17), sind ähnlich gestaltet, ihre Bewegungs-Hauptachse liegt aber in Längsrichtung des Knochens. Daraus resultiert als Bewegungsmöglichkeit nur die Rotation.

Plane Gelenke

Ein **planes Gelenk** (Articulatio plana) hat flache Gelenkflächen, die gleitende Verschiebungen (**Translationsbewegungen**) erlauben. Der Bewegungsumfang ist durch straffe Bänder meist stark eingeschränkt. Typisches Beispiel sind die Zwischenwirbelgelenke (Intervertebralgelenke).

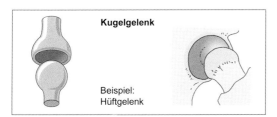

Kugelgelenk

Beispiel:
Hüftgelenk

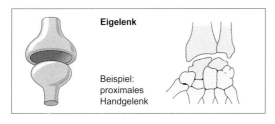

Eigelenk

Beispiel:
proximales
Handgelenk

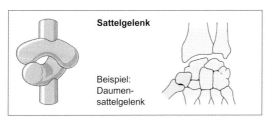

Sattelgelenk

Beispiel:
Daumen-
sattelgelenk

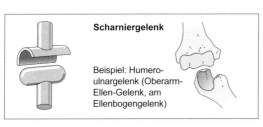

Scharniergelenk

Beispiel: Humero-
ulnargelenk (Oberarm-
Ellen-Gelenk, am
Ellenbogengelenk)

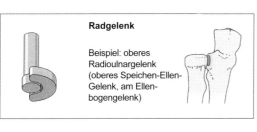

Radgelenk

Beispiel: oberes
Radioulnargelenk
(oberes Speichen-Ellen-
Gelenk, am Ellen-
bogengelenk)

4.17 Formen von Diarthrosen

Innen- und Außenrotation
(Innen- und Außendrehung)

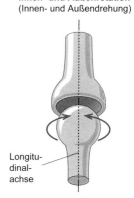

Longitu-
dinal-
achse

Ad- und Abduktion
(Heranführen und Abspreizen)

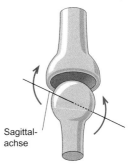

Sagittal-
achse

Ante- und Retroversion
(Vor- und Rückhebung) bzw.
Flexion und Extension
(Beugung und Streckung)

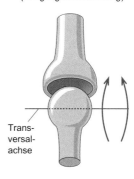

Trans-
versal-
achse

4.18 Hauptachsen und
Bewegungsrichtungen
in einem Kugelgelenk

4

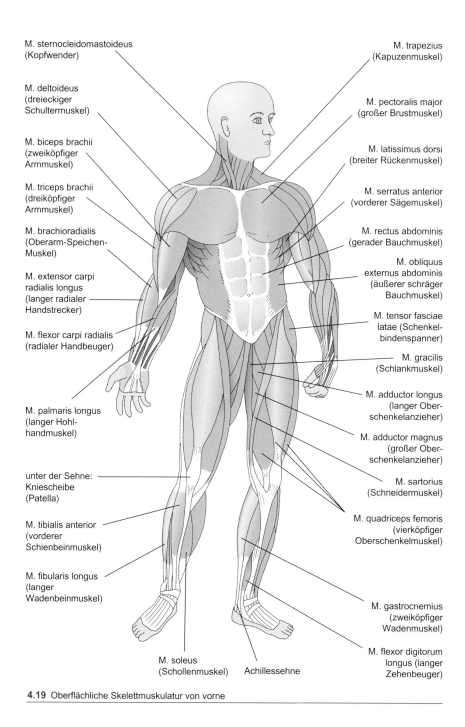

M. sternocleidomastoideus
(Kopfwender)

M. deltoideus
(dreieckiger
Schultermuskel)

M. biceps brachii
(zweiköpfiger
Armmuskel)

M. triceps brachii
(dreiköpfiger
Armmuskel)

M. brachioradialis
(Oberarm-Speichen-
Muskel)

M. extensor carpi
radialis longus
(langer radialer
Handstrecker)

M. flexor carpi radialis
(radialer Handbeuger)

M. palmaris longus
(langer Hohl-
handmuskel)

unter der Sehne:
Kniescheibe
(Patella)

M. tibialis anterior
(vorderer
Schienbeinmuskel)

M. fibularis longus
(langer
Wadenbeinmuskel)

M. trapezius
(Kapuzenmuskel)

M. pectoralis major
(großer Brustmuskel)

M. latissimus dorsi
(breiter Rückenmuskel)

M. serratus anterior
(vorderer Sägemuskel)

M. rectus abdominis
(gerader Bauchmuskel)

M. obliquus
externus abdominis
(äußerer schräger
Bauchmuskel)

M. tensor fasciae
latae (Schenkel-
bindenspanner)

M. gracilis
(Schlankmuskel)

M. adductor longus
(langer Ober-
schenkelanzieher)

M. adductor magnus
(großer Ober-
schenkelanzieher)

M. sartorius
(Schneidermuskel)

M. quadriceps femoris
(vierköpfiger
Oberschenkelmuskel)

M. gastrocnemius
(zweiköpfiger
Wadenmuskel)

M. flexor digitorum
longus (langer
Zehenbeuger)

M. soleus
(Schollenmuskel) Achillessehne

4.19 Oberflächliche Skelettmuskulatur von vorne

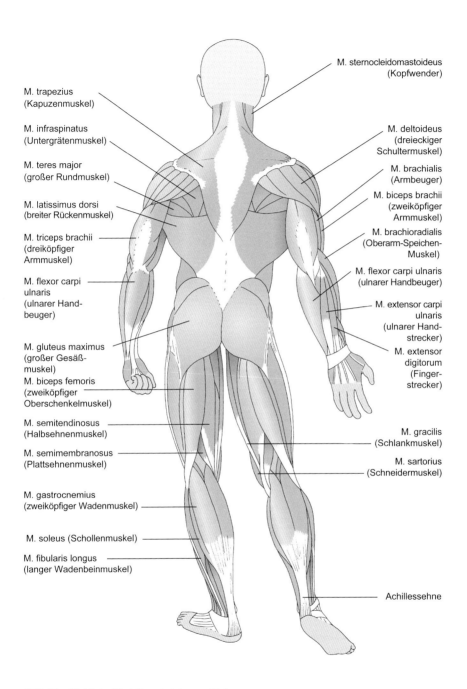

M. sternocleidomastoideus
(Kopfwender)

M. trapezius
(Kapuzenmuskel)

M. infraspinatus
(Untergrätenmuskel)

M. teres major
(großer Rundmuskel)

M. latissimus dorsi
(breiter Rückenmuskel)

M. triceps brachii
(dreiköpfiger
Armmuskel)

M. flexor carpi
ulnaris
(ulnarer Hand-
beuger)

M. gluteus maximus
(großer Gesäß-
muskel)

M. biceps femoris
(zweiköpfiger
Oberschenkelmuskel)

M. semitendinosus
(Halbsehnenmuskel)

M. semimembranosus
(Plattsehnenmuskel)

M. gastrocnemius
(zweiköpfiger Wadenmuskel)

M. soleus (Schollenmuskel)

M. fibularis longus
(langer Wadenbeinmuskel)

M. deltoideus
(dreieckiger
Schultermuskel)

M. brachialis
(Armbeuger)

M. biceps brachii
(zweiköpfiger
Armmuskel)

M. brachioradialis
(Oberarm-Speichen-
Muskel)

M. flexor carpi ulnaris
(ulnarer Handbeuger)

M. extensor carpi
ulnaris
(ulnarer Hand-
strecker)

M. extensor
digitorum
(Finger-
strecker)

M. gracilis
(Schlankmuskel)

M. sartorius
(Schneidermuskel)

Achillessehne

4.20 Oberflächliche Skelettmuskulatur von hinten

4

99

4.4 Allgemeine Muskellehre

Die Skelettmuskulatur (Übersicht → Abb. 4.19, → Abb. 4.20) besteht aus einer Vielzahl einzelner Muskeln, die meist gut abgrenzbar sind und **funktionelle Gruppen** bilden, z. B. Flexoren und Extensoren (Beuger bzw. Strecker) eines Gelenks.

4.4.1 Bau der Skelettmuskeln
Jeder Skelettmuskel besteht aus unterschiedlich vielen Skelettmuskelfasern (→ 3.4.4). Diese werden durch Bindegewebehüllen zu Bündeln zusammengefasst (→ Abb. 4.21). Außen wird der gesamte Muskel von einer straffen, kollagenfaserigen Bindegewebehülle umhüllt, der **Muskelfaszie** (→ 3.4.5). Diese bietet dem Muskel Zusammenhalt und Schutz.

Aufgrund des hohen Energieverbrauchs ist Skelettmuskulatur reichlich von Blutgefäßen durchzogen. Für ein geordnetes Kontraktionsmuster (Kontraktion = Zusammenziehen) muss die Skelettmuskulatur außerdem von vielen motorischen und sensorischen Nervenfasern versorgt werden. Diese Innervation (Nervenversorgung) erfolgt über periphere Nerven (→ 14.9).

4.4.2 Sehnen und Bänder
Sehnen
An den Muskelenden ist straffes, parallelfaseriges Bindegewebe eingelagert (→ 3.3.7). Aus diesem gehen dann unterschiedlich lange und verschieden geformte **Sehnen** (Tendines, Sing. Tendo) hervor, die aus dem Muskel austreten (→ Abb. 4.21). Die Sehnen sind an den Oberflächen benachbarter Knochen befestigt und übertragen die Kontraktionskraft der Muskeln auf die zu bewegenden Knochen. Sehnen besitzen an bestimmten Orten, z. B. an den Endsehnen der Fingerbeuger (→ 4.8.3), ein eigenes Hüllsystem in Form von **Sehnenscheiden.**

Die Befestigungsstelle eines Muskels am weniger bewegten Skelettteil heißt **Ursprung** und am stärker bewegten Skelettteil **Ansatz.**

Bänder
Die ähnlich gebauten **Bänder** (Ligamenta, Sing. Ligamentum) stabilisieren Gelenke.

4.4.3 Muskeltonus und Muskelkontraktion
Auch in Ruhe ist ein Teil der Muskelfasern kontrahiert, während andere Muskelfasern desselben Muskels entspannt sind. Diese Teilanspannung des Muskels heißt Muskel- oder **Ruhetonus.** Erst bei Innervation sämtlicher Muskelfasern kommt es zur maximalen **Kontraktion** des Muskels.

Man unterscheidet die isometrische und die isotonische Muskelkontraktion. Bei der **isometrischen Kontraktion** bleibt die Länge des Muskels konstant, während seine Spannung steigt (→ Abb. 4.22). Die **isotonische Kontraktion** bedeutet, dass sich ein Muskel bei gleich bleibender Spannung verkürzt.

▬ **Muskelkater**
Werden Muskeln überlastet, treten kleinste Verletzungen innerhalb der Myofibrillen eines Muskels auf. Folge sind schmerzhafte Entzündungen und Ödembildung im Muskel **(Muskelkater).**

4.4.4 Formen von Skelettmuskeln
Nach der Form werden **platte,** bauchige bzw. **spindelförmige** und **ringförmige Muskeln** unterschieden (→ Abb. 4.23). Muskeln können auch durch Zwischensehnen untergliedert sein **(mehrbäuchige Muskeln),** z. B. der M. rectus abdominis (gerader Bauchmuskel). **Mehrköpfige Muskeln** haben mehrere Ursprünge, deren Muskelbäuche sich vor dem Ansatz wieder vereinigen, z. B. der zweiköpfige M. biceps. Meist verlaufen die Muskelfasern parallel zur Längsrichtung des Muskels **(parallelfaserige Muskeln).** Verlaufen die Muskelfasern schräg zur Zugrichtung, spricht man von **gefiederten Muskeln.** Die Fiederung kann entweder einfach (M. unipennatus) oder doppelt (M. bipennatus) sein.

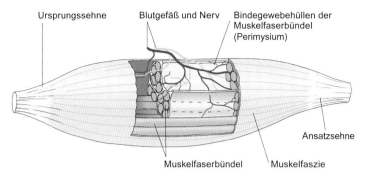

4.21 Bau eines spindelförmigen Muskels

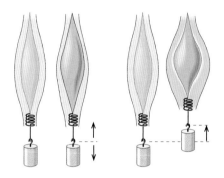

4.22 Kontraktionsformen, links isometrische Kontraktion, rechts isotonische Kontraktion

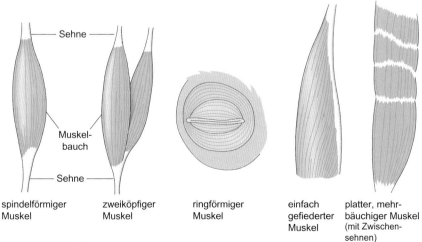

4.23 Muskelformen

4.4.5 Biologisches Verhalten von Skelettmuskeln

Bei länger dauerndem Krafttraining der Muskulatur kommt es zur **Aktivitätshypertrophie:** Die Muskelfasern und damit der Muskel werden dicker, die Kapillaren vermehren sich zur besseren Muskelversorgung.

Mit zunehmendem Alter, v. a. bei über 70-Jährigen, nimmt die Muskelfaserzahl dagegen ab, Fasern und Muskeln werden dünner (**altersbedingte Muskelatrophie**). Bei zu geringer Muskelbetätigung, z. B. Ruhigstellung durch Gipsverband, kommt es zur **Inaktivitätsatrophie.**

Die Regenerationsfähigkeit von Skelettmuskeln hängt vom Ausmaß der Verletzung ab. Einzelne verletzte Muskelfasern können regenerieren. Bei gleichzeitigem Abriss vieler Fasern entsteht eine bindegewebige Narbe.

Muskelerkrankungen

Muskelerkrankungen äußern sich meist durch Muskelschwäche und bei entzündlicher Ursache zusätzlich Schmerzen. Beispiele sind:

- **Progressive Muskeldystropie:** Genetisch bedingter Untergang von Skelettmuskulatur
- **Polymyositis:** Autoimmun bedingte Muskelentzündung

4.5 Kopf

Knöcherne Grundlage des **Kopfes** (Caput) ist der **Schädel** (Cranium) aus über 20 **Schädelknochen** (Ossa cranii), der das Gehirn beherbergt. Zum Kopf gehören außerdem Augen, Ohren und Gleichgewichtsorgan als Sinnesorgane, ein Weichteilmantel u. a. mit Kopfmuskulatur (→ 4.7.6) und Anteile von Atem- und Verdauungssystem.

4.5.1 Schädel

Der Schädel hat zwei große Abschnitte (→ Abb. 4.25):

- **Hirnschädel** (Neurocranium)
- **Gesichtsschädel** (Viscerocranium).

Die Schädelknochen wachsen während der Entwicklung aufeinander zu. Nach der Geburt stoßen sie an den **Schädelnähten** (Suturae) aneinander (→ Abb. 4.24) und verwachsen hier synarthrotisch.

Fontanellen

Dort, wo in der Entwicklung mehrere Schädelknochen aneinander grenzen, entstehen knochenfreie, zwickelartige Areale, die **Fontanellen** (→ Abb. 4.24). Sie sind durch die Haut gut tastbar. Die zwei größten sind **Stirnfontanelle** (große Fontanelle, Fonticulus anterior) und **Hinterhauptfontanelle** (kleine Fontanelle, Fonticulus posterior). Sie verschließen sich im zweiten Lebensjahr.

Hirnschädel

Der Hirnschädel bildet um das Gehirn eine schützende Knochenkapsel. Er setzt sich zusammen aus:

- **Stirnbein** (Os frontale)
- Zwei **Keilbeinen** (Ossa sphenoidalia)
- Zwei **Schläfenbeinen** (Ossa temporalia)
- Zwei **Scheitelbeinen** (Ossa parietalia)
- **Hinterhauptbein** (Os occipitale)
- **Siebbein** (Os ethmoidale).

Im Felsenbein (Pars petrosa) des Schläfenbeins sind Hör- und Gleichgewichtsorgan geschützt untergebracht.

Gesichtsschädel

Zum Gesichtsschädel zählen folgende Knochen:

- **Oberkiefer** (Maxilla)
- **Gaumenbein** (Os palatinum)
- Zwei **Jochbeine** (Ossa zygomatica)
- Zwei **Tränenbeine** (Ossa lacrimalia)
- **Nasenbein** (Os nasale)
- Zwei **untere Nasenmuscheln** (Conchae nasales inferiores)
- **Vomer** (Pflugscharbein)
- **Unterkiefer** (Mandibula)
- **Gehörknöchelchen** (Ossicula auditiva).

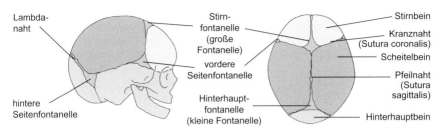

Lambda-
naht

hintere
Seitenfontanelle

Stirn-
fontanelle
(große
Fontanelle)

vordere
Seitenfontanelle

Hinterhaupt-
fontanelle
(kleine Fontanelle)

Stirnbein

Kranznaht
(Sutura coronalis)

Scheitelbein

Pfeilnaht
(Sutura
sagittalis)

Hinterhauptbein

4.24 Fontanellen und Schädelnähte, links von der Seite, rechts von oben

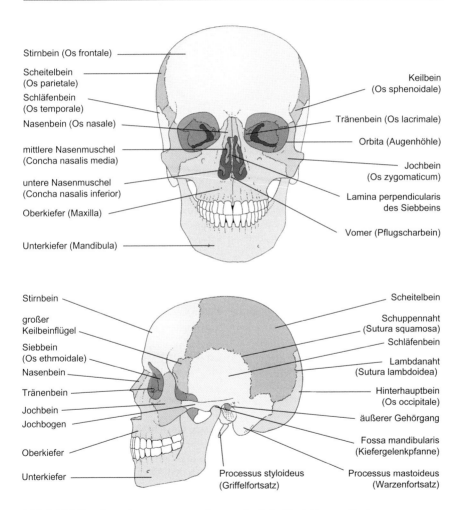

Stirnbein (Os frontale)

Scheitelbein
(Os parietale)

Schläfenbein
(Os temporale)

Nasenbein (Os nasale)

mittlere Nasenmuschel
(Concha nasalis media)

untere Nasenmuschel
(Concha nasalis inferior)

Oberkiefer (Maxilla)

Unterkiefer (Mandibula)

Keilbein
(Os sphenoidale)

Tränenbein (Os lacrimale)

Orbita (Augenhöhle)

Jochbein
(Os zygomaticum)

Lamina perpendicularis
des Siebbeins

Vomer (Pflugscharbein)

Stirnbein

großer
Keilbeinflügel

Siebbein
(Os ethmoidale)

Nasenbein

Tränenbein

Jochbein

Jochbogen

Oberkiefer

Unterkiefer

Processus styloideus
(Griffelfortsatz)

Scheitelbein

Schuppennaht
(Sutura squamosa)

Schläfenbein

Lambdanaht
(Sutura lambdoidea)

Hinterhauptbein
(Os occipitale)

äußerer Gehörgang

Fossa mandibularis
(Kiefergelenkpfanne)

Processus mastoideus
(Warzenfortsatz)

4.25 Schädelknochen, oben von vorne, unten von der Seite (Ansicht von außen)

Schädelabschnitte

Die Knochen von Hirn- und Gesichtsschädel bilden drei Schädelabschnitte:
* **Schädeldach** (Schädelkalotte)
* **Schädelbasis**
* **Vorderfläche des Schädels.**

4.5.2 Schädeldach

Das Schädeldach liegt schalenförmig über dem Gehirn (→ Abb. 4.26). Es besteht aus den Scheitelbeinen und Knochenschuppen von Stirn- und Hinterhauptbein. Am Schädeldach gibt es drei große Schädelnähte:
* **Pfeilnaht** (Sutura sagittalis)
* **Kranznaht** (Sutura coronalis)
* **Lambdanaht** (Sutura lambdoidea).

4.5.3 Schädelbasis

Die Schädelbasis (→ Abb. 4.27) bildet den knöchernen Boden, auf dem das Gehirn ruht. Für das Gehirn hat die Schädelbasis drei **Schädelgruben** (Fossae cranii), die stufenförmig versetzt angeordnet sind:
* **Vordere Schädelgrube** (Fossa cranii ant.)
* **Mittlere Schädelgrube** (Fossa cranii med.)
* **Hintere Schädelgrube** (Fossa cranii post.).

Vordere Schädelgrube

Die vordere Schädelgrube beherbergt die unteren Abschnitte des Frontallappens (Stirnlappens → 14.4.3). Sie wird vor allem durch das Stirnbein und die **Lamina cribrosa** (Siebbeinplatte) des Siebbeins gebildet.

Mittlere Schädelgrube

Die mittlere Schädelgrube enthält die unteren Abschnitte des Temporallappens (Schläfenlappens) und wird vor allem durch Keil- und Schläfenbein gebildet. In der mittleren Schädelgrube befindet sich die **Sella turcica** (Türkensattel) mit der Hirnanhangdrüse. Viele kleine Löcher in der Schädelbasis dienen dem Durchtritt von Hirnnerven und Blutgefäßen:
* Der **Canalis opticus** (Sehnervkanal) für den N. opticus (Sehnerv)
* Das **Foramen ovale** (ovales Loch) für den N. mandibularis (Unterkiefernerv)

* Das **Foramen rotundum** (rundes Loch) für den N. maxillaris (Oberkiefernerv)
* Die **Fissura orbitalis superior** für den N. ophthalmicus (Augenhöhlennerv) sowie die Hirnnerven III, IV und VI für die äußeren Augenmuskeln
* Den **Canalis caroticus** für die A. carotis interna (in unmittelbarer Nähe des **Foramen lacerum**).

Nn. mandibularis, maxillaris und ophthalmicus sind Äste des V. Hirnnerven (→ 14.5.1).

Hintere Schädelgrube

Die hintere Schädelgrube beherbergt vor allem das Kleinhirn und wird vor allem vom Hinterhauptbein gebildet. Auch sie hat mehrere Löcher unter anderem für Nerven und Gefäße:
* Das **Foramen magnum** (großes Hinterhauptloch), in dem der Übergang vom Gehirn ins Rückenmark erfolgt und durch das die A. vertebralis (Wirbelarterie) zum Gehirn zieht. Beidseits daneben liegen außen die Kondylen für die Gelenkverbindung mit dem Atlas
* **Porus acusticus internus** u. a. für den VIII. Hirnnerven (N. vestibulocochlearis)
* Das **Foramen jugulare** für den Durchtritt der abführenden Hirnvene, der V. jugularis interna (innere Drosselvene), und des IX.–XI. Hirnnerven (N. glossopharyngeus, N. vagus und N. accessorius)
* Den **Canalis nervi hypoglossi** für den N. hypoglossus (XII. Hirnnerv).

4.5.4 Vorderfläche des Schädels

Die Vorderfläche des Schädels ist geprägt durch drei Öffnungen zu Augen-, Nasen- und Mundhöhle (→ Abb. 4.25).

Obere Gesichtshälfte

Über der **Orbita** (Augenhöhle) erhebt sich die Stirn, die durch das Stirnbein gebildet wird. Seitlich schließt sich das Jochbein an, das eine Erhabenheit der oberen Gesichtshälfte bildet. Nach unten folgt nach der Orbita der Oberkiefer, in dem die Oberkieferzähne verankert sind.

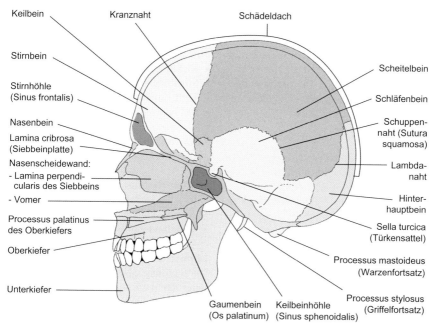

Keilbein · Kranznaht · Schädeldach

Stirnbein

Stirnhöhle
(Sinus frontalis)

Nasenbein

Lamina cribrosa
(Siebbeinplatte)

Nasenscheidewand:
- Lamina perpendi-
  cularis des Siebbeins
- Vomer

Processus palatinus
des Oberkiefers

Oberkiefer

Unterkiefer

Scheitelbein

Schläfenbein

Schuppen-
naht (Sutura
squamosa)

Lambda-
naht

Hinter-
hauptbein

Sella turcica
(Türkensattel)

Processus mastoideus
(Warzenfortsatz)

Processus stylosus
(Griffelfortsatz)

Gaumenbein
(Os palatinum)

Keilbeinhöhle
(Sinus sphenoidalis)

4.26 Schnitt durch den Schädel, Ansicht von medial

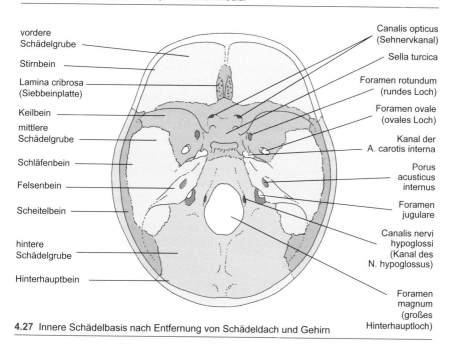

vordere
Schädelgrube

Stirnbein

Lamina cribrosa
(Siebbeinplatte)

Keilbein

mittlere
Schädelgrube

Schläfenbein

Felsenbein

Scheitelbein

hintere
Schädelgrube

Hinterhauptbein

Canalis opticus
(Sehnervkanal)

Sella turcica

Foramen rotundum
(rundes Loch)

Foramen ovale
(ovales Loch)

Kanal der
A. carotis interna

Porus
acusticus
internus

Foramen
jugulare

Canalis nervi
hypoglossi
(Kanal des
N. hypoglossus)

Foramen
magnum
(großes
Hinterhauptloch)

4.27 Innere Schädelbasis nach Entfernung von Schädeldach und Gehirn

Orbita

Die Orbita setzt sich aus sieben Knochen zusammen und besitzt über Spalten und Löcher Verbindungen u. a. zur mittleren Schädelgrube (→ Abb. 4.27). Über diese treten Nerven und Gefäße in die Orbita ein. Die Orbita enthält den Augapfel (Bulbus oculi), die äußere Augenmuskulatur und Fettgewebe.

Nasenhöhle

Die Nasenhöhle wird von verschiedenen Knochen ummantelt, hauptsächlich von Nasenbein und Oberkiefer (→ Abb. 4.28). In der Mitte besitzen die paarigen Nasenhöhlen das knöcherne Nasenseptum (Nasenscheidewand) aus Vomer und Lamina perpendicularis des Siebbeins.

Die seitliche Nasenwand wird durch drei übereinander liegende knöcherne Nasenmuscheln (Conchae nasales) und darunter befindlichen Nasengängen in Etagen gegliedert. Die Nasenhöhle besitzt eine vordere und hintere Öffnung (Choane) nach außen bzw. zum Rachen.

Mundhöhle

Die knöchernen Begrenzungen der Mundhöhle bilden der Oberkiefer mit den Oberkieferzähnen, das Gaumenbein (Os palatinum → Abb. 4.28) und der Unterkiefer mit den Unterkieferzähnen (→ Abb. 4.30).

Der Unterkiefer ist winkelförmig gebogen. Sein nach oben ziehender Ast endet mit zwei Fortsätzen. Einer von diesen bildet einen Gelenkfortsatz mit quer stehendem, walzenförmigen Kopf, der mit der Fossa mandibularis des Schläfenbeins das **Kiefergelenk** ausbildet (→ Abb. 4.30). Das Kiefergelenk ist durch einen Discus (→ 4.3.4) vollständig in zwei Abschnitte unterteilt und lässt vor allem Senken und Heben, Vor- und Zurückschieben des Unterkiefers sowie Mahlbewegungen zu.

Nasennebenhöhlen

Der Schädel hat mehrere lufthaltige Knochen. Die größten dieser Knochenhöhlen bilden die **Nasennebenhöhlen** (Sinus paranasales). Sie münden über Löcher oder Ausführungsgänge in die Nase, um belüftet zu werden und den von der Schleimhaut gebildeten Schleim abzugeben. Die Nasennebenhöhlen heißen nach den Knochen, in denen sie liegen (→ Abb. 4.28):

- **Kieferhöhlen** (Sinus maxillares)
- **Stirnhöhlen** (Sinus frontales)
- **Keilbeinhöhlen** (Sinus sphenoidales)
- **Siebbeinzellen** (Cellulae ethmoidales).

4.5.5 Muskulatur des Kopfes

Bei der Muskulatur des Kopfes handelt es sich um:

- **Mimische Muskulatur** (Gesichtsmuskulatur)
- **Kaumuskulatur**
- **Mundbodenmuskulatur.**

Mimische Muskulatur

Die mimische Muskulatur liegt oberflächlich unter der Haut und ist v. a. für Gesichtsausdruck (Mimik), Verschluss von Lippen und Lidern zuständig. Die Gesichtsmuskeln werden innerviert vom N. facialis (VII. Hirnnerv → 14.9.1). Die größten der zahlreichen mimischen Muskeln sind (→ Abb. 4.29):

- Der **M. frontalis** (Stirnmuskel), der die Stirn runzelt
- Der **M. orbicularis oculi** (Augenringmuskel), der die Augenlider schließt
- Der **M. orbicularis oris** (Mundringmuskel) für den Lippenschluss
- Das **Platysma** (Halshautmuskel), das vom Unterkiefer über den gesamten vorderen und seitlichen Hals bis zum Brustkorb zieht und die Halshaut spannt (→ Abb. 4.32).

Zahlreiche Muskeln um den Mund beeinflussen Lippen- und Mundstellung.

Fazialisparese

Bei (einseitiger) Lähmung des N. facialis ist die mimische Muskulatur einer Gesichtshälfte gelähmt. Dies führt u. a. zum Herabhängen des Mundwinkels und zum unvollständigen Lidschluss der betroffenen Gesichtshälfte.

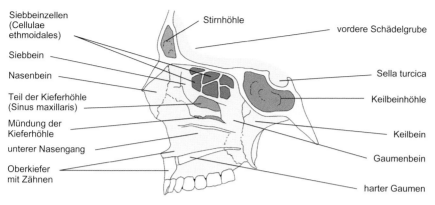

Siebbeinzellen (Cellulae ethmoidales)

Siebbein

Nasenbein

Teil der Kieferhöhle (Sinus maxillaris)

Mündung der Kieferhöhle

unterer Nasengang

Oberkiefer mit Zähnen

Stirnhöhle

vordere Schädelgrube

Sella turcica

Keilbeinhöhle

Keilbein

Gaumenbein

harter Gaumen

4.28 Schnitt durch die Nasennebenhöhlen, Ansicht von medial

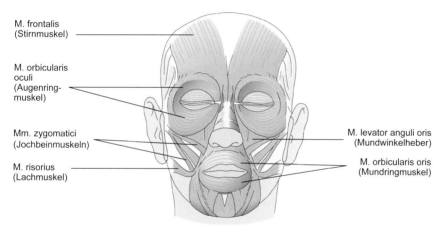

M. frontalis (Stirnmuskel)

M. orbicularis oculi (Augenringmuskel)

Mm. zygomatici (Jochbeinmuskeln)

M. risorius (Lachmuskel)

M. levator anguli oris (Mundwinkelheber)

M. orbicularis oris (Mundringmuskel)

4.29 Mimische Muskulatur

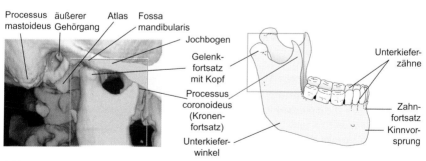

Processus mastoideus   äußerer Gehörgang   Atlas   Fossa mandibularis

Jochbogen

Gelenkfortsatz mit Kopf

Processus coronoideus (Kronenfortsatz)

Unterkieferwinkel

Unterkieferzähne

Zahnfortsatz

Kinnvorsprung

4.30 Links computertomografische Rekonstruktion des Kiefergelenks [V137]. Rechts Unterkiefer seitlich

Kaumuskulatur

Die **Kaumuskulatur** (→ Abb. 4.31) wirkt nur auf das Kiefergelenk und bewegt den Unterkiefer. Die Nervenversorgung erfolgt über den N. mandibularis (Unterkiefernerv) des V. Hirnnerven.

Die Kaumuskulatur besteht aus:

- **M. masseter** (Kaumuskel)
- **M. temporalis** (Schläfenmuskel)
- **M. pterygoideus medialis** (mittlerer Flügelmuskel)
- **M. pterygoideus lateralis** (seitlicher Flügelmuskel).

Die Mm. masseter, temporalis und pterygoideus medialis dienen hauptsächlich dem Kieferschluss. Der M. pterygoideus lateralis bewirkt ein Verschieben des Unterkiefers nach vorne und Mahlbewegungen.

Mundbodenmuskulatur

Die **Mundbodenmuskulatur** wird v. a. von den **oberen Zungenbeinmuskeln** (suprahyalen Muskeln) gebildet, die von der Schädelbasis bzw. Unterkiefer zum Zungenbein ziehen. Sie verschließen die Mundhöhle nach unten muskulär. Die oberen Zungenbeinmuskeln heißen (→ Abb. 4.32):

- **M. mylohyoideus** (Unterkiefer-Zungenbein-Muskel)
- **M. digastricus** (zweibäuchiger Muskel)
- **M. stylohyoideus** (Griffelfortsatz-Zungenbein-Muskel)
- **M. geniohyoideus** (Kinn-Zungenbein-Muskel).

4.5.6 Nerven und Gefäße des Kopfes

Für die Innervation der mimischen Muskulatur ist der VII. Hirnnerv (N. facialis) zuständig. Die Gesichtshaut wird durch die drei Äste des V. Hirnnerven (N. trigeminus) sensorisch innerviert (→ Abb. 4.33). Die motorische und sensorische Innervation der Kau- und z. T. der Mundbodenmuskulatur erfolgt durch den N. mandibularis (Unterkiefernerv) des V. Hirnnerven.

Die wichtigsten Gefäße des Gesichts (→ Abb. 4.34) sind die A. facialis (Gesichtsarterie), die A. maxillaris (Kieferarterie → 4.6.3) und die begleitenden Venen.

Lymphgefäße leiten die Lymphe über Lymphknoten ab, die sich vor und hinter dem Ohr und am Hinterhaupt befinden.

4.6 Hals

Der **Hals** (Collum) ist das bewegliche Bindeglied zwischen dem Kopf und dem Rumpf. Die Halswirbelsäule sowie die Nackenmuskulatur wird beim Rumpf behandelt (→ 4.7).

4.6.1 Muskulatur des Halses

Prominentester Muskel vorne seitlich am Hals ist der **M. sternocleidomastoideus** (Kopfwender → Abb. 4.32), der sich bei Anspannung strangförmig durch die Haut vorwölbt. Bei beidseitiger Kontraktion kippt er den Kopf nach hinten, bei einseitiger Kontraktion dreht er das Gesicht zur Gegenseite. Zwischen beiden Kopfwendern befindet sich die **untere Zungenbeinmuskulatur** (infrahyale Muskulatur).

Untere Zungenbeinmuskulatur

Die untere Zungenbeinmuskulatur (→ Abb. 4.32) ist zum einen an Brustbein, Schulterblatt und Kehlkopf befestigt, zum anderen am Zungenbein. Bei Anspannung senken diese Muskeln das Zungenbein oder heben oder senken den Kehlkopf. Im Einzelnen handelt es sich um **M. sternohyoideus** (Brustbein-Zungenbein-Muskel), **M. sternothyroideus** (Brustbein-Schildknorpel-Muskel), **M. thyrohyoideus** (Schildknorpel-Zungenbein-Muskel) und **M. omohyoideus** (Schulterblatt-Zungenbein-Muskel).

Mm. scaleni

Die **Mm. scaleni** (Treppenmuskeln) sind beidseits der **Mm. scalenus anterior, medius** und **posterior** (vorderer, mittlerer und hinterer Treppenmuskel). Sie ziehen beidseits von der seitlichen Halswirbelsäule zu den oberen beiden Rippen (→ Abb. 4.35). Sie heben die Rippen und neigen die Halswirbelsäule zur Seite.

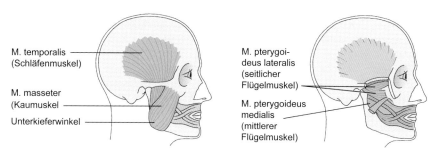

M. temporalis
(Schläfenmuskel)

M. masseter
(Kaumuskel

Unterkieferwinkel

M. pterygoi-
deus lateralis
(seitlicher
Flügelmuskel)

M. pterygoideus
medialis
(mittlerer
Flügelmuskel)

4.31 Kaumuskulatur, links oberflächliche, rechts tiefe Schicht

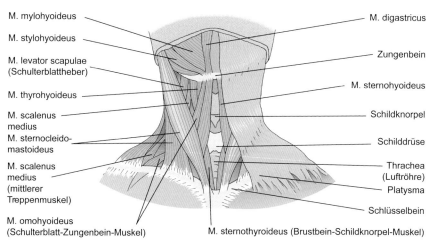

M. mylohyoideus

M. stylohyoideus

M. levator scapulae
(Schulterblattheber)

M. thyrohyoideus

M. scalenus
medius
M. sternocleido-
mastoideus

M. scalenus
medius
(mittlerer
Treppenmuskel)

M. omohyoideus
(Schulterblatt-Zungenbein-Muskel)

M. digastricus

Zungenbein

M. sternohyoideus

Schildknorpel

Schilddrüse

Thrachea
(Luftröhre)
Platysma

Schlüsselbein

M. sternothyroideus (Brustbein-Schildknorpel-Muskel)

4.32 Vordere Halsmuskulatur und Mundboden

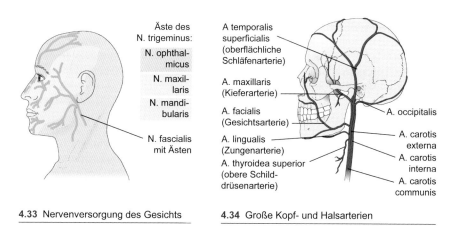

Äste des
N. trigeminus:
N. ophthal-
micus

N. maxil-
laris

N. mandi-
bularis

N. fascialis
mit Ästen

A temporalis
superficialis
(oberflächliche
Schläfenarterie)

A. maxillaris
(Kieferarterie)

A. facialis
(Gesichtsarterie)

A. lingualis
(Zungenarterie)

A. thyroidea superior
(obere Schild-
drüsenarterie)

A. occipitalis

A. carotis
externa
A. carotis
interna

A. carotis
communis

4.33 Nervenversorgung des Gesichts

4.34 Große Kopf- und Halsarterien

109

4.6.2 Nerven des Halses

Der Hals bildet eine Durchgangsstraße für den X. Hirnnerven (N. vagus), der auch Äste im Halsbereich abgibt, und den **N. phrenicus** (Zwerchfellnerv), der das Zwerchfell innerviert. Der XI. Hirnnerv (N. accessorius) ist für die Innervation von M. sternocleidomastoideus und M. trapezius (→ 4.7.6) zuständig. Der IX. Hirnnerv (N. glossopharyngeus) zieht u. a. zur Rachenmuskulatur.

Der größte Teil des Halses wird sensorisch und motorisch über den Plexus cervicalis (Halsgeflecht → 14.9.2) versorgt. Hinter dem M. sternocleidomastoideus treten an einem Nervenpunkt, dem **Punctum nervosum,** die sensorischen Nerven hervor und verzweigen sich dann in alle Richtungen am Hals.

Bei den sensorischen Nerven handelt es sich um:

- **N. occipitalis minor** (kleiner Hinterhauptnerv)
- **N. auricularis magnus** (großer Ohrmuschelnerv)
- **N. transversus colli** (querer Halsnerv)
- **Nn. supraclaviculares** (Überschlüsselbeinnerven).

4.6.3 Gefäße des Halses
Halsarterien

Hauptarterien des Halses sind die A. carotis communis (gemeinsame Halsarterie) und der **Truncus thyrocervicalis** mit Ästen zur Schilddrüse und weiteren Halsteilen.

Die A. carotis communis (→ Abb. 4.34), deren Puls seitlich neben dem Kehlkopf getastet werden kann, verzweigt sich hier in die **Aa. carotis interna** und **externa** (innere und äußere Halsarterie). Die A. carotis interna zieht ohne vorherige Abgabe von Ästen in den Schädel und versorgt dort das Gehirn (→ 14.4.2). Die A. carotis externa gibt zahlreiche Äste im Halsbereich ab, die u. a. zu Kehlkopf und Schilddrüse (**A. thyroidea superior,** obere Schilddrüsenarterie), zur Zunge (**A. lingualis,** Zungenarterie), zum Gesicht (**A. facialis,** Gesichtsarterie), in die seitliche Gesichtstiefe (**A. maxillaris,** Kieferarterie), zum Hinterkopf (**A. occipitalis,**

Hinterhauptarterie) und zur Schläfe (**A. temporalis superficialis,** oberflächliche Schläfenarterie) ziehen (→ Abb. 4.34).

Halsvenen

Die wichtigsten Halsvenen (→ Abb. 4.36) sind die **Vv. jugularis interna** und **externa** (innere und äußere Drosselvene). Daneben gibt es zahlreiche weitere Venen und Venengeflechte (Venenplexus).

Lymphgefäße des Halses

Lymphgefäßsystem und Lymphknoten sind im Halsbereich stark ausgeprägt (→ Abb. 4.37), v. a. entlang der großen Halsgefäße. Ein Drittel aller Lymphknoten des Körpers befindet sich hier. Auch die Lymphe des Kopfes passiert das Lymphgefäßsystem des Halses.

Bei Infektionen, z. B. der Mandeln, können die Halslymphknoten anschwellen und sind dann leicht tastbar.

4.7 Rumpf

4.7.1 Übersicht

▬ Der **Rumpf** (Truncus) lässt sich vorne von oben nach unten in drei Abschnitte gliedern: Brust, Bauch und Becken (→ Abb. 4.38). Hinzu kommt hinten der Rücken als eigene Region.

Brust

Knöcherne Grundlage der **Brust** (Thorax) sind Brustkorb und Brustwirbelsäule, die die **Brusthöhle** (Cavitas thoracis) umschließen. Diese ist von der nach unten anschließenden Bauchhöhle durch das Zwerchfell (Diaphragma) getrennt.

Bauch

Der **Bauch** (Abdomen) wird durch die Bauchwand (ventrale und seitliche Bauchmuskulatur) und den Lendenabschnitt des Rückens mit der Lendenwirbelsäule gebildet. Sie umschließen die **Bauchhöhle** (Cavitas abdominis).

M. rectus capitis lateralis
(seitlicher gerader Kopfmuskel)

M. rectus capitis anterior
vorderer gerader Kopfmuskel

M. longus capitis
(langer Kopfmuskel)

M. longus colli
(langer Kopfmuskel)

Mm. scaleni

Schädelbasis

Atlas
Axis

1. Rippe
2. Rippe

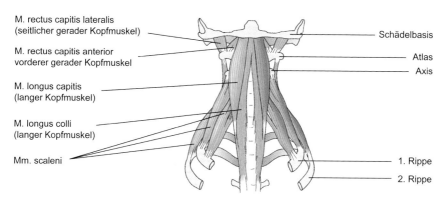

4.35 Mm. scaleni (Treppenmuskeln) und Halsmuskulatur

V. temporalis
superficialis
(oberflächliche
Schläfenvene)

V. angularis
(Augenwinkelvene)

V. retromandibularis
(Hinterunterkiefervene)

V. occipitalis
(Hinterhauptvene)

V. facialis
(Gesichtsvene)

V. jugularis externa
(äußere Drosselvene)

V. jugularis interna
(innere Drosselvene)

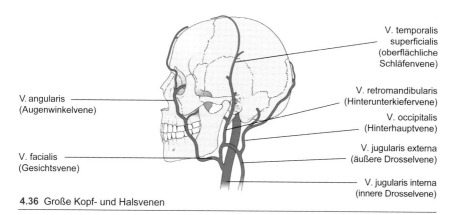

4.36 Große Kopf- und Halsvenen

Hinterhaupt-
lymphknoten

Unterkiefer-
lymphknoten

Halslymphknoten

Lymphknoten

Lymphgefäße

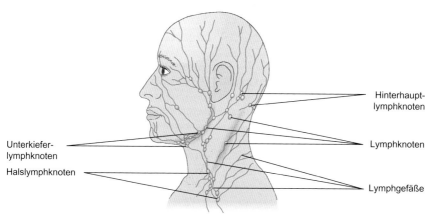

4.37 Lymphknoten an Kopf und Hals

111

Becken

Das **Becken** (Pelvis) besitzt als knöcherne Grundlage den Beckengürtel (→ 4.9.1), der von Muskulatur bedeckt wird. Der obere, trichterförmige Teil, der von den Darmbeinschaufeln gebildet wird, ist das **große Becken**. Nach unten schließt sich das **kleine Becken** an (→ Abb. 4.38).

Innerer Raum des Beckens ist die **Beckenhöhle** (Cavitas pelvis), wobei Bauch- und Beckenhöhle in offener Verbindung stehen. Das kleine Becken wird nach unten durch den bindegewebigen, muskulösen **Beckenboden** verschlossen.

Becken mit Beckengürtel sind Bestandteil der unteren Extremität und werden dort erörtert (→ 4.9.1).

Rücken

Der **Rücken** (Dorsum) wird als eigene Region des Rumpfes betrachtet, obwohl er gleichzeitig hinterer Bestandteil von Brust, Bauch und Becken ist.

Der Rücken reicht von der Untergrenze des Nackens bis zum Gesäß. Seitlich geht der Rücken in Brust- und Bauchwand über.

4.7.2 Wirbelsäule

Aus systematischen Gründen wird hier die gesamte Wirbelsäule (also auch die Halswirbelsäule) beschrieben.

Die **Wirbelsäule** (Columna vertebralis) ist das bewegliche Achsenskelett des Körpers. Sie überträgt die Last von Kopf, Rumpf und oberer Extremität auf die untere Extremität (→ 4.9). Die Wirbelsäule besteht aus den **Wirbeln** (Vertebrae) mit deren Gelenken, den Band- oder **Zwischenwirbelscheiben** (Disci intervertebrales) und Bändern.

■ Abschnitte der Wirbelsäule

Die Wirbelsäule hat folgende Abschnitte:
- **Halswirbelsäule** mit sieben Wirbeln, C I–VII (C von Cervix, Hals)
- **Brustwirbelsäule** mit zwölf Wirbeln, T I–XII (T von Thorax)
- **Lendenwirbelsäule** mit fünf Wirbeln, L I–V (L von Lumbus, Lende)
- **Kreuzbein** (Os sacrum) mit fünf zu einem Knochen verschmolzenen Wirbeln, S I–V (S von Os sacrum)
- **Steißbein** (Os coccygis) mit 3–6 Knochenstücken, Co I–IV (Co von Os coccygis).

Damit besteht die Wirbelsäule aus 28–31 knöchernen Elementen.

Krümmungen der Wirbelsäule

Die Wirbelsäule ist kein gerader Stab, sondern weist vier natürliche Krümmungen auf, die zusammen mit den Zwischenwirbelscheiben eine federnde, Stoß dämpfende Wirkung haben:
- Hals- und Lendenwirbelsäule sind nach vorn gewölbt, sie heißen **Hals-** und **Lendenlordose**
- Brustwirbelsäule und Kreuzbein haben eine Bogenkrümmung nach hinten, die **Brust-** und **Sakralkyphose.**

Damit hat die Wirbelsäule eine doppelte S-Form, was ihr eine hohe Stabilität verleiht. Die Belastungen, die bei Bewegungen auftreten, werden dadurch auf alle Wirbel gleichmäßig verteilt.

Aufgrund der starken lordotischen Krümmung am Übergang der Lendenwirbelsäule zum Kreuzbein (Os sacrum) springt die obere Vorderkante des Kreuzbeins ins kleine Becken vor. Dieser Vorsprung heißt **Promontorium.**

Skoliose

Beim Erwachsenen sind geringe Abweichungen der Wirbelsäule in der Frontalebene, also ganz leichte seitliche Verbiegungen, normal. Bei einer **Skoliose** ist die seitliche Verbiegung zu stark und fixiert, kann also nicht mehr vom Patienten oder von außen ausgeglichen werden (→ Abb. 4.39). Skoliosen sind erkennbar an einem Höhenunterschied der Schultern oder einem sog. Rippenbuckel, wenn sich der Patient im Stehen mit dem Rumpf nach vorne beugt.

Brust
(Thorax)

Bauch
Abdomen

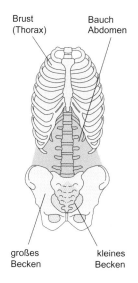

großes
Becken

kleines
Becken

4.38 Rumpfabschnitte

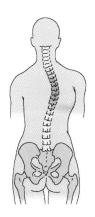

4.39 Skoliose im Bereich
der Brustwirbelsäule

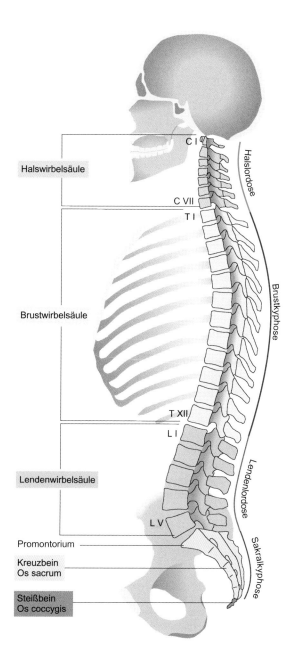

C I

Halswirbelsäule

C VII

T I

Brustwirbelsäule

T XII

L I

Lendenwirbelsäule

L V

Promontorium

Kreuzbein
Os sacrum

Steißbein
Os coccygis

Halslordose

Brustkyphose

Lendenlordose

Sakralkyphose

4.40 Wirbelsäule mit ihren natürlichen Krümmungen

Wirbel

■ **Bauplan der Wirbel**
Mit Ausnahme des ersten Halswirbelkörpers besitzt jeder Wirbel folgende Abschnitte (→ Abb. 4.41):
- **Wirbelkörper** (Corpus vertebrae)
- **Dornfortsatz** (Processus spinosus)
- **Querfortsätze** (Processus transversi) bzw. **Rippenfortsätze** (Processus costales)
- **Gelenkfortsätze** (Processus articulares)
- **Wirbelbogen** (Arcus vertebrae)
- **Wirbelloch** (Foramen vertebrale).

Wirbelkörper
Obwohl die Wirbel insgesamt irreguläre Knochen sind, ist der Wirbelkörper für sich betrachtet ein kurzer Knochen. Da die Wirbelkörper die Körperlast übertragen, nehmen sie von oben nach unten an Größe zu (→ Abb. 4.41).

Wirbelfortsätze
Jeder Wirbel hat mehrere Fortsätze (→ Abb. 4.41). Dornfortsatz (Processus spinosus) und Querfortsätze (Processus transversi, bei Lendenwirbeln Rippenfortsätze oder Processus costales genannt) sind v. a. mit Rückenmuskulatur und Bändern verbunden. Die Querfortsätze der Brustwirbel artikulieren zusätzlich mit den Rippen.
Die Gelenkfortsätze (Processus articulares) bilden plane Gelenke zwischen benachbarten Wirbeln, die Zwischenwirbel- oder **Intervertebralgelenke**. Überwiegend zwei solcher Fortsätze ragen jeweils nach oben und unten.

Wirbelbogen
Die Ansatzstellen der Wirbelbögen am Wirbelkörper haben oben und unten Einschnitte (**Incisura vertebralis superior** und **inferior**). Die Einschnitte benachbarter Wirbel bilden seitliche **Zwischenwirbellöcher** (Foramina intervertebralia) für die Spinalnerven (→ 14.9.2).

Wirbelloch
Wirbelkörper und -bogen umfassen das **Wirbelloch** (Foramen vertebrale). Die Gesamtheit dieser Löcher entlang der Wirbelsäule bildet den **Wirbelkanal** (Canalis vertebralis), in dem Rückenmark und Spinalnervenwurzeln geschützt untergebracht sind.

Atlas und Axis
Die ersten beiden Halswirbel, **Atlas** (C I) und **Axis** (C II), nehmen eine Sonderstellung ein, da sie zum Tragen und Bewegen des Kopfes spezialisiert sind (→ Abb. 4.45).
Einen Körper besitzt der Atlas nicht. Er ist ein knöcherner Ring aus **vorderem** und **hinterem Atlasbogen** (Arcus anterior bzw. posterior atlantis) mit zwei seitlichen Knochenmassen **(Massae laterales atlantis).** Diese Knochenmassen bilden nach oben ein Gelenk mit den Kondylen der Schädelbasis (**Atlantookzipitalgelenk,** oberes Kopfgelenk), nach unten mit dem Axis (**Atlantoaxialgelenk,** unteres Kopfgelenk).
Der **Axis** entspricht weitgehend dem allgemeinen Bauplan eines Wirbels. Anders als andere Wirbel besitzt er jedoch einen dornförmigen, nach oben gerichteten Knochenzahn **(Dens axis),** der in gelenkiger Verbindung mit dem Atlas steht.

Kreuzbein und Steißbein
Auch das Kreuzbein (Os sacrum) hat eine Sonderstellung, da die ursprünglichen fünf Wirbel etwa zum 25. Lebensjahr miteinander knöchern verwachsen. Das Kreuzbein ist ein dreieckiger, nach hinten gekrümmter Knochen (→ Abb. 4.42). Es besitzt **Kreuzbeinlöcher** (Foramina sacralia) für den Durchtritt von Spinalnerven sowie **Kreuzbeinkämme** (Cristae sacrales), die sich durch die Verschmelzung von Wirbelfortsätzen ergeben haben. Nach oben ist das Kreuzbein über das **Lumbosakralgelenk** mit dem fünften Lendenwirbelkörper verbunden, nach unten mit dem Steißbein. Auch besitzt das Kreuzbein seitliche Gelenkflächen **(Facies auriculares)** für die Artikulation mit dem Hüftbein, das **Sakroiliakalgelenk** (Kreuzbein-Darmbein-Gelenk → 4.9.1).
Die Knochen des Steißbeins (Os coccygis) sind nur Rudimente von Wirbeln.

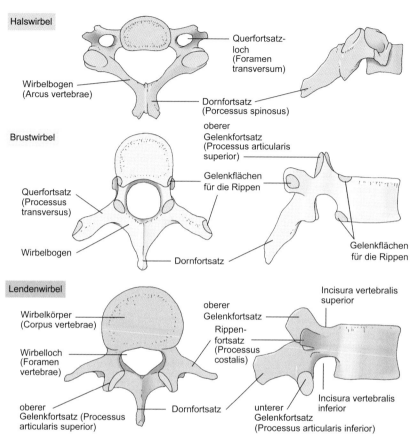

Halswirbel

Wirbelbogen
(Arcus vertebrae)

Querfortsatz-
loch
(Foramen
transversum)

Dornfortsatz
(Porcessus spinosus)

Brustwirbel

oberer
Gelenkfortsatz
(Processus articularis
superior)

Querfortsatz
(Processus
transversus)

Gelenkflächen
für die Rippen

Wirbelbogen

Dornfortsatz

Gelenkflächen
für die Rippen

Lendenwirbel

Wirbelkörper
(Corpus vertebrae)

Wirbelloch
(Foramen
vertebrae)

oberer
Gelenkfortsatz (Processus
articularis superior)

oberer
Gelenkfortsatz

Rippen-
fortsatz
(Processus
costalis)

Incisura vertebralis
superior

Dornfortsatz

unterer
Gelenkfortsatz
(Processus articularis inferior)

Incisura vertebralis
inferior

4.41 Hals-, Brust- und Lendenwirbel, links von oben, rechts von der Seite

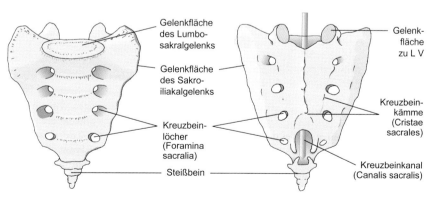

Gelenkfläche
des Lumbo-
sakralgelenks

Gelenkfläche
des Sakro-
iliakalgelenks

Kreuzbein-
löcher
(Foramina
sacralia)

Steißbein

Gelenk-
fläche
zu L V

Kreuzbein-
kämme
(Cristae
sacrales)

Kreuzbeinkanal
(Canalis sacralis)

4.42 Kreuz- und Steißbein, links von vorne, rechts von hinten

Zwischenwirbelscheiben

Die **Zwischenwirbelscheiben** (Bandscheiben, Disci intervertebrales) befinden sich ab dem Axis bis zum Kreuzbein zwischen den Wirbelkörpern. Sie machen ca. 25 % der Gesamtlänge der Wirbelsäule aus.

Die Zwischenwirbelscheiben bestehen aus zwei Gewebeanteilen (→ Abb. 4.43, → Abb. 4.44):

- Außen liegt allseitig ein Mantel aus Faserknorpel **(Anulus fibrosus)**
- Im Innern befindet sich ein Gallertkern **(Nucleus pulposus).**

Die Zwischenwirbelscheiben sind leicht keilförmig in Sagittalebene und tragen damit zu den physiologischen Krümmungen der Wirbelsäule bei.

Die Zwischenwirbelscheiben funktionieren im Prinzip wie ein Wasserkissen, indem sie druckelastisch die auf die Wirbelsäule wirkenden Kräfte abfedern. Durch die Verbindung der Wirbelkörper über faserknorpelige Zwischenwirbelscheiben entstehen Synarthrosen vom Typ der Symphyse (→ 4.3.1).

▬ Bandscheibenvorfall

Der Anulus fibrosus der Zwischenwirbelscheiben erfährt im Laufe des Lebens Verschleißerscheinungen, so dass der unter Druck stehende Nucleus pulposus sich vorwölben oder sogar ganz austreten kann. Bei einem solchen **Bandscheibenvorfall** (→ Abb. 4.44) können die Spinalnervenwurzeln im Bereich der Zwischenwirbellöcher eingeklemmt werden. Meist ist die untere Lendenwirbelsäule betroffen. Entsprechend kommt es zu schmerzhaften Verspannungen der Rückenmuskulatur und häufig zu Gefühlsstörungen an der unteren Extremität. In schweren Fällen treten durch den Druck auf die Nervenwurzeln Lähmungserscheinungen auf. Bei Bandscheibenvorfällen der (unteren) Halswirbelsäule treten die Beschwerden entsprechend an der oberen Extremität auf.

Gelenke und Bewegungen der Halswirbelsäule

Sämtliche Kopfbewegungen werden unter Einbeziehung der gesamten Halswirbelsäule ausgeführt. Von besonderer Bedeutung sind dabei die Atlantookzipital- und -axialgelenke.

Atlantookzipitalgelenk

Das Atlantookzipitalgelenk (oberes Kopfgelenk) zwischen den seitlichen Massae laterales atlantis (→ Abb. 4.45) und den Kondylen der Schädelbasis erlaubt Vor- und Rückwärtsneigen des Kopfes, also Nickbewegungen.

Atlantoaxialgelenk

Das Atlantoaxialgelenk (unteres Kopfgelenk) zwischen Massae laterales atlantis und Axis einerseits und Dens axis sowie vorderem Atlasbogen andererseits ermöglicht Drehbewegungen des Kopfes (→ Abb. 4.45).

Gelenke und Bewegungen der übrigen Wirbelsäule

Im Bereich der übrigen Wirbelsäule sind Vor- und Rückbeugung, Seitneigung und Drehung möglich.

Vor-, Rückbeugung und Seitneigung ermöglichen vor allem Hals- und Lendenwirbelsäule.

Die Drehung der Wirbelsäule um die Längsachse ist in der Halswirbelsäule möglich und nimmt nach unten stark ab.

Maßgeblich beteiligt an den Bewegungsmöglichkeiten der Wirbelsäule sind die Intervertebralgelenke (→ Abb. 4.43), die sich zwischen den Gelenkfortsätzen befinden.

Bänder der Wirbelsäule

Entlang der Wirbelsäule verlaufen Bänder sowohl zwischen den einzelnen Wirbeln und ihren Fortsätzen als auch entlang der gesamten Wirbelsäule (→ Abb. 4.43). Zu den Ersteren gehören das **Ligamentum flavum** (Zwischenbogenband) und das **Ligamentum interspinale** (Zwischendornfortsatzband), zu den Letzteren das **vordere und hintere Längsband** (Ligamentum longitudinale anterius und posterius).

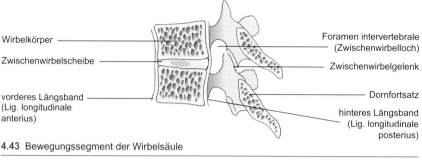

Wirbelkörper

Zwischenwirbelscheibe

vorderes Längsband
(Lig. longitudinale
anterius)

Foramen intervertebrale
(Zwischenwirbelloch)

Zwischenwirbelgelenk

Dornfortsatz

hinteres Längsband
(Lig. longitudinale
posterius)

4.43 Bewegungssegment der Wirbelsäule

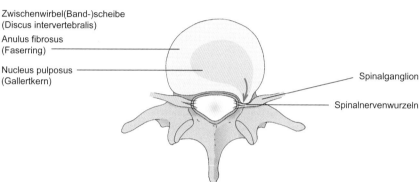

Zwischenwirbel(Band-)scheibe
(Discus intervertebralis)

Anulus fibrosus
(Faserring)

Nucleus pulposus
(Gallertkern)

Spinalganglion

Spinalnervenwurzeln

4.44 Bandscheibenvorfall mit Druck auf Spinalnervenwurzel

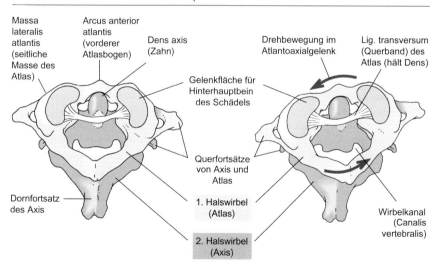

Massa
lateralis
atlantis
(seitliche
Masse des
Atlas)

Arcus anterior
atlantis
(vorderer
Atlasbogen)

Dens axis
(Zahn)

Gelenkfläche für
Hinterhauptbein
des Schädels

Drehbewegung im
Atlantoaxialgelenk

Lig. transversum
(Querband) des
Atlas (hält Dens)

Querfortsätze
von Axis und
Atlas

Dornfortsatz
des Axis

1. Halswirbel
(Atlas)

2. Halswirbel
(Axis)

Wirbelkanal
(Canalis
vertebralis)

4.45 Links Atlas und Axis in Normalstellung, rechts bei Drehbewegung

117

4.7.3 Brustkorb

Brustwirbelsäule, Rippen (Costae) und Brustbein **(Sternum)** bilden den **Brustkorb** oder den Rumpfabschnitt Thorax (→ Abb. 4.46). Der Brustkorb ist insgesamt queroval. Er hat eine obere und eine untere Öffnung. Die obere Bruskorböffnung **(obere Thoraxapertur)** wird von erstem Rippenpaar, erstem Brustwirbel und Oberkante des Sternums gerahmt. Die **untere Thoraxapertur** (untere Bruskorböffnung), deutlich weiter als die obere, wird vom **Rippenbogen** (Arcus costalis) der Rippenknorpel 8–10 und von den 11./12. Rippen gebildet. In dieser unteren Öffnung ist das Zwerchfell (→ Abb. 4.49, → Abb. 4.50) ausgespannt.

Rippen

Es gibt insgesamt zwölf Rippenpaare, die jeweils im **Rippenwinkel** (Angulus costae) abknicken und dadurch bogenförmig sind (→ Abb. 4.46). Die **Rippenknochen 1–10** gehen nach vorne in **Rippenknorpel** über. Nach hinten weist jede Rippe einen **Rippenkopf** (Caput costae) und ein **Rippenhöckerchen** (Tuberculum costae) auf, die jeweils gelenkige Verbindungen mit den Brustwirbeln eingehen.

Über die Rippenknorpel sind die ersten sieben Rippenpaare (**echte Rippen,** Costae verae) direkt und die Rippenpaare 8–10 indirekt mit dem Brustbein verbunden. So entsteht der Rippenbogen. Die 11./12. Rippen enden frei (**freie Rippen,** Costae fluctuantes). Die letzten fünf Rippenpaare werden auch als **falsche Rippen** oder Costae spuriae bezeichnet. Die Länge der Rippen nimmt bis zur 7./8. Rippe zu und dann wieder ab. Die freien Spalträume zwischen den Rippen (Zwischenrippen- oder **Interkostalräume**) sind durch Muskulatur verschlossen.

Sternum

Das platte, schwertförmige Sternum besteht von oben nach unten aus (→ Abb. 4.46): **Manubrium sterni** (Handgriff des Brustbeins), **Corpus sterni** (Brustbeinkörper) und **Processus xiphoideus** (Schwertfortsatz). Alle drei sind durch die Haut gut tastbar.

4.7.4 Atemmuskulatur

Zu den Atemmuskeln zählen:
- Die **Interkostalmuskeln** (Zwischenrippenmuskeln, Mm. intercostales → Abb. 4.47)
- Das **Zwerchfell** (Diaphragma)
- Die Atemhilfsmuskulatur.

Interkostalmuskeln

Die Interkostalmuskeln verbinden benachbarte Rippen miteinander. Sie sind in zwei Schichten angeordnet: Die äußere Schicht bilden die **äußeren Interkostalmuskeln** (äußeren Zwischenrippenmuskeln, Mm. intercostales externi). Ihre Muskelfasern verlaufen schräg von hinten oben nach vorne unten und füllen die Zwischenrippenräume von der Wirbelsäule bis zu den Rippenknorpeln. Die innere Schicht, die **inneren Interkostalmuskeln** (inneren Zwischenrippenmuskeln, Mm. intercostales interni), haben einen entgegengesetzten Faserverlauf. Sie füllen die Interkostalräume vom Sternum bis zum Rippenwinkel.

Brustatmung

Es werden zwei Atemtypen unterschieden, Rippen- oder **Brustatmung** einerseits und **Zwerchfellatmung** (Bauchatmung) andererseits, die aber normalerweise zusammenwirken (→ Abb. 4.48).

Bei der Einatmung **(Inspiration)** werden die sternalen Rippenenden zur Vergrößerung des Brustraums nach vorne und die unteren Rippen zur Vergrößerung des unteren Brustraums zur Seite hin gehoben. Hieran beteiligt sind die äußeren Interkostalmuskeln, die Mm. scaleni und weitere am Brustkorb ansetzende Atemhilfsmuskeln.

Bei der Ausatmung **(Exspiration)** werden die Rippen wieder gesenkt. Dies bewirken die inneren Interkostalmuskeln und als Atemhilfsmuskulatur die Bauchmuskulatur.

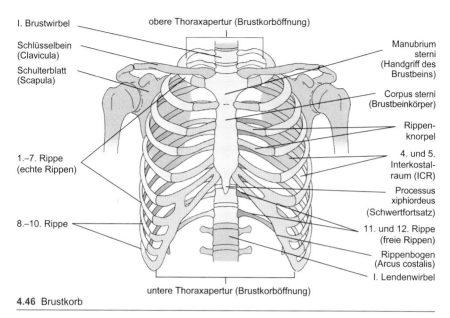

I. Brustwirbel

obere Thoraxapertur (Brustkorböffnung)

Schlüsselbein (Clavicula)

Schulterblatt (Scapula)

Manubrium sterni (Handgriff des Brustbeins)

Corpus sterni (Brustbeinkörper)

Rippen- knorpel

1.–7. Rippe (echte Rippen)

4. und 5. Interkostal- raum (ICR)

Processus xiphiordeus (Schwertfortsatz)

8.–10. Rippe

11. und 12. Rippe (freie Rippen)

Rippenbogen (Arcus costalis)

I. Lendenwirbel

untere Thoraxapertur (Brustkorböffnung)

4.46 Brustkorb

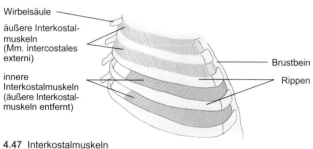

Wirbelsäule

äußere Interkostal- muskeln (Mm. intercostales externi)

innere Interkostalmuskeln (äußere Interkostal- muskeln entfernt)

Brustbein

Rippen

4.47 Interkostalmuskeln

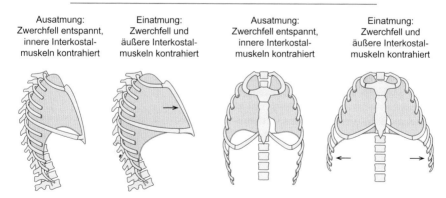

Ausatmung: Zwerchfell entspannt, innere Interkostal- muskeln kontrahiert

Einatmung: Zwerchfell und äußere Interkostal- muskeln kontrahiert

Ausatmung: Zwerchfell entspannt, innere Interkostal- muskeln kontrahiert

Einatmung: Zwerchfell und äußere Interkostal- muskeln kontrahiert

4.48 Brust- und Zwerchfellatmung. Pfeile: Richtung der Thoraxbewegung bei der Inspiration

4

Zwerchfell

Das **Zwerchfell** (Diaphragma) trennt als Muskel-Sehnen-Platte Brust- und Bauchraum. Es ist an der unteren Thoraxapertur (Rippen, Brustbein und oberen Lendenwirbeln) angeheftet (→ Abb. 4.50). Nach oben wölbt sich das Zwerchfell mit rechter und linker **Zwerchfellkuppel** in den Brustraum vor (→ Abb. 4.49).

Das Zwerchfell besteht aus einem Muskelteil **(Pars muscularis)** und einer zentralen Sehnenplatte (**Centrum tendineum** → Abb. 4.50). Mit der Sehnenplatte ist der Herzbeutel (→ 5.2.5) verwachsen. Die Muskulatur gliedert sich entsprechend ihrer Ursprungsbereiche in einen **Brustbein-, Rippen- und Lendenteil** (Pars sternalis, costalis und lumbalis).

Zwerchfellatmung

Bei der Inspiration zieht sich das Zwerchfell zusammen (Kontraktion), die Zwerchfellkuppeln flachen ab, der Brustraum erweitert sich (→ Abb. 4.48). Gleichzeitig werden die Oberbauchorgane nach unten gedrängt und wölben die Bauchwand oberhalb des Nabels vor.

Bei der Exspiration erschlafft das Zwerchfell. Die Zwerchfellkuppeln heben, der Brustraum verkleinert sich (→ Abb. 4.48) und die Bauchwand kehrt in den Ausgangszustand zurück. Da sich die Bauchwand bei der Zwerchfellatmung rhythmisch hebt und senkt, heißt diese auch Bauchatmung.

Atemhilfsmuskulatur

Atemhilfsmuskeln bei der Einatmung sind **Mm. pectorales major und minor** (großer und kleiner Brustmuskel → Abb. 4.52), **M. serratus posterior superior** und **M. serratus posterior inferior** (hinterer oberer und hinterer unterer Sägemuskel → Abb. 4.57), die Mm. scaleni (Treppenmuskeln → 4.6.1) und der M. sternocleidomastoideus (Kopfwender → Abb. 4.32). Bei der Ausatmung dient die Bauchmuskulatur als Hilfsmuskel.

4.7.5 Bauchwand und Bauchmuskulatur

Die Bauchwand erstreckt sich von Wirbelsäule und unterer Thoraxapertur bis zu Darmbeinkamm und Symphyse. Sie wird gebildet von platten Muskeln sowie Sehnen bzw. dicken **Faszien** (Bindegewebehäute). In der Mitte der vorderen Bauchwand sind rechte und linke Bauchwandhälfte über ein derbes, längs verlaufendes Band **(Linea alba)** miteinander verbunden. Die Bauchwandmuskeln werden unterteilt in **seitliche, vordere** und **hintere Bauchmuskeln** (→ Abb. 4.51, → Abb. 4.52).

Seitliche Bauchmuskeln

Die seitlichen Bauchmuskeln sind zwischen Faszien des Rückens (**Fascia thoracolumbalis**), Crista iliaca (Darmbeinkamm), Leistenband, unteren Rippen und Linea alba ausgespannt. Das **Leistenband** (Ligamentum inguinale) ist ein derbes Band zwischen Spina iliaca anterior superior (vorderem oberen Darmbeinstachel) und Schambeinfuge.

Die seitlichen Bauchmuskeln gehen etwa handbreit von der Linea alba in Sehnenblätter **(Aponeurosen)** über, die in die Linea alba einstrahlen. Die Sehnenblätter umhüllen scheidenförmig **(Rektusscheide)** den **M. rectus abdominis** (gerader Bauchmuskel).

Die seitlichen Bauchmuskeln haben drei Schichten mit unterschiedlichen Faserverläufen, was der Bauchwand hohe Stabilität verleiht (→ Abb. 4.52):
- Außen liegt der **M. obliquus externus abdominis** (äußerer schräger Bauchmuskel), dessen Muskelfasern schräg abwärts verlaufen
- Beim nach innen folgenden **M. obliquus internus abdominis** (innerer schräger Bauchmuskel) ziehen die Fasern entgegengesetzt fächerförmig schräg aufwärts
- Beim innersten der seitlichen Bauchmuskeln, dem **M. transversus abdominis** (querer Bauchmuskel), verlaufen die Fasern nahezu horizontal.

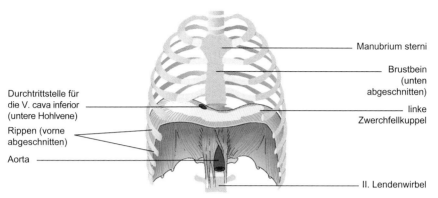

Manubrium sterni

Brustbein
(unten
abgeschnitten)

linke
Zwerchfellkuppel

Durchtrittstelle für
die V. cava inferior
(untere Hohlvene)

Rippen (vorne
abgeschnitten)

Aorta

II. Lendenwirbel

4.49 Zwerchfell von vorne

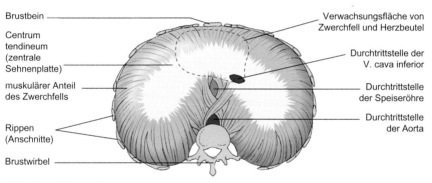

Brustbein

Centrum
tendineum
(zentrale
Sehnenplatte)

muskulärer Anteil
des Zwerchfells

Rippen
(Anschnitte)

Brustwirbel

Verwachsungsfläche von
Zwerchfell und Herzbeutel

Durchtrittstelle der
V. cava inferior

Durchtrittstelle
der Speiseröhre

Durchtrittstelle
der Aorta

4.50 Zwerchfell von oben

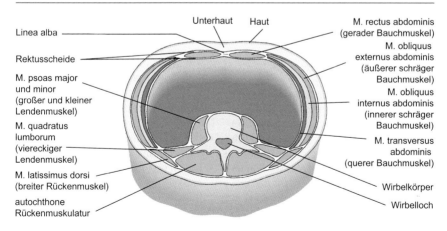

Unterhaut   Haut

Linea alba

Rektusscheide

M. psoas major
und minor
(großer und kleiner
Lendenmuskel)

M. quadratus
lumborum
(viereckiger
Lendenmuskel)

M. latissimus dorsi
(breiter Rückenmuskel)

autochthone
Rückenmuskulatur

M. rectus abdominis
(gerader Bauchmuskel)

M. obliquus
externus abdominis
(äußerer schräger
Bauchmuskel)

M. obliquus
internus abdominis
(innerer schräger
Bauchmuskel)

M. transversus
abdominis
(querer Bauchmuskel)

Wirbelkörper

Wirbelloch

4.51 Querschnitt durch den Rumpf im Lendenbereich, mit Bauch- und Rückenmuskulatur

Vorderer Bauchmuskel

Vorne am Bauch verläuft in der Rektusscheide der **M. rectus abdominis** (gerader Bauchmuskel) längs vom Sternum bis zur Symphyse (→ Abb. 4.51, → Abb. 4.52). Der gerade Bauchmuskel ist ein mehrbäuchiger Muskel (→ 4.4.4).

Funktion der seitlichen und vorderen Bauchmuskeln

Die seitlichen und vorderen Bauchmuskeln:
- Passen die Bauchwand an unterschiedliche Volumina der Bauchhöhle an, z. B. bei wechselnder Füllung von Magen und Darm oder bei der Zwerchfellatmung (→ 4.7.4)
- Komprimieren bei gemeinsamer Kontraktion den Inhalt der Bauchhöhle. Diese **Bauchpresse** wird bei Harnlassen (Miktion), Stuhlentleerung (Defäkation) und Geburt genutzt. Die Bauchpresse kann auch durch Vorwölben des Zwerchfells bei Exspiration und Husten von Bedeutung sein
- Ermöglichen Vorwärts- und Seitwärtsneigen des Rumpfes.

Hinterer Bauchmuskel

Einziger hinten liegender Bauchmuskel ist der **M. quadratus lumborum** (viereckiger Lendenmuskel → Abb. 4.53). Er ist zwischen zwölfter Rippe, Lendenwirbeln und Beckenkamm ausgespannt und bildet den muskulären Abschluss der Bauchwand nach hinten. Seine einseitige Kontraktion führt zur Seitwärtsneigung des Rumpfes.

Leiste

Die Aponeurose des äußeren schrägen Bauchmuskels ist an ihrem unteren Ende bandartig zum **Leistenband** (Ligamentum inguinale) verstärkt, das entsprechend von oben seitlich schräg nach vorne abwärts verläuft (→ Abb. 4.52, → Abb. 4.53). Oberhalb dieses Bandes durchsetzt der **Leistenkanal** (Canalis inguinalis) die vordere Bauchwand (→ Abb. 4.54) in schräger Richtung von seitlich oben nach medial unten ziehend.

Jeder Leistenkanal besitzt eine innere laterale und äußere mediale Öffnung, den **inneren** und **äußeren Leistenring** (Anulus inguinalis profundus bzw. superficialis), die durch Häute verdeckt sind. Beim Mann tritt aus dem äußeren Leistenring der fingerdicke Samenstrang (Funiculus spermaticus) hervor, der vom Leistenkanal zum Hoden zieht (→ Abb. 4.54). Der Samenstrang enthält neben Hüllstrukturen und Gefäßen den Samenleiter (Ductus deferens → 11.2.6).

◼ Leistenbrüche

Im Leistenbereich ist die Bauchwand nicht so stabil wie in den übrigen Bereichen. Daher können sich Bauchwand und anhängendes Peritoneum (Bauchfell) hier sackartig zum Leistenbruch (Leistenhernie) ausstülpen (→ Abb. 4.55). Auch Darmschlingen können mit austreten.

Folgen die austretenden Strukturen dem Leistenkanal, handelt es sich um einen **indirekten Leistenbruch**. Nehmen sie hingegen den „kürzesten" Weg direkt durch die Bauchwand zum äußeren Leistenring, handelt es sich um einen **direkten Leistenbruch**.

4.7.6 Rückenmuskulatur

Bei der Rückenmuskulatur unterscheidet man eine oberflächliche und eine tiefe Muskelgruppe (autochthone Rückenmuskulatur).

Oberflächliche Muskelgruppe

Die wichtigsten Muskeln der oberflächlichen Muskelgruppe spannen sich zwischen Wirbelsäule und Oberarm (**Rumpf-Arm-Muskeln**) und Wirbelsäule und Schultergürtel (**Rumpf-Schultergürtel-Muskeln**).

Rumpf-Arm-Muskeln

Hauptvertreter der Rumpf-Arm-Muskeln sind:
- Der **M. latissimus dorsi** (breiter Rückenmuskel → Abb. 4.56)
- Der **M. pectoralis major** (großer Brustmuskel), der jedoch auf der vorderen Rumpfwand liegt (→ Abb. 4.52).

Beide Muskeln ziehen bei Kontraktion den erhobenen Arm zum Rumpf hin (Adduktion → 1.4.4).

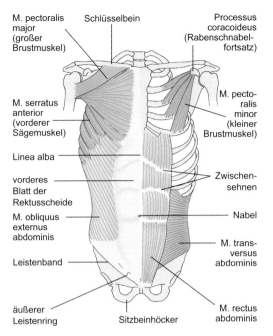

M. pectoralis major (großer Brustmuskel)

Schlüsselbein

Processus coracoideus (Rabenschnabelfortsatz)

M. serratus anterior (vorderer Sägemuskel)

M. pectoralis minor (kleiner Brustmuskel)

Linea alba

vorderes Blatt der Rektusscheide

Zwischensehnen

M. obliquus externus abdominis

Nabel

Leistenband

M. transversus abdominis

äußerer Leistenring

Sitzbeinhöcker

M. rectus abdominis

4.52 Muskulatur der vorderen Rumpfwand, linke Körperhälfte tiefe Muskelschichten.

Zwerchfell

M. quadratus lumborum (viereckiger Lendenmuskel)

L I
L II
L III
L IV
L V

12. Rippe

M. psoas (Lendenmuskel)

M. iliacus (Darmbeinmuskel)

Femur

Leistenband

M. iliopsoas

4.53 Tiefe Muskeln der hinteren Bauchwand

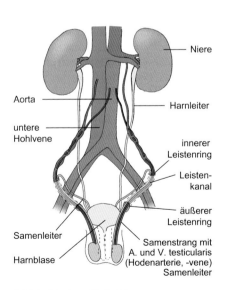

Niere

Aorta

untere Hohlvene

Harnleiter

innerer Leistenring

Leistenkanal

äußerer Leistenring

Samenleiter

Harnblase

Samenstrang mit A. und V. testicularis (Hodenarterie, -vene) Samenleiter

4.54 Leistenkanal beim Mann

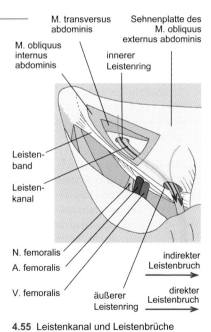

M. transversus abdominis

Sehnenplatte des M. obliquus externus abdominis

M. obliquus internus abdominis

innerer Leistenring

Leistenband

Leistenkanal

N. femoralis

A. femoralis

V. femoralis

indirekter Leistenbruch

direkter Leistenbruch

äußerer Leistenring

4.55 Leistenkanal und Leistenbrüche

4

Rumpf-Schultergürtel-Muskeln

Zu den Rumpf-Schultergürtel-Muskeln gehören (→ Abb. 4.56):

- Die **Mm. rhomboidei** (Rautenmuskeln)
- Der **M. levator scapulae** (Schulterblattheber)
- Der **M. trapezius** (Kapuzenmuskel → Abb. 4.56)
- Der **M. pectoralis minor** (kleiner Brustmuskel) auf der vorderen Rumpfwand (→ Abb. 4.52).

⬤ Autochthone Rückenmuskulatur

Die **autochthone Rückenmuskulatur** wird teilweise auch als **M. erector spinae** (Wirbelsäulenaufrichter) zusammengefasst (→ Abb. 4.57). Sie erstreckt sich unterschiedlich stark gegliedert von Kreuz- und Darmbein bis zum Hinterkopf. Im Lenden- und unteren Brustbereich sind sie von einer derben Bindegeweberöhre umhüllt, der **Fascia thoracolumbalis.**

Die autochthone Rückenmuskulatur besteht aus einem tiefer gelegenen **medialen** und einem oberflächlichen **lateralen Trakt.**

Medialer Trakt

Der mediale Trakt füllt den Raum zwischen den Dorn- und Quer- (bzw. Rippen-)fortsätzen. Die Muskeln verbinden zwei oder auch mehr Wirbel miteinander.

Das **spinale System** des medialen Traktes hat einen geraden Faserverlauf. Hierzu gehören die **Mm. interspinales** (Zwischendornmuskeln) und die **Mm. spinales** (Dornmuskeln).

Zum **transversospinalen System** des medialen Traktes mit schrägem Faserverlauf zählen:

- Die **Mm. rotatores** (Drehmuskeln)
- Die **Mm. semispinales** (Halbdornmuskeln)
- Die übereinander geschichteten **Mm. multifidi** (vielgefiederten Muskeln).

Funktion

Die Bedeutung des medialen Traktes besteht v. a. in seiner **Haltefunktion,** also Aufrechthaltung entgegen der Schwerkraft und Siche-

rung der physiologischen Krümmungen der Wirbelsäule. Bei mangelhaftem Training dieser Muskeln resultieren Haltungsschäden.

Lateraler Trakt

Der über und seitlich des medialen Trakts gelegene laterale Trakt der autochthonen Rückenmuskulatur besteht aus langen Muskelzügen.

Medial liegt der **M. longissimus** (längster Muskel), seitlich davon der **M. iliocostalis** (Darmbein-Rippen-Muskel). Beide bilden das **sakrospinale System.**

Im Nacken liegen oberflächlich die **Mm. splenii** (Riemenmuskeln), die alle tieferen Anteile überdecken und ein Muskelband bilden, das als **spinotransversales System** bezeichnet wird.

Funktion

Diese Muskeln beugen die Wirbelsäule bei beidseitiger Kontraktion zurück und neigen sie bei einseitiger Kontraktion zur Seite. So tragen sie zur Verspannung der Wirbelsäule bei.

Tiefe Nackenmuskeln

Zu den autochthonen Rückenmuskeln gehören auch die **tiefen Nackenmuskeln** (Mm. suboccipitales), z. B. die **Mm. recti capitis posteriores** (großen hinteren geraden Kopfmuskeln) und die **Mm. obliqui capitis** (schrägen Kopfmuskeln).

Von der Funktion her ähnlich sind die **autochthonen Halsmuskeln** (→ Abb. 4.35), die ebenfalls nah der Wirbelsäule lokalisiert sind und als prävertebrale und seitliche autochthone Muskulatur des Halses bezeichnet werden:

- Der **M. rectus capitis lateralis** und **anterior** (seitlicher und vorderer gerader Kopfmuskel)
- Der **M. longus capitis** und **M. longus colli** (langer Kopf- bzw. langer Halsmuskel).

Die tiefen Nackenmuskeln beeinflussen die Bewegungen und Feineinstellung in den Kopfgelenken.

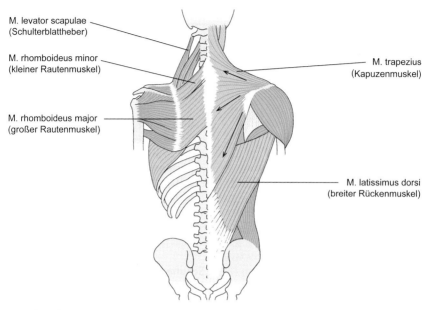

M. levator scapulae
(Schulterblattheber)

M. rhomboideus minor
(kleiner Rautenmuskel)

M. trapezius
(Kapuzenmuskel)

M. rhomboideus major
(großer Rautenmuskel)

M. latissimus dorsi
(breiter Rückenmuskel)

4.56 Rumpf-Arm- und Rumpf-Schultergürtel-Muskeln

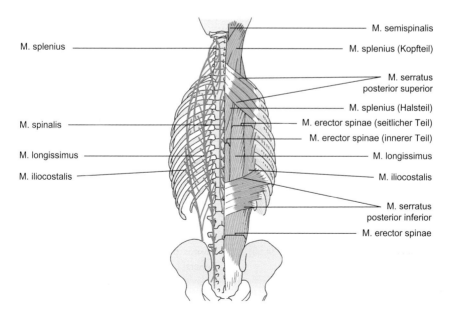

M. splenius

M. semispinalis

M. splenius (Kopfteil)

M. serratus
posterior superior

M. splenius (Halsteil)

M. spinalis

M. erector spinae (seitlicher Teil)

M. erector spinae (innerer Teil)

M. longissimus

M. longissimus

M. iliocostalis

M. iliocostalis

M. serratus
posterior inferior

M. erector spinae

4.57 Autochthone Rückenmuskulatur mit darüber liegenden Mm. serrati (Sägemuskeln)

4.7.7 Nerven des Rumpfes

Die Innervation der oberflächlichen Rückenmuskeln, der seitlichen und vorderen Bauchwand und der Interkostalmuskeln erfolgt v. a. durch vordere, die der autochthonen Rückenmuskeln durch hintere Äste der Spinalnerven (→ 14.9.2). Das Zwerchfell wird vom N. phrenicus (Zwerchfellnerv) aus dem Plexus cervicalis (Halsgeflecht) innerviert (→ 14.9.2).

4.7.8 Gefäße des Rumpfes

Die Gefäßversorgung von Rücken und Nacken erfolgt durch zahlreiche meist kleinere Gefäße. Die wichtigsten Brustwandgefäße sind die **Aa. intercostales** (Interkostal-, Zwischenrippenarterien), die v. a. aus der Aorta entspringen, und die **A. thoracica interna** (innere Brustarterie), die ihren Ursprung in der **A. subclavia** (Schlüsselbeinarterie → 5.3.5) hat und auf beiden Seiten hinter der vorderen Thoraxwand verläuft. Parallel zu diesen Arterien verlaufen die gleichnamigen Venen.

Die A. thoracica interna heißt nach Durchtritt durchs Zwerchfell **A. epigastria superior** (obere Bauchwandarterie). Sie steht mit der auf der Hinterseite der Bauchwand ziehenden **A. epigastrica inferior** (untere Bauchwandarterie) aus der **A. iliaca externa** (äußere Beckenarterie) in Verbindung. Bauch- und Brustwand sind von oberflächlichen Hautvenen durchzogen.

Der Lymphabfluss des Rumpfes erfolgt v. a. zu den Achsel- und Leistenlymphknoten.

4.8 Obere Extremität

⬛ Die sehr bewegliche **obere Extremität** ist funktionell als Greiforgan entwickelt. Sie besteht aus:
- **Schultergürtel** (→ Abb. 4.58)
- **Freier oberer Extremität** (→ Abb. 4.60).

4.8.1 Schultergürtel

Der Schultergürtel wird durch **Schlüsselbein** (Clavicula) und **Schulterblatt** (Scapula) gebildet.

Schlüsselbein

Der Schultergürtel ist nur über das S-förmig gebogene, dünne Schlüsselbein gelenkig am Rumpfskelett befestigt: Das Schlüsselbein bildet Gelenke einerseits mit dem Sternum (Brustbein) und andererseits mit dem **Acromion** (Schulterhöhe) des Schlüsselblatts (→ Abb. 4.59).

Schulterblatt

Das blattförmige, dreieckige Schulterblatt besitzt zwei markante Vorsprünge (→ Abb. 4.59):
- Die durch die Haut tastbare **Spina scapulae** (Schulterblattgräte) springt nach hinten vor und endet mit dem erwähnten Acromion
- Der andere Vorsprung ist schnabelartig nach vorn gebogen, der **Processus coracoideus** (Rabenschnabelfortsatz).

Schultergürtelmuskulatur

Die Schultergürtelmuskulatur fixiert das Schulterblatt am Rumpf und ermöglicht seine Bewegungen. Der **M. trapezius** (Kapuzenmuskel) kann aufgrund seiner unterschiedlichen Faserverläufe das Schulterblatt nach oben, nach medial, und nach unten ziehen (→ Abb. 4.56) und zusammen mit anderen Muskeln drehen. Der **M. levator scapulae** (Schulterblattheber) und die **Mm. rhomboidei** (Rautenmuskeln) heben das Schulterblatt nach medial und oben. Der **M. serratus anterior** (vorderer Sägemuskel → Abb. 4.52) dreht das Schulterblatt so stark, dass der Arm über die Horizontale erhoben werden kann.

Schultergelenk

Die äußere Ecke des Schulterblatts bildet die Gelenkpfanne für den Humeruskopf (→ Abb. 4.60). Dieses Gelenk ist das **Schultergelenk** (Articulatio humeri). Im Schultergelenk lässt sich die freie obere Extremität als Ganzes bewegen. Das Schultergelenk ist ein äußerst bewegliches Kugelgelenk (→ 4.3.5).

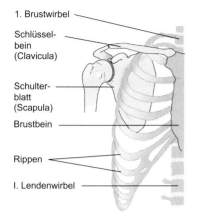

1. Brustwirbel

Schlüssel-
bein
(Clavicula)

Schulter-
blatt
(Scapula)

Brustbein

Rippen

I. Lendenwirbel

4.58 Rechter Schultergürtel

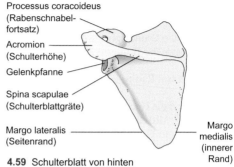

Processus coracoideus
(Rabenschnabel-
fortsatz)

Acromion
(Schulterhöhe)

Gelenkpfanne

Spina scapulae
(Schulterblattgräte)

Margo lateralis
(Seitenrand)

Margo
medialis
(innerer
Rand)

4.59 Schulterblatt von hinten

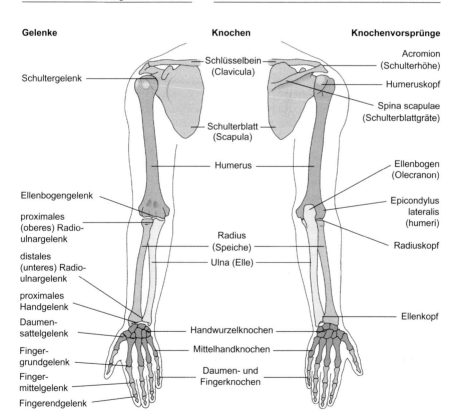

Gelenke	Knochen	Knochenvorsprünge

Schultergelenk

Schlüsselbein
(Clavicula)

Schulterblatt
(Scapula)

Humerus

Acromion
(Schulterhöhe)

Humeruskopf

Spina scapulae
(Schulterblattgräte)

Ellenbogen
(Olecranon)

Ellenbogengelenk

proximales
(oberes) Radio-
ulnargelenk

distales
(unteres) Radio-
ulnargelenk

proximales
Handgelenk

Daumen-
sattelgelenk

Finger-
grundgelenk

Finger-
mittelgelenk

Fingerendgelenk

Radius
(Speiche)

Ulna (Elle)

Handwurzelknochen

Mittelhandknochen

Daumen- und
Fingerknochen

Epicondylus
lateralis
(humeri)

Radiuskopf

Ellenkopf

4.60 Knochen der rechten oberen Extremität, links von vorne, rechts von hinten

4.8.2 Freie obere Extremität

⬛ Die freie obere Extremität ist über das Schultergelenk mit dem Schultergürtel verbunden. Sie besteht aus (→ Abb. 4.60) **Oberarm** (Brachium), **Unterarm** (Antebrachium) und **Hand** (Manus).
Ihre knöchernen Grundlagen sind:
- Beim Oberarm der **Humerus** (Oberarmknochen)
- Beim Unterarm **Radius** (Speiche) und **Ulna** (Elle)
- Bei der Hand die **Handwurzelknochen** (Ossa carpi), **Mittelhandknochen** (Ossa metacarpi) und **Fingerglieder** (Phalangen).

Mit Ausnahme der Handwurzelknochen handelt es sich um Röhrenknochen.

Humerus

Das proximale Ende des Humerus (→ Abb. 4.61) bildet den **Humeruskopf** (Caput humeri), der eine gelenkige Verbindung mit dem Schulterblatt eingeht. Eng benachbart liegen **Tuberculum majus** und **minus** (großer und kleiner Oberarmhöcker).
Es folgt der **Humerusschaft** (Corpus humeri). Sein distales Ende hat verschiedene Vorsprünge, von denen der **Epicondylus medialis** bzw. **lateralis** (innerer und äußerer Obergelenkknorren) durch die Haut gut tastbar sind. Ein Schlag auf den Epicondylus medialis („Musikantenknochen") ist sehr schmerzhaft mit Schmerzausstrahlung zur Kleinfingerseite des Unterarms, da der hier vorbeiziehende N. ulnaris (Ellennerv) gereizt wird (→ Abb. 4.73). Zwischen beiden Epicondylen liegt eine Knochenwalze, die aus **Trochlea humeri** (Oberarmrolle) und **Humerusköpfchen** (Capitulum humeri) besteht. Sie dienen der gelenkigen Verbindung mit den Unterarmknochen. Um diese Knochenwalze liegen drei Gruben (→ Abb. 4.64): die **Fossa olecrani, coronoidea** und **radialis** (Ellenbogen-, Kronenfortsatz- und Speichenkopfgrube).

Ulna und Radius

Ulna und Radius liegen je nach Unterarmstellung nebeneinander oder überkreuzen sich (→ Abb. 4.63). Sie sind in ihrer gesamten Länge durch eine bindegewebige **Zwischenknochenmembran** (Membrana interossea) verbunden (→ Abb. 4.62).
Das proximale Ende der Ulna weist folgende Besonderheiten auf (→ Abb. 4.62):
- Einen hakenförmiger Fortsatz nach hinten, den **Ellenbogen** (Olecranon), der gut durch die Haut tastbar ist
- Einen hakenförmiger Fortsatz nach vorne, der **Processus coronoideus** (Kronenfortsatz)
- Einen Einschnitt zwischen beiden Fortsätzen zur gelenkigen Verbindung mit der Trochlea humeri, die **Incisura trochlearis**
- Einen Einschnitt neben dem Kronenfortsatz, die **Incisura radialis,** der eine gelenkige Verbindung mit dem Radiuskopf eingeht, das **proximale Radioulnargelenk** (Articulatio radioulnaris proximalis, oberes Speichen-Ellen-Gelenk).

Das distale Ende der Ulna bildet den **Ellenkopf** (Caput ulnae), an dem sich ein kleiner, gut tastbarer Knochenfortsatz befindet, der **Griffelfortsatz** (Processus styloideus ulnae).
Das proximale Ende des Radius bildet der **Radiuskopf** (Caput radii, Speichenkopf → Abb. 4.62), der mit der Incisura radialis der Ulna und mit dem Humerusköpfchen artikuliert.
Das distale Radiusende ist verbreitert und für die Gelenkbildung mit der proximalen Handwurzelreihe oval ausgehöhlt. Außerdem hat es einen **Griffelfortsatz** (Processus styloideus radii) sowie einen Einschnitt für die gelenkige Verbindung mit dem Ellenkopf **(Incisura ulnaris)** im **distalen Radioulnargelenk** (Articulatio radioulnaris distalis, unteres Speichen-Ellen-Gelenk).

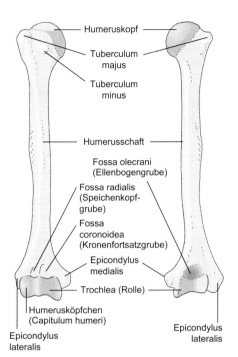

Humeruskopf

Tuberculum majus

Tuberculum minus

Humerusschaft

Fossa olecrani (Ellenbogengrube)

Fossa radialis (Speichenkopfgrube)

Fossa coronoidea (Kronenfortsatzgrube)

Epicondylus medialis

Trochlea (Rolle)

Humerusköpfchen (Capitulum humeri)

Epicondylus lateralis

Epicondylus lateralis

4.61 Rechter Oberarmknochen (Humerus), links von vorne, rechts von hinten

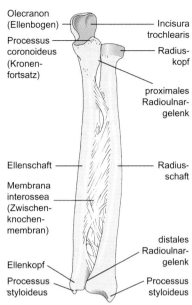

Olecranon (Ellenbogen)

Processus coronoideus (Kronenfortsatz)

Incisura trochlearis

Radiuskopf

proximales Radioulnargelenk

Ellenschaft

Membrana interossea (Zwischenknochenmembran)

Ellenkopf

Processus styloideus

Radiusschaft

distales Radioulnargelenk

Processus styloideus

4.62 Linke Ulna und Radius von vorne

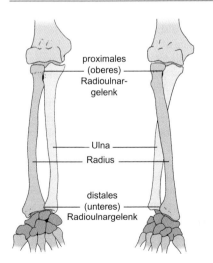

proximales (oberes) Radioulnargelenk

Ulna

Radius

distales (unteres) Radioulnargelenk

4.63 Supination (links) und Pronation (rechts) in den Radioulnargelenken (Speichen-Ellen-Gelenken)

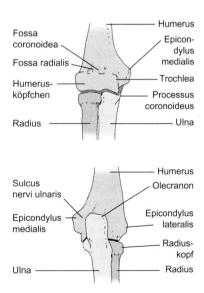

Fossa coronoidea

Fossa radialis

Humerusköpfchen

Radius

Humerus

Epicondylus medialis

Trochlea

Processus coronoideus

Ulna

Sulcus nervi ulnaris

Epicondylus medialis

Ulna

Humerus

Olecranon

Epicondylus lateralis

Radiuskopf

Radius

4.64 Rechtes Ellenbogengelenk, oben von vorne, unten von hinten

Ellenbogengelenk

Das **Ellenbogengelenk** (Articulatio cubiti) wird von drei Knochen gebildet (→ Abb. 4.64): Humerus, Ulna und Radius.

Das proximale Ende der Ulna umfasst mit der Incisura trochlearis klauenförmig die Trochlea humeri (Oberarmrolle). Dieses Scharniergelenk heißt **Humeroulnargelenk** (Articulatio humeroulnaris). Der Radiuskopf ist mit dem Humerusköpfchen im **Humeroradialgelenk** (Articulatio humeroradialis) gelenkig verbunden und artikuliert mit der Incisura radialis der Ulna in Form eines Radgelenks, dem erwähnten proximalen Radioulnargelenk.

Das Ellenbogengelenk erlaubt Beugung und Streckung sowie Drehung in Form von Pronation und Supination des Unterarms (→ Abb. 4.63): Bei **Supinationsstellung** liegen Radius und Ulna parallel und der Blick ruht auf dem Handteller. Bei **Pronationsstellung** überkreuzen sich die Unterarmknochen und man blickt auf den Handrücken.

Proximales Handgelenk

Distal des Ellenkopfes befindet sich ein Discus (→ 4.3.4), der am Radius befestigt ist. Dieser Discus bildet zusammen mit der Gelenkfläche des distalen Radiusende eine querovale Gelenkpfanne, die mit der eiförmig angeordneten, proximalen Handwurzelknochenreihe als Gelenkkopf ein Eigelenk bildet (→ Abb. 4.68). Dieses Gelenk ist das **proximale Handgelenk** (Articulatio radiocarpalis), in dem die Hand gebeugt, gestreckt und nach beiden Seiten abduziert werden kann.

Distales Radioulnargelenk

Nahe des proximalen Handgelenks befindet sich zwischen der Incisura ulnaris des Radius und dem Ellenkopf ein Radgelenk, das distale Radioulnargelenk (→ Abb. 4.63, → Abb. 4.68). In diesem Gelenk dreht sich der Radius bei Supination und Pronation um den Ellenkopf.

Handwurzelknochen

Die Handwurzelknochen sind in zwei Reihen aus kurzen Einzelknochen angeordnet (→ Abb. 4.65, → Abb. 4.67, → Abb. 4.68).

▬ Die **proximalen Handwurzelknochen** sind:
- **Kahnbein** (Os scaphoideum)
- **Mondbein** (Os lunatum)
- **Dreiecksbein** (Os triquetrum)
- **Erbsenbein** (Os pisiforme).

Man unterscheidet folgende **distale Handwurzelknochen:**
- **Großes Vieleckbein** (Os trapezium)
- **Kleines Vieleckbein** (Os trapezoideum)
- **Kopfbein** (Os capitatum)
- **Hakenbein** (Os hamatum).

Zwischen den Handwurzelknochen bestehen Gelenke (→ Abb. 4.66), die jedoch durch Bänder in ihren Bewegungen stark eingeschränkt sind (Amphiarthrosen → 4.3.2).

Eine eingeschränkte Bewegungsmöglichkeit besteht aber zwischen proximaler und distaler Handwurzelknochenreihe (**distales Handgelenk** oder Articulatio mediocarpalis).

Mittelhandknochen

An die distalen Handwurzelknochen schließen die fünf Mittelhandknochen an. Jeder von den Mittelhandknochen und den Fingerknochen hat eine proximale **Basis** und einen distalen **Kopf** (→ Abb. 4.65, → Abb. 4.66).

Mit Ausnahme des Daumens gehen die Basen der Mittelhandknochen mit den distalen Handwurzelknochen straffe Gelenke (Amphiarthrosen) ein, sodass hier kaum Bewegungen möglich sind.

Das Gelenk zwischen dem Mittelhandknochen des Daumens und dem großen Vieleckbein (Os trapezium) ist demgegenüber ein Sattelgelenk (Daumensattelgelenk). Es ist sehr beweglich und hat entscheidende Bedeutung für die Greiffunktion der Hand.

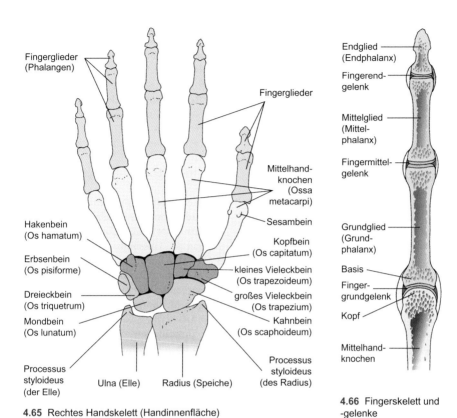

4.65 Rechtes Handskelett (Handinnenfläche)

4.66 Fingerskelett und -gelenke

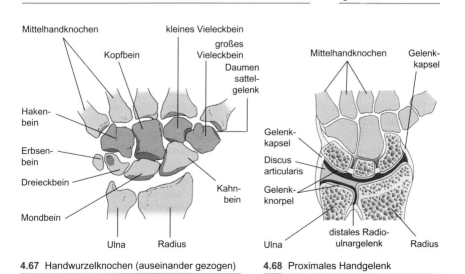

4.67 Handwurzelknochen (auseinander gezogen)

4.68 Proximales Handgelenk

4

Fingerglieder und ihre Gelenke

🔲 Die Fingerglieder (Phalangen) bestehen mit Ausnahme des Daumens aus drei Gliedern (→ Abb. 4.66):
- **Grundglied** (Grundphalanx, Phalanx proximalis)
- **Mittelglied** (Mittelphalanx, Phalanx media)
- **Endglied** (Endphalanx, Phalanx distalis).
Der Daumen (Pollex) hat nur ein Grund- und Endphalanx.

Entsprechend haben die dreigliedrigen Fingern drei Gelenke: **Fingergrund-, Fingermittel-** und **Fingerendgelenk** (→ Abb. 4.66).
Die Grundgelenke der Finger werden jeweils vom Kopf des Mittelhandknochens und der Basis des Grundgliedes gebildet (→ Abb. 4.66). Die Fingergrundgelenke sind vom Bau her Kugelgelenke, können jedoch aufgrund ihrer Muskel- und Bänderführung die Finger nur beugen und strecken sowie spreizen und zusammenführen. Eine Ausnahme bildet wieder der Daumen. Sein Grundgelenk ist ein Scharniergelenk. Auch die Mittel- und Endgelenke aller Fingerglieder sind Scharniergelenke, die lediglich Beugung und Streckung erlauben.

Handteller und Handrücken

Handwurzel- und Mittelhandknochen sind im Bereich von Handteller bzw. Übergangsbereich vom Unterarm zum Handteller lokalisiert. Die Handinnenfläche bildet die Volar- oder Palmarseite und der Handrücken ist die Dorsalseite der Hand.

4.8.3 Muskulatur der oberen Extremität

Die Muskulatur der oberen Extremität wird im Folgenden in funktionelle Gruppen zusammengefasst (Schultergürtelmuskulatur → 4.8.1).

Muskeln mit Wirkung auf das Schultergelenk

Hier werden nur die für die jeweilige Bewegungsrichtung wichtigsten Muskeln abgehandelt.

Der **Anteversion (Vorwärtsbewegung)** der freien oberen Extremität dienen **M. pectoralis major** (großer Brustmuskel) und **M. deltoideus** (dreieckiger Schultermuskel, Deltamuskel → Abb. 4.70, → Abb. 4.71).
Eine **Retroversion (Rückwärtsbewegung)** der freien oberen Extremität wird ausgeführt von (→ Abb. 4.56, → Abb. 4.70):
- **M. latissimus dorsi** (breiter Rückenmuskel)
- **M. triceps brachii** (dreiköpfiger Armmuskel)
- **M. teres major** (großer Rundmuskel).
Die **Adduktion (Heranziehen)** der freien oberen Extremität ermöglichen M. pectoralis major und M. latissimus dorsi (→ Abb. 4.70, → Abb. 4.71).
Die **Abduktion (Abspreizen)** der freien oberen Extremität erfolgt durch den M. deltoideus und den **M. supraspinatus** (Obergrätenmuskel → Abb. 4.73).
Eine **Innenrotation (Einwärtsdrehung)** der freien oberen Extremität wird von dem **M. subscapularis** (Unterschulterblattmuskel) und dem M. pectoralis major ausgeführt (→ Abb. 4.71).
Eine **Außenrotation (Auswärtsdrehung)** wird hauptsächlich von **M. infraspinatus** (Untergrätenmuskel), **M. teres minor** (kleiner Rundmuskel) und **M. deltoideus** vollzogen (→ Abb. 4.70, → Abb. 4.73).

Muskeln mit Wirkung auf das Ellenbogengelenk

Im Ellenbogengelenk sind zum einen Flexion und Extension (Beugung und Streckung) des Unterarms möglich. Die wichtigsten Unterarmbeuger (Flexoren) liegen auf der Vorderseite (Ventralseite) des Humerus, während der wichtigste Unterarmstrecker (Extensor) dessen Hinterfläche (Dorsalseite) bedeckt (→ Abb. 4.70, → Abb. 4.71).
Im Ellenbogengelenk ist zusätzlich eine Drehung des Unterarms (Pronation und Supination) möglich, die von Pronatoren, Supinatoren und weiteren Muskeln des Armes durchgeführt wird.

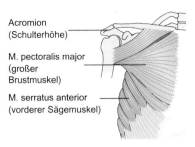

Acromion
(Schulterhöhe)

M. pectoralis major
(großer
Brustmuskel)

M. serratus anterior
(vorderer Sägemuskel)

4.69 M. pectoralis major und M. serratus anterior rechts

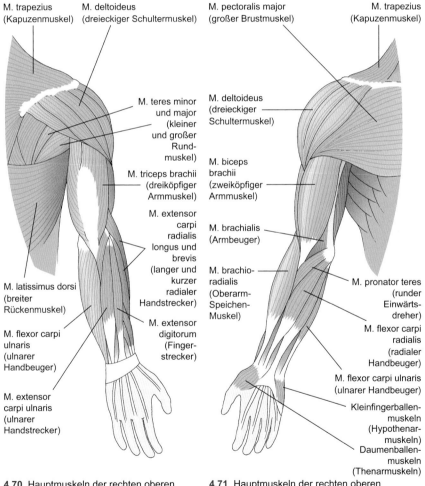

M. trapezius
(Kapuzenmuskel)

M. deltoideus
(dreieckiger Schultermuskel)

M. pectoralis major
(großer Brustmuskel)

M. trapezius
(Kapuzenmuskel)

M. teres minor
und major
(kleiner
und großer
Rund-
muskel)

M. deltoideus
(dreieckiger
Schultermuskel)

M. biceps
brachii
(zweiköpfiger
Armmuskel)

M. triceps brachii
(dreiköpfiger
Armmuskel)

M. extensor
carpi
radialis
longus und
brevis
(langer und
kurzer
radialer
Handstrecker)

M. brachialis
(Armbeuger)

M. brachio-
radialis
(Oberarm-
Speichen-
Muskel)

M. pronator teres
(runder
Einwärts-
dreher)

M. latissimus dorsi
(breiter
Rückenmuskel)

M. extensor
digitorum
(Finger-
strecker)

M. flexor carpi
radialis
(radialer
Handbeuger)

M. flexor carpi
ulnaris
(ulnarer
Handbeuger)

M. flexor carpi ulnaris
(ulnarer Handbeuger)

M. extensor
carpi ulnaris
(ulnarer
Handstrecker)

Kleinfingerballen-
muskeln
(Hypothenar-
muskeln)
Daumenballen-
muskeln
(Thenarmuskeln)

4.70 Hauptmuskeln der rechten oberen
Extremität von hinten

4.71 Hauptmuskeln der rechten oberen
Extremität von vorne

Für die **Beugung des Armes** sind zuständig (Unterarmbeuger → Abb. 4.71, → Abb. 4.72):
- **M. biceps brachii** (zweiköpfiger Armmuskel)
- **M. brachialis** (Armbeuger)
- **M. brachioradialis** (Oberarm-Speichen-Muskel).

Die **Extension** wird ausgeführt von dem **M. triceps brachii** (dreiköpfiger Armmuskel → Abb. 4.73). Er ist somit der wichtigste Unterarmstrecker.

Pronation und Supination erfolgen u. a. durch:
- **M. pronator teres** (runder Einwärtsdreher → Abb. 4.71)
- **M. pronator quadratus** (viereckiger Einwärtsdreher)
- **M. supinator** (Auswärtsdreher).

Muskeln mit Wirkung auf das proximale Handgelenk

Muskeln mit Wirkung auf das proximale Handgelenk werden auch als **direkte Flexoren und Extensoren** bezeichnet. Sie tragen nicht nur zur Beugung und Streckung im Hangelenk bei, sondern auch zur Ulnar- und Radialabduktion der Hand (seitliche Bewegung der Hand zur Elle bzw. Speiche hin).

> Die Flexoren liegen bei Supinationsstellung des Unterarms auf der Vorderseite des Unterarms und haben ihren Ursprung am Epicondylus medialis des Humerus. Die Extensoren befinden sich auf der Rückseite mit Ursprung am Epicondylus lateralis des Humerus.

Extensoren des Handgelenks sind (→ Abb. 4.70, → Abb. 4.75):
- **M. extensor carpi ulnaris** (ulnarer Handstrecker)
- **M. extensor carpi radialis longus** und **brevis** (langer und kurzer radialer Handstrecker).

Flexoren im Handgelenk sind (→ Abb. 4.71, → Abb. 4.74):
- **M. flexor carpi radialis** (radialer Handbeuger)
- **M. flexor carpi ulnaris** (ulnarer Handbeuger).

Muskeln mit Wirkung auf die Finger

Bei den Muskeln mit Wirkung auf die Finger unterscheidet man zwischen **langen Fingermuskeln** und **kurzer Handmuskulatur.**

Lange Fingermuskeln

Die langen Fingermuskeln sind vor allem Flexoren und Extensoren. Sie befinden sich am Unterarm und ziehen meist mit ihren langen Sehnen über das Handgelenk, um schließlich an den Fingern anzusetzen (→ Abb. 4.74, → Abb. 4.75). Dadurch beugen und strecken sie nicht nur die Finger, sondern auch die Hand (sog. **indirekte Flexoren und Extensoren** der Hand).

Die Beugung der Finger wird ausgeführt von:
- **M. flexor digitorum profundus** (tiefer Fingerbeuger)
- **M. flexor digitorum superficialis** (oberflächlicher Fingerbeuger).

Die Extension der Finger erfolgt durch **M. extensor digitorum** (Fingerstrecker → Abb. 4.75), **M. extensor digiti minimi** (Kleinfingerstrecker) und **M. extensor indicis** (Zeigefingerstrecker).

Daumenmuskeln

Die langen Muskeln des Daumens (Pollex) sind (→ Abb. 4.75):
- **M. flexor pollicis longus** (langer Daumenbeuger)
- **M. extensor pollicis brevis und longus** (kurzer und langer Daumenstrecker)
- **M. abductor pollicis longus** (langer Daumenabspreizer).

Kurze Handmuskulatur

Die kurze Handmuskulatur liegt im Bereich von mittlerem Handteller, Daumenballen (Thenar) und Kleinfingerballen (Hypothenar → Abb. 4.74).

Bemerkenswert sind vor allem die Daumenballenmuskeln, die mit für die große Beweglichkeit des Daumens verantwortlich sind.

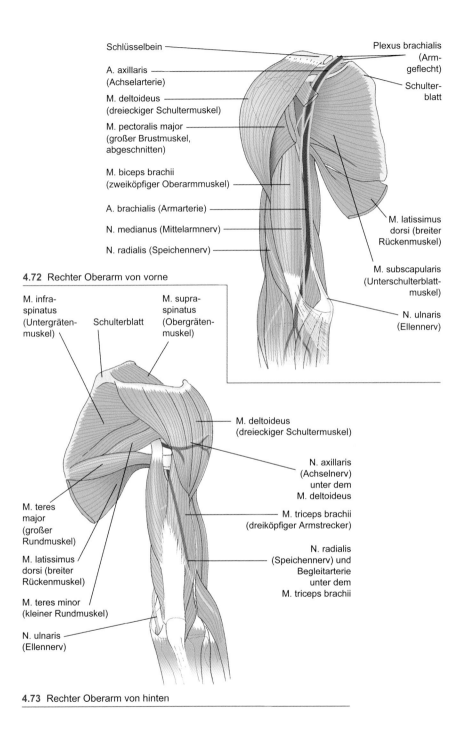

Schlüsselbein

A. axillaris
(Achselarterie)

M. deltoideus
(dreieckiger Schultermuskel)

M. pectoralis major
(großer Brustmuskel,
abgeschnitten)

M. biceps brachii
(zweiköpfiger Oberarmmuskel)

A. brachialis (Armarterie)

N. medianus (Mittelarmnerv)

N. radialis (Speichennerv)

Plexus brachialis
(Arm-
geflecht)

Schulter-
blatt

M. latissimus
dorsi (breiter
Rückenmuskel)

M. subscapularis
(Unterschulterblatt-
muskel)

N. ulnaris
(Ellennerv)

4.72 Rechter Oberarm von vorne

M. infra-
spinatus
(Untergräten-
muskel)

Schulterblatt

M. supra-
spinatus
(Obergräten-
muskel)

M. deltoideus
(dreieckiger Schultermuskel)

N. axillaris
(Achselnerv)
unter dem
M. deltoideus

M. teres
major
(großer
Rundmuskel)

M. latissimus
dorsi (breiter
Rückenmuskel)

M. teres minor
(kleiner Rundmuskel)

N. ulnaris
(Ellennerv)

M. triceps brachii
(dreiköpfiger Armstrecker)

N. radialis
(Speichennerv) und
Begleitarterie
unter dem
M. triceps brachii

4.73 Rechter Oberarm von hinten

135

4.8.4 Nerven der oberen Extremität

Die motorische (für Muskulatur) und sensorische (für Haut und Muskulatur) Nervenversorgung der oberen Extremität erfolgt aus dem **Plexus brachialis** (Armgeflecht → 14.9.2). Aus diesem gehen u. a. vier große Nerven für die Versorgung der oberen Extremität hervor:

- **N. axillaris** (Achselnerv → Abb. 4.73)
- **N. medianus** (Mittelarmnerv → Abb. 4.72, → Abb. 4.74)
- **N. radialis** (Speichennerv → Abb. 4.72, → Abb. 4.73, → Abb. 4.74, → Abb. 4.75)
- **N. ulnaris** (Ellennerv → Abb. 4.72, → Abb. 4.74, → Abb. 4.75).

Während der N. axillaris mit seinen Ästen bereits im Schulterbereich endet, ziehen die Äste der übrigen Nerven bis zu den Fingerspitzen. Dabei verlaufen der N. medianus in der Mitte des Unterarms (Vorderseite in Supinationsstellung), der N. radialis auf der Speichen- und der N. ulnaris auf der Ellenseite.

4.8.5 Arterien der oberen Extremität

Die obere Extremität wird arteriell durch die **A. subclavia** (Schlüsselbeinarterie) versorgt. Diese setzt sich im Bereich der Schulter in die **A. axillaris** (Achselarterie) und im Bereich des Oberarms in die **A. brachialis** (Armarterie) fort (→ Abb. 4.76).

Die Armarterie teilt sich in der Ellenbeuge in ihre beiden Endäste, die **A. radialis** (Speichenarterie) und die **A. ulnaris** (Ellenarterie). Diese verlaufen am Unterarm ihrem Namen entsprechend an der Speichen- bzw. Ellenseite. In ihrem Verlauf geben die beschriebenen Arterien zahlreiche Äste ab. Die meisten Arterien verlaufen tief im Gewebe.

4.8.6 Venen der oberen Extremität

Das venöse Blut wird abgeleitet durch oberflächliche Venen oder Hautvenen, die durch die Haut gut sichtbar sind, sowie durch tiefe Venen zwischen der Muskulatur (→ Abb. 4.77). Die tiefen Venen laufen parallel zu den Arterien und heißen wie diese.

Zwei große **Hautvenen** sind:

- Die **V. cephalica** (speichenseitige Hautvene des Arms). Sie verläuft auf der Speichenseite des Unterarms und seitlich am Oberarm, um dann im Schulterbereich in die tiefer gelegene V. axillaris zu münden
- Die **V. basilica** (ellenseitige Hautvene des Arms). Sie zieht auf der Ulnaseite des Unterarms und schließlich auf der inneren Seite des Oberarms, um hier in die V. brachialis zu münden.

Die beiden großen Hautvenen sind durch zahlreiche, variable Hautvenen miteinander verbunden.

Blutentnahme

Die Hautvenen des Armes nutzen Ärzte und medizinisches Fachpersonal vor allem im Bereich der Ellenbeuge häufig zur Blutentnahme oder zur Injektion von Medikamenten. Um die Hautvenen besser sichtbar zu machen, werden sie vorher durch Anlegen einer Manschette um den Oberarm gestaut.

4.8.7 Lymphgefäße der oberen Extremität

Wie jede Körperregion besitzt auch die obere Extremität reichlich Lymphgefäße mit eingeschalteten Lymphknoten, die sich v. a. in Ellenbeuge und Achselhöhle befinden. Bei den zahlreichen Achsellymphknoten unterscheidet man zwischen oberflächlich und tief gelegenen Achsellymphknoten.

Lymphknotenschwellung

Bei Entzündungen der oberen Extremität können die Achsellymphknoten schmerzhaft anschwellen.

Da die Achsellymphknoten auch Lymphe aus dem Brustbereich erhalten, können bei Brustkrebs Tumorzellen auf dem Lymphweg in die Achsellymphknoten verschleppt werden und dort Tochtergeschwülste (Metastasen) bilden. Die betroffenen Lymphknoten schmerzen nicht.

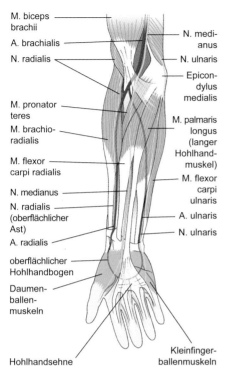

M. biceps brachii
A. brachialis
N. radialis
M. pronator teres
M. brachioradialis
M. flexor carpi radialis
N. medianus
N. radialis (oberflächlicher Ast)
A. radialis
oberflächlicher Hohlhandbogen
Daumenballenmuskeln
Hohlhandsehne

N. medianus
N. ulnaris
Epicondylus medialis
M. palmaris longus (langer Hohlhandmuskel)
M. flexor carpi ulnaris
A. ulnaris
N. ulnaris

Kleinfingerballenmuskeln

4.74 Rechter Unterarm von vorne

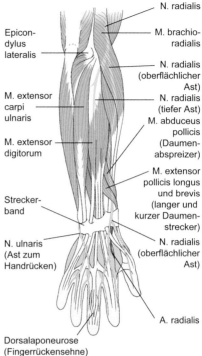

N. radialis
Epicondylus lateralis
M. extensor carpi ulnaris
M. extensor digitorum
Streckerband
N. ulnaris (Ast zum Handrücken)

M. brachioradialis
N. radialis (oberflächlicher Ast)
N. radialis (tiefer Ast)
M. abduceus pollicis (Daumenabspreizer)
M. extensor pollicis longus und brevis (langer und kurzer Daumenstrecker)
N. radialis (oberflächlicher Ast)

A. radialis

Dorsalaponeurose (Fingerrückensehne)

4.75 Rechter Unterarm von hinten

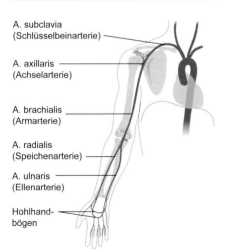

A. subclavia (Schlüsselbeinarterie)
A. axillaris (Achselarterie)
A. brachialis (Armarterie)
A. radialis (Speichenarterie)
A. ulnaris (Ellenarterie)
Hohlhandbögen

4.76 Wichtige Arterien der oberen Extremität

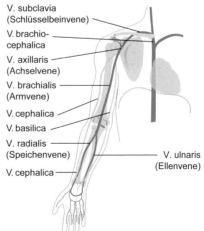

V. subclavia (Schlüsselbeinvene)
V. brachiocephalica
V. axillaris (Achselvene)
V. brachialis (Armvene)
V. cephalica
V. basilica
V. radialis (Speichenvene)
V. cephalica
V. ulnaris (Ellenvene)

4.77 Wichtige Venen der oberen Extremität

4

4.9 Untere Extremität

● Die **untere Extremität** besteht aus **Beckengürtel** und **freier unterer Extremität.** Die freie untere Extremität ist über das **Hüftgelenk** (Articulatio coxae) mit dem Beckengürtel verbunden. Auf dem Beckengürtel ruht die Wirbelsäule, er überträgt die Gesamtlast des Körpers auf die freie untere Extremität. Funktionell ist die untere Extremität ein Stütz- und Lauforgan.

4.9.1 Beckengürtel

Der Beckengürtel besteht aus dem **Kreuzbein** (Os sacrum → 4.7.2) und den beiden **Hüftbeinen** (Ossa coxae), die zusammen eine ringförmige Struktur bilden (→ Abb. 4.78, → Abb. 4.79). Da die drei Knochen durch Bänder überwiegend straff miteinander verbunden sind, ist dieser Ring ist sehr stabil.

Hinten bestehen zwei Amphiarthrosen zwischen Kreuzbein und Hüftbeinen (oder genauer deren Darmbeinen) die **Sakroiliakalgelenke** (Kreuzbein-Darmbein-Gelenk, Articulatio sacroiliaca → Abb. 4.78). Vorne stoßen die beiden bogenförmigen Hüftbeine in der **Schambeinfuge** (Symphysis pubica) aneinander und bilden eine straffe Synarthrose (Symphyse). Der hier lokalisierte Knorpel ist Faserknorpel.

Hüftbein

Das Hüftbein besteht aus drei Knochen, die in der Entwicklung miteinander verwachsen sind (→ Abb. 4.78):
- **Darmbein** (Os ilium)
- **Sitzbein** (Os ischii)
- **Schambein** (Os pubis).

Das Hüftbein besitzt ein großes **Foramen obturatum** (Hüftbeinloch), das weitgehend durch eine Bindegewebemembran verschlossen ist und als Muskelursprung dient. Seitlich am Hüftbein liegt die **Hüftgelenkpfanne** (Acetabulum → Abb. 4.78).

Darmbein

Die Darmbeine bilden die **Darmbeinschaufeln,** die oben mit der **Crista iliaca** (Darm-

bein-, Beckenkamm) enden. Diese ist durch die Haut tastbar und eignet sich zur Knochenmarkpunktion. Das Darmbein zeigt mehrere Vorsprünge:
- **Spina iliaca anterior superior** (vorderer oberer Darmbeinstachel)
- **Spina iliaca anterior inferior** (vorderer unterer Darmbeinstachel)
- **Spina iliaca posterior superior** (hinterer oberer Darmbeinstachel)
- **Spina iliaca posterior inferior** (hinterer unterer Darmbeinstachel).

Von diesen ist die Spina iliaca anterior superior gut tastbar und wie Crista iliaca und Trochanter major (großer Rollhügel) des Femur ein Orientierungspunkt für die intramuskuäre Injektion.

Sitzbein

Das Sitzbein (→ Abb. 4.78) bildet mit einem bogenförmig nach unten gerichteten Knochenast den **Sitzbeinhöcker** (Tuber ischiadicum). Beim Sitzen kontaktiert der Sitzbeinhöcker – nur durch die Haut getrennt – die Sitzfläche. Nach hinten ragt ein stachelförmiger Knochenfortsatz, der **Sitzbeinstachel** (Spina ischiadica).

Schambein

Das Schambein ist an der Symphysenbildung beteiligt. Sein **Schambeinhöcker** (Tuberculum pubicum) ist vorne durch die Haut tastbar.

Großes und kleines Becken

Der Raum innerhalb des Beckengürtels ist das **Becken** (Pelvis). Die **Linea terminalis** (→ Abb. 4.79), eine ringförmige Linie auf der Innenseite des Beckengürtels, und eine durch diese Linie festgelegte Ebene, die **Beckeneingangsebene**, trennen das Becken in zwei Etagen. Oberhalb der Beckeneingangsebene liegt das **große Becken,** unterhalb davon das **kleine Becken.** Die Beckeneingangsebene steht annähernd quer oval und stellt bei Frauen während der Geburt einen kritischen Durchtrittsort für den kindlichen Kopf dar.

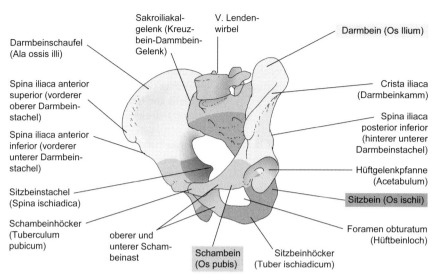

Darmbeinschaufel (Ala ossis illi)

Sakroiliakal-gelenk (Kreuz-bein-Dammbein-Gelenk)

V. Lenden-wirbel

Darmbein (Os Ilium)

Spina iliaca anterior superior (vorderer oberer Darmbein-stachel)

Spina iliaca anterior inferior (vorderer unterer Darmbein-stachel)

Sitzbeinstachel (Spina ischiadica)

Schambeinhöcker (Tuberculum pubicum)

oberer und unterer Scham-beinast

Schambein (Os pubis)

Sitzbeinhöcker (Tuber ischiadicum)

Crista iliaca (Darmbeinkamm)

Spina iliaca posterior inferior (hinterer unterer Darmbeinstachel)

Hüftgelenkpfanne (Acetabulum)

Sitzbein (Os ischii)

Foramen obturatum (Hüftbeinloch)

4.78 Beckengürtel von schräg seitlich

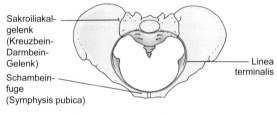

Sakroiliakal-gelenk (Kreuzbein-Darmbein-Gelenk)

Schambein-fuge (Symphysis pubica)

Linea terminalis

4.79 Weiblicher Beckengürtel von oben

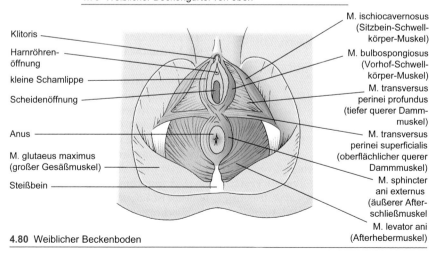

Klitoris

Harnröhren-öffnung

kleine Schamlippe

Scheidenöffnung

Anus

M. glutaeus maximus (großer Gesäßmuskel)

Steißbein

M. ischiocavernosus (Sitzbein-Schwell-körper-Muskel)

M. bulbospongiosus (Vorhof-Schwell-körper-Muskel)

M. transversus perinei profundus (tiefer querer Damm-muskel)

M. transversus perinei superficialis (oberflächlicher querer Dammmuskel)

M. sphincter ani externus (äußerer After-schließmuskel

M. levator ani (Afterhebermuskel)

4.80 Weiblicher Beckenboden

Beckenboden

Das kleine Becken wird nach unten durch den Beckenboden verschlossen. Dieser besteht aus Bindegewebeplatten und den **Beckenboden-muskeln** (→ Abb. 4.80). Sie bilden nach hinten das **Diaphragma pelvis** und nach vorne das **Diaphragma urogenitale.**

Hüftgelenk

Auf beiden Seiten des Beckengürtels befindet sich eine tiefe napfförmige Einsenkung, die Hüftgelenkpfanne oder das Acetabulum. An der Bildung sind alle drei Knochen des Hüftbeins beteiligt (→ Abb. 4.78).
Den Gelenkkopf bildet der Femurkopf (→ 4.9.2). Das Hüftgelenk ist ein Kugelgelenk (→ Abb. 4.81) mit großem Bewegungsumfang. Zahlreiche Verstärkungsbänder der Gelenkkapsel sichern das Gelenk und unterstützen die Standbeinhaltung.

4.9.2 Freie untere Extremität

● Die freie untere Extremität setzt sich zusammen aus (→ Abb. 4.83):
- **Oberschenkel**
- **Unterschenkel** (Crus)
- **Fuß** (Pes).

Knöcherne Grundlagen hierbei sind:
- **Femur** (Oberschenkelknochen)
- Als Unterschenkelknochen **Tibia** (Schienbein) und **Fibula** (Wadenbein)
- **Fußwurzelknochen** (Ossa tarsi, Tarsus = Fußwurzel)
- **Mittelfußknochen** (Ossa metatarsi, Metatarsus = Mittelfuß)
- **Zehenglieder** (Phalangen).

Diese Knochen sind mit Ausnahme der Fußwurzelknochen Röhrenknochen.

Femur

Das proximale Ende des Femur (Oberschenkelknochen) bildet den kugelförmigen **Femurkopf** (Schenkel-, Hüftkopf, Caput femoris), der mit der Hüftgelenkpfanne zur Ausbildung des Hüftgelenks artikuliert (→ Abb. 4.83). Der anschließende **Schenkelhals** (Collum femoris) läuft schräg abwärts zu kräftigen Knochenvor-

sprüngen, dem **Trochanter major** und **Trochanter minor** (großer und kleiner Rollhügel).
Der **Femurschaft** (Corpus femoris) ist besonders lang und setzt sich nach distal in zwei rollenförmige Gelenkknorren fort, den **Condylus medialis** und **Condylus lateralis** (innerer und äußerer Gelenkknorren).

Schenkelhalsbruch

Der Schenkelhals ist beim Laufen und Gehen besonders belastet. Im Alter und bei Osteoporose (→ 4.2.5) nimmt die Knochenmasse ab, die Knochen werden brüchiger. Häufige Sturzfolge ist dann ein **Schenkelhalsbruch** (Schenkelhalsfraktur), der operativ durch Gelenkersatz (Endoprothese) oder Fixierung der Bruchenden (Osteosynthese → 3.3.23) behandelt werden muss (→ Abb. 4.84).

Hüftgelenkarthrose

Von großer klinischer Bedeutung sind auch **Fehlstellungen des Schenkelhalses,** die aufgrund veränderter Gelenkbelastungen zu (frühzeitiger) Zerstörungen des Gelenkknorpels im Hüftgelenk führen, der schmerzhaften **Hüftgelenkarthrose** oder Coxarthrose.

Tibia

Tibia (Schienbein) und Fibula (Wadenbein) liegen parallel nebeneinander, beide sind in der gesamten Länge durch eine bindegewebige **Zwischenknochenmembran** (Membrana interossea) miteinander verbunden.
Der plumpe proximale **Tibiakopf** (Schienbeinkopf, Caput tibiae) verschmälert sich nach distal in den langen, dreikantigen **Tibiaschaft** (Schienbeinschaft, Corpus tibiae → Abb. 4.85). Die vordere Kante und die mediale Fläche des Schienbeins mit dem bedeckenden Periost liegen direkt unter der Haut. Stoßverletzungen sind hier sehr schmerzhaft. Das distale Schienbeinende ist aufgetrieben und trägt eine mediale Knochenzinke, den **Innenknöchel** (Malleolus medialis).

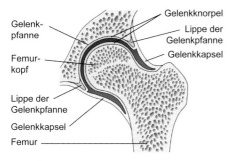

Gelenk-
pfanne

Femur-
kopf

Lippe der
Gelenkpfanne

Gelenkkapsel

Femur

Gelenkknorpel

Lippe der
Gelenkpfanne

Gelenkkapsel

4.81 Schnitt durch das Hüftgelenk

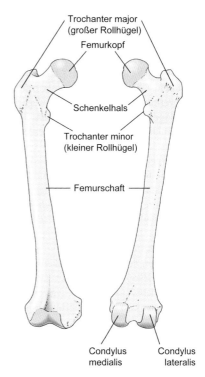

Trochanter major
(großer Rollhügel)

Femurkopf

Schenkelhals

Trochanter minor
(kleiner Rollhügel)

Femurschaft

Condylus   Condylus
medialis   lateralis

4.82 Rechter Femur (Oberschenkelknochen), links von vorne, rechts von hinten

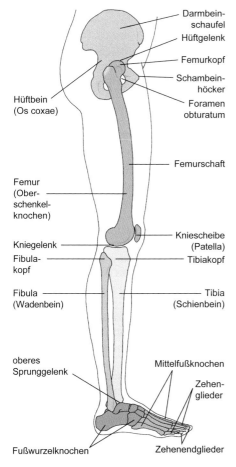

Hüftbein
(Os coxae)

Femur
(Ober-
schenkel-
knochen)

Kniegelenk

Fibula-
kopf

Fibula
(Wadenbein)

oberes
Sprunggelenk

Fußwurzelknochen

Darmbein-
schaufel

Hüftgelenk

Femurkopf

Schambein-
höcker

Foramen
obturatum

Femurschaft

Kniescheibe
(Patella)

Tibiakopf

Tibia
(Schienbein)

Mittelfußknochen

Zehen-
glieder

Zehenendglieder

4.83 Knochen der unteren Extremität von der Seite

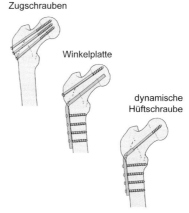

Zugschrauben

Winkelplatte

dynamische
Hüftschraube

4.84 Möglichkeiten der Osteosynthese
bei Schenkelhalsfrakturen

141

Fibula

Seitlich des Schienbeins liegt die Fibula (das Wadenbein), ein langer, dünner Röhrenknochen (→ Abb. 4.85). Sein proximales Ende, der Fibulakopf (Wadenbeinkopf, Caput fibulae), ist mit dem Tibiakopf in Form einer Amphiarthrose verbunden. Hier ist eine Beweglichkeit durch Bänder nahezu ausgeschlossen. Das distale Fibulaende bildet den **Außenknöchel** (Malleolus lateralis).

Im Knöchelbereich sind Tibia und Fibula durch eine feste Syndesmose verbunden. Die hierfür zuständigen Bänder sind das **vordere** und **hintere Schienbein-Wadenbein-Band** (Lig. tibiofibulare anterius und posterius).

Kniegelenk

Die Kondylen des Femur artikulieren mit denen des Tibiakopfes und mit der **Kniescheibe** (Patella). Dieses aus drei Knochen zusammengesetzte Gelenk ist das **Kniegelenk** oder Articulatio genus (→ Abb. 4.86).

Zur Anpassung der Gelenkflächen von Femur und Tibia ist jeweils ein **Innen-** und **Außenmeniskus** (medialer und lateraler Meniskus → 4.3.4) aus Bindegewebeknorpel eingefügt (→ Abb. 4.86). Außerdem sind Femur und Tibia durch das **innere Seitenband** (Ligamentum collaterale tibiale) und innerhalb des Gelenks durch das **vordere und hintere Kreuzband** (Ligamentum cruciatum anterius und posterius) verbunden. Ein **äußeres Seitenband** (Ligamentum collaterale fibulare) besteht zwischen lateralem Femurkondylus und Fibulakopf.

Die **Gelenkkapsel** weist Schleimbeutel-ähnliche Strukturen (Bursae → 4.3.4) auf und ist durch Bänder verstärkt. Außerdem befindet sich in der Vorderwand der Gelenkkapsel die Kniescheibe.

Das Kniegelenk ist vom Bauprinzip ein bikondyläres Gelenk (→ 4.3.5), in dem hauptsächlich Beugung und Streckung möglich sind. Im gebeugten Zustand sind in geringem Umfang Innen- und Außenrotation möglich.

Oberes Sprunggelenk

Die distalen Enden der Unterschenkelknochen bilden die **Knöchelgabel** oder Malleolengabel, die zusammen mit dem obersten Fußwurzelknochen (Sprungbein) das **obere Sprunggelenk** (Articulatio talocruralis) bilden (→ Abb. 4.87). Zur Artikulation besitzt das Sprungbein eine rollenförmige Struktur, die **Trochlea tali** (Sprungbeinrolle). Das Gelenk ist ein Scharniergelenk, das Dorsalextension (Dorsum pedis = Fußrücken) und Plantarflexion (Planta pedis = Fußsohle) zulässt. Zahlreiche lateral und medial gelegene Bänder verbinden die Knöchelgabel mit Fußwurzelknochen.

⬤ Verletzungen des oberen Sprunggelenks

Verletzungen im oberen Sprunggelenk sind häufig, etwa Riss der Seitenbänder durch Umknicken oder Sprengung der Knöchelgabel durch Drehung des Gelenks bei feststehendem Fuß.

Fußwurzelknochen

Zu den Fußwurzelknochen (Ossa tarsi), die kurze Knochen sind, gehören (→ Abb. 4.88, → Abb. 4.89):

- **Sprungbein** (Talus)
- **Fersenbein** (Calcaneus)
- **Kahnbein** (Os naviculare)
- **Inneres, mittleres** und **laterales Keilbein** (Ossa cuneiformia mediale, intermedium und laterale)
- **Würfelbein** (Os cuboideum).

Das Sprungbein ruht auf dem Fersenbein, das hinten den **Fersenbeinhöcker** (Tuber calcanei) hat.

Zwischen Sprung- und Fersenbein sowie den nach vorne folgenden Fußwurzelknochen liegt das **untere Sprunggelenk.** Es ermöglicht Supination (Heben des medialen Fußrandes) und Pronation (Heben des seitlichen Fußrandes). Sämtliche Fußwurzelknochen sind durch zahlreiche Bänder verbunden.

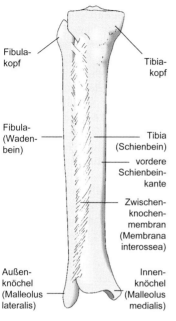

Fibulakopf

Tibiakopf

Fibula(Wadenbein)

Tibia (Schienbein)

vordere Schienbeinkante

Zwischenknochenmembran (Membrana interossea)

Außenknöchel (Malleolus lateralis)

Innenknöchel (Malleolus medialis)

4.85 Unterschenkelknochen v. vorne

Fibulakopf

hinteres Kreuzband

Außenmeniskus

Querband

Fettkörper

Patellarsehne

Femurkondylen

Außenmeniskus

äußeres Seitenband

Fibula

Innenmeniskus

inneres Seitenband

Kapselband

vorderes Kreuzband (Lig. cruciatum auterius)

hinteres Kreuzband

vorderes Kreuzband

Innenmeniskus

inneres Seitenband

Tibia

4.86 Eröffnetes Kniegelenk, oben von oben, unten von vorne

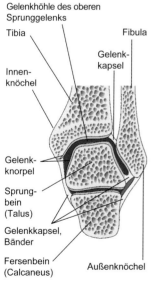

Gelenkhöhle des oberen Sprunggelenks

Tibia

Fibula

Innenknöchel

Gelenkkapsel

Gelenkknorpel

Sprungbein (Talus)

Gelenkkapsel, Bänder

Fersenbein (Calcaneus)

Außenknöchel

4.87 Längsschnit durch das obere Sprunggelenk

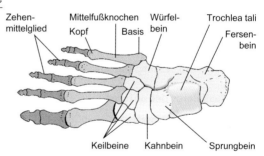

Zehenmittelglied

Mittelfußknochen
Kopf   Basis

Würfelbein

Trochlea tali

Fersenbein

Keilbeine   Kahnbein   Sprungbein

4.88 Rechtes Fußskelett von oben

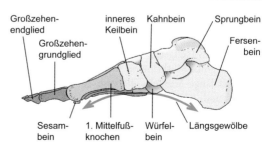

Großzehenendglied

Großzehengrundglied

inneres Keilbein

Kahnbein

Sprungbein

Fersenbein

Sesambein

1. Mittelfußknochen

Würfelbein

Längsgewölbe

4.89 Fußskelett von medial (innen)

4

Mittelfußknochen und ihre Verbindung mit den Fußwurzelknochen

An die Fußwurzelknochen schließen sich die fünf Mittelfußknochen (Ossa metatarsi) an (→ Abb. 4.88). Die Basen der Mittelfußknochen bilden mit den Fußwurzelknochen nahezu unbewegliche Amphiarthrosen.

Längs- und Quergewölbe des Fußes

Die Knochen des Fußes sind nicht in einer flachen Ebene angeordnet, sondern bilden ein Längs- und Quergewölbe. Muskeln und zahlreiche Bänder stabilisieren diese Gewölbe, die das Körpergewicht federnd aufnehmen können.

Zehen und ihre Gelenke

Die Zehenknochen (Phalangen) bestehen mit Ausnahme der **Großzehe** (Hallux) aus Grund-, Mittel- und Endglied. Der Großzehe fehlt das Mittelglied (→ Abb. 4.88).

Die Köpfe der Mittelfußknochen artikulieren mit den Grundgliedern der dreigliedrigen Zehen und der zweigliedrigen Großzehe in Form von Kugelgelenken (jedoch mit eingeschränktem Bewegungsumfang). Die übrigen Gelenke von Mittel- und Endgliedern sind Scharniergelenke und erlauben Beugung und Streckung.

4.9.3 Muskulatur der unteren Extremität

Die Muskulatur der unteren Extremität wird im Folgenden in funktionelle Gruppen zusammengefasst.

Muskeln mit Wirkung auf das Hüftgelenk

Die eigentlichen Muskeln des Hüftgelenks wirken nur auf das Hüftgelenk und bilden um es herum eine große Muskelmasse. Darüber hinaus gibt es lange Muskeln, die vom Becken ausgehen und am Unterschenkel ansetzen. Diese Muskeln wirken auf Hüft- und Kniegelenk. Im Folgenden werden nur die allein auf das Hüftgelenk wirkenden Muskeln nach ihrer Hauptfunktion berücksichtigt.

Entsprechend der großen Beweglichkeit des Hüftgelenks, einem Kugelgelenk, gibt es Muskeln für Flexion (Beugung), Extension (Streckung), Abduktion (Abspreizen), Adduktion (Heranziehen), Innen- und Außenrotation (Ein-bzw. Auswärtsdrehung).

Extensoren im Hüftgelenk sind der **M. gluteus maximus** (großer Gesäßmuskel → Abb. 4.90, → Abb. 4.92) und die an der Rückseite des Oberschenkels verlaufenden **ischiokruralen Muskeln** (Sitzbein-Unterschenkel-Muskeln). Letztere beugen auch das Knie und werden daher dort besprochen.

Flexoren im Hüftgelenk sind der **M. iliopsoas** (Darmbein-Lenden-Muskel → Abb. 4.91), der **M. rectus femoris** (gerader Oberschenkelmuskel) des **M. quadriceps femoris** (vierköpfiger Oberschenkelmuskel), der **M. sartorius** (Schneidermuskel) und der **M. tensor fasciae latae** (Schenkelbindenspanner → Abb. 4.90, → Abb. 4.92).

Abduktoren sind **M. gluteus medius** und **M. gluteus minimus** (mittlerer und kleinster Gesäßmuskel → Abb. 4.93). Sie sind auch für die Standbeinphase wichtig, da sie ein Abkippen des Beckens zur Spielbeinseite verhindern.

Adduktion des Beines ermöglichen der **M. adductor magnus, M. adductor brevis** und **M. adductor longus** (großer, kleiner und langer Oberschenkelanzieher → Abb. 4.93) sowie der **M. gracilis** (Schlankmuskel → Abb. 4.90). Sie ziehen vom unteren Beckenrand zur Innenseite des Oberschenkels.

Eine **Innenrotation** führen der M. gluteus medius und minimus aus.

Die für die **Außenrotation** zuständigen Muskeln sind der **M. piriformis** (birnenförmiger Hüftmuskel), die **Mm. obturatorii internus und externus** (innerer und äußerer Hüftlochmuskel), die **Mm. gemelli** (Zwillingsmuskeln) und der **M. quadratus femoris** (viereckiger Oberschenkelmuskel → Abb. 4.93).

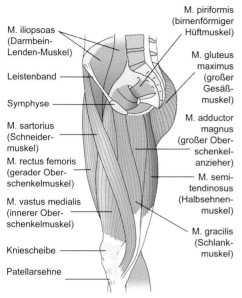

M. iliopsoas
(Darmbein-
Lenden-Muskel)

Leistenband

Symphyse

M. sartorius
(Schneider-
muskel)

M. rectus femoris
(gerader Ober-
schenkelmuskel)

M. vastus medialis
(innerer Ober-
schenkelmuskel)

Kniescheibe

Patellarsehne

M. piriformis
(birnenförmiger
Hüftmuskel)

M. gluteus
maximus
(großer
Gesäß-
muskel)

M. adductor
magnus
(großer Ober-
schenkel-
anzieher)

M. semi-
tendinosus
(Halbsehnen-
muskel)

M. gracilis
(Schlank-
muskel)

4.90 Hüft- und Oberschenkelmuskulatur von
medial (innen)

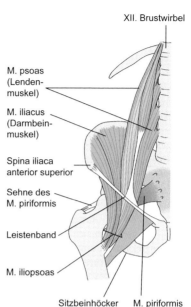

XII. Brustwirbel

M. psoas
(Lenden-
muskel)

M. iliacus
(Darmbein-
muskel)

Spina iliaca
anterior superior

Sehne des
M. piriformis

Leistenband

M. iliopsoas

Sitzbeinhöcker   M. piriformis

4.91 Innere Hüftmuskulatur von vorne

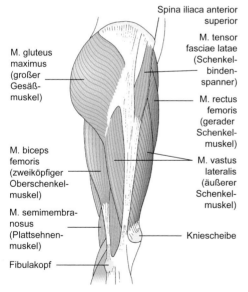

M. gluteus
maximus
(großer
Gesäß-
muskel)

M. biceps
femoris
(zweiköpfiger
Oberschenkel-
muskel)

M. semimembra-
nosus
(Plattsehnen-
muskel)

Fibulakopf

Spina iliaca anterior
superior

M. tensor
fasciae latae
(Schenkel-
binden-
spanner)

M. rectus
femoris
(gerader
Schenkel-
muskel)

M. vastus
lateralis
(äußerer
Schenkel-
muskel)

Kniescheibe

4.92 Hüft- und Oberschenkelmuskulatur von
lateral (der Seite)

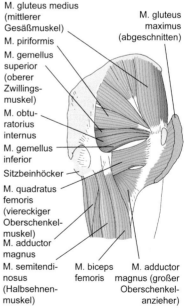

M. gluteus medius
(mittlerer
Gesäßmuskel)

M. piriformis

M. gemellus
superior
(oberer
Zwillings-
muskel)

M. obtu-
ratorius
internus

M. gemellus
inferior

Sitzbeinhöcker

M. quadratus
femoris
(viereckiger
Oberschenkel-
muskel)

M. adductor
magnus

M. semitendi-
nosus
(Halbsehnen-
muskel)

M. gluteus
maximus
(abgeschnitten)

M. biceps
femoris

M. adductor
magnus (großer
Oberschenkel-
anzieher)

4.93 Äußere Hüftmuskulatur von hinten

145

Muskeln mit Wirkung auf das Kniegelenk

Entsprechend der Bewegungsausschläge im Kniegelenk sind v. a. Flexoren (Beuger) und Extensoren (Strecker) und im gebeugten Zustand Rotatoren (Dreher) zu unterscheiden. Die Muskeln entspringen nicht nur am Oberschenkel, sondern auch am Becken (→ 4.7.1) und erreichen die Unterschenkelknochen.

Kniegelenkstrecker ist der mächtige **M. quadriceps femoris** (vierköpfiger Oberschenkelmuskel → Abb. 4.93) aus **M. rectus femoris, M. vastus medialis, M. vastus lateralis und M. vastus intermedius** (gerader, innerer, äußerer und mittlerer Oberschenkelmuskel). Die vier Köpfe vereinigen sich in der **Patellarsehne** (Lig. patellae), die am Schienbein endet.

Die wichtigsten **Flexoren,** die das Bein gleichzeitig drehen, heißen wegen ihres Ursprungs und Ansatzes ischiokrurale Muskeln (Sitzbein-Unterschenkel-Muskeln). Dies sind der **M. biceps femoris** (zweiköpfiger Oberschenkelmuskel), der gleichzeitig nach außen dreht, sowie der **M. semitendinosus** (Halbsehnenmuskel) und der **M. semimembranosus** (Plattsehnenmuskel), die den Unterschenkel außerdem nach innen drehen (→ Abb. 4.90, → Abb. 4.92).

Muskeln mit Wirkung auf die Sprunggelenke und die Zehen

Im oberen Sprunggelenk erfolgen Dorsalextension und Plantarflexion, im unteren Supination und Pronation. Aufgrund ihres Ansatzes wirken die Muskeln nicht nur auf die Sprunggelenke, sondern auch auf die Zehen.

Die Streckung fußrückenwärts **(Dorsalextension)** wird ausgeführt vom **M. tibialis anterior** (vorderer Schienbeinmuskel, gleichzeitig Supinator des Fußes), vom **M. extensor digitorum longus** (langer Zehenstrecker, gleichzeitig Zehenstrecker), und vom **M. extensor hallucis longus** (langer Großzehenstrecker, gleichzeitig Strecker der Großzehe → Abb. 4.95, → Abb. 4.97).

Muskeln des Fußrückens, die Extensoren sind, wirken ausschließlich auf die Zehen.

Die Beugung zur Fußsohle hin **(Plantarflexion)** erfolgt durch den **M. fibularis longus** (langer Wadenbeinmuskel, gleichzeitig Verspanner des Fußquergewölbes und Pronator), den **M. fibularis brevis** (kurzer Wadenbeinmuskel, gleichzeitig Pronator), den **M. gastrocnemius** (Zwillingswadenmuskel) und den **M. soleus** (Schollenmuskel → Abb. 4.97). Zusammen mit dem M. gastrocnemius wird letzterer als **M. triceps surae** (dreiköpfiger Wadenmuskel) bezeichnet; er wirkt gleichzeitig als Supinator.

Die Plantarflexion erfolgt außerdem durch den **M. tibialis posterior** (hinterer Schienbeinmuskel) gleichzeitig Verspanner des Quergewölbes), den **M. flexor hallucis longus** (langer Großzehenbeuger) und den **M. flexor digitorum longus** (langer Zehenbeuger, gleichzeitig Unterstützung des Fußlängsgewölbes). Die Endsehne des M. triceps surae bildet die **Achillessehne** (→ Abb. 4.96).

Muskeln der Fußsohle

Die kurzen, kräftigen Muskeln der Fußsohle dienen weniger der Zehenbewegung als vielmehr der Unterstützung der Fußlängsgewölbe.

4.9.4 Nerven der unteren Extremität

Die motorische und sensorische Innervation erfolgt aus **Plexus lumbosacralis** (Lenden-Kreuzbein-Geflecht → 14.9.2). Aus diesem gehen u. a. zwei große Nerven zur Versorgung der unteren Extremität hervor: der **N. femoralis** (Schenkelnerv) und der **N. ischiadicus** (Hüftnerv, auch Ischiasnerv).

N. femoralis

Der N. femoralis tritt durch die **Lacuna musculorum** (Muskelfach) unter dem Leistenband aus dem Bauchraum und zieht mit seinen Ästen auf der Vorder- und Innenseite des Oberschenkels und der Innenseite des Unterschenkels nach unten (→ Abb. 4.98).

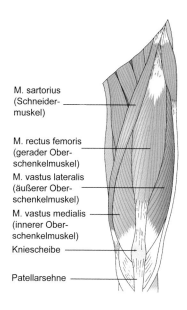

M. sartorius
(Schneider-
muskel)

M. rectus femoris
(gerader Ober-
schenkelmuskel)

M. vastus lateralis
(äußerer Ober-
schenkelmuskel)

M. vastus medialis
(innerer Ober-
schenkelmuskel)

Kniescheibe

Patellarsehne

4.94 Oberschenkelmuskulatur v. vorne

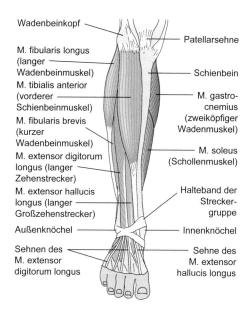

Wadenbeinkopf

M. fibularis longus
(langer
Wadenbeinmuskel)

M. tibialis anterior
(vorderer
Schienbeinmuskel)

M. fibularis brevis
(kurzer
Wadenbeinmuskel)

M. extensor digitorum
longus (langer
Zehenstrecker)

M. extensor hallucis
longus (langer
Großzehenstrecker)

Außenknöchel

Sehnen des
M. extensor
digitorum longus

Patellarsehne

Schienbein

M. gastro-
cnemius
(zweiköpfiger
Wadenmuskel)

M. soleus
(Schollenmuskel)

Halteband der
Strecker-
gruppe

Innenknöchel

Sehne des
M. extensor
hallucis longus

4.95 Unterschenkelmuskulatur von vorne

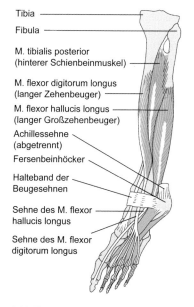

Tibia

Fibula

M. tibialis posterior
(hinterer Schienbeinmuskel)

M. flexor digitorum longus
(langer Zehenbeuger)

M. flexor hallucis longus
(langer Großzehenbeuger)

Achillessehne
(abgetrennt)

Fersenbeinhöcker

Halteband der
Beugesehnen

Sehne des M. flexor
hallucis longus

Sehne des M. flexor
digitorum longus

4.96 Tiefe Unterschenkelmuskulatur
von lateral (seitlich) hinten

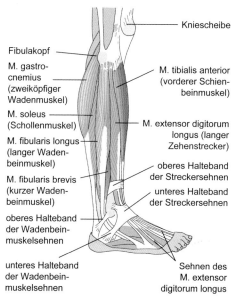

Fibulakopf

M. gastro-
cnemius
(zweiköpfiger
Wadenmuskel)

M. soleus
(Schollenmuskel)

M. fibularis longus
(langer Waden-
beinmuskel)

M. fibularis brevis
(kurzer Waden-
beinmuskel)

oberes Halteband
der Wadenbein-
muskelsehnen

unteres Halteband
der Wadenbein-
muskelsehnen

Kniescheibe

M. tibialis anterior
(vorderer Schien-
beinmuskel)

M. extensor digitorum
longus (langer
Zehenstrecker)

oberes Halteband
der Streckersehnen

unteres Halteband
der Streckersehnen

Sehnen des
M. extensor
digitorum longus

4.97 Unterschenkelmuskulatur von lateral

4

N. ischiadicus

Der N. ischiadicus ist der größte Nerv im menschlichen Körper. Er tritt unter der Gesäßmuskulatur hervor und verläuft hinten zwischen der Oberschenkelmuskulatur (→ Abb. 4.98). Der N. ischiadicus teilt sich oberhalb der Kniekehle in zwei größere Nerven, den **N. fibularis communis** (gemeinsamer Wadenbeinnerv) und den **N. tibialis** (Schienbeinnerv). Diese Nerven versorgen mit ihren Ästen den größten Teil von Unterschenkel und Fuß.

4.9.5 Arterien der unteren Extremität

Die arterielle Versorgung der unteren Extremität erfolgt aus der **A. iliaca communis** (gemeinsame Beckenarterie) der Bauchaorta. Diese teilt sich im Bauch-Becken-Bereich in zwei Äste, die **A. iliaca interna** (innere Beckenarterie) und die **A. iliaca externa** (äußere Beckenarterie).

A. iliaca interna

Die A. iliaca interna (→ Abb. 4.99) gibt im kleinen Becken nach hinten die **Aa. gluteae** (Gesäßarterien) zur Versorgung der Gesäßmuskulatur ab. Ein weiterer Ast, die **A. obturatoria** (Hüftbeinlocharterie), zieht v. a. zu den Adduktoren am Oberschenkel.

A. iliaca externa

Die A. iliaca externa (→ Abb. 4.99) tritt unter dem Leistenband durch ein Gefäßfach oder die **Lacuna vasorum**. Ab hier heißt sie **A. femoralis** (Oberschenkelarterie) und zieht zwischen der vorderen Oberschenkelmuskulatur weiter. Diese Arterie versorgt mit ihren Ästen nahezu die gesamte untere Extremität. In der Kniekehle tritt sie auf die Beinrückseite und heißt nun **A. poplitea** (Kniekehlenarterie → Abb. 4.100). Die wichtigsten Äste sind die **A. profunda femoris** (tiefe Oberschenkelarterie) zur Versorgung im Bereich des Oberschenkels, die **A. tibialis anterior** (vordere Schienbeinarterie) und die **A. tibialis posterior** (hintere Schienbeinarterie), beides Äste der A. poplitea, sowie die **A. fibularis** (Wadenbeinarterie) als

Ast der A. tibialis posterior. Die A. tibialis anterior zieht zum Fußrücken und endet mit ihren Ästen an den Zehen. Die A. tibialis posterior zieht zur Fußsohle (→ Abb. 4.100).

4.9.6 Venen der unteren Extremität

Das venöse Blut wird durch oberflächliche oder Hautvenen und durch tiefe Venen zwischen der Muskulatur abgeleitet. Beide Venensysteme stehen miteinander in Verbindung. Die tiefen Venen laufen parallel zu den Arterien und sind wie diese benannt.

Zwei große Hautvenen sind die **V. saphena magna** und **V. saphena parva** (große und kleine Rosenvene → Abb. 4.101). Sie beginnen im Bereich des Fußrückens. Die V. saphena magna zieht auf der Innenseite des Unterschenkels nach oben und mündet auf der Vorderseite des Oberschenkels in die tiefer gelegene V. femoralis. Die V. saphena parva verläuft auf der Rückseite des Unterschenkels und mündet im Bereich der Kniekehle in die V. poplitea.

Krampfadern

Die Venen des Unterschenkels sind durch den aufrechten Gang einer hohen Druckbelastung ausgesetzt. Dies betrifft besonders die Hautvenen, die nicht wie die tiefen Venen in Muskulatur eingebettet sind. Wenn die Venen ausweiten und die Venenklappen (→ 5.3.13) nicht mehr richtig schließen, entstehen **Krampfadern** (Varizen), die als erweiterte Venenabschnitte die Haut vorwölben.

4.9.7 Lymphgefäße der unteren Extremität

Die untere Extremität besitzt reichlich Lymphgefäße, in die Lymphknoten eingeschaltet sind. Hauptlokalisationen für Lymphknoten sind die Kniekehle und vor allem die Leiste. Sie kommen hier als oberflächliche, teils durch die Haut tastbare, und tiefe **Leistenlymphknoten** (Inguinallymphknoten) vor.

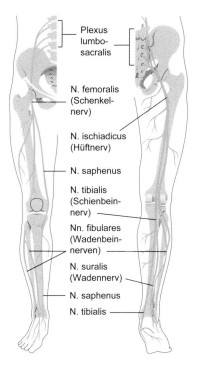

Plexus lumbo-sacralis

N. femoralis (Schenkel-nerv)

N. ischiadicus (Hüftnerv)

N. saphenus

N. tibialis (Schienbein-nerv)

Nn. fibulares (Wadenbein-nerven)

N. suralis (Wadennerv)

N. saphenus

N. tibialis

4.98 Wichtige Nerven der unteren Extremität, links von vorne, rechts von hinten

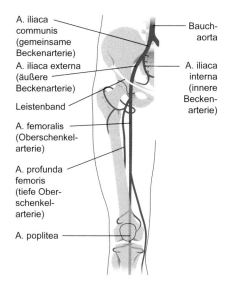

A. iliaca communis (gemeinsame Beckenarterie)

A. iliaca externa (äußere Beckenarterie)

Leistenband

A. femoralis (Oberschenkel-arterie)

A. profunda femoris (tiefe Ober-schenkel-arterie)

A. poplitea

Bauch-aorta

A. iliaca interna (innere Becken-arterie)

4.99 Becken- und Oberschenkelarterien

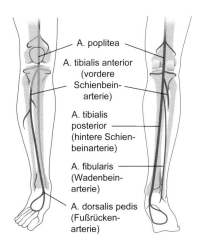

A. poplitea

A. tibialis anterior (vordere Schienbein-arterie)

A. tibialis posterior (hintere Schien-beinarterie)

A. fibularis (Wadenbein-arterie)

A. dorsalis pedis (Fußrücken-arterie)

4.100 Unterschenkelarterien links von vorne, rechts von hinten

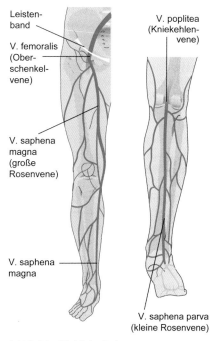

Leisten-band

V. femoralis (Ober-schenkel-vene)

V. saphena magna (große Rosenvene)

V. saphena magna

V. poplitea (Kniekehlen-vene)

V. saphena parva (kleine Rosenvene)

4.101 Oberflächliche Beinvenen links von vorne, rechts von hinten

149

4.10 Untersuchungsmethoden

Die wichtigsten technischen Untersuchungsverfahren sind:

Röntgenaufnahme

Knochen werden von Röntgenstrahlen schlecht durchdrungen und sind deshalb im Röntgenbild als helle Strukturen erkennbar. Dadurch können z. B. Knochenunterbrechungen bei Knochenbruch gut dargestellt werden.

Computertomograpie (CT)

Das CT ist eine spezielle Form der Röntgenuntersuchung. Hierbei werden viele Röntgenaufnahmen aus Querschnitten, z. B. einer Extremität, mit dem Computer zu einzelnen Querschnittsbildern zusammengesetzt. Mit dem CT können v. a. knöcherne Strukturen detailliert erfasst werden.

Magnet(Kernspin)resonanztomografie (MRT)

Bei der Magnetresonanztomografie werden keine Röntgenstrahlen verwendet, sondern starke Magnetfelder. Sie ist eine empfindliche Methode besonders zur Darstellung krankhafter Weichteilveränderungen.

Sonografie

Ultraschalluntersuchungen werden v. a. bei Gelenkuntersuchungen eingesetzt, um z. B. einen Gelenkerguss festzustellen. Bei dieser Methode werden Schallwellen hoher Frequenz (Ultraschall) eingesetzt, die im Gewebe je nach Beschaffenheit, d. h. Dichte, reflektiert werden. In einem Ultraschallgerät werden dann die reflektierten Schallwellen zu Bildern zusammengesetzt.

Arthroskopie

Durch Einführen einer mit einer Optik versehenen dünnen Röhre (Endoskop) in die Gelenkhöhle können der Gelenkbinnenraum direkt beobachtet und auch kleinere Eingriffe durchgeführt werden. Hierbei können z. B. Knorpeldefekte festgestellt werden.

Wiederholungsfragen

1. Wie ist der allgemeine Bau eines Knochens? (→ 4.2.1)
2. Welche Knochenformen gibt es? (→ 4.2.2)
3. Welche Abschnitte weist ein Röhrenknochen auf? (→ 4.2.2)
4. Welche Synarthrosen gibt es? (→ 4.3.1)
5. Welche Formen von Diarthrosen gibt es? (→ 4.3.2)
6. Was ist eine isometrische Muskelkontraktion? (→ 4.4.3)
7. Welche Knochen zählen zum Hirnschädel? (→ 4.5.1)
8. Wie heißen die Gruben der Schädelbasis? (→ 4.5.3)
9. Welche Nasennebenhöhlen gibt es? (→ 4.5.4)
10. Welcher Nerv innerviert die Gesichtsmuskeln? (→ 4.5.5)
11. Wie heißt die hauptsächliche Arterie des Halses? (→ 4.6.3)
12. In welche Abschnitte ist die Wirbelsäule gegliedert und welche Krümmungen weist sie auf? (→ 4.7.2)
13. Wie ist der allgemeine Bauplan eines Wirbels? (→ 4.7.2)
14. Wie laufen Brust- und Zwerchfellatmung ab? (→ 4.7.4)
15. Aus welchen Anteilen besteht die autochthone Rückenmuskulatur? (→ 4.7.6)
16. Welche Knochen gehören zum Schultergürtel? (→ 4.8.1)
17. Wie heißen die Handwurzelknochen? (→ 4.8.2)
18. Welche Muskeln sind für die Beugung im Ellenbogengelenk zuständig? (→ 4.8.3)
19. Welche vier großen Nerven versorgen die obere Extremität? (→ 4.8.4)
20. Welche Röhrenknochen bilden die freie untere Extremität? (→ 4.9.2)
21. Welche Bedeutung hat der vierköpfige Oberschenkelmuskel? (→ 4.9.3)
22. Wie heißen die großen Hautvenen der unteren Extremität? (→ 4.9.6)

KAPITEL

5 Herz-Kreislauf- und Gefäßsystem

5.1 Übersicht 152

5.2 Herz 152
5.2.1 Lage und Form des Herzens 152
5.2.2 Gliederung und Binnen- räume des Herzens 152
5.2.3 Blutfluss durch das Herz 154
5.2.4 Herzklappen 154
5.2.5 Aufbau der Herzwand 156
5.2.6 Schlagvolumen und Herzzeitvolumen 158
5.2.7 Herzzyklus 158
5.2.8 Erregungsbildungs- und Erregungsleitungssystem.... 160
5.2.9 Nervenversorgung des Herzens 160
5.2.10 Regulation der Herzleistung 160
5.2.11 Elektrokardiogramm (EKG)................. 162
5.2.12 Herzrhythmusstörungen 162
5.2.13 Blutversorgung des Herzens 164
5.2.14 Koronare Herzkrankheit (KHK) und Herzinsuffizienz.......... 166
5.2.15 Untersuchungsmethoden des Herzens............. 166

5.3 Kreislauf- und Gefäßsystem 168
5.3.1 Arten von Blutgefäßen 168
5.3.2 Körper- und Lungenkreislauf........... 168
5.3.3 Lymphgefäßsystem 168
5.3.4 Verteilung des Herzzeitvolumens 170
5.3.5 Wichtige Arterien des Körperkreislaufs 170
5.3.6 Wandbau der Arterien...... 172
5.3.7 Erkrankungen der Arterien................ 172
5.3.8 Kleine Arterien und Arteriolen 174
5.3.9 Puls und Blutdruck 174
5.3.10 Kapillaren 176
5.3.11 Venulen und Venen........ 176
5.3.12 Wichtige Venen des Körperkreislaufs 176
5.3.13 Wandbau der Venen 176
5.3.14 Kreislauf- und Durch- blutungsregulation 178

Wiederholungsfragen 180

5.1 Übersicht

Das **Herz** (Cor) bildet zusammen mit den Blutgefäßen das **Herz-Kreislauf-System** (kardiovaskuläres System). Das Herz-Kreislauf-System dient hauptsächlich dem Transport: Insbesondere versorgt es den ganzen Körper über das Blut mit Sauerstoff (O_2) und Nährstoffen und transportiert Stoffwechselendprodukte wie Kohlendioxid (CO_2) wieder ab.

● Das Herz hält als Druck-Saug-Pumpe den Blutstrom in den Gefäßen aufrecht. Die Gefäße haben Verteiler- und Sammelfunktion für das Blut.

Der Name Kreislauf rührt daher, dass die Gefäße eine kreisförmige Bahn für das Blut darstellen. Dabei werden zwei Teilkreisläufe unterschieden (→ Abb. 5.1): der große Kreislauf (**Körperkreislauf** → 5.3.2) und der kleine Kreislauf (**Lungenkreislauf** → 5.3.2).

5.2 Herz

Das Herz (Cor) ist ein muskuläres Hohlorgan mit einem Gewicht von ca. 300 g.

5.2.1 Lage und Form des Herzens

Das Herz befindet sich im **Mediastinum,** einem Bindegeweberaum in der Brusthöhle. Es liegt überwiegend in der linken Brustkorbhälfte (→ Abb. 5.2).
Nach unten sitzt das Herz dem Zwerchfell im Bereich der zentralen Sehnenplatte (Centrum tendineum → 4.7.4) auf (→ Abb. 5.2). Rechts und links ist es von den Lungen begrenzt. Nach vorne grenzt das Herz an das Sternum (Brustbein), nach hinten über den linken Vorhof an den Ösophagus (Speiseröhre).
Das Herz hat die Form eines bauchigen Kegels. Die Spitze des Kegels (**Herzspitze**) weist nach links, vorne und unten (→ Abb. 5.1, → Abb. 5.2). Im Bereich der gegenüberliegenden Kegelbasis (**Herzbasis,**) die nach rechts, hinten und oben gerichtet ist, befinden sich die großen Gefäße, die ins Herz ein- bzw. aus diesem austreten.

Große Herzgefäße

Die **Vv. pulmonales** (Lungenvenen) sowie die **V. cava superior** und **inferior** (obere und untere Hohlvene) treten in das Herz ein und leiten Blut zu ihm hin (→ Abb. 5.1, → Abb. 5.3). Die aus dem Herz austretenden Gefäße sind die **Aorta** (große Körperschlagader) und der **Truncus pulmonalis** (Lungenarterienstamm → Abb. 5.1, → Abb. 5.3).

5.2.2 Gliederung und Binnenräume des Herzens

Das Herz wird durch die **Herzscheidewand** (Septum cordis) in eine linke und eine rechte Hälfte unterteilt:

- Die **linke Herzhälfte** pumpt sauerstoffreiches Blut aus den Lungen in den Körperkreislauf zur Versorgung sämtlicher Organe (→ Abb. 5.1, rot).
- Die **rechte Herzhälfte** befördert sauerstoffarmes Blut aus dem Körperkreislauf in den Lungenkreislauf zur Aufnahme von O_2 und Abgabe von CO_2 (→ Abb. 5.1, blau).

Rechte und linke Herzhälfte bestehen jeweils aus einem **Vorhof** (Atrium) und einer **Kammer** (Ventrikel, lat. ventriculus → Abb. 5.1). Die Vorhöfe sammeln das Blut zur Befüllung der Kammern, die Kammern pumpen das Blut in den Körper- bzw. Lungenkreislauf. Dadurch sind an der Herzscheidewand ein **Vorhofseptum** (Vorhofscheidewand, Septum interatriale) und ein **Kammerseptum** (Kammerscheidewand, Septum interventriculare) zu unterscheiden (→ Abb. 5.3).
Die Grenzen zwischen den Kammern und zwischen Kammern und Vorhöfen sind auch von außen sichtbar:

- Die Grenze zwischen rechter und linker Kammer ist vorne und hinten durch einen **Sulcus interventricularis anterior** bzw. **posterior** sichtbar
- Vorhöfe und Kammern werden durch den **Sulcus coronarius** (Kranzfurche) voneinander abgegrenzt.

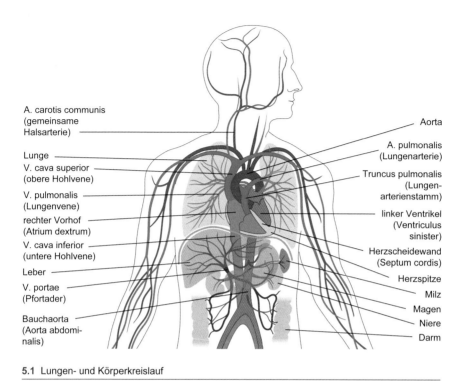

A. carotis communis
(gemeinsame
Halsarterie)

Lunge

V. cava superior
(obere Hohlvene)

V. pulmonalis
(Lungenvene)

rechter Vorhof
(Atrium dextrum)

V. cava inferior
(untere Hohlvene)

Leber

V. portae
(Pfortader)

Bauchaorta
(Aorta abdomi-
nalis)

Aorta

A. pulmonalis
(Lungenarterie)

Truncus pulmonalis
(Lungen-
arterienstamm)

linker Ventrikel
(Ventriculus
sinister)

Herzscheidewand
(Septum cordis)

Herzspitze

Milz

Magen

Niere

Darm

5.1 Lungen- und Körperkreislauf

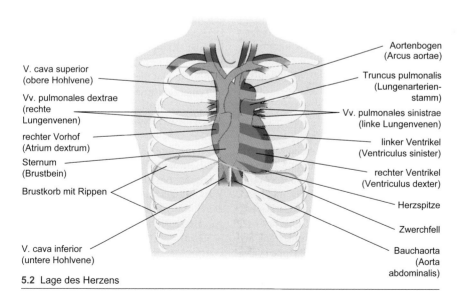

V. cava superior
(obere Hohlvene)

Vv. pulmonales dextrae
(rechte
Lungenvenen)

rechter Vorhof
(Atrium dextrum)

Sternum
(Brustbein)

Brustkorb mit Rippen

V. cava inferior
(untere Hohlvene)

Aortenbogen
(Arcus aortae)

Truncus pulmonalis
(Lungenarterien-
stamm)

Vv. pulmonales sinistrae
(linke Lungenvenen)

linker Ventrikel
(Ventriculus sinister)

rechter Ventrikel
(Ventriculus dexter)

Herzspitze

Zwerchfell

Bauchaorta
(Aorta
abdominalis)

5.2 Lage des Herzens

153

5.2.3 Blutfluss durch das Herz

Durch die Gliederung des Herzens in zwei Hälften mit jeweils Vorhof und Kammer (Ventrikel) ergeben sich vier Binnenräume des Herzens: rechter und linker Vorhof und rechter und linker Ventrikel (→ Abb. 5.3).

Die V. cava superior und inferior (obere und untere Hohlvene) führen das venöse Blut aus dem Körperkreislauf dem **rechten Vorhof** (Atrium dextrum) zu. Die V. cava superior leitet v. a. das Blut von Kopf, Hals und oberen Extremitäten, die V. cava inferior das des übrigen Körpers. Vom rechten Vorhof wird das Blut in den **rechten Ventrikel** (rechte Kammer, Ventriculus dexter) befördert, der es in den Truncus pulmonalis (Lungenarterienstamm) und damit in den Lungenkreislauf pumpt (→ Abb. 5.3). Das Blut passiert dann zum Gasaustausch die Lungen. Das sauerstoffreiche Blut wird durch die Vv. pulmonales (Lungenvenen) dem **linken Vorhof** (Atrium sinistrum) zugeführt. Von dort gelangt es in den **linken Ventrikel** (linke Kammer, Ventriculus sinister), der das Blut über die Aorta in den Körperkreislauf pumpt (→ Abb. 5.3).

5.2.4 Herzklappen

▬ Die **Herzklappen** zwischen Vorhöfen und Kammern sowie zwischen Kammern und Arterien ermöglichen einen gerichteten Blutstrom durch das Herz. Aufgrund ihrer unterschiedlichen Form werden Segel- und Taschenklappen unterschieden.

Segelklappen

Die Klappen zwischen Vorhöfen und Kammern erinnern an Segel (lat. cuspes, daher **Segelklappen** oder Valvae cuspidales → Abb. 5.4). Aufgrund ihrer Lage zwischen Vorhöfen und Kammern heißen sie auch Atrioventrikularklappen **(AV-Klappen)**. Die linke Segelklappe hat zwei Segel und wird wegen ihrer Ähnlichkeit mit der Mitra eines Bischofs auch **Mitralklappe** (Valva mitralis) genannt. Die rechte Segelklappe besteht aus drei Segeln und heißt deshalb **Trikuspidalklappe** (Valva tricuspidalis → Abb. 5.5).

Die Segelklappen sind über **Sehnenfäden** (Chordae tendineae) an den **Papillarmuskeln** (Mm. papillares) der Kammerwände befestigt (→ Abb. 5.4), damit die Segel nicht in die Vorhöfe durchschlagen, wenn sich die Kammern zusammenziehen. Die Segelklappen lassen das Blut nur vom Vorhof in die Kammer strömen.

Taschenklappen

Bei den Klappen zwischen Kammern und großen Arterien sind je drei halbmondförmige Taschen so orientiert, dass das Blut nur aus den Kammern in die großen Gefäße fließen kann. Aufgrund ihrer Form heißen diese Klappen **Taschenklappen** (Valvae semilunares → Abb. 5.4). Die **Aortenklappe** (Valva aortae) liegt zwischen linkem Venktrikel und Aorta, die **Pulmonalklappe** (Valva trunci pulmonalis) zwischen rechtem Ventrikel und Truncus pulmonalis (→ Abb. 5.5).

Herzklappenfehler

Bei der **Klappenstenose** ist die Herzklappe bei Öffnung zu eng und behindert den Blutdurchfluss. Der vorgeschaltete Herzabschnitt (bei einer stenosierten Aortenklappe z. B. der linke Ventrikel) muss einen höheren Druck aufbringen, um das Blut durch die kleinere Öffnung zu pressen **(Druckbelastung)**.

Bei der **Klappeninsuffizienz** schließen die Herzklappen nicht mehr dicht, und das gerade beförderte Blut fließt zum Teil wieder zurück (bei einer insuffizienten Aortenklappe also aus der Aorta zurück in den linken Ventrikel). Durch dieses **Pendelblut** muss der vorgeschaltete Herzabschnitt vermehrt Blutvolumen auswerfen **(Volumenbelastung)**.

Das Herz passt sich der Druck- bzw. Volumenbelastung zunächst durch Dickerwerden der Wandmuskulatur an **(Hypertrophie** → 5.2.5). Durch Überforderung kommt es schließlich zur Herzleistungsschwäche (Herzinsuffizienz → 5.2.14).

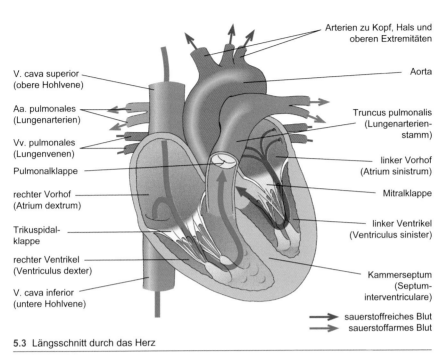

V. cava superior
(obere Hohlvene)

Aa. pulmonales
(Lungenarterien)

Vv. pulmonales
(Lungenvenen)

Pulmonalklappe

rechter Vorhof
(Atrium dextrum)

Trikuspidal-
klappe

rechter Ventrikel
(Ventriculus dexter)

V. cava inferior
(untere Hohlvene)

Arterien zu Kopf, Hals und
oberen Extremitäten

Aorta

Truncus pulmonalis
(Lungenarterien-
stamm)

linker Vorhof
(Atrium sinistrum)

Mitralklappe

linker Ventrikel
(Ventriculus sinister)

Kammerseptum
(Septum-
interventriculare)

→ sauerstoffreiches Blut
→ sauerstoffarmes Blut

5.3 Längsschnitt durch das Herz

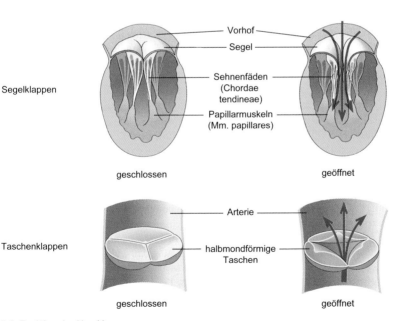

Segelklappen

Vorhof

Segel

Sehnenfäden
(Chordae
tendineae)

Papillarmuskeln
(Mm. papillares)

geschlossen · geöffnet

Taschenklappen

Arterie

halbmondförmige
Taschen

geschlossen · geöffnet

5.4 Funktion der Herzklappen

Ventilebene und Herzskelett

Alle vier Herzklappen befinden sich nahezu in einer Ebene an der Herzbasis, der Klappen- oder **Ventilebene** (→ Abb. 5.5). Die Klappen sind in straffes Bindegewebe eingelassen, das auch die austretenden Herzgefäße umgibt. Dieses **Herzskelett** (→ Abb. 5.5) stabilisiert die Klappen und trennt gleichzeitig die Vorhöfe elektrisch von den Kammern.

5.2.5 Aufbau der Herzwand

● Die Herzwand besteht von innen nach außen aus drei Schichten:
- **Endokard** (Endocardium, Herzinnenhaut)
- **Myokard** (Myocardium, Herzmuskelschicht)
- **Epikard** (Epicardium, Herzaußenhaut).

Endokard

Das dünne Endokard (→ Abb. 5.6) kleidet alle Innenräume des Herzens aus. Es besteht aus einer dünnen Endothelschicht (→ 3.2.2), die durch Bindegewebe und glatte Muskelzellen mit der darunter liegenden Muskelschicht verbunden ist. Blutgefäßfreie, durch Bindegewebe verstärkte Endokardduplikaturen bilden die Herzklappen.

Myokard

Das sich anschließende Myokard (→ Abb. 5.6) wird von quer gestreifter Herzmuskulatur (→ 3.4.7) gebildet, die stark mit Blutkapillaren aus den Koronararterien (Herzkranzarterien → 5.2.13) versorgt wird.

Der Hauptteil des Myokard ist für die Pumparbeit zuständig und wird daher als **Arbeitsmuskulatur** bezeichnet. Ein kleiner Anteil des Myokards ist auf Erregungsbildung und -leitung (→ 5.2.8) spezialisiert.

Wie dick das Myokard ist, hängt davon ab, wie stark es arbeiten muss. Am dünnsten ist das Myokard der Vorhöfe (ca. 1–2 mm), etwas dicker das des rechten Ventrikels mit 2–4 mm. Da der linke Ventrikel gegen den hohen Druck des großen Kreislaufs arbeiten muss, ist sein Myokard mit ca. 10 mm bei weitem am dicksten (→ Abb. 5.6).

Herzmuskelhypertrophie

Muss das Herz lange Zeit Mehrarbeit leisten (etwa bei Klappenfehlern oder Bluthochdruck), werden die Herzmuskelzellen und damit das ganze Herz größer (Herzmuskelhypertrophie). Ab einem kritischen Herzgewicht von ca. 500 g aber wird das Myokard nicht mehr ausreichend mit Blut versorgt und es kommt zu Durchblutungsstörungen des Myokards.

Epikard

Äußerste Schicht ist das Epikard (→ Abb. 5.6). Es besteht zum Myokard hin aus lockerem Bindegewebe und außen aus glattem Mesothel (→ 3.2.2), die zusammen eine Tunica serosa bilden.

Perikard

Das Perikard (Pericardium, Herzbeutel) umschließt das Herz schützend und dient gleichzeitig als Gleitlager für die Herzaktionen.

Das Perikard besteht aus zwei verwachsenen Blättern. Das innere Blatt des Perikards (Pericardium serosum) wird durch eine Tunica serosa, das äußere Blatt durch straffes und reißfestes Bindegewebe (Pericardium fibrosum → 3.3.7) gebildet. Zwischen dem serösen Blatt des Perikards und dem Epikard besteht ein dünner, mit ganz wenig Flüssigkeit gefüllter Spaltraum, die **Perikardhöhle.**

Die Tunica serosa des Perikards geht an der Herzbasis in das Epikard über.

Entzündungen des Herzens

Das Herz kann sich durch infektiöse Erreger oder immunologische Vorgänge entzünden. Die einzelnen Wandschichten können dabei einzeln oder zusammen erkranken.

Am häufigsten sind Entzündungen von Endo- und Myokard, die **Endokarditis** und **Myokarditis.** Bei der Endokarditis sind v. a. die Herzklappen betroffen, mögliche Folge ist ein Herzklappenfehler (→ 5.2.4). Eine Myokarditis kann zu einer Herzleistungsschwäche (→ 5.2.14) führen.

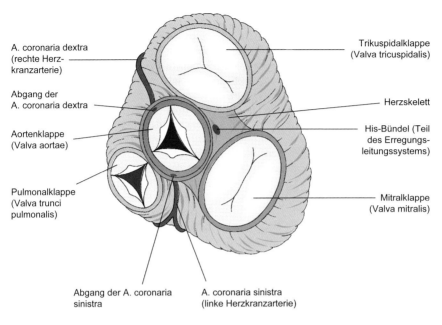

A. coronaria dextra (rechte Herzkranzarterie)

Abgang der A. coronaria dextra

Aortenklappe (Valva aortae)

Pulmonalklappe (Valva trunci pulmonalis)

Trikuspidalklappe (Valva tricuspidalis)

Herzskelett

His-Bündel (Teil des Erregungsleitungssystems)

Mitralklappe (Valva mitralis)

Abgang der A. coronaria sinistra

A. coronaria sinistra (linke Herzkranzarterie)

5.5 Ventilebene und Herzskelett

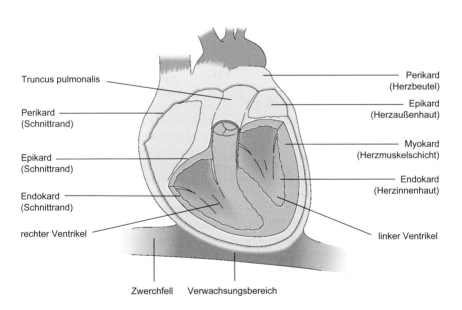

Truncus pulmonalis

Perikard (Schnittrand)

Epikard (Schnittrand)

Endokard (Schnittrand)

rechter Ventrikel

Perikard (Herzbeutel)

Epikard (Herzaußenhaut)

Myokard (Herzmuskelschicht)

Endokard (Herzinnenhaut)

linker Ventrikel

Zwerchfell   Verwachsungsbereich

5.6 Aufbau der Herzwand und Beziehung zum Zwerchfell

157

5.2.6 Schlagvolumen und Herzzeitvolumen

Das gesamte Blutvolumen im Herz-Kreislauf-System beträgt ca. 4–6 l. Hiervon werden mit jeder Herzaktion, d. h. jedem Herzschlag, jeweils ca. 80 ml als **Schlagvolumen** vom rechten und linken Ventrikel gleichzeitig gepumpt. Da das Herz in Ruhe etwa 70-mal pro Minute schlägt **(Herzfrequenz)**, befördert es pro Minute jeweils ca. 5,6 l Blut durch den Körper- und Lungenreislauf. Diese Größe heißt **Herzzeitvolumen** (HZV = Schlagvolumen × Herzfrequenz).

5.2.7 Herzzyklus

Um Blut zu pumpen, arbeiten Vorhöfe und Kammern des Herzens in einem rhythmischen Wechsel von Anspannung **(Kontraktion)** und Erschlaffung.

● Die Herzkammertätigkeit läuft in vier Aktionsphasen ab, die gemeinsam einen **Herzzyklus** bilden (→ Abb. 5.7):
- **Anspannungs-** und **Austreibungsphase,** die zusammen als **Systole** bezeichnet werden
- **Entspannungs-** und **Füllungsphase,** die zusammen die **Diastole** bilden.

Systole

Zu Beginn der Systole sind die Kammern mit Blut gefüllt. In der **Anspannungsphase** der Systole steigt der Blutdruck in den Kammern durch Kontraktion des Myokards an (→ Abb. 5.7) und die Segelklappen werden geschlossen. Übersteigt der Blutdruck im linken Ventrikel den Blutdruck in der Aorta von ca. 80 mm Hg (10,6 kPa) und der Blutdruck im rechten Ventrikel den des Truncus pulmonalis von ca. 10 mm Hg (1,3 kPa), werden Aorten- bzw. Pulmonalklappen aufgedrückt, die **Austreibungsphase** (→ Abb. 5.7) beginnt. Das Schlagvolumen wird rasch ausgetrieben, wobei der Blutdruck in der Aorta auf ca. 120 mm Hg (16 kPa) und im Truncus pulmonalis auf ca. 20–30 mm Hg (2,7–4

kPa) ansteigt. Dabei werden die Kammern nicht vollständig entleert, sondern es verbleibt ein Restvolumen von 50–60 ml Blut. Gegen Ende der Austreibungsphase fällt der Druck in beiden Kammern wieder ab.

Während der Systole bewegt sich die Ventilebene zur Herzspitze hin. Dadurch wird Blut aus den Hohl- und Lungenvenen in die Vorhöfe „gesaugt" (das Herz als Druck-Saug-Pumpe).

Diastole

Sinkt der Kammerdruck unter den Druck in Aorta bzw. Truncus pulmonalis, schließen sich Aorten- und Pulmonalklappe. Jetzt beginnt die **Entspannungsphase** (→ Abb. 5.7) der Diastole. Da die Kammerdrücke schnell abfallen und die Vorhofdrücke angestiegen sind, öffnen sich die Segelklappen, die **Füllungsphase** der Kammern (→ Abb. 5.7) beginnt. Durch die Rückverlagerung der Ventilebene Richtung Herzbasis strömt das Blut aus den Vorhöfen passiv in die Kammern. Die Diastole wird durch eine abschließende Vorhofkontraktion, bei der nur noch wenig Blut aktiv in die Kammern befördert wird, beendet. Mit Schließen der Segelklappen beginnt ein neuer Herzzyklus.

Herztöne und Herzgeräusche

Durch **Auskultation,** d. h. Abhorchen des Herzens mit dem Stethoskop, können zwei Herztöne wahrgenommen werden (→ Abb. 5.7, → Abb. 5.10): Der dumpfere, längere **erste Herzton** entspricht der Anspannungsphase der Systole **(Anspannungston).** Der kürzere, helle **zweite Herzton** ist durch den Schluss der Taschenklappen zu Beginn der Diastole bedingt **(Klappenton).**

Alle anderen Herztöne heißen **Herzgeräusche.** Man unterscheidet **systolische** und **diastolische Herzgeräusche,** die je nach **Auskultationspunkt** (→ Abb. 5.10) einzelnen Herzklappen zugeordnet werden können. Beim Erwachsenen sind Herzgeräusche meist krankhaft und oft Ausdruck eines Klappenfehlers.

5

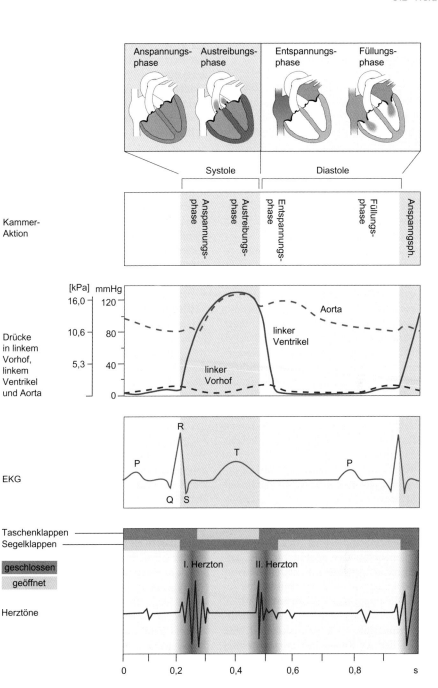

5.7 Herzzyklus, EKG und Herztöne

5.2.8 Erregungsbildungs- und Erregungsleitungssystem

● Spezialisierte Herzmuskelzellen bilden das **Erregungsbildungs- und Erregungsleitungssystem**. Es lässt das Herz unabhängig **(autonom)** vom Nervensystem schlagen und sorgt für eine fast gleichzeitige und damit effektive Kontraktion der Kammermuskulatur.

Das Erregungsbildungs- und Erregungsleitungssystem besteht aus fünf Abschnitten (→ Abb. 5.8):
Der erste Abschnitt ist der **Sinusknoten.** Er liegt im rechten Vorhof an der Eintrittsstelle der V. cava superior. Der zweite Abschnitt ist der Atrioventrikular- oder **AV-Knoten** am Boden des rechten Vorhofs. Der dritte Abschnitt ist das Atrioventrikularbündel, kurz AV- oder **His-Bündel.** Es durchdringt das Herzskelett (→ Abb. 5.5) und teilt sich im oberen Kammerseptum in zwei Kammer- bzw. **Tawara-Schenkel** als vierten Abschnitt. Diese verlaufen auf der linken bzw. rechten Seite der Scheidewand unter dem Endokard zur Herzspitze. Ihre Endaufzweigungen ziehen als **Purkinje-Fasern** (fünfter Abschnitt) in die Arbeitsmuskulatur (→ Abb. 5.9).
Im Bereich der Vorhofmuskulatur wird die Erregung also nur über Arbeitsmuskulatur weitergeleitet.
Sämtliche Abschnitte des Erregungsleitungssystems sind zu spontanen Erregungen fähig: Ihr Ruhemembranpotenzial (→ 2.5) wird von selbst immer weniger negativ, bis bei Überschreiten einer gewissen Schwelle ein Aktionspotenzial ausgelöst wird. Im Sinusknoten geschieht diese **spontane Depolarisation** mit ca. 70-mal pro Min. am schnellsten, er hat **Schrittmacherfunktion.** Fällt der Sinusknoten aus, springt der AV-Knoten als zweitschnellster (40–55 Aktionen/min) ein. Die Eigenfrequenz der übrigen Anteile ist noch niedriger.

5.2.9 Nervenversorgung des Herzens
Das Herz schlägt zwar unabhängig vom Nervensystem, es wird aber vom ZNS über Sympathikus und Parasympathikus (→ 14.10.2) beeinflusst. Der Parasympathikus wirkt v. a. auf die Vorhöfe, der Sympathikus auf das ganze Herz.

5.2.10 Regulation der Herzleistung
Durch die Aktivität von Sympathikus (Übertragerstoff Noradrenalin), Parasympathikus (Überträgerstoff Acetylcholin) sowie im Blut vorhandenes Adrenalin aus dem Nebennierenmark wird die Herztätigkeit v. a. an den veränderten Bedarf in Ruhe und bei Belastung angepasst. Beeinflusst werden u. a.:
• Die Schlagfrequenz **(Chronotropie)**
• Die Geschwindigkeit der Erregungsleitung **(Dromotropie)**
• Die Herzmuskelkraft **(Inotropie).**
Noradrenalin und Adrenalin wirken leistungssteigernd: Sie erhöhen die Aktionsfrequenz des Sinusknotens **(positiv-chronotrop),** beschleunigen die Erregungsleitung **(positiv-dromotrop)** und steigern die Kraft des Myokards **(positiv-inotrop).** Dies erklärt z. B., dass das Herz bei Erregung und damit erhöhter Sympathikusaktivität schneller schlägt.
Parasympathikus bzw. Acetylcholin wirken entgegengesetzt, vor allem **negativ-chronotrop** und **negativ-dromotrop.**
Darüber hinaus gibt es noch weitere Regulationsmöglichkeiten der Herzleistung. So steigert z. B. eine etwas stärkere Dehnung der Herzmuskelfasern als normal die Herzmuskelkraft, das Schlagvolumen nimmt zu. Über diesen **Frank-Starling-Mechanismus** werden die Schlagvolumina beider Ventrikel genau aufeinander abgestimmt.
Außerdem können manche Vorhofmuskelzellen bei Überdehnung das atriale natriuretische Peptid (ANP) freisetzen. Es bewirkt Entlastung des Herzens durch Senkung des Blutvolumens und Gefäßwiderstands.

5

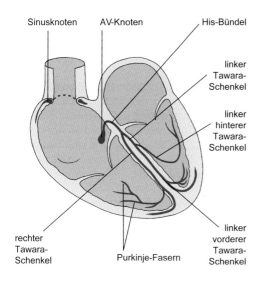

Sinusknoten   AV-Knoten   His-Bündel

linker
Tawara-
Schenkel

linker
hinterer
Tawara-
Schenkel

rechter
Tawara-
Schenkel

Purkinje-Fasern

linker
vorderer
Tawara-
Schenkel

5.8 Erregungsleitungssystem des Herzens

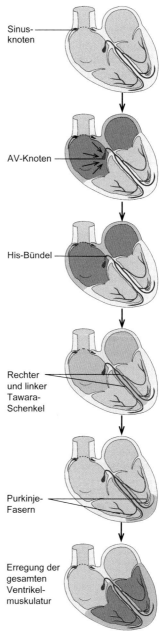

Sinus-
knoten

AV-Knoten

His-Bündel

Rechter
und linker
Tawara-
Schenkel

Purkinje-
Fasern

Erregung der
gesamten
Ventrikel-
muskulatur

5.9 Erregungsausbreitung
(erregte Herzabschnitte violett)

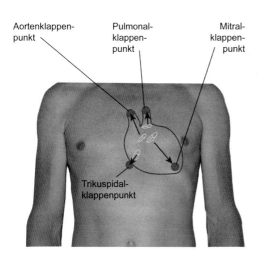

Aortenklappen-
punkt

Pulmonal-
klappen-
punkt

Mitral-
klappen-
punkt

Trikuspidal-
klappenpunkt

5.10 Auskultationspunkte für die Töne der vier
Herzklappen [Foto: O405]

5.2.11 Elektrokardiogramm (EKG)

Während der Herzaktion breitet sich die Erregung ausgehend von den Vorhöfen über das Herz hinweg aus und bildet sich dann wieder zurück. Die dabei entstehenden elektrischen Spannungsunterschiede werden bis zur Körperoberfläche weitergeleitet und können mittels eines Elektrokardiogramms (EKG) in Millivolt (mV) gemessen werden. Ein gar nicht oder vollständig erregtes Myokard ergibt keine Spannungsunterschiede und somit eine Null-Linie (Isoelektrische) im EKG.

Ein EKG kann in Ruhe oder bei körperlicher Belastung abgeleitet werden.

Unterschieden werden Extremitäten- und Brustwandableitungen (→ Abb. 5.11):

- Bei den **Extremitätenableitungen** werden die Ableitelektroden an den Extremitäten (Hand- und Fußgelenke) angebracht
- Bei den **Brustwandableitungen** werden meist sechs Elektroden (V1–V6) an definierten Punkten der Brustwand angelegt.

Die abgeleiteten **EKG-Kurven** zeigen typische **Zacken, Wellen** und **Komplexe** mit dazwischen liegenden **Strecken,** die in regelhafter Beziehung zur Erregungsausbreitung und zum Herzzyklus stehen (→ Abb. 5.12):

Die **P-Welle** entspricht der Vorhoferregung. Es folgt die **PQ-Strecke,** welche die völlige Erregung der Vorhöfe widerspiegelt. Die folgenden drei Zacken werden als **QRS-Komplex** zusammengefasst. Dieser zeigt die Erregung der Kammern an. Die anschließende **ST-Strecke** entspricht der vollständigen Erregung der Kammern, die **T-Welle** deren Erregungsrückbildung. Die Erregungsrückbildung der Vorhöfe ist im EKG nicht darstellbar, da sie in den QRS-Komplex fällt.

5.2.12 Herzrhythmusstörungen

Das EKG spielt eine wesentliche Rolle in der Diagnostik von Herzinfarkt (Myokardinfarkt → 5.2.14) und Herzrhythmusstörungen (**Arrhythmien**).

Aus dem Abstand der QRS-Komplexe kann die Herzfrequenz errechnet oder mit Hilfe eines EKG-Lineals abgelesen werden. Schlägt das Herz zu schnell (beim Erwachsenen schneller als 100 Schläge/min), liegt eine **Tachykardie** vor, bei einer Frequenz unter 50 Schlägen/min eine **Bradykardie**.

Störungen der Erregungsbildung

Gelegentliche Extraschläge (**Extrasystolen**) außerhalb der normalen Schlagfolge kommen auch beim Gesunden vor. **Supraventrikuläre Extrasystolen** gehen von den Vorhöfen aus, **ventrikuläre Extrasystolen** von den Kammern. Ventrikuläre Extrasystolen sehen ganz anders aus als eine normale Herzaktion.

Bei **Sinusarrhythmien** sehen die Erregungen normal aus, ihre Frequenz wechselt aber. Werden irgendwo in den Vorhöfen schneller als im Sinusknoten Erregungen gebildet, kommt es zur **Vorhoftachykardie** (Vorhofrasen), erkennbar an anders aussehenden P-Wellen. Ab einer Frequenz von ca. 200/min (**Vorhofflattern**) wird nur noch ein Teil der Vorhofaktionen auf die Kammern übergeleitet. Steigt die Vorhoffrequenz über 350/min, handelt es sich um **Vorhofflimmern.** Die Kammern werden nur ganz unregelmäßig erregt (**absolute Arrhythmie** → Abb. 5.13).

Ventrikuläre Extrasystolen können in ungünstigen Fällen ein Kammerrasen (**Kammertachykardie**) auslösen. Beim **Kammerflattern** liegt die Herzfrequenz über 200/min. Es steigert sich oft zum **Kammerflimmern** (→ Abb. 5.13) mit völlig unkoordinierten Myokardzuckungen. Da kaum noch Blut gefördert wird, verläuft ein Kammerflimmern ohne sofortige Gegenmaßnahmen tödlich.

5

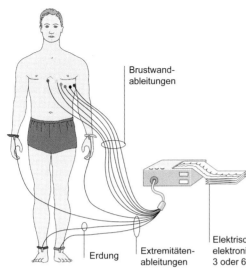

Merkregel für 1.– 3. Elektrode:
Ampelfarben im Uhrzeigersinn,
beginnend mit rot beim
rechten Arm

Elektrode	Ableitungs-ort	Farbe
1.	rechter Arm	
2.	linker Arm	
3.	linkes Bein	
4. (Erdung)	rechtes Bein	

Brustwand-ableitungen

Erdung

Extremitäten-ableitungen

Elektrische Signale werden in einem
elektronischen Messgerät verarbeitet und meist
3 oder 6 Ableitungen gleichzeitig dargestellt

5.11 EKG-Ableitungsorte

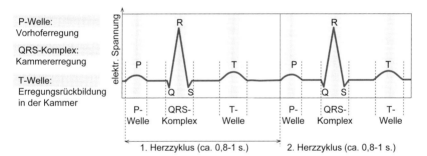

P-Welle:
Vorhoferregung

QRS-Komplex:
Kammererregung

T-Welle:
Erregungsrückbildung
in der Kammer

5.12 Standard-EKG (Extremitätenableitung)

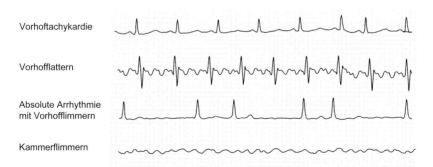

Vorhoftachykardie

Vorhofflattern

Absolute Arrhythmie
mit Vorhofflimmern

Kammerflimmern

5.13 EKG-Kurven bei Herzrhythmusstörungen

163

Störungen der Erregungsüberleitung

Relativ häufig ist die Erregungsleitung vom Vorhof auf die Kammern blockiert. Man spricht von einem atrioventrikulären Block, kurz **AV-Block**. Dieser wird in unterschiedliche Grade unterteilt (→ Abb. 5.14):

- Beim **AV-Block I. Grades** ist die AV-Überleitung verlangsamt, d. h. das PQ-Intervall ist länger als 0,25 s (normal 0,12–0,20 s)
- Beim **AV-Block II. Grades** werden nicht mehr alle Vorhoferregungen übergeleitet, z. B. nur noch jede zweite oder dritte
- Beim **AV-Block III. Grades** erfolgt keine Überleitung mehr. Hier übernehmen Schrittmacher in der Kammer die dann deutlich zu langsame Kammererregung.

Um z. B. bei einem AV-Block III. Grades wieder normale Herzfrequenzen zu erreichen, wird dem Betroffenen operativ ein künstlicher **Herzschrittmacher** eingepflanzt (→ Abb. 5.15). Deren Erregungsleiter (Elektroden) werden in der Regel über die V. cava superior ins Herz vorgeschoben.

EKG-Veränderungen durch Elektrolytstörungen

Da die regelhafte Tätigkeit des Herzens von einer ausgeglichenen Elektrolytzusammensetzung des Blutes abhängt, können auch Elektrolytstörungen zu EKG-Veränderungen und Herzrhythmusstörungen führen. Hierbei spielen **Kalium-** und **Kalziumionen** eine besondere Rolle. So führt z. B. eine zu hohe Kaliumkonzentration im Blut, die **Hyperkaliämie**, in extremen Fällen durch negative Chrono- und Dromotropie zur Herzlähmung. Umgekehrt wirkt ein verringerter Kaliumspiegel im Blut, die **Hypokaliämie**, positiv ino- und chronotrop bis zum Kammerflimmern.

5.2.13 Blutversorgung des Herzens

Das Herz wird über zwei **Koronararterien** (Herzkranzarterien) mit Blut versorgt. Sie dienen nur der Eigenversorgung des Herzens, v. a. des Myokards, da eine Versorgung mit Nährstoffen und Gasen aus dem vorbeiströmenden Blut der Vorhöfe und Ventrikel nicht ausreichen würde. Den hohen Eigenbedarf des Herzens zeigt auch die Tatsache, dass eine Kapillare der Versorgung einer Herzmuskelzelle dient. Die Koronararterien können ihre Durchblutungsfunktion vor allem in der Diastole, also bei entspanntem Myokard, wahrnehmen.

Die beiden Koronararterien heißen (→ Abb. 5.16):
- **A. coronaria sinistra** (linke Koronararterie, linke Herzkranzarterie)
- **A. coronaria dextra** (rechte Koronararterie, rechte Herzkranzarterie).

Beide Arterien entspringen oberhalb der Aortenklappen aus der Aorta. Die A. coronaria sinistra gibt als Hauptäste den **Ramus interventricularis anterior** und den **Ramus circumflexus** (→ Abb. 5.16) ab, die im Normalfall v. a. die linke Herzhälfte und das Ventrikelseptum versorgen. Die A. coronaria dextra verläuft nach rechts zwischen Vorhof und Kammer (→ Abb. 5.16) und mit ihrem Endast **(Ramus interventricularis posterior)** auf der Herzrückseite. Sie liefert Blut v. a. für die rechte Herzhälfte und die hinteren Anteile des Kammerseptums.

Der Sinusknoten wird vor allem durch einen Ast aus der A. coronaria dextra, dem Ramus nodi sinuatrialis, versorgt.

Etwa ⅔ des **venösen Blutes** gelangen über drei größere Venen, die **V. cardiaca magna, media** und **parva** (große, mittlere und kleine Herzvene) zunächst in ein Sammelgefäß, den **Sinus coronarius**. Dieses mündet auf der Herzrückseite in den rechten Vorhof. Etwa ⅓ des venösen Blutes wird direkt über zahlreiche kleine Venen durch die Wände des rechten Herzabschnitts geleitet.

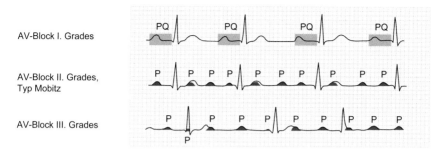

AV-Block I. Grades	
AV-Block II. Grades, Typ Mobitz	
AV-Block III. Grades	

5.14 EKG-Kurven bei AV-Block

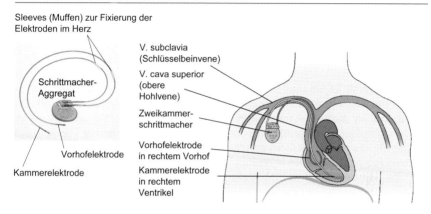

Sleeves (Muffen) zur Fixierung der Elektroden im Herz

Schrittmacher-Aggregat

V. subclavia (Schlüsselbeinvene)

V. cava superior (obere Hohlvene)

Zweikammer-schrittmacher

Vorhofelektrode

Vorhofelektrode in rechtem Vorhof

Kammerelektrode

Kammerelektrode in rechtem Ventrikel

5.15 Herzschrittmacher und Lage von Herzschrittmacheraggregat und -elektroden [Foto V112]

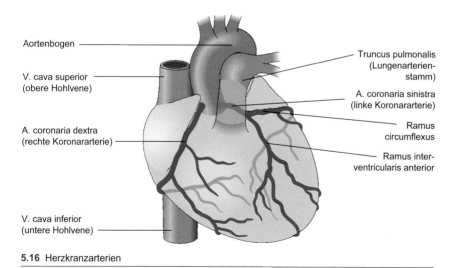

Aortenbogen

V. cava superior (obere Hohlvene)

A. coronaria dextra (rechte Koronararterie)

V. cava inferior (untere Hohlvene)

Truncus pulmonalis (Lungenarterien-stamm)

A. coronaria sinistra (linke Koronararterie)

Ramus circumflexus

Ramus inter-ventricularis anterior

5.16 Herzkranzarterien

5.2.14 Koronare Herzkrankheit (KHK) und Herzinsuffizienz

■ Bei der koronaren Herzkrankheit **(KHK)** handelt es sich um krankhafte Veränderungen der Koronararterien, die zu deren Verengung bis hin zum vollständigen Verschluss führen. Ursache ist größtenteils eine fortschreitende **Arteriosklerose** (sog. Arterienverkalkung). Die Verengung führt zu einem Sauerstoffmangel des Myokards, der sich v. a. durch Schmerzen und Engegefühl in der Herzgegend zeigt und als **Angina pectoris** (deutsch Brustenge) bezeichnet wird. Die Schmerzen können in linken Arm, Hals und Oberbauch ausstrahlen (→ Abb. 5.17).

Herzinfarkt
Bei vollständigem Verschluss einer Koronararterie oder einer ihrer Äste stirbt das zu versorgende Myokard ab. Auslöser ist meist die Bildung eines Blutgerinnsels **(Thrombus)** in der Koronararterie. Das von diesem Gefäß versorgte Herzmuskelgebiet stirbt ab. Dies ist der Herzinfarkt oder **Myokardinfarkt** (→ Abb. 5.18). Das abgestorbene Gewebe wird durch Bindegewebe ersetzt. Ein Myokardinfarkt kann durch Herzrhythmusstörungen oder zu geringe Pumpleistung des verbliebenen Myokards tödlich verlaufen.

Bei drohendem Verschluss einer Koronararterie kann diese mittels Herzkatheter aufgedehnt werden. Zur Offenhaltung werden gitterförmige Röhrchen aus Kunststoff oder Metall, sog. **Stents,** in die Arterie eingebracht.

Herzinsuffizienz
Die KHK ist auch eine wichtige Ursache der **Herzinsuffizienz** (Herzleistungsschwäche). Weitere mögliche Ursachen sind Myokarderkrankungen (z. B. Myokarditis) oder Druck- und Volumenbelastungen des Herzens (→ 5.2.4). Das Pumpvermögen und damit das Schlagvolumen des Herzens sind so stark vermindert, dass Organe nicht mehr ausreichend mit Blut versorgt werden. Im weiteren Verlauf kommt es zur Herzerweiterung **(Herzdilatati-**

on) und zum Blutrückstau in die dem schwachen Herzabschnitt vorgeschalteten Organe.

Bei einer Herzinsuffizienz ist die körperliche Leistungsfähigkeit zunehmend eingeschränkt, zunächst nur bei Belastung, später auch in Ruhe. Die Einschränkung der Leistungsfähigkeit geht oft mit Atemnot einher. Weitere Symptome sind vermehrtes nächtliches Wasserlassen und Wasseransammlungen im Körper (Ödeme → 5.3.10), z. B. in der Lunge.

5.2.15 Untersuchungsmethoden des Herzens
Die wichtigsten Untersuchungsmethoden des Herzens sind:
- Die Auskultation des Herzens zur Feststellung von Rhythmusstörungen und Herzgeräuschen (→ 5.2.7)
- Die Röntgenleeraufnahme des Brustkorbs zur (orientierenden) Darstellung von Lage und Größe des Herzens (→ Abb. 5.19)
- Das EKG zur Rhythmus- und Infarktdiagnostik (→ 5.2.11)
- Ultraschalluntersuchung des Herzens **(Echokardiografie).** Sie hat heute eine Vorrangstellung in der Beurteilung von Herzbinnenräumen, Herzklappen, Kontraktionskraft des Herzens und Blutfluss
- **Herzkatheteruntersuchungen** zur Messung der Drücke in den Herzbinnenräumen und zur **Koronarangiografie.** Für die Rechtsherzuntersuchung wird meist die V. femoralis (Oberschenkelvene), für die Linksherzuntersuchung z. B. die A. femoralis (Oberschenkelarterie) punktiert und unter Röntgenkontrolle ein Katheter zum Herzen vorgeschoben.
  Bei der Linksherzkatheteruntersuchung kann zudem Kontrastmittel in die Koronararterien gespritzt werden. Diese Koronarangiografie stellt Verengungen (Stenosen) der Koronararterien dar
- Bei speziellen Fragestellungen die Computertomografie (CT) und Magnetresonanztomografie (MRT → 9.14).

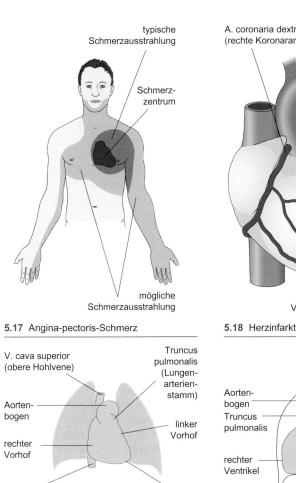

typische
Schmerzausstrahlung

Schmerz-
zentrum

mögliche
Schmerzausstrahlung

5.17 Angina-pectoris-Schmerz

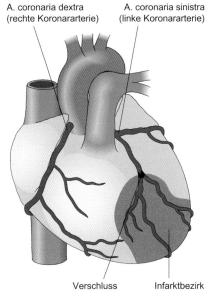

A. coronaria dextra
(rechte Koronararterie)

A. coronaria sinistra
(linke Koronararterie)

Verschluss   Infarktbezirk

5.18 Herzinfarkt

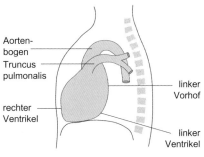

V. cava superior
(obere Hohlvene)

Aorten-
bogen

rechter
Vorhof

V. cava inferior
(untere Hohlvene)

Truncus
pulmonalis
(Lungen-
arterien-
stamm)

linker
Vorhof

linker
Ventrikel

Aorten-
bogen

Truncus
pulmonalis

rechter
Ventrikel

linker
Vorhof

linker
Ventrikel

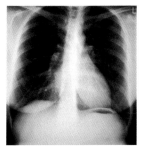

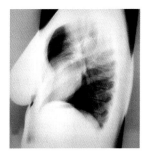

5.19 Röntgenleeraufnahme des Brustkorbs, li. posterior-anterior-Bild, re. linkes Seitenbild [O177]

167

5.3 Kreislauf- und Gefäßsystem

● Die Blutgefäße bilden mit dem Herz das kardiovaskuläre oder **Herz-Kreislauf-System.** Dabei werden zwei hintereinander geschaltete Teilkreisläufe unterschieden: der **Körperkreislauf** (großer Kreislauf) und der **Lungenkreislauf** (kleiner Kreislauf → Abb. 5.20).

5.3.1 Arten von Blutgefäßen

Beide Teilkreisläufe sind aus den gleichen Arten von Blutgefäßen aufgebaut:

- Das Blut wird vom Herzen in **Arterien** (Schlagadern) gepumpt. Arterien sind alle Gefäße, die Blut vom Herzen wegbefördern, egal ob sie sauerstoffreiches oder sauerstoffarmes Blut führen. Die Arterien verzweigen sich und werden immer dünner. Die dünnsten Arterien sind die **Arteriolen**
- Diese münden schließlich in die feinsten Blutgefäße, die **Kapillaren**
- An die Kapillaren schließen sich wieder größer werdende Gefäße an, zunächst **Venulen** und dann **Venen,** die das Blut zum Herzen zurückführen. Auch hier ist für die Definition allein die Strömungsrichtung ausschlaggebend – alle Gefäße, die Blut zum Herzen hin leiten, heißen Venen.

Arterien und Venen bilden die **Blutleiter,** sie dienen nur dem **Bluttransport.** Die Kapillaren sind die **Austauschstrecke** des Kreislaufs für Gase und Stoffe. Arteriolen, Kapillaren und Venulen werden auch als Gefäße der **Mikrozirkulation** zusammengefasst.

5.3.2 Körper- und Lungenkreislauf

Körperkreislauf

Der linke Ventrikel (linke Herzkammer) pumpt das Blut mit hohem Druck über die Aorta in den Körperkreislauf (→ Abb. 5.20). Wegen des hohen mittleren Druckes von 60–100 mm Hg (8–13,3 kPa) heißen die Arterien des Körperkreislaufs auch **Hochdrucksystem.** Um dem hohen Druck standhalten zu können, sind die Arterienwände verhältnismäßig dick.

Die aus der Aorta abgehenden Arterien leiten das Blut in die parallel geschalteten Gefäßgebiete der unterschiedlichen Organe, z.B. Herz, Gehirn, Leber, Niere oder Haut. Dort erfolgen in den Kapillaren **Gasaustausch** (Abgabe von O_2 und Aufnahme von CO_2), **Abgabe von Nährstoffen** (z.B. Glukose, Fette, Aminosäuren) und **Aufnahme von Stoffwechselprodukten.** Nach Passage der Kapillaren sammelt sich das Blut in zunehmend größer werdenden Venen, die das Blut schließlich über die V. cava superior und inferior (obere und unter Hohlvene) dem rechten Herzen zuführen.

Das Venensystem zählt aufgrund des hier herrschenden niedrigen Blutdrucks von 5–10 mm Hg (0,7–1,3 kPa) zum **Niederdrucksystem.** Die Wände der Venen sind deshalb relativ dünn, ihr **Lumen** (Gefäßlichtung) ist weit. Im Niederdrucksystem der Venen, der Lungen und im Herz in der Diastole sind ca. 80% des Blutvolumens gespeichert. Bei Bedarf kann aus den Venen Blut in andere Teile des Körpers verschoben werden, weshalb sie auch **Kapazitätsgefäße** heißen.

Lungenkreislauf

Der rechte Ventrikel pumpt mit relativ niedrigem Druck Blut in den Lungenkreislauf, der somit ebenfalls dem Niederdrucksystem angehört. Der mittlere Blutdruck im Truncus pulmonalis (Lungenarterienstamm) liegt bei ca. 15 mmHg (2 kPa). Dieser und die anschließenden Aa. pulmonales (Lungenarterien) leiten das Blut in die Kapillaren um die Lungenalveolen (→ 8.4.8), wo O_2 aufgenommen und CO_2 abgegeben werden. Das Blut wird dann über die Vv. pulmonales (Lungenvenen) der linken Herzhälfte zugeführt.

5.3.3 Lymphgefäßsystem

Das Lymphgefäßsystem (→ Abb. 5.20, Details → 7) führt überschüssige Flüssigkeit als **Lymphe** aus dem Zwischenzellraum in das Blutgefäßsystem ab.

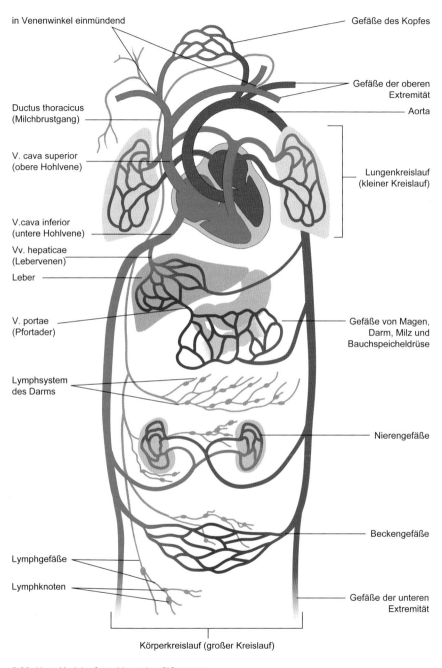

5.20 Herz-Kreislauf- und Lymphgefäßsystem

5.3.4 Verteilung des Herzzeitvolumens

Aus der Parallelschaltung der Gefäßgebiete im Körperkreislauf folgt, dass die Organe jeweils nur von einem Teil des Blutes durchflossen werden. Blut bzw. Herzzeitvolumen (HZV → 5.2.6) müssen daher so auf die einzelnen Organe verteilt werden, dass deren aktueller (und je nach Beanspruchung wechselnder) Bedarf stets gedeckt wird:

- Das Gehirn erhält aufgrund seiner hohen Empfindlichkeit gegenüber O_2- und Glukosemangel ca. 15 % des HZV
- Durch die Nieren fließen wegen ihrer Kontroll- und Ausscheidungsfunktionen ca. 20 % des HZV
- Auf Leber und Magen-Darm-Trakt entfallen ca. 25 % des HZV
- Die Durchblutung der Skelettmuskulatur macht in Ruhe ca. 20 % des HZV aus und steigt bei körperlicher Aktivität stark an
- Die Haut, deren Durchblutung für die Wärmeabgabe eine wichtige Rolle spielt, erhält in Ruhe bereits ca. 10 % des HZV.
- Auf die Koronararterien entfallen für die Myokardversorgung ca. 4 % des HZV.

Schock

■■■ Bei einem reduzierten oder im Vergleich zur Gefäßweite relativ zu niedrigem Herzzeitvolumen kommt es zu einer Minderdurchblutung lebenswichtiger Organe und zum **Kreislaufschock.** Die hauptsächlichen Ursachen sind:

- Innerer oder äußerer Blut- bzw. Flüssigkeitsverlust beim **hypovolämischen Schock**
- Herzversagen bei Herzinsuffizienz oder Myokardinfarkt **(kardiogener Schock)**
- Allergisch bedingte Gefäßerweiterung beim **anaphylaktischen Schock**
- Durch Bakteriengifte bedingte Gefäßerweiterung beim **septischen Schock.**

Zur Gegenregulation steigt die Sympathikusaktivität, die zu einem schnelleren und stärkeren Herzschlag und zu einer Engstellung der Arterien (nicht bei durch Gefäßerweiterung bedingtem Schock) führt. Folge ist eine **Zentralisation des Kreislaufs,** d. h. Gehirn und Herz werden bevorzugt mit Blut versorgt. Andere Organe (z. B. Nieren) sind dagegen unterversorgt und können dadurch geschädigt werden.

5.3.5 Wichtige Arterien des Körperkreislaufs

Die **Aorta** (→ Abb. 5.21) gibt im Bereich des **Aortenbogens** (Arcus aortae) rechts den **Truncus brachiocephalicus** ab. Dieser Gefäßstamm zweigt sich in **A. subclavia** (Schlüsselbeinarterie) und **A. carotis communis** (gemeinsame Halsarterie) auf. Auf der linken Seite gehen diese direkt aus dem Aortenbogen hervor. Die A. subclavia zieht als **A. axillaris** (Achselarterie) und später als **A. brachialis** (Armarterie) weiter zum Arm. Die A. carotis communis gabelt sich auf in die **A. carotis externa** (äußere Halsschlagader) für Gesicht und äußeren Schädel und die **A. carotis interna** (innere Halsarterie) zur Versorgung des Gehirns.

Im Bauchraum gibt die Aorta an unpaaren Arterien den **Truncus coeliacus** sowie die **A. mesenterica superior** und **inferior** (obere und untere Eingeweidearterie) ab. Sie versorgen die Verdauungsdrüsen des Bauchraumes, Milz, Magen und Darm. Als paarige Arterien gehen u. a. die beiden **Aa. renales** (Nierenarterien) aus der Aorta hervor.

In Höhe der Lendenwirbelsäule zweigt sich die Aorta in die rechte und die linke **A. iliaca communis** (gemeinsame Beckenarterie) auf. Sie teilen sich jeweils in eine **A. iliaca interna** (innere Beckenarterie) für die Versorgung unter anderem der Beckeneingeweide und in eine **A. iliaca externa** (äußere Beckenarterie), die sich nach Durchtritt unter dem Leistenband in die **A. femoralis** (Oberschenkelarterie) für die Versorgung der unteren Extremität fortsetzt.

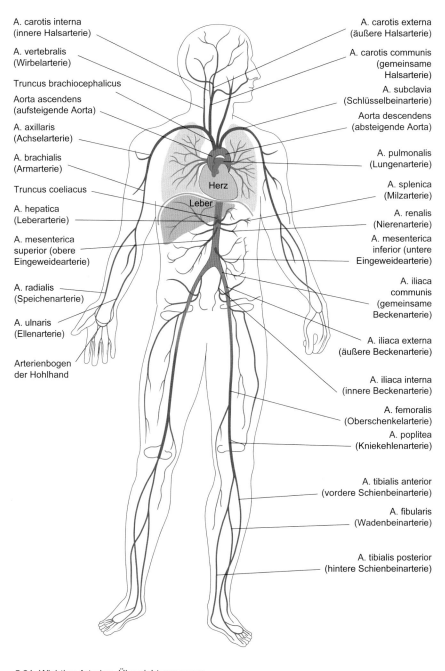

A. carotis interna
(innere Halsarterie)

A. vertebralis
(Wirbelarterie)

Truncus brachiocephalicus

Aorta ascendens
(aufsteigende Aorta)

A. axillaris
(Achselarterie)

A. brachialis
(Armarterie)

Truncus coeliacus

A. hepatica
(Leberarterie)

A. mesenterica
superior (obere
Eingeweidearterie)

A. radialis
(Speichenarterie)

A. ulnaris
(Ellenarterie)

Arterienbogen
der Hohlhand

A. carotis externa
(äußere Halsarterie)

A. carotis communis
(gemeinsame
Halsarterie)

A. subclavia
(Schlüsselbeinarterie)

Aorta descendens
(absteigende Aorta)

A. pulmonalis
(Lungenarterie)

A. splenica
(Milzarterie)

A. renalis
(Nierenarterie)

A. mesenterica
inferior (untere
Eingeweidearterie)

A. iliaca
communis
(gemeinsame
Beckenarterie)

A. iliaca externa
(äußere Beckenarterie)

A. iliaca interna
(innere Beckenarterie)

A. femoralis
(Oberschenkelarterie)

A. poplitea
(Kniekehlenarterie)

A. tibialis anterior
(vordere Schienbeinarterie)

A. fibularis
(Wadenbeinarterie)

A. tibialis posterior
(hintere Schienbeinarterie)

Herz

Leber

5.21 Wichtige Arterien. Übersicht von vorne

5.3.6 Wandbau der Arterien

⬤ Die Arterienwand zeigt von innen nach außen drei Schichten (→ Abb. 5.22):
- Tunica interna, kurz **Intima**
- Tunica media, kurz **Media**
- Tunica adventitia, kurz **Adventitia.**

Die **Intima** besteht aus einem Endothel (→ 3.2.2.), das einer Basalmembran (→ 3.3.9) aufsitzt. Sie stellt für größere Moleküle eine Barriere zwischen Blut und Gefäßwand dar und verhindert die Bildung von Blutgerinnseln. Außerdem gibt das Gefäßendothel Stoffe, sog. **Vasokine,** ab, die den Kontraktionszustand der Muskelzellen in der Media und damit die Gefäßweite steuern. Unter dem Endothel kommen in unterschiedlicher Menge Bindegewebefasern vor.

An die Intima schließt sich die **Media** an, die je nach Größe und Typ der Arterien unterschiedlich viele glatte Muskelzellen, kollagene und elastische Fasern aufweist. Die Muskelzellen sind überwiegend ringförmig angeordnet.

Die nach außen abschließende **Adventitia** besteht vor allem aus faserreichem Bindegewebe mit kollagenen und elastischen Fasern. Die Adventitia dient dem Einbau der Gefäße in die Umgebung.

Bei Arterien mit einem Durchmesser von mehr als 2 mm reicht die Wandernährung durch das vorbeiströmende Blut nicht mehr aus. Deshalb besitzen diese Arterien sehr kleine Arterien, die **Vasa vasorum** (→ Abb. 5.22), die meist in der Adventitia verlaufen und die Gefäßwand versorgen.

Bei den Arterien werden je nach Wandbau zwei Typen unterschieden: Arterien vom elastischen und muskulären Typ.

Arterien vom elastischen Typ

Die Aorta und die von ihr abgehenden Arterienstämme (z. B. A. carotis communis, A. iliaca communis) sowie der Truncus pulmonalis und die davon abgehenden Lungenarterien sind Arterien vom elastischen Typ. Sie zeichnen sich dadurch aus, dass sämtliche Wandschichten mit **elastischen Lamellen** durchsetzt sind. Dies gibt diesen Arterien eine hohe Eigenelastizität, d. h. nach Volumendehnung kehren sie wieder in ihren Ausgangszustand zurück.

Windkesselfunktion von Arterien

Arterien vom elastischen Typ haben eine sog. **Windkesselfunktion** (→ Abb. 5.23): Während der systolischen Austreibungsphase (→ 5.2.7) wird unter hohem Druck Blut in die Arterien gepresst, welches die Gefäßwände dehnt. Nach Schluss von Aorten- und Pulmonalklappe in der Diastole ziehen sich die Wände aufgrund ihrer Eigenelastizität wieder zusammen und befördern das gespeicherte Blut weiter. Damit wird der stoßweise, systolische Blutauswurf in eine kontinuierliche Blutströmung umgewandelt, die auch in der Diastole anhält.

Arterien vom muskulären Typ

Die übrigen Arterien sind Arterien vom **muskulären Typ.** Ihre Media hat einen vergleichsweise hohen Anteil von Muskelzellen. Bei Arterien vom muskulären Typ kommt elastisches Material vor allem konzentriert in Form zweier elastischer Membranen vor: der **Membrana elastica interna** zwischen Intima und Media und der **Membrana elastica externa** zwischen Media und Adventitia.

5.3.7 Erkrankungen der Arterien

Arteriosklerose

Bei der **Arteriosklerose** (sog. Arterienverkalkung) verändern sich, gefördert z.B. durch Rauchen, Bluthochdruck oder zu hohe Blutfettspiegel, die Arterienwände. Das Endothel erfüllt seine Aufgaben nicht mehr richtig, Fett lagert sich in die Gefäßwand ein, die Muskelzellen wachsen, und die Gefäßlichtung wird immer mehr eingeengt.

Die Arteriosklerose und ihre Folgeerkrankungen, z.B. KHK, Durchblutungsstörungen der Beine oder des Gehirns, sind in den Industrieländern sehr häufig.

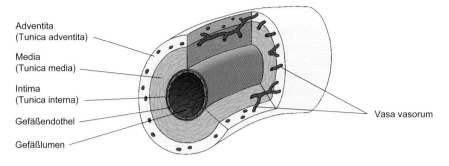

Adventita
(Tunica adventita)

Media
(Tunica media)

Intima
(Tunica interna)

Gefäßendothel

Gefäßlumen

Vasa vasorum

5.22 Wandschichten der Arterie

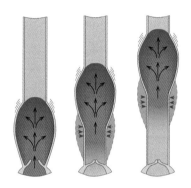

5.23 Windkesselfunktion

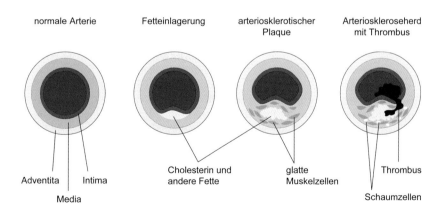

normale Arterie

Fetteinlagerung

arteriosklerotischer
Plaque

Arterioskleroseherd
mit Thrombus

Adventita   Intima

Media

Cholesterin und
andere Fette

glatte
Muskelzellen

Thrombus

Schaumzellen

5.24 Entstehung eines Arterioskleroseherds mit Thrombus

Arterielle Thrombose und Embolie

Durch Veränderungen an der Intima, z. B. bei Arteriosklerose, können sich Blutgerinnsel (**Thromben**) an der Gefäßwand bilden (→ Abb. 5.24). Werden diese durch den Blutstrom abgerissen und verschleppt, können sie andere Gefäße verstopfen (**Embolie**). Typisches Beispiel ist die Hirnembolie.

Aneurysmen

Aneurysmen sind umschriebene Erweiterungen von Arterien, an der alle Wandschichten beteiligt sind. Sie treten häufig an Aorta oder Hirnarterien auf (→ 14.8.4). Aneurysmen können platzen (rupturieren) und durch die so entstehende Blutung lebensbedrohlich werden.

5.3.8 Kleine Arterien und Arteriolen

Die dünnsten Arterien mit einem Durchmesser von etwa 20 μm heißen **Arteriolen.** Sie haben eine sehr dünne Media, die nur aus einer Schicht glatter Muskelzellen (→ 3.4.1) besteht. Die Wände kleiner Arterien und v. a. der Arteriolen sind reichlich mit sympathischen Nervenfasern versorgt. Bei gesteigerter Sympathikusaktivität verengen sich diese Arterien und setzen dem Blutfluss dadurch einen höheren Widerstand entgegen, sodass der Blutdruck steigt. Die kleinen Arterien und Arteriolen machen etwa die Hälfte des peripheren Widerstands für den Blutdurchfluss im arteriellen Gefäßsystem aus und heißen deshalb **Widerstandsgefäße.**

5.3.9 Puls und Blutdruck

Puls

Durch den stoßweisen Auswurf von Blut in jeder Systole wird in den Arterien eine **Pulswelle** erzeugt. Diese breitet sich mit **Pulswellengeschwindigkeit** entlang der Gefäße aus und lässt sich in **Pulskurven** aufzeichnen. Die **Pulstastung** an oberflächlichen Arterien, z. B. der A. radialis (→ Abb. 5.26), ermöglicht v. a. die Beurteilung von Herzfrequenz und Herzrhythmus.

Blutdruck

Zwar übt das Blut in allen Gefäßen Druck auf die Gefäßwände aus, unter **Blutdruck** im engeren Sinne versteht man aber den arteriellen Blutdruck im Körperkreislauf. Der höhere **systolische Blutdruck** kommt durch den Blutauswurf in der Systole zustande; der niedrigere **diastolische Blutdruck** ist der Minimalwert in der Diastole. Die Differenz beider ist die **Blutdruckamplitude.** Beim Erwachsenen normal sind 100–140 mm Hg (13,3–18,6 kPa) für den systolischen und 60–90 mmHg (8–12 kPa) für den diastolischen Blutdruck. Bei der **Hypotonie** ist der Blutdruck zu niedrig (Extremform Schock → 5.3.4). Ein zu hoher Blutdruck heißt **(arterielle) Hypertonie.**

Blutdruckmessung

Die Blutdruckmessung (→ Abb. 5.25) erfolgt üblicherweise nach der Methode des Arztes **Riva-Rocci.** Eine aufblasbare Manschette wird am Oberarm befestigt und ein Stethoskop in die Ellenbeuge gedrückt. Die Manschette wird so lange aufgepumpt, bis die A. brachialis ganz zugedrückt wird, erkennbar daran, dass der Puls der A. radialis nicht mehr tastbar ist. Dann wird der Druck durch Luftablassen langsam vermindert, bis wieder Blut durch die A. brachialis fließt und dadurch ein pulsierendes Geräusch auftritt. Der jetzt am Druckmessgerät abgelesene Wert entspricht dem systolischen Blutdruck. Nach weiterem Ablassen von Luft verschwinden diese **Korotkow-Geräusche.** Der jetzt abgelesene zweite Wert ist der diastolische Blutdruck.

▬ Arterielle Hypertonie

Ein chronisch erhöhter Blutdruck, die arterielle Hypertonie, ist in Mitteleuropa meist durch ein Zusammenspiel genetischer und Lebensstilfaktoren bedingt. Er macht zunächst keine Beschwerden, ist aber auf Dauer durch seine Spätfolgen gefährlich, v. a. eine Herzschwäche und eine beschleunigte Arteriosklerose.

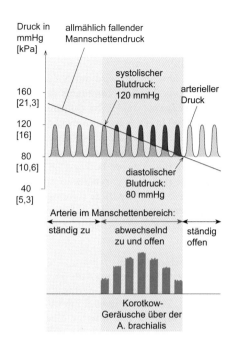

Druck in mmHg [kPa]

allmählich fallender Mannschettendruck

systolischer Blutdruck: 120 mmHg

arterieller Druck

160 [21,3]

120 [16]

80 [10,6]

40 [5,3]

diastolischer Blutdruck: 80 mmHg

Arterie im Manschettenbereich:

ständig zu

abwechselnd zu und offen

ständig offen

Korotkow-Geräusche über der A. brachialis

Stethoskop

Korotkow-Geräusche hörbarer Bereich

Blutdruck „120/80"

Blutdruckmessgerät

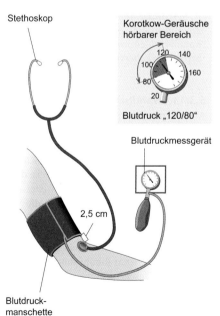

2,5 cm

Blutdruck-manschette

5.25 Blutdruckmessung

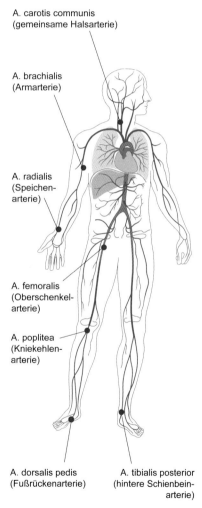

A. carotis communis (gemeinsame Halsarterie)

A. brachialis (Armarterie)

A. radialis (Speichen-arterie)

A. femoralis (Oberschenkel-arterie)

A. poplitea (Kniekehlen-arterie)

A. dorsalis pedis (Fußrückenarterie)

A. tibialis posterior (hintere Schienbein-arterie)

5.26 Tastpunkte zur Pulsbeurteilung

5

175

5.3.10 Kapillaren

Die sich an die Arteriolen anschließenden haarfeinen **Kapillaren** (mittlerer Durchmesser 7 μm) sind die feinsten Blutgefäße. Ihr Wandbau ist einfach: eine inneres, unterschiedlich durchlässiges Endothel und eine dünne Basalmembran (→ 3.3.9).

Die Kapillaren bilden in den Organen ein Netzwerk mit langsamem Blutfluss und enormer Oberfläche, was ebenso wie die durchlässige Wand einen Stoff- und Gasaustausch erleichtert. Besonders weite Kapillaren wie etwa die der Leber und der Milz heißen **Sinusoide.**

Ödeme

Täglich treten ca. 20 l Flüssigkeit aus den Kapillaren in das umgebende Gewebe. 18 l davon kehren im weiteren Verlauf wieder in die Kapillaren zurück. Die restlichen 2 l verbleiben in den Geweben und werden durch ein anderes Gefäßsystem, die Lymphgefäße (→ 7.5.3), abgeführt (**Lymphdrainage** → Abb. 5.28). Überschreitet die Restflüssigkeit die Drainagekapazität der Lymphgefäße, so entsteht eine Flüssigkeitsansammlung im Gewebe, ein **Ödem.**

5.3.11 Venulen und Venen

Nachdem das Blut die Kapillaren durchflossen hat, sammeln **Venulen** (kleinste Venen) das Blut. Ihre Media enthält noch wenige einzelne glatte Muskelzellen. Der Wandbau der Venulen entspricht weitgehend dem der Venen (→ 5.3.13). Gelegentlich fließt das Blut ohne vorheriges Passieren von Kapillaren direkt in Venulen – man spricht hier von **arteriovenösen Anastomosen.**

Aus den Venulen gelangt das Blut in immer größere **Venen.** Alle Venen des Körpers leiten das Blut letztlich zur V. cava superior und inferior (obere und untere Hohlvene). Die V. cava superior mündet von oben, die V. cava inferior von unten in den rechten Vorhof (→ Abb. 5.27).

5.3.12 Wichtige Venen des Körperkreislaufs

Die V. cava superior entsteht durch Zusammenfluss von rechter und linker **V. brachioce-** phalica. Diese geht aus der Vereinigung von **V. subclavia** (Schlüsselbeinvene) und **V. jugularis interna** und **externa** (innere und äußere Drosselvene) hervor.

Die V. cava inferior wird durch Zusammenschluss von **V. iliaca communis dextra** und **sinistra** (rechter und linker gemeinsamer Beckenvene) in Höhe der Lendenwirbelsäule gebildet. Diese wiederum entsteht durch die Vereinigung von **V. iliaca interna** und **externa** (innerer und äußerer Beckenvene). Weitere Zuflüsse sind die **Vv. renales** (Nierenvenen) und die 2–3 **Vv. hepaticae** (Lebervenen). Die Lebervenen münden direkt in die an die Leber angelagerte V. cava inferior.

Pfortadersystem

Ein wichtiges Venensystem des Bauchraums bildet die **V. portae** (Pfortader → Abb. 5.27). Sie nimmt mit der **V. mesenterica superior** und **inferior** (oberen und unteren Eingeweidevene) das nährstoffreiche Blut aus dem Darm auf, außerdem die **V. splenica** (Milzvene). Die V. portae gibt ihr Blut in die Leber ab, wo es ein zweites Kapillargebiet passiert und dann in die Vv. hepaticae (Lebervenen) gelangt.

5.3.13 Wandbau der Venen

Auch Venen haben Intima, Media und Adventitia, deren Aufbau der von Arterien ähnelt. Die Schichtstruktur ist jedoch weit weniger deutlich als bei Arterien. Die Venenwände sind aufgrund der niedrigeren Drücke dünner und dehnbarer, die Lichtung ist weiter als die von Arterien. Dadurch eignen sich die Venen gut als Blutspeicher (→ 5.3.2).

Sonderstrukturen der Intima sind die **Venenklappen,** die häufig bei Venen der Extremitäten und der oberen Rumpfwand vorkommen. Meist zwei Taschenklappen verhindern einen Rückstrom des Blutes in Richtung Kapillaren und ermöglichen einen gerichteten Blutstrom zum Herzen.

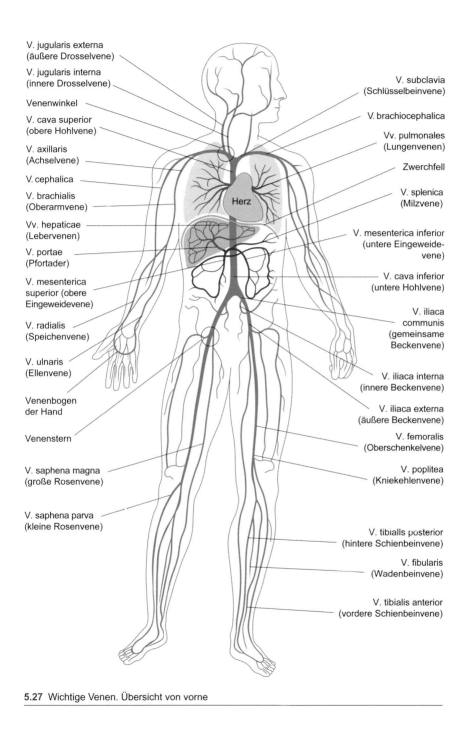

V. jugularis externa
(äußere Drosselvene)

V. jugularis interna
(innere Drosselvene)

Venenwinkel

V. cava superior
(obere Hohlvene)

V. axillaris
(Achselvene)

V. cephalica

V. brachialis
(Oberarmvene)

Vv. hepaticae
(Lebervenen)

V. portae
(Pfortader)

V. mesenterica
superior (obere
Eingeweidevene)

V. radialis
(Speichenvene)

V. ulnaris
(Ellenvene)

Venenbogen
der Hand

Venenstern

V. saphena magna
(große Rosenvene)

V. saphena parva
(kleine Rosenvene)

V. subclavia
(Schlüsselbeinvene)

V. brachiocephalica

Vv. pulmonales
(Lungenvenen)

Zwerchfell

V. splenica
(Milzvene)

V. mesenterica inferior
(untere Eingeweide-
vene)

V. cava inferior
(untere Hohlvene)

V. iliaca
communis
(gemeinsame
Beckenvene)

V. iliaca interna
(innere Beckenvene)

V. iliaca externa
(äußere Beckenvene)

V. femoralis
(Oberschenkelvene)

V. poplitea
(Kniekehlenvene)

V. tibialis posterior
(hintere Schienbeinvene)

V. fibularis
(Wadenbeinvene)

V. tibialis anterior
(vordere Schienbeinvene)

Herz

5.27 Wichtige Venen. Übersicht von vorne

5

Physiologie des venösen Rückstroms
Da der Druck in den Venen mit ca. 15 mmHg (2 kPa; im Liegen) niedrig ist, unterstützen verschiedene Mechanismen den **venösen Rückstrom** zum Herzen:
- Ein **Sog:** Er wird durch Senkung der Ventilebene in der Systole ausgelöst
- Die **Muskelpumpe** (→ Abb. 5.29): Die um die tiefen Venen lokalisierte Muskulatur presst bei Kontraktion die Venen zusammen, sodass das Blut aufgrund der Venenklappen in Richtung Herz befördert wird
- Die **Atmung:** Bei der Einatmung entsteht im Brustkorb ein Unterdruck, der hier die Venen erweitert und damit einen Sog ausübt.

5.3.14 Kreislauf- und Durchblutungsregulation
Regulation des Gesamtkreislaufs
Der Gesamtkreislauf wird vor allem über Blutvolumen und Blutdruck gesteuert, wobei letzterer von Herzzeitvolumen (→ 5.2.6) und Gefäßweite abhängt.
Dehnungs- und Druckrezeptoren (Pressorezeptoren) in Aorta, A. carotis communis und Karotissinus (→ Abb. 5.30) sowie Dehnungsrezeptoren, z. B. in den Hohlvenen, leiten ständig Informationen über Puls, Blutdruck und Venenfüllung an die Kreislaufzentren in der Medulla oblongata (verlängertes Mark → 14.4.13). Bei Blutdruckabfall steigern diese binnen Sekunden die Sympathikusaktivität: Herzfrequenz, Herzkraft und damit Herzzeitvolumen steigen, die Gefäße verengen sich, der Blutdruck wird stabilisiert. Bei Blutdruckanstieg passiert das Umgekehrte. Dieser **Pressorezeptorenreflex** heißt auch neuronale Kreislaufregulation.
Der Gesamtkreislauf wird außerdem reguliert durch das Renin-Angiotensin-Aldosteron-System (→ 10.2.12) sowie verschiedene Hormone, welche die Flüssigkeitsabgabe der Nieren beeinflussen. Diese Mechanismen wirken aber viel langsamer.

Orthostase
Beim Wechsel vom Liegen zum Stehen (**Orthostase**) versacken etwa 0,4 l Blut in den Venen und der venöse Rückstrom zum Herzen fällt ab. Reflektorischer Anstieg von Herzfrequenz und Gefäßengstellung verhindern normalerweise einen starken Blutdruckabfall. Ansonsten kommt es zum **orthostatischen Kollaps** mit Ohnmacht.

Durchblutungsregulation der einzelnen Organe
Um dem unterschiedlichen Bedarf verschiedener Organe bei wechselnder Belastung Rechnung zu tragen, gibt es zusätzlich Regulationsmechanismen in den Organen. Viele davon setzen an der Gefäßweite an, denn während eine Verdoppelung des Blutdrucks nur zu einer Verdoppelung der Durchblutung führt, kommt es bei einer Verdoppelung des Gefäßradius zur 16fachen (2^4) Durchblutung! Regulation des Gesamtkreislaufs und örtliche Durchblutungsregulation sind eng miteinander verbunden.
In vielen Organen, v. a. Nieren und Gehirn, verengen sich die kleinen Arterien und Arteriolen bei Erhöhung ihres Innendruckes (Gefäßengstellung, **Vasokonstriktion**) und halten so die Durchblutung konstant. Diese Reaktion wird nur durch Muskelzellen vermittelt und heißt deshalb **myogene Autoregulation.**
Stoffwechselfaktoren haben ebenfalls Einfluss auf die Durchblutung: O_2-Mangel oder örtliche Anreicherung von Stoffwechselprodukten im Gewebe führen fast immer zu einer **Vasodilatation** (Gefäßweitstellung), um durch vermehrten Blutzustrom die O_2-Versorgung zu verbessern.
Auch Hormone können gefäßwirksam sein, so z. B. Adrenalin, Noradrenalin, Histamin, Bradykinin oder Prostaglandine. Eine bedeutsame Rolle spielt hierbei das Endothel, indem es gefäßerweiterndes **Stickstoffmonoxid** (NO) oder **Endotheline** freisetzt, die dann auf die benachbarten Gefäßmuskelzellen wirken.

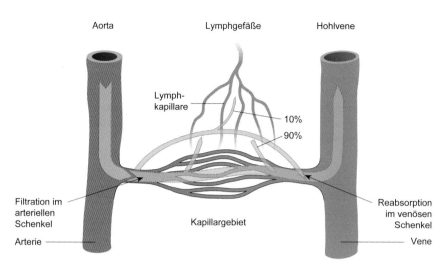

5.28 Lymphdrainage

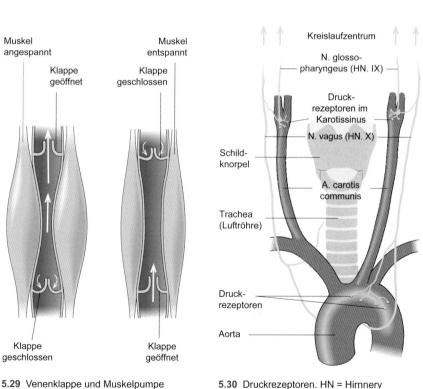

5.29 Venenklappe und Muskelpumpe

5.30 Druckrezeptoren. HN = Hirnnerv

Wiederholungsfragen

1. Wo ist das Herz lokalisiert? (→ 5.2.1)
2. Wohin weist die Herzspitze? (→ 5.2.1)
3. Welche großen Gefäße treten in das Herz bzw. aus dem Herzen? (→ 5.2.1)
4. In welche Räume ist das Herz gegliedert? (→ 5.2.3)
5. Welche Klappen kommen im Herzen vor? (→ 5.2.4)
6. Nennen Sie zwei Beispiele für Herzklappenfehler. (→ 5.2.4)
7. Aus welchen Schichten besteht die Herzwand? (→ 5.2.5)
8. Was bedeutet Herzzeitvolumen? (→ 5.2.6)
9. Aus welchen Phasen besteht ein Herzzyklus? (→ 5.2.7)
10. Wodurch kommen die Herztöne zustande? (→ 5.2.7)
11. Wie heißen die Abschnitte des Erregungsbildungs- und -leitungssystems? (→ 5.2.8)
12. Welche Wirkung hat der Sympathikus auf das Herz? (→ 5.2.10)
13. Welche Abschnitte weist eine normale EKG-Kurve auf? (→ 5.2.11)
14. Wie erfolgt die Blutversorgung des Herzens? (→ 5.2.13)
15. Welche Arten von Blutgefäßen gibt es? (→ 5.3.1)
16. Was unterscheidet den Körper- vom Lungenkreislauf? (→ 5.3.2)
17. Welche Formen des Kreislaufschocks gibt es? (→ 5.3.→ 4)
18. Welche Arterien entspringen aus dem Aortenbogen? (→ 5.3.→ 5)
19. Wie ist der Wandbau von Arterien? (→ 5.3.→ 6)
20. Welche Bedeutung haben Arterien vom elastischen Typ? (→ 5.3.→ 6)
21. Welche Gefäße bilden die Widerstandsgefäße? (→ 5.3.6)
22. Was ist ein Aneurysma? (→ 5.3.→ 7)
23. Was ist die Blutdruckamplitude? (→ 5.3.→ 9)
24. Wie wird der Blutdruck gemessen? (→ 5.3.→ 9)
25. Wie können Ödeme entstehen? (→ 5.3.10)
26. Welche Mechanismen unterstützen den venösen Rückstrom zum Herzen? (→ 5.3.1→ 3)
27. Was ist die Orthostase? (→ 5.3.14)
28. Welche Bedeutung haben Dehnungs- und Druckrezeptoren für die Kreislaufregulation? (→ 5.3.14)

KAPITEL

6 Blut

6.1	Aufgaben und Zusammensetzung des Blutes.................	182
6.2	Blutzellen...............	182
6.2.1	Erythrozyten (rote Blutkörperchen)......	182
6.2.2	Blutkörperchensenkungs-geschwindigkeit..........	184
6.2.3	Blutgruppen.............	184
6.2.4	Erythropoese.............	186
6.2.5	Lebenszyklus der Erythrozyten.............	186
6.2.6	Polyglobulie..............	186
6.2.7	Anämien................	188
6.2.8	Leukozyten (weiße Blutkörperchen).....	188
6.2.9	Granulozyten.............	188
6.2.10	Monozyten..............	190
6.2.11	Lymphozyten.............	192
6.2.12	Leukämien...............	192
6.2.13	Thrombozyten (Blutplättchen)..........	194
6.3	Blutplasma.............	194
6.3.1	Plasmaelektrolyte und osmotischer Druck........	194
6.3.2	Plasmaproteine..........	196
6.3.3	Puffersysteme des Blutes....	196
6.4	Blutstillung und Blutgerinnung...........	196
6.4.1	Thrombozytenpfropf und Gefäßverengung..........	196
6.4.2	Gerinnungssystem........	196
6.4.3	Fibrinolyse...............	198
6.4.4	Medikamentöse Hemmung der Blutgerinnung.........	198
6.4.5	Verstärkte Blutungsneigung..	198
6.5	Untersuchungsmethoden des Blutes..............	200
6.5.1	Peripheres Blutbild........	200
6.5.2	Untersuchungen der Blutgerinnung...........	200
6.5.3	ABO-Blutgruppen-bestimmung.............	200
6.5.4	Bestimmungen der Serumproteine............	202
6.5.5	Bestimmung weiterer Blutparameter...........	202
	Wiederholungsfragen....	202

6.1 Aufgaben und Zusammensetzung des Blutes

◖▬◗ **Blut** hat vielfältige Funktionen:
- **Transport** von Nährstoffen, Stoffwechselprodukten, Gasen, Wärme und Hormonen
- **Abwehrfunktionen** durch einen Teil der Blutzellen (Abwehrzellen) und im Blut gelöste Substanzen (→ 7.1)
- **Gerinnungsfunktion** bei Verletzungen durch die im Blut vorhandenen Gerinnungsfaktoren (→ 6.4.2)
- **Pufferfunktion** durch sog. Puffersysteme im Blut, die Schwankungen des pH-Wertes ausgleichen (→ 6.3.3).

Blut besteht aus einer elektrolyt- und proteinhaltigen Flüssigkeit, dem **Blutplasma,** und den darin verteilten **Blutzellen** (→ Abb. 6.1). Werden aus dem Blutplasma durch Gerinnung die Gerinnungsfaktoren entfernt, entsteht **Blutserum** (→ Abb. 6.2).

Die Blutzellen werden überwiegend im **roten Knochenmark** (→ Abb. 6.4) gebildet. Die Plasmaproteine als Hauptbestandteile des Blutplasmas werden mit Ausnahme der Immunglobuline vor allem in der Leber produziert.

Im Herz-Kreislauf-System eines Erwachsenen zirkuliert ein **Blutvolumen** von 4–6 l Blut.

6.2 Blutzellen

Bei den Blutzellen (Blutkörperchen, korpuskuläre Blutbestandteile) werden **Erythrozyten** (rote Blutkörperchen), **Leukozyten** (weiße Blutkörperchen) sowie **Thrombozyten** (Blutplättchen) unterschieden.

Hämatokrit

Der Volumenanteil der Blutzellen am Gesamtblutvolumen heißt **Hämatokrit** (Hkt, Blutkörperchenvolumen). Da die Erythrozyten bei Weitem dominieren, bestimmen sie den Hämatokritwert. Ungerinnbar gemachtes Blut wird im Glasröhrchen zentrifugiert. Dadurch setzen sich die Blutzellen ab und im Überstand

verbleibt das Blutplasma (→ Abb. 6.2). Der Hämatokrit beträgt durchschnittlich 43 %.

6.2.1 Erythrozyten (rote Blutkörperchen)

Die Erythrozyten machen 99 % der Gesamtzellzahl aus. Pro µl Blut hat der erwachsene Mann durchschnittlich 5,4 und die erwachsene Frau 4,8 Mio. Erythrozyten.

Erythrozyten sind von der Form her beidseits eingedellte, also **bikonkave Scheibchen.** Ihr Durchmesser beträgt durchschnittlich 7,5 µm (→ Abb. 6.3).

Entwicklungsbedingt besitzen Erythrozyten keinen Zellkern und keine Zellorganellen. Die in den Erythrozyten enthaltenen Proteine bestehen zum größten Teil aus dem roten Blutfarbstoff, dem eisenhaltigen **Hämoglobin.** Die **Hämoglobinkonzentration** im Blut beträgt beim Mann ca. 160 mg/ml und bei der Frau ca. 140 mg/ml.

Funktion und Bau des Hämoglobins

Das Hämoglobin ist am Sauerstofftransport sowie an der Pufferwirkung des Blutes (→ 6.3.3) maßgeblich beteiligt.

Hämoglobin besteht aus vier Proteinuntereinheiten, von denen jede ein rotes Farbstoffmolekül gebunden hat, das **Häm.** Dieses besitzt ein zentrales **Eisenion,** das Sauerstoff (O_2) binden und wieder abgeben kann. Sauerstoff wird in den Mitochondrien aller Körperzellen bei der ATP-Bildung (→ 2.3.2) verbraucht, wobei gleichzeitig Kohlendioxid (CO_2) entsteht. Kohlendioxid wird in Erythrozyten vor allem in Form von Bikarbonat (→ 10.3.3) transportiert.

In den Blutkapillaren der Gewebe und Organe wird O_2 von Erythrozyten abgegeben und CO_2 von diesen aufgenommen (→ Abb. 6.5).

In den Lungen läuft der umgekehrte Vorgang ab: Das Hämoglobin der Erythrozyten wird nun mit O_2 beladen, CO_2 wird in die Lungenalveolen (Lungenbläschen → 8.4.8) abgegeben und dann mit der Atemluft abgeatmet (→ Abb. 6.6).

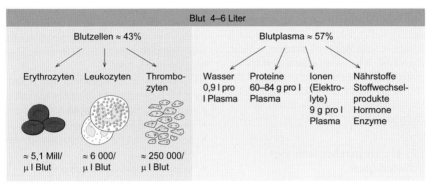

6.1 Zusammensetzung des Blutes

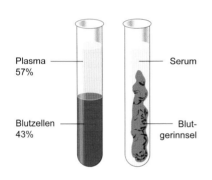

6.2 Hämatokrit (links) und Serum (rechts)

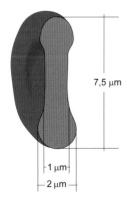

6.3 Erythrozytenmaße

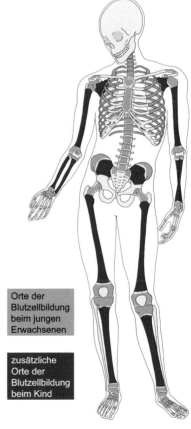

6.4 Orte der Blutzellbildung

183

■ **Kohlenmonoxidvergiftung**

Das Gas **Kohlenmonoxid** (CO) besetzt die Bindungsstellen für O_2 am Häm, wodurch Hämoglobin für den O_2-Transport ausfällt. Folgen sind Bewusstseinsstörungen bis zur Bewusstlosigkeit durch den O_2-Mangel des Gehirns. Schwerste CO-Vergiftungen enden u. a. durch Störungen des Atemzentrums im Gehirn tödlich.

6.2.2 Blutkörperchensenkungsgeschwindigkeit

Die Messung der **Blutkörperchensenkungsgeschwindigkeit** (BSG, BKS) ist ein Suchtest für Entzündungen im Körper. Man lässt ungerinnbar gemachtes Blut in einem senkrecht stehenden Röhrchen mit Millimeterskalierung stehen. Nach einer Stunde wird an der Grenze zwischen Blutkörperchen- und Plasmasäule abgelesen, um wie viel Millimeter sich die Blutzellen abgesetzt haben. Der Normwert beträgt nach einer Stunde für Männer unter 50 Jahren bis 15 mm, für Frauen bis 20 mm. Bei bestimmten Erkrankungen, z. B. Entzündungen, kommt es zu einer verstärkten **Aggregatbildung** („Verklumpung") von Erythrozyten, die dadurch schneller absinken als einzelne Erythrozyten – die BSG ist erhöht.

6.2.3 Blutgruppen

In der Zellmembran jedes Erythrozyten kommen Bestandteile mit **antigenen Eigenschaften** vor. Gegen diese Antigene gerichtete Antikörper sind der Grund dafür, dass sich Blut verschiedener Menschen nicht immer miteinander mischen lässt, sondern teilweise verklumpt.

Die antigenen Eigenschaften der Erythrozyten werden zu **Blutgruppensystemen** zusammengefasst. Von diesen spielen das **AB0-System** und das **Rhesussystem** eine besondere Rolle. Die Merkmale für die Blutgruppen werden vererbt (für das AB0-System → Tab. 6.1) und bleiben das ganze Leben gleich.

AB0-System

Verantwortlich für die antigenen Eigenschaften im ABO-System sind Zuckerseitenketten von Glykoproteinen (→ 2.2.3) in der Zellmembran von Erythrozyten.

Dabei gibt es die **Antigenmerkmale A** und **B**. Jeder Mensch trägt auf seinen Erythrozyten:

- Nur Antigen A (**Blutgruppe A**)
- Nur Antigen B (**Blutgruppe B**)
- Antigen A und B gleichzeitig (**Blutgruppe AB**)
- Keines von beiden (**Blutgruppe 0**).

Gleichzeitig hat jeder Mensch im Serum Antikörper gegen die Blutgruppenantigene, die er selbst nicht hat: Träger der Blutgruppe A besitzen Antikörper gegen Antigen B, abgekürzt **Anti-B**; Menschen der Blutgruppe B weisen **Anti-A** und Träger der Blutgruppe 0 **Anti-A und Anti-B** auf. Träger der Blutgruppe AB haben keine Anti-A oder Anti-B.

Bei einer **Bluttransfusion** muss darauf geachtet werden, dass gruppengleiches (im Notfall auch verträgliches = kompatibles) Blut übertragen wird. Enthält z. B. das Empfängerblut Antikörper gegen die Spendererythrozyten, so werden diese Erythrozyten durch die Antikörper zusammengeballt (**Agglutination**). Eine Auflösung (**Hämolyse**) der Erythrozyten ist die Folge.

In der deutschen Bevölkerung sind die Blutgruppen A und 0 am häufigsten und die Blutgruppe AB selten vertreten (→ Abb. 6.7).

Rhesussystem

Im Rhesussystem werden die antigenen Merkmale (Rhesusfaktoren) durch Proteinkomplexe der Erythrozytenmembran vermittelt.

Es gibt mehrere Antigene, wobei Antigen D von praktischer Bedeutung ist, da es die stärkste antigene Wirkung hat. Menschen, die Antigen D auf den Erythrozyten tragen, sind **Rh-positiv** (85 % der mitteleuropäischen Bevölkerung). Die übrigen sind **rh-negativ.**

Normalerweise sind im Blut keine Antikörper gegen Rhesusfaktoren vorhanden.

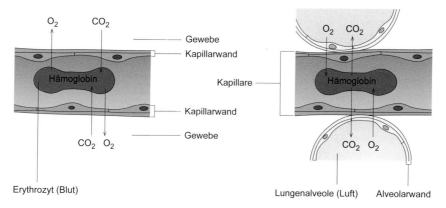

6.5 Gasaustausch zwischen Gewebe und Kapillare

6.6 Gasaustausch zwischen Lungen-alveolen und Kapillare

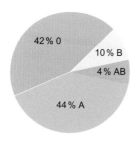

42 % 0
10 % B
4 % AB
44 % A

6.7 Häufigkeit der Blutgruppen in der deutschen Bevölkerung

Blutgruppe	Genotyp Erbanlagen	Erythrozyten-Antigene	Serum-Antikörper
0	00	kein A, kein B	Anti-A und Anti-B
A	A0 oder AA	A	Anti-B
B	B0 oder BB	B	Anti-A
AB	AB	A und B	keine

Tab 6.1 AB0-System

Rhesus-Inkompatibilität

Die **Rh-Inkompatibilität** (Inkompatibilität = Unverträglichkeit) tritt dann auf, wenn Rh-positive Erythrozyten in das Blut eines Rh-negativen Empfängers gelangen. Dabei ist v. a. das Antigenmerkmal D von Bedeutung. Gelangen also z. B. Rh-positive Erythrozyten des Feten oder Neugeborenen in das Blut einer rh-negativen Mutter, können bei ihr Antikörper gegen das Rhesusmerkmal D gebildet werden. Bei einer erneuten Schwangerschaft mit einem Rh-positiven Feten gehen die Anti-D-Antikörper durch die Plazenta auf den Feten über und verklumpen (agglutinieren) die fetalen Erythrozyten. Dies kann zur fortschreitenden Hämolyse beim Ungeborenen führen. Dieses Krankheitsbild heißt **fetale Erythroblastose.**

Um solche Ereignisse zu vermeiden, wird bei der geschilderten Rhesus-Konstellation bereits nach der ersten Schwangerschaft eine **Anti-D-Prophylaxe** durchgeführt: Der rh-negativen Mutter werden Antikörper gegen das Rhesusmerkmal D gespritzt. Dadurch werden vom Kind übergetretene Rh-positive Erythrozyten abgefangen und beseitigt, bevor die Mutter Antikörper bildet.

6.2.4 Erythropoese

Erythropoese bedeutet die Bildung von Erythrozyten im roten Knochenmark (→ Abb. 6.4). Im Knochenmark befinden sich Stammzellen, aus denen alle Blutzellen, so auch die Erythrozyten, hervorgehen.

Von den verschiedenen Reifungsstadien vom Proerythroblast bis hin zum Erythrozyt (→ Abb. 6.8) sind vor allem zwei Stadien erwähnenswert:

- Im **Normoblasten-Stadium** wird der Zellkern ausgestoßen, nachfolgend gehen sämtliche Organellen zugrunde
- Nahezu reife Erythrozyten sind die **Retikulozyten.** Sie besitzen noch ein Netzwerk von Ribosomen und tauchen in geringer Zahl im Blut auf.

Für eine normale Erythropoese notwendig sind u. a. Vitamin B_{12}, Folsäure (→ Tab. 9.9), Eisen und das Hormon **Erythropoetin.** Letzteres wird in der Niere gebildet (→ 10.2) und regt die Erythrozytenabgabe aus dem Knochenmark an (→ Abb. 6.9). Der Eisenspiegel im Blut wird indirekt durch das Leberpeptid **Hepcidin** geregelt.

6.2.5 Lebenszyklus der Erythrozyten

Da Erythrozyten weder Zellkern noch Organellen besitzen, können sie keine Proteine bilden. Ihre Lebenszeit beträgt nur etwa 120 Tage.

Überalterte Erythrozyten werden bevorzugt in Knochenmark, Milz und Leber von Makrophagen abgebaut. Dabei wird ihr Hämoglobin freigesetzt (→ Abb. 6.9):

- Der Proteinanteil wird zu Aminosäuren abgebaut
- Das Eisen des Häms wird entweder zunächst als **Ferritin** und **Hämosiderin** in Makrophagen gespeichert oder von **Transferrin** auf dem Blutweg wieder den Zellen der Erythropoese zur Verfügung gestellt
- Das verbleibende Häm wird in das wasserunlösliche **Bilirubin** umgewandelt. Dieses wird an Albumin gebunden in die Leber überführt und dort nach Glukuronierung über die Galle ausgeschieden (→ 9.10.5).

6.2.6 Polyglobulie

Bei der **Polyglobulie** kommt es zu einer zu starken Zunahme der Erythrozyten im Blut. Eine mögliche Ursache ist eine gesteigerte Ausschüttung von Erythropoetin aufgrund von Sauerstoffmangel, etwa bei Lungenerkrankungen oder Aufenthalt im Hochgebirge.

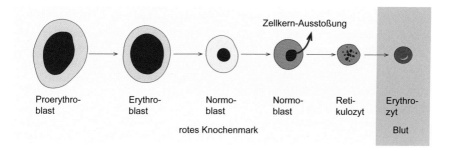

Zellkern-Ausstoßung

| Proerythro-blast | Erythro-blast | Normo-blast | Normo-blast | Reti-kulozyt | Erythro-zyt |

rotes Knochenmark

Blut

6.8 Erythropoese (vereinfacht)

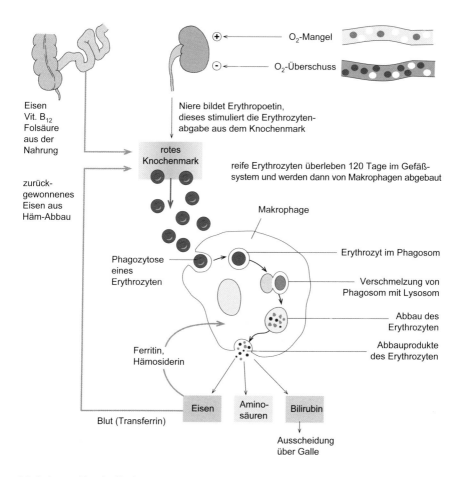

O₂-Mangel

O₂-Überschuss

Eisen
Vit. B₁₂
Folsäure
aus der
Nahrung

zurück-
gewonnenes
Eisen aus
Häm-Abbau

Niere bildet Erythropoetin,
dieses stimuliert die Erythrozytenabgabe aus dem Knochenmark

rotes
Knochenmark

reife Erythrozyten überleben 120 Tage im Gefäßsystem und werden dann von Makrophagen abgebaut

Makrophage

Phagozytose
eines
Erythrozyten

Erythrozyt im Phagosom

Verschmelzung von
Phagosom mit Lysosom

Abbau des
Erythrozyten

Abbauprodukte
des Erythrozyten

Ferritin,
Hämosiderin

Eisen

Amino-
säuren

Bilirubin

Blut (Transferrin)

Ausscheidung
über Galle

6.9 Lebenszyklus der Erythrozyten und Steuerung der Erythropoese

6.2.7 Anämien

Bei einer **Anämie** (Blutarmut) sind meist Hämoglobin, Erythrozytenzahl und Hämatokrit gleichzeitig erniedrigt. Sie zeigt sich durch Blässe und verminderte Leistungsfähigkeit. Ursachen sind z. B.:

Eisenmangel

Bei Eisenmangel ist die Hämoglobinbildung gestört. Ursachen sind z. B. Blutverluste, unzureichende Eisenzufuhr mit der Nahrung oder mangelhafte Eisenresorption im Darm.

Vitamin-B$_{12}$- oder Folsäuremangel

Vitamin B$_{12}$ und Folsäure werden für den DNA-Stoffwechsel gebraucht. Fehlen sie, kann sich der Zellkern u.a. der werdenden Erythrozyten nicht richtig ausbilden, und es entsteht eine Anämie. Die Vitamin-B$_{12}$-Mangel-Anämie heißt auch perniziöse Anämie.

Hämolyse

Hämolyse bezeichnet die (vorzeitige) Auflösung von Erythrozyten. Bei **hämolytischen Anämien** gehen so viele Erythrozyten vorzeitig zugrunde, dass nicht mehr ausreichend nachgebildet werden können.
Als Ursache spielen v. a. erbliche Formveränderungen oder Membrandefekte der Erythrozyten eine Rolle. Beispiele sind kugelförmige **(Sphärozyten)** oder elliptische Erythrozyten **(Elliptozyten).** Aufgrund der Formveränderungen werden diese Erythrozyten in der Milz ausgesondert und abgebaut.
Bei der **Sichelzellanämie** werden die Erythrozyten aufgrund eines Hämoglobindefekts bei Sauerstoffmangel sichelförmig. Folge ist zum einen eine Hämolyse, zum anderen Durchblutungsstörungen durch Verstopfung von Kapillaren. Menschen mit zwei Erbanlagen für das veränderte Hämoglobin sind schwer erkrankt. Hingegen sind Menschen mit nur einer veränderten Erbanlage aber weniger empfindlich gegenüber Malaria, so dass die Sichelzellanämie gehäuft in Malariagebieten vorkommt.

6.2.8 Leukozyten (weiße Blutkörperchen)

Eine weitere große Zellgruppe im Blut sind die weißen Blutkörperchen oder Leukozyten. Sie sind größer als Erythrozyten und enthalten im Gegensatz zu diesen einen Zellkern (→ Abb. 6.10). Auch die Leukozyten gehen aus Stammzellen im Knochenmark hervor (→ Abb. 6.11). Leukozyten sind aktiv beweglich, d. h. sie können den Blutstrom verlassen und aus den Gefäßen in das umgebende Gewebe auswandern. Dort sind sie an der **Abwehr** von Fremdstoffen und Krankheitserregern sowie am Entzündungsprozess beteiligt (→ 7.1).
Beim **Differenzialblutbild** werden die relativen Anteile der einzelnen Leukozyten an der Gesamtleukozytenzahl von 4.000–9.000 pro μl Blut ausgezählt. Es wird maschinell erstellt oder anhand eines gefärbten Blutausstrichs.

▬ Die Leukozyten werden in drei Hauptgruppen unterteilt (→ Abb. 6.10):
- **Granulozyten**
- **Monozyten**
- **Lymphozyten.**

6.2.9 Granulozyten

Alle Granulozyten besitzen in ihrem Zytoplasma „Körnchen" (Granula). Wegen deren unterschiedlichen Anfärbbarkeit unterscheidet man drei Gruppen:
- **Neutrophile Granulozyten**
- **Eosinophile Granulozyten**
- **Basophile Granulozyten.**

Reife Granulozyten haben gelappte Zellkerne, die durch Einschnürungen entstehen und den Kern segmentiert erscheinen lassen. Sie werden deshalb als **segmentkernige Granulozyten** bezeichnet. Vereinzelt gibt es auch Granulozyten mit gebogenen, stabförmigen Zellkernen, sog. **stabkernige Granulozyten.** Diese sind noch nicht voll ausgereift und vorzeitig aus dem Knochenmark freigesetzt worden. Überalterte Zellen haben einen stark segmentierten Kern, sog. **übersegmentierte Granulozyten** (→ Abb. 6.12).

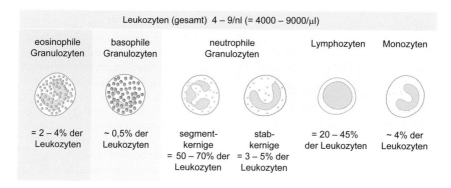

6.10 Typen von Leukozyten und ihr Anteil an der Gesamtleukozytenzahl

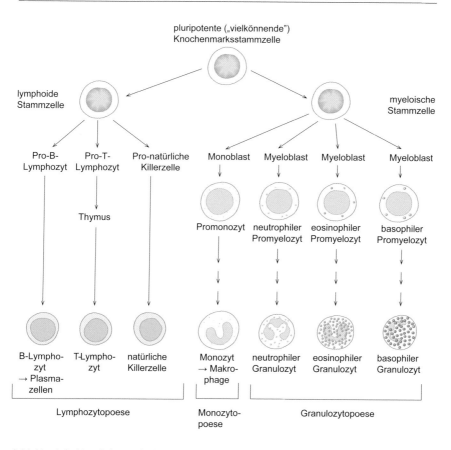

6.11 Vereinfachtes Schema der Leukozytopoese

Neutrophile Granulozyten

■ Die neutrophilen Granulozyten bilden den Hauptanteil aller weißen Blutzellen. Ihr Durchmesser beträgt 10–12 μm, der Zellkern besteht aus 3–4 Segmenten (→ Abb. 6.13). Sie enthalten kleine Granula, die überwiegend nur schwach anfärbbar sind, sog. **neutrophile Granula.** Ins Gewebe ausgewanderte neutrophile Granulozyten haben eine Lebensdauer von höchstens drei Tagen.

Funktion der neutrophilen Granulozyten

Die neutrophilen Granulozyten (→ Abb. 6.13, → Abb. 6.14) sind die Hauptvertreter der unspezifischen Abwehr (→ 7.2). Ihre Hauptaufgaben sind:
- Das Abtöten von Bakterien
- Die Phagozytose (→ 7.2.1).

Die Granula der neutrophilen Granulozyten enthalten Enzyme und Bakterien abtötende Stoffe **(Bakterizide).** Die neutrophilen Granulozyten können nun zum einen Bakterien und Zelltrümmer phagozytieren (aufnehmen) und abbauen. Zum anderen können sie die Inhaltsstoffe der Granula in die Umgebung abgeben, wo diese Bakterien und Zellen zerstören können.

Eiterbildung

Nach Phagozytose stirbt ein Teil der Granulozyten ab. Geschieht dies in größerem Ausmaß, so entsteht aus abgestorbenen neutrophilen Granulozyten, Zelltrümmern und plasmaähnlicher Flüssigkeit **Eiter.**

Eosinophile Granulozyten

Der Anteil der eosinophilen Granulozyten (→ Abb. 6.15) an der Gesamtleukozytenzahl ist relativ gering. Sie haben einen Durchmesser von 11–14 μm und einen zweilappigen Kern (sog. **Brillenform**). Eosinophile Granulozyten haben große Granula, die Verdauungsenzyme und basische Proteine enthalten. Wegen dieser Proteine binden die Granula gut saure Farbstoffe, sie sind **eosinophil.**

Funktion der eosinophilen Granulozyten

Der Inhalt der eosinophilen Granula kann Parasiten abtöten, wenn er nach außen abgeben wird. Eosinophile Granulozyten spielen außerdem bei allergischen Reaktionen eine Rolle und sind ein Bestandteil der unspezifischen Abwehr, da sie Antigen-Antikörper-Komplexe phagozytieren können (→ 7.3.5).

Basophile Granulozyten

Basophile Granulozyten (→ Abb. 6.17) haben den geringsten Anteil an der Gesamtleukozytenzahl. Ihr Durchmesser beträgt 8–11 μm. Das gesamte Zytoplasma ist von großen Granula erfüllt, sodass der Zellkern im Ausstrichpräparat kaum zu erkennen ist. Die Granula enthalten Histamin (→ 7.4) und stark saure Substanzen, z. B. Heparin (→ 6.4.4). Deshalb binden die Granula basische Farbstoffe, sie sind **basophil.**

Wie die eosinophilen treten auch die basophilen Granulozyten an Orten allergischer Reaktionen auf. Hier setzen sie den Inhalt ihrer Granula frei. Die Funktion der basophilen Granulozyten entspricht der von Mastzellen, die im Bindegewebe vorkommen (→ 3.3.3).

Granulozytopoese

Die Entwicklung der Granulozyten verläuft vom Myeloblasten über Promyelozyt, Myelozyt und Metamyelozyt zum Granulozyt (→ Abb. 6.12), wobei die namengebenden Granula ab dem Myelozyten lichtmikroskopisch unterscheidbar sind.

6.2.10 Monozyten

Die Monozyten sind mit einem Durchmesser bis 20 μm die größten Leukozyten (→ Abb. 6.16). Sie enthalten einen großen, nierenförmigen Zellkern und reichlich Lysosomen. Monozyten entfalten ihre Funktion als Makrophagen erst nach Austritt aus den Blutgefäßen in das umgebende Gewebe. Sie werden dann auch **monozytäre Phagozyten** oder Histiozyten genannt.

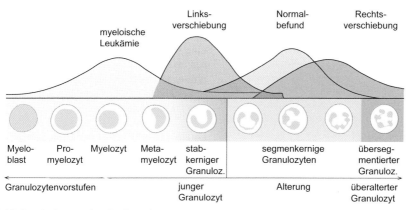

6.12 Entwicklungsstufen der Granulozyten

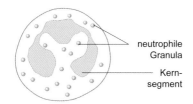

neutrophile Granula

Kern-segment

6.13 Neutrophiler (segmentkerniger) Granulozyt

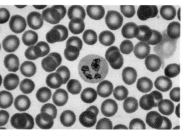

6.14 Neutrophiler Granulozyt, umgeben von Erythrozyten (Blutbild) [M172]

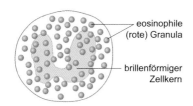

eosinophile (rote) Granula

brillenförmiger Zellkern

6.15 Eosinophiler Granulozyt

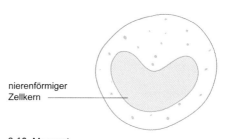

nierenförmiger Zellkern

6.16 Monozyt

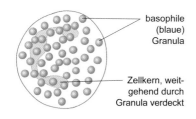

basophile (blaue) Granula

Zellkern, weit-gehend durch Granula verdeckt

6.17 Basophiler Granulozyt

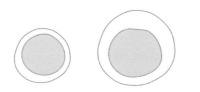

6.18 Kleiner (links), großer (rechts) Lymphozyt

191

⬛ Monozytäres Phagozytensystem

Das monozytäre Phagozytensystem (MPS), zu dem die Monozyten gehören, repräsentiert die Gesamtheit der Makrophagen des Körpers und dient der spezifischen und unspezifischen Abwehr (→ 7.3, → 7.2).

Zellen des MPS sind neben den Monozyten vor allem Mikrogliazellen des ZNS (→ 14.2.9), Kupffer-Zellen der Leber (→ 9.10.2), Langerhans-Zellen der Haut (→ 16.2), Alveolarmakrophagen der Lunge (→ 8.4.8), Osteoklasten als Knochen abbauende Zellen (→ 3.3.14) und bestimmte dendritische Zellen des lymphatischen Gewebes (→ 7.5.1).

Monozytopoese

Monozytenbildung (Monozytopoese) → Abb. 6.11.

6.2.11 Lymphozyten

Lymphozyten sind zwar unterschiedlich groß (Durchmesser 4–15µm) (→ Abb. 6.18), sehen aber einheitlich aus mit dichtem Zellkern und dünnem Zytoplasmasaum. Dahinter verbergen sich drei Typen (→ Abb. 6.11):

- Ca. 15 % sind **B-Lymphozyten**
- Ca. 75 % sind **T-Lymphozyten**
- Ca. 10 % sind **natürliche Killerzellen.**

B- und T-Lymphozyten sind Vertreter der spezifischen Abwehr (→ 7.3). Die natürlichen Killerzellen nehmen Aufgaben der unspezifischen Abwehr wahr (→ 7.2).

Lymphozytopoese

Die Vorläuferzellen der Lymphozyten stammen aus dem Knochenmark (→ Abb. 6.11) und reifen dann entweder im Knochenmark zu B-Lymphozyten oder im Thymus zu T-Lymphozyten (→ 7.3.3).

Leukozytose

Eine Leukozytenzahl über 10.000 pro µl Blut heißt **Leukozytose.** Die Leukozytose ist meist durch eine Vermehrung der neutrophilen Granulozyten (**Neutrophilie**) bedingt. Hierbei treten vermehrt stabkernige, also unreife Granulozyten im Blut auf (Abb. 6.12) sog. **Linksver-**schiebung. Ursachen sind vor allem bakterielle Infektionen (→ Tab. 6.2).

Eine Vermehrung der anderen Leukozytentypen heißt je nach Zelltyp **Eosinophilie, Basophilie, Monozytose** und **Lymphozytose.** So ist bei Allergien und Wurminfektionen häufig eine Eosinophilie nachweisbar.

Leukozytopenie und Agranulozytose

Fällt die Gesamtzahl der Leukozyten unter 4.000 pro µl Blut, so handelt es sich um eine **Leukozytopenie** (→ Tab. 6.2).

Der Leukozytopenie liegt meist eine Abnahme der neutrophilen Granulozyten zugrunde, die **Neutropenie.** Häufige Ursache ist eine Virusinfektion.

Extremform ist das fast völlige Fehlen der Granulozyten im Blut, die **Agranulozytose.** Sie ist oft Folge einer Knochenmarkschädigung. Mit abnehmender Leukozytenzahl steigt das Infektionsrisiko. Eine Agranulozytose kann aufgrund unbeherrschbarer Infektionen tödlich sein.

6.2.12 Leukämien

Leukämien (= weißes Blut) sind bösartige Entartungen der weißen Blutkörperchen bzw. deren Vorläufer, die massenhaft im Blut vorkommen.

Die entarteten Zellen sind nicht normal ausgebildet mit der Folge einer gestörten Abwehr. Sie verdrängen außerdem die normalen Zellen im Knochenmark, sodass zu wenig Erythrozyten und Thrombozyten gebildet werden. **Myeloische Leukämien** betreffen die die weiße Zellreihe mit Ausnahme der Lymphozyten, **lymphatische Leukämien** die Lymphozytenreihe. Bei beiden gibt es eine **akute** und eine **chronische Form.**

Eine mögliche Behandlung von Leukämien ist die **Transplantation** von **Blutstammzellen** nachdem das kranke Knochenmark mittels Bestrahlung oder Chemotherapie zerstört wurde.

Zahl	Leukozyten	Häufige Ursache
4000–9000/µl	Normbereich	
> 10000/µl	* Leukozytose	(bakterielle) Infektionen
< 4000/µl	* Leukozytopenie	(virale) Infektionen
< 500/µl	Agranulozytose	Knochenmarkschädigung
* überwiegend neutrophile Granulozyten betroffen		

Tab. 6.2 Veränderungen der Leukozytenzahl

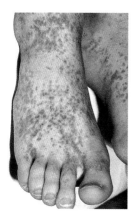

6.19 Petechien [T127]

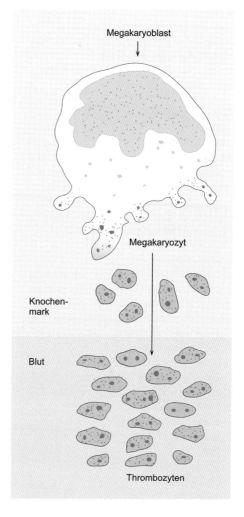

Megakaryoblast

Megakaryozyt

Knochen-
mark

Blut

Thrombozyten

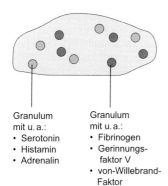

Granulum
mit u. a.:
• Serotonin
• Histamin
• Adrenalin

Granulum
mit u. a.:
• Fibrinogen
• Gerinnungs-
  faktor V
• von-Willebrand-
  Faktor

6.20 Thrombozyt mit Granula
(stark vergrößert)

6.21 Thrombozytopoese

6.2.13 Thrombozyten (Blutplättchen)

Blutplättchen oder **Thrombozyten** sind kleine, beidseits nach außen gewölbte (bikonvexe) Scheibchen ohne Zellkern mit einem Durchmesser von ca. 2,5 µm (→ Abb. 6.20). In 1 µl Blut befinden sich durchschnittlich 250.000 Thrombozyten.

Thrombozyten enthalten Lysosomen, Mitochondrien, Glykogen sowie **Speichergranula,** die u. a. Gerinnungsfaktoren (→ 6.4.2) enthalten. Ihre Funktion besteht darin, bei Verletzungen der Gefäßwand zur Blutstillung (**Hämostase**) einen Plättchenpfropf zu bilden und die lokale **Gerinnungskaskade** (→ 6.4.2) mit einzuleiten. Letztere führt zu einem **Blutgerinnsel** und damit zum Wundverschluss.

Thrombozytopoese

Thrombozyten sind abgeschnürte Zellbruchstücke von **Megakaryozyten** (→ Abb. 6.21). Diese sind mit einem Durchmesser bis 100 µm die größten Zellen des Knochenmarks. Sie besitzen jeweils einen großen gelappten Zellkern. Für eine reguläre Bildung von Megakaryozyten und damit Thrombozyten ist das in der Leber gebildete **Thrombopoetin** notwendig.

Thrombozytopenie

Eine unter 50.000 pro µl Blut verminderte Thrombozytenzahl heißt **Thrombozytopenie.** Unter ca. 30.000 Thrombozyten pro µl Blut kommt es zu erhöhter **Blutungsneigung,** v. a. mit Nasen- und Zahnfleischbluten und punktförmigen Einblutungen (**Petechien**) in die Haut, besonders der unteren Extremitäten (→ Abb. 6.19). Ursache ist häufig ein vermehrter Thrombozytenverbrauch oder eine Bildungsstörung von Thrombozyten im Knochenmark aufgrund allergischer Reaktionen, z. B. nach Virusinfektionen oder Medikamentengabe.

Thrombozytose

Umgekehrt kann auch ein Zuviel an Thrombozyten vorkommen (**Thrombozytose**) mit der Folge einer erhöhten Thrombosegefahr.

6.3 Blutplasma

Das **Blutplasma** ist eine gelbliche Flüssigkeit, die im Durchschnitt 0,9 l Wasser, 9 g Elektrolyte und 60–84 g Proteine pro Liter enthält. Weitere Bestandteile des Blutplasmas sind Nährstoffe, Stoffwechselprodukte, Hormone und Enzyme.

6.3.1 Plasmaelektrolyte und osmotischer Druck

Ionen sind geladene Teilchen, wobei zwischen positiv geladenen **Kationen** und negativ geladenen **Anionen** unterschieden wird.

Die höchste Konzentration bei den Plasmaionen (**Plasmaelektrolyten,** → Tab. 6.3) haben das Kation Na^+ (Natrium) mit einer Konzentration von 135–145 mmol/l und sein Gegenion, das Anion Cl^- (Chlorid) mit einer Konzentration von 98–106 mmol/l.

NaCl (Natriumchlorid = Kochsalz) ist damit für mehr als 93 % des **osmotischen Drucks** (→ 2.3.1) im Blutplasma und im gesamten Extrazellulärraum verantwortlich. Der osmotische Druck ist ein Maß für die Konzentration gelöster Teilchen. Die Osmolalität (→ 2.3.1) des Plasmas beträgt 290 mosm/kg Wasser. Lösungen mit gleicher Osmolalität sind (plasma-)**isoton.**

Isotonie ist u. a. für die Formerhaltung der Erythrozyten wichtig (→ 2.3.1). **Hypertone Lösungen** haben einen höheren osmotischen Druck. In ihnen wird den Erythrozyten Wasser entzogen, sie schrumpfen. Lösungen mit niedrigerem osmotischem Druck heißen **hypotone Lösungen:** Wasser diffundiert in die Erythrozyten (→ 2.3.1), diese schwellen an und platzen. Die „Widerstandsfähigkeit" von Erythrozyten gegenüber hypotonen Lösungen bis zum Platzen (Hämolyse) heißt **osmotische Resistenz** (→ Abb. 6.22). Deshalb müssen Infusionslösungen oder erythrozytenhaltige Lösungen isoton sein. Eine **isotone Kochsalzlösung** enthält 0,9 g NaCl/l.

	Blut-plasma (mmol/l)	Zytoplasma der Zellen (mmol/l)
Kationen (= positiv geladene Ionen)		
Natrium (Na$^+$)	142	12
Kalium (K$^+$)	4,3	140
Calcium (Ca^{2+})	2,5	< 0,001
Magnesium (Mg^{2+})	0,9	1,6
Summe der Kationen	ca. 150	ca. 152
Anionen (= negativ geladene Ionen)		
Chlorid (Cl$^-$)	104	ca. 3
Bicarbonat (HC^{3-})	24	10
anorganisches Phosphat	1	ca. 30
Proteine	14	ca. 54
Sonstige	5,9	ca. 54
Summe der Anionen	ca. 150	ca. 152

Tab. 6.3 Elektrolyte (= Ionen) im Blutplasma und Zytoplasma von Zellen

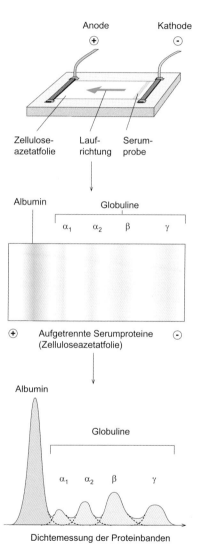

6.23 Serumelektrophorese (Trägerelektrophorese auf Zelluloseazetatfolie)

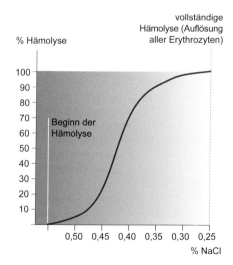

6.22 Osmotische Resistenz von Erythrozyten in Kochsalzlösung

6.3.2 Plasmaproteine

Die fast 100 verschiedenen **Plasmaproteine** (-eiweiße) werden mit Ausnahme der Immunglobuline, die aus Plasmazellen stammen, v. a. in der Leber gebildet.

Die Proteine lassen sich mittels **Trägerelektrophorese** des Serums (→ Abb. 6.23) in mehrere Gruppen (Fraktionen) auftrennen (→ Abb. 6.23, → Tab. 6.4): **Albumin** aus der Leber und γ-**Globuline** (= Immunglobuline) aus Plasmazellen machen den Hauptanteil aus. Kleinere Fraktionen sind die $α_1$-, $α_2$- und β-**Globuline,** die sich aus unterschiedlichen Proteinen zusammensetzen. Gerinnungsfaktoren sind in einer Elektrophorese des Serums (→ 6.5.4) nicht darstellbar.

◖▬ Bedeutung der Plasmaproteine
Die Plasmaproteine haben vielfältige Funktionen (→ Tab. 6.4): So dient Albumin als wichtige Trägersubstanz und erhält den kolloidosmotischen Druck (→ 2.3.1), sodass die Wasserverteilung zwischen Kapillaren und Gewebe konstant gehalten wird. Plasmaproteine haben Pufferfunktion, sind z. B. wichtige Gerinnungsfaktoren (→ 6.4.2) und dienen als Immunglobuline der spezifischen Abwehr.

6.3.3 Puffersysteme des Blutes

Der **pH-Wert** gibt die Wasserstoffionenkonzentration einer Lösung an. **Säuren** können in Wasser H^+-Ionen abgeben, **Basen** OH^--Ionen abspalten oder, anders ausgedrückt, H^+-Ionen aufnehmen.

Dominieren in einer Lösung Säuren, sind also viele H^+-Ionen vorhanden, so liegt der pH-Wert unter 7, die Lösung ist **sauer.** Überwiegen Basen, so liegt der pH-Wert über 7, die Lösung ist **alkalisch** (basisch). Stehen Säuren und Basen im Gleichgewicht, ist der pH 7,0, die Lösung **neutral.**

Der pH-Wert des Plasmas beträgt ca. **7,40** und ist damit **schwach alkalisch.** Dieser Wert wird durch **Puffersysteme** konstant gehalten, um dem Organismus stets gleichbleibend gute Bedingungen für seine Funktionen zu bieten. Die wichtigsten Puffersysteme des Blutes sind das **Bikarbonat-System, Protein-** und **Phosphatpuffer** (→ Abb. 6.24).

Ein zu niedriger pH heißt **Azidose,** ein zu hoher **Alkalose** (Details → 8.7.3).

6.4 Blutstillung und Blutgerinnung

Bei Verletzungen von Gewebe und Blutgefäßen kommt es normalerweise zur Blutstillung **(Hämostase).** Hieran beteiligt sind Thrombozyten, Gefäßwände und Gerinnungsfaktoren (→ 6.4.2).

6.4.1 Thrombozytenpfropf und Gefäßverengung

Ein erster Notverschluss der verletzten Gefäßwand erfolgt durch die Thrombozyten. Sie heften sich an Kollagenfasern, die durch die Verletzung freigelegt wurden. Durch Freisetzung weiterer Botenstoffe ballen sich die Thrombozyten zu einem **Thrombozytenpfropf** (Plättchenpfropf) zusammen. Außerdem verengen sich die benachbarten Blutgefäße (→ Abb. 6.25). Infolge dieser **Vasokonstriktion** wird der Verletzungsbereich vermindert durchblutet. Dadurch hört die verletzungsbedingte Blutung normalerweise nach 2–5 Minuten auf **(Blutungszeit).**

6.4.2 Gerinnungssystem

Für einen dauerhaften Gefäßverschluss reicht der Thrombozytenpfropf nicht aus. Gleichzeitig muss das Gerinnungssystem des Blutplasmas aktiviert werden (→ Abb. 6.26).

Dieses System besteht aus den **Gerinnungsfaktoren I–XIII,** wobei es sich mit Ausnahme von Faktor IV um Proteine und Protein abbauende Enzyme handelt. **Faktor IV** steht für **Kalziumionen,** die für eine normale Gerinnselbildung unverzichtbar sind. Die meisten Gerinnungsfaktoren werden in der Leber gebildet, einige davon nur in Anwesenheit von **Vitamin K.**

Am Ende der Gerinnungskaskade steht die Bildung von **Fibrin,** das in den Thrombozytenpfropf eingelagert wird und zu einem Gerinnsel **(Thrombus)** führt.

6

Bikarbonat-Puffersystem	weitere Puffersysteme
	Proteine

$$CO_2 + H_2O \Leftrightarrow HCO_3^- + H^+$$

(Kohlendioxyd + Wasser $\Leftrightarrow$ Bikarbonat + Proton)

Die Bikarbonatbildung wird durch das
Enzym Carboanhydrase beschleunigt

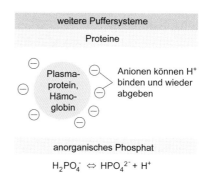

Anionen können H^+
binden und wieder
abgeben

anorganisches Phosphat

$$H_2PO_4^- \Leftrightarrow HPO_4^{2-} + H^+$$

6.24 Puffersysteme des Blutes

Proteinfraktion	Proteine der Fraktionen	Bedeutung der Proteine
Albumin	Albumin	Aufrechterhaltung des kolloid-osmotischen Drucks, Transport von Vitaminen, Hormonen, Bilirubin, Medikamenten
α_1-Globuline	Transcortin	Transport des Hormons Kortisol
	Thyroxin-bindendes Protein	Transport des Hormons Thyroxin
	α_1-Lipoprotein	Transport von Fetten
α_2-Globuline	Haptoglobin	Transport von Hämoglobin
β-Globuline	β-Lipoprotein	Transport von Fetten
	Transferrin	Transport von Eisen
γ-Globuline	Immunglobuline (IgA, M, D, E, G)	Immunabwehr

Tab. 6.4 Wichtige Plasmaproteine und ihre Bedeutung

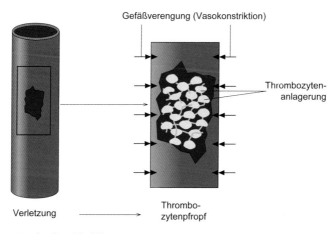

6.25 Thrombozytenpfropf und Gefäßverengung

Extrinsisches und intrinsisches System der Blutgerinnung

⬛ Die Gerinnungskaskade kann auf zwei Wegen in Gang gesetzt werden (→ Abb. 6.26):
- Das **extrinsische System,** dem Aktivierungssystem außerhalb der Gefäße. Hier wird von zerstörten Gewebezellen das **Gewebethromboplastin** (Faktor III) freigesetzt, der dann Faktor VII aktiviert
- Das intrinsische System, dem Aktivierungssystem innerhalb der Gefäße. Das intrinsische System ist komplizierter. Zuerst wird an verletzten Gefäßstrukturen der Gerinnungsfaktor XII aktiviert, dann nacheinander die Faktoren XI, IX und VIII. Durch die mehreren Schritte braucht das intrinsische System mehr Zeit.

Beide Systeme führen über Faktor-X-Aktivierung zur Umwandlung von Prothrombin in **Thrombin,** das dann Fibrinogen in **Fibrin** überführt. Fibrin wird zu fädigen Strukturen zusammengefügt, vernetzt und verfestigt, so dass schließlich ein Thrombus entsteht.
Bei einer Verletzung arbeiten beide Systeme Hand in Hand. Die bis zur Thrombusbildung vergehende Zeit von 5–7 Minuten ist die **Gerinnungszeit.**

6.4.3 Fibrinolyse
Ein Fibrin auflösendes System, die **Fibrinolyse,** sorgt dafür, dass die Thrombusbildung auf den Ort der Verletzung beschränkt bleibt und der (im Rahmen der Hämostase zunächst sinnvolle) Gefäßverschluss wieder beseitigt wird. Gleichzeitig leitet die Fibrinolyse die Narbenbildung und die Neubildung der verletzten Gefäßwand ein.
Ein hierbei wichtiges Fibrin abbauendes Enzym ist **Plasmin.** Es entsteht aus Plasminogen, das durch verschiedene Faktoren aus Blut und Gewebe aktiviert werden kann (→ Abb. 6.27).

6.4.4 Medikamentöse Hemmung der Blutgerinnung
Die medikamentöse Hemmung der Blutgerinnung heißt **Antikoagulation.** Sie wird eingesetzt, um ungerinnbares Blut zu gewinnen oder um eine **Thrombose** (→ 5.3.7) zu verhindern.
Um Blut für Untersuchungen ungerinnbar zu machen, werden häufig Natriumzitrat oder andere Substanzen verwendet, die Kalziumionen binden, sodass diese für die Gerinnung nicht mehr verfügbar sind.
Medikamente, die am Menschen zur Antikoagulation eingesetzt werden, sind:
- **Heparin.** Heparin wird z. B. zur **Thromboseprophylaxe** subkutan, d. h. unter die Haut, gespritzt. Es verstärkt die Wirkung eines natürlicherweise im Blut vorkommenden Anti-Thrombosefaktors, des so genannten **Antithrombin III.** Dieses hemmt an verschiedenen Stellen die Gerinnungskaskade
- **Vitamin-K-Antagonisten (Cumarine)** wie etwa Marcumar®. Als Tablette geschluckt hemmen sie die Synthese Vitamin-K-abhängiger Gerinnungsfaktoren und damit indirekt die Thrombusbildung.

Abzugrenzen sind **Thrombozytenaggregationshemmer** wie etwa Acetylsalicylsäure (z. B. Aspirin®), die das Zusammenballen der Thrombozyten verhindern.

6.4.5 Verstärkte Blutungsneigung
Ursachen einer **verstärkten Blutungsneigung** (hämorrhagische Diathese) sind Gefäßerkrankungen, eine verminderte Thrombozytenzahl (Thrombozytopenie → 6.2.13), Einnahme gerinnungshemmender Medikamente oder ein Mangel an Gerinnungsfaktoren.
Ein **angeborener Gerinnungsfaktormangel** liegt z. B. bei der Bluterkrankheit oder **Hämophilie** vor (→ 2.13.7). Ein **erworbener Gerinnungsfaktormangel** tritt bei Vitamin-K-Mangel oder Leberschäden auf.

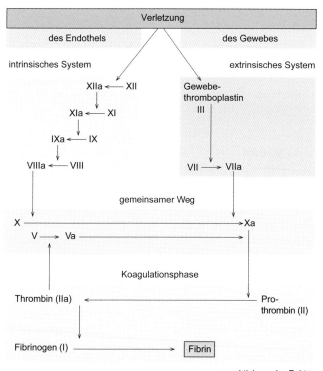

6.26 Gerinnungssystem (vereinfacht). An mehreren Stellen ist außerdem Ca^{2+} notwendig

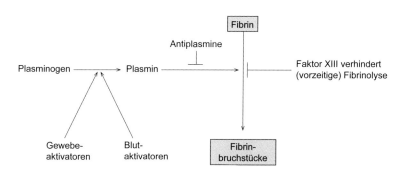

6.27 Fibrinolyse

6.5 Untersuchungsmethoden des Blutes

In der Regel wird **Kapillarblut** aus Fingerbeere oder Ohrläppchen oder **Venenblut** aus oberflächlichen Venen verwendet. Meist wird das Blut durch Heparin oder Kalzium bindende Substanzen im Probenröhrchen ungerinnbar gemacht.

6.5.1 Peripheres Blutbild

Die wichtigsten Parameter des peripheren Blutbilds sind (→ Tab. 6.5):

- **Erythrozyten-, Leukozyten-, Thrombozytenzahl:** Diese drei Zellarten können durch Auszählen in einer Zählkammer oder automatisch durch spezielle Analyzer bestimmt werden
- **Hämoglobin:** Zur Hämoglobin(Hb)-Bestimmung wird vor allem die sog. Cyan-Hb-Methode verwendet
- **Hämatokrit** (→ 6.2): Der Hämatokrit (Hkt) gibt den Volumenanteil der zellulären Blutbestandteile an
- **Mittleres korpuskuläres Hämoglobin** (MCH): Das MCH gibt Auskunft über den Hämoglobingehalt des Einzelerythrozyten. Es wird aus dem Hb und der Erythrozytenzahl berechnet
- **Mittlere korpuskuläre Hämoglobinkonzentration** (MCHC): Das MCHC gibt die Hämoglobinkonzentration der Erythrozyten an und errechnet sich aus Hämoglobinwert und Hämatokrit
- **Mittleres korpuskuläres Volumen** (MCV): MCV bezeichnet das Erythrozyteneinzelvolumen. Es wird aus Hkt und Erythrozytenzahl berechnet
- **Differenzialblutbild:** Die verschiedenen weißen Blutkörperchen können automatisch oder unter dem Mikroskop ausgezählt werden. Hierzu wird ein Tropfen Blut auf einem Objektträger ausgestrichen und gefärbt

Das **kleine Blutbild** umfasst die Bestimmung von Hämoglobin, Zahl der verschiedenen Blutzellen, Hämatokrit, MCH, MCV und MCHC

(→ Tab. 6.5). Beim **großen Blutbild** kommt noch das Differenzialblutbild (→ 17.3) hinzu.

6.5.2 Untersuchungen der Blutgerinnung

Neben Thrombozytenzahl werden bei der Basis-Gerinnungsdiagnostik (z. B. vor einer Operation) bestimmt:

Thromboplastinzeit

Die Thromboplastinzeit (TPZ, **Quick-Test**) gibt Aufschluss über die Intaktheit des extrinsischen Systems, d. h. die Gerinnungsfaktoren I, II, V, VII und X. Der Plasmaprobe wird Gewebethromboplastin zugesetzt und die Dauer bis zur Gerinnung bestimmt. Da ein Teil der geprüften Gerinnungsfaktoren in Abhängigkeit von Vitamin K gebildet wird, eignet sich dieser Gerinnungstest zur Überwachung einer Cumarintherapie.

Partielle Thromboplastinzeit

Mithilfe der partiellen Thromboplastinzeit **(PTT)** lässt sich das intrinsische System überprüfen. Da hier Faktor VIII und IX beteiligt sind, eignet sich der Test auch als Suchtest auf eine Bluterkrankheit (→ 2.13.7, → 6.4.5). Der Plasmaprobe wird sog. partielles Thromboplastin zugegeben und die Dauer bis zur Gerinnung bestimmt.

Thrombinzeit

Mit der **Thrombinzeit** (PTZ) wird der Gerinnungsschritt von Fibrinogen zu Fibrin überprüft. Thrombin wird der Plasmaprobe zugegeben und die Zeit bis zur Gerinnung bestimmt. Mit diesem Test kann z. B. eine Heparintherapie überwacht werden.

6.5.3 AB0-Blutgruppenbestimmung

Bestimmung mit Testseren

Für die **AB0-Blutgruppenbestimmung** werden Testseren auf spezielle Platten getropft und dort mit einem Bluttropfen der Testperson vermischt (→ Abb. 6.28). Testserum A enthält Anti-A, Testserum B Anti-B und Testserum A+B Anti-A und Anti-B. Hat die Testperson z. B. die

	Normalwert
Erythrozyten (Erys)	männlich 4,6–5,9 Mill./µl, weiblich 4,0–5,2 Mill./µl
Leukozyten (Leukos)	4 000–9 000/µl
Thrombozyten (Thrombos)	150 000–350 000/µl
Hämatokrit (Hkt)	männlich 41–50%, weiblich 37–46%
Hämoglobin (Hb)	männlich 14–18 g/100 ml (dl), weiblich 12–16 g/100 ml (dl)
mittleres korpuskuläres Hämoglobin (MCH)	27–34 pg (1 pg = 1 Pikogramm = 10^{-12}g)
Erythrozyteneinzelvolumen (MCV)	80–100 µm³ (1 µm³ = 10^{-6} m³)
mittlere Hb-Konzentration der Erythrozyten (MCHC)	30–36 g Hb/100 ml Erythrozyten

Tab. 6.5 Normwerte des kleinen Blutbildes

Blut-gruppe	Testserum		
	Anti-A	Anti-B	Anti-A+B
A			
B			
AB			
0			

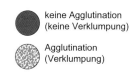

keine Agglutination (keine Verklumpung)

Agglutination (Verklumpung)

6.28 Blutgruppenbestimmung mit Testseren

Blutgruppe	Serum-Antikörper	Reaktion mit Testblutkörperchen der Blutgruppe		
		A	B	AB
A	Anti-B			
B	Anti-A			
AB	—			
0	Anti-A Anti-B			

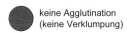 keine Agglutination (keine Verklumpung)   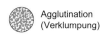 Agglutination (Verklumpung)

6.29 Ermittlung von Serumantikörpern mit Testblutkörperchen

Blutgruppe AB, so verklumpen (agglutinieren) ihre Erythrozyten aufgrund der Antikörperbindung mit allen drei Testseren.

Kontrolle mit Testerythrozyten
Zur Kontrolle werden im Gegenversuch die Serumeigenschaften der Testperson mit A-, B- und AB-Test-Erypthrozyten überprüft (→ Abb. 6.29).

6.5.4 Bestimmungen der Serumproteine
Im Allgemeinen werden das Gesamtprotein und mittels **Trägerelektrophorese** die Proteinfraktionen bestimmt. Bei der Trägerelektrophorese werden die Proteine z. B. auf Zelluloseazetatfolien aufgetragen und im elektrischen Feld aufgetrennt (→ Abb. 6.23). Die dabei entstandenen Banden werden gefärbt. Die Auswertung ergibt normalerweise eine Kurve mit fünf Spitzen (entsprechend Albumin, α_1-, α_2-, β- und γ-Globulinen).
Die Immunelektrophorese erlaubt eine weitere Differenzierung von Proteinen.

6.5.5 Bestimmung weiterer Blutparameter
Bei Routineuntersuchungen des Blutes werden auch die Aktivitäten verschiedener Organenzyme getestet, z. B. die Aspartataminotransferase (AST, früher Glutamat-Oxalacetat-Transaminase, GOT), die aus Leberzellen freigesetzt wird.
Dazu kommen die Bestimmungen von z. B. Blutfetten, Harnsäure, Kreatinin und Blutzucker (Glukose).

Wiederholungsfragen

1. Welches sind die beiden Hauptbestandteile des Blutes? (→ 6.1)
2. Wie ist der Hämatokrit definiert? (→ 6.2)
3. Welche beiden Hauptfunktionen hat Hämoglobin? (→ 6.2.1)
4. Welche Antikörper gegen Blutgruppenmerkmale kommen bei den Blutgruppen A, B, 0 und AB vor? (→ 6.2.3)
5. Welches Antigenmerkmal spielt im Rhesussystem eine besondere Rolle? (→ 6.2.3)
6. Wie kommt die fetale Erythroblastose in der Schwangerschaft zustande und was bedeutet Anti-D-Prophylaxe? (→ 6.2.3)
7. Was geschieht mit dem Häm beim Erythrozytenabbau? (→ 6.2.5)
8. Welche Ursachen für Anämien gibt es? (→ 6.2.7)
9. Was ist ein Differenzialblutbild? (→ 6.2.8)
10. Welche Aufgaben erfüllen neutrophile Granulozyten? (→ 6.2.9)
11. Welche Zellmerkmale haben eosinophile bzw. basophile Granulozyten? (→ 6.2.9)
12. Was ist unter dem monozytären Phagozytensystem zu verstehen? (→ 6.2.10)
13. Welche drei Lymphozytentypen gibt es? (→ 6.2.11)
14. Was ist eine Agranulozytose und welche Folgen hat diese? (→ 6.2.11)
15. Welche Bedeutung haben Thrombozyten? (→ 6.2.13)
16. Wie viel NaCl enthält eine isotone Kochsalzlösung? (→ 6.3.1)
17. Welche Puffersysteme gibt es im Blut? (→ 6.3.3)
18. Worum handelt es sich bei Faktor IV im Gerinnungssystem? (→ 6.4.2)
19. Wie kann medikamentös die Synthese von Vitamin-K-abhängigen Gerinnungsfaktoren gehemmt werden? (→ 6.4.4)
20. Wie wirkt Heparin? (→ 6.4.4)
21. Was bedeutet eine hämorrhagische Diathese? (→ 6.4.5)
22. Welche Bestimmungen umfasst das kleine Blutbild? (→ 6.5.1)
23. Welcher Teil des Gerinnungssystems wird mit der Thromboplastinzeit (Quick-Test) überprüft? (→ 6.5.2)
24. Wie können Blutgruppen des AB0-Systems bestimmt werden? (→ 6.5.3)

7 Immunsystem und lymphatische Organe

7.1 Übersicht 204
7.1.1 Örtliche Barrieren 204

7.2 Unspezifische Abwehr 204
7.2.1 Unspezifische zelluläre
Abwehr 204
7.2.2 Unspezifische humorale
Abwehr 206

7.3 Spezifische Abwehr 206
7.3.1 MHC-Moleküle 208
7.3.2 Antigenpräsentation 208
7.3.3 B- und T-Lymphozyten 208
7.3.4 Spezifische zelluläre
Abwehr 210
7.3.5 Spezifische humorale
Abwehr 210
7.3.6 Immunität und Impfungen . . 212

7.4 Erkrankungen des
Immunsystems 212

7.5 Lymphatisches System 214
7.5.1 Allgemeine Bauprinzipien
sekundärer lymphatischer
Organe und Gewebe 214
7.5.2 Lymphe 214
7.5.3 Lymphgefäße 214
7.5.4 Lymphknoten 216
7.5.5 Erkrankungen von Lymphgefäßen und -knoten 216
7.5.6 Milz 218
7.5.7 Schleimhaut-assoziiertes
lymphatisches Gewebe 220
7.5.8 Tonsillen 220
7.5.9 Darm-assoziiertes
lymphatisches Gewebe 222
7.5.10 Thymus 222

7.6 Untersuchungsmethoden . 224

Wiederholungsfragen 224

7.1 Übersicht

Das körpereigene Abwehr- oder **Immunsystem** schützt den Menschen vor Krankheitserregern und Fremdstoffen, aber auch vor eigenen veränderten (z. B. bösartigen) Zellen. Man unterscheidet dabei zwischen einer **unspezifischen** und einer **spezifischen Abwehr** (→ Tab. 7.1):

🟦 **Spezifische und unspezifische Abwehr**
- Die **unspezifische Abwehr** ist angeboren. Sie ist für den nicht zielgerichteten Erstangriff gegen Krankheitserreger bzw. Fremdstoffe zuständig
- Erst mit Verzögerung reagiert die erworbene oder **spezifische Abwehr.** Sie erkennt bestimmte körperfremde Strukturen **(Antigene)** von Erregern bzw. Fremdstoffen und bildet genau passende, spezifische Abwehrmoleküle **(Antikörper)** zur Ausschaltung dieser Antigene.

Beide Abwehrsysteme verfügen über **zelluläre,** d. h. an Zellen gebundene, und **humorale,** d. h. in Körperflüssigkeiten gelöste, Abwehrmechanismen.

7.1.1 Örtliche Barrieren
Neben dem Immunsystem besitzt der Köper zusätzlich **örtliche Barrieren** gegenüber Krankheitserregern (→ Abb. 7.1). Beispiele hierfür sind **Haut** und **Schleimhäute.**
Die Haut besitzt nicht nur eine oberflächliche schützende Hornschicht, sondern durch das saure Sekret der Schweißdrüsen zusätzlich einen **Säuremantel,** der Bakterien hemmt bzw. abtötet.
Der stark saure **Magensaft** vernichtet die meisten Erreger, die in aufgenommenen Speisen und Getränken enthalten sind. Die **Darmschleimhaut** ist oberflächlich mit schützenden Bakterien besetzt (Darmflora → 9.7.3). Das saure Milieu in der **Scheide** verhindert eine Besiedelung der Schleimhaut mit Erregern und damit Entzündungen der weiblichen Geschlechtsorgane (→ 11.3).

7.2 Unspezifische Abwehr

7.2.1 Unspezifische zelluläre Abwehr
Bei den Zellen der unspezifischen Abwehr handelt es sich um (→ 6.2.9, → 6.2.10, → 6.2.11):
- **Makrophagen**
- **Neutrophile Granulozyten**
- **Natürliche Killerzellen** (NK-Zellen).

Makrophagen und neutrophile Granulozyten
Makrophagen und neutrophile Granulozyten sind Fresszellen, **Phagozyten.** Sie treffen entweder während ihrer „Streife" durch den Körper auf Krankheitserreger bzw. Fremdstoffe oder wandern (migrieren), angelockt durch bestimmte Stoffe **(Chemokine** → 7.2.2), zu den Erregern hin (→ Abb. 7.3). Am Schädigungsort „fressen" sie den Erreger und machen ihn so unschädlich. Außerdem locken sie durch Abgabe von **Komplementkomponenten** (→ 7.2.2) und **Zytokinen** (→ 7.2.2) weitere Abwehrzellen und Mastzellen an. Die Phagozyten sind jedoch nicht nur Fresszellen, sondern sie geben auch **bakterientötende** (bakterizide) Substanzen ab.

Phagozytose
Die Phagozytose ist eine Sonderform der Endozytose (→ 2.3.2). Der Erreger wird an die Zellmembran des Phagozyten angelagert. Diese stülpt sich ein und umschließt den Erreger. Das so entstandene, erregerhaltige Bläschen verschmilzt mit einem Lysosom (→ 2.9.3), und der Erreger wird durch lysosomale Enzyme abgebaut.
Begünstigt und manchmal erst ermöglicht wird die Phagozytose durch Beladung der Erreger mit der Komplementkomponente C3b (→ 7.2.2) oder Antikörpern (**Opsonierung** → Abb. 7.2).

Natürliche Killerzellen
Noch relativ wenig bekannt ist über die natürlichen Killerzellen, eine Lymphozytenuntergruppe (→ 6.2.11). Sie erkennen virusinfizierte und Tumorzellen, die sie abtöten.

Abwehr	zellulär	humoral
unspezifisch	Makrophagen neutrophile Granulozyten natürliche Killerzellen	Komplement Zytokine, Lysozym Collectine, Pentraxine
spezifisch	zellgebundene Antikörper (T-Lymphozyten)	freie Antikörper (von Plasmazellen sezerniert)

Tab. 7.1 Abwehrsysteme

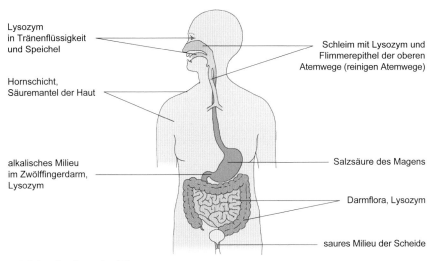

Lysozym in Tränenflüssigkeit und Speichel

Schleim mit Lysozym und Flimmerepithel der oberen Atemwege (reinigen Atemwege)

Hornschicht, Säuremantel der Haut

alkalisches Milieu im Zwölffingerdarm, Lysozym

Salzsäure des Magens

Darmflora, Lysozym

saures Milieu der Scheide

7.1 Schutzbarrieren des Körpers

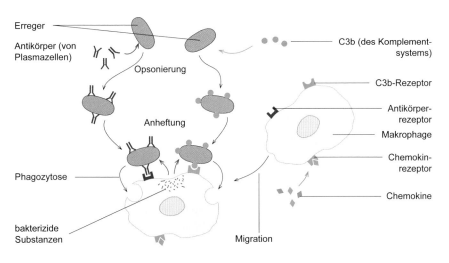

Erreger

Antikörper (von Plasmazellen)

Opsonierung

C3b (des Komplementsystems)

C3b-Rezeptor

Anheftung

Antikörperrezeptor

Makrophage

Chemokinrezeptor

Phagozytose

Chemokine

bakterizide Substanzen

Migration

7.2 Durch Chemokine angelockter Makrophage phagozytiert und tötet opsonierte Erreger

7.2.2 Unspezifische humorale Abwehr

Zur unspezifischen humoralen Abwehr zählen vor allem das **Komplementsystem, bestimmte Zytokine** und **Lysozym.**

Komplementsystem

Das Komplementsystem ist eine Abwehrkaskade aus Proteinen mit den Hauptkomponenten C1–C9. Gebildet v. a. in Leber und Makrophagen, sind sie in Blut wie Gewebe zu finden. Das Komplementsystem kooperiert mit der spezifischen Abwehr und trägt zur Entzündungsreaktion bei.

Die **Komplementkaskade** kann auf drei Wegen aktiviert werden:
- Im **klassischen Weg** durch mit Antikörpern besetzte Erreger
- Im **alternativen Weg** direkt durch Erreger (→ Abb. 7.3)
- Im **Lektin-Weg** durch Bindung an das Kohlenhydrat Mannose auf den Erregern.

Alle Wege münden schließlich in eine gemeinsame Endstrecke:
- Bildung der Komplementkomponenten **C3a, C4a** und **C5a,** die dann Mastzellen, basophile und eosinophile Granulozyten aktivieren. Diese geben z. B. Histamin und lysosomale Enzyme ab, die zu einer Entzündungsreaktion mit einer gesteigerten örtlichen Durchblutung führen
- Bildung der Komplementkomponente **C3b,** die Erreger bzw. Antigene opsoniert
- Auslösung des Zytolyse-Komplexes **(Membranangriffskomplex)** aus den Komplementkomponenten **C5–C9.** Dieser „durchlöchert" (perforiert) die Bakterienwände und führt damit zu deren Zellauflösung (Zytolyse).

Zytokine

Zytokine sind Proteine, die vor allem auf Leukozyten, Knochenmarkzellen und Zellen der spezifischen Abwehr wirken. Sie haben damit im unspezifischen und spezifischen Abwehrsystem Bedeutung.

Die für die Abwehr wichtigsten Zytokine sind:
- **Interleukine.** Die mindestens 18 verschiedenen Interleukine werden von unterschiedlichen Zelltypen freigesetzt und wirken im Besonderen auf Lymphozyten. Sie aktivieren diese und fördern deren Vermehrung und Ausreifung
- **Interferone.** Interferone werden vor allem von virusinfizierten Zellen abgegeben und haben u. a. virus- und wachstumshemmende Funktionen
- **Tumor-Nekrose-Faktoren.** Abgegeben u. a. von Makrophagen und Lymphozyten, wirken Tumor-Nekrose-Faktoren auf verschiedene Zellgruppen. Sie können z. B. Tumorzellen abtöten oder die Phagozytose von Fresszellen stimulieren und damit entzündliche Reaktionen fördern
- **Chemokine.** Chemokine werden von zahlreichen Zellen nach Aktivierung abgegeben. Sie leiten Leukozyten zum Ort einer entzündlichen Reaktion. Dieses Phänomen heißt **Chemotaxis.**

Lysozym

Das Enzym Lysozym (Muraminidase) kann die Wände bestimmter Bakterien zerstören. Es wird von neutrophilen Granulozyten und anderen Zelltypen abgegeben und kommt in zahlreichen Körperflüssigkeiten vor (→ Abb. 7.1).

7.3 Spezifische Abwehr

Die spezifische Abwehr dient der Erkennung und Abwehr ganz bestimmter Fremdmoleküle (Antigene). Grundlage dieses zielgerichteten Vorgehens sind die T- und B-Lymphozyten (→ Tab. 7.2) und deren exakt zu den Antigenen passende Abwehrmoleküle (Antikörper). Antikörper kommen dabei sowohl auf den Lymphozyten als auch gelöst in den Körperflüssigkeiten vor.

Wesentliche Voraussetzung für die Unterscheidung fremder von eigenen Strukturen sind die MHC-Moleküle und die Antigenpräsentation.

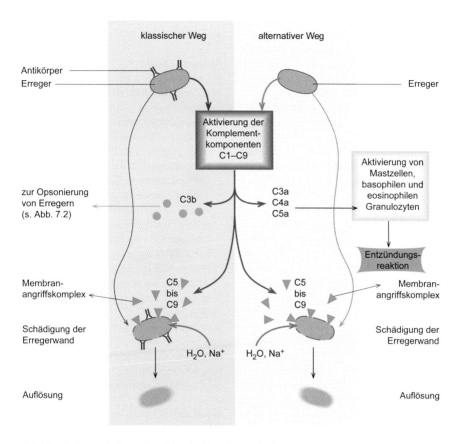

klassischer Weg   alternativer Weg

Antikörper
Erreger

Erreger

Aktivierung der
Komplement-
komponenten
C1–C9

Aktivierung von
Mastzellen,
basophilen und
eosinophilen
Granulozyten

zur Opsonierung
von Erregern
(s. Abb. 7.2)

C3b

C3a
C4a
C5a

Entzündungs-
reaktion

Membran-
angriffskomplex

C5
bis
C9

C5
bis
C9

Membran-
angriffskomplex

Schädigung der
Erregerwand

Schädigung der
Erregerwand

H_2O, Na^+ H_2O, Na^+

Auflösung

Auflösung

7.3 Klassischer und alternativer Weg der Komplementkaskade

Zelltyp	Funktion
B-Zellen	
B-Lymphozyt	Vorläuferzelle der Plasmazelle
Plasmazelle	Sekretion von Antikörpern
B-Gedächtniszelle	Reserve-B-Lymphozyten nach Antigenkontakt
T-Zellen	
zytotoxischer T-Lymphozyt	Zerstörung von Fremdzellen
T-Helferzellen	Aktivierung und Vermehrung von B-Lymphozyten und zytotoxischen T-Lymphozyten
T-Gedächtniszelle	Reserve-T-Lymphozyten nach Antigenkontakt

Tab. 7.2 Zellen der spezifischen Abwehr

7

207

7.3.1 MHC-Moleküle

MHC-Moleküle (MHC = major histocompatibility complex = Hauptgewebeverträglichkeitskomplex, auch HLA = human leucocyte antigen) sind Proteine auf den Zelloberflächen, die in zwei Klassen vorkommen. **MHC-I-Moleküle** sind auf den meisten Zellen zu finden. Sie unterscheiden sich von Mensch zu Mensch und sind für die Erkennung von Fremdzellen wesentlich. **MHC-II-Moleküle** sind normalerweise auf Antigen-präsentierende Zellen und B-Lymphozyten beschränkt.

7.3.2 Antigenpräsentation

T-Helferzellen (u.) können Fremdmoleküle (Antigene) nicht direkt erkennen, sondern sind darauf angewiesen, dass andere Zellen ihnen die Fremdmoleküle „vorverdaut" anbieten, d. h. Teile davon mit einem MHC-II-Molekül **präsentieren.** Anders ist es bei zytotoxischen T-Zellen (u.). Sie erkennen Antigen-tragende MHC-I-Moleküle von Fremdzellen direkt mit ihrem T-Zellrezeptor.

Antigen-präsentierende Zellen

Antigenpräsentation ist eine Funktion, die von vielen Zellen ausgeübt wird, v. a. aber Zellen des monozytären Phagozytensystems (MPS → 6.2.10), z. B. Makrophagen. Sie phagozytieren Erreger, Fremdzellen bzw. Antigene, bauen diese in Lysosomen ab und präsentieren dann Antigenbruchstücke zusammen mit MHC-II-Molekülen auf ihrer Zelloberfläche (→ Abb. 7.7).

7.3.3 B- und T-Lymphozyten

Entwicklung

Alle Lymphozyten gehen von lymphatischen Knochenmarkstammzellen aus. Diese entwickeln sich zu Vorläuferzellen (→ 6.2.11). Ein Teil der Vorläuferzellen besiedelt den Thymus und wird zu T-Lymphozyten, künftige B-Lymphozyten reifen im Knochenmark. Thymus und Knochenmark sind **primäre lymphatische Organe** (→ 7.5). Dort werden die künftigen B- und T-Lymphozyten während ihrer

Reifung mit **Antigenrezeptoren** bestückt und **selektioniert** (→ Abb. 7.4, → Abb. 7.5).

Antigenrezeptoren

Bei der Bestückung mit Antigenrezeptoren erhält die Zelle Strukturen zum Anlagern der Antigene:

- Die B-Lymphozyten verankern Antikörper und MHC-II-Moleküle in der Zellmembran
- Bei T-Lymphozyten werden **T-Zellrezeptoren** (= membranständige Antikörper) und **Co-Rezeptoren** in die Membran eingebaut.

T-Lymphozyten bedürfen nämlich zum Andocken an Antigen-präsentierende Zellen oder Fremdzellen eines **Co-Rezeptors,** und zwar **CD4** (künftige T-Helferzellen) oder **CD8** (künftige zytotoxische T-Lymphozyten). **CD** (cluster of differentiation) bezeichnet ein System von Oberflächenmolekülen auf weißen Blutkörperchen (→ 6.2.8).

Die riesige Zahl von Antigenrezeptoren für die unterschiedlichsten Antigene entsteht dadurch, dass die beschränkte Zahl der Antigenrezeptor-Gene durch Zerschneiden und Wiederzusammenfügen enorm vergrößert wird.

Selektion

Bei der Selektion werden alle Lymphozyten zerstört, die körpereigene Strukturen und Moleküle als fremd erkennen (→ Abb. 7.4, → Abb. 7.5). Die verbleibenden Lymphozyten besitzen damit nur noch Antigenrezeptoren für Fremdantigene.

Nach Besatz mit Antigenrezeptoren und Selektion handelt es sich um **immunkompetente Lymphozyten,** die mit Antigenen reagieren können. Sie verlassen Thymus bzw. Knochenmark und gelangen auf dem Blutweg zu den **sekundären lymphatischen Organen** (→ 7.5). Lymphozyten, die aus einer Vorläuferzelle entstehen, besitzen denselben Rezeptorbesatz und erkennen dasselbe Antigen. Sie bilden eine Familie, d. h. einen **Klon.**

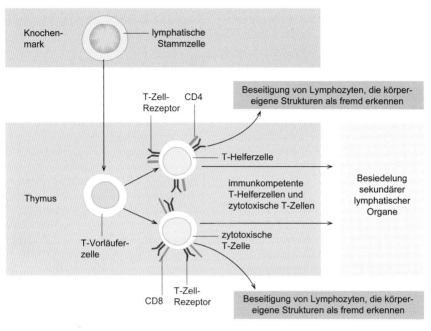

7.4 Entwicklung von T-Lymphozyten

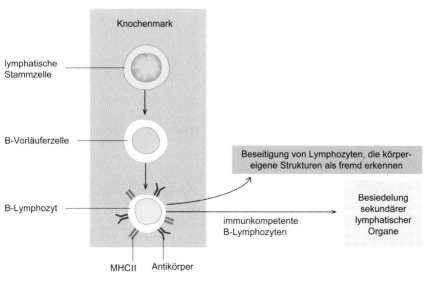

7.5 Entwicklung von B-Lymphozyten

7.3.4 Spezifische zelluläre Abwehr

Die spezifische zelluläre Abwehr wird durch **T-Lymphozyten** vermittelt. Folgende Zelltypen werden unterschieden (→ Tab. 7.2):

T-Helferzellen

T-Helferzellen erkennen mit ihrem T-Zellrezeptor das mittels MHC-II-Molekül angebotene Antigen einer Antigen-präsentierenden Zelle und werden aktiviert. Die aktivierten T-Helferzellen vermehren sich und geben verschiedene, die Abwehrzellen stimulierende Zytokine ab (→ Abb. 7.7).

Zytotoxische T-Zellen

Zytotoxische T-Zellen (T-Killerzellen) sind die eigentlichen Effektorzellen der spezifischen zellulären Abwehr. Zytotoxische T-Zellen werden aktiviert durch die Zytokine von bestimmten T-Helferzellen. Zytotoxische T-Lymphozyten erkennen über ihren T-Zellrezeptor die MHC-I-Moleküle von Fremdzellen und schädigen diese. Zum Beispiel setzen sie **Perforine** frei, die die Fremdzellen durchlöchern (→ Abb. 7.6). Diese Vorgänge spielen z. B. bei der Abwehr virusinfizierter oder bösartiger Zellen eine große Rolle, da auch hier die MHC-I-Moleküle verändert sind.

T-Gedächtniszellen

Im Rahmen der Aktivierung und Vermehrung der T-Zellen kommt es außerdem zur Bildung von langlebigeren **T-Gedächtniszellen**, die bei erneutem Auftreten derselben Fremdzellen sofort reagieren können. Ihre genaue Lebensdauer (Monate, Jahre, evtl. lebenslang) ist allerdings unbekannt und möglicherweise unterschiedlich.

Regulatorische T-Zellen

Das Immunsystem kann sich auf jeden Fall auch selbst unterdrücken, wobei man heute von der Existenz spezieller **regulatorischer T-Zellen** ausgeht, welche eine Aktivierung des Immunsystems hemmen.

7.3.5 Spezifische humorale Abwehr

Zweiter Lymphozytentyp sind die **B-Lymphozyten.** Aktivierte B-Lymphozyten differenzieren zu **Plasmazellen,** die Antikörper produzieren. Die Antikörper repräsentieren die spezifische humorale Abwehr.

Bildung von Plasmazellen und Antikörpern

B-Lymphozyten werden überwiegend durch aktivierte, passende T-Helferzellen stimuliert (→ Abb. 7.7). Die stimulierten B-Lymphozyten vermehren sich in den **Sekundärfollikeln** lymphatischer Organe (→ 7.5.1) und heißen hier **Zentroblasten** bzw. **Zentrozyten.** Aus diesem Pool gehen vergleichbar zu den T-Zellen auch **B-Gedächtniszellen** hervor. Die Zentrozyten differenzieren zu Plasmazellvorstufen und verlassen die lymphatischen Organe wieder und gelangen auf dem Lymph- und Blutweg ins Bindegewebe der verschiedenen Organe. Hier differenzieren sie zu **Plasmazellen** aus. Diese kehren nicht mehr ins Blut zurück, sondern sezernieren **Antikörper.** Die Antikörper gelangen ins Blut und in andere Körperflüssigkeiten und geben damit dem Körper einen **Immunschutz** gegenüber dem betreffenden Antigen.

Antikörper

Antikörper (Immunglobuline = Ig) lassen sich in fünf Klassen einteilen: **IgG, IgA, IgM, IgD** und **IgE.**
Als Erstreaktion gegenüber Antigenen werden stets die großen IgM-Antikörper gebildet (→ Abb. 7.9). Sie haben etwa zehn Antigen-Bindungsstellen und entsprechend starke Vernetzungsmöglichkeiten. Später werden die viel kleineren IgG-Antikörper gebildet, die häufigsten Antikörper überhaupt (→ Abb. 7.8).

Antikörper bilden mit dem ihnen entsprechenden Antigen einen Antigen-Antikörper-Komplex, der (evtl. nach Opsonierung mit Komplementkomponenten) von Makrophagen phagozytiert und abgebaut wird. Antikörper sind außerdem als Antigenrezeptoren auf der Oberfläche von Abwehrzellen zu finden (weitere Funktionen der verschiedenen Antikörper → Tab. 7.3).

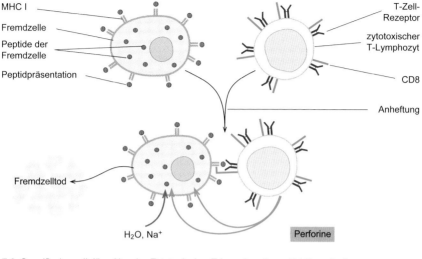

7.6 Spezifische zelluläre Abwehr. Zytotoxischer T-Lymphozyt zerstört Fremdzelle

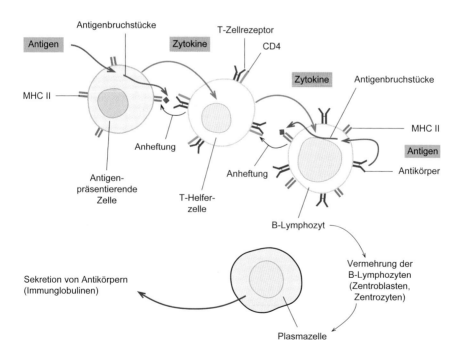

7.7 Spezifische humorale Abwehr. Bildung einer Antikörper sezernierenden Plasmazelle

7.3.6 Immunität und Impfungen

⬤ Immunität

Im Rahmen von Infektionen bildet der Körper Gedächtniszellen und Antikörper gegen den Erreger bzw. seine Antigene. Damit besitzt er immunologischen Schutz oder **Immunität** gegen diesem Erreger. Die Immunität bleibt unterschiedlich lang, manchmal (z. B. bei vielen sog. Kinderkrankheiten) sogar lebenslang, erhalten.

Impfungen

Auch das künstliche Zuführen von abgeschwächten oder toten Erregern, Erregerstücken oder -giften führt zu Antikörperbildung und Immunität. Dieses Vorgehen ist eine **aktive Immunisierung** oder aktive Impfung. Typisches Beispiel ist die Impfung gegen Kinderlähmung.

Bei der **passiven Immunisierung** werden dem Körper Antikörper gegen bestimmte Erreger verabreicht. Da das körpereigene Immunsystem nicht aktiviert wird, besteht der Immunschutz nur solange die verabreichten Antikörper im Organismus vorhanden sind.

7.4 Erkrankungen des Immunsystems

Autoimmunerkrankungen

Bei **Autoimmunerkrankungen** werden Antikörper oder Abwehrzellen gegen körpereigene Strukturen gebildet. Ursache sind z. B. virusbedingte Veränderungen körpereigener Strukturen, die dann vom Immunsystem als „fremd" bekämpft werden. In der Regel bleibt der Auslöser aber unklar.

Abwehrschwäche

Bekanntes Beispiel einer erworbenen **Abwehrschwäche** (Immunschwäche) ist **AIDS** (aquired immunodeficiency syndrome), das durch das **HIV** (humanes Immunodefizienzvirus) hervorgerufen wird. Das Virus heftet sich an die CD4-Moleküle von Abwehrzellen (v. a. T-Helferzellen), gelangt in die Zellen und zerstört sie. Da zunehmend Abwehrzellen zerstört werden, resultiert eine Abwehrschwäche mit immer mehr und immer schwereren Infektionen.

Allergien

Allergie bezeichnet i. d. R. eine **Überempfindlichkeitsreaktion** des Immunsystems gegenüber bestimmten Antigenen, den **Allergenen.** Von den **vier Typen allergischer Reaktionen** soll hier nur die **allergische Reaktion vom Typ I** dargestellt werden, die wegen der schnellen Beschwerdeentwicklung auch Soforttyp heißt. Entsprechend veranlagte Menschen bilden nach Kontakt mit bestimmten Antigenen, z. B. Pollen, sehr viel IgE-Antikörper. Diese binden an die Oberfläche von **Mastzellen** und basophilen Granulozyten. Bei einem erneuten Kontakt mit dem Antigen bildet das Antigen Brücken zwischen benachbarten IgE-Antikörpern, worauf die Mastzellen und basophilen Granulozyten u. a. **Histamin** freisetzen. Histamin führt zur:

- Blutgefäßerweiterung mit Durchblutungszunahme
- Vermehrten Durchlässigkeit von Blutkapillaren, Austritt von Blutflüssigkeit und Ödembildung bzw. Schwellung
- Kontraktion der Bronchialmuskulatur (Bronchospasmus) mit Atemnot

Örtlich begrenzt bleibt die allergische Reaktion z. B. beim **Heuschnupfen.** Betrifft die allergische Reaktion aber den ganzen Körper (z. B. nach Bienen- oder Wespenstichen), droht ein starker Blutdruckabfall mit Kreislaufkollaps **(anaphylaktischer Schock),** der sofort behandelt werden muss.

Auf Dauer helfen kann eine **spezifische Immuntherapie** (De-, Hyposensibilisierung): Dem Betroffenen werden die Allergene wiederholt unter die Haut gespritzt. Dadurch werden nicht IgE-, sondern zunehmend IgG-Antikörper gegen die Antigene gebildet. Die IgG fangen bei erneutem Kontakt die Antigene ab und verhindern damit die Antigenbindung an IgE und die Entleerung der Mastzellen und basophilen Granulozyten.

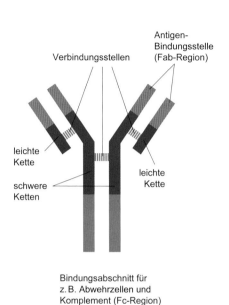

7.8 Bau eines Immunglobulin G

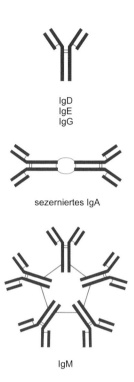

IgD
IgE
IgG

sezerniertes IgA

IgM

7.9 Strukturmerkmale von Immunglobulinen

Immun-globulinklasse	Anteil am Gesamt-immunglobulin	molekulare Masse	Eigenschaften
IgM	10 %	900 000	Komplex aus fünf Immunglobulinen, Erregerbindung, Bildung bei immunologischer Erstreaktion, Komplementaktivierung, opsonierend
IgG	75 %	150 000	Hauptklasse von Immunglobulinen im Blut, opsonierend, Komplementaktivierung, Erregerbindung
IgA	15 %	160 000	Abgabe in Sekrete (z.B. Speichel, Tränenflüssigkeit), Erregerbindung
IgE	sehr gering	190 000	Bedeutung bei allergischen Reaktionen und Infektion mit Parasiten, führen zur Mastzelldegranulation
IgD	sehr gering	170 000	früher Antigenrezeptor auf B-Lymphozyten

Tab. 7.3 Bedeutung der verschiedenen Immunglobuline

7.5 Lymphatisches System

Das **lymphatische System** besteht aus **lymphatischen Organen und Geweben** sowie **Lymphe** und **Lymphgefäßen.** Hauptaufgabe ist die spezifische Abwehr.

Bei den lymphatischen Organen und Geweben werden unterschieden:
- Thymus und Knochenmark als **primäre lymphatische Organe/Gewebe**
- Lymphknoten und Milz als **sekundäre lymphatische Organe.** Hinzu kommen die lymphatischen Gewebe der Schleimhäute, das **schleimhaut-assoziierte lymphatische Gewebe,** z. B. die Tonsillen (Mandeln → Abb. 7.19)

7.5.1 Allgemeine Bauprinzipien sekundärer lymphatischer Organe und Gewebe
Sekundär lymphatisches Gewebe besitzt als Grundgewebe sog. **retikuläres Bindegewebe** (→ 3.3.4). In seinem Maschenwerk aus Retikulumzellen und retikulären Fasern sind Lymphozyten, monozytäre und dendritische Zellen angesiedelt. **Dendritische Zellen** sind spezielle Antigen-präsentierende Zellen (→ Abb. 7.12).

B-Region
Die Gebiete, die bevorzugt mit B-Lymphozyten besiedelt sind, heißen **B-Regionen.** Die B-Lymphozyten sind dort in runden Haufen angeordnet, den **Lymphfollikeln.**
Primärfollikel hatten noch keinen Antigenkontakt. Nach Antigenkontakt werden sie zu **Sekundärfollikeln.** In deren hellem Zentrum **(Keimzentrum)** vermehren sich aktivierte B-Lymphozyten. Es entstehen Zentroblasten und Zentrozyten (→ 7.3.5). Um das Keimzentrum liegt ein Wall kleiner Lymphozyten, der **Randwall** (Korona → Abb. 7.12).

T-Region
Die außerhalb der Lymphfollikel gelegenen **T-Regionen** sind v. a. von T-Lymphozyten besiedelt.

7.5.2 Lymphe
Am Anfang der Blutkapillaren wird mehr Flüssigkeit abgepresst als an ihrem Ende wieder aufgenommen (→ 5.3.10). Täglich gelangen so etwa 2 l Flüssigkeit aus den Blutkapillaren in die Zwischenzellräume der Gewebe. Diese **Lymphe** wird über Lymphgefäße ins venöse Blut geleitet (→ 7.4.3).
Die Lymphe enthält als **Blutfiltrat** (Filtration → 2.3.1) Wasser, Elektrolyte, je nach Organ unterschiedlich viele Plasmaproteine und nach Durchströmen von Lymphknoten Lymphozyten, monozytäre Zellen und vermehrt Immunglobuline. Die Lymphe aus dem Dünndarmbereich enthält zusätzlich resorbierte Fette, die Chylomikronen (→ 9.6.4, → 9.10.5).

7.5.3 Lymphgefäße
Kleine Lymphgefäße
Die Lymphe gelangt zunächst in feinste lückenhafte Endothelröhren, die **Lymphkapillaren.** Sie bilden im ganzen Körper ein dichtes Netz. Aus diesen gehen die **Lymphpräkollektoren** hervor.

Große Lymphgefäße
Auf die Präkollektoren folgen die **Lymphkollektoren,** die sich zu Lymphstämmen **(Trunci lymphatici)** vereinigen.
Der Wandbau der großen Lymphgefäße ähnelt dem von Venen. Sie enthalten damit eine Media aus glatten Muskelzellen. Deren rhythmische Kontraktionen erlauben zusammen mit Taschenklappen (→ Abb. 7.13) einen gerichteten Lymphstrom.

Ductus thoracicus
Im Bauchraum vereinigen sich drei Lymphstämme aus unteren Extremitäten, Bauch und Becken (→ Abb. 7.10) auf Höhe des Zwerchfells zur **Cisterna chyli** (Lymphzisterne).
Aus dieser geht der **Ductus thoracicus** (Milchbrustgang → Abb. 7.10) hervor. Der Ductus thoracicus zieht im Mediastinum aufwärts und nimmt dabei noch Lymphstämme aus dem linken oberen Körperviertel auf.

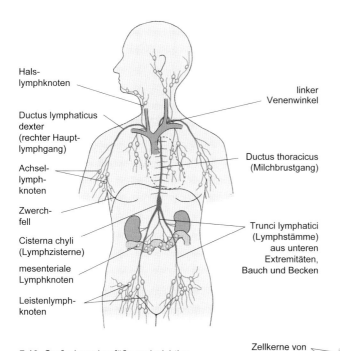

Hals-
lymphknoten

Ductus lymphaticus
dexter
(rechter Haupt-
lymphgang)

Achsel-
lymph-
knoten

Zwerch-
fell

Cisterna chyli
(Lymphzisterne)

mesenteriale
Lymphknoten

Leistenlymph-
knoten

linker
Venenwinkel

Ductus thoracicus
(Milchbrustgang)

Trunci lymphatici
(Lymphstämme)
aus unteren
Extremitäten,
Bauch und Becken

7.10 Große Lymphgefäße und wichtige
Lymphknotenstationen

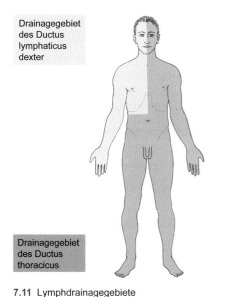

Drainagegebiet
des Ductus
lymphaticus
dexter

Drainagegebiet
des Ductus
thoracicus

7.11 Lymphdrainagegebiete

Zellkerne von
Retikulum-
zellen

Zellkerne
von kleinen
Lymphozyten

Antigen-
kontakt

dendritische
Zelle

Zell-
teilungen

Keim-
zentrum

Randwall
mit kleinen
Lymphozyten
(Korona)

Zentrozyten,
Zentroblasten
(Zellkerne)

7.12 Bau eines Primärfollikels (oben) und
eines Sekundärfollikels (unten)

7

215

Linker Venenwinkel

Der Ductus thoracicus mündet in den **linken Venenwinkel,** der von V. jugularis interna (innerer Drosselvene) und V. subclavia (Schlüsselbeinvene) gebildet wird (→ Abb. 7.10). Damit wird die Lymphe des gesamten Körpers mit Ausnahme des rechten oberen Körperviertels über den Ductus thoracicus drainiert (→ Abb. 7.11).

Ductus lymphaticus dexter

Die Lymphe des rechten oberen Körperviertels sammelt sich ebenfalls in Lymphstämmen und fließt dann über den **Ductus lymphaticus dexter** (rechter Hauptlymphgang, rechter Lymphgang) als zweiten großen Lymphgang in den rechten Venenwinkel (→ Abb. 7.10).

7.5.4 Lymphknoten

🔴 Die in die Lymphgefäße eingebauten **Lymphknoten** (Nodi lymphoidei) sind immunologische Kontrollstationen für die durchströmende Lymphe.
Dabei sind in den Verlauf eines Lymphgefäßes mehrere Lymphknotenstationen nacheinander eingeschaltet. Die ersten Lymphknoten eines Organs oder Gebietes sind die **regionalen Lymphknoten.** Lymphknoten dahinter mit Zufluss aus mehreren regionalen Lymphknoten heißen **Sammellymphknoten.**

Von außen tastbar sind vor allem die Lymphknoten in der Leiste (→ Abb. 7.10). Die meisten der ca. 300–700 Lymphknoten liegen aber in Becken, Bauch, Brust und am Hals.
Im Idealfall sind Lymphknoten bohnenförmig, ihr Durchmesser beträgt wenige Millimeter bis über einen Zentimeter. Auf der nach außen gewölbten Seite treten zuführende Lymphgefäße (Vasa afferentia) in den Lymphknoten (→ Abb. 7.13). Auf der gegenüberliegenden, eingebuchteten Seite tritt ein abführendes Lymphgefäß (Vas efferens) aus. Außerdem befinden sich hier Blutgefäße.

Feinbau

Von einer äußeren **Bindegewebekapsel** ziehen **Bindegewebetrabekel** nach innen. Das Innere des Lymphknotens gliedert sich von außen nach innen in (→ Abb. 7.14):

- **Rinde** (Cortex) aus Sekundärfollikeln – es handelt sich also um die B-Region
- **Parakortikalzone** (T-Region)
- **Mark,** wo das lymphatische Gewebe in sog. **Marksträngen** (→ Abb. 7.13) angeordnet ist. Häufige Zellen sind hier Plasmazellen und Makrophagen.

Die Lymphe fließt in einem Spaltraumsystem, den **Sinus** (Rand-, Intermediär- und Marksinus), durch den Lymphknoten. Dort tritt sie mit den Abwehrzellen in Kontakt. Die Marksinus fließen zusammen in das Vas efferens.

7.5.5 Erkrankungen von Lymphgefäßen und -knoten

Lymphangitis/-adenitis

Gelangen bei Verletzungen Erreger ins Gewebe, können sich die Lymphgefäße dort entzünden. Eine solche **Lymphangitis** tritt durch rot gefärbte Hautstreifen im Gefäßverlauf in Erscheinung. Dies wird fälschlicherweise auch als „Blutvergiftung" bezeichnet. Erfasst die Entzündung einen Lymphknoten, schwillt dieser schmerzhaft an **(Lymphadenitis).**

Lymphknotenmetastasen

Aus bösartigen Tumoren verschleppte Zellen gelangen häufig über die Lymphgefäße in die Lymphknoten. Hier bilden sie Tochtergeschwülste **(Lymphknotenmetastasen).**

Lymphödem

Bei Lymphknotenmetastasen oder nach Lymphknotenentfernung, z. B. bei Brustkrebs, kann der Lymphabfluss aus einem Körperabschnitt so beeinträchtigt sein, dass sich die Lymphe vor der Blockade staut und ein **Lymphödem** entsteht. Vor allem Extremitäten können stark anschwellen.

7

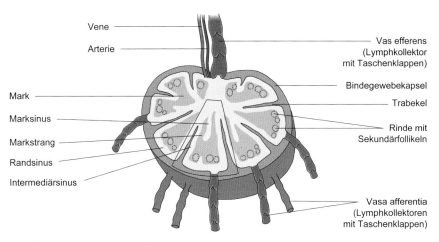

Vene

Arterie

Mark

Marksinus

Markstrang

Randsinus

Intermediärsinus

Vas efferens
(Lymphkollektor
mit Taschenklappen)

Bindegewebekapsel

Trabekel

Rinde mit
Sekundärfollikeln

Vasa afferentia
(Lymphkollektoren
mit Taschenklappen)

7.13 Schnitt durch einen Lymphknoten

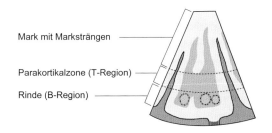

Mark mit Marksträngen

Parakortikalzone (T-Region)

Rinde (B-Region)

7.14 Gliederung eines Lymphknotens

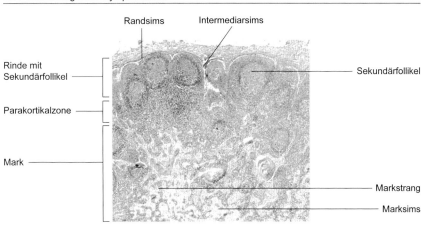

Randsims   Intermediarsims

Rinde mit
Sekundärfollikel

Parakortikalzone

Mark

Sekundärfollikel

Markstrang

Marksims

7.15 Ausschnitt aus einem Lymphknoten (LM) [M492]

Maligne Lymphome

Die **malignen Lymphome** sind bösartige Erkrankungen des lymphatischen Gewebes. Betroffen sind zunächst v. a. Lymphknoten und Milz, später auch andere Organe. Erste Auffälligkeit sind oft vergrößerte, nicht schmerzhafte Lymphknoten.

7.5.6 Milz

Die **Milz** (Splen) liegt im linken Oberbauch (→ Abb. 9.34, → Abb. 9.35), geschützt vom Rippenbogen, unter dem sie normalerweise nicht hervortritt. Die nach außen gewölbte (konvexe) Milzseite grenzt an das Zwerchfell, die nach innen eingebuchtete (konkave) Seite weist zum Magen. Die Milz ist allseits von Peritoneum bedeckt, sie liegt also intraperitoneal (→ 9.1.1).

Die Milz ist bohnenförmig, etwa 11 cm lang, 7 cm breit, 4 cm dick und 150 g schwer. Der Blutzufluss erfolgt über die **A. splenica** (Milzarterie), der Blutabfluss über die **V. splenica** (Milzvene). Beide treten am **Milzhilum** (Milzpforte) ein bzw. aus.

Die Milz kontrolliert das sie durchströmende Blut immunologisch. Darüber hinaus beseitigt sie formveränderte und überalterte Erythrozyten („Erythrozytenfriedhof") und dient als Thrombozytenspeicher.

Feinbau

Die Milz wird von einer **Bindegewebekapsel** umgeben, von der aus **Bindegewebebalken** (Milzbalken, -trabekel) ins Innere ziehen und die Milz unvollständig kammern (→ Abb. 7.16). Im Inneren besteht die Milz aus **roter** und **weißer Pulpa:**

- Der größte Teil ist rote Pulpa, die ihre rote Farbe durch den Reichtum an Erythrozyten erhält. Diese befinden sich in erweiterten Kapillaren (**Sinus**) und im Maschenwerk des retikulären Bindegewebes (→ Abb. 7.17, → Abb. 7.18)
- Die weiße Pulpa ist die Gesamtheit an lymphatischem Gewebe, das vor allem aus Lymphozytenscheiden um die Arterien und Sekundärfollikeln besteht.

Blutstrom

Die A. splenica gibt nach Eintritt in die Milz **Balkenarterien** (Trabekelarterien) in die Bindegewebebalken ab (→ Abb. 7.17). Aus diesen gehen am Übergang zur Pulpa die **Zentralarterien** hervor. Zentralarterien besitzen im Anfangsabschnitt um sich herum **periarterielle Lymphozytenscheiden** (PALS) aus T-Lymphozyten. Diese sind die T-Regionen der Milz. Zentralarterien und PALS gehen kontinuierlich in Sekundärfollikel über, die B-Regionen. Die Zentralarterien verzweigen sich schließlich jenseits von PALS bzw. Sekundärfollikeln in **Pinselarteriolen.** Diese gehen in **Hülsenkapillaren** über.

Die an Pinselarteriolen oder Hülsenkapillaren anschließenden **Sinus** sind weitlumige Kapillaren (→ Abb. 7.18). Ihre Wand besteht aus Endothelzellen, zwischen denen 3–4 μm weite Lücken bestehen. Das Sinusendothel wird außen von ringförmig angeordneten Basalmembranstreifen (Ringfasern) umgeben.

Das Blut aus den Hülsenkapillaren kann (→ Abb. 7.18):

- In einem **geschlossenen Kreislauf** direkt in die Sinus fließen oder
- Sich durch Wandunterbrechungen in den Gefäßen vor den Sinus in das umgebende retikuläre Grundgewebe mit freien Zellen (z. B. Makrophagen) ergießen (**offener Kreislauf).** Von hier aus müssen die Blutzellen (auch die Erythrozyten) durch die Lücken im Sinusendothel ins Gefäß zurückkehren. Dazu müssen die Erythrozyten gut verformbar sein. Nicht verformbare, alte oder formveränderte Erythrozyten werden von Makrophagen phagozytiert und abgebaut. Das beim Häm-Abbau entstehende **Bilirubin** erreicht auf dem Blutweg die Leber (→ 9.10.5). Das Häm-Eisen wird zunächst in den Fresszellen an **Ferritin** gekoppelt oder als **Hämosiderin** gespeichert oder gelangt an **Transferrin** gebunden mit dem Blut ins Knochenmark.

Die Sinus münden in die **Pulpavenen** und diese in **Balkenvenen,** die sich schließlich zur Milzvene vereinigen.

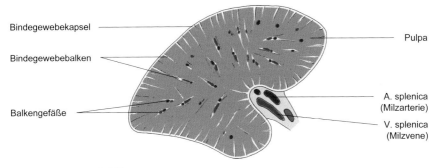

7.16 Schnitt durch die Milz

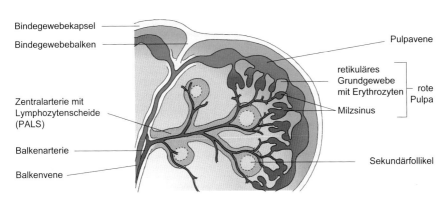

7.17 Innerer Bau der Milz

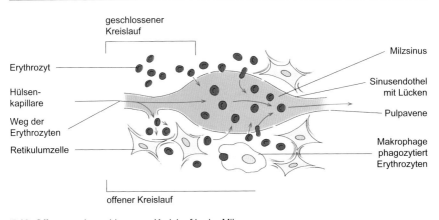

7.18 Offener und geschlossener Kreislauf in der Milz

● Formveränderte Erythrozyten können im offenen Kreislauf der Milz wegen nicht ausreichender Verformbarkeit nicht in die Sinus zurückkehren. Es werden ständig mehr Erythrozyten als normal phagozytiert, die Milz vergrößert sich. Evtl. eintsteht eine Blutarmut (hämolytische Anämie → 6.2.7).

Milzentfernung

Bei manchen ererbten Erythrozytenverformungen mit sehr ausgeprägten Beschwerden oder bei schweren Milzverletzungen muss die Milz entfernt werden **(Splenektomie)**. Sie ist mit dem Leben vereinbar, das Risiko bestimmter schwerer Infektionen z.b. mit Pneumokokken ist aber erhöht.

7.5.7 Schleimhaut-assoziiertes lymphatisches Gewebe

Schleimhaut-assoziiertes lymphatisches Gewebe ist überall im Bindegewebe der Schleimhäute anzutreffen, besonders reichlich im Rachenbereich und im Darm, aber z. B. auch in den Atemwegen. Solche Epithelien heißen auch **follikel-assoziierte Epithelien.**

Es kommen dabei sowohl einzelne Follikel **(Solitärfollikel)** als auch organartige Strukturen wie die Mandeln **(Tonsillen)** und die **Peyer-Plaques** in Dünndarm und Wurmfortsatz vor. Das lymphatische Gewebe liegt unmittelbar unter dem Oberflächenepithel der Schleimhaut. Sekundärfollikel bilden die B-Region, zwischen diesen liegt die T-Region.

Das follikel-assoziierte Epithel besitzt neben normalen Epithelzellen sog. **M-Zellen,** die Antigene von der Schleimhautoberfläche in das lymphatische Gewebe „hinunterreichen". Als Reaktion auf die Antigene werden hier vor allem **IgA-Antikörper** (→ 7.3.5) gebildet, die als **sekretorisches IgA** auf die Epitheloberfläche abgegeben werden. Damit sind alle Schleimhäute nicht nur eine mechanische, sondern auch eine **Immunbarriere** gegenüber Antigenen.

7.5.8 Tonsillen

Die **Tonsillen** bilden in ihrer Gesamtheit den **lymphatischen Rachenring.** Die Tonsillen kontrollieren immunologisch die Atemluft und vorbeigleitende Speisen und Getränke.

● Folgende Tonsillen werden unterschieden (→ Abb. 7.19):
- **Tonsilla pharyngea** (Rachenmandel). Die unpaarige Tonsilla pharyngea befindet sich am Rachendach in Höhe der rachenwärtigen Öffnung der Nasenhöhle
- **Tonsillae palatinae** (Gaumenmandeln). Sie sind auf beiden Seiten am Übergang von der Mundhöhle in den Rachen lokalisiert
- **Tonsilla lingualis** (Zungenmandel). Ebenfalls unpaarig liegt sie im Zungengrund.

Außerdem ist beidseits in der seitlichen Rachenwand, vor allem um die Mündung der Tuba auditiva (Ohrtrompete), reichlich lymphatisches Gewebe zu finden, das auch als **Seitenstränge,** Tubenmandeln oder Tonsilla tubaria zusammengefasst wird.

Die Oberfläche der Tonsillen wölbt sich normalerweise geringradig vor und ist unterschiedlich stark zerklüftet.

Feinbau

Alle Tonsillen sind grundsätzlich ähnlich gebaut: Das Oberflächenepithel senkt sich als **Krypten** in das darunter befindliche Bindegewebe (→ Abb. 7.20). Unter dem Epithel der Krypten liegen **Sekundärfollikel** (= B-Region), dazwischen unauffällige T-Regionen, die **interfollikuläre Region.**

Das Epithel über den Sekundärfollikeln ist stark ausgedünnt, enthält M-Zellen und ist von freien Zellen des lymphatischen Gewebes durchsetzt. Das bedeckende Epithel ist bei Gaumen- und Zungenmandel ein mehrschichtiges unverhorntes Plattenepithel, bei der Tonsilla pharyngea respiratorisches Epithel (→ 8.2.3) der Luft leitenden Wege.

7

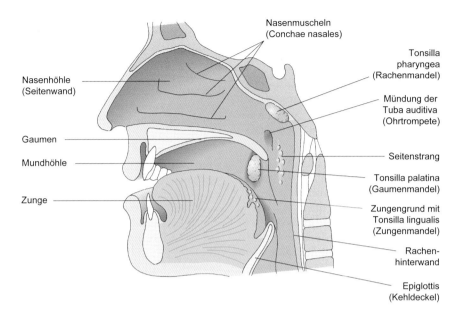

Nasenmuscheln (Conchae nasales)

Tonsilla pharyngea (Rachenmandel)

Nasenhöhle (Seitenwand)

Mündung der Tuba auditiva (Ohrtrompete)

Gaumen

Mundhöhle

Seitenstrang

Tonsilla palatina (Gaumenmandel)

Zunge

Zungengrund mit Tonsilla lingualis (Zungenmandel)

Rachen-hinterwand

Epiglottis (Kehldeckel)

7.19 Lymphatischer Rachenring

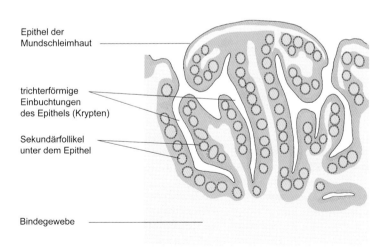

Epithel der Mundschleimhaut

trichterförmige Einbuchtungen des Epithels (Krypten)

Sekundärfollikel unter dem Epithel

Bindegewebe

7.20 Feinbau der Gaumenmandel

⬤ Mandelentzündung

Das lymphatische Gewebe der Tonsillen ist im besonderen Maße Viren und Bakterien ausgesetzt. Entsprechend häufig ist die **Mandelentzündung** (Angina tonsillaris, Tonsillitis), vor allem der Tonsillae palatinae. Die Entzündungsreaktion führt zu Rötung, Schwellung und Schmerzen der Mandeln bis hin zum Austritt von Eiter (eitrige Angina).

Adenoide

Alle lymphatischen Gewebe sind bei Kindern sehr ausgeprägt. Vor allem aber neigt die Tonsilla pharyngea zu verstärkter Wucherung (sog. Polypen, adenoide Vegetationen oder **Adenoide**). Das gewucherte Gewebe verlegt die rachenwärtige Öffnung der Nasenhöhle und die der Tubae audititvae und behindert Nasenatmung und Mittelohrbelüftung. Die Kinder atmen ständig durch den Mund, sprechen näselnd und haben oft Mittelohrentzündungen. Dann müssen die Adenoide entfernt werden.

7.5.9 Darm-assoziiertes lymphatisches Gewebe

Schleimhaut-assoziiertes lymphatisches Gewebe kommt auch im Darm vor und wird dort zusammenfassend als **darm-assoziiertes lymphatisches Gewebe** bezeichnet.

Besonders erwähnenswert sind die **Peyer-Plaques** des Dünndarms, bei denen einige wenige bis mehrere Hundert Follikel zu Platten (Plaques) organisiert sind. Die Peyer-Plaques liegen meist auf der dem Mesenterium (→ 9.1.1) gegenüberliegenden Seite und können über 10 cm lang sein. Die Peyer-Plaques sind überall im Dünndarm zu finden, vor allem aber im Ileum (→ 9.6.1), außerdem im Wurmfortsatz des Dickdarms.

7.5.10 Thymus

Im **Thymus** erfolgt die Prägung von Lymphozyten zu immunkompetenten T-Lymphozyten (→ 7.3.3). Er ist deshalb ebenso wie das Knochenmark (wo die B-Lymphozyten immunkompetent werden) ein primäres lymphatisches Organ.

Der zweilappige Thymus liegt vorne im oberen Mediastinum zwischen Lungen und oberem Herzrand (→ Abb. 7.21).

Der Thymus entwickelt sich aus den Keimblättern Endoderm und Ektoderm und nicht aus Mesoderm (→ 12.3.2). Deshalb besitzt der Thymus im Gegensatz zu sekundären lymphatischen Organen ein Grundgewebe aus fortsatzreichen Epithelzellen, den **Thymusepithelzellen**. Sie bilden ein weiträumiges Maschenwerk, das zahlreiche T-Lymphozyten (**Thymozyten**), aber kaum B-Lymphozyten enthält. Der Thymus ist damit ein **lymphoepitheliales Organ**.

Feinbau

Die zwei ungleich großen **Thymuslappen** (**Lobus dexter** und **sinister** des Thymus) werden außen von einer dünnen **Bindegewebekapsel** bedeckt. Aus der Bindegewebekapsel gehen interlobuläre Bindegewebesepten hervor, die die Rinde in **Läppchen** gliedern.

Das Thymusinnere ist in eine dunkle **Rinde** und ein helleres **Mark** gegliedert:

- Die Rinde ist sehr dicht mit T-Lymphozyten (Thymozyten) besiedelt
- Das Mark bildet ein zusammenhängendes, sich verzweigendes Gewebe. Hier herrschen die Thymusepithelzellen vor. Thymusepithelzellen geben Hormone ab, z. B. **Thymosin** und **Thymopoetin**, die die Reifung von T-Lymphozyten zu immunkompetenten Zellen stimulieren. Zwiebelförmige Anordnungen von Thymusepithelzellen heißen **Hassall-Körperchen**. Ihre Bedeutung ist unklar.

Der Thymus ist am Ende des ersten Lebensjahres am größten. Mit zunehmendem Alter bildet sich vor allem die Thymusrinde bis auf Reste zurück (**Altersinvolution**) und wird durch Fettgewebe ersetzt (→ Abb. 7.22).

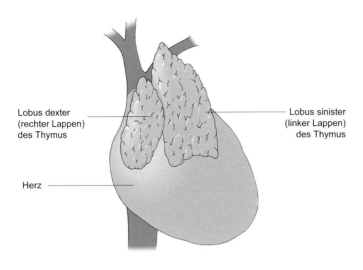

Lobus dexter
(rechter Lappen)
des Thymus

Lobus sinister
(linker Lappen)
des Thymus

Herz

7.21 Thymus eines Jugendlichen

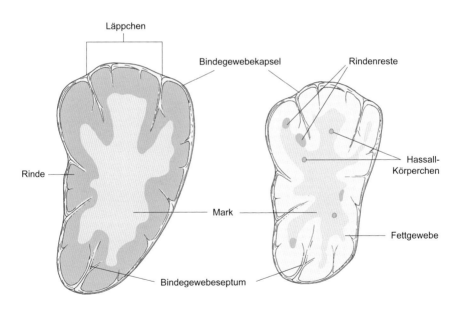

Läppchen

Bindegewebekapsel

Rindenreste

Rinde

Hassall-Körperchen

Mark

Fettgewebe

Bindegewebeseptum

7.22 Schnitt durch einen Lappen des Thymus eines Jugendlichen (links) und eines Erwachsenen (rechts)

7.6 Untersuchungsmethoden

Spezielle Untersuchungsmethoden zur Darstellung von Lymphknoten und Lymphgefäßen werden heute insgesamt selten durchgeführt, am ehesten die **Lymphszintigraphie:** Zur Darstellung von Lymphknoten werden radioaktiv markierte Substanzen unter die Haut gespritzt. Nachdem sich diese in den Lymphknoten gesammelt haben, erfolgt deren Darstellung mit einer Gamma-Kamera.

Wiederholungsfragen

1. Welche Zellen sind an der unspezifischen Abwehr beteiligt? (→ 7.2.1)
2. Wodurch werden Erreger opsoniert? (→ 7.2.1)
3. Wie funktioniert das Komplementsystem? (→ 7.2.2)
4. Welche Proteine bilden den Zytolyse-Komplex des Komplementsystems? (→ 7.2.2)
5. Welches sind wichtige Vertreter der Zykokine? (→ 7.2.2)
6. Welche Bedeutung hat das MHC-I-Molekül? (→ 7.3.1)
7. Was versteht man unter Antigenpräsentation, welche Antigen-präsentierenden Zellen gibt es? (→ 7.3.2)
8. Welche Funktion hat das CD8-Molekül und bei welchen Zellen kommt es vor? (→ 7.3.3)
9. Wo werden immunkompetente B- und T-Lymphozyten erzeugt? (→ 7.3.3)
10. Wie entfalten zytotoxische T-Lymphozyten ihre Wirkung? (→ 7.3.4)
11. Worin liegt die Bedeutung der T-Helferzellen? (→ 7.3.4)
12. Welche Zellen sezernieren Antikörper (Immunglobuline)? (→ 7.3.5)
13. Welche Klassen von Immunglobulinen gibt es? (→ 7.3.5)
14. Wie lässt sich eine allergische Reaktion vom Typ I beschreiben? (→ 7.4)
15. Welche lymphatischen Organe gibt es? (→ 7.5)
16. Was ist ein Sekundärfollikel? (→ 7.5.1)
17. Aus welchen Körperregionen wird die Lymphe in den Ductus thoracicus (Milchbrustgang) überführt? (→ 7.5.3)
18. Wie ist ein Lymphknoten gegliedert? (→ 7.5.4)
19. Wo ist die Milz lokalisiert? (→ 7.5.6)
20. Was ist Schleimhaut-assoziiertes lymphatisches Gewebe? (→ 7.5.7)
21. Wer bildet den lymphatischen Rachenring? (→ 7.5.8)
22. Welche Altersveränderungen treten im Thymus auf? (→ 7.5.10)

KAPITEL

8 Atemsystem

8.1	Übersicht	226
8.2	Obere Atemwege	226
8.2.1	Nasenhöhlen	226
8.2.2	Nasennebenhöhlen	226
8.2.3	Rachen (Pharynx)	226
8.2.4	Feinbau der oberen Atemwege	228
8.2.5	Entzündungen der Nasen- und Nasennebenhöhlenschleimhaut	228
8.3	Untere Atemwege	228
8.3.1	Kehlkopf	228
8.3.2	Stimm- und Lautbildung	230
8.3.3	Trachea und Hauptbronchien	230
8.3.4	Husten	230
8.3.5	Bronchialbaum innerhalb der Lungen	230
8.4	Lungen	232
8.4.1	Aufbau der Lunge	232
8.4.2	Lungenhilum	232
8.4.3	Pleura (Brustfell)	232
8.4.4	Erkrankungen der Pleura	232
8.4.5	Bronchialbaum innerhalb der Lungen	234
8.4.6	Erkrankungen der Bronchien	234
8.4.7	Sacculi alveolares	236
8.4.8	Lungenalveolen	236
8.4.9	Blut-Luft-Schranke	238
8.4.10	Lungenerkrankungen und Cor pulmonale	238
8.4.11	Lungengefäße	240
8.5	Ventilation (Lungenbelüftung) und Atemmechanik	240
8.5.1	Ventilation	240
8.5.2	Lungen- und Atemvolumina	242
8.5.3	Atmungsgrößen (Ventilationsgrößen)	242
8.5.4	Ventilationsstörungen	244
8.5.5	Lungenfunktionsprüfungen	244
8.5.6	Atemmechanik	244
8.6	Alveolärer Gasaustausch	246
8.6.1	Gasanteile in Atemluft und Alveolen	246
8.6.2	Diffusion der Atemgase	246
8.6.3	Weitere Einflussfaktoren	246
8.6.4	Lungendurchblutung	248
8.6.5	Arterielle Blutgaswerte	248
8.7	Atmungsregulation	248
8.7.1	Zentrale Atmungsregulation	248
8.7.2	Mechanorezeptive Regulation	248
8.7.3	Chemorezeptive Regulation	250
8.7.4	Atmungssteuerung durch Muskeltätigkeit	250
8.7.5	Fachbegriffe für die Atmungstätigkeit	250
8.7.6	Atemstillstand	250
8.8	Untersuchungsmethoden	252
	Wiederholungsfragen	252

8.1 Übersicht

Das **Atemsystem** oder respiratorische System besteht aus den **Atemwegen** (Luftwegen) innerhalb und außerhalb der Lungen und den **Lungenalveolen** (Lungenbläschen, oft kurz Alveolen) in den Lungen.

Die Funktionen der Atemwege sind:
- Luftbeförderung bei der Ein- und Ausatmung
- Luftbefeuchtung und -erwärmung
- Reinigung und Kontrolle der Einatmungsluft
- Beteiligung an der Laut- und Stimmbildung.

Die Lungenalveolen dienen dem Gasaustausch: O_2 aus der eingeatmeten Luft gelangt ins Blut und CO_2 aus dem Blut wird ausgeatmet **(äußere Atmung).** O_2 wird in den Mitochondrien bei der Energiegewinnung benötigt (→ 2.9.1), wobei CO_2 entsteht **(innere Atmung).**
Das Atemsystem lässt sich in **obere** und **untere Atemwege** gliedern.

8.2 Obere Atemwege

Die oberen Atemwege umfassen die paarigen **Nasenhöhlen** und **Teile des Rachens.**

8.2.1 Nasenhöhlen
Die Wände der Nasenhöhlen (Cavitates nasi) werden durch Anteile der Schädelknochen (→ 4.5.1) und in ihren vorderen Abschnitten durch hyalinen Knorpel gebildet. Der Boden der Nasenhöhlen ist der Gaumen, er ist gleichzeitig das Dach der Mundhöhle. Zur Mitte hin werden rechte und linke Nasenhöhle durch die knorpelig-knöcherne Nasenscheidewand (**Nasenseptum,** Septum nasi) getrennt.
Die schrägen seitlichen Wände der Nasenhöhle weisen drei eingerollte Knochenlamellen auf, die **obere, mittlere** und **untere Nasen-**muschel (Concha nasalis superior, media und inferior). Darunter liegen entsprechend der **obere, mittlere** und untere **Nasengang** (Meatus nasi superior, medius und inferior → Abb. 8.1).
Die Nasenhöhlen besitzen je zwei Öffnungen: Die äußeren Öffnungen bilden die **Nasenlöcher** (Nares). Die hinteren Nasenöffnungen **(Choanen)** öffnen sich in die obere Etage des Rachens (→ 8.2.3).
In die Nasenhöhlen münden außerdem die **Nasennebenhöhlen** (→ Abb. 8.1) und der **Tränen-Nasen-Gang (Ductus nasolacrimalis),** der Tränenflüssigkeit von der vorderen Augenoberfläche abführt (→ 15.7.10).

8.2.2 Nasennebenhöhlen
Die Nasennebenhöhlen (Sinus paranasales) sind mit Schleimhaut ausgekleidete Knochenhöhlen (→ 4.5.4). Sie stehen mit den Nasenhöhlen in Verbindung und spielen u. a. für den Klang der Stimme eine Rolle. Man unterscheidet (→ Abb. 8.2):
- **Kieferhöhlen** (Sinus maxillares)
- **Stirnhöhlen** (Sinus frontales)
- **Keilbeinhöhlen** (Sinus sphenoidales)
- **Siebbeinzellen** (Cellulae ethmoidales).

8.2.3 Rachen (Pharynx)
Der Rachen **(Pharynx)** ist in drei Abschnitte gegliedert (→ 9.3.1).
Die obere Etage, der Naso- oder **Epipharynx** (Nasenrachen), dient nur der Luftleitung (→ Abb. 8.3). An seinem Dach befindet sich die **Tonsilla pharyngea** (Rachenmandel → 7.5.8), welche die Atemluft auf Krankheitserreger kontrolliert (→ 7.5.8). In den Epipharynx mündet die **Tuba auditiva** (Ohrtrompete, Eustachii-Röhre), die zum Mittelohr zieht und es belüftet (→ 15.8.2).
Im anschließenden **Mesopharynx** (Mundrachen, Oropharynx) kreuzen sich Atem- und Speiseweg (→ 9.3.1). Die Atemluft gelangt dann über den **Hypopharynx** (Kehlkopfrachen, Laryngopharynx) in den Kehlkopf.

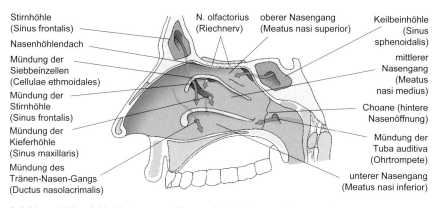

Stirnhöhle
(Sinus frontalis)

Nasenhöhlendach

Mündung der
Siebbeinzellen
(Cellulae ethmoidales)

Mündung der
Stirnhöhle
(Sinus frontalis)

Mündung der
Kieferhöhle
(Sinus maxillaris)

Mündung des
Tränen-Nasen-Gangs
(Ductus nasolacrimalis)

N. olfactorius
(Riechnerv)

oberer Nasengang
(Meatus nasi superior)

Keilbeinhöhle
(Sinus
sphenoidalis)

mittlerer
Nasengang
(Meatus
nasi medius)

Choane (hintere
Nasenöffnung)

Mündung der
Tuba auditiva
(Ohrtrompete)

unterer Nasengang
(Meatus nasi inferior)

8.1 Nasenhöhle mit Verbindungen zu Nasennebenhöhlen und Mittelohr (Pfeile)

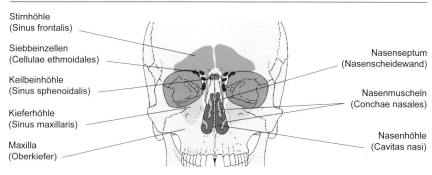

Stirnhöhle
(Sinus frontalis)

Siebbeinzellen
(Cellulae ethmoidales)

Keilbeinhöhle
(Sinus sphenoidalis)

Kieferhöhle
(Sinus maxillaris)

Maxilla
(Oberkiefer)

Nasenseptum
(Nasenscheidewand)

Nasenmuscheln
(Conchae nasales)

Nasenhöhle
(Cavitas nasi)

8.2 Nasenhöhlen und Nasennebenhöhlen von vorne

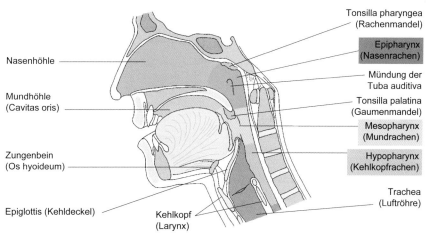

Nasenhöhle

Mundhöhle
(Cavitas oris)

Zungenbein
(Os hyoideum)

Epiglottis (Kehldeckel)

Kehlkopf
(Larynx)

Tonsilla pharyngea
(Rachenmandel)

Epipharynx
(Nasenrachen)

Mündung der
Tuba auditiva

Tonsilla palatina
(Gaumenmandel)

Mesopharynx
(Mundrachen)

Hypopharynx
(Kehlkopfrachen)

Trachea
(Luftröhre)

8.3 Etagengliederung des Rachens und Verbindung zu Nasen- und Mundhöhle sowie zu
    unteren Atemwegen

8

8.2.4 Feinbau der oberen Atemwege

Die Schleimhaut der oberen Atemwege zeigt einige Besonderheiten:

- **Schleimhautepithel (Epithelium mucosae).**
  Kurz hinter den Nasenlöchern geht das verhornte Plattenepithel der Haut in ein mehrreihiges Säulenepithel aus Flimmerepithelzellen und Schleim sezernierenden Becherzellen über (→ 3.2.7). Es heißt auch **respiratorisches Epithel,** da es nur in den Atemwegen vorkommt.
- **Schleimhautbindegewebe (Lamina propria).**
  In der Bindegewebeschicht der Schleimhaut liegen **seromuköse Drüsen,** die ebenfalls Schleim abgeben. Der Schleim dient u. a. der Befeuchtung der Einatmungsluft.
- **Venengeflechte.**
  In der Schleimhaut von Nasenseptum und unteren Nasenmuscheln befinden sich Venengeflechte (Venenplexus). Diese gut durchbluteten Schleimhautpolster sind eine häufige Ursache von Nasenbluten.
- **Riechschleimhaut.**
  Im oberen Bereich der Nasenhöhle befindet sich die **Riechschleimhaut** oder Regio olfactoria. Hier liegen die Sinneszellen für das Geruchsempfinden (Einzelheiten → 15.5.1).
- **Darunter liegende Gewebe.**
  Auf die Schleimhaut folgen nach außen je nach Abschnitt unterschiedliche Gewebe, u. a. Knorpel, Knochen und Muskulatur.

8.2.5 Entzündungen der Nasen- und Nasennebenhöhlenschleimhaut

Zu den häufigsten Erkrankungen des Atemsystems gehört die Entzündung der Nasenschleimhaut, der **Schnupfen** oder die Rhinitis. Häufige Ursachen sind Viren und Allergien (allergische Rhinitis, z. B. beim Heuschnupfen auf Pollen). Die Nasenschleimhaut schwillt an, die Schleimproduktion ist vermehrt, die Nasenatmung behindert.

Mögliche Folge ist eine Beteiligung der Nasennebenhöhlen mit **Sinusitis** (Nasennebenhöhlenentzündung), die sich u. a. durch (zusätzliche) Kopfschmerzen zeigt.

8.3 Untere Atemwege

Die unteren Atemwege umfassen **Kehlkopf, Trachea** (Luftröhre), **Hauptbronchien** und **Bronchialbaum innerhalb der Lungen.**

8.3.1 Kehlkopf

Der Kehlkopf (Larynx) ist Teil der Halseingeweide. Er umgibt den Abgang der unteren Atemwege und liegt vor dem Hypopharynx (→ Abb. 8.3). Unterhalb und seitlich des Kehlkopfs liegt die Schilddrüse.

Binnenraum

Der Binnenraum des Kehlkopfes lässt sich von oben nach unten gliedern (→ Abb. 8.4):

- **Vestibulum laryngis** (Kehlkopfvorhof) zwischen Kehlkopfeingang und **Taschenfalten** (Plicae vestibulares)
- **Ventriculus laryngis** (Kehlkopftasche), eine seitliche Ausbuchtung zwischen den Taschenfalten oben und den **Stimmfalten** (Plicae vocales) unten. Beide Stimmfalten zusammen werden auch **Glottis** genannt. Die Stimmfalten begrenzen die **Stimmritze** (Rima glottidis) und enthalten die **Stimmbänder** (Ligamenta vocalia)
- **Cavitas infraglottica** (unterer Kehlkopfinnenraum), der Raum unterhalb der beiden Stimmbänder, der nach unten in die Trachea (Luftröhre) übergeht.

■■■ Kehlkopfskelett

Der Kehlkopf besteht aus einem Knorpelskelett, wobei die Knorpel über Gelenke verbunden sind (→ Abb. 8.5, → Abb. 8.6):

- **Epiglottis** (Cartilago epiglottica, Kehldeckel) verschließt beim Schlucken den Eingang in den Kehlkopfvorhof (→ 9.3.2).
- **Schildknorpel** (Cartilago thyroidea), der vor allem bei Männern als Adamsapfel bugförmig nach vorne vorsteht.
- **Ringknorpel** (Cartilago cricoidea), der wie ein Siegelring (mit der Siegelplatte nach hinten) aussieht.
- **Stellknorpel** (Cartilagines arytenoideae), deren Bewegungen die Spannung der an ihnen befestigten Stimmbänder regulieren.

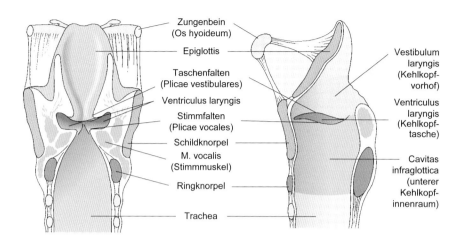

Zungenbein (Os hyoideum)

Epiglottis

Taschenfalten (Plicae vestibulares)

Ventriculus laryngis

Stimmfalten (Plicae vocales)

Schildknorpel

M. vocalis (Stimmmuskel)

Ringknorpel

Trachea

Vestibulum laryngis (Kehlkopfvorhof)

Ventriculus laryngis (Kehlkopftasche)

Cavitas infraglottica (unterer Kehlkopfinnenraum)

8.4 Längsschnitte durch den Kehlkopf, Ansicht von hinten (links) und von der Seite (rechts)

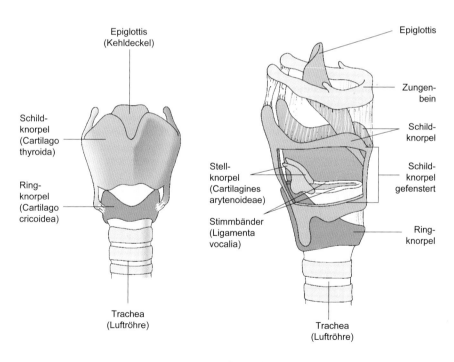

Epiglottis (Kehldeckel)

Epiglottis

Zungenbein

Schildknorpel (Cartilago thyroida)

Ringknorpel (Cartilago cricoidea)

Stellknorpel (Cartilagines arytenoideae)

Stimmbänder (Ligamenta vocalia)

Schildknorpel

Schildknorpel gefenstert

Ringknorpel

Trachea (Luftröhre)

Trachea (Luftröhre)

8.5 Kehlkopfskelett von vorne

8.6 Zungenbein und knorpeliges Kehlkopfskelett (Schildknorpel gefenstert)

8

229

Kehlkopfmuskulatur

Am Kehlkopf setzt Skelettmuskulatur an. Diese besteht vor allem aus der sog. **inneren Kehlkopfmuskulatur** und beeinflusst Stellung und Spannung der Stimmbänder. Dadurch wird der Eingang in die Trachea (Luftröhre) unterschiedlich weit gestellt. Auch ist die Anspannung der Stimmbänder für deren Tonerzeugung entscheidend.

Von den zahlreichen Kehlkopfmuskeln soll nur derjenige erwähnt werden, der als einziger Muskel die Stimmritze öffnet, der Stimmritzenöffner (**M. cricoarytenoideus posterior**). Dieser wird klinisch kurz als Posticus bezeichnet.

Feinbau

Der Binnenraum des Kehlkopfs wird von einer Schleimhaut mit respiratorischem Epithel (→ 8.2.4) ausgekleidet. Ausnahme sind die Stimmfalten, die aufgrund ihrer mechanischen Beanspruchung bei der Stimmbildung von einem mehrschichtigen unverhornten Plattenepithel (→ 3.2.3) bedeckt sind.

8.3.2 Stimm- und Lautbildung
Stimmbildung (Phonation)

Für die Stimmbildung sind die Stimmbänder von entscheidender Bedeutung (→ Abb. 8.7). Sie werden durch den Luftstrom beim Ausatmen in Schwingungen versetzt:

- Durch die unterschiedliche Anspannung der Stimmbänder werden die Frequenz der Schwingungen und damit die Höhe des Tons bestimmt. Der Frequenzumfang der Stimme beträgt ca. 40 bis über 2.000 Hertz.
- Die Lautstärke hängt von der Stärke des Luftstroms ab.

Lautbildung

Die Laut- oder Sprachbildung (→ Abb. 8.8) erfolgt nach der Tonerzeugung im Kehlkopf vor allem über Rachen, Mund- und Nasenhöhle. Für die Lautbildung sind unter anderem die Lippen, die Zunge, der Gaumen und die Stellung der Zahnreihen von entscheidender Bedeutung.

8.3.3 Trachea und Hauptbronchien

● Die **Trachea** (Luftröhre) ist ein 10–12 cm langes, elastisches Rohr (→ Abb. 8.9). Sie beginnt am Ringknorpel, zieht durch die obere Thoraxöffnung in den Brustraum und endet im oberen Mediastinum in der **Bifurcatio tracheae** (Luftröhrenaufzweigung), wo sie in den **rechten** und linken Hauptbronchus (Bronchus principalis dexter und sinister) übergeht. Die Hauptbronchien ziehen in die rechte und linke Lunge, wo sie sich weiter gabeln (→ 8.4.5). Der rechte Hauptbronchus verläuft steiler als der linke.

Feinbau

Ausgekleidet wird die Trachea von einer Schleimhaut mit respiratorischem Epithel (→ 8.2.4) und darunter befindlichem lockeren Bindegewebe, das Schleimdrüsen enthält (→ Abb. 8.10). Die Flimmerhaare schlagen stets rachenwärts und befördern Schleim und darin haftende Teilchen, z. B. Staub, Richtung Rachen, wo er verschluckt wird.

Unter der Schleimhaut wird die Trachealwand durch 16–20 hufeisenförmige **Knorpelspangen** verstärkt, die nach hinten offen sind. Hier wird die Wand durch glatte Muskulatur und Bindegewebe verschlossen (→ Abb. 8.10). Zwischen den Knorpelspangen befinden sich Bänder.

Die Hauptbronchien sind ähnlich gebaut wie die Trachea (→ Abb. 8.9).

8.3.4 Husten

Gelangen Fremdkörper in Trachea und Bronchien oder hat sich Schleim angesammelt, wird durch die Schleimhautreizung der **Hustenreflex** ausgelöst. Die Ausatmungsluft wird gegen die geschlossene Stimmritze gepresst. Durch plötzliches Öffnen der Stimmritze werden Fremdkörper bzw. Schleim mit dem Ausatmungsstrom in Richtung Mundhöhle mitgerissen.

8.3.5 Bronchialbaum innerhalb der Lungen

Die weiteren Aufzeigungen des Bronchialbaumes werden im Zusammenhang mit den Lungen dargestellt (→ 8.4.).

mittlere Atemstellung

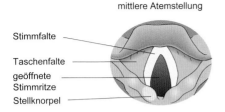

Stimmfalte
Taschenfalte
geöffnete Stimmritze
Stellknorpel

a

Phonationsstellung
(vor dem Sprechen eines Vokals)

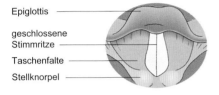

Epiglottis
geschlossene Stimmritze
Taschenfalte
Stellknorpel

i

8.7 Stimmritze (Einblick in den Kehlkopf von oben)

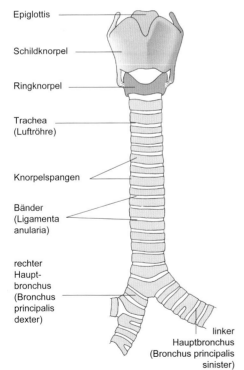

Epiglottis

Schildknorpel

Ringknorpel

Trachea (Luftröhre)

Knorpelspangen

Bänder (Ligamenta anularia)

rechter Haupt- bronchus (Bronchus principalis dexter)

linker Hauptbronchus (Bronchus principalis sinister)

8.9 Kehlkopf, Luftröhre und Hauptbronchien

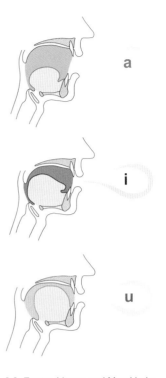

u

8.8 Zunge, Lippen und Mund beim Sprechen der Vokale a, i und u

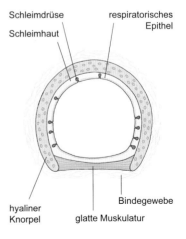

Schleimdrüse
Schleimhaut

respiratorisches Epithel

hyaliner Knorpel

glatte Muskulatur

Bindegewebe

8.10 Luftröhre in Höhe einer Knorpelspange (Querschnitt)

8

231

8.4 Lungen

Die **Lungen** (Pulmones, Sing. Pulmo) liegen im Brustkorb (→ Abb. 8.11). Jede Lunge grenzt zur Mitte hin an das Mediastinum, nach unten an das Zwerchfell und wird vorne, seitlich und hinten von den Rippen umgeben. Die **Lungenspitze** (Apex pulmonis) ragt aus der oberen Brustkorböffnung.

8.4.1 Aufbau der Lunge

Jede **Lunge** besteht aus (→ Abb. 8.14):
- **Lappen** (Lobi). Die rechte Lunge hat drei, die linke zwei Lappen. Die Lappen sind durch Einschnitte, **Fissuren,** voneinander getrennt
- **Segmente.** Die Lappen sind weiter untergliedert in Segmente, die durchnummeriert werden. Die rechte Lunge hat zehn, die linke meist neun (gelegentlich zehn) Segmente
- **Läppchen** (Lobuli) und **Acini.**

8.4.2 Lungenhilum

Zum Mediastinum hin befindet sich das **Lungenhilum.** Hier treten auf jeder Seite folgende Strukturen in die Lunge ein bzw. aus ihr heraus (→ Abb. 8.12):
- Hauptbronchus (Bronchus principalis)
- A. pulmonalis (Lungenarterie → Abb. 5.3)
- Vv. pulmonales (Lungenvenen → Abb. 5.3).

Diese Strukturen werden zusammen als **Lungenwurzel** bezeichnet. Außerdem sind am Hilum Lymphknoten zu finden.

8.4.3 Pleura (Brustfell)

Jede Lunge ist von einer dünnen serösen Haut bedeckt, die fest mit dem Lungengewebe verwachsen ist und auch in die Fissuren hineinzieht. Sie wird als **Pleura visceralis** (Lungenfell) bezeichnet (→ Abb. 8.13). Die Pleura visceralis geht am Lungenhilum in die **Pleura parietalis** (Rippenfell) über, die mit verschiedenen Abschnitten Mediastinum, Brustwand und Zwerchfell überkleidet.

Zwischen beiden Pleurablättern befindet sich der **Pleuraspalt,** ein sehr dünner (sog. kapillärer) Spalt, der von einem Flüssigkeitsfilm ausgefüllt ist. Aufgrund der elastischen Rückstellkraft der Lungen, die hilumwärts gerichtet ist, herrscht in dem Pleuraspalt ein Unterdruck, sodass die Lungen den Thoraxbewegungen beim Einatmen und Ausatmen folgen müssen, sich also ausdehnen und wieder zusammenziehen (→ 8.5.1).

8.4.4 Erkrankungen der Pleura
Pneumothorax

Beispielsweise bei einer Brustwandverletzung kann von außen Luft in den Pleuraspalt eindringen. Dadurch wird der hier normale Unterdruck ausgeglichen, die Lunge zieht sich in Richtung Hilum zusammen und trägt wenig oder gar nicht mehr zum Gasaustausch bei. Hauptbeschwerden des Patienten sind Atemnot und Schmerzen im Brustkorb.

Funktioniert die Lufteintrittsstelle dabei wie ein Ventil, so gelangt die Luft beim Einatmen zwar in den Brustkorb, aber nicht mehr hinaus. Dieser **Spannungspneumothorax** ist lebensbedrohlich, weil die kranke Seite „aufgepumpt" und die gesunde Lunge so zur Gegenseite verlagert wird, dass auch hier der Gasaustausch beeinträchtigt wird.

Pleuritis

Die **Pleuritis** (Brustfellentzündung) ist z.B. Komplikation einer Lungenentzündung. Sie geht mit Fieber, Atemnot und atemabhängigen Brustschmerzen einher.

Mögliche Spätfolgen durch Narbenbildung während der Heilung sind **Pleuraverwachsungen,** welche die Atmung auf Dauer einschränken können.

Pleuraerguss

Beim **Pleuraerguss** sammelt sich Flüssigkeit zwischen den Pleurablättern an, meist infolge einer Lungen- oder Herzerkrankung. Ein Pleuraerguss kann durch Punktion des Pleuraspalts beseitigt werden.

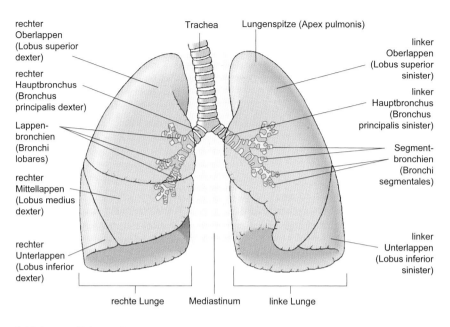

rechter Oberlappen (Lobus superior dexter)

rechter Hauptbronchus (Bronchus principalis dexter)

Lappen-bronchien (Bronchi lobares)

rechter Mittellappen (Lobus medius dexter)

rechter Unterlappen (Lobus inferior dexter)

Trachea

Lungenspitze (Apex pulmonis)

linker Oberlappen (Lobus superior sinister)

linker Hauptbronchus (Bronchus principalis sinister)

Segment-bronchien (Bronchi segmentales)

linker Unterlappen (Lobus inferior sinister)

rechte Lunge   Mediastinum   linke Lunge

8.11 Lungen (Pulmones)

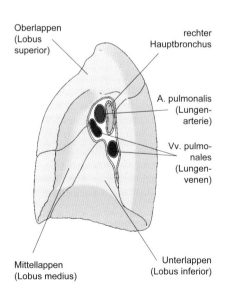

Oberlappen (Lobus superior)

rechter Hauptbronchus

A. pulmonalis (Lungen-arterie)

Vv. pulmo-nales (Lungen-venen)

Mittellappen (Lobus medius)

Unterlappen (Lobus inferior)

8.12 Medialseite der rechten Lunge mit Lungenhilum

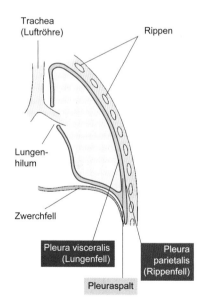

Trachea (Luftröhre)

Rippen

Lungen-hilum

Zwerchfell

Pleura visceralis (Lungenfell)

Pleura parietalis (Rippenfell)

Pleuraspalt

8.13 Pleuraverhältnisse

8

8.4.5 Bronchialbaum innerhalb der Lungen

Rechter und **linker Hauptbronchus** (Bronchus principalis dexter und sinister) verzweigen sich in dünner werdende Bronchien. Diese bilden den **Bronchialbaum,** ein Luft leitendes Röhrensystem. Seine Gliederung entspricht dem oben dargestellten Aufbau der Lungen (→ Abb. 8.14, → Abb. 8.17):

Lappenbronchien

Die aus den Hauptbronchien hervorgehenden **Lappenbronchien** (Bronchi lobares) versorgen die Lungenlappen. Entsprechend hat die rechte Lunge drei, die linke Lunge zwei Lappenbronchien.

Die Wand der Lappenbronchien besteht von innen nach außen aus (→ Abb. 8.15):

- Einer Schleimhaut mit respiratorischem Epithel (→ 8.2.4). Das unter dem Epithel liegende Schleimhautbindegewebe enthält **Bronchialdrüsen** (Glandulae bronchiales), die ihr Sekret auf die innere Oberfläche abgeben
- Einer Muskelschicht aus überwiegend ringförmig verlaufender glatter Muskulatur
- Vereinzelten Knorpelblättchen in Bindegewebe eingebettet.

Wie die Wände des Bronchialbaums enthält auch die Wand der Lappenbronchien reichlich elastisches Material, was zur hohen Eigenelastizität und Rückstellkraft der Lunge beiträgt.

Segmentbronchien

Aus den Lappenbronchien entspringen die **Segmentbronchien** (Bronchi segmentales) der Lungensegmente. Ihr Wandaufbau gleicht dem der Lappenbronchien.

Bronchioli

Bronchioli sind feine Bronchialäste (Durchmesser <1 mm). Ihre Endverzweigungen sind die **Bronchioli terminales** (Endbronchioli), die einen Acinus versorgen. Diese geben die **Bronchioli respiratorii** ab, mit denen der rein leitende Teil des Bronchialbaumes aufhört und der respiratorische Abschnitt beginnt.

Bronchioli (→ Abb. 8.16) werden durch einfaches (einreihiges) Flimmerepithel ausgekleidet. Mit zunehmenden Aufzweigungen werden die Becherzellen weniger und fehlen schließlich. Unter dem Epithel liegt eine relativ dicke Muskelschicht, über die die Lichtung, z. B. bei Bronchialasthma (→ 8.4.6), sehr eng gestellt werden kann. Knorpel ist nicht mehr vorhanden.

Ductus alveolares

Die Bronchioli respiratorii münden in **Ductus alveolares** (Alveolargänge). Sie besitzen keine eigene Wand. Vielmehr wird der Ducuts alveolaris von dicht stehenden Alveolen gesäumt, die sich in ihn öffnen und seine Wand bilden (→ Abb. 8.18).

8.4.6 Erkrankungen der Bronchien

Akute Bronchitis und Bronchiolitis

(Akute) Bronchitis und Bronchiolitis sind häufige, akute Entzündungen der Atemwege und meist durch Viren bedingt. Hauptbeschwerden sind Husten und Auswurf durch die vermehrte Schleimproduktion.

Chronische Bronchitis

Bei der **chronischen Bronchitis** bestehen vermehrte Schleimsekretion, Husten und Auswurf während je mindestens drei Monaten zweier aufeinander folgender Jahre. Häufigste Ursache ist Rauchen. Die Schadstoffe im Zigarettenrauch führen u. a. zu einer Störung der Kinozilien, einer Vermehrung der Becherzellen und einer Entzündung. Schließlich entwickeln sich unumkehrbare Wandveränderungen der Bronchien und Bronchioli.

Bronchialkarzinom

Lungen- oder **Bronchialkarzinome** gehören zu den häufigsten bösartigen Tumoren. Sie gehen von der Bronchialschleimhaut aus und sind in über 90 % der Fälle Folge des Rauchens. Zu Beschwerden kommt es meist erst spät, oft sind dann schon Metastasen (Tochtergeschwülste) vorhanden.

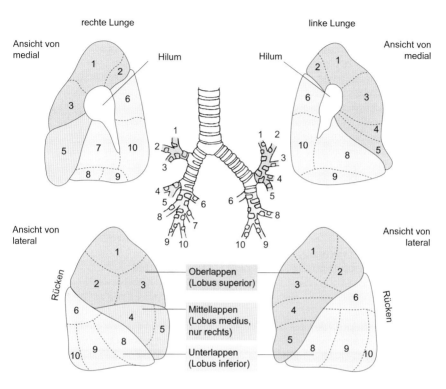

rechte Lunge
linke Lunge

Ansicht von medial

Ansicht von medial

Hilum
Hilum

Ansicht von lateral

Ansicht von lateral

Rücken
Rücken

Oberlappen
(Lobus superior)

Mittellappen
(Lobus medius,
nur rechts)

Unterlappen
(Lobus inferior)

8.14 Lungenlappen und -segmente, Haupt-, Lappen- und Segmentbronchien (Zahlen = Segmentbezeichnung)

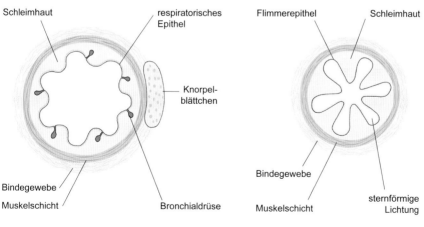

Schleimhaut

respiratorisches Epithel

Flimmerepithel

Schleimhaut

Knorpel-blättchen

Bindegewebe

Bindegewebe

sternförmige Lichtung

Muskelschicht

Bronchialdrüse

Muskelschicht

8.15 Querschnitt durch Lappenbronchus

8.16 Querschnitt durch Bronchiolus

Asthma bronchiale

Asthma bronchiale ist durch anfallsweise Atemnot mit erschwerter Ausatmung und Lungenblähung gekennzeichnet. Diese sind durch eine krampfartige Kontraktion der Bronchialmuskulatur, eingedickten Schleim und eine geschwollene Schleimhaut bedingt. Eine solche durch Verengung der Atemwege bedingte Lungenfunktionsstörung heißt **obstruktive Ventilationsstörung** (Ventilation = Lungenbelüftung → 8.5.1).

Beim **allergischen Asthma (bronchiale)** handelt es sich um eine IgE-vermittelte Entzündung, die vor allem durch Histamin aus Mastzellen zustande kommt (→ 7.4). Häufige Allergene sind Pollen und Stäube. Das **nicht-allergische Asthma (bronchiale)** kann durch Infekte, Stäube, kalte Luft oder Anstrengung ausgelöst werden.

Bronchiektasien

Bei erworbenen **Bronchiektasien** ist die Wand der mittleren und kleinen Bronchien aufgrund lang andauernder Entzündungen verändert. Die Bronchien sind abschnittsweise erweitert und wandinstabil und neigen zu verengenden Narbenbildungen. Typisch ist Husten mit mehr oder weniger Auswurf.

Auch bei der zystischen Fibrose oder **Mukoviszidose** kommt es neben einer Funktionseinschränkung der Bauchspeicheldrüse (→ 9.11) zu Bronchiektasien. Aufgrund eines genetischen Defekts (→ 2.13.7) wird in exokrinen Drüsen wie z.B. den Bronchialdrüsen ein zu zähflüssiges Sekret gebildet. Dies führt zu einem Sekretstau mit abschnittsweisen Bronchialerweiterungen, chronischer Bronchitis und wiederkehrenden Lungenentzündungen (→ 8.4.10). Die Betroffenen werden meist nur um die 40 Jahre alt, Haupttodesursache ist die nachlassende Leistungsfähigkeit der Lungen.

8.4.7 Sacculi alveolares

Die **Sacculi alveolares** (Alveolarsäckchen) sind traubenförmige Aggregate, wobei jede Einzeltraube einer **Lungenalveole** (Lungenbläschen, oft kurz Alveole) entspricht (→ Abb. 8.18). Im Zentrum jedes Sacculus liegen Ductus alveolares als Fortsetzung von Bronchioli. Die Alveolen sind die Orte des Gasaustauschs.

8.4.8 Lungenalveolen

Die Alveolen verleihen der Lunge eine schwammartige Konsistenz und machen volumenmäßig den größten Anteil der Lunge aus: Beide Lungen haben zusammen 300–400 Millionen Alveolen, wobei jede Alveole einen Durchmesser von etwa 250 µm hat.

Die innere Oberfläche der Alveolen wird von **Alveolarepithel** ausgekleidet.

Alveolarepithel

Das Alveolarepithel besteht aus zwei Zelltypen, die durch abdichtende Zellkontakte einen geschlossenen Zellverband bilden (→ Abb. 8.19):

- Platte, dünn ausgezogene **Pneumozyten Typ I** (Alveolardeckzellen) machen den größten Teil aus und haben vornehmlich eine bedeckende Funktion
- Kubische **Pneumozyten Typ II** (Nischenzellen) kommen in geringerer Anzahl vor. Sie sezernieren eine oberflächenaktive Substanz, den **Surfactant.**

Zusätzlich liegen auf dem Epithel einzelne Fresszellen, die **Alveolarmakrophagen.** Sie beseitigen bis in die Alveolen vorgedrungene Stäube und Krankheitserreger.

Surfactant

Surfactant besteht v.a. aus Phospholipiden (→ 2.2.1), die auf der inneren Oberfläche der Alveole einen dünnen Film bilden. Dieser Film setzt die Oberflächenspannung der Alveolen herab und verhindert deren Kollabieren (Atelektasen). Im Surfactant kommen auch Proteine vor, die Surfactant-Proteine. Die Surfactant-Proteine B und C stabilisieren den Phospholipidfilm, A und D wirken als Opsonine (→ Abb. 7.2).

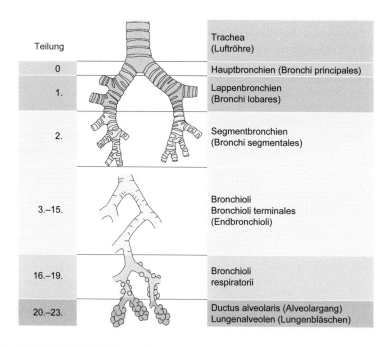

Teilung		
		Trachea (Luftröhre)
0		Hauptbronchien (Bronchi principales)
1.		Lappenbronchien (Bronchi lobares)
2.		Segmentbronchien (Bronchi segmentales)
3.–15.		Bronchioli Bronchioli terminales (Endbronchioli)
16.–19.		Bronchioli respiratorii
20.–23.		Ductus alveolaris (Alveolargang) Lungenalveolen (Lungenbläschen)

8.17 Aufteilung des Bronchialbaums bis zu den Lungenalveolen

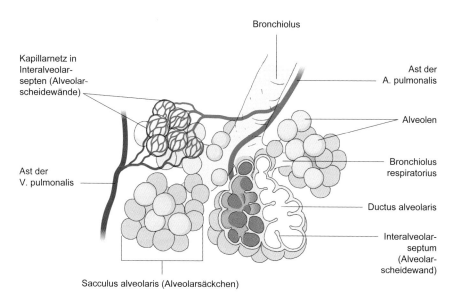

8.18 Alveolarsäckchen mit Alveolen

Interalveolarsepten

Zwischen den Alveolen befinden sich feine Wände, die **Interalveolarsepten** (Alveolarscheidewände).

Die Interalveolarsepten werden von Alveolarepithel bedeckt. Im Inneren enthalten sie wenig Bindegewebe mit elastischen Fasern, in denen die Kapillaren des Lungenkreislaufs eingebettet sind (→ Abb. 8.19).

8.4.9 Blut-Luft-Schranke

Beim Gasaustausch müssen O_2 und CO_2 folgende Schichten durchdringen:
- Surfactant
- (Dünne) Pneumozyten Typ I
- Basalmembran
- Dünnes, geschlossenes Endothel der Blutkapillare.

Sie bilden die im Mittel 0,6 μm dicke **Blut-Luft-Schranke** (→ Abb. 8.20). O_2 und CO_2 können leicht durch diese Barriere diffundieren.

8.4.10 Lungenerkrankungen und Cor pulmonale

Lungenentzündung (Pneumonie)

Lungenentzündungen oder **Pneumonien** sind akute oder chronische Entzündungen der Alveolen und Interalveolarsepten. Sie werden z. B. durch Bakterien, Viren und Pilze ausgelöst.

Befällt eine bakterielle Entzündung einen ganzen Lungenlappen, ist dies eine Lappen- oder **Lobärpneumonie.** Eine herdförmige Pneumonie heißt **Bronchopneumonie.**

Hauptbeschwerden sind Fieber, Husten, Auswurf und Brustschmerzen.

Lungenödem

Lungenödem bedeutet einen Übertritt von Blutflüssigkeit vor allem in die Lungenalveolen, die von dieser schließlich erfüllt werden (→ Abb. 8.21). Häufigste Ursache ist eine Linksherzinsuffizienz (→ 5.2.14). Durch den Blutrückstau steigt der hydrostatische Druck in den Lungenkapillaren und Blutflüssigkeit tritt aus (Transsudat).

Da die befallenen Alveolen nicht mehr am Gasaustausch teilnehmen, treten Atemnot und Blauverfärbung der Haut (u. a. an den Lippen) und Schleimhaut **(Zyanose)** auf.

Lungenemphysem

Beim **Lungenemphysem** (Lungenüberblähung) wird das Lungenbindegewebe v. a. zwischen den Alveolen abgebaut, sodass die einzelnen Alveolen zu größeren **Emphysemblasen** und Säckchen verschmelzen (→ Abb. 8.21). Die Ursachen sind zahlreich, z. B. eine chronische Bronchitis.

Da auch die Kapillaren der Interalveolarsepten verloren gehen, steigt der Druck in den Lungenarterien. Es entsteht eine **Rechtsherzbelastung** und schließlich ein **Cor pulmonale.** Außerdem kommt es durch den Schwund an Alveolen zu einer Abnahme der Gasaustauschfläche und damit Atemnot. Beim Vollstadium sieht der Thorax außerdem fassförmige aus **(Fassthorax).**

Lungenfibrose

Ursache einer **Lungenfibrose** sind chronische Entzündungen der Interalveolarsepten durch Krankheitserreger oder eingeatmete Stäube.

Die chronische Entzündung führt zu einer Bindegewebevermehrung in den Interalveolarsepten. Dadurch wird die Blut-Luft-Schranke dicker und die Lungendehnbarkeit herabgesetzt (→ Abb. 8.21).

Eine Lungenfibrose zeigt sich durch Atemnot, schnelle Atmung und Zyanose.

Die Lungenfibrose zählt zu den **restriktiven Ventilationsstörungen** (→ 8.5.4).

Cor pulmonale

Eine Drucksteigerung in den Lungengefäßen **(pulmonale Hypertonie)** bedeutet eine Druckbelastung (→ 5.2.4) für die rechte Herzkammer, die stärker pumpen muss, um das Blut vorwärts zu treiben. Die daraus resultierenden Herzveränderungen mit Herzleistungsschwäche werden als Cor pulmonale zusammengefasst. Ein akutes Cor pulmonale wird häufig durch Lungenembolien ausgelöst (→ 8.4.11), ein chronisches z. B. durch ein Lungenemphysem.

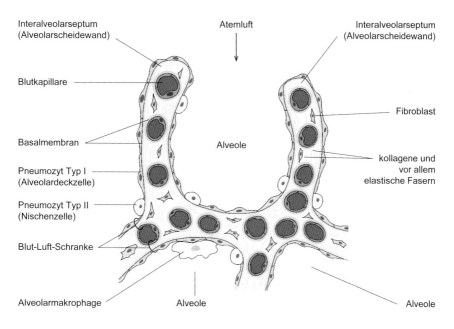

Interalveolarseptum
(Alveolarscheidewand)

Atemluft

Interalveolarseptum
(Alveolarscheidewand)

Blutkapillare

Fibroblast

Basalmembran

Alveole

Pneumozyt Typ I
(Alveolardeckzelle)

kollagene und
vor allem
elastische Fasern

Pneumozyt Typ II
(Nischenzelle)

Blut-Luft-Schranke

Alveolarmakrophage

Alveole

Alveole

8.19 Schnitt durch Alveole und Interalveolarseptum (Alveolarscheidewand)

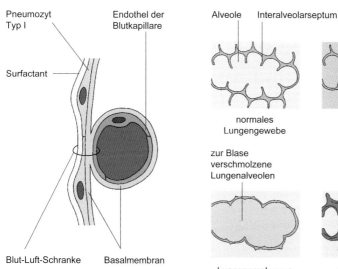

Pneumozyt
Typ I

Endothel der
Blutkapillare

Alveole Interalveolarseptum

Transsudat

Surfactant

normales
Lungengewebe

Lungenödem

zur Blase
verschmolzene
Lungenalveolen

Bindegewebe-
vermehrung

Blut-Luft-Schranke   Basalmembran

Lungenemphysem

Lungenfibrose

8.20 Bestandteile der Blut-Luft-
Schranke

8.21 Schnitt durch Alveolargewebe der gesunden
Lunge und bei einigen Lungenerkrankungen

8

Atelektasen

Atelektasen sind kollabierte, luftarme oder luftfreie Lungenabschnitte, die somit nicht mehr am Gasaustausch teilnehmen.

Häufige Ursache bei Frühgeborenen ist ein Surfactantmangel, sodass sich die Alveolen nicht ausdehnen können. Dies führt zum **Atemnotsyndrom.** Mögliche Ursache bei Erwachsenen ist eine Bronchusverlegung (etwa durch ein Lungenkarzinom), infolge derer in den dazugehörigen Alveolen die Luft resorbiert wird.

8.4.11 Lungengefäße

Die Lunge hat zwei Blutgefäßsysteme:
* Mit dem Bronchialbaum verzweigen sich die **Lungenarterien,** die zum Lungenkreislauf gehören. Die Lungenarterien umspinnen mit ihren feinsten Ästen, den Lungenkapillaren, die Lungenalveolen (→ Abb. 8.18). Sie dienen dem Gasaustausch.
  Die **Lungenvenen** folgen nicht dem Bronchialbaum
* Den Bronchialbaum begleiten außerdem feine **Bronchialarterien.** Diese entspringen aus der Aorta oder den Interkostalarterien (Zwischenrippenarterien), sind also Arterien des Körperkreislaufs. Die Bronchialarterien dienen ausschließlich der Eigenversorgung der Bronchialwände.
  Das Blut wird über die **Bronchialvenen** in die Lungenvenen oder Venen des Körperkreislaufs geleitet.

▬ Lungenembolie

Insbesondere bei einer tiefen Bein- oder Beckenvenenthrombose können sich Teile des Gerinnsels lösen und über den venösen Blutstrom in den rechten Herzabschnitt gespült werden. Von dort gelangen sie in die Lungenarterien und verschließen diese in unterschiedlichem Ausmaß. Eine solche **Lungenembolie** kann bei Verlegung großer Gefäße unmittelbar zum Tod führen.

8.5 Ventilation (Lungenbelüftung) und Atemmechanik

8.5.1 Ventilation

Ventilation bezeichnet die Belüftung der Lungen durch **Inspiration** (Einatmung) und **Exspiration** (Ausatmung). Die Ventilation ist eine der Voraussetzungen für den Gasaustausch. Maßgeblich für Ein- und Ausströmen der Luft ist ein Druckgefälle zwischen Atemwegen und Außenluft, das durch Bewegungen des Thorax und der Lungen bei In- und Exspiration erzeugt wird.

Inspiration

Bei der Inspiration vergrößert sich der Thoraxbinnenraum durch zwei Mechanismen, die meist kombiniert ablaufen (→ Abb. 8.22):
* Hebung der Rippen bei der **Brustatmung** (→ 4.7.4)
* Abflachen des Zwerchfells bei der **Zwerchfellatmung** (→ 4.7.4).

Die Lungen haften infolge des Unterdrucks im Pleuraspalt (→ 8.5.6) an der inneren Thoraxwand. Da die Flüssigkeit im Pleuraspalt nicht dehnbar ist, übertragen sich Bewegungen des Thorax auf die Lungen, gleichzeitig erlaubt der Flüssigkeitsfilm ein reibungsloses Gleiten der Lungen an der Thoraxwand. Bei der Inspiration vergrößern sich die Lungen also mit dem Brustkorb. Als Folge nimmt der Druck in ihnen ab (→ 8.5.6), und O_2-reiche, CO_2-arme Luft strömt von außen in die Atemwege bis in die Alveolen.

Exspiration

Bei der Exspiration senken sich umgekehrt die Rippen, und das Zwerchfell wird angehoben (→ Abb. 8.22). Außerdem ist die Lunge aufgrund ihrer elastischen Rückstellkräfte bestrebt sich zusammenzuziehen. Somit verkleinern sich Thoraxbinnenraum und Lungenvolumen. Das Druckgefälle kehrt sich um, sodass O_2-arme und CO_2-reiche Luft aus den Atemwegen nach außen strömt.

8

Inspiration (Einatmung)

Exspiration (Ausatmung)

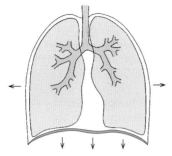

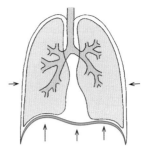

Das Zwerchfell kontrahiert sich, die Zwerchfellkuppeln werden abgesenkt

Das Zwerchfell entspannt sich, die Zwerchfellkuppeln werden angehoben

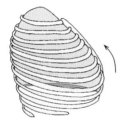

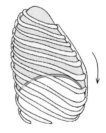

Die äußeren Interkostalmuskeln kontrahieren sich und heben den Brustkorb an. Das Thoraxvolumen nimmt zu

Die inneren Interkostalmuskeln kontrahieren sich und senken den Brustkorb. Das Thoraxvolumen nimmt ab

8.22 Bewegungen von Brustkorb und Lungen bei kombinierter Brust- und Zwerchfellatmung

Atemzugvolumen	x Atemfrequenz	=	**Atemzeitvolumen**
500 ml	x 14 / min	=	7 l / min

2 x Körpergewicht (kg) in ml	x Atemfrequenz	=	**Totraumventilation**
2 x 75 ml	x 14 / min	=	2,1 l / min

Atemzeitvolumen	-	Totraumventilation	=	**alveoläre Ventilation**
7 l / min	-	2,1 l / min	=	4,9 l / min

8.23 Atmungsgrößen (Ventilationsgrößen)

8.5.2 Lungen- und Atemvolumina

Nach einer normalen Exspiration befindet sich die Lunge in der **Atemruhelage.** Erfolgt aus dieser Lage eine normale Einatmung, so wird das dabei beförderte Luftvolumen als **Atemzugvolumen** bezeichnet.

Es kann jedoch sowohl mehr als „normal" einals auch ausgeatmet werden. Allerdings kann trotz stärkster Ausatmung die Luft in den Lungen nicht vollständig ausgeatmet werden.

Definitionsgemäß werden zusammengesetzte Lungen- bzw. Atemvolumina als **Kapazitäten** bezeichnet. Damit ergeben sich (→ Abb. 8.25):

- **Atemzugvolumen:** Luftvolumen, das aus der Atemruhelage bei einer normalen Inspiration eingeatmet wird
- **Inspiratorisches Reservevolumen:** zusätzliches Einatemvolumen nach einer normalen Inspiration
- **Exspiratorisches Reservevolumen:** zusätzliches Ausatmungsvolumen nach einer normalen Exspiration
- **Residualvolumen:** nach maximaler Exspiration in den Lungen verbleibendes Luftvolumen
- **Vitalkapazität:** Luftvolumen, das nach maximaler Inspiration höchstens ausgeatmet werden kann
- **Inspirationskapazität:** Luftvolumen, das nach einer normalen Ausatmung maximal eingeatmet werden kann (= Atemzugvolumen + inspiratorisches Reservevolumen)
- **Funktionelle Residualkapazität:** Luftvolumen, das nach einer normalen Ausatmung noch in der Lunge vorhanden ist (= exspiratorisches Reservevolumen + Residualvolumen)
- **Totalkapazität:** Luftvolumen, das nach einer maximalen Einatmung in den Lungen enthalten ist (= Residualvolumen + Vitalkapazität).

Vitalkapazität

Von besonderer Bedeutung ist die Vitalkapazität, die sich aus Atemzugvolumen, inspiratorischem und exspiratorischem Reservevolumen zusammensetzt. Sie gibt Auskunft über die Ausdehnungsfähigkeit von Lunge und Brustkorb.

Die Vitalkapazität hängt von Alter, Geschlecht, Körpergröße und körperlicher Kondition ab. Sie beträgt bei einem jungen Erwachsenen ca. 4,5–5 l.

8.5.3 Atmungsgrößen (Ventilationsgrößen)

Als Atmungs- oder Ventilationsgrößen werden bezeichnet (→ Abb. 8.23):

- Atemzeitvolumen
- Totraumventilation
- Alveoläre Ventilation.

Atemzeitvolumen

Das Atemzeitvolumen entspricht dem Produkt aus **Atemzugvolumen** und **Atemfrequenz** (= Anzahl der Atemzüge/min). In Ruhe beträgt das Atemzugvolumen ca. 500 ml und die Atemfrequenz ca. 14 Atemzüge/min. Daraus ergibt sich ein Atemzeitvolumen von 7 l/min.

Unter körperlicher Belastung nimmt das Atemzeitvolumen zu, je nach Belastung bis über 100 l/min.

▬ Totraumventilation

Da in oberen und unteren Atemwegen kein Gasaustausch erfolgt, werden diese als **anatomischer Totraum** bezeichnet. Werden bei bestimmten Lungenerkrankungen Lungenalveolen zwar belüftet, aber nicht durchblutet, sodass sie nicht am Gasaustausch teilnehmen, handelt es sich um **funktionellen Totraum.**

Näherungsweise beträgt das Volumen des anatomischen Totraums in ml das doppelte Körpergewicht in Kilogramm, z. B. beim Erwachsenen von 75 kg ca. 150 ml. Bei einem Atemzugvolumen von 500 ml erreichen also nur 350 ml (= 70 % der Einatmungsluft) die Alveolen. Die Totraumventilation beträgt damit 2,1 l/min.

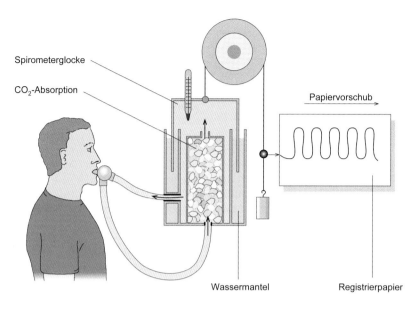

Spirometerglocke

CO_2-Absorption

Papiervorschub

Wassermantel

Registrierpapier

8.24 Bestimmung von Atemvolumina mittels Spirometer

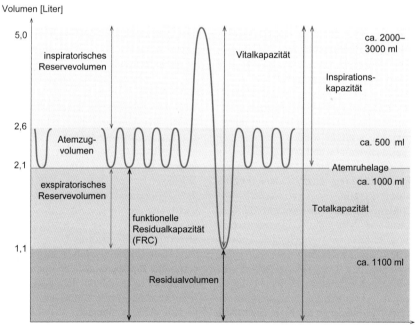

Volumen [Liter]

5,0

inspiratorisches
Reservevolumen

Vitalkapazität

ca. 2000–3000 ml

Inspirations-kapazität

2,6

Atemzug-volumen

ca. 500 ml

2,1

Atemruhelage

ca. 1000 ml

exspiratorisches
Reservevolumen

funktionelle
Residualkapazität
(FRC)

Totalkapazität

1,1

ca. 1100 ml

Residualvolumen

Zeit

8.25 Lungen- und Atemvolumina

■ Alveoläre Ventilation

Die **alveoläre Ventilation** ist die entscheidende Größe, die die Belüftung am Ort des Gasaustauschs beschreibt. Sie ergibt sich, wenn man vom Atemzeitvolumen die Totraumventilation abzieht. Bei dem durchschnittlichen Atemzeitvolumen von ca. 7 l/min beträgt die Totraumventilation 2,1 l/min und die alveoläre Ventilation somit 4,9 l/min.

Steigt die Atemfrequenz bei gleichzeitiger Abnahme des Atemzugvolumens, so nimmt die Totraumbelüftung zu und die alveoläre Belüftung ab. Bei einer Atemfrequenz von 30/min und einem Atemzugvolumen von 200 ml steigt die uneffektive Totraumbelüftung auf 4,5 l/min und sinkt die alveoläre Ventilation auf nur noch 1,5 l/min.

8.5.4 Ventilationsstörungen

Störungen der Lungenbelüftung heißen **Ventilationsstörungen.** Bei **restriktiven Ventilationsstörungen** wie etwa der Lungenfibrose ist die Dehnbarkeit der Lunge verändert, bei **obstruktiven Ventilationsstörungen** (z. B. dem Asthma bronchiale) behindert eine Verengung der Atemwege die Luftströmung.

8.5.5 Lungenfunktionsprüfungen

Ein Großteil der Atemvolumina kann mittels **Spirometrie** bestimmt werden (→ Abb. 8.24). Das Residualvolumen und die Kapazitäten, in denen dieses enthalten ist, werden mit der **Testgasverdünnung** oder **Bodyplethysmographie** festgestellt.

Beim **Atemstoßtest** (dynamischem Atemtest, Tiffeneau-Test) atmet die Testperson nach einer Inspiration unter Ausnutzung des inspiratorischen Reservevolumens so kräftig wie möglich aus. Mit einem Spirometer wird das während einer Sekunde ausgeatmete Volumen bestimmt. Dieses wird auch als **exspiratorische Einsekundenkapazität** bezeichnet. Diese exspiratorische Einsekundenkapazität ist beim Asthmatiker zu gering.

8.5.6 Atemmechanik

Die Atemmechanik beschreibt die **Druck-Volumen-Beziehungen** bei der Atmung. Wie erwähnt wird die Luftströmung durch ein Druckgefälle zwischen Alveolen und Außenwelt erzeugt. Diese Druckdifferenz heißt **intrapulmonaler Druck.** Bei der Inspiration besteht aufgrund der Thoraxerweiterung ein sog. intrapulmonaler Unterdruck (d. h. der Druck in der Umgebung ist größer als in den Alveolen), bei der Exspiration ein intrapulmonaler Überdruck (→ Abb. 8.26).

Atmungsdrücke und beförderte Luftvolumina hängen besonders von den **Atmungswiderständen** ab.

Elastische Widerstände

Bei den normal im Thorax entfalteten Lungen sind deren elastische Fasern gedehnt. Die Fasern und somit die Lungen sind bestrebt, sich zu verkürzen: Die Lungen weisen eine zum Hilum gerichtete Rückstellkraft auf. Diese Zugspannung wird auf den flüssigkeitsbenetzten Pleuraspalt übertragen, sodass dort ein niedrigerer Druck als in der Außenwelt herrscht (**negativer** intrapleuraler oder **Pleuradruck**). Er beträgt in Atemruhelage ca. -5 cm H_2O ($= 0,5$ kPa), am Ende der Inspiration ca. -8 cm H_2O ($= 0,8$ kPa).

Außerdem besitzen die Lungenalveolen eine **Oberflächenspannung,** die ungebremst zu einem Kollaps der Alveolen führen würde. Dieser Oberflächenspannung wirkt der Surfactant entgegen (→ 8.4.8) und verhindert deren Kollabieren.

Diese elastischen Widerstände müssen bei der Einatmung überwunden werden.

Strömungswiderstände

Die **Strömungswiderstände** (Atemwegswiderstände) hängen von Querschnitt und Länge des Atemwegsabschnitts ab. Sie werden v. a. von Trachea und Bronchien bestimmt (→ Abb. 8.27).

Die Strömungswiderstände sind bei In- wie Exspiration bedeutsam.

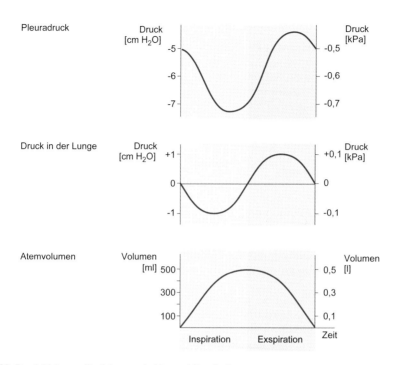

8.26 Druck-Volumen-Beziehungen bei In- und Exspiration

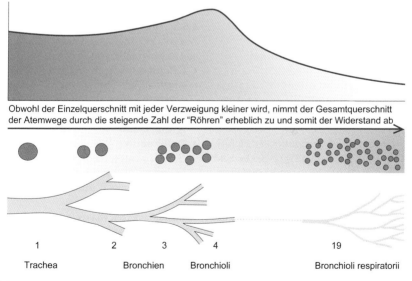

Obwohl der Einzelquerschnitt mit jeder Verzweigung kleiner wird, nimmt der Gesamtquerschnitt der Atemwege durch die steigende Zahl der "Röhren" erheblich zu und somit der Widerstand ab

8.27 Strömungswiderstand in den verschiedenen Abschnitten des Bronchialbaums

8.6 Alveolärer Gasaustausch

● Beim **alveolären Gasaustausch** diffundiert O_2 aus der Alveolarluft durch die Blut-Luft-Schranke (→ 8.4.9) ins Blut und umgekehrt CO_2 aus dem Blut in die Alveolarluft (→ Abb. 8.28).
Der Gasaustausch hängt u. a. ab von Belüftung und kapillärer Durchblutung der Alveolen sowie weiterer Einflussfaktoren auf den Gasaustausch wie etwa einer ausreichenden Gasaustauschfläche.

8.6.1 Gasanteile in Atemluft und Alveolen

Die O_2- und CO_2-Anteile der Alveolarluft hängen von der Alveolarbelüftung und der O_2-Aufnahme bzw. CO_2-Abgabe des alveolären Kapillarbluts ab.
In der Einatmungsluft beträgt der O_2-Anteil 20,9 Vol.% und der CO_2-Anteil 0,03 Vol.% (→ Tab. 8.1). In der Lungenalveole diffundiert O_2 aus der Atmungsluft ins Blut und CO_2 aus dem Blut in die Luft der Alveole. Dadurch beträgt beim Erwachsenen in Ruhe der O_2-Anteil in der Alveolarluft 14 Vol.% und der CO_2-Anteil 5,6 Vol.%. Der Rest in der Einatmungs- wie Alveolenluft ist vor allem Stickstoff (N_2).

Gaspartialdrücke in Atemluft und Alveolen

Jedes Gas übt in einem Gasgemisch einen Teildruck (**Partialdruck**) aus, der seinem Anteil am Gesamtvolumen des Gasgemisches entspricht.
In der Einatmungsluft beträgt der Partialdruck (→ Tab. 8.1) für O_2 150 mm Hg (= 20 kPa) und CO_2 0,2 mm Hg (= 0,03 kPa). Da sich die Gasanteile in der Alveole durch O_2-Aufnahme ins Blut und CO_2-Abgabe aus dem Blut in die Alveolen ändern, ergibt sich in der Alveoarluft ein Partialdruck für O_2 von 100 mmHg (= 13,3 kPa) und für CO_2 von 40 mmHg (= 5,3 kPa).
Gasanteile in der Ausatmungsluft → Tab. 8.1.

8.6.2 Diffusion der Atemgase

Die Diffusion der Atemgase hängt von der **Differenz der Gaspartialdrücke** ab. Die Gase diffundieren stets vom Ort des höheren Partialdrucks zu dem mit niedrigerem Partialdruck.
Da der O_2-Partialdruck im arteriellen Schenkel der Alveolarkapillaren mit 40 mm Hg im Vergleich zur Alveolarluft zunächst sehr niedrig ist, diffundiert O_2 aus der Alveole ins Blut, bis die Partialdrücke ausgeglichen sind. Dann liegt der O_2-Partialdruck in Alveolarluft und kapillärem Blut bei ca. 100 mmHg.
Umgekehrtes gilt für die CO_2-Diffusion. Der CO_2-Partialdruck beträgt in der Kapillare zunächst 46 mm Hg. CO_2-diffundiert dann so lange aus dem Blut in die Alveolarluft, bis in beiden ein CO_2-Partialdruck von 40 mm Hg vorliegt.

Gastransport im Blut

Der **Gastransport** im Blut erfolgt v. a. durch die Erythrozyten (→ 6.2.1). Dabei wird O_2 an Hämoglobin gebunden, CO_2 liegt vor allem als Bikarbonat (HCO_3^-) vor (→ 6.2.1). Nur ein kleiner Teil von CO_2 und O_2 wird physikalisch gelöst transportiert (→ Abb. 8.28).

8.6.3 Weitere Einflussfaktoren

Wie gut der Gasaustausch in der Lunge funktioniert, hängt außerdem ab von:
- **Gasaustauschfläche.** Je größer die zur Verfügung stehende Oberfläche, desto besser der Gasaustausch. Zu einer Verkleinerung der Austauschfläche kommt es z. B. beim Lungenemphysem
- **Diffusionsweg.** Je länger der Diffusionsweg (je dicker die Blut-Luft-Schranke) ist, desto schlechter können die Atemgase diffundieren. Dies spielt z. B. bei der Lungenfibrose eine Rolle
- **Passagezeit.** Die Passagezeit eines Erythrozyten durch die Kapillare der Alveole ist mit ca. 0,3 s sehr kurz. Diese Zeit reicht jedoch für einen völligen Ausgleich der Gaspartialdrücke.

	Volumenanteil		Partialdruck	
	O_2	CO_2	O_2	CO_2
Einatmungsluft	20,9 Vol.%	0,03 Vol.%	150 mmHg (20 kPa)	0,2 mmHg (0,03 kPa)
Alveolarluft	14 Vol.%	5,6 Vol.%	100 mmHg (13,3 kPa)	40 mmHg (5,3 kPa)
Ausatmungsluft	16 Vol.%	4 Vol.%	114 mmHg (15,2 kPa)	29 mmHg (3,9 kPa)

Tab. 8.1 Volumenanteile und Partialdrücke der Atemgase bei Ruheatmung

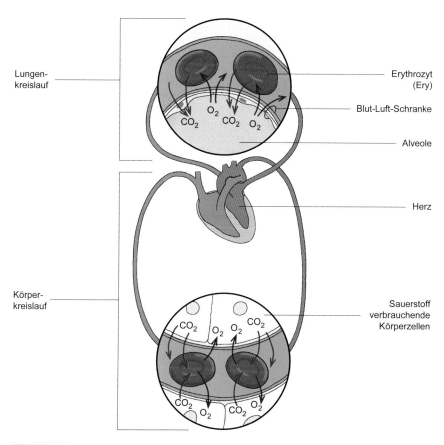

CO_2-Transport im Blut		O_2-Transport im Blut
45% als HCO_3^- im Plasma		1,5% gelöst im Plasma
45% im Ery	35% als HCO_3^-	98,5% als HbO_2 im Ery
	10% als $HbCO_2$	
10% gelöst im Plasma		

8.28 Gastransport im Blut

8.6.4 Lungendurchblutung

Sauerstoffaufnahme und Kohlendioxidabgabe hängen außerdem ab von einer intakten Lungendurchblutung, die den ständigen Nachschub bzw. Abtransport von Blut sicherstellt. Die Lungendurchblutung beträgt in Ruhe ca. 5–6 l/min.

Dabei besteht eine Blutdruckdifferenz zwischen Pulmonalarterien und linkem Vorhof von ca. 8 mm Hg. Diese kleine Blutdruckdifferenz erklärt sich dadurch, dass der Strömungswiderstand in den Lungengefäßen sehr gering ist.

Bei einem niedrigen alveolären O_2-Partialdruck **(Hypoxie)** nimmt aufgrund einer Gefäßverengung (Vasokonstriktion) im Bereich dieser Alveolen deren Durchblutung ab. Durch diese Hypoxie-bedingte Vasokonstriktion wird die Durchblutung schlecht belüfteter Lungenalveolen vermindert **(Euler-Liljestrand-Mechanismus)** und der Blutstrom in besser belüftete Lungenalveolen umgeleitet.

8.6.5 Arterielle Blutgaswerte

Die Güte des alveolären Gasaustauschs spiegelt sich in den O_2- und CO_2-Partialdrücken des Blutes wider. Letztere können bestimmt und zur Beurteilung der **Lungenfunktion** herangezogen werden. Mit zunehmendem Alter nimmt der O_2-Partialdruck im Blut ab: Beim Jugendlichen beträgt der **arterielle O_2-Partialdruck** ca. 95 mmHg, beim 70-Jährigen nur noch ca. 70 mmHg.

Da die **Sauerstoffsättigung** der Erythrozyten, d. h. deren Beladung mit O_2, in den Alveolen keiner hohen O_2-Partialdrücke bedarf, ist die Sauerstoffsättigung jedoch bei Jugendlichen und Älteren nahezu gleich hoch. Dies zeigt die **Sauerstoffbindungskurve** des Hämoglobins (→ Abb. 8.31): Ab ca. 75 mmHg verläuft sie sehr flach, d. h. eine Zunahme des O_2-Partialdruckes führt kaum noch zu einer Steigerung der Sauerstoffsättigung.

8.7 Atmungsregulation

Die **Atmungsregulation** dient vor allem dazu, die Atmung und damit Lungenbelüftung den Ruhe- und Belastungsbedingungen anzupassen und dabei die Partialdrücke von O_2 und CO_2 und den pH-Wert des Blutes konstant zu halten.

Die Atmungsregulation erfolgt über das ZNS **(zentrale Atmungsregulation)**, über **Mechano- und Chemorezeptoren.**

8.7.1 Zentrale Atmungsregulation

Für die zentrale Atmungsregulation sind Nervenzellen im **Hirnstamm** (Pons und Medulla oblongata → 14.4.13) und im oberen Halsabschnitt des Rückenmarks zuständig. Diese Bereiche werden auch als **Atemzentrum** zusammengefasst (→ Abb. 8.29).

Dabei gibt es Nervenzellen, welche die Inspiration auslösen **(inspiratorische Neurone),** und solche, die während der Exspiration aktiv sind **(exspiratorische Neurone).** Die Impulse dieser Nervenzellen werden über N. phrenicus (Zwerchfellnerv) und Interkostalnerven zur Atemmuskulatur weitergeleitet. Aus dem Zusammenspiel der Nervenzellen ergibt sich der rhythmische Wechsel von In- und Exspiration.

8.7.2 Mechanorezeptive Regulation

Dehnungsrezeptoren im Lungengewebe (→ Abb. 8.29) werden bei der Dehnung der Lunge während der Inspiration erregt und geben ihre Impulse über den N. vagus an das Atmungszentrum weiter. Dieses löst dann eine Gegenbewegung und damit die Exspiration aus.

Dieser Vorgang erfolgt reflektorisch und wird als Hering-Breuer-Reflex oder als **Lungendehnungsreflex** bezeichnet. Mit diesem Reflex werden die Atmungsbewegungen begrenzt und eine Überdehnung der Lungen verhindert.

Es gibt weitere Mechanorezeptoren in der Atemmuskulatur, die mit für die Regelung des Atmungsablaufs zuständig sind.

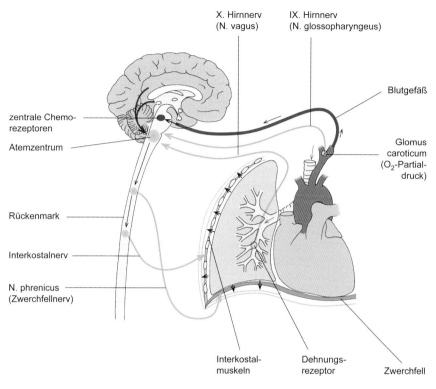

X. Hirnnerv
(N. vagus)

IX. Hirnnerv
(N. glossopharyngeus)

Blutgefäß

zentrale Chemo-
rezeptoren

Atemzentrum

Glomus
caroticum
(O_2-Partial-
druck)

Rückenmark

Interkostalnerv

N. phrenicus
(Zwerchfellnerv)

Interkostal-
muskeln

Dehnungs-
rezeptor

Zwerchfell

8.29 Atmungsregulation

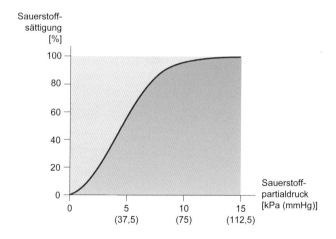

Sauerstoff-
sättigung
[%]

Sauerstoff-
partialdruck
[kPa (mmHg)]

8.30 Sauerstoffbindungskurve des Hämoglobins

8.7.3 Chemorezeptive Regulation

Die chemische Atmungsregulation passt die Atemtätigkeit an die Stoffwechselbedürfnisse des Körpers an. Hierbei werden O_2- und CO_2-Partialdruck sowie pH-Wert ($\rightarrow$ 6.3.3) im arteriellen Blut durch die Atemtätigkeit geregelt: Bei Anstieg des CO_2-Partialdruckes wird die Atemtätigkeit, d. h. das Atemzeitvolumen ($\rightarrow$ 8.5.3), gesteigert, damit mehr CO_2 abgeatmet werden kann. Auch bei Absinken des arteriellen pH-Wertes erfolgt eine Steigerung der Atemtätigkeit, während bei Absinken des arteriellen O_2-Partialdruckes die Atemtätigkeit nur gering zunimmt.

Die für die Steuerung notwendige Registrierung der Gas-Partialdrücke und des pH-Wertes erfolgt über **periphere und zentrale Chemorezeptoren.**

Periphere Chemorezeptoren

Die peripheren Chemorezeptoren befinden sich in Zellansammlungen, sog. **Paraganglien.** Ein solches Paraganglion ist z. B. das **Glomus caroticum** ($\rightarrow$ Abb. 8.29) an der Teilungsstelle der A. carotis com. (gemeinsamen Halsschlagader) in die A. carotis int. und ext. Die Nervenimpulse werden dann über den N. glossopharyngeus ($\rightarrow$ 14.9.1) zum Atmungszentrum geleitet. Weitere Paraganglien liegen u. a. im Bereich des Aortenbogens **(Glomera aortica),** ihre Impulse werden über den N. vagus weitergeleitet.

Die peripheren Chemorezeptoren sind von besonderer Bedeutung für die Registrierung des O_2-Partialdrucks.

Zentrale Chemorezeptoren

Die zentralen Chemorezeptoren befinden sich im Hirnstamm ($\rightarrow$ Abb. 8.29) und registrieren vor allem CO_2-Partialdruck und pH-Wert.

8.7.4 Atmungssteuerung durch Muskeltätigkeit

Bei Muskelarbeit ist eine Steigerung der Atemtätigkeit zu beobachten, die nicht allein durch die Tätigkeit der Chemorezeptoren erklärt werden kann.

Da die Muskeltätigkeit durch sog. motorische Zentren im Gehirn ausgelöst wird, ist anzunehmen, dass diese motorischen Zentren nicht nur die Muskeltätigkeit auslösen, sondern auch mit dem Atemzentrum „verschaltet" sind und so zu einer Zunahme der Atmungstätigkeit führen.

Darüber hinaus gibt es zahlreiche weitere **unspezifische Atemreize,** welche die Atmung beeinflussen, z. B. Angst, Schmerz, Wärme- und Kältereize.

8.7.5 Fachbegriffe für die Atmungstätigkeit

- **Normoventilation:** Normale Atmung, normale Blutgase
- **Hyperventilation:** Gesteigerte Atmung mit veränderten Blutgasen
- **Hypoventilation:** Verminderte Atmung mit veränderten Blutgasen
- **Eupnoe:** Beschwerdefreie Ruheatmung
- **Hyperpnoe:** Vertiefte Atmung
- **Tachypnoe:** Zu schnelle Atmung
- **Bradypnoe:** Zu langsame Atmung
- **Apnoe:** Atemstillstand
- **Dyspnoe:** Erschwerte Atmung mit dem Gefühl der Atemnot
- **Asphyxie:** Atem- und Herz-Kreislauf-Stillstand infolge Atemstörung

8.7.6 Atemstillstand

Ein Atemstillstand ist unmittelbar lebensbedrohlich. Mit Beginn eines Atem- und Kreislaufstillstands tritt der sog. **klinische Tod** ein.

Ein Atem- und Kreislaufstillstand über ca. 4–8 min Dauer führt durch O_2-Mangel und CO_2-Anreicherung zu irreparablen Schäden lebenswichtiger Organe, z. B. des Gehirns. Sind alle Organ- und Zellfunktionen erloschen, spricht man vom **biologischen Tod.**

In einem kurzen Zeitfenster nach Eintreten des klinischen Todes besteht die Möglichkeit der **Wiederbelebung**, z. B. durch Atemspende und Herzmassage.

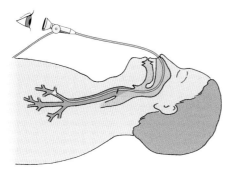

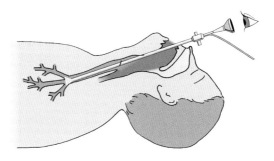

8.31 Bronchoskopie mit einem biegsamen, schlauchartigen (oben) oder einem starren, rohrartigen (unten) Instrument

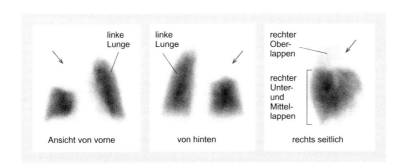

8.32 Lungenszintigraphie. In diesem Fall besteht eine Embolie im rechten Oberlappen. [E548]

251

8.8 Untersuchungsmethoden

Zur Untersuchung der **unteren Luftwege** und der **Lunge** werden verschiedene, vor allem röntgenologische Verfahren eingesetzt. Im Einzelnen handelt es sich um:

- **Röntgenologische Übersichtsaufnahmen des Thorax.** Auf diesen Übersichtsaufnahmen lassen sich z. B. Entzündungen, Tumoren und Lungenstauung feststellen
- **Computertomografie (CT).** Die CT erlaubt eine detaillierte röntgenologische Diagnostik (→ 4.10) zur Erkennung von z. B. Pneumonien, Tumoren, Emphysem und Lungenembolie. Sie hat heute große Bedeutung in der Lungendiagnostik
- **Sonografie** (→ 4.10). Sie wird insbesondere zum Nachweis eines Pleuraergusses eingesetzt

- **Lungenszintigrafie** (→ Abb. 8.32). Bei der heute selten durchgeführten Lungenszintigrafie werden kleine, radioaktiv markierte Partikel in den Blutkreislauf gespritzt und setzen sich in den durchbluteten Lungenkapillaren ab, was sich durch Messung der Radioaktivität über dem Brustkorb bestätigen lässt. Sind Lungenbezirke nicht durchblutet, so stellen sie sich im Lungenszintigramm als weiße Flächen dar
- **Bronchoskopie** (→ Abb. 8.31). Bei der Bronchoskopie werden mit einem dünnen Endoskop Luftröhre und Bronchien bis zu den Segmentbronchien betrachtet. Im Rahmen dieser Inspektion können auch **Bronchialabstriche** und **Lungengewebebiopsien** gewonnen werden.

Wiederholungsfragen

1. Welche Aufgaben haben die Atemwege? (→ 8.1)
2. Wo befinden sich die Nasenmuscheln? (→ 8.2.1)
3. Welche Abschnitte des Rachens sind an der Atemluftleitung beteiligt? (→ 8.2.3)
4. Welchen Aufbau zeigt respiratorisches Epithel? (→ 8.2.4)
5. Woraus besteht das Kehlkopfskelett? (→ 8.3.1)
6. Welche Bedeutung haben die Stimmbänder für die Stimmbildung? (→ 8.3.2)
7. Welche Strukturen bilden die Wand von Trachea und Hauptbronchien? (→ 8.3.3)
8. Wodurch unterscheiden sich rechte und linke Lunge hinsichtlich Lappen und Segmente? (→ 8.4.1)
9. Welche Strukturen treten am Lungenhilum ein bzw. aus? (→ 8.4.2)
10. Wo befindet sich der Pleuraspalt? (→ 8.4.4)
11. Was sind die hauptsächlichen Abschnitte des Bronchialbaums? (→ 8.4.5)
12. Welche Ursachen hat Asthma bronchiale? (→ 8.4.6)
13. Wie ist der Feinbau eines Interalveolarseptums? (→ 8.4.8)
14. Aus welchen Strukturen besteht die Blut-Luft-Schranke? (→ 8.4.9)
15. Welche Strukturveränderungen treten bei Lungenfibrose auf? (→ 8.4.10)
16. Was versteht man unter Ventilation? (→ 8.5.1)
17. Was ist die Vitalkapazität? (→ 8.5.2)
18. Wie errechnet sich das Atemzeitvolumen? (→ 8.5.3)
19. Was bedeutet anatomischer Totraum? (→ 8.5.3)
20. Wie hoch ist der O_2-Partialdruck in Einatmungs- und Alveolarluft? (→ 8.6.1)
21. Wie werden O_2 und CO_2 im Blut transportiert? (→ 8.6.2)
22. Welche Bedeutung hat das Atemzentrum im Hirnstamm? (→ 8.7.1)
23. Wo sind die Chemorezeptoren für die chemische Atmungsregulation lokalisiert? (→ 8.7.3)

8

Verdauungssystem, Ernährung und Stoffwechsel

9.1	Übersicht	254
9.1.1	Peritonealhöhle und Verdauungssystem	254
9.1.2	Wandbau des Verdauungstraktes	254
9.2	Mundhöhle	256
9.2.1	Mundschleimhaut	256
9.2.2	Zähne	256
9.2.3	Zahnaufbau	256
9.2.4	Zunge	260
9.2.5	Kopfspeicheldrüsen	260
9.2.6	Funktion des Speichels	262
9.2.7	Speicheldrüsenerkrankungen	264
9.3	Rachen	264
9.3.1	Feinbau des Rachens	264
9.3.2	Schlucken	264
9.4	Ösophagus	266
9.4.1	Feinbau des Ösophagus	266
9.4.2	Funktion des Ösophagus	266
9.5	Magen	266
9.5.1	Magenabschnitte	266
9.5.2	Funktionen des Magens	266
9.5.3	Feinbau des Magens	268
9.5.4	Regulation der Magensaftsekretion	268
9.5.5	Erbrechen	270
9.5.6	Magenerkrankungen	270
9.6	Dünndarm	272
9.6.1	Dünndarmabschnitte	272
9.6.2	Feinbau des Dünndarms	272
9.6.3	Dünndarmsekret	274
9.6.4	Funktion des Dünndarms	274
9.7	Dickdarm	274
9.7.1	Dickdarmabschnitte	274
9.7.2	Feinbau des Dickdarms	276
9.7.3	Funktion des Dickdarms	276
9.7.4	Anus und Analverschluss	276
9.7.5	Dickdarmerkrankungen	276
9.8	Gefäßversorgung des Magen-Darm-Trakts	276
9.9	Steuerung des Magen-Darm-Trakts	278
9.10	Leber und Gallenwege	278
9.10.1	Lage und Gestalt der Leber	278
9.10.2	Feinbau der Leber	280
9.10.3	Gallenwege	282
9.10.4	Gallenblase	282
9.10.5	Stoffwechselleistungen der Leber	282
9.10.6	Lebererkrankungen	284
9.11	Pankreas	286
9.11.1	Feinbau	286
9.11.2	Funktionen des exokrinen Pankreas	288
9.11.3	Pankreaserkrankungen	288
9.12	Die Verdauung im Überblick	288
9.12.1	Kohlenhydratverdauung	288
9.12.2	Fettverdauung	288
9.12.3	Proteinverdauung	288
9.13	Ernährung und Stoffwechsel	290
9.13.1	Brennwert	290
9.13.2	Energieumsatz und Energiebedarf	290
9.13.3	Fette	292
9.13.4	Kohlenhydrate	294
9.13.5	Proteine	294
9.13.6	Vitamine	296
9.13.7	Faser- und andere Pflanzenstoffe	296
9.13.8	Mineralstoffe	296
9.13.9	Wasser	296
9.13.10	Körpergewicht	298
9.13.11	Gewichtsbeurteilung	298
9.14	Untersuchungsmethoden der Verdauungsorgane	298
	Wiederholungsfragen	300

9.1 Übersicht

Der Mensch kann die für die Energiegewinnung und seine Strukturen benötigten Substanzen nicht selber herstellen. Er braucht ein kompliziertes **Verdauungssystem,** das die aufgenommene Nahrung zerkleinert, enzymatisch aufbereitet, die aufgeschlossenen Bausteine resorbiert und ins Blut überführt und nicht benötigte Substanzen wieder ausscheidet.

■ **Gliederung des Verdauungssystems**
Das Verdauungssystem erstreckt sich von den Lippen bis zum After und gliedert sich in zwei große Abschnitte:
- Den **Kopfdarm** aus Mundhöhle und Rachen
- Den röhrenförmigen **Rumpfdarm** aus Speiseröhre (Ösophagus), Magen, Dünn- und Dickdarm (→ Abb. 9.1).

Zum Verdauungssystem gehören außerdem **Kopfspeicheldrüsen, Leber** und **Pankreas** (Bauchspeicheldrüse), die ihre Verdauungssekrete in den Verdauungstrakt abgeben.

9.1.1 Peritonealhöhle und Verdauungssystem

Bauchhöhle (Cavitas abdominalis) und **Beckenhöhle** (Cavitas pelvis) sind von einer Tunica serosa ausgekleidet, dem **Peritoneum** (Bauchfell → Abb. 9.3). Die Bauchhöhle erstreckt sich vom Zwerchfell bis zum kleinen Becken und lässt sich in **Ober-** und **Unterbauch** gliedern. Die Grenze zwischen beiden bildet das Querkolon (→ Abb. 9.1, → Abb. 9.3). Im Oberbauch befinden sich von rechts nach links Leber, Magen, Milz und hinten, vom Magen verdeckt, das Pankreas. Der Unterbauch wird von Dünn- und Dickdarm eingenommen. Das Peritoneum besteht aus zwei Blättern: Das **Peritoneum parietale** bedeckt die Rumpfwände von innen, das **Peritoneum viscerale** einen Großteil der Bauchorgane. Beide Blätter umschließen die **Peritonealhöhle** (Bauchfellhöhle → Abb. 9.3), einen kapillären Spaltraum.

Das Peritoneum besteht oberflächlich aus einem Mesothel, welches sowohl Flüssigkeit resorbieren als auch abgeben kann. Beide Peritonealblätter sind von einem Flüssigkeitsfilm bedeckt, sodass die mit Peritoneum viscerale bedeckten Organe gegeneinander verschieblich sind.

Organe, die (fast) vollständig von Peritoneum viscerale bedeckt sind, liegen **intraperitoneal.** Intraperitoneale Organe sind über eine Peritonealduplikatur, ein **Meso,** an der rückwärtigen Bauchwand befestigt. Die Namensgebung des Mesos erfolgt nach dem befestigten Organ, so ist z. B. das Mesenterium das Meso des Dünndarms. **Retroperitoneale** Organe haben nur auf einer Seite einen Peritonealüberzug, **extraperitoneale** Organe gar keinen.

9.1.2 Wandbau des Rumpfdarms
Der Wandbau des Verdauungstraktes ist von der Speiseröhre bis zum Dickdarm weitgehend gleich (→ Abb. 9.2):
- Innen liegt eine Tunica mucosa (**Mukosa**). Hier kommen häufig Lymphozytenansammlungen vor (schleimhaut-assoziierte lymphatische Gewebe → 7.5.7). Die Mukosa besteht aus Schleimhautepithel (Epithelium mucosae), Schleimhautbindegewebe (Lamina propria) und Schleimhautmuskelschicht (Lamina muscularis mucosae)
- Die darunter gelegene Tela submucosa (**Submukosa**) bildet eine Bindegewebeschicht zwischen Schleimhaut und Muskelschicht
- Die Tunica muscularis (**Muskularis**) besteht überwiegend aus glatter Muskulatur, die in einer inneren Ring- und einer äußeren Längsmuskelschicht (Stratum circulare und longitudinale) angeordnet ist
- Den äußeren Abschluss bildet eine Tunica adventitia (**Adventitia**) zum bindegewebigen Einbau in die Umgebung oder eine Tunica serosa, das Peritoneum.

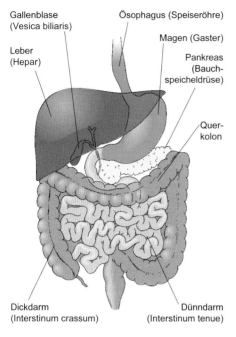

Gallenblase (Vesica biliaris)

Ösophagus (Speiseröhre)

Magen (Gaster)

Leber (Hepar)

Pankreas (Bauchspeicheldrüse)

Querkolon

Dickdarm (Interstinum crassum)

Dünndarm (Interstinum tenue)

9.1 Verdauungsorgane von vorne

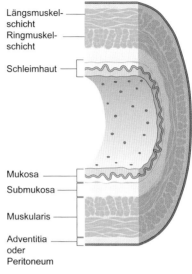

Längsmuskelschicht
Ringmuskelschicht

Schleimhaut

Mukosa
Submukosa

Muskularis

Adventitia oder Peritoneum

9.2 Allgemeiner Wandaufbau des Rumpfdarms

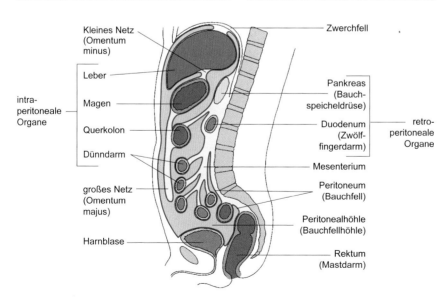

Kleines Netz (Omentum minus)

Leber

intra-peritoneale Organe

Magen

Querkolon

Dünndarm

großes Netz (Omentum majus)

Harnblase

Zwerchfell

Pankreas (Bauchspeicheldrüse)

Duodenum (Zwölffingerdarm)

retro-peritoneale Organe

Mesenterium

Peritoneum (Bauchfell)

Peritonealhöhle (Bauchfellhöhle)

Rektum (Mastdarm)

9.3 Längsschnitt durch die Bauchhöhle mit Darstellung der Peritonealverhältnisse

9

9.2 Mundhöhle

Die **Mundhöhle** (Cavitas oris → Abb. 9.4) reicht von der **Mundspalte** zwischen den **Lippen** bis zu der **Schlundenge** (Isthmus faucium) zwischen den **Gaumenbögen.** Dies sind zwei hintereinander gelegene Schleimhautfalten, zwischen denen sich beidseits die Tonsillae palatinae (Gaumenmandeln → 7.5.8) befinden. Seitlich wird die Mundhöhle von den Wangen, nach unten vom Mundboden (→ 4.5.5) und nach oben vom **harten** und **weichen Gaumen** begrenzt. Der vorne gelegene harte Gaumen ist von Schleimhaut bedeckter Knochen, der weiche Gaumen eine von Schleimhaut bedeckte Muskelplatte. Auf dem Mundboden ist die Zunge befestigt. Der **Hauptraum der Mundhöhle** wird durch Unter- und Oberkieferzähne vom **Mundhöhlenvorhof** (Vestibulum oris) abgegrenzt.

9.2.1 Mundschleimhaut

Die **Mundschleimhaut** besteht aus Epithel (Epithelium mucosae) und darunter befindlichem lockerem Bindegewebe (Lamina propria). Das Epithel ist überwiegend ein mehrschichtiges, unverhorntes Plattenepithel (→ 3.2.3). Das Bindegewebe beherbergt zahlreiche **kleine Speicheldrüsen** (→ 9.2.5). Die Mundhöhle ist physiologischerweise von Bakterien besiedelt.

9.2.2 Zähne

Ein Bestandteil der Mundhöhle sind die in zwei **Zahnreihen** angeordneten **Zähne** (Dentes). Alle Zähne zusammen bilden das **Gebiss.** Zunächst werden die **Milchzähne** bzw. das **Milchgebiss** ausgebildet, später die **bleibenden Zähne** bzw. das **bleibende Gebiss.** Der Durchbruch der 20 Milchzähne erfolgt ca. ab dem sechsten Monat (→ Abb. 9.6). Pro Kieferhälfte sind dies zwei Schneidezähne, ein Eckzahn und zwei Backenzähne.

Etwa ab dem sechsten Lebensjahr werden die Milchzähne im **Zahnwechsel** durch 32 bleibende Zähne ersetzt. Pro Kieferhälfte sind dies (→ Abb. 9.6):

- Zwei **Schneidezähne** (Dentes incisivi, I)
- Ein **Eckzahn** (Dens caninus, C)
- Zwei **vordere Backenzähne** (Dentes premolares, P)
- Drei **Mahlzähne** (Dentes molares, M), von denen der hinterste auch „Weisheitszahn" heißt.

Anhand des **Zahnschemas** kann jeder Zahn eindeutig bezeichnet werden: Zuerst erhält jede Kieferhälfte eine Kennziffer, dann werden die Zähne von der Mitte nach hinten durchnummeriert (→ Abb. 9.7).

Mit Hilfe der Zähne wird die Nahrung mechanisch zerkleinert: Schneide- und Eckzähne beißen die Nahrung scherenförmigen ab, Backen- und Mahlzähne zerkleinern sie. Diese verschiedenen Funktionen spiegeln sich auch in der unterschiedlichen Gestalt der Zähne wider: Die meißelförmigen Schneidezähne haben nur eine Wurzel, die viel dickeren Mahlzähne 4–5 Kauhöcker und bis zu drei Wurzeln (→ Abb. 9.5).

9.2.3 Zahnaufbau

Der bleibende Zahn besteht aus drei Abschnitten (→ Abb. 9.9):
- **Zahnkrone,** die das **Zahnfleisch** (Gingiva) überragt
- **Zahnhals,** der von Zahnfleisch bedeckt wird und aus der knöchernen Zahnalveole herausragt
- **Zahnwurzel,** die im knöchernen Wurzelfach **(Zahnalveole)** der Kieferknochen verankert ist.

Zahnschmelz

Das Zahnbein (Dentin) der Zahnkrone und damit des sichtbaren Teil des Zahnes wird 1–2 mm dick von **Zahnschmelz** (Enamelum) bedeckt. Der zellfreie Zahnschmelz ist die härteste Substanz des Körpers. Er besteht zu 99 % aus der kristallinen Kalziumverbindung **Hydroxylapatit** (→ 3.3.14), angeordnet in sog. Schmelzprismen. In der Zahnentwicklung waren sog. Enameloblasten für die Schmelzbildung zuständig. Sie sind beim fertigen Zahn nicht mehr vorhanden.

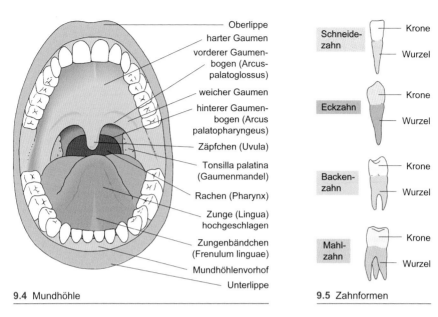

Oberlippe
harter Gaumen
vorderer Gaumen-
bogen (Arcus-
palatoglossus)
weicher Gaumen
hinterer Gaumen-
bogen (Arcus
palatopharyngeus)
Zäpfchen (Uvula)
Tonsilla palatina
(Gaumenmandel)
Rachen (Pharynx)
Zunge (Lingua)
hochgeschlagen
Zungenbändchen
(Frenulum linguae)
Mundhöhlenvorhof
Unterlippe

9.4 Mundhöhle

Schneide-
zahn — Krone / Wurzel

Eckzahn — Krone / Wurzel

Backen-
zahn — Krone / Wurzel

Mahl-
zahn — Krone / Wurzel

9.5 Zahnformen

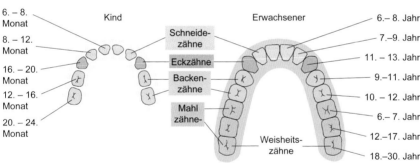

6. – 8.
Monat
8. – 12.
Monat
16. – 20.
Monat
12. – 16.
Monat
20. – 24.
Monat

Kind

Erwachsener

Schneide-
zähne
Eckzähne
Backen-
zähne
Mahl
zähne-

Weisheits-
zähne

6.– 8. Jahr
7.–9. Jahr
11. – 13. Jahr
9.–11. Jahr
10. – 12. Jahr
6.– 7. Jahr
12.–17. Jahr
18.–30. Jahr

9.6 Links Milchgebiss, rechts Dauergebiss mit Altersangaben für Zahndurchbruch bzw. -wechsel

rechte Oberkieferhälfte: Kennziffer 1		linke Oberkieferhälfte: Kennziffer 2
18 17 16 15 14 13 12 11	11 21 — 18 / 28	21 22 23 24 25 26 27 28
48 47 46 45 44 43 42 41	48 / 38 — 41 31	31 32 33 34 35 36 37 38
rechte Unterkieferhälfte: Kennziffer 4		linke Unterkieferhälfte: Kennziffer 3

9.7 Zahnschema beim Dauergebiss

9

Zahnzement

Im Bereich der Zahnwurzel wird das Zahnbein (Dentin) bis zu 0,5 mm dick von dem knochenähnlichen **Zahnzement** (Cementum) bedeckt. Er besteht zu 60 % aus Kalziumverbindungen und enthält eingemauerte **Zementozyten,** die die organische Substanz, vor allem Kollagenfasern, gebildet haben (→ Abb. 9.10).

Zahnbein (Dentin)

Den Kern des Zahnes bildet eine knochenähnliche Substanz, das **Dentin** (Zahnbein). Es besteht zu ca. 70 % aus anorganischen, vor allem Kalziumverbindungen (→ 3.3.14). Das Dentin wird während der Zahnentwicklung von **Odontoblasten** gebildet, die auch beim fertigen Zahn noch vorhanden sind. Diese liegen mit ihren Zellkörpern an der Grenze des zentralen Hohlraums des Zahnes, der **Pulpahöhle.** Odontoblastenfortsätze ziehen in **Dentinkanälchen** tief ins Dentin hinein (→ Abb. 9.10). In diese Dentinkanälchen treten auch feine Nervenfasern, die Schmerz vermitteln. Dadurch sind Dentinverletzungen, z. B. beim Bohren, sehr schmerzhaft.

Pulpahöhle

Die Pulpahöhle ist der zentrale, dentinfreie Raum des Zahnes. Am Rand wird sie von den Zellkörpern der Odontoblasten gesäumt. Ihr übriger Raum ist von Bindegewebe **(Pulpa)** erfüllt. Die Pulpahöhle geht in den **Wurzelkanal** über, über den Blutgefäße und Nervenfasern für Temperatur- und Schmerzempfindungen eintreten.

Zahnhalteapparat (Parodontium)

Der Zahn wird im Bereich der Zahnwurzel durch den Zahnhalteapparat **(Parodontium)** im Kiefer befestigt. Zum Zahnhalteapparat zählen Zahnzement, **Wurzelhaut** (Desmodontium), **Alveolarknochen** und Zahnfleisch (→ Abb. 9.9). Zwischen dem Zement der Zahnwurzel und dem Alveolarknochen besteht ein ca. 0,2 mm breiter Spaltraum. Dieser enthält Fibroblasten und kollagene Fasern, die sog. **Sharpey-Fasern,** welche die Wurzelhaut bilden. Die kollagenen Faserbündel sind einerseits im Alveolarknochen und andererseits im Zahnzement befestigt. Sie sorgen für eine feste, federnde Aufhängung der Zahnwurzel im Alveolarknochen.

Nervenversorgung

Die Nervenversorgung der Zähne, d. h. Schmerz- und Temperaturempfinden, erfolgt über Äste des **N. trigeminus** (→ Abb. 9.8, → 14.9.1).

Zahnkaries

Zahnkaries (Zahnfäule) ist eine Erkrankung der Zahnhartsubstanzen. Durch Säure bildende Bakterien, die besonders reichlich in den **Zahnbelägen** (Plaques) bei schlechter Zahnpflege zu finden sind, entsteht ein saures Milieu an den Zähnen, wodurch Kalziumverbindungen aus der Hartsubstanz herausgelöst werden können (Demineralisierung). Zunächst wird der Zahnschmelz zerstört, später das Dentin, im Extremfall praktisch der ganze Zahn.

Zahnfleischentzündung

Bei Ablösung des Zahnfleisches vom Zahnhals im Rahmen einer **Zahnfleischentzündung** (Gingivitis) können Krankheitserreger in den Zahnhalteapparat vordringen. Sie führen zu einer Wurzelhautentzündung **(Parodontitis)** und evtl. einer Schädigung des gesamten Zahnhalteapparats.

Parodontose

Bei der **Parodontose** kommt es nicht nur zu einem Zahnfleischschwund, sondern zu einem Schwund des gesamten Zahnhalteapparats bis hin zum Zahnausfall. Früher häufige Ursache war ein chronischer Vitamin-C-Mangel **(Skorbut):** Für den ständigen Umbau des Zahnhalteapparates müssen Kollagenfasern auf- und abgebaut werden, zur Bildung der kollagenen Fasern ist aber Vitamin C notwendig.

Kieferorthopädie

Der ständige Umbau der Kollagenfasern und des Alveolarknochens je nach Druck- und Zugbelastungen ermöglicht auch, dass man durch sog. **Zahnspangen** Stellungsänderungen von Zähnen bewirken kann.

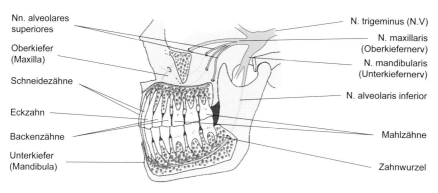

Nn. alveolares superiores

Oberkiefer (Maxilla)

Schneidezähne

Eckzahn

Backenzähne

Unterkiefer (Mandibula)

N. trigeminus (N.V)

N. maxillaris (Oberkiefernerv)

N. mandibularis (Unterkiefernerv)

N. alveolaris inferior

Mahlzähne

Zahnwurzel

9.8 Nervenversorgung der Zähne

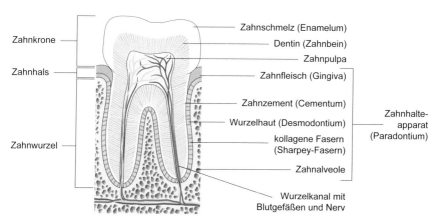

Zahnkrone

Zahnhals

Zahnwurzel

Zahnschmelz (Enamelum)

Dentin (Zahnbein)

Zahnpulpa

Zahnfleisch (Gingiva)

Zahnzement (Cementum)

Wurzelhaut (Desmodontium)

kollagene Fasern (Sharpey-Fasern)

Zahnalveole

Wurzelkanal mit Blutgefäßen und Nerv

Zahnhalte-apparat (Paradontium)

9.9 Längsschnitt durch einen Backenzahn und seine Wurzeln

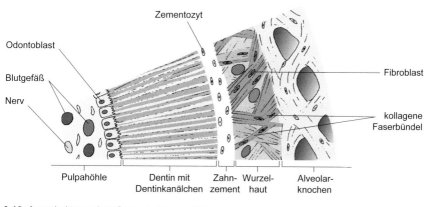

Zementozyt

Odontoblast

Blutgefäß

Nerv

Fibroblast

kollagene Faserbündel

Pulpahöhle | Dentin mit Dentinkanälchen | Zahn-zement | Wurzel-haut | Alveolar-knochen

9.10 Ausschnitt aus dem Querschnitt einer Zahnwurzel

9.2.4 Zunge

Die **Zunge** (Lingua) ist ein mit Schleimhaut bedeckter Muskelkörper in der Mundhöhle. Von oben schaut man auf den **Zungenrücken** (Dorsum linguae → Abb. 9.13), zum Mundboden hin liegt die **Zungenunterseite**.

Die Zunge gliedert sich in **Zungenspitze, -körper** und **-grund**. Zwischen Zungenkörper und -grund ist eine V-förmige Rinne, der **Sulcus terminalis** (→ Abb. 9.11).

Die Zunge ist nicht nur für die Beförderung des Nahrungsbissens, sondern auch für dessen Betasten, Temperatur- und Geschmackskontrolle zuständig. Auch dient sie der Schmerzwahrnehmung. Entsprechend ist die Zungenschleimhaut reichlich von sensorischen Nervenfasern durchzogen, die aus drei Hirnnerven stammen, nämlich N. trigeminus, N. glossopharyngeus und N. vagus (N. V, IX, X → 14.9.1).

Außerdem ist die Zunge für die Lautbildung (→ 8.3.2) wichtig und an der Immunabwehr beteiligt, da sich am Zungengrund lymphatisches Gewebe befindet, die Tonsilla lingualis (Zungenmandel → 7.5.8).

Feinbau der Zunge

Die Zungenschleimhaut entspricht dem Bau der Mundschleimhaut (→ 9.2.1). Im Bereich des Zungenrückens bildet die Schleimhaut unterschiedlich geformte **Zungenpapillen** (Papillae linguales → Abb. 9.11), die dem Zungenrücken eine samtartige Oberfläche geben. Die Papillen bedecken den gesamten Zungenrücken bis zum Sulcus terminalis.

Zungenpapillen

Nach der Form werden vier Papillentypen unterschieden:
- **Fadenpapillen** (Papillae filiformes)
- **Pilzpapillen** (Papillae fungiformes)
- **Blätterpapillen** (Papillae foliatae)
- **Wallpapillen** (Papillae vallatae).

Die Fadenpapillen sind fadenförmig und laufen spitz zu. Sie bedecken den gesamten Zungenrücken (→ Abb. 9.12) und dienen v. a. dem Tastempfinden.

Die Pilzpapillen sind deutlich seltener und bilden pilzförmige Erhabenheiten. Sie dienen v. a. dem Tast- und Temperaturempfinden.

Die Blätterpapillen, schräg stehende Schleimhautfalten, befinden sich nur an den seitlichen, hinteren Zungenrändern. Ihr Epithel enthält Geschmacksknospen (→ 15.6.1). Im Grund zwischen den Falten münden seröse Drüsen, die mit ihrem dünnflüssigen Sekret die Täler zwischen den Falten von Nahrungsresten frei spülen.

Die Wallpapillen sind am seltensten und mit einem Durchmesser bis zu 2 mm am größten (→ Abb. 9.11). Etwa zehn dieser warzenförmigen Papillen sind direkt vor dem Sulcus terminalis aufgereiht. In ihrer Schleimhaut befinden sich Geschmacksknospen und seröse Spüldrüsen.

Zungenmuskulatur

Die Zungenmuskulatur ist quergestreifte Skelettmuskulatur. Die geflechtartig verwobene **Binnenmuskulatur** macht die Zunge so verformbar (→ Abb. 9.12). Von außen strahlt die **Außenmuskulatur** ein, die v. a. für die Zungenbeweglichkeit verantwortlich ist (→ Abb. 9.13). Die Zungenmuskulatur wird vom N. hypoglossus, dem XII. Hirnnerv, motorisch innerviert.

9.2.5 Kopfspeicheldrüsen

In die Mundhöhle münden die **Kopfspeicheldrüsen. Kleine Speicheldrüsen** liegen überall in der Mundschleimhaut verteilt. Sie werden nach der Lokalisation bezeichnet, z. B. Lippendrüsen (Glandulae labiales). Die **großen Speicheldrüsen** sind paarig (→ Abb. 9.14):
- **Glandula parotidea** (Ohrspeicheldrüse, kurz Parotis)
- **Glandula submandibularis** (Unterkieferspeicheldrüse)
- **Glandula sublingualis** (Unterzungenspeicheldrüse).

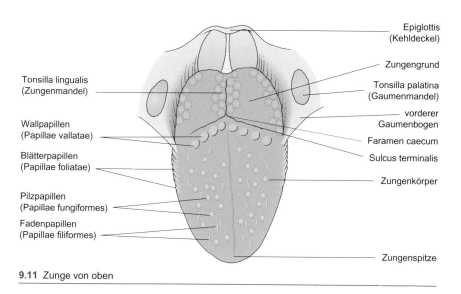

Epiglottis
(Kehldeckel)

Zungengrund

Tonsilla lingualis
(Zungenmandel)

Tonsilla palatina
(Gaumenmandel)

Wallpapillen
(Papillae vallatae)

vorderer
Gaumenbogen

Faramen caecum

Blätterpapillen
(Papillae foliatae)

Sulcus terminalis

Zungenkörper

Pilzpapillen
(Papillae fungiformes)

Fadenpapillen
(Papillae filiformes)

Zungenspitze

9.11 Zunge von oben

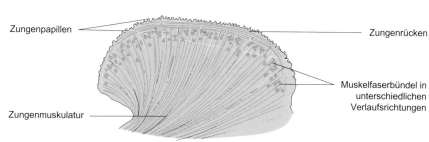

Zungenpapillen

Zungenrücken

Zungenmuskulatur

Muskelfaserbündel in
unterschiedlichen
Verlaufsrichtungen

9.12 Längsschnitt durch die Zunge

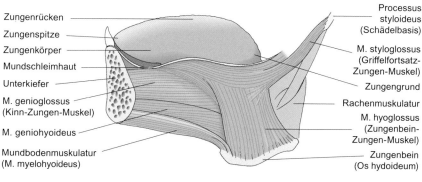

Zungenrücken

Processus
styloideus
(Schädelbasis)

Zungenspitze

Zungenkörper

M. styloglossus
(Griffelfortsatz-
Zungen-Muskel)

Mundschleimhaut

Unterkiefer

Zungengrund

M. genioglossus
(Kinn-Zungen-Muskel)

Rachenmuskulatur

M. geniohyoideus

M. hyoglossus
(Zungenbein-
Zungen-Muskel)

Mundbodenmuskulatur
(M. myelohyoideus)

Zungenbein
(Os hydoideum)

9.13 Äußere Zungenmuskulatur

9

Lage der großen Kopfspeicheldrüsen

Die Glandula parotidea (Ohrspeicheldrüse), die größte unter den Kopfspeicheldrüsen, liegt unter der Haut vor dem äußeren Gehörgang und im Bereich des Kieferwinkels (→ Abb. 9.14). Ihr Ausführungsgang durchbricht den M. buccinator (Wangenmuskel) und mündet im Bereich der seitlichen Oberkieferzähne in den Mundhöhlenvorhof. Die Glandula submandibularis (Unterkieferspeicheldrüse) umschlingt den hinteren Abschnitt der Mundbodenmuskulatur von außen nach innen, während sich die Glandula sublingualis (Unterzungenspeicheldrüse) unter der Schleimhaut des Mundbodens befindet. Beide Drüsen münden mit ihrem Hauptausführungsgang auf einer Papille vorne unter der Zunge.

Feinbau der großen Kopfspeicheldrüsen

Die großen Kopfspeicheldrüsen sind zusammengesetzte exokrine Drüsen (→ 3.2.9). Sie sind in Läppchen gegliedert, wobei sich zwischen den Läppchen wenig lockeres Bindegewebe mit Blutgefäßen und Nerven befindet.

Das Sekret wird in den Endstücken gebildet und über ein unterschiedlich gut ausgebildetes Ausführungsgangsystem aus **Schaltstücken, Streifenstücken** und **Ausführungsgängen** (→ 3.2.9) in die Mundhöhle geleitet. Eine Besonderheit sind die Streifenstücke, erkennbar an einem kubischen bis säulenförmigen Epithel: Der in den Endstücken gebildete **Primärspeichel** ist mit ca. 300 mosm/l isoton (→ 2.3.1), seine Elektrolytzusammensetzung entspricht der des Blutplasmas. In den Streifenstücken werden dem Primärspeichel Na^+- und Cl^--Ionen entzogen. Der so gebildete **Sekundärspeichel** ist dann hypoton.

Unterschiede im Feinbau

Die Gl. parotidea (→ Abb. 9.15) ist eine **rein seröse Drüse,** d.h. alle ihre Endstücke produzieren einen dünnflüssigen (serösen) Speichel (→ 3.2.9). Dieser enthält u.a. α-**Amylase,** die Kohlenhydrate in Form von Glykogen und pflanzlicher Stärke spaltet (→ 9.12.1). Damit beginnt die Kohlenhydratverdauung bereits in der Mundhöhle. Die Ohrspeicheldrüse hat das am besten ausgebildete Ausführungsgangsystem (→ Abb. 9.15).

Die Gl. submandibularis ist eine **gemischte seromuköse Drüse** (→ 3.2.9) – sie hat seröse und muköse, Schleim bildende Endstücke (→ 3.2.9). Insgesamt ist sie überwiegend serös. Auch die Gl. sublingualis (→ Abb. 9.16) ist eine **gemischte seromuköse Drüse,** aber überwiegend mukös. Ihr Gangsystem ist nur gering entwickelt. So fehlen Streifenstücke.

9.2.6 Funktion des Speichels

⬤ Die großen Kopfspeicheldrüsen bilden 0,5–1,5 l **Speichel** pro Tag (→ Tab. 9.1). Speichel hält die Mundschleimhaut feucht und reinigt sie. Beim Essen durchtränkt er die Nahrung mit Flüssigkeit und enthält **Schleime** (Muzine), die den Bissen gleitfähig machen. So wird aus der durch Zähne zerkleinerten Nahrung ein schluckfähiger Speisebrei. Im Speichel kommen außerdem α-Amylase, **IgA** (→ 7.3.5) zur Immunabwehr, **Lysozym** (→ 7.2.2) zum Abtöten von Bakterien und **Wachstumsfaktoren** zur Wundheilung vor. Der pH des Speichels liegt um 7, also im Neutralbereich.

Speichelsekretion

Die ohne Nahrungsaufnahme geringe Speichelsekretion wird bei Nahrungsaufnahme reflektorisch gesteigert, z.B. durch Vorstellung, Geruch und Geschmack von Speisen. Dabei haben parasympathische und sympathische Nerven (→ 14.9.1), welche die Speicheldrüsen innervieren, Einfluss auf die Zusammensetzung des Speichels: Über den Parasympathikus wird die Sekretion eines dünnflüssigen Speichels angeregt, über den Sympathikus die eines zähflüssigen Speichels mit geringem Volumen („trockener Mund" bei Angst oder Erregung).

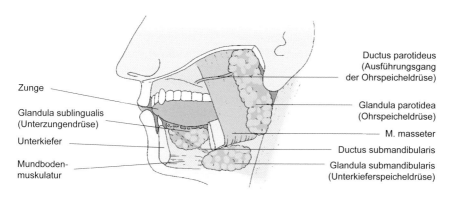

Zunge

Glandula sublingualis
(Unterzungendrüse)

Unterkiefer

Mundboden-
muskulatur

Ductus parotideus
(Ausführungsgang
der Ohrspeicheldrüse)

Glandula parotidea
(Ohrspeicheldrüse)

M. masseter

Ductus submandibularis

Glandula submandibularis
(Unterkieferspeicheldrüse)

9.14 Große Speicheldrüsen mit großen Ausführungsgängen

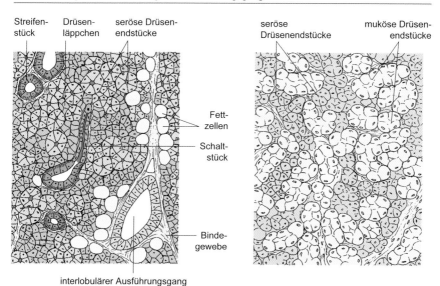

Streifen-
stück

Drüsen-
läppchen

seröse Drüsen-
endstücke

seröse
Drüsenendstücke

muköse Drüsen-
endstücke

Fett-
zellen

Schalt-
stück

Binde-
gewebe

interlobulärer Ausführungsgang

9.15 Schnitt durch Glandula parotidea

9.16 Schnitt durch Glandula sublingualis

Bestandteile	Funktion
Schleime (Muzine)	Gleitbarmachen von Bissen
α-Amylase	Kohlenhydratspaltung
Immunglobulin A (IgA)	Immunabwehr
Lysozym	Abtöten von Bakterien
Wachstumsfaktoren	Wundheilung
Bikarbonat (HCO_3^-)	neutraler pH des Speichels

Tab. 9.1 Speichelbestandteile und deren Funktion

9.2.7 Speicheldrüsenerkrankungen

Speicheldrüsenentzündungen
Insbesondere in Phasen geringer Nahrungsaufnahme und demzufolge geringer Speichelsekretion können Bakterien aus der Mundhöhle in die Speicheldrüsen einwandern und zu einer schmerzhaften **Speicheldrüsenentzündung** führen.

Mumps
Bei **Mumps** führen Mumpsviren 2–3 Wochen nach Ansteckung zu einer Entzündung der Ohrspeicheldrüse, weshalb die Erkrankung auch Parotitis epidemica heißt. Dabei steht das Ohrläppchen charakteristischerweise ab.

Speichelsteine
In den Speicheldrüsen können sich kalziumhaltige Steine bilden, die bei Nahrungsaufnahme durch Speichelfluss in die Ausführungsgänge verschleppt werden können und diese verstopfen. Die Drüse schwillt an und schmerzt, vor allem beim Essen. Am häufigsten ist die Glandula submandibularis betroffen.

9.3 Rachen

Der **Rachen** (Pharynx) ist ein schleimhautausgekleideter Muskelschlauch, der von der Schädelbasis bis zur Speiseröhre reicht.

> Der Rachen gliedert sich in drei Etagen (→ Abb. 9.17):
> - Oben der **Epipharynx** (Nasenrachen, Nasopharynx) mit einer Öffnung zur Nasenhöhle
> - In der Mitte der **Mesopharynx** (Mundrachen, Oropharynx), der in Verbindung mit der Mundhöhle steht
> - Unten der **Hypopharynx** (Kehlkopfrachen, Laryngopharynx), der kontinuierlich in die Speiseröhre übergeht und eine zusätzliche Öffnung in den Kehlkopf hat.

Der Epipharynx ist ein Teil der Atemwege (→ 8.2). Meso- und Hypopharynx hingegen gehören zum Kopfdarm. Sie dienen der Weiterbeförderung von Flüssigkeit und Speisebrei, wobei sich Atem- und Speiseweg im Mesopharynx kreuzen.

Rachenmuskulatur
Die Rachenmuskulatur besteht aus drei **Schlundschnürern** und drei **Schlundhebern,** deren Funktion der Namensgebung entspricht.

9.3.1 Feinbau des Rachens

Innen ist der Rachen von einer Schleimhaut ausgekleidet, die beim Epipharynx der der Atemwege und beim Meso- und Hypopharynx der der Mundhöhle entspricht. Die Rachenschleimhaut enthält reichlich lymphatisches Gewebe, welches für die Immunabwehr bedeutsam ist.

Bei der darunter liegenden muskulären Schicht handelt es sich um quergestreifte Skelettmuskulatur.

9.3.2 Schlucken

Drückt die Zunge einen Bissen rachenwärts, wird durch Berührung vor allem der Gaumenbögen (→ Abb. 9.4) reflektorisch der Schluckvorgang ausgelöst. Das Steuerzentrum für den Schluckakt befindet sich im verlängerten Mark (→ Abb. 14.13).

Da sich im Mesopharynx Luft- und Speisewege kreuzen, muss beim Schlucken sichergestellt sein, dass Speisen oder Getränke nicht in die Nasenhöhle bzw. den Kehlkopf gelangen. Am Schluckakt sind maßgeblich die Muskeln des Mundbodens, des weichen Gaumens und des Rachens beteiligt:

- Die Muskeln des weichen Gaumens verschließen den Mesopharynx zum Epipharynx und sorgen so dafür, dass Speisen und Getränke nicht in die Nase dringen
- Mundboden- und Rachenmuskulatur heben den Kehlkopf, sodass die Epiglottis (Kehldeckel → 8.3.1) über den Kehlkopfeingang gepresst wird und damit die unteren Atemwege verschließt (→ Abb. 9.18). Während des Schluckakts ist damit beim Erwachsenen der Atemvorgang unterbrochen. Nur beim Säugling reicht die Epiglottis bis zum Gaumen, sodass er gleichzeitig atmen und trinken kann.

9

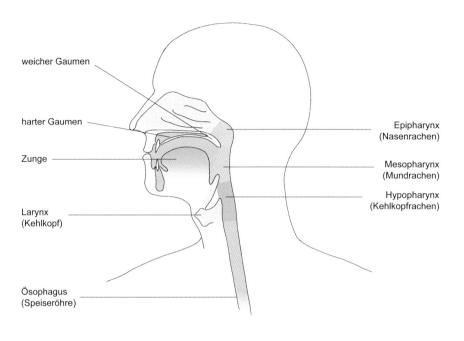

weicher Gaumen

harter Gaumen

Zunge

Larynx
(Kehlkopf)

Ösophagus
(Speiseröhre)

Epipharynx
(Nasenrachen)

Mesopharynx
(Mundrachen)

Hypopharynx
(Kehlkopfrachen)

9.17 Abschnitte des Rachens (Pharynx)

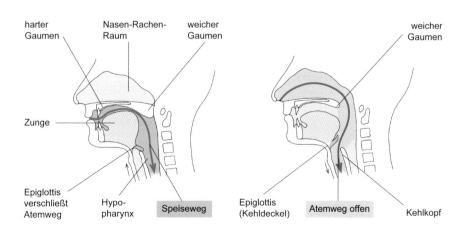

harter
Gaumen

Nasen-Rachen-
Raum

weicher
Gaumen

weicher
Gaumen

Zunge

Epiglottis
verschließt
Atemweg

Hypo-
pharynx

Speiseweg

Epiglottis
(Kehldeckel)

Atemweg offen

Kehlkopf

9.18 Kreuzung von Atem- und Speiseweg im Rachen

9.4 Ösophagus

Der 25–30 cm lange **Ösophagus** (Speiseröhre) beginnt unterhalb des Hypopharynx in Höhe des Ringknorpels des Kehlkopfes. Der **Halsabschnitt** des Ösophagus (→ Abb. 9.18) geht an der oberen Brustkorböffnung in den **Brustabschnitt** über, der das Zwerchfell im **Hiatus oesophageus** durchbricht. Der sich anschließende **Bauchabschnitt** bis zum Eintritt in den Magen ist sehr kurz.

Der Ösophagus zeigt drei natürliche Engen (→ Abb. 9.20), an denen Bissen oder Fremdkörper stecken bleiben können.

9.4.1 Feinbau des Ösophagus

Das Epithel der Schleimhaut ist ein mehrschichtiges unverhorntes Plattenepithel. In der Submukosa gelegene Drüsen (Glandulae oesophageae) geben ihren Schleim auf die Schleimhaut ab und halten sie so gleitfähig. Nach außen schließt sich die Muskularis an (→ 9.1.2), die im oberen Teil aus quergestreifter und im unteren aus glatter Muskulatur besteht.

9.4.2 Funktion des Ösophagus

Der Ösophagus ist ein **Transportschlauch,** der Speisebrei und Flüssigkeit vom Rachen in den Magen befördert. Dabei laufen magenwärts fortschreitende Kontraktionen der Ring- bzw. Längsmuskulatur entlang des Ösophagus. Diese Kontraktionswellen bezeichnet man als **Peristaltik** (→ Abb. 9.21). Außerhalb dieser Transportvorgänge ist der Ösophagus durch die Muskularis nach oben und unten funktionell verschlossen.

Ösophagitis

Funktioniert der Ösophagusverschluss zum Magen nicht richtig, kann saurer Mageninhalt in den Ösophagus gelangen und eine **Ösophagitis** (Speiseröhrenentzündung) mit Sodbrennen und Schmerzen auslösen. Auf Dauer begünstigt diese die Entstehung eines bösartigen **Ösophaguskarzinoms.**

9.5 Magen

An den Ösophagus schließt sich der **Magen** (Gaster) an. Er ist ein erweitertes Hohlorgan, das hauptsächlich im mittleren und linken Oberbauch unter dem Zwerchfell liegt.

Der Magen ist etwa hakenförmig. Er hat eine große Ausbauchung nach links, die **große Kurvatur** (Curvatura major), und rechts eine entsprechend kleinere Einbuchtung, die **kleine Kurvatur** (Curvatura minor → Abb. 9.22). Von der großen Kurvatur geht das **große Netz** (Omentum majus) aus. Es besteht aus gedoppeltem Peritoneum und eingelagertem Fett und ist schürzenförmig über die Unterbauchorgane ausgebreitet. Zwischen der kleinen Kurvatur des Magens und der Leberpforte befindet sich ein weiteres Netz, das **kleine Netz** (Omentum minus).

9.5.1 Magenabschnitte

Der Magen ist von oben nach unten gegliedert in (→ Abb. 9.22):
- Mageneingang (Pars cardiaca, kurz **Cardia**)
- Magengrund (Fundus gastricus, kurz **Fundus**)
- Magenkörper (Corpus gastricum, kurz **Corpus**)
- Magenausgang (**Pars pylorica**), unterteilt in das weitere Antrum pyloricum (**Antrum**) und den engeren **Pyloruskanal**.

Am Ende des Magenausgangs befindet sich ein dicker ringförmiger Muskel, der **Pylorus** (Magenpförtner). An der kleinen Kurvatur bilden sich bei leerem Magen große Schleimhautlängsfalten, die sog. **Magenstraße.**

9.5.2 Funktionen des Magens

Der Magen durchmischt und desinfiziert die Nahrung und entlässt den angedauten Speisebrei portionsweise in den anschließenden Dünndarm. Die hauptsächliche Verdauungsaufgabe des Magens besteht im Abbau von Proteinen. Für diese Aufgaben werden pro Tag 2–3 l **Magensaft** gebildet (Zusammensetzung → 9.5.4).

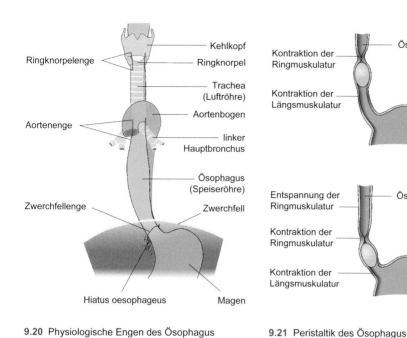

9.20 Physiologische Engen des Ösophagus

9.21 Peristaltik des Ösophagus

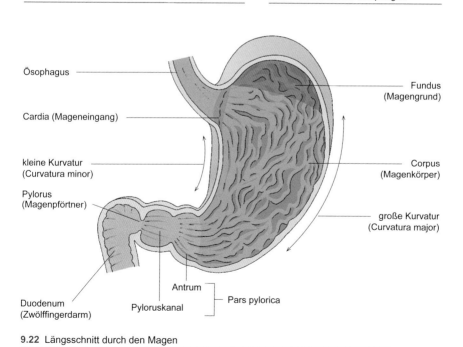

9.22 Längsschnitt durch den Magen

Magenperistaltik

Durch die Magenperistaltik werden Speisebrei und Magensaft miteinander vermischt und Fette emulgiert. Die schubweise Entleerung erfolgt durch vorübergehende Öffnung des Pylorus.

Magenkontraktionen und -entleerung werden v. a. durch Darmwandnervensystem, N. vagus und gastrointestinale Hormone gesteuert (→ 9.5.4).

9.5.3 Feinbau des Magens

Der Feinbau des Magens und v. a. sein Schleimhautaufbau steht in enger Beziehung zu der Aufgabe, Nahrungsproteine in einem sauren Milieu abzubauen.

Oberflächenepithel

Das Oberflächenepithel des Magens ist ein **einfaches Säulenepithel,** das bikarbonathaltige Schleime abgibt. Dadurch entsteht auf der inneren Oberfläche des Magens eine Schleimschicht, die eine wichtige **Schutzfunktion** gegenüber dem aggressiven Magensaft hat.

Magengrübchen

Die Schleimhautoberfläche weist punktförmige Einsenkungen auf, die **Magengrübchen** (Foveolae gastricae → Abb. 9.22). Auch diese werden von Oberflächenepithel ausgekleidet (→ Abb. 9.24).

Magendrüsen

In die Magengrübchen münden die schlauchförmigen **Magendrüsen** (Glandulae gastricae). Diese Magendrüsen sind in das Bindegewebe der Schleimhaut eingebettet und in den verschiedenen Magenabschnitten unterschiedlich gebaut:

- In Cardia und Pars pylorica sezerniert das einfache Säulenepithel der Drüsenschläuche ähnlich dem Oberflächenepithel schützende Schleime
- In Fundus und Corpus liegen die **spezifischen Magendrüsen,** die Gll. gastricae propriae, die den Verdauungssaft des Magens abgeben (→ Abb. 9.24).

Die Drüsenschläuche der spezifischen Magendrüsen lassen sich in zwei Abschnitte gliedern: in einen langen **Drüsenhals** und einen **Drüsenhauptabschnitt** mit Drüsengrund. In diesen Drüsenabschnitten sind drei Zelltypen unterschiedlich verteilt:
- **Nebenzellen**
- **Parietalzellen** (Belegzellen)
- **Hauptzellen.**

Nebenzellen

Die Schleim produzierenden Nebenzellen kommen nur im Drüsenhals vor.

Parietalzellen

Die pyramidenförmigen Parietalzellen sind vor allem im Drüsenhals und z. T. im Hauptabschnitt lokalisiert (→ Abb. 9.24). Sie sezernieren **Salzsäure,** HCl, und machen den Magensaft dadurch sauer (pH 1–2). Die Salzsäure denaturiert die Nahrungsproteine (zerstört also ihre räumliche Struktur), sodass diese für proteinspaltende Enzyme wie etwa Pepsin besser zugänglich werden. Darüber hinaus tötet die Salzsäure die meisten in der Nahrung enthaltenen Bakterien. Die Parietalzellen geben außerdem den **Intrinsic-Faktor** ab. Nur in seiner Anwesenheit kann Vitamin B_{12} gebunden und im Dünndarm resorbiert werden. Bei unzureichender Zufuhr oder Resorption von Vitamin B_{12} kommt es zu einer Anämie (→ 6.2.7).

Hauptzellen

Die Hauptzellen sind v. a. im Drüsenhauptabschnitt lokalisiert (→ Abb. 9.24). Sie bilden **Pepsinogen** als Vorstufe des Verdauungsenzyms **Pepsin.** Pepsin ist eine Protease, die Proteine spaltet. Außerdem sezernieren die Hauptzellen ein Fett spaltendes Enzym, eine **saure Lipase,** die bereits einen Teil des Nahrungsfettes spaltet.

9.5.4 Regulation der Magensaftsekretion

Die Bildung von Salzsäure und Pepsinogen ist stark abhängig von der Nahrungsaufnahme. Sie erfolgt in drei Phasen: kephale, gastrische und intestinale Phase.

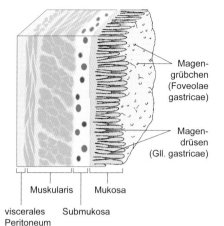

Magengrübchen (Foveolae gastricae)

Magendrüsen (Gll. gastricae)

Muskularis   Mukosa

viscerales   Submukosa
Peritoneum

9.22 Bau der Magenwand

N. vagus-Äste

Acetylcholin
↓
führen zu Pepsinogen-und HCl-Ausschüttung
↑
Gastrin

G-Zellen   Gastrin

9.23 Stimulation der Magensaftsekretion durch Acetylcholin des N. vagus und Gastrin

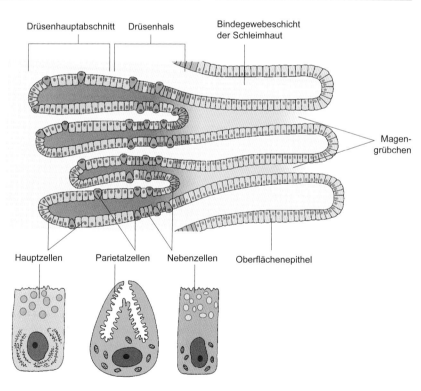

Drüsenhauptabschnitt   Drüsenhals   Bindegewebeschicht der Schleimhaut

Magengrübchen

Hauptzellen   Parietalzellen   Nebenzellen   Oberflächenepithel

9.24 Magenschleimhaut mit spezifischen Magendrüsen

Kephale Phase

In der ersten, kephalen Phase der Magensaftsekretion, führen Geruch und Geschmack, ja sogar die Vorstellung von Speisen, zu einer Aktivierung des N. vagus und damit zur Freisetzung von Acetylcholin in der Magenschleimhaut. Dadurch kommt es zur Sekretion von HCl und Pepsinogen (→ Abb. 9.23, → Abb. 9.25). In dieser Phase wird der Magen auf die Ankunft von Speisen vorbereitet.

Gastrische Phase

Durch die zunehmende Füllung mit Nahrungsbrei kommt es zu einer Dehnung der Magenwand (→ Abb. 9.25). Dieser Reiz führt reflektorisch sowohl über den N. vagus als auch über lokale Mechanismen zu einer **Gastrinausschüttung** mit den oben beschriebenen Effekten. Auch chemische Reize, z. B. Proteinabbauprodukte, Alkohol oder Koffein, fördern die Gastrinfreisetzung.

Intestinale Phase

In der dritten, intestinalen Phase wird vorverdauter Nahrungsbrei des Magens in das Duodenum (Zwölffingerdarm) entleert. Dort signalisiert die Ankunft von sauren Bestandteilen, dass der Nahrungsbrei ausreichend mit Magensäften durchmischt wurde und deren Proteinverdauung eingeleitet worden ist. Dies ist ein Sekretionsreiz für bestimmte disseminierte (verstreut liegende) endokrine Zellen, deren Hormone eine hemmende Wirkungen auf die Magentätigkeit entfalten (→ Abb. 9.25).

▬▬ Steuerung der Beleg- und Hauptzellen
Eine Schlüsselstellung bei der Magensaft- und damit Salzsäureproduktion kommt also dem **Acetylcholin** sowie den Hormonen **Histamin** und **Gastrin** (→ Abb. 9.23) zu, die von verstreut liegenden (disseminierten) endokrinen Zellen abgegeben werden (→ 9.9). Sie alle binden an entsprechende Rezeptoren der Parietalzellen und regen die Sekretion von Salzsäure an. Acetylcholin und Gastrin regen gleichzeitig auch die Hauptzellen zur Sekretion von Pepsinogen

an. Pepsinogen wird zunächst durch die Säure des Magensafts zu Pepsin aktiviert. Die weitere Umwandlung von Pepsinogen zu Pepsin erfolgt dann durch Pepsin selbst.

9.5.5 Erbrechen

Erbrechen ist ein **Schutzreflex,** der schädliche Stoffe aus dem Magen entfernen soll. Nach den Vorboten Übelkeit, Speichelfluss und Schwitzen wird das Zwerchfell in Einatmungsstellung fixiert, der Ösophagus erschlafft, der Kehlkopfeingang wird verschlossen und es kommt zur Kontraktion der Bauchwandmuskulatur mit folgender oraler Entleerung des Magens. Das Brechzentrum in der Medulla oblongata (verlängertes Mark → 14.4.13) steuert diese Vorgänge.

9.5.6 Magenerkrankungen

Gastritis und Magenulkus

Bei der **Gastritis** (Magenschleimhautentzündung) hat sich die Magenschleimhaut entzündet, erkennbar am Vorhandensein von weißen Blutkörperchen (→ 6.2.8). Bei einer schweren Entzündung gehen lokal die Schleimhautschichten verloren.

Durch weiteres Fortschreiten der entzündlichen Zerstörung jenseits der Schleimhaut in die Muskularis hinein entsteht ein **Magenulkus** (Magengeschwür → Abb. 9.26). In ca. 70– 80 % ist an der Ulkusentstehung ein säurebeständiges Bakterium beteiligt, das **Helicobacter pylori.** Es kann heute medikamentös bekämpft werden. Weitere Ursachen sind z. B. eine Abnahme des schützenden Magenschleims oder eine vermehrte Salzsäuresekretion bei Stress.

Magenkarzinom

Der häufigste bösartige Tumor des Magens ist das von den Magendrüsen ausgehende **Magenkarzinom** (→ Abb. 9.27). Magengeschwür und Magenkarzinom können sich bei bloßer Betrachtung mit dem Auge sehr ähnlich sehen.

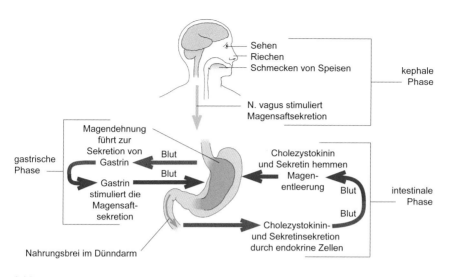

Sehen
Riechen
Schmecken von Speisen — kephale Phase

N. vagus stimuliert Magensaftsekretion

gastrische Phase

Magendehnung führt zur Sekretion von Gastrin — Blut

Gastrin stimuliert die Magensaftsekretion — Blut

Nahrungsbrei im Dünndarm

Cholezystokinin und Sekretin hemmen Magenentleerung — Blut — intestinale Phase

Cholezystokinin- und Sekretinsekretion durch endokrine Zellen — Blut

9.25 Drei Phasen der Magensaftsekretion

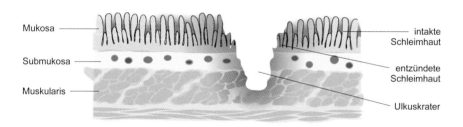

Mukosa — intakte Schleimhaut

Submukosa — entzündete Schleimhaut

Muskularis — Ulkuskrater

9.26 Magengeschwür (Ulkus). Das Geschwür reicht bis in die Muskularis

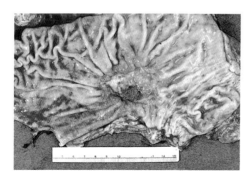

9.27 Geschwürige Form des Magenkarzinoms, die makroskopisch einem Magengeschwür ähnelt [E437]

9.6 Dünndarm

9.6.1 Dünndarmabschnitte

Der **Dünndarm** (Intestinum tenue) ist 4–6 m lang und besteht aus (→ Abb. 9.28):
- **Duodenum** (Zwölffingerdarm)
- **Jejunum** (Leerdarm)
- **Ileum** (Krummdarm).

Der erste Abschnitt, das **Duodenum,** ist mit 25–30 cm am kürzesten. Er ist C-förmig gekrümmt mit dem Bogen nach rechts und überwiegend in der rückwärtigen Körperwand (retroperitoneal) eingebettet.

Die anschließenden Abschnitte, **Jejunum** und **Ileum,** sind bis zu 6 m lang. Sie füllen einen Großteil des Unterbauchs und sind aus Platzgründen stark zu Schlingen gewunden. Das Jejunum macht ca. {{2/5}}, das Ileum ca. {{3/5}} der Länge aus, beide gehen kontinuierlich ineinander über. Jejunum und Ileum liegen intraperitoneal. Sie sind durch das **Mesenterium** an der rückwärtigen Körperwand befestigt (→ Abb. 9.3) und dadurch relativ beweglich. Im Mesenterium verlaufen auch die versorgenden Gefäße und Nerven.

9.6.2 Feinbau des Dünndarms

⬤ Eine Hauptaufgabe des Dünndarms ist die **Resorption** von kleinmolekularen Nahrungsbestandteilen, Wasser, Ionen, Mineralien und Vitaminen. Zur bestmöglichen Resorption ist die innere Dünndarmoberfläche durch **Falten, Zotten** und **Bürstensäume** auf ca. 200 m^2 vergrößert (→ Abb. 9.30).

Kerckring-Falten

Die **Kerckring-Falten** (Ringfalten, Plicae circulares) sind quer stehende, ringförmige Aufwürfe von Mukosa und Submukosa.

Dünndarmzotten

Die Zotten sind bis 1 mm hohe, platt- bis fingerförmige Schleimhauterhebungen (→ Abb. 9.29). Unter dem Epithel liegt im Zotteninneren lockeres Bindegewebe mit vielen freien Zellen, Blut- und Lymphgefäßen (→ Abb. 9.30).

Das bedeckende **Epithel** ist ein einfaches Säulenepithel aus zwei Zelltypen: **Becherzellen** und **Enterozyten.** Die Becherzellen sezernieren Schleime (→ 3.2.7), die die Oberfläche gleitfähig machen. Die Enterozyten besitzen zur Oberfläche hin einen **Bürstensaum** aus Mikrovilli (→ Abb. 9.29), deren Membranen reichlich mit Verdauungsenzymen, Transportern und Kanälen bestückt sind (→ 3.2.1). Durch die abschließenden Verdauungsschritte an den Membranen entstehen kleinste Moleküle, z. B. Glukose und Aminosäuren, die über die Transporter und Kanäle in die Enterozyten aufgenommen und v. a. ins Blut überführt werden. Nur Fette gelangen über Chylomikronen (→ 9.6.4) in Lymphgefäße.

Dünndarmkrypten

Daneben hat der Dünndarm Krypten, fingerförmige Einstülpungen des Epithels in das Bindegewebe (→ Abb. 9.30).

Das Epithel der Krypten geht zwar kontinuierlich in das der Zotten über, hat jedoch eine andere Funktion: Im Kryptenepithel befinden sich **Stammzellen,** deren Tochterzellen aus den Krypten zur Zottenspitze wandern und gleichzeitig zu Epithelzellen der Zotten ausdifferenzieren. Sie sterben dann ab und werden abgestoßen. Die Lebensdauer der Epithelzellen beträgt nur ungefähr fünf Tage, der Zellumsatz ist also hoch. Zusätzlich kommen hier disseminierte endokrine Zellen (→ 9.9) und **Paneth-Körnerzellen** vor, die Bakterien zerstörendes Lysozym (→ 7.2.2) bilden.

Brunner-Drüsen

Eine Besonderheit des Duodenums sind die **Brunner-Drüsen** in der Submukosa. Sie geben einen alkalischen Schleim in die Krypten ab, der zur Neutralisierung des sauren Mageninhalts beiträgt.

Schleimhaut-assoziiertes lymphatisches Gewebe

V. a. im **Ileum** kommt reichlich schleimhautassoziiertes lymphatisches Gewebe vor. Größere Ansammlungen von Lymphfollikeln bilden die **Peyer-Plaques** (→ 7.5.9).

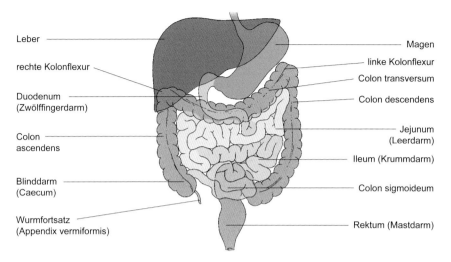

Leber — — Magen

rechte Kolonflexur — linke Kolonflexur

Colon transversum

Duodenum — Colon descendens
(Zwölffingerdarm)

Colon — Jejunum
ascendens (Leerdarm)

Ileum (Krummdarm)

Blinddarm — Colon sigmoideum
(Caecum)

Wurmfortsatz — Rektum (Mastdarm)
(Appendix vermiformis)

9.28 Die Abschnitte von Dünn- und Dickdarm

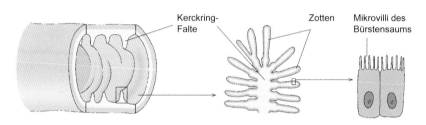

Kerckring-
Falte
Zotten
Mikrovilli des
Bürstensaums

9.29 Oberflächenvergrößerung im Dünndarm durch Kerckring-Falten, Zotten und Bürstensaum

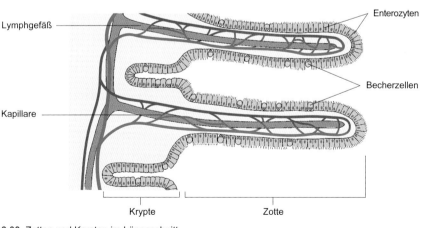

Lymphgefäß — Enterozyten

Becherzellen

Kapillare —

Krypte   Zotte

9.30 Zotten und Krypten im Längsschnitt

9

9.6.3 Dünndarmsekret

Der Dünndarm produziert pro Tag ca. 2,5 l Sekret. Der mengenmäßig größte Anteil wird dabei aus dem Blut in die Krypten abgegeben. Ein weiterer Sekretanteil stammt aus den Brunner-Drüsen (→ 9.6.2).

9.6.4 Funktion des Dünndarms

Eine Aufgabe des Dünndarms ist, den Darminhalt durch **Peristaltik, rhythmische Einschnürungen** und **Pendelbewegungen** zu durchmischen und weiterzubewegen.

Zweite Aufgabe sind der Abschluss der Verdauung und die nachfolgende Resorption (→ 9.6.2). Wasser und kleinmolekulare Substanzen werden über die Bürstensäume der Enterozyten resorbiert (→ Abb. 9.31) und gelangen mit dem Pfortaderblut in die Leber.

Relativ kompliziert ist die Aufnahme von Fetten. Im Dünndarm werden Triglyzeride durch Pankreaslipasen (→ 9.12.2) in Fettsäuren und Monoglyzeride gespalten. Fettsäuren, Monoglyzeride und Cholesterin werden von den Enterozyten resorbiert. Die Fettsäuren und Monoglyzeride werden in den Enterozyten wieder zu Triglyzeriden aufgebaut und mit speziellen Proteinen, den **Apolipoproteinen,** verbunden, wodurch **Chylomikronen** (→ Abb. 9.31) entstehen. Die Chylomikronen werden dann in die **Lymphkapillaren** abgegeben und gelangen auf dem Lymphweg ins Blut (→ 7.5). In den Endothelien der Blutgefäße sind **Lipoproteinlipasen** lokalisiert, die Fettsäuren aus den Chylomikronen abspalten und aufnehmen. Die verbleibenden Chylomikronenreste werden vor allem von Leberzellen (→ 9.10.2) weiter verarbeitet.

9.7 Dickdarm

9.7.1 Dickdarmabschnitte

● Das Ileum mündet im rechten Unterbauch in den **Dickdarm** (Intestinum crassum). Seine ca. 1,5 m Länge verteilen sich auf (→ Abb. 9.28):

- **Blinddarm** (Caecum) mit einem dünnen Anhängsel, dem **Wurmfortsatz** (Appendix vermiformis)
- **Kolon** (Grimmdarm) mit **Colon ascendens, Colon transversum, Colon descendens und Colon sigmoideum** (aufsteigender, querer, absteigender und s-förmiger Grimmdarm)
- **Rektum** (Mastdarm) und **Analkanal** (Canalis analis → Abb. 9.33).

Blinddarm, Kolon und Rektum

Blinddarm und Kolon umrahmen den Dünndarm wie ein umgekehrtes U: Der kurze Blinddarm (Caecum) und das Colon ascendens ziehen auf der rechten Seite nach oben. Unterhalb der Leber biegt das Kolon in der **rechten Kolonflexur** (Flexura coli dextra) nach links zum Colon transversum (Querkolon), das fast horizontal nach links kreuzt. Hier krümmt sich der Darm in der **linken Kolonflexur** (Flexura coli sinistra) erneut. Das Colon descendens steigt dann ab ins kleine Becken, wo sich das gewundene Colom sigmoideum (Sigma) anschließt, das dann in das Rektum (Mastdarm) übergeht. Das Rektum weist Krümmungen und eine Erweiterung auf, die **Ampulla recti** (→ Abb. 9.33). Sie dient vor Stuhlabgang (Defäkation) als Stuhlreservoir.

Wurmfortsatz

Der Wurmfortsatz (Appendix vermiformis) ist 2–9 cm lang und sehr lagevariabel. Seine Schleimhaut ist zu einem schleimhaut-assoziierten lymphatischen Gewebe differenziert (→ 7.5.7). Entsprechend ist die dickdarmtypische Schleimhaut mit Krypten (→ 9.7.2) von Lymphfollikeln durchsetzt, die z. T. die Krypten verdrängen.

Appendizitis

Die Wurmfortsatzentzündung **(Appendizitis)** ist die häufigste Entzündung im Bauchraum mit rechtseitigem Unterbauchschmerz, Übelkeit und Erbrechen. Die entzündete Appendix wird in der **Appendektomie** entfernt.

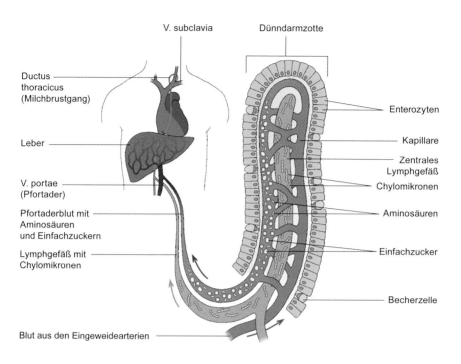

9.31 Resorption im Dünndarm und Abtransport der Nährstoffe über Pfortader und Lymphgefäße

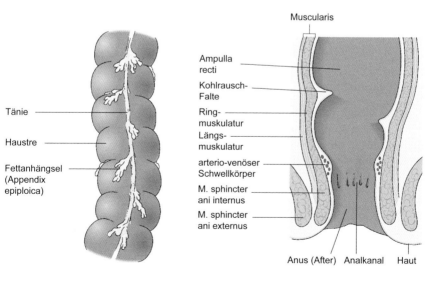

9.32 Abschnitt des Dickdarms

9.33 Rektum (Mastdarm)

9.7.2 Feinbau des Dickdarms
Schleimhaut
Im Dickdarm gibt es nur noch **Krypten.** Das Oberflächen- und Kryptenepithel ist ein einfaches Säulenepithel aus Enterozyten und Becherzellen.

Muskulatur
Die äußere Längsmuskulatur ist zu drei Strängen gerafft, den **Tänien,** an denen **Fettanhängsel** (Appendices epiploicae) hängen (→ Abb. 9.32). Nur am Wurmfortsatz gibt es eine kontinuierliche äußere Längsmuskelschicht.
Durch Kontraktion der Ringmuskulatur entstehen im Darm quere Falten **(Plicae semilunares),** außen als Einschnürungen sichtbar. Dazwischen bilden sich Ausbuchtungen, die **Haustren.** Sie wechseln je nach Darmbewegungen.

9.7.3 Funktion des Dickdarms

Hauptaufgaben des Dickdarms sind die Resorption von NaCl und Wasser und damit die **Eindickung** des Darminhaltes auf 100–200 ml pro Tag sowie die **Speicherung** des Darminhaltes.
Dickdarmschleimhaut und Dickdarminhalt sind stark mit Bakterien besiedelt, der **physiologischen Darmflora.** In 1 ml Darminhalt sind 10^{11}–10^{12} Bakterien enthalten. Sie unterstützen u. a. die lokale Immunabwehr.

Dickdarmmotorik
Durch langsame Kontraktionswellen der Ringmuskulatur kommt es zu **Segmentationen,** die den Darminhalt durchmischen. **Massenbewegungen,** die den Darminhalt vorwärts bewegen, sind wesentlich seltener.

9.7.4 Anus und Analverschluss
Der Analkanal mündet am **Anus** (After) auf die Körperoberfläche. Ein kompliziertes Verschlusssystem verhindert unkontrollierten Stuhlabgang. Es umfasst:
- Den **M. sphincter ani internus** (inneren Afterschließmuskel) aus glatter Muskulatur
- Den **M. sphincter ani externus** aus quergestreifter Muskulatur

- Die Beckenbodenmuskulatur
- Ein Gefäßgeflecht, das Corpus cavernosum recti, unter der Schleimhaut in der sog. **Hämorrhoidalzone.**

Defäkation
Die **Defäkation** (Stuhlentleerung) wird durch Füllung des Rektums mit damit verbundener Reizung von Dehnungsrezeptoren eingeleitet. Sie läuft dann im Wesentlichen reflektorisch ab.

9.7.5 Dickdarmerkrankungen
Tumoren
Recht häufig sind die von der Schleimhaut ausgehenden **Adenome.** Sie sind gutartig, können aber zum bösartigen **Adenokarzinomen** entarten.

Divertikel
Ausstülpungen der Darmwand **(Divertikel)** werden wahrscheinlich durch Verstopfung begünstigt. Bei vielen Divertikeln spricht man von **Divertikelkrankheit.** Gefährlich ist v. a. die Divertikelentzündung **(Divertikulitis).**

Colitis ulcerosa und Morbus Crohn
Colitis ulcerosa und **Morbus Crohn** sind chronische Darmentzündungen unklarer Ursache. Hauptbeschwerden sind Durchfälle, Bauchschmerzen und Darmblutungen.

9.8 Gefäßversorgung des Magen-Darm-Trakts

Die arterielle Versorgung erfolgt über drei unpaare Gefäßstämme der **Bauchaorta** (Aorta abdominalis → Abb. 9.34):
- Der **Truncus coeliacus** versorgt mit drei Ästen die Oberbauchorgane
- Über die **A. mesenterica superior** und **A. mesenterica inferior** wird fast der gesamte Darm versorgt.
Der venöse Abfluss aus Magen-Darm-Trakt, Milz und Pankreas erfolgt über die **V. portae** (Pfortader → 5.3.12), die das nährstoffreiche Blut in die Leber leitet (→ Abb. 9.35).

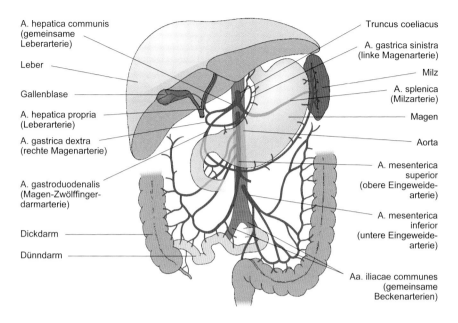

A. hepatica communis (gemeinsame Leberarterie)

Leber

Gallenblase

A. hepatica propria (Leberarterie)

A. gastrica dextra (rechte Magenarterie)

A. gastroduodenalis (Magen-Zwölffingerdarmarterie)

Dickdarm

Dünndarm

Truncus coeliacus

A. gastrica sinistra (linke Magenarterie)

Milz

A. splenica (Milzarterie)

Magen

Aorta

A. mesenterica superior (obere Eingeweidearterie)

A. mesenterica inferior (untere Eingeweidearterie)

Aa. iliacae communes (gemeinsame Beckenarterien)

9.34 Arterielle Versorgung der Bauchorgane

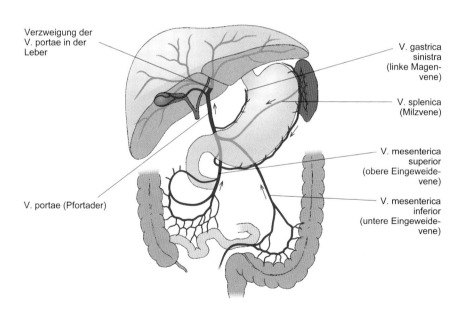

Verzweigung der V. portae in der Leber

V. portae (Pfortader)

V. gastrica sinistra (linke Magenvene)

V. splenica (Milzvene)

V. mesenterica superior (obere Eingeweidevene)

V. mesenterica inferior (untere Eingeweidevene)

9.35 Venöse Abflüsse der Bauchorgane in die V. portae (Pfortader)

9

9.9 Steuerung des Magen-Darm-Trakts

🔴 Magen-Darm-Bewegungen und Verdauung werden unbewusst gesteuert. Hieran beteiligt sind das autonome Nervensystem (Sympathikus, Parasympathikus und Darmwandnervensystem) sowie Hormone und hormonähnliche Botenstoffe.

Sympathikus und Parasympathikus

Die Fasern des Sympathikus gehen aus paravertebralen Grenzstrangganglien und prävertebralen Ganglien hervor (→ 14.10.2). Die parasympathischen Fasern stammen entweder aus dem N. vagus (also dem Hirnstamm) oder dem sakralen Rückenmark (→ Abb. 14.60). Prinzipiell fördert der Parasympathikus Durchblutung und Tätigkeit des Verdauungstraktes, wohingegen der Sympathikus sie hemmt.

Enterisches Nervensystem

Der Verdauungstrakt besitzt in seinen Wänden ein „eigenes" Nervensystem, das intramurale oder **enterische Nervensystem.** Es besteht vor allem aus zwei Nervenfasergeflechten mit Nervenzellen:
- Dem **Plexus submucosus** (Meissner-Plexus) in der Submukosa
- Dem **Plexus myentericus** (Auerbach-Plexus) zwischen Ring- und Längsmuskulatur.

Dieses intramurale Nervensystem kann die Peristaltik des Verdauungstraktes selbstständig steuern und verleiht ihm dadurch große Autonomie.

Endokrine Zellen

Im Epithel des Verdauungskanals kommen endokrine Zellen vor. Sie gehören zu den **disseminierten endokrinen Zellen** (→ 13.1.1). Im Verdauungskanal sezernieren sie verschiedene Hormone, die zusammen mit dem Nervensystem Drüsentätigkeit, Durchblutung und Darmbewegungen regeln.

Typisches Beispiel sind Gastrin bildende Zellen im Magen, die die Magensaftsekretion steuern (weitere wichtige Hormone → Tab. 9.2).

9.10 Leber und Gallenwege

9.10.1 Lage und Gestalt der Leber

Die **Leber** (Hepar) wiegt als größtes inneres Organ ca. 1,5 kg. Sie liegt im rechten und mittleren Oberbauch unter dem Zwerchfell, geschützt durch die Rippen. Mit ihrer **Zwerchfellfläche** (Facies diaphragmatica → Abb. 9.36) weist die Leber zum Zwerchfell und nach unten, mit ihrer **Eingeweidefläche** (Facies visceralis → Abb. 9.37) zu den Oberbauchorganen. Die Leber liegt überwiegend intraperitoneal (→ Abb. 9.3).

Leberlappen

An der Zwerchfellfläche sind zwei Leberlappen sichtbar: Der **rechte Leberlappen** (Lobus hepatis dexter) ist der größte. Er geht nach links in den **linken Leberlappen** (Lobus hepatis sinister) über (→ Abb. 9.36, → Abb. 9.37). Die Grenze zwischen beiden markiert eine bindegewebige Platte, das **Ligamentum falciforme** (Sichelband). Sein freier Rand wird durch die verödete Nabelvene (→ 12.5.3) gebildet und zieht als **Ligamentum teres hepatis** (rundes Leberband) zum Nabel. Auf der Eingeweidefläche sind zusätzlich zwei kleine Lappen abzugrenzen (→ Abb. 9.37): nach vorne der **quadratische Leberlappen** (Lobus quadratus) und nach hinten der **Schweiflappen** (Lobus caudatus). Hier befinden sich auch die Leberpforte und die **Gallenblase** (→ 9.10.4).

Leberpforte

An der Leberpforte (Porta hepatis → Abb. 9.36) treten Gefäße, Gallenwege und Nerven ein bzw. aus, v. a.:
- Die **V. portae** (Pfortader) die nährstoffreiches und sauerstoffarmes Blut aus dem Darm in die Leber überführt (→ Abb. 9.38)
- Die **A. hepatica propria** (Leberarterie), die sauerstoffreiches Blut zur Leber bringt
- Der **Ductus choledochus** (→ 9.10.3).

Alle drei ziehen im **Ligamentum hepatoduodenale** (Magen-Zwölffingerdarm-Band), einem Teil des kleinen Netzes (→ 9.5), zum Zwölffingerdarm.

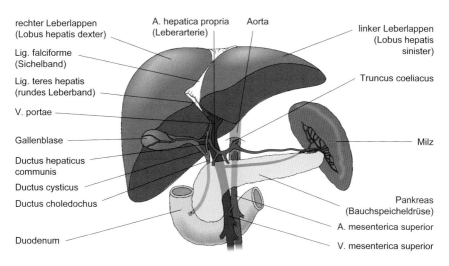

rechter Leberlappen
(Lobus hepatis dexter)

Lig. falciforme
(Sichelband)

Lig. teres hepatis
(rundes Leberband)

V. portae

Gallenblase

Ductus hepaticus
communis

Ductus cysticus

Ductus choledochus

Duodenum

A. hepatica propria
(Leberarterie)

Aorta

linker Leberlappen
(Lobus hepatis
sinister)

Truncus coeliacus

Milz

Pankreas
(Bauchspeicheldrüse)

A. mesenterica superior

V. mesenterica superior

9.36 Leber und ihre Lagebeziehungen zu den Oberbauchorganen

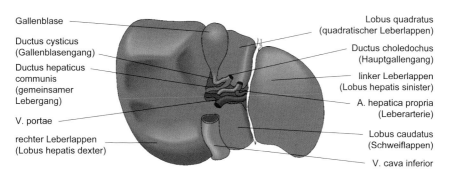

Gallenblase

Ductus cysticus
(Gallenblasengang)

Ductus hepaticus
communis
(gemeinsamer
Lebergang)

V. portae

rechter Leberlappen
(Lobus hepatis dexter)

Lobus quadratus
(quadratischer Leberlappen)

Ductus choledochus
(Hauptgallengang)

linker Leberlappen
(Lobus hepatis sinister)

A. hepatica propria
(Leberarterie)

Lobus caudatus
(Schweiflappen)

V. cava inferior

9.37 Eingeweidefläche der Leber mit den Leberlappen

Hormon	Bildungsort	Wirkung
Somatostatin	Magen, Darm	hemmt Sekretion endokriner Zellen
Serotonin	Magen, Darm	fördert Magen-Darm-Peristaltik
Histamin	Magen	fördert Säureabgabe der Parietalzellen
Gastrin	Magen	fördert Magensaftsekretion
Cholezystokinin-Pankreozymin	Dünndarm	fördert Gallenblasenentleerung und Enzymsekretion der Bauchspeicheldrüse, hemmt Magenentleerung
Neurotensin	Dünndarm	hemmt Magenentleerung und Darmperistaltik
Sekretin	Dünndarm	hemmt Magensaftsekretion und Magenentleerung und fördert Galle- und Bauchspeichelabgabe

Tab. 9.2 Von den disseminierten endokrinen Zellen des Magen-Darm-Traktes produzierte Hormone

Vv. hepaticae

Die **Vv. hepaticae** (Lebervenen) treten oben aus der Leber aus und münden direkt in die vorbeiziehende und mit der Leber verwachsene V. cava inferior (untere Hohlvene).

9.10.2 Feinbau der Leber

Leberkapsel

An ihrer Oberfläche besitzt die Leber eine bindegewebige Organkapsel.

Leberläppchen

Das eigentliche Lebergewebe, das Leberparenchym, besteht aus 1–2 mm großen, gleichförmig gebauten **Leberläppchen** oder genauer Zentralvenenläppchen, da sich jeweils eine **Zentralvene** (V. centralis) in der Mitte des Leberläppchens befindet. Die Leberläppchen liegen dicht gedrängt aneinander und sehen dreidimensional wie Bienenwaben aus (→ Abb. 9.38).

Bestandteile des Leberläppchens

Zentral in der Längsachse des Läppchens verläuft die Zentralvene. Auf diese streben radiär ausgerichtet Platten aus **Hepatozyten** (Leberzellen) zu. Zwischen den Leberzellsträngen befinden sich die sehr weiten Blutkapillaren der Leber, die **Lebersinusoide** (→ Abb. 9.39). Sie münden in die Zentralvene.

▬ Im Zwickelbereich zwischen aneinander grenzenden Läppchen befinden sich überwiegend dreieckig geformte Bindegewebeareale, die **Periportalfelder.** In ihnen sind drei Gefäße lokalisiert (**Glisson-Trias** → Abb. 9.39):
- Ein Ast der A. hepatica propria, die Zwischenläppchenarterie oder A. interlobularis
- Ein Ast der V. portae, die Zwischenläppchenvene (V. interlobularis)
- Ein kleiner Galle abführender Gang (interlobulärer Gang, Ductus interlobularis).

Blutgefäßversorgung der Leberläppchen

Das in die Leberläppchen hineinfließende Blut kommt also aus zwei Quellen: A. und V. interlobularis. Von diesen gehen jeweils feine Zweige ab, die schließlich in die Lebersinusoide münden, sodass hier ein Mischblut aus sauerstoffreichem und nährstoffreichem Blut entsteht.

Aus den Sinusoiden gelangt das Blut in die Zentralvene und von dort über Sammelvenen letztlich in die Vv. hepaticae.

Lebersinusoide und Disse-Raum

Die Lebersinusoide zeigen einige Besonderheiten:
- Sie besitzen ein diskontinuierliches, d. h. „löcheriges" Endothel
- Das Endothel hat keine Basalmembran
- Endothel und Leberzellen grenzen nicht direkt aneinander. Vielmehr besteht zwischen ihnen ein schmaler Spaltraum, der **Disse-Raum.** Dorthin gelangt das Blutplasma des in den Sinusoiden strömenden Bluts.

Auf der zu den Sinusoiden gerichteten Seite des Endothels befinden sich Makrophagen, die **Kupffer-Zellen.** Sie gehören zum mononukleären Phagozytensystem (→ 7.3.2) und beseitigen vor allem alte und geschädigte Erythrozyten.

Unter dem Sinusendothel, also im Disse-Raum, kommen sternförmige **Fettspeicherzellen** (Ito-Zellen) vor. Sie enthalten kleine Fetttröpfchen und speichern fettlösliche Vitamine, vor allem Vitamin A.

Hepatozyten

Die in Platten – im Schnittbild in Balken – angeordneten Hepatozyten (→ Abb. 9.39) sind große Zellen mit ein oder zwei Kernen.

Die apikale Seite der Hepatozyten ist zum Disse-Raum und damit zum Blutplasma gerichtet. Auf der basalen Seite bilden benachbarte Hepatozyten mit ihren Zellmembranen die Wände der **Gallenkanälchen** (→ 9.10.3), in welche die Hepatozyten die Galle abgeben.

9

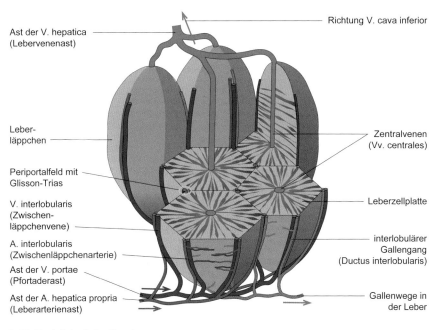

Ast der V. hepatica
(Lebervenenast)

Richtung V. cava inferior

Leber-
läppchen

Zentralvenen
(Vv. centrales)

Periportalfeld mit
Glisson-Trias

V. interlobularis
(Zwischen-
läppchenvene)

Leberzellplatte

A. interlobularis
(Zwischenläppchenarterie)

interlobulärer
Gallengang
(Ductus interlobularis)

Ast der V. portae
(Pfortaderast)

Ast der A. hepatica propria
(Leberarterienast)

Gallenwege in
der Leber

9.38 Gestalt der Leberläppchen

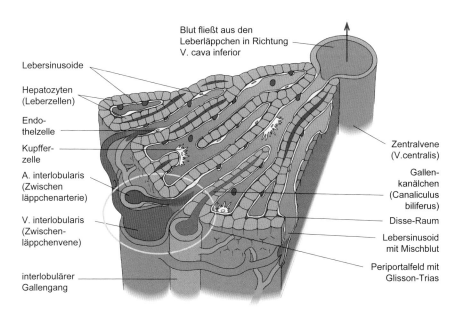

Blut fließt aus den
Leberläppchen in Richtung
V. cava inferior

Lebersinusoide

Hepatozyten
(Leberzellen)

Endo-
thelzelle

Kupffer-
zelle

Zentralvene
(V.centralis)

Gallen-
kanälchen
(Canaliculus
biliferus)

A. interlobularis
(Zwischen
läppchenarterie)

V. interlobularis
(Zwischen-
läppchenvene)

Disse-Raum

Lebersinusoid
mit Mischblut

Periportalfeld mit
Glisson-Trias

interlobulärer
Gallengang

9.39 Ausschnitt aus einem Leberläppchen

Die Hepatozyten haben zur Oberflächenvergrößerung zahlreiche Mikrovilli und zur Erfüllung ihrer Stoffwechselleistungen (→ 9.10.5) reichlich Organellen, z. B. glattes und raues ER, Golgi-Apparat, Lysosomen, Mitochondrien und Peroxisomen. Außerdem enthalten sie Glykogen als Speicherform der Glukose sowie Fetttröpfchen.

9.10.3 Gallenwege
Gallenwege in der Leber
Die Gallenwege beginnen zwischen den Leberzellen als **Gallenkanälchen** (Gallenkapillaren, Canaliculi biliferi → Abb. 9.39). Die Galle fließt vom Zentrum der Leberläppchen in Richtung Periportalfelder. Hier münden die Gallenkanälchen in die Ductus interlobulares, die mit einem einfachen prismatischen Epithel ausgekleidet sind. Sie vereinigen sich zu immer größeren Gallengängen.

Gallenwege außerhalb der Leber
Aus rechtem und linkem Leberlappen treten **Ductus hepaticus dexter** und **sinister** (rechter und linker Lebergang) und vereinigen sich zum **Ductus hepaticus communis** (gemeinsamer Lebergang → Abb. 9.40). Dieser schließt sich zusammen mit dem **Ductus cysticus** (Gallenblasengang) aus der Gallenblase (→ 9.10.4) und es entsteht der **Ductus choledochus** (Hauptgallengang). Dieser tritt an das Duodenum und vereinigt sich häufig mit dem Ductus pancreaticus (Pankreasgang → 9.11), die dann zusammen auf der **Papilla duodeni major** münden. Die Gallenwege befördern die Galle, die von der Leber kontinuierlich gebildet wird.

Steuerung des Galleflusses
Damit nicht ständig Galle in den Zwölffingerdarm fließt, sorgen Ringmuskeln im Bereich der Gallenwege zwischen den Mahlzeiten durch Rückstau für eine Füllung der Gallenblase (→ 9.10.4) mit Galle. Aus der Gallenblase wird dann nur nahrungsabhängig Galle freigesetzt.

9.10.4 Gallenblase
Die sackförmige, etwa 10 cm lange **Gallenblase** (Vesica biliaris) liegt an der Eingeweidefläche der Leber und ist mit dieser bindegewebig verbunden.
In der Gallenblase wird die Galle eingedickt und gespeichert, bis sie nahrungsabhängig abgegeben wird.

Gallensteine
Häufigste Gallenwegeerkrankung ist die **Gallensteinbildung,** meist in der Gallenblase. Gallensteine bleiben oft unentdeckt. Sie können aber zur Verlegung der Gallenwege mit Koliken und evtl. Gelbsucht (Ikterus) sowie zur Entzündung der Gallenblase führen. Dann muss die Gallenblase operativ entfernt werden.

9.10.5 Stoffwechselleistungen der Leber

Die Leber erbringt wichtige Leistungen für den Gesamtorganismus und die Verdauung. Beispiele sind (→ Abb. 9.41):
- Bildung von Plasmaproteinen
- Konstanthaltung des Blut-Glukose-Spiegels
- Verarbeitung von Fetten
- Harnstoffbildung
- Bilirubinkonjugation
- Entgiftung
- Gallebildung

Plasmaproteine
Die meisten Plasmaproteine einschließlich der Gerinnungsfaktoren (→ 6.4.2), aber ausschließlich der Antikörper, werden von den Leberzellen ins Blut abgegeben.

Blut-Glukose-Spiegel
Die Leber hält den Glukosespiegel konstant. Bei vermehrtem Glukoseangebot im Blut nehmen die Leberzellen Glukose auf und bilden aus dieser die Speichersubstanz **Glykogen.** Fällt der Glukosespiegel im Blut ab, wird in Leberzellen Glykogen zu Glukose abgebaut und diese ins Blut abgegeben.
Die Leber ist außerdem in der Lage, z. B. aus verschiedenen Aminosäuren Glukose herzustellen **(Glukoneogenese).**

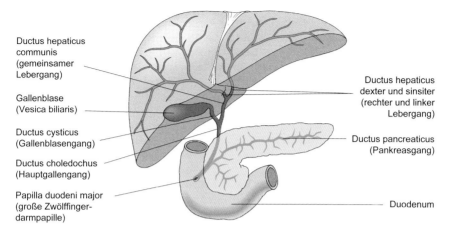

Ductus hepaticus communis (gemeinsamer Lebergang)

Gallenblase (Vesica biliaris)

Ductus cysticus (Gallenblasengang)

Ductus choledochus (Hauptgallengang)

Papilla duodeni major (große Zwölffinger-darmpapille)

Ductus hepaticus dexter und sinsiter (rechter und linker Lebergang)

Ductus pancreaticus (Pankreasgang)

Duodenum

9.40 Gallenwege außerhalb der Leber (extrahepatische Gallenwege)

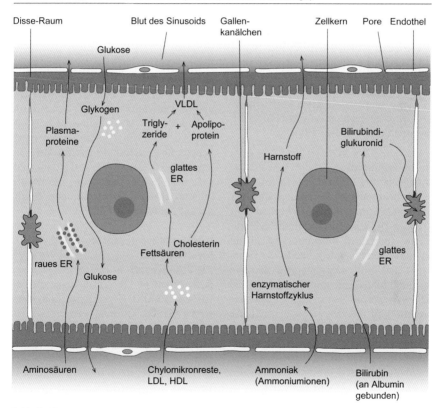

Disse-Raum   Blut des Sinusoids   Gallen-kanälchen   Zellkern   Pore   Endothel

Glukose

Glykogen   VLDL

Plasma-proteine   Trigly-zeride + Apolipo-protein   Bilirubindi-glukuronid

glattes ER   Harnstoff

Cholesterin

raues ER   Fettsäuren   glattes ER

Glukose

enzymatischer Harnstoffzyklus

Aminosäuren   Chylomikronreste, LDL, HDL   Ammoniak (Ammoniumionen)   Bilirubin (an Albumin gebunden)

9.41 Stoffwechselleistungen der Leberzellen

283

Fettverarbeitung

Die Leber spielt auch eine zentrale Rolle im Fettstoffwechsel. Leberzellen können **Chylomikronenreste** (→ 9.6.4) und bestimmte **Lipoproteine,** nämlich **LDL** und **HDL** (→ 9.13.3), aus dem Blut aufnehmen und aus diesen vor allem Fettsäuren und Cholesterin freisetzen. Die Fettsäuren werden wieder zu Neutralfetten, den Triglyzeriden, zusammengebaut. **Triglyzeride** und **Cholesterin** werden dann mit speziellen Proteinen, den **Apolipoproteinen** zusammengefügt und es entsteht als Lipoprotein das **VLDL** (→ 9.13.3). Dieses wird ins Blut abgegeben und dient den verschiedensten Zellen zur Entnahme von z. B. Fettsäuren und Cholesterin.

Harnstoffbildung

⬛ Die Leber ist der einzige Ort des Körpers, wo **Harnstoff** gebildet werden kann. Harnstoff wird u. a. aus Ammoniak (genauer Ammoniumionen) gebildet, das beim Abbau von Aminosäuren entsteht. Ammoniak ist eine giftige Substanz, die durch Überführung in Harnstoff entgiftet und mit dem Harn ausgeschieden werden kann (→ 10.3.3).

Bilirubinkonjugation

Der Gallenfarbstoff **Bilirubin** entsteht hauptsächlich beim Abbau des Hämoglobins der Erythrozyten (roten Butkörperchen) in Milz und Leber. Das schlecht wasserlösliche Bilirubin, sog. **indirektes Bilirubin,** erreicht auf dem Blutweg an Albumin gebunden die Hepatozyten und wird aufgenommen. Bilirubin wird zu Bilirubindiglukuronid umgesetzt und damit wasserlöslich gemacht. Dieses **direkte Bilirubin** wird aus den Hepatozyten in die Gallenkanälchen überführt und gelangt über die Galle in den Darm. Über verschiedene Zwischenstufen entsteht im Dickdarm schließlich **Sterkobilin,** das mit dem Stuhl ausgeschieden wird und diesem die braune Farbe gibt.

Entgiftung

Die Leber hat eine wichtige Entgiftungsfunktion. So werden z. B. Arzneimittel und Pestizide in der Leber oxidiert und z. B. an Glukuronsäure gekoppelt und damit wasserlöslich gemacht. Sie werden dann über die Galle ausgeschieden.

Galle und enterohepatischer Kreislauf

Eine typische Drüsenleistung der Leber ist die Sekretion von täglich ca. 0,7 l Galle (→ Abb. 9.43). Ein wichtiger Bestandteil der Galle sind die **Gallensalze.** Sie werden aus Cholesterin gebildet und sind für die **Fettverdauung** unerlässlich: Im Magen emulgierte Fette werden zu Beginn des Dünndarms durch Gallensalze in feinste Fetttröpfchen, die **Mizellen,** überführt und durch Lipasen in Triglizeridspaltprodukte und Cholesterin zerlegt. Aus den Mizellen werden durch die Bürstensäume die Fettbestandteile aufgenommen.

Ein Großteil der Gallensalze wird im Ileum wieder aus der Darmlichtung resorbiert, gelangt über die V. portae abermals in die Leber und wird erneut mit der Galle ausgeschieden. So können die Gallensalze mehrfach „wiederverwendet" werden. Dies ist der sog. **enterohepatische Kreislauf,** dem auch andere Substanzen unterliegen (→ Abb. 9.42). Galle enthält außerdem Ionen, Cholesterin, das oben erwähnte Bilirubin, Steroidhormone, Bikarbonat und Medikamente.

9.10.6 Lebererkrankungen
Virushepatitis

Die **Virushepatitis** ist eine ansteckende, akute oder chronische Leberentzündung, die durch die verschiedenen Hepatitsviren (z. B. Hepatitis-A-, -B-, oder -C-Viren) hervorgerufen wird. Sie geht häufig mit Appetitlosigkeit, Übelkeit, Fieber, und Gelbsucht **(Ikterus)** einher. Heilt eine Virushepatitis nicht aus, sind u. a. Leberzirrhose und Leberzellkarzinom mögliche Folgen.

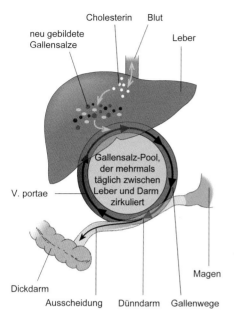

9.42 Enterohepatischer Kreislauf der Gallensalze

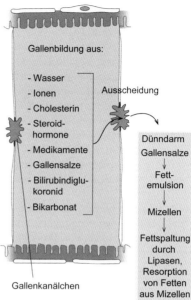

9.43 Gallensekretion der Leberzelle und Bedeutung der Gallensalze im Dünndarm

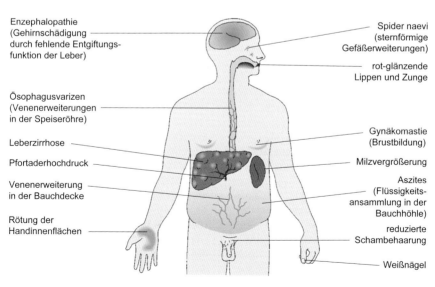

9.44 Symptome bei Leberzirrhose

285

Leberzirrhose

Bei der **Leberzirrhose** kommt es z. B. infolge einer chronischen Virushepatitis oder Alkoholmissbrauchs zu einer zunehmenden Hepatozytenschädigung und Vermehrung des Leberbindegewebes. Gleichzeitig entstehen funktionslose **Regeneratknoten** von Hepatozyten, sodass das Lebergewebe zunehmend knotig umgewandelt wird und verhärtet.

Die Folgen einer ausgeprägten Leberzirrhose sind vielfältig (→ Abb. 9.44). Extremfall ist ein Bewusstseinsverlust **(hepatisches Koma),** da das anfallende Ammoniak nicht mehr beseitigt wird.

Darüber hinaus behindern ausgeprägte Vernarbungsprozesse den Blutdurchfluss durch die Leber. Es resultiert ein Hochdruck im Einzugsgebiet der V. portae, der Pfortaderhochdruck (portale Hypertension). Das Blut sucht sich andere Wege, und es bilden sich Umgehungskreisläufe aus, sog. portocavale Anastomosen (→ Abb. 9.44). Diese äußern sich dann z. B. in Aussackungen von Ösophagusvenen, sog. **Ösophagusvarizen.** Bei Platzen von Ösophagusvarizen können lebensbedrohliche Zustände entstehen.

Ikterus (Gelbsucht)

Bei einem Überschuss an Bilirubin lagert sich das gelbe Bilirubin im Gewebe ein. Erstes Zeichen sind häufig gelbe Skleren (→ 15.7.2), beim ausgeprägten **Ikterus** ist die gesamte Haut sichtbar gelb. Ursachen sind z. B.:

- **Hämolyse** (verstärkter Zerfall von Erythrozyten) mit Überangebot an Bilirubin an die „überforderte" Leber, sog. **hämolytischer** oder **prähepatischer Ikterus**
- **Leberzellzerstörung** mit Abnahme der Bilirubinkonjugation und damit Bilirubinanstieg im Blut, **sog. hepatozellulärer** oder **intrahepatischer Ikterus**
- **Verschluss der Gallenwege** mit Gallenrückstau in die Leber und Übertritt des bereits konjugierten Bilirubins ins Blut, sog. **cholestatischer** oder **posthepatischer Ikterus.**

9.11 Pankreas

Das 70–120 g schwere und 15–20 cm lange, schmale **Pankreas** (Bauchspeicheldrüse) liegt hinter dem Magen. Es reicht vom Duodenum bis zur Milz (→ Abb. 9.45).

Das Pankreas liegt retroperitoneal in der rückwärtigen Körperwand (→ Abb. 9.3).

Am Pankreas zu unterscheiden sind **Pankreaskopf** (Caput pancreatis), **Pankreaskörper** (Corpus pancreatis) und **Pankreasschwanz** (Cauda pancreatis → Abb. 9.46). Der Pankreaskopf wird C-förmig vom Duodenum umgriffen. In der Längsachse des Pankreas verläuft sein Hauptausführungsgang, der **Ductus pancreaticus** (Pankreasgang → Abb. 9.46). Er mündet meist mit dem Ductus choledochus auf der Papilla duodeni major (große Zwölffingerdarmpapille → 9.10.3).

Das Pankreas wird arteriell durch Äste aus dem Truncus coeliacus und der A. mesenterica superior versorgt.

9.11.1 Feinbau

Das Pankreas besitzt eine dünne Organkapsel. Im Innern ist es durch Bindegewebesepten in Läppchen gegliedert (→ Abb. 9.46).

▬ Das Pankreas besteht aus **exokrinem Drüsengewebe,** in das **endokrine Zellinseln,** die **Langerhans-Inseln** (→ 13.6), eingelagert sind. Die Inseln machen ca. 2 % der Organmasse aus.

Exokrines Pankreas

Das exokrine Pankreas ist rein serös, sein Sekret also dünnflüssig und enzymhaltig.

In den Zellen der **Drüsenacini** werden Verdauungsenzyme gebildet und in **Zymogengranula** gespeichert. Im Lumen der Acini liegen zentroazinäre Zellen, bei denen es sich um Schaltstückzellen handelt. Mehrere Endstücke münden in ein abführendes **Schaltstück.** Die Schaltstücke sezernieren **Bikarbonat** und vereinigen sich zu Ausführungsgängen, die schließlich in den Ductus pancreaticus münden. Streifenstücke gibt es nicht.

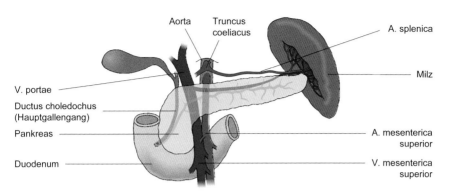

9.45 Pankreas (Bauchspeicheldrüse) und seine Organbeziehungen

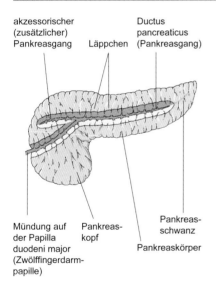

9.46 Läppchenbau und Ausführungsgänge des Pankreas (Bauchspeicheldrüse)

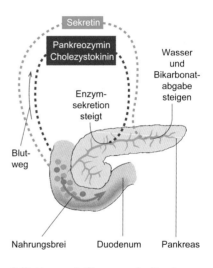

9.47 Hormonale Steuerung der Bauchspeichelsekretion

Enzyme	Wirkung
Proteasen	
- Chymotrypsin, Trypsin, Elastase	Proteinspaltung
- Caboxypeptidasen, Aminopeptidasen	Aminosäureabspaltung
Glykosidasen	
- α-Amylase	Spaltung von Glykogen und Stärke
Lipasen	Spaltung von Fetten
Nukleasen	Abspaltung von Nukleotiden aus DNA, RNA

Tab. 9.3 Enzyme des Bauchspeichels und ihre Wirkung

9.11.2 Funktionen des exokrinen Pankreas

⬛ Das exokrine Pankreas sezerniert täglich 1–2 l **Bauchspeichel.** Der Bauchspeichel ist aufgrund des hohen Bikarbonatgehalts alkalisch (pH ca. 8). Außerdem enthält er eine Reihe verschiedener Verdauungsenzyme in inaktiver Form (→ 9.11.1, → Tab. 9.3). Die Aktivierung dieser Enzyme erfolgt erst im Duodenum. Mit Speichelabgabe in das Duodenum wird durch das Bikarbonat auch der pH des vom Magen abgegebenen sauren Speisebreis auf pH 7–8 angehoben.

Die Sekretion von Bauchspeichel wird durch den N. vagus und Hormone von disseminierten endokrinen Zellen (Sekretin, Cholezystokinin-Pankreozymin → Tab. 9.2) gesteuert (→ Abb. 9.47).

9.11.3 Pankreaserkrankungen

Pankreatitis
Häufigste Form der **Pankreatitis** (Bauchspeicheldrüsenentzündung) ist die akute Pankreatitis. Hauptursachen sind Alkoholmissbrauch oder Gallensteine, die den Ausgang der Papilla duodeni major verlegen. In der Folge werden die Pankreasenzyme noch im Pankreas und nicht erst im Dünndarm aktiviert, so dass es zur Selbstverdauung der Drüse kommt.
Eine akute Pankreatitis geht mit plötzlich einsetzenden starken Bauchschmerzen, Übelkeit und Erbrechen einher.

Pankreasinsuffizienz
Häufige oder nicht ausheilende (chronische) Pankreatitiden, aber auch eine Mukoviszidose (→ 8.4.6) können zu einer verminderten Abgabe von Verdauungsenzymen und damit zu einer mangelhaften Nahrungsverdauung führen, der (exokrinen) **Pankreasinsuffizienz.**

9.12 Die Verdauung im Überblick

9.12.1 Kohlenhydratverdauung

Ein Großteil der verzehrten Kohlenhydrate sind Polysaccharide (Vielfachzucker), etwa Glykogen und Stärke. Diese werden teilweise bereits durch die α-**Amylase** der Kopfspeicheldrüsen, zu einem Großteil aber erst von der α-Amylase des Pankreas in Disaccharide (Zweifachzucker) gespalten, v. a. die aus zwei Glukosemolekülen bestehende Maltose. Die Disaccharide werden dann von den **Disaccharidasen** der Bürstensäume in Monosaccharide (Einfachzucker) zerlegt, die daraufhin von den Enterozyten des Dünndarms resorbiert werden können (→ Abb. 9.48).

9.12.2 Fettverdauung

Für die Spaltung von Triglyzeriden sind **Lipasen** zuständig. Die Triglyzeridspaltung beginnt zwar im Magen durch Magensaftlipasen und durch die dort noch vorhandene Zungengrundlipasen, 70–90 % der Triglyzeride werden jedoch erst im Dünndarm nach der Beimischung des Bauchspeichels aufgespalten. Hierzu ist die Anwesenheit von Gallensalzen (→ 9.10.5) notwendig, welche u. a. mit Fetten Mizelle bilden. Die Lipasen zerlegen Triglyzeride in Monoglyzeride und Fettsäuren, die dann von Enterozyten resorbiert werden (→ Abb. 9.50).

9.12.3 Proteinverdauung

Im Magen denaturiert Salzsäure zunächst die Proteine. **Pepsin** aus dem Magen und **Trypsin** und **Chymotrypsin** aus dem Pankreas zerlegen dann die Proteine von innen (sog. Endopeptidasen), **Carboxy-** und **Aminopeptidasen** des Dünndarms von den Enden her (sog. Exopeptidasen). Das Ergebnis sind Stücke aus zwei oder drei Aminosäuren (Di- bzw. Tripeptide) sowie vor allem einzelne Aminosäuren, die alle von den Enterozyten des Dünndarms resorbiert werden (→ Abb. 9.49).

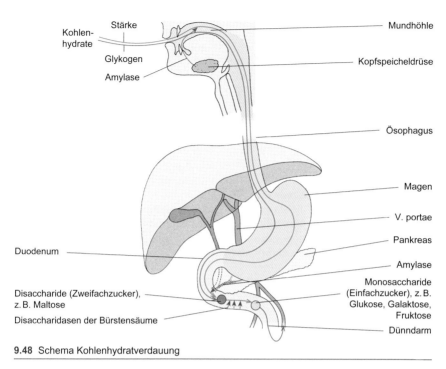

Kohlen-
hydrate

Stärke

Glykogen

Amylase

Mundhöhle

Kopfspeicheldrüse

Ösophagus

Magen

V. portae

Pankreas

Amylase

Monosaccharide
(Einfachzucker), z. B.
Glukose, Galaktose,
Fruktose

Dünndarm

Duodenum

Disaccharide (Zweifachzucker),
z. B. Maltose

Disaccharidasen der Bürstensäume

9.48 Schema Kohlenhydratverdauung

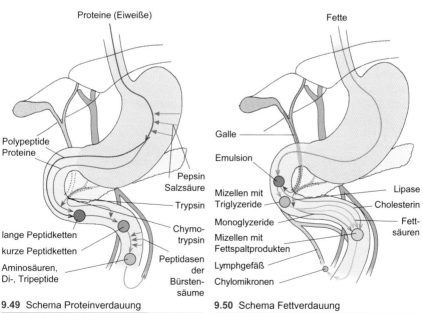

Proteine (Eiweiße)

Fette

Polypeptide
Proteine

Pepsin
Salzsäure

Trypsin

Chymo-
trypsin

Peptidasen
der
Bürsten-
säume

lange Peptidketten
kurze Peptidketten
Aminosäuren,
Di-, Tripeptide

Galle

Emulsion

Mizellen mit
Triglyzeride

Monoglyzeride

Mizellen mit
Fettspaltprodukte

Lymphgefäß

Chylomikronen

Lipase

Cholesterin

Fett-
säuren

9.49 Schema Proteinverdauung

9.50 Schema Fettverdauung

9

289

9.13 Ernährung und Stoffwechsel

⬛ Die Nahrung enthält Bestandteile für den Energiegewinn (**Energiestoffwechsel** oder Betriebsstoffwechsel) und für den Aufbau körpereigener Substanzen, der so genannte **Baustoffwechsel**. Letzterer beinhaltet auch die Bildung unter anderem von Neurotransmittern, Enzymen, Abwehrstoffen und Hormonen.

Hierfür werden dem Körper **Grundnährstoffe** in Form von Kohlenhydraten, Fetten und Proteinen (Eiweißen) zugeführt. Diese enthalten **essenzielle Bestandteile** wie z. B. essenzielle Amino- und Fettsäuren, die vom Körper nicht selbst hergestellt werden können.

Zu diesen Grundnährstoffen kommen Mineralstoffe (einschließlich Spurenelementen), Vitamine und Wasser. Auch muss die Nahrung für eine reguläre Darmtätigkeit Faserstoffe (Ballaststoffe), d. h. nicht verdauliche Pflanzenbestandteile enthalten.

9.13.1 Brennwert
Physikalischer Brennwert

Der Energiebedarf wird aus den Grundnährstoffen in Form von Proteinen, Kohlenhydraten und Fetten gedeckt. Werden diese Nahrungsstoffe vollständig verbrannt, d. h. mit Sauerstoff (O_2) zu Kohlendioxid (CO_2) und Wasser (H_2O) abgebaut, so lässt sich aus der dabei freigesetzten Wärme der **physikalische Brennwert** in kJ/g Nahrungsstoff ermitteln (kJ = Kilo-Joule). Ältere Einheit der Energie ist die kcal (Kilo-Kalorie). 1 kJ entspricht dabei 0,239 kcal oder umgekehrt 1 kcal entspricht 4,2 kJ.

Physiologischer Brennwert

Die beim Abbau der Nahrungsstoffe im Körper freigesetzte Energie wird als **physiologischer Brennwert** bezeichnet.

Kohlenhydrate und Fette werden im Körper vollständig zu Kohlendioxid und Wasser abgebaut, daher stimmen physikalischer und physiologischer Brennwert überein. Er beträgt für Kohlenhydrate ca. 17 kJ/g (4,1 kcal/g) und für Fette ca. 39 kJ/g (9,3 kcal/g).

Da Proteine im Körper nicht vollständig abgebaut werden, ist ihr physiologischer Brennwert niedriger als ihr physikalischer und beträgt ca. 17 kJ/g.

9.13.2 Energieumsatz und Energiebedarf

Im Körper wird die in der Nahrung enthaltene Energie ständig in andere Energieformen umgesetzt, z. B. in Muskelarbeit oder Wärme. Der tägliche Energieumsatz entspricht dem täglichen **Energiebedarf,** der heute in der Einheit kJ (und ggf. zusätzlich in kcal) angegeben wird.

Ein 70 kg schwerer Mann hat bei leichter Tätigkeit einen täglichen Energiebedarf von ca. 10.000 kJ oder 2.400 kcal. Der Energiebedarf kann sich bei Schwerstarbeit mehr als verdoppeln. Dieser hängt aber nicht nur von der Tätigkeit, sondern auch von Geschlecht, Alter, Körpergewicht und -größe ab (Beispiele → Tab. 9.4).

Der sog. **Grundumsatz** ist definiert als Energieumsatz morgens, 12–14 Stunden nach der letzten Nahrungsaufnahme, in Ruhe liegend, bei normaler Körpertemperatur und bei Behaglichkeitstemperatur. Er beträgt bei Männern ca. 7.000 kJ, bei Frauen ca. 5.500 kJ.

Außerdem gibt es Empfehlungen für den jeweiligen Anteil der drei Grundnährstoffe an der Energieaufnahme (→ Tab. 9.5, Umrechnung auf einen 70 kg schweren Mannes → Abb. 9.51, Nährstoff- und Energiegehalt einiger Nahrungsmittel → Tab. 9.6).

Befindet sich der Körper in völligem Ruhezustand, d. h. ohne äußere Arbeitsleistung, so wird die durch die Nahrung zugeführte Energie vor allem in Wärme umgewandelt. Die bei diesem Energieumsatz freigesetzte Wärmemenge kann in der **direkten Kalorimetrie** gemessen und daraus der Energieumsatz berechnet werden.

	ungefährer Energiebedarf	
	kJ/Tag	kcal/Tag
Mann mittleren Alters, leichte Tätigkeit	10000	2400
Frau mittleren Alters, leichte Tätigkeit	8000	1900
älterer Mann, leichte Tätigkeit	8500	2000
ältere Frau, leichte Tätigkeit	6900	1600
Zuschlag Schwangere	1100	255
Zuschlag Stillende (volles Stillen)	2700	635
Zuschlag mittelschwere Tätigkeit	1700–2500	400–600
Zuschlag schwere Tätigkeit	3800–4600	900–1100

Tab. 9.4 Täglicher Energiebedarf für verschiedene Personengruppen

Kohlenhydrate 350 g, 5950 kJ

Nährstoff	Bedarf (g/kg KG/Tag)	Anteil am Energiebedarf (%)
Fette	max. 1	25–30
Proteine	0,8	10–15
Kohlenhydrate	5–6	55–60

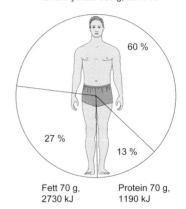

Tab. 9.5 Täglicher Nährstoffbedarf bei leichter körperlicher Tätigkeit im Überblick*

* Der Proteinbedarf liegt bei 0,8 g/kgKG Tag, umsetzbar und akteptabel sind (10–)15% des Energiebedarfs

60 %

27 %

13 %

Fett 70 g, 2730 kJ

Protein 70 g, 1190 kJ

9.51 Energie- und Nährstoffbedarf eines 70 kg schweren Mannes bei leichter körperlicher Tätigkeit

100 g enthalten	g Fett	g Kohlen-hydrate	g Protein	% Wasser	Energiegehalt	
					kJ/100 g	kcal/100 g
Hühnerfleisch	12	Spuren	20	68	838	200
Schweinefleisch	30	Spuren	15	54	1425	340
Milch	3,4	4,7	3,4	88	273	65
Vollkornbrot	1,1	46	7,8	42	968	231
Nudeln	2,4	69	14	13	1517	362
Äpfel	–	14	0,4	84	247	59
Blumenkohl	–	4	2,5	91	113	27
Schokolade	22	65	7	2	2095	500
Bier	–	4,8	0,5	90	190	45

Tab. 9.6 Nährstoff-, Wasser- und Energiegehalt einiger Nahrungsmittel

9

9.13.3 Fette

● Fette sind wichtige Energielieferanten – sie sollten 25–30 % der mit der Nahrung zugeführten Energie ausmachen, entsprechend einem Tagesbedarf von ca. 1 g/kg Körpergewicht. Durch ihren hohen Energiegehalt sind Fette ein ausgezeichneter Energiespeicher.
Außerdem spielen Fette im Baustoffwechsel und für die Aufnahme fettlöslicher Vitamine (→ 9.13.6) eine Rolle.

Triglyzeride
Bei den Fetten handelt es sich vor allem um unterschiedliche **Triglyzeride** (Neutralfette), d. h. Verbindungen aus Glyzerin und drei Fettsäuren (→ Abb. 9.52). Sie kommen in tierischen und pflanzlichen Fetten und Ölen vor.

Gesättigte und ungesättigte Fettsäuren
Ein Teil der Fettsäuren enthält chemisch betrachtet nur **Einfachbindungen, sie sind gesättigt.** Enthalten Fettsäuren eine oder mehrere **Doppelbindungen,** werden sie als **einfach** bzw. **mehrfach ungesättigt** bezeichnet. Von den zugeführten Fettsäuren der Nahrung sollte ca. ein Drittel **mehrfach ungesättigt** sein. Mehrfach ungesättigte Fettsäuren sind z. B. in Sonnenblumen-, Raps-, Lein- und Fischöl enthalten.

Essenzielle Fettsäuren
Der Körper kann zwar aus gesättigten Fettsäuren ungesättigte Fettsäuren herstellen, die Doppelbindung kann aber nur in bestimmten Positionen eingefügt werden (nicht hinter dem neunten C-Atom gerechnet ab der Carboxylgruppe). Daher müssen bestimmte Fettsäuren mit der Nahrung aufgenommen werden, sie sind essenziell. **Essenzielle Fettsäuren** für den Menschen sind die Linolsäure und die Linolensäure.

Bedeutung der Fettsäuren
Mehrfach ungesättigte Fettsäuren kommen vor allem in den **Phospholipiden** vor, die ein wichtiger Baubestandteil von Zellmembranen sind (→ 2.2). Außerdem wirken mehrfach ungesättigte Fettsäuren der Arteriosklerose (→ 5.3.7) entgegen.

Cholesterin
Cholesterin (→ Abb. 9.52) kommt nur in tierischen Nahrungsprodukten vor und spielt weniger für den Energie- als vielmehr für den Baustoffwechsel eine Rolle, z. B. als Bestandteil der Zellmembranen (→ 2.2) und als Ausgangsmolekül für die Bildung von Steroidhormonen. Die tägliche Aufnahme von Cholesterin sollte 0,3–0,5 g nicht übersteigen, da ein Zuviel die Entstehung einer Arteriosklerose begünstigt.

Cholesterinsynthese
Neben der Aufnahme durch die Nahrung kann Cholesterin im Körper in nicht unerheblicher Menge selbst gebildet werden. Die Cholesterinsynthese erfolgt vor allem in der Leber, jedoch auch in der Darmschleimhaut und Steroidhormon-produzierenden Zellen von Nebennierenrinde und Keimdrüsen. In der Leber wird Cholesterin vor allem für die Bildung von Gallensalzen verwendet (→ 9.10.5).

Fetttransport
Da Fette wasserunlöslich sind, werden sie im Blut gebunden an wasserlösliche Proteine **(Apolipoproteine)** transportiert. Mit laborchemischen Methoden lassen sich hauptsächlich drei Gruppen von **Lipoproteinen** unterscheiden: **VLDL** (= very-low-density-lipoproteins), **LDL** (= low-density-lipoproteins) und **HDL** (= high-density-lipoproteins). Ihre Fett- und Proteinanteile (→ Tab. 9.7), Funktionen und Entstehung (→ 9.10.5) sind unterschiedlich.

Fettstoffwechselstörungen
Ein häufiges Problem in den Industrieländern sind Fettstoffwechselstörungen mit erhöhten Blutfettspiegeln **(Hyperlipoproteinämien).** Wesentliche Ursachen sind zu reichliche und falsche Ernährung, v. a. zu viel Fett. Die Hauptgefahr ist eine beschleunigte Arteriosklerose mit entsprechenden Folgeerkrankungen (→ 5.3.7).

$H_2C-O-\overset{\overset{O}{\|}}{C}-(CH_2)x-CH_3$
$HC-O-\overset{\overset{O}{\|}}{C}-(CH_2)y-CH_3$
$H_2C-O-\overset{\overset{O}{\|}}{C}-(CH_2)z-CH_3$

Glyzerin

Sauerstoff — O H H   H — Wasserstoff
— Kohlenstoff

gesättigte Fettsäuren:
ohne Doppelbindung

ungesättigte Fettsäuren:
mit Doppelbindung

gesättigt:
Palmitinsäure
($C_{15}H_{31}COOH$)

einfach ungesättigt:
Ölsäure
($C_{17}H_{33}COOH$)

mehrfach ungesättigt:
Linolensäure
($C_{17}H_{29}COOH$)

**Triglyzeride
(Neutralfette)**
Hauptfunktion: Energiegewinnung
Aufbau: Verbindung aus Glyzerin und Fettsäuren

Steran

Ring C | Ring D
Ring A | Ring B

Cholesterin
Hauptfunktion: Baustoffwechsel
Bildung von Steroid-
hormonen, Gallensalzen,
Vitamin D
Aufbau: so genanntes Steranringgerüst
aus Kohlenstoff und Wasser-
stoff, das je nach zu bildender
Substanz verändert wird

9.52 Nahrungsfette und ihre Bedeutung

	Triglyzeride (%)	Cholesterin (%)	Phospholipide (%)	Protein (%)
Chylomikronen	86	5	7	2
VLDL (prä-β-Lipoprotein)	55	19	18	8
LDL (β-Lipoprotein)	6	50	22	22
HDL (α-Lipoprotein)	4	19	30	47

Tab. 9.7 Zusammensetzung der Lipoproteine

9.13.4 Kohlenhydrate

Auch Kohlenhydrate sind wesentlich für die Energiegewinnung. Quellen sind v. a. Stärke, Glykogen, Rohr- und Milchzucker.

Stärke und Glykogen

Ein Großteil des Kohlenhydratbedarfs wird durch pflanzliche **Stärke** gedeckt. Stärke ist eine hochmolekulare Glukoseverbindung (**Polysaccharid,** Vielfachzucker → Abb. 9.53) in Getreide, Kartoffeln und Reis. Im Verdauungsprozess wird aus Stärke das **Monosaccharid** (der Einfachzucker) Glukose (Traubenzucker) freigesetzt und nach Resorption auf dem Blutweg allen Körperzellen zur Verfügung gestellt. Eine weitere hochmolekulare Glukoseverbindung ist das tierische **Glykogen,** z. B. in Fleisch. Sein Abbauweg entspricht dem von Stärke.

Da Glukose ein lebensnotwendiger Energieträger ist, besitzt der Köper eigene **Glukosereserven** in Form von Glykogen, um den Blut-Glukose-Spiegel konstant zu halten. Der Glykogenvorrat (v. a. in Leber und Skelettmuskulatur) von 300–400 g ist jedoch im Hungerzustand rasch erschöpft.

Rohrzucker

Rohrzucker (Saccharose, „Haushaltszucker") ist ein **Disaccharid** (Zweifachzucker) aus Glukose und Fruktose (Fruchtzucker), das in Zuckerrüben und Zuckerrohr enthalten ist. Da sie vor ihrer Resorption nur einmal durch die Enterozyten des Dünndarms gespalten werden müssen, sind sie rasch verfügbar.

Milchzucker

Milchzucker (Laktose) ist ein Disaccharid aus Glukose und Galaktose (Schleimzucker). Er wird ebenfalls durch die Enterozyten gespalten. Galaktose wird dann wie letztlich alle Monosaccharide in der Leber in Glukose überführt.

Zuckeralkohole

Diese sind Zuckeraustauschstoffe wie Sorbit und Xylit und werden im Körper langsamer verstoffwechselt als Rohrzucker, weshalb sie in begrenztem Maße bei der diabetesgerechten Ernährung verwendet werden können.

Kohlenhydratbedarf

Der Mindestbedarf an Kohlenhydraten liegt bei 2–4 g/kg Körpergewicht und Tag, empfohlen sind 5–6 g/kg Körpergewicht (ca. 60 % des täglichen Energiebedarfs → Tab. 9.5).

Bei einer Kohlenhydratzufuhr unter 10 % des Energiebedarfs treten Stoffwechselstörungen auf, u. a. Übersäuerung durch Verbrennung von Fett zur Energiegewinnung (Ketoazidose) und Abbau körpereigener Proteine zur Glukoseneubildung aus Aminosäuren.

Umgekehrt führt zu hohe Kohlenhydratzufuhr zu Übergewicht, da Glukose in Fett umgewandelt wird. Der übermäßige Konsum des schnell verwertbaren Zuckers begünstigt darüber hinaus Karies und Diabetes mellitus (→ 13.6.2).

9.13.5 Proteine

Die Proteine in der Nahrung sind vor allem für den Baustoffwechsel wichtig: Sie liefern die 20 Aminosäuren für die Synthese körpereigener Proteine. Für den Energiegewinn werden Proteine hingegen nur ausnahmsweise verwendet.

▬ Essenzielle Aminosäuren

Einige Aminosäuren sind essenziell, können also nicht vom Körper gebildet werden (→ Tab. 9.8, beim Kind ist zusätzlich Arginin essenziell).

Tierische Proteine (z. B. aus Fleisch, Milch), haben einen hohen Gehalt an essenziellen Aminosäuren. Im Gegensatz dazu haben Pflanzenproteine meist deutlich weniger essenzielle Aminosäuren, ihre **biologische Wertigkeit** ist geringer. Deshalb sollten die Nahrungsproteine zur Hälfte tierischen Ursprungs sein (→ Abb. 9.54).

Proteinbedarf

Der tägliche Mindestbedarf an Proteinen beträgt 0,5 g/kg Körpergewicht. Aufgrund der unterschiedlichen biologischen Wertigkeit wird jedoch eine Proteinzufuhr von 0,8 g/kg Körpergewicht und Tag empfohlen.

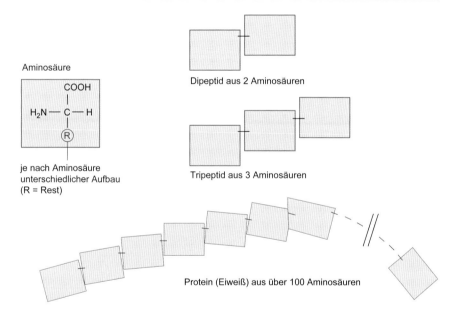

Monosaccharid (Einfachzucker)

Disaccharid (Zweifachzucker)

Glukose ($C_6H_{12}OH$)

Polysaccharid (Vielfachzucker)

9.53 Glukose als wichtigstes Monosaccharid und Aufbau der Kohlenhydrate

Aminosäure

Dipeptid aus 2 Aminosäuren

H_2N — C — H

COOH

(R)

je nach Aminosäure
unterschiedlicher Aufbau
(R = Rest)

Tripeptid aus 3 Aminosäuren

Protein (Eiweiß) aus über 100 Aminosäuren

9.54 Grundstruktur der Aminosäuren und Aufbau der Peptide und Proteine

essenzielle Aminosäuren	Histidin, Isoleucin, Leucin, Lysin, Methionin, Phenylalanin, Threonin, Tryptophan, Valin
nicht-essenzielle Aminosäuren	Alanin, Arginin, Asparagin, Aspartat, Cystein, Glutamat, Glutamin, Glycin, Prolin, Serin, Tyrosin

Tab. 9.8 Essenzielle und nicht-essenzielle Aminosäuren

9.13.6 Vitamine

🔴 **Vitamine** sind lebenswichtige organische Verbindungen, die vom Körper nicht bzw. unzureichend gebildet werden können (→ Tab. 9.9). Häufig sind Vitamine als Koenzyme (Kofaktoren) für die Tätigkeit von Enzymen notwendig. Vitamine können in unterschiedlichem Ausmaß im Körper gespeichert werden.

Fett- und wasserlösliche Vitamine

Während **wasserlösliche Vitamine** problemlos resorbiert werden können, ist eine Aufnahme von **fettlöslichen Vitaminen** nur zusammen mit Nahrungsfetten (→ 9.13.3) möglich. Außerdem wird ein Überschuss an wasserlöslichen Vitaminen über die Nieren ausgeschieden, wohingegen fettlösliche Vitamine (v. a. Vitamin A und D) zu Vergiftungserscheinungen führen können.

Vitaminmangel

Mit einer gemischten Kost werden normalerweise ausreichende Mengen der verschiedenen Vitamine bzw. ihrer Vorstufen (Provitamine) zugeführt. Lang dauernde Fehlernährung kann aber zu **Vitaminmangel** führen (→ Tab. 9.9), wobei leichte Vitaminmangelerscheinungen als **Hypovitaminose** und schwere als **Avitaminose** bezeichnet werden.

9.13.7 Faser- und andere Pflanzenstoffe

In Pflanzen sind außerdem enthalten:

- **Faserstoffe** (Ballaststoffe). Sie sind zwar unverdaulich, fördern jedoch durch Zunahme des Stuhlvolumens die Darmbewegungen und damit die Verdauung. Zu unterscheiden sind **unlösliche Faserstoffe** wie etwa Zellulose als Füllstoffe und **lösliche Faserstoffe**, z. B. Inulin und Pektin als Quellstoffe mit starker Wasserbindung.
- **Sekundäre Pflanzenstoffe.** Zu diesen gehören u. a. entzündshemmende **Saponine** und **Flavonoide** oder **Carotinoide**, denen eine Schutzwirkung vor Krebs zugeschrieben wird.

9.13.8 Mineralstoffe

Mineralstoffe sind anorganische Stoffe, die der Körper im Baustoffwechsel oder zur Regelung von Körperfunktionen braucht. In wässriger Lösung bilden sie Ionen bzw. Salze, sind also Elektrolyte.

Mengenelemente

Mengenelemente sind in vergleichsweise hoher Menge im Körper vorhanden. Der tägliche Bedarf beträgt für Natrium 1,2 g, Chlorid 1,8 g (also etwa 3 g Kochsalz, NaCl), Kalium 2–4 g, Kalzium 1 g, Phosphor 0,7 g und Magnesium 0,3–0,4 g.

Spurenelemente

Spurenelemente kommen nur in sehr geringen Mengen im Körper vor. Solche, bei denen eine physiologische Bedeutung bekannt ist oder vermutet wird, heißen **essenzielle Spurenelemente** (→ Tab. 9.10).

9.13.9 Wasser

Den größten Anteil am Körper hat aber das Wasser: Sein Anteil am Körpergewicht beträgt beim Erwachsenen ca. 50–60 % (mit Alters- und Geschlechtsunterschieden). Dabei macht die intrazelluläre Flüssigkeitsmenge ca. 35 % und die extrazelluläre ca. 25 % des Körpergewichts aus. Die meisten Organe haben einen Wasseranteil von 70–80 %, Knochen- und Fettgewebe mit ca. 20 % erheblich weniger.

Wasseraufnahme und -abgabe

Normalerweise besteht ein Gleichgewicht zwischen Wasseraufnahme und Wasserabgabe (→ Abb. 9.55), sodass der tägliche **Wasserumsatz** ca. 2,5 l beträgt. Der minimale Wasserbedarf eines Erwachsenen beträgt ca. 1,5 l pro Tag, da eine Wasserabgabe von 0,9 l über Lunge und Haut sowie 0,5 l über den Harn unvermeidlich sind. Der tägliche Wasserumsatz kann erheblich gesteigert werden.

Zur Regulation des Wasserhaushalts → 10.3.1.

Vitamin	wichtig für/als	Mangelerscheinung	Tagesbedarf ca.
Vitamin A (Retinol, β-Carotin)	Sehvorgang, Wachstumsfaktor für Epithelzellen	Nachtblindheit, Hautschäden	1 mg
Vitamin D (Calcitriol)	Knochenaufbau, Immunregulation	Osteomalazie, Rachitis (Störungen der Knochenbildung)	5(–10) μg
Vitamin E (Tokopherol)	Antioxidans, Schutz ungesättigter Fettsäuren vor Oxidation	extrem selten	15 mg
Vitamin K (Phyllochinon)	Kofaktor bei der Bildung einiger Gerinnungsfaktoren	Störungen der Blutgerinnung	70 μg
Vitamin B_1 (Thiamin, Aneurin)	Kohlenhydratstoffwechsel, Nerventätigkeit	Leistungsschwäche, Gewichtsabnahme, Muskelschwund, „Beri-Beri"	1 – 1,3 mg
Vitamin B_2 (Riboflavin)	Stoffwechsel	Anämie, Hautentzündungen	1,2 – 1,5 mg
Vitamin B_6 (Pyridoxin)	Aminosäurestoffwechsel	Nervenschäden, Hautentzündungen	1,2 – 1,5 mg
Vitamin B_{12} (Cobalamin)	Nukleinsäuresynthese: Bildung von Erythro-, Leuko- und Thrombozyten	Anämie (perniziöse Anämie), Schädigung des Nervensystems	3 μg
Vitamin C (Ascorbinsäure)	Kollagensynthese, Antioxidans; evtl. Stärkung des Immunsystems	„Skorbut" (z.B. Zahnfleischbluten, Bindegewebeschwäche)	100 mg
Folsäure	Nukleinsäuresynthese, Erythrozytenbildung	Anämie (ähnlich wie bei B_{12}-Mangel)	400 μg
Pantothensäure	zentrale Substanz im Stoffwechsel	unbekannt	6 mg
Biotin (Vitamin H)	Stoffwechsel	Hautentzündungen	30 – 60 μg
Niazin (Nikotinsäureamid)	zentrale Substanz im Energiestoffwechsel	„Pellagra" mit neurologischen Störungen, Hautentzündungen, Durchfall	13 – 17 mg

Tab. 9.9 Vitamine: fettlösliche gelb, wasserlösliche blau unterlegt

Wasseraufnahme	Wasserabgabe
Trinken 1,3 l	Harn 1,5 l
Nahrung 0,9 l	Lunge, Haut 0,9 l
im Stoffwechsel entstehend 0,3 l	Fäzes 0,1 l

9.55 Täglicher Wasserumsatz (Erwachsener)

9

297

9.13.10 Körpergewicht

Besonderen Anteil am Körpergewicht hat aufgrund der unterschiedlichen Menge das **Körperfett**, d.h. dass das Körpergewicht eines Menschen vor allem durch die Masse seines Fettes bestimmt wird.

Regelung der Körperfettmenge

Die Regelung der Körperfettmenge und damit des Körpergewichts erfolgt über den Hypothalamus des Zwischenhirns. Er erhält von den Fettzellen Meldung über ihren Speicherzustand: Sind Fettzellen gefüllt, geben sie das Peptidhormon **Leptin** ab, das auf dem Blutweg den Hypothalamus erreicht. Je mehr gefüllte Fettzellen vorliegen, desto mehr Leptin wird abgegeben. Auf komplizierte Weise hemmt Leptin Hunger und Appetitgefühl und steigert den Energieverbrauch. Auf diese Weise werden die Nahrungsaufnahme und damit eine weitere Füllung der Fettzellen gehemmt.

9.13.11 Gewichtsbeurteilung

◗ Da das Körpergewicht von der Größe eines Menschen abhängt, wurde das Gewicht lange mit Hilfe der **Broca-Formel** beurteilt: Normalgewicht (in kg) = Körperlänge (in cm) – 100.
Heute am häufigsten verwendet wird der Körpermasseindex (engl. body mass index, **BMI**, → Abb. 9.56). Als **Normalgewicht** gilt bei Frauen ein BMI von 19–25, bei Männern von 20–25.

Übergewicht

Ein BMI über 25 bedeutet Übergewicht. Werte größer als 30 werden als Fettsucht (Adipositas) bewertet.
Übergewicht ist in unserer Gesellschaft sehr häufig, v.a. sind auch immer mehr Kinder übergewichtig. Übergewicht birgt v.a. die Gefahr von Diabetes mellitus (→ 13.6.2) und Herz-Kreislauf-Erkrankungen (z.B. Arteriosklerose mit Herzinfarkt und Schlaganfall) und führt zur Überbelastung von Gelenken mit der Folge von Arthrosen.

9.14 Untersuchungsmethoden der Verdauungsorgane

Häufiger eingesetzte Untersuchungsmethoden sind:

- **Sonografie**: Sie wird besonders zur Darstellung von Leber, Milz und Bauchspeicheldrüse eingesetzt
- **Computer- und Magnetresonanztomografie** (CT bzw. MRT): Computer- und Magnetresonanztomografie werden insbesondere in der Tumor- und Gefäßdiagnostik verwendet
- **Magen-Darm-Passage**: Oral verabreichtes Kontrastmittel schlägt sich bei Passage durch den Magen-Darm-Trakt an dessen inneren Oberflächen nieder. Dadurch kann bei nachfolgender Röntgenuntersuchung das innere Oberflächenrelief der Hohlorgane dargestellt werden. So kann z.B. ein Magengeschwür durch einen mit Kontrastmittel gefüllten Oberflächendefekt nachgewiesen werden
- **Kolonkontrasteinlauf**: Die vergleichbare Kontrastmittelröntgenuntersuchung des Dickdarmes heißt Kolonkontrasteinlauf
- **Ösophagogastroduodenoskopie**: Hierbei wird über die Mundhöhle ein flexibles Endoskop (→ Abb. 9.57) eingeführt, das die direkte Beobachtung von Speiseröhre, Magen und Zwölffingerdarm erlaubt. Gleichzeitig können über das Endoskop feine Zangen eingeführt und Schleimhautproben für die feingewebliche Untersuchung entnommen werden.
- **Koloskopie**: Die Koloskopie dient der direkten Beobachtung des gesamten Dickdarms und des unteren Ileums. Hierzu wird ein flexibles Endoskop über das Rektum in den Dickdarm eingeführt. Wie bei der Ösophagogastroduodenoskopie können Schleimhautproben entnommen oder kleinere Eingriffe (z.B. Polypabtragung) vorgenommen werden.

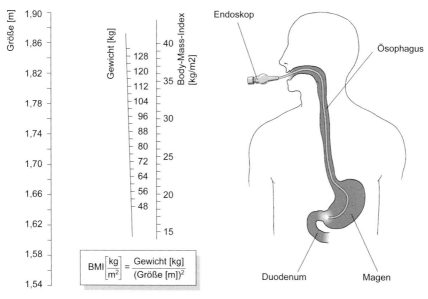

Verbindet man Körpergröße und Gewicht mit einer Linie, lässt sich aus deren Verlängerung an der Skala rechts der BMI ablesen

9.56 Körpermasseindex (BMI)

9.57 Ösophagogastroduodenoskopie

$$BMI \left[\frac{kg}{m^2}\right] = \frac{Gewicht\ [kg]}{(Größe\ [m])^2}$$

Element	Funktion	Mangelerscheinung	Tagesbedarf*
Eisen	Bestandteil von Hämoglobin	Anämie	10 – 15 mg
Zink	wichtig für die Aktivität vieler Enzyme	Wachstums-, Wundheilungs-störungen, Haarausfall	7 – 10 mg
Kupfer	Bestandteil von Oxidasen	Anämie, gestörte Eisenresorption und Kollagensynthese	1 –1,5 mg
Mangan	u. a. Bestandteil von Enzymen des Kohlenhydratstoffwechsels	Unfruchtbarkeit, Störungen der Knochenbildung	2 – 5 mg
Molybdän	Bestandteil von Enzymen	unbekannt	50 – 100 mg
Jod	Bestandteil der Schilddrüsenhormone	Kropf (sehr häufig), seltener Schilddrüsenunterfunktion. Bei Kindern Entwicklungsstörungen	150 – 200 µg
Kobalt	Bestandteil von Vitamin B_{12}	Anämie	unter 1 µg
Selen	Wirkt evtl. mit Vitamin E zusammen	Abwehrschwäche, Herzmuskelerkrankungen	30–70 mg
Chrom	unbekannt	unbekannt	30 – 100 µg
Fluor **	verbessert die Zahnmineralisierung	erhöhte Karieshäufigkeit	3,1 – 3,8 mg

*abhängig z.B. von Alter, Geschlecht   **Lebensnotwendigkeit nicht völlig gesichert, Kariesprophylaxe

Tab. 9.10 Lebensnotwendige (essenzielle) Spurenelemente

Wiederholungsfragen

1. Was ist das Peritoneum, was versteht man unter einem intraperitoneal, was unter einem retroperitoneal gelegenen Organ (mit Beispiel)? (→ 9.1.1)
2. Wie ist der allgemeine Wandaufbau des Verdauungstrakts? (→ 9.1.2)
3. Wie viele Zähne haben Milchgebiss und bleibendes Gebiss und um welche Zähne handelt es sich jeweils? (→ 9.2.2)
4. Welche Zahnhartsubstanzen gibt es und wo sind sie lokalisiert? (→ 9.2.3)
5. Welche Strukturen gehören zum Zahnhalteapparat? (→ 9.2.3)
6. Welche Zungenpapillen gibt es? (→ 9.2.4)
7. Wo sind die großen Speicheldrüsen lokalisiert, wie gelangt ihr Sekret in die Mundhöhle? (→ 9.2.5)
8. Wie unterscheiden sich die großen Speicheldrüsen im Feinbau? (→ 9.2.5)
9. Welche Rachenetagen sind zu unterscheiden? (→ 9.3)
10. Wie erfolgt der Schluckakt? (→ 9.3.2)
11. Welche Abschnitte sind am Magen zu unterscheiden? (→ 9.5.1)
12. Welche Zelltypen kommen im Epithel der spezifischen Magendrüsen vor und welche Funktionen haben sie? (→ 9.5.3)
13. In welchen Phasen und wie wird die Magensaftsekretion reguliert? (→ 9.5.4)
14. Welches Bakterium ist die häufigste Ursache für ein Magengeschwür? (→ 9.5.6)
15. Wie ist der Feinbau der Dünndarmzotten? (→ 9.6.2)
16. Wie heißen die Fettverbindungen, die über die Lymphe aus dem Dünndarm abtransportiert werden? (→ 9.6.4)
17. Welche drei unpaaren Gefäßstämme versorgen die Bauchorgane? (→ 9.8)
18. Welche Gefäße bilden die Glisson-Trias? (→ 9.10.2)
19. Wie ist der Feinbau der Lebersinusoide? (→ 9.10.2)
20. Welchen Weg nimmt die Galle außerhalb der Leber? (→ 9.10.3)
21. Was sind die hauptsächlichen Stoffwechselleistungen der Leber? (→ 9.10.5)
22. Wodurch kommt ein Ikterus zustande? (→ 9.10.6)
23. Was wird von Drüsenendstücken bzw. Schaltstücken des Pankreas sezerniert? (→ 9.11)
24. Welche Grundnährstoffe gibt es? (→ 9.13)
25. Wie hoch ist der tägliche Bedarf an Grundnährstoffen? (→ 9.13.2, → Tab. 9.5)
26. Welche Kohlenhydratgruppen werden unterschieden (mit Beispiel)? (→ 9.13.4)

9

10 Harnsystem

10.1	Übersicht	302
10.2	Niere	302
10.2.1	Lage und Gestalt	302
10.2.2	Hüllen	302
10.2.3	Innerer Aufbau der Niere	302
10.2.4	Blutgefäße der Niere	304
10.2.5	Feinbau der Niere	306
10.2.6	Nierenkörperchen	306
10.2.7	Bildung des Primärharns	306
10.2.8	Nierentubuli	308
10.2.9	Tubulärer Transport	310
10.2.10	(End-)Harn	312
10.2.11	Juxtaglomerulärer Apparat (JGA)	314
10.2.12	Renin-Angiotensin-Aldosteron-System (RAAS)	314
10.2.13	Endokrine Funktionen	314
10.3	Wasser-, Elektrolyt- und Säure-Basen-Haushalt	316
10.3.1	Regulation des Wasserhaushalts	316
10.3.2	Regulation des Elektrolythaushalts	316
10.3.3	Regulation des Säure-Basen-Haushalts	316
10.3.4	Störungen des Säure-Basen-Haushalts	318
10.4	Ableitende Harnwege	320
10.4.1	Nierenkelche und -becken	320
10.4.2	Ureter	320
10.4.3	Harnblase	320
10.4.4	Urethra	322
10.4.5	Harnblasenentleerung	322
10.4.6	Erkrankungen der Harnwege	322
10.5	Untersuchungsmethoden	324
	Wiederholungsfragen	324

10.1 Übersicht

⬛ Das **Harnsystem** setzt sich aus den paarigen Nieren und den ableitenden Harnwegen zusammen (→ Abb. 10.1).

Die **Nieren** entfernen wasserlösliche Abfallprodukte des Stoffwechsels, die **harnpflichtigen Substanzen,** aus dem Blut und scheiden diese aus. Zusätzlich sind die Nieren an der Regulation von **Elektrolyt-, Wasser-** und **Säure-Basen-Haushalt** beteiligt. Außerdem sind die Nieren **hormonell** tätig: Sie bilden unter anderem **Renin, Erythropoetin** und **Calcitriol.**

Die **ableitenden Harnwege** sammeln den in den Nieren gebildeten Harn und scheiden ihn aus dem Körper aus.

10.2 Niere

10.2.1 Lage und Gestalt

Lage
Die Nieren (Renes, Nephri) sind in die hintere Bauchwand neben der Wirbelsäule eingebettet. Sie sind nur vorne von Peritoneum parietale (parietales Blatt des Bauchfells → 9.1.1) überzogen und liegen damit **retroperitoneal.**
Der **obere Nierenpol** grenzt an das Zwerchfell und wird von hinten durch die unteren Rippen bedeckt. Auf ihm befindet sich auch die Nebenniere (→ 13.5). Der **untere Nierenpol** liegt ca. 5 cm über dem Beckenkamm. Die rechte Niere steht aufgrund der darüber befindlichen Leber tiefer als die linke Niere.

Gestalt
Jede Niere ist 10–12 cm lang, 5–6 cm breit, ca. 3 cm dick und wiegt 120–200 g.
Die Nieren sind bohnenförmig (→ Abb. 10.1). Dadurch weisen sie eine medial gelegene Einziehung (Konkavität) auf, das **Nierenhilum** (Nierenpforte) mit Nierengefäßen, sympathischen und parasympathischen Nerven sowie dem harnableitenden **Ureter** (Harnleiter). Die nach außen gewölbte Seite (Konvexität) der Nieren weist nach lateral.

10.2.2 Hüllen
Die Niere umgibt und schützt ein dreilagiges Hüllsystem, von innen nach außen bestehend aus:
- **Bindegewebiger Nierenkapsel** (Capsula fibrosa → Abb. 10.2)
- **Fettkapsel** (Capsula adiposa)
- **Fasziensack der Niere** (Bindegewebesack der Niere, Fascia renalis).

Die relativ derbe bindegewebige Nierenkapsel hüllt die gesamte Niere ein und ist mit dieser verwachsen.
Die daran anschließende Fettkapsel ist vor allem auf der Rückseite der Niere dick, sodass Niere und auch Nebenniere in diese schützend eingebettet sind.
Der äußere, allseitige Fasziensack ist im Bereich des Nierenhilum nach medial und kaudal bis in Höhe des Beckenkamms offen. Deshalb kann sich die Niere bei Schwund der Fettkapsel nach unten senken **(Senkniere).**

10.2.3 Innerer Aufbau der Niere
Im Innern besteht die Niere aus zwei Abschnitten (→ Abb. 10.3):
- Das **Nierenparenchym** ist das organspezifische Nierengewebe, das der Harnbildung dient und den äußeren Gewebemantel der Niere bildet. Es gliedert sich in **Nierenmark** (Medulla renalis) und **Nierenrinde** (Cortex renalis)
- Als **Nierensinus** (Sinus renalis) wird die allseits von Nierenparenchym umschlossene Einbuchtung im Bereich des Nierenhilum bezeichnet.

Nierenmark
Das Nierenmark weist nach innen zum Nierensinus hin warzenförmige Erhebungen auf, die **Nierenpapillen** (Papillae renales). Nierenpapillen und das nach außen anschließende streifige Nierenmark bilden die **Markpyramiden.** Das streifige Mark setzt sich in die Rinde als **Markstrahlen** fort. In Nierenmark und Markstrahlen der Rinde kommen v. a. die geraden Abschnitte der Nierentubuli (Nierenkanälchen → 10.2.8) vor.

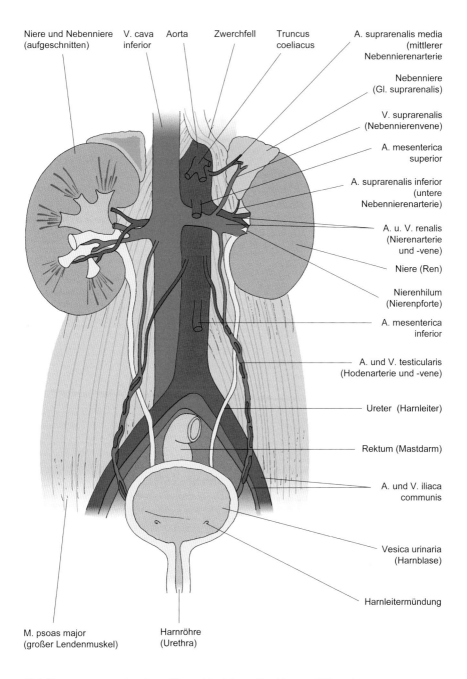

Niere und Nebenniere
(aufgeschnitten)

V. cava
inferior

Aorta

Zwerchfell

Truncus
coeliacus

A. suprarenalis media
(mittlerer
Nebennierenarterie

Nebenniere
(Gl. suprarenalis)

V. suprarenalis
(Nebennierenvene)

A. mesenterica
superior

A. suprarenalis inferior
(untere
Nebennierenarterie)

A. u. V. renalis
(Nierenarterie
und -vene)

Niere (Ren)

Nierenhilum
(Nierenpforte)

A. mesenterica
inferior

A. und V. testicularis
(Hodenarterie und -vene)

Ureter (Harnleiter)

Rektum (Mastdarm)

A. und V. iliaca
communis

Vesica urinaria
(Harnblase)

Harnleitermündung

M. psoas major
(großer Lendenmuskel)

Harnröhre
(Urethra)

10.1 Harnsystem bestehend aus Nieren, Harnleitern, Harnblase und Harnröhre

10

Nierenrinde

Auf dem Mark liegt nach außen zu kappenförmig die Nierenrinde (→ Abb. 10.2).

Eine Markpyramide bildet mit der dazugehörigen Nierenrinde einen **Nierenlappen** (Lobus renalis). Jede Niere hat durchschnittlich 14 Nierenlappen.

Zwischen den Lappen zieht Gewebe der Nierenrinde bis zum Nierensinus, das als **Nierensäulen** (Columnae renales) bezeichnet wird.

Die zwischen den Markstrahlen gelegenen Rindenabschnitte werden als **Rindenlabyrinth** bezeichnet. Das Rindenlabyrinth enthält die Nierenkörperchen (→ 10.2.6) und vor allem die gewundenen Abschnitte der Nierentubuli (Nierenkanälchen → 10.2.8).

Nierensinus

Der Nierensinus (Sinus renalis) ist nach medial offen. Er enthält (→ Abb. 10.2):

- Ableitende Harnwege (→ 10.4)
- Äste der A. und V. renalis (Nierenarterie und -vene)
- Nervenäste von Sympathikus und Parasympathikus (→ 14.10.2)
- Fettgewebe.

10.2.4 Blutgefäße der Niere

▬ Die Niere verfügt über ein hoch kompliziertes Blutgefäßsystem, das in enger Beziehung zu ihren Funktionen der Harnfiltration und -konzentrierung steht.

Die **A. renalis** (Nierenarterie) gabelt sich am Nierenhilum und im Nierensinus in mehrere größere Äste für das Nierenparenchym.

Nierenrindenarterien

Die Aa. interlobares (Zwischenlappenarterien) treten in das Nierenparenchym ein, steigen in den Nierensäulen auf und geben die Bogenarterien (Aa. arcuatae) ab, die zwischen Nierenrinde und -mark verlaufen (→ Abb. 10.3).

Aus den Aa. arcuatae zweigen die senkrecht in die Rinde ziehenden Aa. corticales radiatae

(sog. Zwischenläppchenarterien oder Aa. interlobulares) ab.

Die Aa. corticales radiatae entlassen die **Vasa afferentia** (Arteriolae afferentes, zuleitende Arteriolen), die ihr Blut zur Filtration in die Kapillarschlingen der Nierenkörperchen (→ 10.2.6) abgeben.

Nach Durchfluss der Kapillaren der Nierenkörperchen gelangt das Blut wieder in Arteriolen, die **Vasa efferentia** (Arteriolae efferentes, ableitende Arteriolen).

Die Vasa efferentia speisen die **peritubulären Kapillaren,** welche in einem zweiten Kapillarnetz die Nierentubuli der Nierenrinde umspinnen (→ 10.2.8).

Nierenmarkarterien

Die Nierenmarkarterien gehen aus den Vasa efferentia von Nierenkörperchen hervor, die in der ans Nierenmark grenzenden Nierenrinde liegen. Diese Gefäße ziehen in Gefäßbündeln gestreckt ins Mark abwärts bis zu den Nierenpapillen und werden daher als **arterielle Vasa recta** bezeichnet (→ Abb. 10.3).

Die arteriellen Vasa recta verzweigen sich in peritubuläre Kapillaren für die die Nierentubuli des Nierenmarks.

Nierenvenen

Die peritubulären Kapillaren der Nierenrinde münden schließlich in venöse Gefäße, die **Vv. corticales radiatae.**

Die peritubulären Kapillaren des Nierenmarks gehen in **venöse Vasa recta** über, die parallel zu den arteriellen Vasa recta im Mark wieder in Richtung Rinde aufsteigen.

Vv. corticales radiatae und venöse Vasa recta münden in die **Vv. arcuatae** (Bogenvenen) und diese wiederum in die **Vv. interlobares** (Zwischenlappenvenen). Bogen- und Zwischenlappenvenen verlaufen parallel zu den gleichnamigen Arterien (→ Abb. 10.3).

Im Nierensinus gehen die Vv. interlobares in größere Venenstämme über, die schließlich zur **V. renalis** (Nierenvene) zusammentreten.

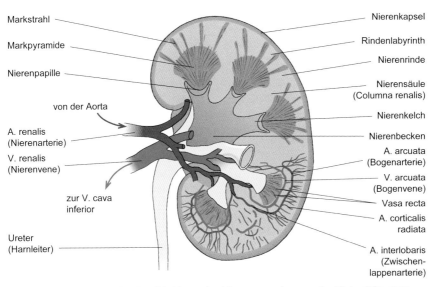

Markstrahl

Markpyramide

Nierenpapille

von der Aorta

A. renalis
(Nierenarterie)

V. renalis
(Nierenvene)

zur V. cava
inferior

Ureter
(Harnleiter)

Nierenkapsel

Rindenlabyrinth

Nierenrinde

Nierensäule
(Columna renalis)

Nierenkelch

Nierenbecken

A. arcuata
(Bogenarterie)

V. arcuata
(Bogenvene)

Vasa recta

A. corticalis
radiata

A. interlobaris
(Zwischen-
lappenarterie)

10.2 Niere im Längsschnitt, oben Strukturen des Nierenparenchyms, unten Blutgefäßsystem

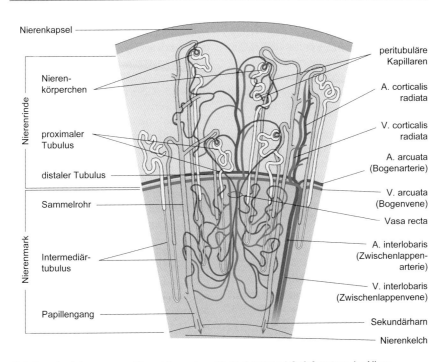

Nierenkapsel

Nieren-
körperchen

Nierenrinde

proximaler
Tubulus

distaler Tubulus

Sammelrohr

Nierenmark

Intermediär-
tubulus

Papillengang

peritubuläre
Kapillaren

A. corticalis
radiata

V. corticalis
radiata

A. arcuata
(Bogenarterie)

V. arcuata
(Bogenvene)

Vasa recta

A. interlobaris
(Zwischenlappen-
arterie)

V. interlobaris
(Zwischenlappenvene)

Sekundärharn

Nierenkelch

10.3 Lagebeziehungen von Nierenkörperchen, Nierentubuli und Gefäßsystem der Niere

10

10.2.5 Feinbau der Niere

Grundgewebe des Nierenparenchyms ist ein faserarmes Bindegewebe, in dem die Nierenkörperchen und das Tubulussystem untergebracht sind. Bau- und Funktionseinheit der Niere ist das **Nephron,** das jeweils aus einem Nierenkörperchen mit den anschließenden Tubuli besteht. Das Sammelrohr (→ 10.2.8) zählt nicht mehr zum Nephron. Eine Niere enthält ca. 1,4 Mio. Nephrone.

10.2.6 Nierenkörperchen

Die ca. 0,2 mm großen **Nierenkörperchen** (Malpighi-Körperchen, Corpuscula renalia) kommen nur im Rindenlabyrinth vor. Sie bestehen aus Kapillarschlingen **(Glomerulus)** und umgebender **Bowman-Kapsel** (→ Abb. 10.4).

Glomerulus

Die Kapillaren des Glomerulus erhalten Blut aus dem Vas afferens und führen es in das Vas efferens ab. Der Ort am Nierenkörperchen, wo die Gefäße ein- bzw. austreten, heißt **Gefäßpol.** Zusammengehalten werden die Kapillarschlingen durch Basalmembran und spezialisierte Bindegewebezellen, die **Mesangiumzellen.** Letztere werden als **intraglomeruläres Mesangium** zusammengefasst, da sie im Glomerulus liegen.

Die Kapillarwand besteht aus einem Endothel mit feinen Löchern (gefenstertes Endothel) und einer dicken **Basallamina** (→ 3.3.9). Außen wird sie von einer Schicht **Podozyten** (Füßchenzellen) bedeckt. Die Füßchen dieser Zellen bedecken die gesamte Kapillaroberfläche. Zwischen den einzelnen Podozytenfüßchen bestehen feine **Schlitze** mit einem **Schlitzdiaphragma,** das feinste Filtrationsporen besitzt.

⬤ Filtrationsbarriere im Glomerulus

Die Wand der glomerulären Kapillare ist die Gewebebarriere, durch die das Blut filtriert wird. Diese **Filtrationsbarriere** besteht aus:
- Gefenstertem Endothel, das die Blutkörperchen im Gefäß zurückhält
- Basallamina
- Schlitzen mit Schlitzdiaphragma.

Basallamina und Schlitze bilden daen sog. **Feinfilter,** das Plasmamoleküle ihrer Größe entsprechend passieren lässt (→ 10.2.7). Zusätzlich sind die Strukturen der Kapillarwand negativ geladen, sodass die ebenfalls meist negativ geladenen Blutproteine abgestoßen werden und den Feinfilter nicht passieren können.

Bowman-Kapsel

Getrennt durch einen Spaltraum, den **Kapselraum,** schließt sich nach außen an die Kapillaren die Bowman-Kapsel an (→ Abb. 10.4). Sie besteht nach innen aus einem einfachen Plattenepithel und nach außen aus einer dicken Basalmembran (→ 3.3.9). Gegenüber dem Gefäßpol geht die Bowman-Kapsel kontinuierlich in den ersten Abschnitt des Tubulussystems über. Dieser Ort des Nierenkörperchens ist der **Harnpol.**

Glomerulonephritis

Eine **Glomerulonephritis** ist eine durch Immunreaktionen ausgelöste Entzündung der Nierenkörperchen. Sie betrifft stets beide Nieren.

Ursachen sind z. B. Ablagerungen von Antigen-Antikörper-Komplexen (→ 7.3.5) in den Glomeruli nach Streptokokkeninfektionen oder Antiköperbindung an die glomeruläre Basalmembran durch Autoimmunreaktionen (→ 7.4). Durch die Schädigung des glomerulären Filters treten Proteine und Erythrozyten im Harn auf (**Proteinurie** bzw. **Erythrozyturie**). Der Blutdruck ist zu hoch. Im Extremfall kommt es zum Nierenversagen.

10.2.7 Bildung des Primärharns

Das Blutfiltrat, das im Glomerulus gebildet wird, ist der **Primärharn.** Er wird im Kapselraum gesammelt und in den ersten Abschnitt des Tubulussystems geleitet.

Für die Bildung des Primärharns sind vor allem die Nierendurchblutung und die glomeruläre Filtration von Bedeutung.

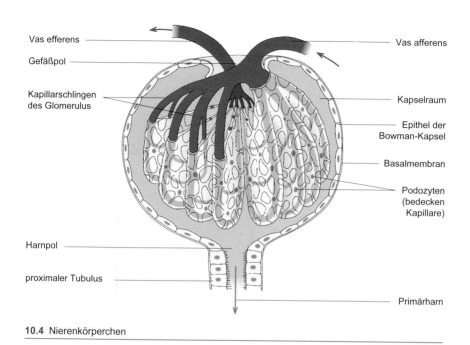

Vas efferens

Gefäßpol

Kapillarschlingen des Glomerulus

Vas afferens

Kapselraum

Epithel der Bowman-Kapsel

Basalmembran

Podozyten (bedecken Kapillare)

Harnpol

proximaler Tubulus

Primärharn

10.4 Nierenkörperchen

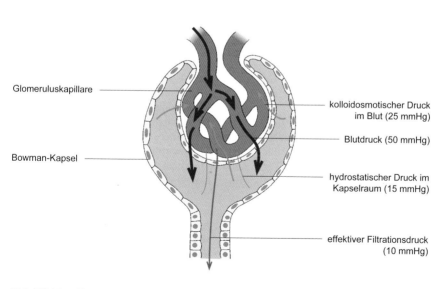

Glomeruluskapillare

Bowman-Kapsel

kolloidosmotischer Druck im Blut (25 mmHg)

Blutdruck (50 mmHg)

hydrostatischer Druck im Kapselraum (15 mmHg)

effektiver Filtrationsdruck (10 mmHg)

10

10.5 Effektiver Filtrationsdruck

Nierendurchblutung

Durch die Nieren fließen ca. 1,2 l Blut/min (= 1.700 l Blut/Tag). Diese Größe heißt **renaler Blutfluss** (RBF). Der **renale Plasmafluss** ist etwa halb so groß, d. h. 0,6 l/min.

Der renale Plasmafluss bleibt bei einem arteriellen Blutdruck von 80–180 mmHg konstant. Diese Konstanthaltung der Nierendurchblutung wird als **Autoregulation** bezeichnet. Sie wird dadurch erzielt, dass sich die kleinen Nierenarterien bei steigendem Blutdruck zunehmend verengen und damit eine gleich bleibende Blutmenge passieren lassen.

Glomeruläre Filtration

Die Filtration ist durch den **effektiven Filtrationsdruck** bedingt (→ Abb. 10.5). Dieser ergibt sich aus dem Blutdruck in der Glomeruluskapillare abzüglich des hydrostatischen Druckes im Kapselraum des Nierenkörperchens und des kolloidosmotischen Drucks (→ 2.3.1) im Blutplasma. Der effektive Filtrationsdruck beträgt etwa 10 mmHg.

Ionen und kleine Moleküle wie etwa Glukose oder Wasser werden uneingeschränkt filtriert. Große Moleküle, z. B. Albumin (Molekülmasse 66.000 atomare Masseneinheiten), werden gar nicht filtriert, da sie den Feinfilter (→ 10.2.6) nicht passieren können. Moleküle zwischen diesen Größenordnungen werden eingeschränkt filtriert, da nicht nur die Größe der Moleküle, sondern auch ihre Ladung eine Rolle spielt (→ 10.2.6).

Die **glomeruläre Filtrationsrate** (GFR) ist das Flüssigkeitsvolumen, das von allen Nierenglomeruli pro Zeiteinheit filtriert wird. Sie beträgt etwa 120 ml/min oder etwa 180 l/Tag. Damit wird ca. ⅕ des renalen Plasmaflusses, die **Filtrationsfraktion,** filtriert.

Nierenversagen

Beim **Nierenversagen** erfüllen die Nieren ihre Funktion kaum oder gar nicht mehr. Ein Nierenversagen kann sich je nach zugrunde liegender Erkrankung schnell (**akutes Nierenversagen**) oder langsam (**chronisches Nierenversagen**) entwickeln. Folge ist u. a. eine Anhäufung harnpflichtiger Substanzen im Blut, wobei besonders **Kreatinin** und **Harnstoff** zur Diagnose genutzt werden. Diese **Urämie** (Harnvergiftung) führt ohne Behandlung zu tiefer Bewusstlosigkeit (**urämisches Koma**) und Tod. Eine Behandlung ist durch Dialyse („künstliche Blutwäsche") möglich.

10.2.8 Nierentubuli

⬛ Das an die Nierenkörperchen anschließende **Tubulussystem** (Nierenkanälchensystem → Abb. 10.6) dient v. a. dazu, lebenswichtige Ionen, Moleküle und Wasser aus dem Primärharn wieder aufzunehmen und den peritubulären Kapillaren und damit dem Blut abermals zuzuführen. Das Tubulussystem besteht aus **proximalem, Intermediär-, distalem und Verbindungstubulus** sowie dem **Sammelrohr.** Sämtliche Tubuli sind von einer Basalmembran umgeben.

Proximaler Tubulus

Die Nierentubuli beginnen mit dem proximalen Tubulus (Hauptstück). Er besteht aus:
- Einem gewundenen Abschnitt (Pars convoluta) im Rindenlabyrinth
- Einem gerade absteigenden Abschnitt (Pars recta) im Markstrahl der Rinde und Nierenmark.

Ausgekleidet wird der proximale Tubulus durch ein einfaches kubisches Epithel mit einem Bürstensaum (→ 3.2.1), zur Verbesserung der Resorption. Ein kompliziertes Membranensystem, sog. basales Labyrinth, an der zum Blut gerichteten Seite enthält Na^+-Pumpen, die Na^+/Ka^+-ATPase (→ 2.3.2). Sie pumpen Na^+-Ionen aus den Tubuluszellen in die peritubulären Kapillaren und damit zurück ins Blut. Zwischen den Membranen des basalen Labyrinths sind Mitochondrien säulenförmig angeordnet, wodurch sich eine **basale Streifung** ergibt.

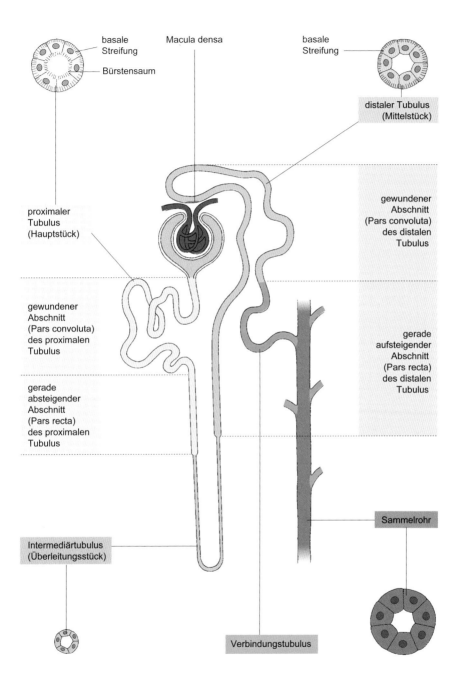

basale Streifung
Macula densa
Bürstensaum
basale Streifung

distaler Tubulus (Mittelstück)

gewundener Abschnitt (Pars convoluta) des distalen Tubulus

proximaler Tubulus (Hauptstück)

gewundener Abschnitt (Pars convoluta) des proximalen Tubulus

gerade aufsteigender Abschnitt (Pars recta) des distalen Tubulus

gerade absteigender Abschnitt (Pars recta) des proximalen Tubulus

Sammelrohr

Intermediärtubulus (Überleitungsstück)

Verbindungstubulus

10.6 Tubulussystem der Niere mit Querschnittsbildern einzelner Abschnitte

Intermediärtubulus

Der dünne Intermediärtubulus (Überleitungsstück) befindet sich hauptsächlich im Nierenmark. Er besteht aus einem ab- und aufsteigenden Schenkel. Ausgekleidet wird der Intermediärtubulus überwiegend von einem einfachen Plattenepithel (→ Abb. 10.6).

Distaler Tubulus

Nach dem Intermediärtubulus kommt der distale Tubulus (Mittelstück). Er besteht aus einem gerade aufsteigenden Abschnitt (Pars recta) in Nierenmark und Markstrahl und einem gewundenen Abschnitt (Pars convoluta) im Rindenlabyrinth.

Der gerade aufsteigende Abschnitt tritt wieder an den Gefäßpol des ihm zugehörigen Nierenkörperchens heran und bildet hier die **Macula densa** des juxtaglomerulären Apparats (→ 10.2.11).

Das Epithel des distalen Tubulus ähnelt dem des proximalen Tubulus, besitzt jedoch keinen Bürstensaum.

Verbindungstubulus

Auf den distalen Tubulus folgt der **Verbindungstubulus,** der strukturell und funktionell dem Sammelrohr ähnelt.

Sammelrohr und Papillengang

In ein Sammelrohr münden ungefähr elf Nephrone mit ihren Verbindungstubuli. Die Sammelrohre erstrecken sich von der Spitze der Markstrahlen bis ins Mark. Ausgekleidet sind sie mit einem einfachen kubischen bis säulenförmigen Epithel. Kennzeichnend sind spezielle Proteinkanäle für den Rest-Wassertransport, die Aquaporine (→ 2.3.1).

Im Nierenmark münden mehrere Sammelrohre zusammen, um einen Papillengang **(Ductus papillaris)** zu bilden. Die Papillengänge münden auf den Nierenpapillen in die Nierenkelche.

Nierenzellkarzinom

Häufigster bösartiger Nierentumor ist das **Nierenzellkarzinom** (Hypernephrom), das meist vom Epithel des proximalen Tubulus ausgeht.

Typische (Spät-)Symptome sind Blut im Harn und Flankenschmerz.

10.2.9 Tubulärer Transport

Während der Primärharn durch die Nierentubuli fließt, werden der größte Teil der in ihm enthaltenen gelösten Bestandteile und ca. 99 % des Wassers rückresorbiert (**reabsorbiert** → Abb. 10.7, → Abb. 10.8). Diese gelangen über die peritubulären Kapillaren zurück ins Blut und werden damit dem Körper abermals zur Verfügung gestellt.

Für die tubulären Transportvorgänge spielen Transporter, Cotransporter, Kanäle und Energie verbrauchende Pumpen in den Zellmembranen sowie Diffusion eine entscheidende Rolle (→ 2.3.1).

Ionen- und Wassertransport

Ungefähr $\frac{2}{3}$ der Ionen (Na^+-, K^+-, Ca^{2+}- und Cl^--Ionen) und des Wassers werden bereits im proximalen Tubulus reabsorbiert (→ Abb. 10.7). Dabei werden die Ionen aktiv wieder aufgenommen mit der Na^+/K^+-ATPase (→ 10.2.8, → 2.3.2) als wesentlicher treibender Kraft. Wasser folgt den Ionen passiv in die Kapillaren.

Ein weiterer Teil der Ionen wird im distalen Tubulus durch die Na^+/K^+-ATPase und Wasser in verschiedenen Tubulusabschnitten nach dem Gegenstromprinzip aufgenommen.

In Verbindungstubulus und Sammelrohr wird noch „Feinarbeit" geleistet. Hier werden Na^+-Ionen im Austausch gegen K^+ hormonell gesteuert reabsorbiert: Das Aldosteron der Nebennierenrinde (→ 13.5.1) steigert die Reabsorption der Rest-Na^+-Ionen aus dem Harn. Ähnliches gilt für die Wasserrückresorption. Im Sammelrohr erfolgt nur noch ein bedarfsweiser Restwasserentzug unter Einfluss des Hypophysenhormons ADH (→ 10.3.1, → 13.2.1). Es führt über einen vermehrten Einbau von Wasserkanälen (Aquaporinen) in die apikalen Zellmembranen zu einer vermehrten Wasserrücknahme.

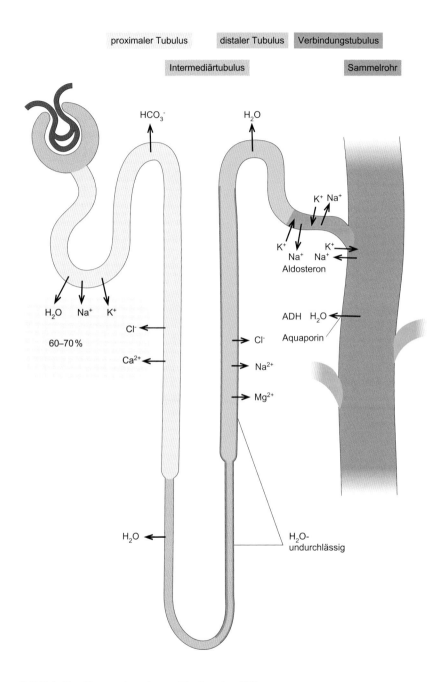

10.7 Tubulärer Transport von Ionen, Bikarbonat und Wasser

Diuretika

Diuretika erhöhen die Harnausscheidung (Diurese). Sie werden v. a. zum Ausschwemmen von Ödemen (krankhaften Wassereinlagerungen) oder bei Bluthochdruck eingesetzt. Diuretika hemmen auf verschiedene Weise die NaCl-Reabsorption. Dadurch wird NaCl (allerdings auch K$^+$) zusammen mit Wasser vermehrt ausgeschieden. Das wohl bekannteste Diuretikum ist das stark wirksame Furosemid (Lasix®).

Bikarbonattransport

Bikarbonat (HCO$_3^-$) wird frei filtriert und im proximalen Tubulus bedarfsgerecht reabsorbiert. Reabsorption und Ausscheidung stehen im Zusammenhang mit dem Säure-Basen-Haushalt (→ 10.3.3).

Glukosetransport

Die Glukosekonzentration im Primärharn entspricht mit ca. 100 mg/dl der im Blutplasma, sodass ca. 70–120 mg Glukose/min in den proximalen Tubulus gelangen. Bereits in dessen gewundenem Abschnitt werden nahezu 100 % davon über einen Na$^+$-Glukose-Cotransporter reabsorbiert (→ Abb. 10.8). Der Endharn ist glukosefrei.

▆ Glukosurie

Der Transport von Glukose ist begrenzt: Bei einer Glukosekonzentration von 300–375 mg/min ist das Transportmaximum erreicht. Darüber hinaus im Primärharn auftretende Glukose wird mit dem Endharn ausgeschieden (**Glukosurie**). Da Glukose Wasser bindet, ist die Harnausscheidung gesteigert – ein erhöhtes Durstgefühl und vermehrtes Trinken sind die Folgen. Häufigste Ursache einer Glukosurie ist die Zuckerkrankheit (Diabetes mellitus → 13.6.2).

Aminosäuretransport

Pro Tag werden ca. 70 g Aminosäuren filtriert. Diese werden praktisch vollständig im proximalen Tubulus über einen Na$^+$-Aminosäure-Cotransporter reabsorbiert (→ Abb. 10.8).

Proteinreabsorption

Die in den Primärharn filtrierte Proteinmenge ist gering. Diese Proteine werden nahezu vollständig im proximalen Tubulus durch Endozytose (→ 2.3.2) reabsorbiert und in den Lysosomen der Zelle in Aminosäuren gespalten, die dann wiederverwertet werden. Der Endharn ist dadurch normalerweise fast proteinfrei.

Sekretion von organischen Ionen

Zahlreiche Stoffwechselprodukte und auch Fremdstoffe (etwa Oxalat, Penicillin) werden über den proximalen Tubulus in den Primärharn ausgeschieden (→ Abb. 10.7).

Harnstofftransport

Harnstoff ist ein Abfallprodukt des Proteinstoffwechsels, der in der Leber gebildet wird (→ 9.10.5). Er wird uneingeschränkt filtriert und in erheblichem Ausmaß mit dem Endharn ausgeschieden.

Harnkonzentrierung im Gegenstromprinzip

Ein Austausch zwischen zwei Röhren ist effektiver, wenn ihre Flussrichtung entgegengesetzt ist und wenn ihre Durchlässigkeit unterschiedlich ist. Dieses **Gegenstromprinzip** wird in der Niere ausgenutzt: Im aufsteigenden Teil des distalen Tubulus wird z. B. durch die Na$^+$/K$^+$-ATPase Na$^+$ aktiv ins Gewebe transportiert. Dadurch, dass dieser Teil für Wasser undurchlässig ist, baut sich im Gewebe eine hohe Na$^+$-Konzentration auf, die aus anderen Teilen des Tubulussystems (z. B. Sammelrohr) Wasser herauszieht.

Die Gegenläufigkeit der verschiedenen Kanälchenabschnitte und Blutgefäße und die unterschiedlichen Wasser- und Ionendurchlässigkeiten führen so zu einem bedarfsgerechten Wasserentzug des Harns.

10.2.10 (End-)Harn

Am Ende der Sammelrohre liegt der Endharn (**Harn,** Urin) vor, der dann ausgeschieden wird. Seine gelbliche Farbe erhält er von den

10

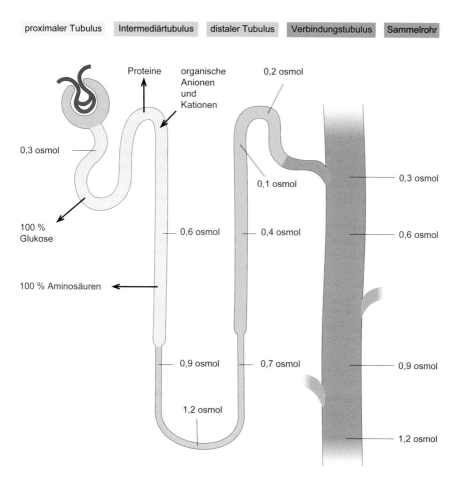

proximaler Tubulus | Intermediärtubulus | distaler Tubulus | Verbindungstubulus | Sammelrohr

Proteine

organische Anionen und Kationen

0,2 osmol

0,3 osmol

0,1 osmol

0,3 osmol

100 % Glukose

0,6 osmol

0,4 osmol

0,6 osmol

100 % Aminosäuren

0,9 osmol

0,7 osmol

0,9 osmol

1,2 osmol

1,2 osmol

10.8 Tubulärer Transport von Glukose, Aminosäuren, Proteinen, organischen Anionen und Kationen, Osmolalitätsveränderungen in osmol/kg Wasser

Menge	0,5–2 l, meist 1–1,5 l
Farbe	hellgelb bis bernsteinfarben, klar
spezifisches Gewicht	1,010–1,025 (bezogen auf Wasser = 1,0)
Osmolalität	50–1400 mosmol/kg
pH	5–7
Glukose	< 300 mg/24 Stunden*
Protein	< 150 mg/24 Stunden*
Zellen	ganz wenige rote und weiße Blutkörperchen*

* Urinteststreifen negativ

Tab. 10.1 Normale Harnmenge und -zusammensetzung

313

Harnfarbstoffen, den Urochromen, die Abbauprodukte des Hämoglobins sind. Beim Erwachsenen beträgt die Harnmenge ca. 1,5 l/d mit einer unterschiedlichen Osmolalität (→ Tab. 10.1).

10.2.11 Juxtaglomerulärer Apparat (JGA)

Der juxtaglomeruläre Apparat befindet sich am Gefäßpol jeden Nierenkörperchens. Er besteht aus drei Strukturen (→ Abb. 10.9):

- **Macula densa** des distalen Tubulus, eine Zellplatte mit speziellen Säulenepithelzellen
- **Extraglomerulärem Mesangium** aus kleinen Zellen umgeben von reichlich Basalmembranen. Macula densa und Mesangium liegen dabei dicht aneinander
- **Juxtaglomeruläre** (granulierte) **Zellen des Vas afferens.** Sie enthalten membranumhüllte Granula mit Renin (→ 10.2.12).

Über den juxtaglomerulären Apparat erfolgt die Regelung der Reninausschüttung und die glomeruläre Filtrationsrate jedes einzelnen Glomerulus wird gesteuert.

10.2.12 Renin-Angiotensin-Aldosteron-System (RAAS)

▬ Das **Renin-Angiotensin-Aldosteron-System** ist wesentlich an der Regulation von Blutdruck, Blutvolumen und -osmolarität beteiligt (→ Abb. 10.10).

Renin ist ein Protein spaltendes Enzym. Es wird bei Blutdruckabfall, zu geringem Blutvolumen und NaCl-Mangel im Blut aus den Granula der juxtaglomerulären Zellen ins Blut abgegeben.

Im Blut spaltet Renin von **Angiotensinogen,** einem v. a. in der Leber gebildeten Protein, ein Stück ab, das **Angiotensin I.**

Von Angiotensin I wird durch das in den Endothelien der Blutgefäße vorkommende **Angiotensin-converting-Enzym** (ACE) wiederum ein Stück abgespalten, so entseht **Angiotensin II.** Angiotensin II führt insbesondere zu:

- Vasokonstriktion (Gefäßverengung) und damit Blutdruckanstieg
- Ausschüttung von Aldosteron.

Aldosteron ist das wichtigste Mineralokortikoid der Nebennierenrinde (→ 13.5.1). Es führt in den Verbindungstubuli und Sammelrohren zu einer vermehrten Reabsorption von Na^+-Ionen (im Austausch gegen K^+-Ionen) und damit auch von Wasser. Die Folge ist eine Erhöhung von Blutnatriumspiegel und -volumen und damit wiederum des Blutdrucks.

Renale Hypertonie

Eine Einengung von Nierengefäßen mit Minderdurchblutung der Glomeruli kann zu einer vermehrten Reninsekretion und damit Angiotensin-II-Bildung führen. Folge ist ein Bluthochdruck, der dann als nierenbedingter Bluthochdruck (**renale Hypertonie**) bezeichnet wird. Dieser wird möglichst durch Ursachenbeseitigung (z. B. Gefäßaufdehnung) behandelt. Ansonsten werden blutdrucksenkende Medikamente gegeben.

10.2.13 Endokrine Funktionen

Die Niere ist auch hormonell tätig. Die wichtigsten Hormone sind:

- Renin (→ 10.2.12)
- Erythropoetin
- Calcitriol (Vitamin D_3).

Erythropoetin, ein Glykoprotein, wird in Fibroblasten der Nierenrinde gebildet und bei Sauerstoffmangel vermehrt ausgeschüttet. Es stimuliert die Abgabe von Erythrozyten aus dem Knochenmark (→ 6.2.4).

Calcitriol ist die wirksame Form des **Vitamin D.** Seine Vorstufen entstehen in Haut und Leber, der letzte Schritt zum aktiven Vitamin D_3 (Calcitriol) erfolgt dann in der Niere. Es fördert die Ca^{2+}-Resorption in Darm und Niere und die Knochenmineralisation (→ 3.3.13).

Renale Anämie

Eine verminderte Erythropoetinproduktion ist Hauptursache der **renalen Anämie,** d. h. der durch Nierenfunktionsstörung bedingten Blutarmut (→ 6.2.7).

10

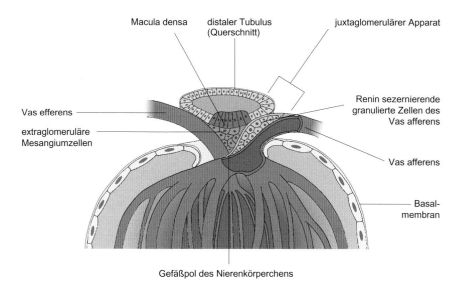

Macula densa distaler Tubulus (Querschnitt) juxtaglomerulärer Apparat

Vas efferens

extraglomeruläre Mesangiumzellen

Renin sezernierende granulierte Zellen des Vas afferens

Vas afferens

Basalmembran

Gefäßpol des Nierenkörperchens

10.9 Juxtaglomerulärer Apparat

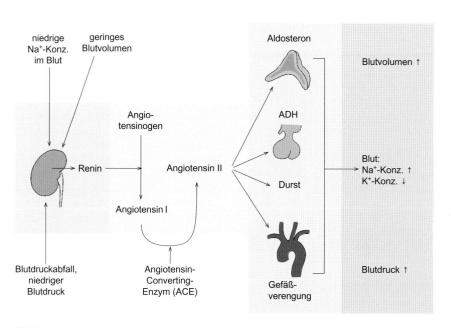

niedrige Na$^+$-Konz. im Blut

geringes Blutvolumen

Aldosteron

Blutvolumen ↑

Angiotensinogen

ADH

Renin → Angiotensin II

Blut:
Na$^+$-Konz. ↑
K$^+$-Konz. ↓

Durst

Angiotensin I

Blutdruckabfall, niedriger Blutdruck

Angiotensin-Converting-Enzym (ACE)

Gefäßverengung

Blutdruck ↑

10

10.10 Renin-Angiotensin-Aldosteron-System

10.3 Wasser-, Elektrolyt- und Säure-Basen-Haushalt

10.3.1 Regulation des Wasserhaushalts

Der menschliche Organismus braucht, um regelrecht funktionieren zu können, immer etwa gleichviel Wasser im Körper und eine konstante Osmolalität des Extrazellulärraums (einschließlich Blut) von ca. 300 mosm/kg Wasser. Wasserhaushalt und Osmolalität der verschiedenen Körperräume und somit auch ihre Regelung sind eng miteinander verknüpft. Normalerweise sind Wasserzufuhr und -ausscheidung gleich hoch (→ Abb. 10.11).

Die für die Überwachung der Blutosmolalität zuständigen **Osmorezeptoren** befinden sich im Hypothalamus des Zwischenhirns (→ 14.4.12). Steigt die Osmolalität wegen Wassermangels an, führt dies zur Reizung der Osmorezeptoren und schließlich zur Freisetzung von ADH aus der Hypophyse (→ 13.2). ADH fördert die Wiederaufnahme von Wasser aus dem Harn im Sammelrohr (→ 10.2.8), es wird also eine geringe Menge eines stark konzentrierten Harns ausgeschieden (**Antidiurese**). Eine erhöhte Osmolalität im Blut führt außerdem zu Durst und damit vermehrter Flüssigkeitsaufnahme. Durch beide Mechanismen wird das Wasserdefizit ausgeglichen.

Umgekehrt nimmt bei Abnahme der Blutosmolalität und damit verminderter Reizung der Osmorezeptoren die ADH-Ausschüttung ab und die Wasserausscheidung zu. Bei zu großer Flüssigkeitszufuhr wird also eine große Menge verdünnten Harns ausgeschieden (**Wasserdiurese**).

▬ Diabetes insipidus

Beim **Diabetes insipidus** sind die ADH-bildenden Neurone im Hypothalamus (→ 13.2.1) zerstört oder die ADH-Rezeptoren in den Nieren sind defekt. Als Folge wird im Sammelrohr nicht ausreichend Restwasser zurückgewonnen, so dass bis zu 20 l (gering konzentrierter) Harn täglich abgegeben werden (**Polyurie**). Das durch den Wasserverlust entstehende Durstgefühl führt zu vermehrtem Trinken (**Polydipsie**).

10.3.2 Regulation des Elektrolythaushalts

Bedeutung wichtiger Elektrolyten → Tab. 10.2.

Natriumhaushalt

Das Na^+-Ion ist das bedeutsamste Kation außerhalb der Zellen. Der Na^+-Haushalt ist eng mit dem Wasserhaushalt verknüpft. Die Na^+-Reabsorption wird hormonell durch Aldosteron gesteuert (→ 10.2.12, → 13.5.1).

Kalzium- und Phosphathaushalt

Auch die Rückresorption von Ca^{2+} und Phosphat im proximalen Tubulus wird hormonal reguliert, vor allem durch das Parathormon der Nebenschilddrüse (→ 13.4). Es hemmt die Reabsorption von Phosphat und fördert die Reabsorption von Ca^{2+}-Ionen. Damit wirkt Parathormon ähnlich wie Calcitriol (→ 10.2.13) einem Ca^{2+}-Verlust über den Harn entgegen.

10.3.3 Regulation des Säure-Basen-Haushalts

Die Niere ist zusammen mit den Puffersystemen des Blutes (→ 6.3.3) und der Atmung an der Kontrolle des Säure-Basen-Haushalts und an der Konstanthaltung des Blut-pHs von ca. 7,4 beteiligt (→ Abb. 10.12). Schlüsselsubstanzen sind hier Bikarbonat (HCO_3^-)- und H^+-Ionen (Protonen).

Säuren und Basen → 6.3.3.

Reabsorption von Bikarbonat

Bikarbonat (HCO_3^-) ist eine wichtige Pufferbase des Blutes, die im Glomerulus frei filtriert wird.

Die filtrierten Bikarbonat-Ionen (HCO_3^-) verbinden sich mit den im proximalen Tubulus abgegebenen H^+-Ionen zu Kohlensäure (H_2CO_3), die in CO_2 und Wasser zerfällt ($HCO_3^- + H^+ \rightarrow H_2CO_3 \rightarrow H_2O + CO_2$). CO_2 diffundiert in die Tubuluszellen und wird dort wieder in Kohlensäure überführt. Beschleunigt wird diese Reaktion durch das Enzym **Carboanhydrase**. Das Bikarbonat der Kohlensäure wird ins Blut abgegeben, H^+ erneut ausgeschieden.

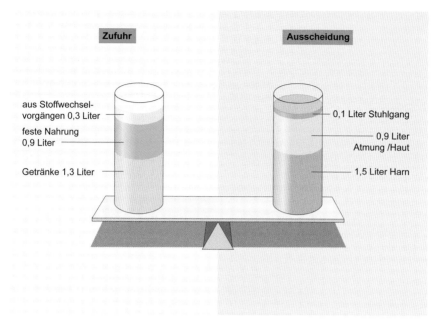

10.11 Ausgeglichener Wasserhaushalt

Elektrolyt	Aufgaben im Organismus
Natrium (Na$^+$)	wichtigstes Kation im Extrazellularraum (= außerhalb der Zellen) entscheidend (mit Chlorid) für den osmotischen Druck im Extrazellularraum und eng verbunden mit dem Wasserhaushalt
Kalium (K$^+$)	wichtigstes Kation im Intrazellularraum (= innerhalb der Zellen) bedeutsam für die Erregungsübertragung im Nervensystem und am Herzen
Kalzium (Ca^{2+})	wichtiger Bestandteil der Knochen und Zähne bedeutsam für die Erregungsübertragung vom Nerv auf den Muskel und die Muskelkontraktion
Magnesium (Mg^{2+})	wichtig für viele Enzymreaktionen
Chlorid (Cl$^-$)	wichtigstes Anion im Extrazellularraum entscheidend (mit Natrium) für den osmotischen Druck im Extrazellularraum und eng verbunden mit dem Wasserhaushalt
Phosphat (PO4^{2+})	Baustein von ATP, DNA und RNA beteiligt am Aufbau von Knochen und Zähnen

Tab. 10.2 Bedeutung wichtiger Elektrolyte

10

Ausscheidung von Wasserstoff-Ionen (Protonen)

Im Körperstoffwechsel entstehen ständig H^+-Ionen, z. B. beim Proteinabbau. Die H^+-Ionen werden besonders im proximalen Tubulus und z. T. in Verbindungstubulus und Sammelrohr in den Harn abgegeben. Sie werden dann:

- Direkt mit dem Harn ausgeschieden oder
- Verbinden sich im proximalen Tubulus z. B. mit Ammoniak (NH_3) zu Ammoniumionen (NH_4^+) oder mit sekundärem Phosphat (HPO_4^{2-}) zu primärem Phosphat ($H_2PO_4^-$) und werden so mit dem Harn eliminiert.

Für die H^+-Ionen-Beseitigung spielt auch die Atmung eine entscheidende Rolle: Bikarbonat, das aus CO_2 und Wasser entsteht, wird mit dem Blut in die Lungenalveolen transportiert (→ 8.4.8). Hier bindet es ein H^+-Ion und es entsteht Kohlensäure. Diese zerfällt in Wasser und CO_2: $HCO_3^- + H^+ → H_2CO_3 → H_2O + CO_2$. CO_2 wird dann abgeatmet.

10.3.4 Störungen des Säure-Basen-Haushalts

⬛ Der Säure-Basen-Haushalt kann in zwei Richtungen „entgleisen":

- Bei der **Azidose** liegt ein Überschuss von Säuren, d. h. H^+-Ionen, vor. Der pH-Wert des Blutes ist < 7,37
- **Alkalose** bedeutet einen Überschuss von Basen, z. B. Bikarbonat. Der pH-Wert des Blutes beträgt > 7,43.

Sowohl Azidose als auch Alkalose können entweder durch Störungen der Lungenfunktion (= respiratorisch) oder des Stoffwechselgeschehens (= metabolisch) bedingt sein (→ Abb. 10.12).

Respiratorische Azidose

Bei einer Lungenfunktionsstörung mit einer verminderten CO_2-Abatmung kommt es zu einem Anstieg von CO_2 im Blut.

CO_2 liegt in Form der Kohlensäure vor, die in Bikarbonat- und H^+-Ionen zerfällt. Die vermehrten H^+-Ionen führen zu einer Azidose des Blutes, die als **respiratorische Azidose** bezeichnet wird.

Die Nieren wirken der Azidose entgegen: Kompensatorisch scheiden sie vermehrt H^+-Ionen aus und steigern die Reabsorption von Bikarbonat (→ Abb. 10.13).

Respiratorische Alkalose

Bei der **respiratorischen Alkalose** sinkt durch eine gesteigerte Atmung (Hyperventilation → 8.7.5) der CO_2-Partialdruck und damit die Kohlensäurekonzentration im Blut. Dadurch nimmt auch die H^+-Ionen-Konzentration ab.

Die Niere reagiert auf die Alkalose mit einer verminderten H^+-Ionen- und vermehrten Bikarbonatausscheidung.

Metabolische Azidose

Die **metabolische Azidose** ist eine stoffwechselbedingte Anreicherung von H^+-Ionen im Blut. Ursache ist z. B. ein entgleister Diabetes mellitus.

Als Gegenmaßnahme des Körpers steigt die H^+-Ionen-Ausscheidung der Niere, vor allem in Form von Ammoniumionen (NH_4^+ → 10.3.3). Die Bikarbonatausscheidung der Niere sinkt hingegen. Außerdem wird durch verstärkte Atmung vermehrt CO_2 abgeatmet, wodurch der Kohlensäuregehalt des Blutes sinkt (→ Abb. 10.13).

Metabolische Alkalose

Eine **metabolische Alkalose** kann beispielsweise durch häufiges Erbrechen entstehen. Hierbei kommt es zum Verlust von Salzsäure des Magens (und damit von H^+- und Cl^--Ionen).

Die Niere steuert der Alkalose dadurch entgegen, dass sie vermindert Ammonium- (NH_4^+-) und H^+-Ionen und vermehrt Bikarbonat ausscheidet. Eine gleichzeitig verminderte Atemfrequenz führt zur verminderten Abatmung von CO_2 und damit zur Anreicherung von Kohlensäure im Blut.

10

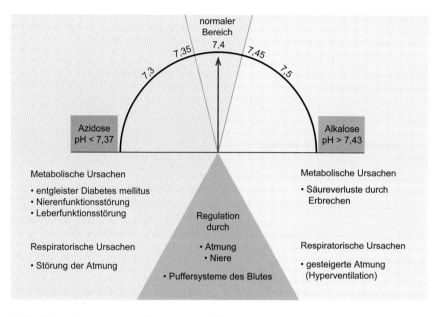

10.12 Säure-Basen-Haushalt, Regulation und Störungen

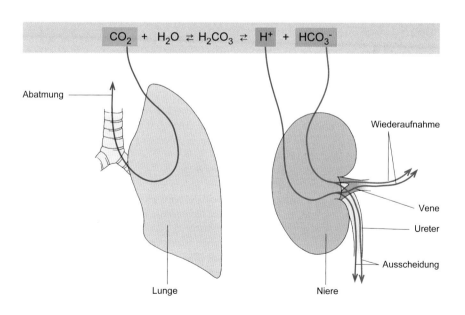

10.13 Aufgaben von Nieren und Lungen im Säure-Basen-Haushalt

10.4 Ableitende Harnwege

Die **ableitenden Harnwege** bestehen aus:
- **Nierenkelchen** (Calices renales)
- **Nierenbecken** (Pelves renales)
- Harnleitern **(Ureteren)**
- **Harnblase** (Vesica urinaria)
- Harnröhre **(Urethra).**

10.4.1 Nierenkelche und -becken
Die ableitenden Harnwege beginnen mit den Nierenkelchen. Ein Nierenkelch umgreift trichterförmig eine oder mehrere Nierenpapillen und fängt den aus den Papillen austretenden Harn auf.
Ungefähr zehn dieser Nierenkelche münden schließlich in das Nierenbecken, das als Sammelbecken für den Harn dient.
Der Feinbau von Nierenkelchen und Nierenbecken entspricht im Wesentlichen dem des Ureters (→ 10.4.2).

10.4.2 Ureter
Vom Nierenbecken aus gelangt der Harn aus der Niere in den Ureter (Harnleiter).

Gestalt und Lage
Die beiden Ureteren sind ca. 30 cm lange und ca. 7 mm dicke Schläuche, die Nierenbecken und Harnblase verbinden (→ Abb. 10.1). Sie liegen wie die Nieren retroperitoneal.
Die Ureteren treten von hinten an die Harnblase, durchdringen deren Wand und leiten den Harn zur Blase (→ Abb. 10.14). Die Uretermündung in die Blase hat dabei durch Muskelschlingen Ventilfunktion, sodass der Harn nur zur Harnblase, aber nicht zurück fließt.

Feinbau
Die Wand des Ureters von innen nach außen:
- Schleimhaut (Tunica mucosa) mit Übergangsepithel (→ 3.2.3), dem Urothel
- Zwei- bis dreischichtige Muskelschicht (Tunica muscularis) aus glatter Muskulatur befördern Harn zur Harnblase
- Tunica adventitia aus Bindegewebe.

10.4.3 Harnblase
Die Harnblase (Vesica urinaria) ist ein Sammelbehälter für Harn.

Lage und Gestalt
Die Harnblase (→ Abb. 10.14) liegt im kleinen Becken. Nach vorne grenzt sie an die Schambeinfuge, nach hinten beim Mann an das Rektum (Mastdarm) und bei der Frau an die Vagina (Scheide). Nach unten folgt beim Mann die Prostata und bei der Frau der Beckenboden (→ Abb. 10.15).
Die Harnblase ist ein Hohlorgan mit ca. 500 ml Fassungsvermögen. Ihre Gestalt hängt von ihrem Füllungszustand ab. Unterschieden werden:
- **Harnblasenscheitel** (Apex vesicae) hinter der Schambeinfuge
- **Harnblasenkörper** (Corpus vesicae) als Hauptraum
- **Harnblasengrund** (Fundus vesicae) mit seitlichen Uretermündungen
- **Harnblasenhals** (Collum vesicae) mit Abgang der Urethra **(innere Harnröhrenöffnung).**

Gefäße und Nerven
Die Harnblase wird über **Aa. vesicales** aus der A. iliaca interna versorgt. Die Nervenversorgung erfolgt über Äste von Sympathikus und Parasympathikus. Außerdem gibt es sensorische Nervenfasern, die bei Füllung der Harnblase Harndrang und bei Überdehnung Schmerzen vermitteln.

Feinbau
Der prinzipielle Feinbau der Blase entspricht dem des Harnleiters.
Bei leerer Blase ist der größte Teil der Tunica mucosa in Falten gelegt. Nur ein Gebiet zwischen Uretermündungen und Urethraabgang, das **Blasendreieck** (Trigonum vesicae), ist faltenfrei (→ Abb. 10.14).
Die glatte Muskulatur der Muskelschicht ist kompliziert angeordnet und bildet den **M. detrusor vesicae** („Blasenherabstoßer"). Er wird vom Parasympathikus aus dem unteren Rückenmark (→ 14.4.17) innerviert.

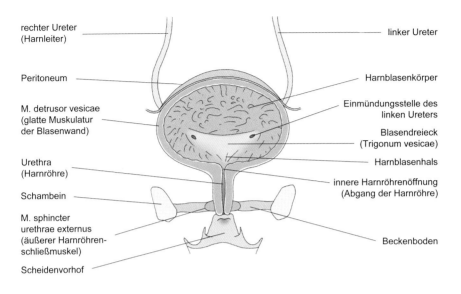

rechter Ureter (Harnleiter)

linker Ureter

Peritoneum

Harnblasenkörper

M. detrusor vesicae (glatte Muskulatur der Blasenwand)

Einmündungsstelle des linken Ureters

Blasendreieck (Trigonum vesicae)

Urethra (Harnröhre)

Harnblasenhals

Schambein

innere Harnröhrenöffnung (Abgang der Harnröhre)

M. sphincter urethrae externus (äußerer Harnröhrenschließmuskel)

Beckenboden

Scheidenvorhof

10.14 Harnblase der Frau im Frontalschnitt (von vorn)

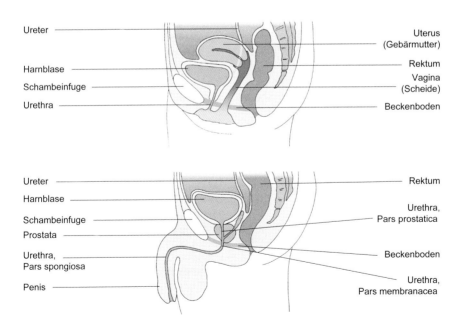

Ureter

Uterus (Gebärmutter)

Harnblase

Rektum

Schambeinfuge

Vagina (Scheide)

Urethra

Beckenboden

Ureter

Rektum

Harnblase

Schambeinfuge

Urethra, Pars prostatica

Prostata

Urethra, Pars spongiosa

Beckenboden

Penis

Urethra, Pars membranacea

10.15 Harnblase und -röhre von Frau (oben) und Mann (unten)

321

10.4.4 Urethra
Weibliche Urethra

Die Urethra (Harnröhre) der Frau ist mit etwa 4 cm kurz. Sie durchbricht nach Abgang aus der Harnblase den Beckenboden, in dem auch ihr äußerer Schließmuskel lokalisiert ist, und mündet in den Scheidenvorhof (→ Abb. 10.15).

Männliche Urethra

Die männliche Urethra (→ Abb. 10.15) ist mit etwa 20 cm deutlich länger. Sie tritt nach Abgang aus der Harnblase zunächst durch die Prostata, daher **Pars prostatica,** und den Beckenboden (mit äußerem Harnröhrenschließmuskel, **Pars membranacea**) und verläuft dann im Harnröhrenschwellkörper des Penis (**Pars spongiosa,** → Abb. 11.10) bis zu ihrer Mündung auf der Eichel.

Die Urethra des Mannes nimmt Sekrete von akzessorischen Geschlechtsdrüsen auf (→ 11.2.7). In der Prostata treten außerdem die Samenleiter in die Harnröhre, sodass der Samen über die Harnröhre ausgestoßen wird. Die männliche Harnröhre ist damit eine **Harn-Samen-Röhre.**

Verschlussmechanismen von Harnblase und Urethra

Zwischen den Blasenentleerungen sind Harnblase und Urethra verschlossen. Hieran beteiligt sind:

- Der sog. **M. sphincter urethrae internus** (innerer Harnröhrenschließmuskel). Hierbei handelt es sich um glatte Muskulatur, die um die innere Harnröhrenöffnung angeordnet ist. Seine Schließmuskelfunktion ist unklar, da er automatisch bei Blasenentleerung eröffnet wird
- Der **M. sphincter urethrae externus** (äußere Harnröhrenschließmuskel). Er bildet im Beckenboden einen Ring um die Harnröhre und besteht aus quergestreifter, willkürlich kontrollierbarer Muskulatur.

10.4.5 Harnblasenentleerung
Harndrang

Der Füllungszustand der Harnblase wird von Dehnungsrezeptoren der Blasenwand registriert und über sensorische Fasern (→ 14.3.2) an Rückenmark und Gehirn übermittelt. Ab 150–300 ml Füllung besteht Harndrang.

■■ Blasenentleerung

Normalerweise wird die Blasenentleerung durch willkürliche Kontraktion des M. sphincter urethrae externus (äußeren Harnröhrenschließmuskels) unterdrückt. Wird diese Unterdrückung willentlich aufgehoben, öffnet sich der Schließmuskel und die Blasenentleerung läuft reflektorisch ab: Der M. detrusor vesicae kontrahiert sich unter dem Einfluss des Parasympathikus, der Blaseninnendruck steigt. Gleichzeitig wird der M. sphincter urethrae internus (innerer Harnröhrenschließmuskel) aufgepresst und die Blase entleert sich (→ Abb. 10.16).

10.4.6 Erkrankungen der Harnwege
Harnwegsinfekte

Bei Harnwegsinfekten gelangen Bakterien über die Urethra in die Harnblase und lösen dort eine **Blasenentzündung** (Zystitis) aus. Hauptbeschwerden sind ständiger Harndrang und schmerzhaftes Wasserlassen. Im Harn finden sich Leukozyten (weiße Blutkörperchen) und Bakterien.

Steigen die Erreger weiter auf, ist eine Entzündung des Nierenbeckens und Nierenparenchyms möglich, die **Pyelonephritis** (nicht ganz korrekt als **Nierenbeckenentzündung** bezeichnet). Die Erkrankung wird u. a. von Fieber und Flankenschmerzen begleitet.

Steinleiden

Etwa bei vermehrter Kalziumausscheidung oder Harnwegsinfekten können sich Harnsteine in den ableitenden Harnwegen bilden, überwiegend im Nierenbecken (**Steinleiden,** Urolithiasis). Die Steine führen nicht selten zu schmerzhaften **Steinkoliken.**

Tumoren

Tumoren der ableitenden Harnwege gehen vom Urothel aus und heißen bei Gutartigkeit **Urothelpapillome,** bei Bösartigkeit **Urothelkarzinome.**

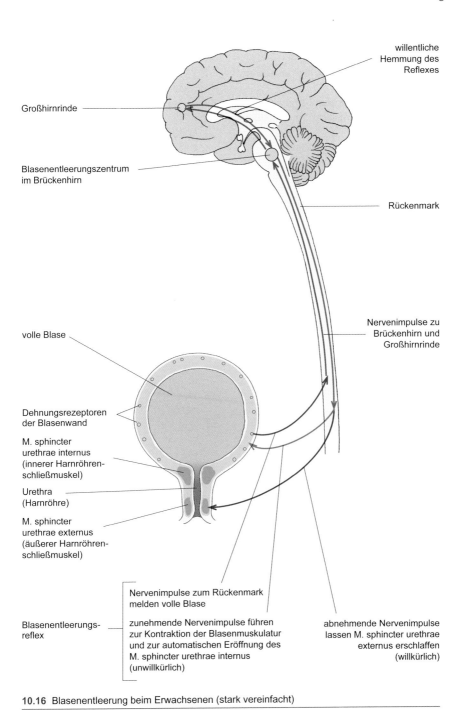

willentliche
Hemmung des
Reflexes

Großhirnrinde

Blasenentleerungszentrum
im Brückenhirn

Rückenmark

volle Blase

Nervenimpulse zu
Brückenhirn und
Großhirnrinde

Dehnungsrezeptoren
der Blasenwand

M. sphincter
urethrae internus
(innerer Harnröhren-
schließmuskel)

Urethra
(Harnröhre)

M. sphincter
urethrae externus
(äußerer Harnröhren-
schließmuskel)

Nervenimpulse zum Rückenmark
melden volle Blase

Blasenentleerungs-
reflex

zunehmende Nervenimpulse führen
zur Kontraktion der Blasenmuskulatur
und zur automatischen Eröffnung des
M. sphincter urethrae internus
(unwillkürlich)

abnehmende Nervenimpulse
lassen M. sphincter urethrae
externus erschlaffen
(willkürlich)

10

10.16 Blasenentleerung beim Erwachsenen (stark vereinfacht)

10.5 Untersuchungsmethoden

Am einfachsten ist die **Harnuntersuchung.** Sie umfasst:

- Teststreifenuntersuchung, z. B. auf Erythrozyten, Leukozyten, Zucker, Proteine, Bakterienprodukte
- Bei Bedarf Sedimentuntersuchung: Mikroskopische Untersuchung des Harns auf Leukozyten, Erythrozyten, Epithelien und Bakterien
- Bei Bedarf z. B. genaue Bestimmung der Harnproteine im Labor
- Bei Bedarf Harnkulturen zur Erregerbestimmung bei Harnwegsinfekten.

Meist wird der Harn durch spontane Blasenentleerung gewonnen, selten durch **Katheterismus** (Einführen eines Katheters über die Harnröhre in die Harnblase) oder **suprapubische Blasenpunktion:** Die gefüllte Harnblase ragt über den Oberrand der Schambeinfuge hinaus und kann dann zur Gewinnung sterilen Harns punktiert werden.

Wichtige bildgebenden Verfahren sind:

- Sonografie (Ultraschalluntersuchung) des Nierenparenchyms (Nierengröße? Zysten? Harnstau?)
- Röntgenaufnahme des Abdomens (Nierenschatten und kalkhaltige Steine erkennbar)
- Ausscheidungsurografie: Nach intravenöser Injektion von Kontrastmittel wird dieses über die Niere ausgeschieden. Es sammelt sich in den ableitenden Harnwegen und erlaubt dadurch deren röntgenologische Darstellung
- Angiografie: Katheterisierung von Nierenarterien und Kontrastmittelgabe zur röntgenologischen Darstellung der Nierenarterien
- Computertomografie, z. B. bei Tumorverdacht
- Zystoskopie: Durch Einführen eines Endoskops kann die Harnblase von innen betrachtet und Gewebe entnommen werden.

Wiederholungsfragen

1. Welche Hüllen befinden sich um die Niere? (→ 10.2.2)
2. Aus welchen Abschnitten besteht das Nierenparenchym? (→ 10.2.3)
3. Welche Strukturen sind im Nierensinus enthalten? (→ 10.2.3)
4. Welche Gefäße entlassen die Aa. corticales radiatae? (→ 10.2.4)
5. Wie ist ein Nierenkörperchen aufgebaut? (→ 10.2.6)
6. Welche Strukturen bilden die Filtrationsbarriere im Glomerulus? (→ 10.2.6)
7. Wodurch wird eine Glomerulonephritis ausgelöst? (→ 10.2.6)
8. Wovon hängt die glomeruläre Filtration ab? (→ 10.2.7)
9. Wie heißen die tubulären Abschnitte des Nephrons? (→ 10.2.8)
10. Welche Funktionen erfüllen die Sammelrohrzellen? (→ 10.2.8, → 10.2.9)
11. Wie erfolgt im Sammelrohr die Restwasserentzug aus dem Harn? (→ 10.2.9)
12. Wodurch kommt es zu einer Glukosurie? (→ 10.2.9)
13. Wie stark kann der Harn in der Niere konzentriert werden? (→ 10.2.10, → Tab. 10.1)
14. Welche Bedeutung hat Angiotensin II im Renin-Angiotensin-Aldosteron-System? (→ 10.2.12, → Abb. 10.10)
15. Welche Ursachen und Folgen hat der Diabetes insipidus? (→ 10.3.1)
16. Was versteht man unter einer respiratorischen Azidose? (→ 10.3.4)
17. Was ist eine metabolische Alkalose? (→ 10.3.4)
18. Welche Abschnitte der ableitenden Harnwege gibt es? (→ 10.4)
19. Wo ist die Harnblase lokalisiert? (→ 10.4.3)
20. Welche Abschnitte weist die männliche Harnröhre auf? (→ 10.4.4)
21. Wie erfolgt die Entleerung der Harnblase? (→ 10.4.5)

10

KAPITEL

11 Genitalsystem

11.1 Übersicht 326

11.2 Männliche
Geschlechtsorgane 326
11.2.1 Innere Geschlechtsorgane . . . 326
11.2.2 Hoden 326
11.2.3 Feinbau des Hodens 326
11.2.4 Spermatogenese 328
11.2.5 Testosteron und
hormoneller Regelkreis 328
11.2.6 Geschlechtswege 330
11.2.7 Akzessorische
Geschlechtsdrüsen 332
11.2.8 Äußere Geschlechtsorgane . . 332
11.2.9 Sperma 334

11.3 Weibliche
Geschlechtsorgane 336
11.3.1 Innere Geschlechtsorgane . . . 336
11.3.2 Ovarien und Feinbau
des Ovars 336

11.3.3 Eizellbildung und
Menstruationszyklus 336
11.3.4 Eileiter 338
11.3.5 Uterus (Gebärmutter) 340
11.3.6 Vagina (Scheide) 342
11.3.7 Äußere Geschlechtsorgane . . 342

11.4 Pubertät 342

11.5 Untersuchungs-
methoden und
Empfängnisverhütung 344

Wiederholungsfragen 344

11.1 Übersicht

⬛ Die **Geschlechtsorgane** oder Genitalorgane dienen v. a. der Fortpflanzung und den sexuellen Beziehungen. Bei Mann wie Frau werden aufgrund der Entwicklung (nicht z. B. der Lage!) **innere** und **äußere Geschlechtsorgane** unterschieden. Zu den inneren Geschlechtsorganen gehören die **Keimdrüsen,** in denen Geschlechtszellen und -hormone gebildet werden. Dazu kommen die **Geschlechtswege** mit ihren **akzessorischen Geschlechtsdrüsen,** die u. a. der Beförderung und Ernährung der Geschlechtszellen sowie bei der Frau des ungeborenen Kindes dienen.

11.2 Männliche Geschlechtsorgane

11.2.1 Innere Geschlechtsorgane

Die **inneren männlichen Geschlechtsorgane** bestehen aus (→ Abb. 11.1):

- Hoden als männlichen Keimdrüsen
- Nebenhoden und Samenleiter, die große Teile der Geschlechtswege bilden
- Bläschendrüsen, Prostata und Cowper-Drüsen als akzessorischen Geschlechtsdrüsen.

11.2.2 Hoden

Die beiden eiförmigen, prall-elastischen **Hoden** (Testes) sind die männlichen Keimdrüsen. Hoden und Nebenhoden (→ 11.2.6) befinden sich im Hodensack (Scrotum → 11.2.8) und werden von **A.** und **V. testicularis** (Hodenarterie bzw. Hodenvene) versorgt (→ Abb. 11.3, → Abb. 10.1).

Hoden und Nebenhoden entstehen während der vorgeburtlichen Entwicklung in der Bauchhöhle und steigen bis zur Geburt im **Descensus testis** (Hodenabstieg) über den Leistenkanal (→ 4.7.5) in den Hodensack ab (→ Abb. 11.2). Die Verlagerung der Hoden aus dem Körperinnern und die damit verbundene Temperatursenkung von ca. 2 °C sind für eine normale Samenzellbildung wichtig.

Hodenhochstand

Beim **Hodenhochstand** (Maldescensus testis) verbleiben die Hoden in Bauchraum (Kryptorchismus) oder Leistenkanal. Das Risiko von Unfruchtbarkeit oder eines Hodentumors (→ 11.2.3) ist erhöht.

11.2.3 Feinbau des Hodens

Der Hoden wird von einer dicken Bindegewebekapsel, der **Tunica albuginea,** umgeben (→ Abb. 11.3). Von dieser treten strahlenförmig Bindegewebesepten ins Innere, die den Hoden unvollständig in **Hodenläppchen** (Lobuli testis) kammern. Die Bindegewebesepten streben auf die Hinterseite des Hodens zu. Dieser Bereich heißt **Mediastinum testis.**

Hodenläppchen

Die Hodenläppchen bestehen aus stark gewundenen **Samenkanälchen** (Hodenkanälchen, Tubuli seminiferi contorti) und **Leydig-Zellen** (Hodenzwischenzellen), die in wenig lockeres Bindegewebe mit reichlich feinen Blut- und Lymphgefäßen eingebettet sind. Die Samenkanälchen münden über einen kurzen geraden Abschnitt (Tubulus rectus) ins Rete testis (Hodennetz) (→ 1 → 1.2.6).

Samenkanälchen

Jedes Samenkanälchen wird außen von einer **Lamina propria** aus kontraktilen Fibroblasten (Myofibroblasten) bedeckt (→ Abb. 11.4). Durch ihre Kontraktionen werden die unbeweglichen Spermatozoen (Samenzellen) in die Geschlechtswege befördert. Nach innen folgt das **Keimepithel,** das nur eine kleine Lichtung offen lässt. Das Keimepithel besteht aus **Sertoli-Zellen** und heranreifenden Zellen der **Spermatogenese** (Samenzellbildung).

Sertoli-Zellen

Die Sertoli-Zellen reichen durch die ganze Höhe des Keimepithels und schicken ihre Fortsätze zwischen die Zellen der Spermatogenese. Sie haben vor allem Ernährungs- und Steuerfunktionen für die Zellen der Spermatogenese, weshalb sie auch als Ammenzellen bezeichnet werden.

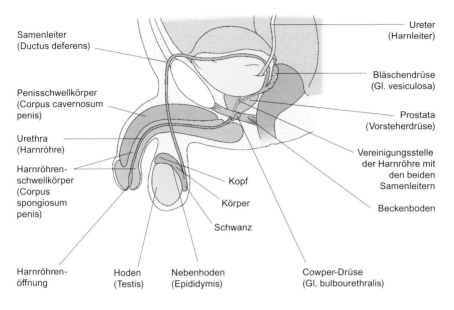

Samenleiter
(Ductus deferens)

Penisschwellkörper
(Corpus cavernosum
penis)

Urethra
(Harnröhre)

Harnröhren-
schwellkörper
(Corpus
spongiosum
penis)

Ureter
(Harnleiter)

Bläschendrüse
(Gl. vesiculosa)

Prostata
(Vorsteherdrüse)

Vereinigungsstelle
der Harnröhre mit
den beiden
Samenleitern

Beckenboden

Kopf

Körper

Schwanz

Harnröhren-
öffnung

Hoden
(Testis)

Nebenhoden
(Epididymis)

Cowper-Drüse
(Gl. bulbourethralis)

11.1 Übersicht über die männlichen Geschlechtsorgane

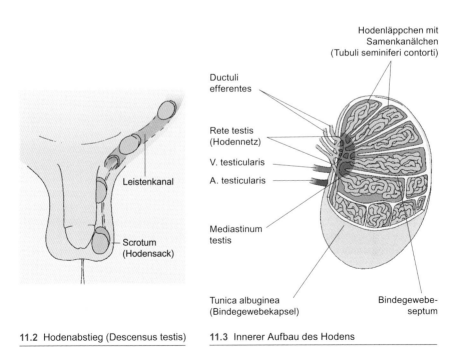

Hodenläppchen mit
Samenkanälchen
(Tubuli seminiferi contorti)

Ductuli
efferentes

Rete testis
(Hodennetz)

V. testicularis

A. testicularis

Leistenkanal

Scrotum
(Hodensack)

Mediastinum
testis

Tunica albuginea
(Bindegewebekapsel)

Bindegewebe-
septum

11.2 Hodenabstieg (Descensus testis)   **11.3** Innerer Aufbau des Hodens

11

Leydig-Zellen

Die **Leydig-Zellen** liegen einzeln oder in Gruppen zwischen den Samenkanälchen (→ Abb. 11.4). Sie bilden die zu den Steroidhormonen (→ 13.1.3) zählenden männlichen Geschlechtshormone (**Androgene**), v. a. **Testosteron** (→ 11.2.5).

Hodentumoren

Hodentumoren, überwiegend bösartige **Keimzelltumoren,** treten v. a. bei jüngeren Männern auf. Sie äußern sich durch schmerzlose Schwellung und Verhärtung des Hodens.

11.2.4 Spermatogenese

Die Spermatogenese beginnt mit der Pubertät und währt bis zum Lebensende. Die Stammzellen, die Spermatogonien, befinden sich in den äußeren Schichten des Keimepithels. Im Laufe ihrer Reifung rücken die Keimzellen nach innen zur Lichtung des Samenkanälchens:

- Die **Spermatogonien** (→ Abb. 11.4) haben 46 Chromosomen (= 2n) mit je zwei Chromatiden pro Chromosomenpaar (= 2C). Durch Mitosen (→ 2.12.2) werden ständig Spermatogonien nachgebildet
- Aus bestimmten Spermatogonien gehen **Spermatozyten I** hervor. Sie besitzen noch 46 Chromosomen (= 2n), jedoch durch DNA-Vermehrung vier Chromatiden pro Chromosompaar (= 4C). Sie durchlaufen die erste Reifeteilung der Meiose (→ 2.12.3)
- Die so entstehenden **Spermatozyten II** haben nur noch 23 Chromosomen (= 1n) mit je zwei Chromatiden (= 2C). Sie durchlaufen die zweite Reifeteilung der Meiose und es entstehen Spermatiden
- Die kleinen, runden **Spermatiden** besitzen nun 23 Chromosomen (= 1n) mit je noch einem Chromatid (= 1C)
- Die Spermatiden wandeln sich zu **Spermatozoen** (Spermien, Samenzellen) um und bilden deren typische Strukturen aus – aus einer Spermatogonie sind vier Spermatozoen entstanden.

Die Spermatogenese dauert ca. 10 Wochen, täglich werden ca. 40 Mio. Spermatozoen gebildet!

⬤ Spermatozoen

Die fertigen Spermatozoen sind lang und sehr dünn und bestehen aus **Kopf, Hals** und Schwanz (→ Abb. 11.5).

Der Kopf enthält einen dichten Zellkern mit dem haploiden (einfachen) Chromosomensatz. Dem Zellkern vorgelagert ist ein kappenförmiges Lysosom, das **Akrosom.** Seine Enzyme sind für die Befruchtung der Eizelle wichtig (→ 12.2.1).

Der Schwanz enthält einen den Kinozilien ähnlichen mikrotubulären Apparat (→ 2.8.2), der dem Spermaytozoon aktive Beweglichkeit verleiht. Mitochondrien liefern die Energie für den Geißelschlag. Die Spermatozoen erhalten ihre Beweglichkeit allerdings erst nach Ejakulation (→ 11.2.8).

11.2.5 Testosteron und hormoneller Regelkreis

Hormoneller Regelkreis

Übergeordnetes Steuerzentrum ist der Hypothalamus des Zwischenhirns (→ 13.2.1). Hier werden Freisetzungshormone (Gonadotropin-releasing-Hormone = **Gn-RH**) gebildet, die in den Hypophysenvorderlappen gelangen und dort die Freisetzung der **Gonadotropine FSH** (Follikel-stimulierendes Hormon) und **LH** (luteinisierendes Hormon) stimulieren.

FSH und LH gelangen auf dem Blutweg in den Hoden. LH regt die Testosteronbildung und -abgabe der Leydig-Zellen an. FSH und Testosteron zusammen stimulieren die Sertoli-Zellen und sorgen so indirekt für ein optimales Milieu für die Spermatogenese. Außerdem setzen die Sertoli-Zellen unter dem Einfluss von FSH **Inhibin** frei, das die Gonadotropinbildung hemmt.

Testosteron und Inhibin gelangen mit dem Blut zu Hypothalamus und Hypophyse und bremsen dort die Gonadotropinausschüttung (negative Rückkoppelung → 13.1.4). Dadurch ist der Testosteronspiegel im Blut relativ konstant.

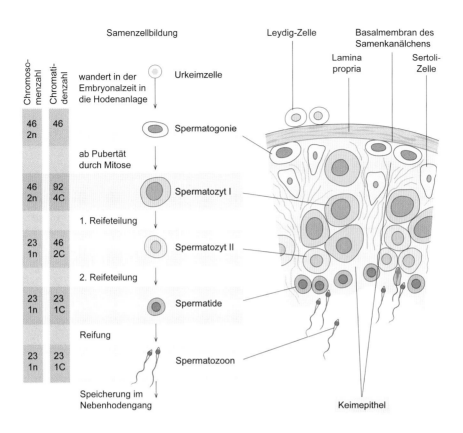

11.4 Samenzellbildung (links) und Ausschnitt aus Samenkanälchen (rechts)

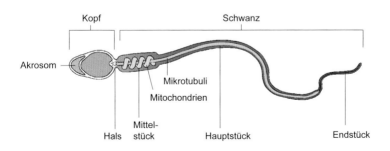

11.5 Abschnitte einer Samenzelle

Wirkung der Androgene

Das wichtigste Androgen ist das **Testosteron,** das in einigen (androgenempfindlichen) Körpergeweben zum stärker wirksamen **Dihydrotestosteron** umgewandelt wird. Androgene haben vielfältige Wirkungen auf den ganzen Körper (→ Tab. 11.1), v. a. sorgen sie für das männliche Erscheinungsbild.

11.2.6 Geschlechtswege

▬ Zu den männlichen **Geschlechtswegen** gehören:
- **Rete testis** (Hodennetz)
- Die im **Nebenhoden** (Epididymis) lokalisierten **Ductuli efferentes** und der **Nebenhodengang** (Ductus epididymidis)
- Der **Samenleiter** (Ductus deferens).

Rete testis

Die Geschlechtswege beginnen bereits im Hoden mit dem Rete testis (Hodennetz). Hier münden die Tubuli recti ein (→ Abb. 11.6).

Das Rete testis ist ein Spaltraumsystem im Bindegewebe des Mediastinum testis, das von einem einfachen platten bis kubischen Epithel ausgekleidet ist.

Nebenhoden

Der Nebenhoden (Epididymis) befindet sich auf der Rückseite jedes Hodens. Er besteht aus drei Abschnitten: Kopf, Körper und Schwanz. Die im Nebenhodenkopf befindlichen Ductuli efferentes verbinden das Rete testis mit dem Nebenhodengang (Ductus epididymidis). Dieser mehrere Meter lange Gang ist im Nebenhoden auf kleinstem Platz zusammengeknäuelt. Am Ende des Schwanzes geht der Nebenhodengang in den Samenleiter (Ductus deferens) über.

Die funktionelle Bedeutung des Nebenhodenganges besteht darin, zur endgültigen biochemischen Reifung der Spermatozoen beizutragen und diese zu speichern. Die im Nebenhoden gespeicherten Spermatozoen sind unbeweglich. Erst bei der Ejakulation werden die Spermatozoen aus dem Nebenhodengang freigesetzt.

Feinbau des Nebenhodens

Die gewundenen Ductuli efferentes besitzen außen mehere Lagen aus kontraktilen Fibroblasten (Myofibroblasten), deren Kontraktionen die Spermatozoen weiterbefördern. Nach innen schließt sich ein einfaches bis mehrreihiges Epithel (→ 3.2.2) an (→ Abb. 11.6).

Der Nebenhodengang besitzt außen eine relativ dicke Schicht glatter Muskulatur, die die Spermatozoen weiterbefördert und bei der Ejakulation austreibt. Das nach innen anschließende Epithel ist zweireihig und säulenförmig. Seine Hauptzellen reichen von der Basalmembran bis zum Lumen und tragen Stereozilien (→ 3.2.1, → Abb. 11.6).

Samenleiter

Der 40–50 cm lange Samenleiter (Ductus deferens) verbindet Nebenhoden und Urethra (Harnröhre): Der Samenleiter verläuft im Samenstrang (→ 11.2.8) zunächst nach oben Richtung Leistenkanal und gelangt über diesen in den Bauchraum (→ Abb. 11.1). Er zieht dann seitlich an der Harnblase entlang und auf deren Rückseite nach unten. Hier mündet die Glandula vesiculosa (→ 11.2.7) in den Samenleiter. Dann tritt der Samenleiter, nun als **Ductus ejaculatorius** (Spritzkanal) bezeichnet, in die Prostata und mündet dort in die Harnröhre. Diese heißt ab dort Harn-Samen-Röhre (→ 10.4.4).

Feinbau des Samenleiters

Der Samenleiter hat außen in seiner Wand eine dicke Muskelschicht (Tunica muscularis), die in drei Schichten angeordnet ist und der Austreibung der Spermatozoen bei der Ejakulation dient. Aufgrund dieser Muskulatur besitzt der Samenleiter eine strangartige Konsistenz. Nach innen schließt sich eine Schleimhaut an, deren Epithel dem des Nebenhodengangs entspricht. Die Lichtung des Samenleiters ist nur eng.

Wirkung auf Geschlechtsorgane	Wirkung auf Gesamtorganismus
Fetalzeit	
Ausbildung der primären Geschlechtsmerkmale (= innere und äußere Geschlechtsorgane)	
Pubertät und Geschlechtsreife	
Wachstum von Hoden, Nebenhoden, Penis und akzessorischen Geschlechtsdrüsen	Ausbildung der sekundären Geschlechtsmerkmale (= Körperbehaarung einschließlich Bartwuchs, Stimmbruch)
	Aufrechterhaltung der normalen Knochenstruktur
Tätigkeit der akzessorischen Geschlechtsdrüsen	Förderung von Muskel- und Knochenwachstum und Knochenreifung mit Abschluss des Längenwachstums
Reifung und Erhaltung des Keimepithels	Geschlechtstrieb
	Steuerung der Abgabe von Gonadotropinen aus der Hypophyse

Tab. 11.1 Wirkung von Testosteron bzw. Dihydrotestosteron

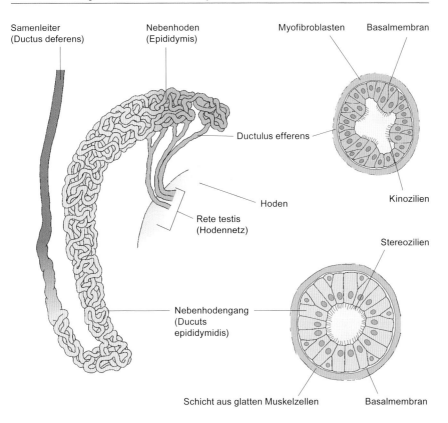

11.6 Nebenhoden mit Geschlechtswegen

11.2.7 Akzessorische Geschlechtsdrüsen

Akzessorische Geschlechtsdrüsen sind **Glandula vesiculosa** (Bläschendrüse), **Prostata** (Vorsteherdrüse) und ein kleineres Drüsenpaar, die **Cowper-Drüsen** (Glandulae bulbourethrales → Abb. 11.1). Die Sekrete von Bläschendrüsen und Prostata bilden die Hauptmasse des Spermas (→ 11.2.9) und werden somit erst bei Ejakulation abgegeben.

Glandula vesiculosa

Die paarigen Bläschendrüsen zwischen Harnblase und Rektum (→ Abb. 11.7, → Abb. 11.8) bestehen aus einem langen Gang, der zu einem kompakten Organ aufgewunden ist. Ihr Sekret macht ca. 70 % des Spermas aus. Es enthält viel **Fruktose,** das den Spermatozoen zur Energiegewinnung für den Geißelschlag dient.

Die Wand des Ganges besteht außen aus einer Schicht glatter Muskulatur und innen einer nischenreichen Schleimhaut.

Prostata

Die unpaare, kastanienförmige Prostata liegt zwischen der Harnblase und dem Beckenboden und umgreift die Urethra (→ Abb. 11.1, → Abb. 11.7). Hinten grenzt sie an das Rectum und kann daher bei einer rektalen Untersuchung ertastet werden (→ Abb. 11.8).

Außen wird die Prostata von einer straffen **Organkapsel** umhüllt, die neben kollagenen Fasern viel elastisches Material und glatte Muskelzellen enthält. In ihrem Inneren liegen 30–50 **Einzeldrüsen,** die meist einzeln in die Harnröhre münden. Das Epithel dieser Drüsen ist ein einfaches bis mehrreihiges plattes bis säulenförmiges Epithel. Die Drüsen sind von Bindegewebe mit vielen glatten Muskelzellen umgeben.

Die Prostata lässt sich in drei mantelförmige Zonen gliedern (→ Abb. 11.7): die **periurethrale Mantelzone** um die Harnröhre, die **Innen**- und die **Außenzone.** Innen- und Außenzone enthalten die typischen Prostatadrüsen.

◼ Prostatahyperplasie

Bei der **Prostatahyperplasie** (Prostataadenom) wuchern die Drüsen in der Innenzone und führen zu einer Prostatavergrößerung. Sie ist bei älteren Männern sehr häufig. Bei stärkerer Ausprägung ist aufgrund der zunehmenden Urethraeinengung das Wasserlassen gestört und die Blasenentleerung unvollständig. Die Behandlung erfolgt durch Ausschälung mit einer Elektroschlinge von der Harnröhre her **(transurethrale Resektion).**

Prostatakarzinom

Das **Prostatakarzinom** ist der häufigste bösartige Tumor bei Männern. Er betrifft v. a. ältere Männer, wächst häufig relativ langsam und metastasiert meist ins Skelett. Beschwerden treten erst spät auf, da der Tumor von der Außenzone ausgeht und meist nicht urethranah entsteht.

Cowper-Drüsen

Die nur etwa linsengroßen Cowper-Drüsen liegen im Beckenboden. Sie geben ihr schleimiges Sekret unmittelbar vor der Ejakulation in die Urethra ab.

11.2.8 Äußere Geschlechtsorgane

Äußere männliche Geschlechtsorgane sind **Scrotum** (Hodensack) und **Penis** (männl. Glied).

Scrotum

Im Scrotum befinden sich Hoden, Nebenhoden und Samenstrang. Das Scrotum wird außen von Körperhaut bedeckt (→ Abb. 11.9) Darunter liegt eine Schicht gering differenzierter Muskulatur **(Tunica dartos).**

Samenstrang

Der **Samenstrang** (Funiculus spermaticus) zieht aus dem Leistenkanal zum Hoden. Er wird umhüllt von Faszien und dem **M. cremaster** (Hodenheber), die sich auf den Hoden fortsetzen. Der Samenstrang „bündelt" Samenleiter, A. und V. testicularis. Hodennah bildet die V. testicularis um die A. testicularis ein Venengeflecht **(Plexus pampiniformis).**

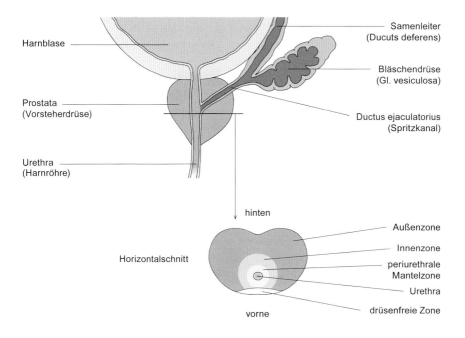

Harnblase

Samenleiter
(Ducuts deferens)

Bläschendrüse
(Gl. vesiculosa)

Prostata
(Vorsteherdrüse)

Ductus ejaculatorius
(Spritzkanal)

Urethra
(Harnröhre)

hinten

Horizontalschnitt

Außenzone

Innenzone

periurethrale
Mantelzone

Urethra

vorne

drüsenfreie Zone

11.7 Vorsteherdrüse (Prostata) und Nachbarstrukturen

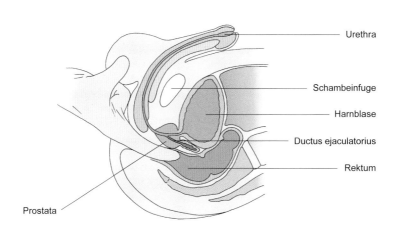

Urethra

Schambeinfuge

Harnblase

Ductus ejaculatorius

Rektum

Prostata

11.8 Rektale Untersuchung der Prostata

Penis

Der Penis hat Bedeutung für den Geschlechtsverkehr (Kohabitation, Koitus).

Folgende Abschnitte werden unterschieden (→ Abb. 11.10):

- **Peniswurzel** (Radix penis), die über die **Penisschenkel** (Crura penis) an den unteren Schambeinästen befestigt ist
- **Penisschaft** (Corpus penis) mit **Schwellkörpern**
- **Eichel** (Glans penis), die von einer zurückziehbaren Hautfalte, der **Vorhaut** (Präputium), bedeckt wird.

Der Penis wird von Körperhaut bedeckt. Darunter befinden sich die Schwellkörper, die paarigen **Penisschwellkörper** (Corpora cavernosa) und der unpaare **Harnröhrenschwellkörper** (Corpus spongiosum, → Abb. 11.9, → Abb. 11.10).

Die Penisschwellkörper beginnen mit den Penisschenkeln und bilden den Penisschaft. Im Inneren besteht der Penisschwellkörper aus glatter Muskulatur, die von einem Hohlraumsystem durchzogen wird. Die Hohlräume sind von Endothel ausgekleidete Bluträume, die miteinander verbunden und unterschiedlich mit Blut gefüllt sind. Gespeist werden die Bluträume von **Rankenarterien,** die aus einem zentralen Gefäß des Schwellkörpers, der **A. profunda penis** (tiefe Penisarterie), hervorgehen. Der Schwellkörper wird von einer dicken Bindegewebekapsel umhüllt, an die sich nach außen eine Faszie und die Haut anschließen.

Der unpaare Harnröhrenschwellkörper befindet sich auf der Unterseite des Penis in einer Rinne zwischen den beiden Penisschwellkörpern. Es beginnt mit einer Auftreibung (Bulbus penis) in der Peniswurzel, zieht den Schaft entlang und bildet dann durch eine weitere Auftreibung die Eichel, die von der Vorhaut bedeckt wird. Der Harnröhrenschwellkörper enthält im Inneren endothelausgekleidete Hohlräume, die Venen ähneln. Eingebettet in dieses Gewebe befindet sich die Urethra (Harnröhre → 10.4.4), die auf der Eichel mündet.

Penisschenkel und Anfangsabschnitt des Harnröhrenschwellkörpers (Bulbus penis) werden von Muskulatur bedeckt.

Phimose

Bei der **Phimose** (Vorhautverengung) ist die Vorhaut zu eng und kann auch beim über 3-Jährigen nicht über die Eichel zurückgezogen werden.

Erektion und Ejakulation

Bei der **Erektion** werden die Rankenarterien geöffnet und die Hohlräume füllen sich mit Blut. Dadurch werden die bindegewebigen Hüllen angespannt und der venöse Abfluss abgedrückt. Der Penis wird länger und hart und erhebt sich. Am Ende der Erektion geschieht das Umgekehrte, und das Blut fließt aus den Hohlräumen über Venen ab. Der Harnröhrenschwellkörper wird dabei weniger mit Blut gefüllt und bleibt dadurch weicher, sodass das Sperma ausgestoßen werden kann.

Bei der **Ejakulation** kontrahiert sich die Muskulatur von Nebenhodengang, Samenleiter, Bläschendrüse und Prostata sowie die Muskulatur um die Schwellkörper. Durch rhythmische Kontraktionen wird das Sperma schließlich aus der Harnröhre ausgetrieben.

11.2.9 Sperma

Das bei Ejakulation abgegebene Sperma (Ejakulat) besteht aus Spermatozen und Flüssigkeit. Sein Volumen beträgt ca. 4 ml und es enthält ca. 40 Millionen Spermatozen pro ml.

Der flüssige Anteil des Spermas (Seminalplasma) besteht vor allem aus den Sekreten von Bläschendrüsen und Prostata.

Die untere Grenze der Spermatozoenzahl, die für Fruchtbarkeit (Fertilität) notwendig ist, beträgt ca. 10 Millionen Spermatozoen pro ml, wobei zusätzlich eine ausreichende Beweglichkeit vorhanden sein muss.

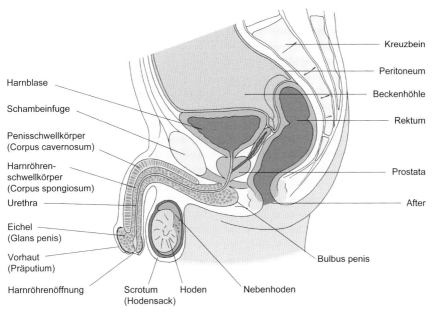

Kreuzbein

Peritoneum

Harnblase

Schambeinfuge

Beckenhöhle

Rektum

Penisschwellkörper
(Corpus cavernosum)

Harnröhren-
schwellkörper
(Corpus spongiosum)

Prostata

Urethra

After

Eichel
(Glans penis)

Vorhaut
(Präputium)

Bulbus penis

Harnröhrenöffnung

Scrotum   Hoden
(Hodensack)

Nebenhoden

11.9 Beckeneingeweide mit Geschlechtsorganen des Mannes

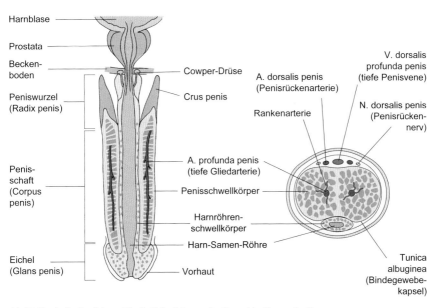

Harnblase

Prostata

Becken-
boden

Cowper-Drüse

V. dorsalis
profunda penis
(tiefe Penisvene)

A. dorsalis penis
(Penisrückenarterie)

Peniswurzel
(Radix penis)

Crus penis

N. dorsalis penis
(Penisrücken-
nerv)

Rankenarterie

Penis-
schaft
(Corpus
penis)

A. profunda penis
(tiefe Gliedarterie)

Penisschwellkörper

Harnröhren-
schwellkörper

Harn-Samen-Röhre

Eichel
(Glans penis)

Vorhaut

Tunica
albuginea
(Bindegewebe-
kapsel)

11.10 Penis (männliches Glied), links Längsschnitt, rechts Querschnitt

11

11.3 Weibliche Geschlechtsorgane

11.3.1 Innere Geschlechtsorgane
Die **inneren weiblichen Geschlechtsorgane** bestehen aus (→ Abb. 11.11, → Abb. 11.12):
- Ovarien (Eierstöcken) als weibliche Keimdrüsen
- Eileiter (Tubae uterinae), Uterus (Gebärmutter) und Vagina (Scheide) als Geschlechtswege.

11.3.2 Ovarien und Feinbau des Ovars
Die beiden mandelgroßen **Ovarien** liegen an der seitlichen Wand des kleinen Beckens und sind durch Bänder mit dieser sowie dem Uterus verbunden. Über diese Bänder treten auch Blutgefäße, unter anderem **A.** und die **V. ovarica** (Eierstockarterie und -vene) an die Ovarien heran.

Feinbau des Ovars
Das Ovar besitzt eine dünne Organkapsel aus Bindegewebe, die **Tunica albuginea.** Das Innere des Organs gliedert sich in Mark (Medulla) und Rinde (Cortex) (→ Abb. 11.12).

Mark
Das Mark besteht aus lockerem, faserarmen Bindegewebe, in dem Blut- und Lymphgefäße verlaufen.

Rinde
Grundgewebe der Rinde ist ein zellreiches, spinozelluläres Bindegewebe (→ 3.3.8). Eingebettet in dieses Grundgewebe sind **Follikel** in unterschiedlichen Reifungsstadien. Ein Follikel besteht aus der Eizelle und umgebendem **Follikelgewebe**, den **Follikelepithel-** und **Granulosazellen.**

11.3.3 Eizellbildung und Menstruationszyklus
Eizellbildung
Die **Eizellbildung** (Oogenese) erfolgt nur in der Fetalzeit (→ 12.4). In der Anlage des Ovars vermehren sich die **Oogonien** (Ureizellen) durch Mitosen und treten schließlich in die erste Reifeteilung der Meiose ein, vollenden diese jedoch nicht, sondern verharren im Diktyotänstadium (= „ruhendes" Diplotänstadium der Prophase). Eine Eizelle in dieser „Ruhephase" heißt **Oozyte I.** Sie ist von platten Follikelepithelzellen umgeben, die zusammen mit der Oozyte I den **Primordialfollikel** bilden. Es entstehen zwar in der Fetalzeit mehrere Millionen Oogonien und Oozyten I, viele davon sterben jedoch vor und nach der Geburt ab, sodass zu Beginn der Pubertät nur noch ca. 1.000.000 Oozyten I bzw. Primordialfollikel vorhanden sind. Die Zahl der Eizellen nimmt auch danach durch Absterben oder Eisprung weiter ab.

Follikelstadien
Im Eierstock der geschlechtsreifen Frau kommen folgende Follikelstadien nebeneinander vor. Sie werden, ausgehend vom Primärfollikel nacheinander durchlaufen (**Follikulogenese** → Abb. 11.12):
- **Primordialfollikel**
- **Primärfollikel.** Die Eizelle ist von einem einfachen, kubischen Follikelepithel umgeben
- **Sekundärfollikel.** Um die Eizelle entwickelt sich eine dicke Glykoproteinhülle (**Zona pellucida**, Glashaut), an die sich nach außen mehrere Schichten **Granulosazellen** anschließen. Letztere sind aus Follikelepithelzellen hervorgegangen (→ Abb. 11.13).
- **Tertiärfollikel.** Durch Wachstum haben Tertriärfollikel eine Größe von 2–5 mm erreicht und es ist eine **Follikelhöhle** (Antrum folliculi) mit Flüssigkeit entstanden. Die Oozyte I ist jetzt mit 120 µm Durchmesser die größte Zelle des Körpers geworden. Ein Tertiärfollikel wächst kurz vor dem Eisprung nochmals zum **Graaf-Follikel** mit einem Durchmesser von 20–25 mm.

Ab dem Sekundärfollikelstadium entsteht am Rande des Follikels eine Hülle aus mehreren Zelllagen, die **Theca** (Follikelhülle). Die inneren dieser Zellen (Theca interna) bilden zusammen mit den benachbarten Granulosazellen weibliche Geschlechtshormone, die **Östrogene.** Östrogene sind Steroidhormone.

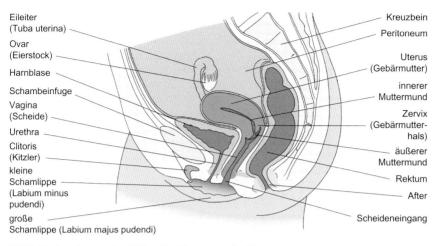

Eileiter (Tuba uterina)
Ovar (Eierstock)
Harnblase
Schambeinfuge
Vagina (Scheide)
Urethra
Clitoris (Kitzler)
kleine Schamlippe (Labium minus pudendi)
große Schamlippe (Labium majus pudendi)

Kreuzbein
Peritoneum
Uterus (Gebärmutter)
innerer Muttermund
Zervix (Gebärmutterhals)
äußerer Muttermund
Rektum
After
Scheideneingang

11.11 Beckeneingeweide mit Geschlechtsorganen der Frau

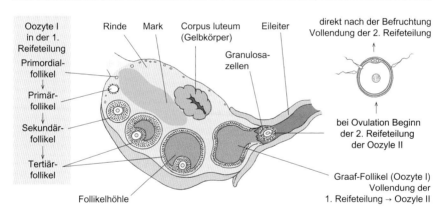

Oozyte I in der 1. Reifeteilung
Primordialfollikel
↓
Primärfollikel
↓
Sekundärfollikel
↓
Tertiärfollikel

Follikelhöhle

Rinde   Mark   Corpus luteum (Gelbkörper)   Eileiter
Granulosazellen

direkt nach der Befruchtung Vollendung der 2. Reifeteilung

bei Ovulation Beginn der 2. Reifeteilung der Oozyte II

Graaf-Follikel (Oozyte I) Vollendung der 1. Reifeteilung → Oozyte II

11.12 Schnitt durch Eierstock mit Follikel- und Meiosestadien der Eizelle

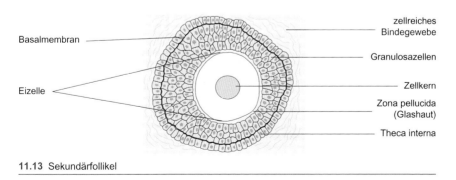

Basalmembran
Eizelle

zellreiches Bindegewebe
Granulosazellen
Zellkern
Zona pellucida (Glashaut)
Theca interna

11.13 Sekundärfollikel

337

11

Ovulation (Eisprung)

Erst kurz vor dem Eisprung wird die erste Reifeteilung der Meiose abgeschlossen und es entstehen zwei ungleichwertige Zellen, eine **Oozyte II** mit nahezu dem gesamten Zytoplasma der Oozyte I und eine winzige Zelle, das **Polkörperchen.** Die Oozyte II tritt sofort in die zweite Reifeteilung ein. Bei **Ovulation** reißt der Graaf-Follikel reißt an seiner Oberfläche ein (→ Abb. 11.12), die Oozyte II wird mit umgebenden Granulosazellen ausgeschwemmt und vom Eileiter aufgefangen. Nur bei Befruchtung schließt die Oozyte II die zweite Reifeteilung ab und es entstehen eine vollwertige Eizelle (Ovum) und ein weiteres Polkörperchen (→ Abb. 2.44).

Gelbkörper

Der größte Teil der Granulosazellen und die Theca bleiben nach der Ovulation im Ovar. Hieraus entwickelt sich der Gelbkörper (Corpus luteum → Abb. 11.12). Die Zellen des Gelbkörpers sezernieren neben Östrogenen das zweite weibliche Geschlechtshormon, das **Progesteron.** Es gehört zu den **Gestagenen,** die ebenfalls Steroidhormone sind.
Wirkung von Östrogenen und Gestagenen → Abb. 11.15.
Wird die Eizelle nicht befruchtet, so geht der Gelbkörper langsam zugrunde. Bei Befruchtung bleibt er bis zum Ende des zweiten Schwangerschaftsmonats erhalten (→ 12.2.2).

Hormonaler Zyklus und Follikulogenese

Das Heranreifen von frühen Tertiärfollikeln erfolgt zyklusunabhängig. Die danach folgende Reifung eines Tertiärfollikels zu einem sprungreifen Follikel und die damit verbundene Bildung von Östrogenen finden jedoch rhythmisch statt in Form des **Menstruationszyklus** von ca. 28 Tagen Dauer (→ Abb. 11.14). Der Hypothalamus gibt Freisetzungshormone ab (→ 13.2.3). Diese führen im Hypophysenvorderlappen zur Sekretion von **FSH** und **LH.** FSH bewirkt eine Heranreifung eines sprungreifen Tertiärfollikels und damit einen Anstieg des Östrogenspiegels, der schließlich in Zyklusmitte sein Maximum erreicht. Dies löst einen sprunghaften Anstieg der LH-Abgabe aus, die zum Eisprung führt. LH bewirkt nach dem 14. Zyklustag die Ausbildung eines Gelbkörpers und dessen Abgabe von Östrogenen und Gestagenen.

Menarche und Menopause

Ein Menstruationszyklus läuft nicht während des ganzen Lebens ab, sondern nur in den knapp 40 Jahren zwischen der ersten Menstruationsblutung **(Menarche)** und der letzten **(Menopause).** Der Menopause gehen mehrere Jahre voraus, in denen die Eierstöcke ihre Funktion langsam einstellen. Diese Phase heißt **Klimakterium** (Wechseljahre).

11.3.4 Eileiter

▬ Zu den Geschlechtswegen der Frau zählen **Eileiter** (Tubae uterinae), **Uterus** (Gebärmutter) und **Vagina** (Scheide).

Die beiden Eileiter sind 12–15 cm lange Schläuche (→ Abb. 11.16). Der eierstocknahe Eileitertrichter (Infundibulum) ist zur Bauchhöhle offen, legt sich beim Eisprung über das Ovar und nimmt die Eizelle auf. In der dann folgenden Ampulle findet die Befruchtung der Eizelle statt (→ 12.2.1). Die Eizelle wird danach über den engeren Isthmus und einen kurzen Abschnitt innerhalb der Uteruswand weiter in die Uterushöhle transportiert.

Feinbau

Der Eileiter besitzt außen glatte Muskulatur. Nach innen schließt sich eine faltenreiche Schleimhaut an. Deren Epithel ist ein einfaches Säulenepithel und besteht aus Schleim sezernierenden Zellen und Flimmerepithelzellen (→ 3.2.1). Letztere transportieren mit ihrem Kinozilienschlag die Schleime in die Gebärmutterhöhle.

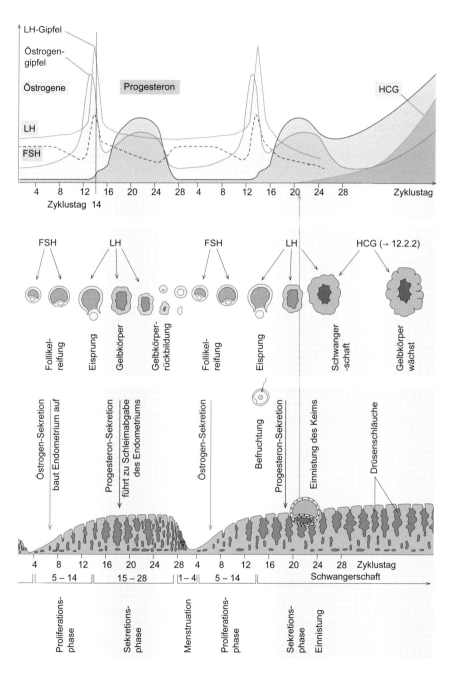

11.14 Hormonaler Zyklus (oben), Veränderungen im Ovar (Mitte), Endometrium (unten)

11.3.5 Uterus (Gebärmutter)
Lage, Gestalt und Gliederung
Der Uterus ist ein birnenförmiges, muskelstarkes Hohlorgan im kleinen Becken. Er teilt sich in (→ Abb. 11.16):
- **Fundus uteri** (Gebärmuttergrund), in den die Eileiter münden
- **Corpus uteri** (Gebärmutterkörper) als größtem Abschnitt
- **Isthmus uteri** (Gebärmutterenge) zwischen Gebärmutterkörper und -hals
- Cervix uteri (Gebärmutterhals, kurz **Zervix**), die mit der Portio vaginalis, kurz **Portio**, die in die Vagina (Scheide) ragt.

Im Inneren des Uterus befindet sich das Cavum uteri (Gebärmutter-, **Uterushöhle**), in dem sich die Frucht einnistet (→ 12.2.1). Die Uterushöhle setzt sich am **inneren Muttermund** (Ostium uteri internum) in einen engen Kanal fort. Dieser **Zervikalkanal** (Canalis cervicis uteri) öffnet sich auf der Portio vaginalis mit dem **äußeren Muttermund** (Ostium uteri externum) in die Scheide.

Der Uterus steht nicht senkrecht im kleinen Becken, sondern ist über die Harnblase nach vorn geneigt. Er ist von Peritoneum bedeckt, das an den seitlichen Kanten in die **Ligamenta lata uteri** (breite Mutterbänder) übergeht (→ Abb. 11.16). Sie sind seitlich an der Innenseite des kleinen Beckens angeheftet. Am oberen Ende sind Eileiter und Ovar in eine häutige Abspaltung des Ligamentum latum eingebettet. Die arterielle Versorgung der Gebärmutter erfolgt über die **A. uterina** (Gebärmutterarterie), die aus der A. iliaca interna (innere Beckenarterie → Abb. 5.21) hervorgeht.

Uterus und Adnexe, bestehend aus Eileiter und Ovar, liegen intraperitoneal.

Feinbau des Corpus und Fundus uteri
Unter dem Peritoneum besitzt der Uterus eine ca. 1,5 cm dicke Schicht glatter Muskulatur, das **Myometrium** (→ Abb. 11.16). Nach innen folgt das **Endometrium** (Gebärmutterschleimhaut) (→ Abb. 11.14).

Das Endometrium besteht aus einem einfachen Säulenepithel, das von Bindegewebe (Stroma) unterfüttert wird. Das Epithel weist v. a. sekretorische Zellen auf und bildet Drüsenschläuche (Gll. uterinae).

Das Endometrium erfährt aufgrund der zyklischen Bildung der Geschlechtshormone **zyklische Veränderungen** (→ Abb. 11.14).

Zyklische Veränderungen des Endometriums (→ Abb. 11.14)
- In den ersten 4–5 Tagen des Zyklus wird das Endometrium bis auf die muskelnahe Basalschicht (Stratum basale, **Basalis**) in Form der **Menstruationsblutung** ausgestoßen
- Unter dem Einfluss der Östrogene wächst dann in der ersten Zyklushälfte aus der Basalis erneut eine dicke Schicht Drüsengewebe, die Funktionsschicht (Stratum functionale, **Functionalis**). Diese Phase heißt **Proliferationsphase**
- Unter der Wirkung der Gestagene sezernieren die Drüsenschläuche in der zweiten Zyklushälfte **(Sekretionsphase)** nährstoffreiche Schleime für die Ernährung einer ankommenden Frucht. Erfolgt keine Befruchtung, kommt es zu einer Minderdurchblutung der Functionalis, welche die Menstruation einleitet.

Feinbau der Zervix
Der Zervikalkanal wird durch einfaches Säulenepithel ausgekleidet, das auch Drüsenschläuche ausbildet.

Das Epithel sezerniert Schleime. Unter Gestageneinfluss ist der Schleim sehr zäh und verschließt den Zervikalkanal vollständig. Im Gegensatz dazu bewirken Östrogene die Produktion eines dünnflüssigen Schleims, sodass der Zervixkanal in Zyklusmitte für die Spermatozoen durchlässig ist. Am äußeren Muttermund geht das Säulenepithel in das mehrschichtige Plattenepithel der Portio über.

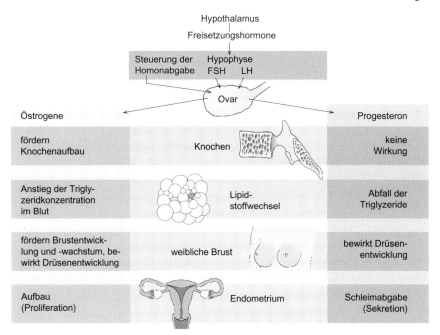

11.15 Hauptwirkung von Östrogenen und Progesteron

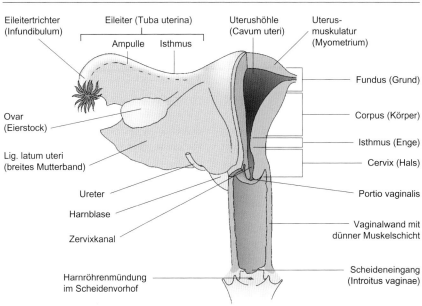

11.16 Weibliche Geschlechtsorgane von hinten. Rechter Eileiter und Eierstock nicht dargestellt.

Myom

Die häufigen **Myome** sind gutartige Tumoren des Myometriums infolge umschriebener, knotiger Wucherung der glatten Muskulatur. Oft treten keine Beschwerden auf, verstärkte Menstruationsblutungen sind möglich.

Zervixkarzinom

Das bösartige **Zervixkarzinom** (Gebärmutterhalskrebs) ist am häufigsten ein Plattenepithelkarzinom, das durch humane Papillomaviren mithervorgerufen wird. Es kann im Frühstadium durch Zellabstriche festgestellt werden und hat dann eine gute Prognose.

11.3.6 Vagina (Scheide)
Lage und Gestalt

Die Vagina, der unterste Abschnitt der Geschlechtswege, ist ein abgeplatteter Schlauch (→ Abb. 11.16). Am oberen Ende ragt die Portio in die Vagina. Das untere Scheidenende durchtritt den Beckenboden und öffnet sich im Scheidenvorhof (→ 11.3.7) nach außen zwischen die kleinen Schamlippen (→ Abb. 11.17). Hinten grenzt die Vagina an das Rektum, vorne an die Harnblase bzw. Urethra.

Feinbau

Unter der bindegewebigen Tunica adventitia liegt eine Schicht glatter Muskulatur. Innere Schicht ist eine Schleimhaut (Tunica mucosa) mit einem mehrschichtigen unverhornten Plattenepithel (→ 3.2.3), das ebenfalls zyklische Veränderungen zeigt.

Schichtigkeit des Vaginalepithels und Glykogengehalt der Zellen nehmen unter dem Einfluss der Östrogene, also in Zyklusmitte, zu. Nach der Zyklusmitte schilfern die oberflächlichen Zellen ab und setzen ihr Glykogen frei. Dieses dient als Nährboden für die physiologischerweise in der Vagina lebenden **Milchsäurebakterien,** auch Döderlein-Bakterien genannt. Sie setzen das Glykogen in Milchsäure um, wodurch in der Vagina ein saures Milieu (pH 3,8–4,5) herrscht, welches eine Barriere für bakterielle Infektionen darstellt.

11.3.7 Äußere Geschlechtsorgane

Zu den äußeren weiblichen Geschlechtsorganen gehören (→ Abb. 11.17):

- **Clitoris** (Kitzler), der einen Schwellkörper enthält
- **Große Schamlippen** (Labia majora pudendi, große Labien), behaarte Hautfalten, welche Fettgewebe sowie Talg-, Schweiß- und Duftdrüsen enthalten
- **Kleine Schamlippen** (Labia minora pudendi, kleine Labien), unbehaarte Hautfalten, in denen ein Schwellkörper vorkommt
- **Scheidenvorhof** (Vestibulum vaginae). In den Scheidenvorhof öffnen sich Vagina, Urethra und Schleim erzeugende akzessorische Geschlechtsdrüsen, die den Scheidenvorhof befeuchten. Bedeutsam wegen der nicht seltenen Entzündungen ist die hinten in den großen Schamlippen gelegene **Bartholin-Drüse** (große Scheidenvorhofdrüse, Glandula vestibularis major). Bis zum ersten Geschlechtsverkehr ist der Scheideneingang durch eine Schleimhautfalte, das **Hymen** (Jungfernhäutchen), unvollständig verschlossen.

11.4 Pubertät

Die primären Geschlechtsmerkmale (die unmittelbar der Fortpflanzung dienenden Geschlechtsorgane), sind bereits bei der Geburt vorhanden, aber noch nicht ausgereift.

Bei Mädchen mit etwa zehn, bei Jungen mit ungefähr zwölf Jahren beginnt (ausgelöst durch Ausschüttung der Freisetzungshormone des Hypothalamus) die **Pubertät,** während der sich die **sekundären Geschlechtsmerkmale** (z.B. Bartwuchs) ausbilden. Die Pubertät endet mit der Geschlechtsreife (körperliche Veränderungen → Abb. 11.18).

Gleichzeitig ist die Pubertät auch eine Phase seelischen Umbruchs, in der sich die Jugendlichen neu orientieren müssen, was nicht immer ohne Konflikte abgeht.

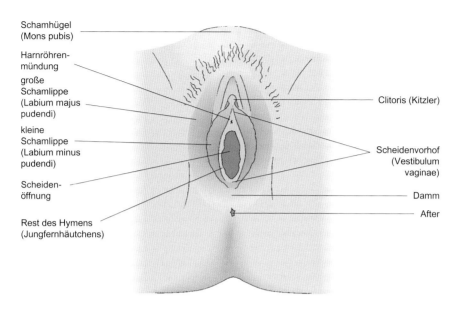

Schamhügel
(Mons pubis)

Harnröhren-
mündung

große
Schamlippe
(Labium majus
pudendi)

kleine
Schamlippe
(Labium minus
pudendi)

Scheiden-
öffnung

Rest des Hymens
(Jungfernhäutchens)

Clitoris (Kitzler)

Scheidenvorhof
(Vestibulum
vaginae)

Damm

After

11.17 Äußere Geschlechtsorgane

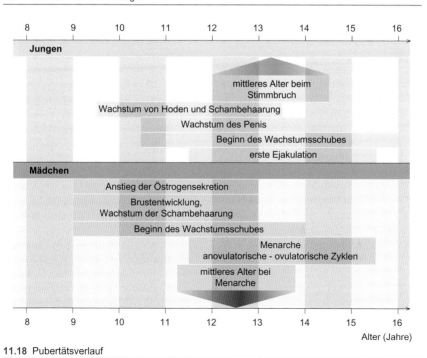

11.18 Pubertätsverlauf

343

11.5 Untersuchungsmethoden und Empfängnisverhütung

Häufig verwendete **gynäkologische** (frauenärztliche) **Untersuchungsmethoden** sind:

- **Bimanuelle Palpation.** Der Gynäkologe drängt mit ein oder zwei Fingern einer Hand die Gebärmutter von der Scheide aus gegen die vordere Bauchwand. Mit der anderen Hand drückt er die Bauchdecke ein und kann so die inneren Geschlechtsorgane ertasten (palpieren)
- **Spekulumuntersuchung.** Nach Einführen von zwei spatelförmigen Metallblättern (Spekula) in die Scheide kann der Gynäkologe die Beschaffenheit der Portiooberfläche beurteilen und Zellabstriche zur Krebsfrüherkennung entnehmen
- **Sonografie.** Die Ultraschalluntersuchung (von der Vagina aus oder durch die Bauchdecke) dient der Beurteilung der inneren Geschlechtsorgane und der Schwangerschaftskontrolle.

Der Gynäkologe berät auch über die Möglichkeiten der **Empfängnisverhütung** (Kontrazeption).

Bei der **mechanischen Empfängnisverhütung** soll eine (mechanische) Barriere das Zusammenkommen von Ei- und Samenzelle verhindern. Das **Kondom** wird vor dem Geschlechtsverkehr über das erigierte Glied gezogen und fängt das Sperma auf. Die **Portiokappe** wird nach der Menstruation über die Portio vaginalis gestülpt, das ringförmige **Diaphragma** vor dem Geschlechtsverkehr in die Scheide eingeführt. Sie sollen das Vordringen von Samenzellen in die Gebärmutter verhüten. Das **Intrauterinpessar** (die Spirale) ist ein flexibler Kunststoffkörper, der vom Gynäkologen in die Gebärmutterhöhle eingesetzt wird und v. a. die Einnistung der Frucht (→ 12.2.1) verhindert.

Bei der **hormonalen Empfängnisverhütung** werden künstliche weibliche Geschlechtshormone gegeben, meist als Tablette. Reine, niedrig dosierte Gestagenpräparate sorgen für einen konsistenten Schleim propf im Zervixkanal. Kombinationstabletten aus Östrogenen und Gestagenen unterdrücken den Eisprung und heißen deshalb auch **Ovulationshemmer.**

Wiederholungsfragen

1. Welche inneren männlichen Geschlechtsorgane gibt es? (→ 11.2.1)
2. Woraus setzt sich das Keimepithel zusammen? (→ 11.2.3)
3. Welche Zellen des Hodens bilden Testosteron? (→ 11.2.3)
4. Welche Stadien der Spermatogenese sind zu unterscheiden? (→ 11.2.4)
5. Welche Wirkung haben FSH und LH im Hoden? (→ 11.2.5)
6. Welche Bedeutung hat der Nebenhodengang? (→ 11.2.6)
7. In welche Zonen wird die Prostata gegliedert? (→ 11.2.7, → Abb. 11.7)
8. Aus welchen Strukturen setzt sich der Samenstrang zusammen? (→ 11.2.8)
9. Wie kommt es zur Erektion? (→ 11.2.8)
10. Welche inneren weiblichen Geschlechtsorgane sind zu unterscheiden? (→ 11.3.1)
11. Wo sind die Ovarien lokalisiert? (→ 11.3.2)
12. Wann erfolgt die Eizellbildung? (→ 11.3.3)
13. Welche Follikelstadien werden im geschlechtsreifen Ovar durchlaufen? (→ 11.3.3)
14. In welchen Strukturen des Ovars werden Östrogene und Gestagene gebildet? (→ 11.3.3)
15. Wie wird die Ovulation (der Eisprung) ausgelöst? (→ 11.3.3)
16. Welche Abschnitte weist der Uterus auf? (→ 11.3.5)
17. Welche zyklischen Veränderungen erfolgen am Endometrium? (→ 11.3.5)
18. Welche zyklischen Veränderungen erfährt das Scheidenepithel und welche Bedeutung haben diese? (→ 11.3.6)

12 Entwicklungslehre, Schwangerschaft und Geburt

12.1	Übersicht über die vorgeburtliche Entwicklung	346
12.2	Frühentwicklung	346
12.2.1	Konzeption (Befruchtung)	346
12.2.2	Erste Entwicklungswoche	348
12.2.3	Zweite Entwicklungswoche	350
12.2.4	Dritte Entwicklungswoche	350
12.3	Embryonalzeit	352
12.3.1	Derivate des Ektoderms	352
12.3.2	Derivate des Mesoderms	352
12.3.3	Entwicklung der Leibeshöhlen	352
12.3.4	Derivate des Endoderms	352
12.3.5	Gestalt und Lage des Embryo am Ende der Embryonalzeit	352
12.3.6	Kongenitale (angeborene) Fehlbildungen	354
12.4	Fetalzeit	354
12.5	Entwicklung von Eihäuten und Plazenta	354
12.5.1	Entwicklung der Plazenta	354
12.5.2	Funktionen der Plazenta	356
12.5.3	Entwicklung der Nabelschnur	358
12.5.4	Amnionhöhle	358
12.6	Fetalkreislauf	358
12.6.1	Kurzschlüsse im Fetalkreislauf	358
12.6.2	Herz-Kreislauf-Veränderungen nach der Geburt	360
12.7	Schwangerschaft	360
12.7.1	Berechnung des Geburtstermins	360
12.7.2	Schwangerschaftsverlauf	360
12.7.3	Veränderungen des mütterlichen Organismus	362
12.8	Geburt	362
12.8.1	Eröffnungsphase	362
12.8.2	Austreibungsphase	364
12.8.3	Nachgeburtsphase	364
12.9	Untersuchungsmethoden	364
	Wiederholungsfragen	366

12.1 Übersicht über die vorgeburtliche Entwicklung

Die Lehre von der vorgeburtlichen (pränatalen) Entwicklung ist die **Embryologie**. Die ersten Entwicklungsschritte erfolgen im Eileiter (→ Abb. 12.1), die weitaus längste Entwicklungszeit findet jedoch im Uterus statt.

Die pränatale Entwicklung beginnt mit der **Befruchtung** (Konzeption) der Eizelle und der Ausbildung einer **Zygote** und dauert 38 **Entwicklungswochen:**

- Die **Frühentwicklung** von der 1.–3. Entwicklungswoche, in der das entstehende Individuum als **Keim** oder Frucht bezeichnet wird
- Die **Embryonalzeit** von der 4.–8. Entwicklungswoche, wobei die Frucht nun **Embryo** genannt wird
- Die **Fetalzeit** von der 9.–38. Woche, in der die Frucht **Fetus** heißt.

Anmerkung: Beim Zählen der **Schwangerschaftswochen** geht man in der Praxis meist vom ersten Tag der letzten stattgehabten Menstruation aus, die zwei Wochen vor der Befruchtung liegt. Die sechste Entwicklungswoche ist also die achte Schwangerschaftswoche (→ 12.3).

12.2 Frühentwicklung

Die Frühentwicklung beginnt mit der Konzeption und endet mit der Bildung der **dreiblättrigen Keimscheibe.**

12.2.1 Konzeption (Befruchtung)

Voraussetzung für eine regelhafte **Konzeption** (Befruchtung) ist die zeit- und ortsgerechte Begegnung von reifer Samen- und Eizelle (→ Abb. 12.2).

Weg der Eizelle zum Ort der Konzeption

Bei der Ovulation (Eisprung) in Zyklusmitte wird die Eizelle mit Zona pellucida und umgebenden Granulosazellen (→ 11.3.2) aus dem Ovar ausgestoßen. Der Eileiter fängt die Eizelle auf (→ 11.3.4) und transportiert sie in Richtung Uterushöhle. Die Aufenthaltszeit der Eizelle im Eileiter beträgt insgesamt 3–4 Tage, wobei die Eizelle nur etwa 12 Stunden befruchtungsfähig ist. Der normale Befruchtungsort ist die Ampulle des Eileiters.

Weg des Spermatozoons zum Ort der Konzeption

Bei der Ejakulation werden ca. 160 Mio. Spermatozoen in der oberen Vagina (hinteres Scheidengewölbe) deponiert. Von hier aus gelangen die Spermatozoen in wenigen Minuten durch Zervikalkanal und Uterushöhle zum Eileiter (→ 11.3.4), wobei aber nur ca. 200 Spermatozoen den Eileiter erreichen. Die Befruchtungsfähigkeit von Spermatozoen beträgt durchschnittlich 24–48 Stunden.

Konzeption

Die Konzeption dauert beim Menschen etwa 24 Stunden.

Die Spermatozoen, die bis zur Zona pellucida der Eizelle vorgedrungen sind, geben in der **Akrosomreaktion** aus ihrem Akrosom (→ 11.2.4) Verdauungsenzyme ab. Diese bahnen den Spermatozoen den Weg durch die Zona pellucida (→ Abb. 12.2). Nur das Spermatozoon, das als erstes die Eizellmembran berührt, kann seinen Inhalt aus Zellkern, Mitochondrien und Mikrotubuli in die Eizelle abgeben. Durch Ausschüttung im Zytoplasma gespeicherter Substanzen macht die Eizelle danach die Zona pellucida „dicht", so dass keine weiteren Spermatozoen mehr ihren Inhalt in die Eizelle abgeben können **(Polyspermieblock).** Der Kern des Spermatozoons bleibt im Zytoplasma, ihr Rest wird aufgelöst.

Die Zellkerne von Spermatozoen und Eizelle schwellen zu sog. **Vorkernen** an und verdoppeln ihre DNA, d. h. die 23 Chromosomen haben nun zwei Chromatiden (→ 2.10.6) pro Chromosom (→ Abb. 12.3). Nun verschmilzt das Chromosomenmaterial beider Vorkerne und es entsteht eine neue Zelle, die **Zygote**. Damit ist die Konzeption abgeschlossen.

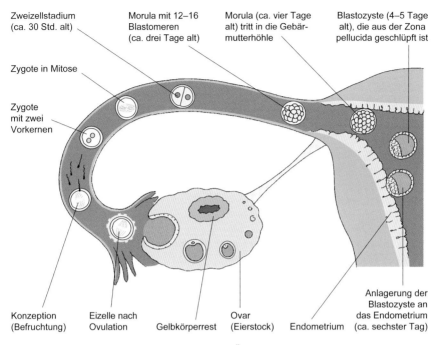

Zweizellstadium (ca. 30 Std. alt)

Morula mit 12–16 Blastomeren (ca. drei Tage alt)

Morula (ca. vier Tage alt) tritt in die Gebärmutterhöhle

Blastozyste (4–5 Tage alt), die aus der Zona pellucida geschlüpft ist

Zygote in Mitose

Zygote mit zwei Vorkernen

Konzeption (Befruchtung)

Eizelle nach Ovulation

Gelbkörperrest

Ovar (Eierstock)

Endometrium

Anlagerung der Blastozyste an das Endometrium (ca. sechster Tag)

12.1 Befruchtung und erste Entwicklungswoche im Überblick

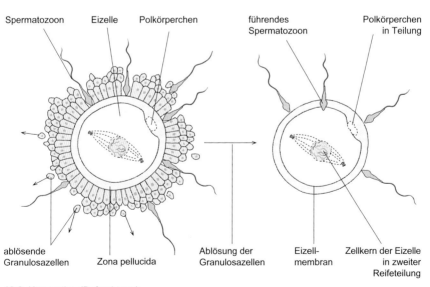

Spermatozoon

Eizelle

Polkörperchen

führendes Spermatozoon

Polkörperchen in Teilung

ablösende Granulosazellen

Zona pellucida

Ablösung der Granulosazellen

Eizellmembran

Zellkern der Eizelle in zweiter Reifeteilung

12.2 Konzeption (Befruchtung)

Geschlechtsbestimmung

Eine Eizelle hat als Geschlechtschromosom (→ 2.13.2) stets ein X-Chromosom, das Spermatozoon hingegen ein X- oder ein Y-Chromosom. Bei Befruchtung einer Eizelle durch ein Y-haltiges Spermatozoon entsteht ein männliches Individuum, bei einer solchen durch ein X-haltiges Spermatozoon ein weibliches Individuum.

12.2.2 Erste Entwicklungswoche

Die Zygote tritt rasch in Zellteilungen ein, die **Furchungen** heißen. Die Tochterzellen werden als **Blastomeren** bezeichnet. Nach 3–4 Tagen ist das 12- bis 16-Zellstadium erreicht, die **Morula,** die immer noch von der Zona pellucida umgeben und daher insgesamt nicht größer ist, als die Zygote es war (→ Abb. 12.3). Erst jetzt tritt der Keim aus dem Eileiter in die Uterushöhle über. In deren Sekret entwickelt er sich bis etwa zum sechsten Tag zur **Blastozyste.**

Blastozyste

Im Innern des Keims bildet sich ein mit Flüssigkeit gefüllter Hohlraum. Gleichzeitig schlüpft die Frucht aus der Zona pellucida, sodass sie sich nun vergrößern kann. Die Blastozyste besitzt zwei Anteile (→ Abb. 12.3):
- Den **Trophoblast** als äußere Zellhülle. Er ist für die Ernährung des Keimes wichtig.
- Den **Embryoblast,** ein Zellhaufen (innere Zellmasse) auf einer Seite des Trophoblasten. Aus ihm entwickelt sich der Mensch.

Um den sechsten Tag heftet sich die Blastozyste mit dem Trophoblast an das Epithel des Endometriums (→ Abb. 12.1). Jetzt differenziert sich der Trophoblast zu **Zytotrophoblast** und **Synzytiotrophoblast,** und die **Implantation** (Einnistung) beginnt.

Implantation (Einnistung)

Der Synzytiotrophoblast dringt mit Hilfe von Enzymen in die Schleimhaut ein. Der normale Einnistungsort ist die Vorder- oder Hinterwand des Uterus.

HCG

Mit der Implantation beginnt der Trophoblast **HCG** (humanes Choriongonadotropin) zu produzieren, das ähnlich wirkt wie das LH der Hypophyse (→ 11.2.5). HCG erhält den Gelbkörper bis zum Ende des zweiten Schwangerschaftsmonats und regt die Bildung von Östrogenen und Gestagenen an. Dann übernimmt die Plazenta (→ 12.5) die Hormonproduktion, und die HCG-Produktion nimmt stark ab.

HCG tritt nicht nur ins Blut über, sondern wird auch mit dem Harn ausgeschieden und ist die Grundlage für die immunologischen Blut- bzw. Urin-**Schwangerschaftstests.**

Abweichende Einnistungsorte

Nistet sich die Blastozyste noch im Eileiter ein, kommt es zur **Tubargravidität** (Eileiterschwangerschaft). Stirbt die Frucht nicht frühzeitig ab, so platzt der Eileiter im zweiten Schwangerschaftsmonat wegen Raummangels. Diese **Tubenruptur** ist für die Mutter lebensbedrohlich.

Nistet sich die Blastozyste zu weit unten direkt vor dem Zervikalkanal ein, so entwickelt sich die Plazenta vor dem inneren Muttermund. Eine solche **Plazenta praevia** kann am Ende der Schwangerschaft starke Blutungen auslösen und versperrt den normalen Geburtsweg.

Zwillinge

Zwillinge können auf zweierlei Art entstehen (→ Abb. 12.4):
- Bei **zweieiigen Zwillingen** sind zwei Eizellen (fast) gleichzeitig gesprungen und durch verschiedene Spermatozoen befruchtet worden. Sie sind nicht ähnlicher als „normale" Geschwister
- Bei **eineiigen Zwillingen** hat sich der Keim im Blastomeren-, Embryoblasten- (am häufigsten) oder Keimscheibenstadium (→ 12.2.3) vollständig geteilt. Eineiige Zwillinge sind genetisch gleich und sich daher sehr ähnlich.

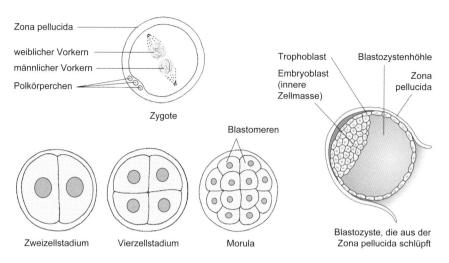

12.3 Die Frucht von der Zygote bis zur Blastozyste

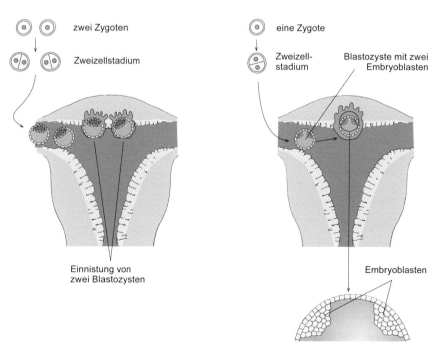

12.4 Entstehung von Zwillingen. Links zweieiige Zwillinge, rechts zweieiige Zwillinge, die durch Embryoblastenteilung entstehen.

12.2.3 Zweite Entwicklungswoche

In der zweiten Entwicklungswoche wächst die Frucht tief in die Schleimhaut ein und der Defekt an der Einnistungsstelle wird wieder von Schleimhaut gefüllt.

Entstehung der zweiblättrigen Keimscheibe

Aus dem Embryoblast-Zellhaufen entsteht eine zweiblättrige **Keimscheibe** aus zwei Zelllagen, dem **Hypoblast** und dem **Epiblast** (→ Abb. 12.5). Mit Ausbildung der Keimscheibe entsteht über dem Epiblast die **Amnionhöhle,** die nach außen von Amnionepithel, kurz **Amnion,** ausgekleidet wird. Die Blastozystenhöhle wird zum **Dottersack,** der von Zellen des Hypoblast ausgekleidet wird.

Entstehung des Chorion

Da Keimscheibe, benachbarte Amnionhöhle und Dottersack gegenüber dem Trophoblast im Wachstum zurückbleiben, entsteht ein neuer Raum, die **Chorionhöhle.** Die Zellen, die diese Höhle auskleiden (Mesodermzellen → 12.3.2), und der Trophoblast bilden die Wand der Chorionhöhle und werden zusammen als **Chorion** bezeichnet. In die Chorionhöhle hinein hängt die Frucht an einer breiten Mesodermbrücke, dem **Haftstiel.** Er entwickelt sich später zur Nabelschnur (→ 12.5.3).

Der Synzytiotrophoblast dehnt sich fast allseitig um die Frucht stark aus. Es entstehen in ihm Hohlräume **(Lakunen),** in die sich Sekrete der Schleimhautdrüsen und schließlich auch **mütterliches Blut** ergießen. Dies verbessert die Ernährung der Frucht, da die Nährstoffe, die durch Diffusion (→ 2.3.1) zur Keimscheibe gelangen, näher an diese herangeführt werden. Der Trophoblast bildet **zottenförmige** Strukturen, die sich in die Lakunen vorwölben.

Dezidua

In dieser Phase bildet sich auch das Endometrium zunehmend in das Endometrium der Schwangerschaft um, die **Dezidua.**

12.2.4 Dritte Entwicklungswoche Entstehung der dreiblättrigen Keimscheibe

In der dritten Entwicklungswoche entstehen durch sog. **Gastrulation** aus dem Epiblast die endgültigen drei Keimblätter.

Im Epiblast entwickelt sich kaudal in Längsrichtung der Keimscheibe ein Zellband, der **Primitivstreifen.** Der Primitivstreifen ist an seinem oberen (kranialen) Ende zum **Primitivknoten** verbreitert. Im Primitivstreifen wandern Zellen aus dem Epiblast zwischen Epi- und Hypoblast und bilden das **Mesoderm** (→ Abb. 12.6). Die in den Primitivkoten wandernden Zellen formieren nach kranial einen längsorientierten Gewebestrang, die **Chorda dorsalis.** Seitlich von dieser auswandernde Zellen des Epiblast ersetzen den Hypoblast und es ensteht das **Endoderm.** Auch löst die Chorda dorsalis die Bildung des ZNS (→ 12.3.1) aus.

Nach Abschluss dieser Vorgänge liegen als endgültige Keimblätter **Ektoderm** (vorher Epiblast), **Mesoderm** und **Endoderm** (als Epiblastabkömmlinge) vor. Aus diesen Blättern der Keimscheibe gehen alle Gewebe und Organe des Menschen hervor.

Weiterentwicklung des Chorion

Auch am Chorion laufen in der dritten Woche weitere Entwicklungen ab. In die Trophoblastzotten wachsen Zellen (Mesodermzellen) aus der Wandauskleidung der Chorionhöhle ein und bilden einen bindegewebigen Kern (Sekundärzotten). In diesem entwickeln sich schließlich Blutgefäße, und die Zotten werden nun als **Chorionzotten** (Tertiärzotten) bezeichnet. Aus den Chorionzotten entstehen durch weitere Differenzierung die endgültigen Zotten der Plazenta (→ 12.5). Die von Blut durchströmten Lakunen, in die die Zotten ragen, werden jetzt **intervillöse** (= zwischenzottige) **Räume** genannt. Der Synzytiotrophoblast kleidet die intervillösen Räume aus und bedeckt dabei auch die Zotten.

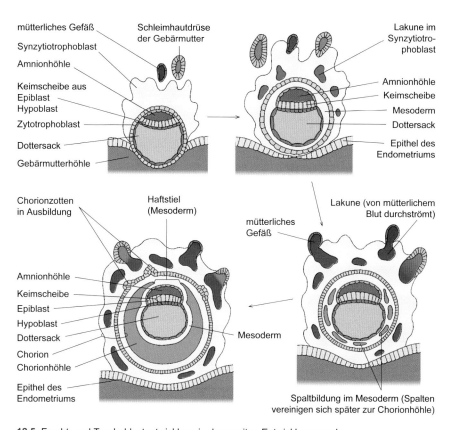

mütterliches Gefäß
Synzytiotrophoblast
Amnionhöhle
Keimscheibe aus
Epiblast
Hypoblast
Zytotrophoblast
Dottersack
Gebärmutterhöhle

Schleimhautdrüse
der Gebärmutter

Lakune im
Synzytiotro-
phoblast
Amnionhöhle
Keimscheibe
Mesoderm
Dottersack
Epithel des
Endometriums

Chorionzotten
in Ausbildung
Amnionhöhle
Keimscheibe
Epiblast
Hypoblast
Dottersack
Chorion
Chorionhöhle
Epithel des
Endometriums

Haftstiel
(Mesoderm)
mütterliches
Gefäß
Mesoderm

Lakune (von mütterlichem
Blut durchströmt)

Spaltbildung im Mesoderm (Spalten
vereinigen sich später zur Chorionhöhle)

12.5 Frucht- und Trophoblastentwicklung in der zweiten Entwicklungswoche

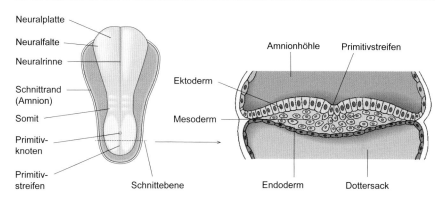

Neuralplatte
Neuralfalte
Neuralrinne
Schnittrand
(Amnion)
Somit
Primitiv-
knoten
Primitiv-
streifen

Schnittebene

Amnionhöhle   Primitivstreifen
Ektoderm
Mesoderm
Endoderm   Dottersack

12.6 3.–4. Entwicklungswoche, links Dorsalansicht der Keimscheibe (nach Entfernung des Amnions), rechts Querschnitt durch die Keimscheibe mit Entstehung der drei endgültigen Keimblätter (Gastrulation)

12.3 Embryonalzeit

In der Embryonalzeit (4.–8. Entwicklungswoche) laufen gleichzeitig Differenzierungen an allen drei Keimblättern ab. Es entstehen aus diesen alle Gewebe und Organe des Menschen (→ Tab. 12.1), und aus der platten Keimscheibe wird ein Embryo (→ Abb. 12.9) mit einer äußerlich menschlichen Gestalt.

12.3.1 Derivate des Ektoderms
Das Ektoderm differenziert sich in Neuro- und Oberflächenektoderm.

▬ Neuroektoderm
Die Chorda dorsalis (→ 12.2.4) induziert im darüber befindlichen Ektoderm die Ausbildung der **Neuralplatte** aus **Neuroektoderm.** Dieses senkt sich in der Mitte zur **Neuralrinne** ein und erhebt sich seitlich in **Neuralfalten.** Die Falten nähern sich und verschmelzen zum **Neuralrohr.** Diese Neuralrohrbildung heißt **Neurulation** (→ Abb. 12.7).

Der kraniale Neuralrohrabschnitt entwickelt sich zu den **Hirnbläschen** (→ Abb. 12.8). Sie vergrößern sich rasch, sodass sich bis zur achten Woche alle Großhirnabschnitte (→ 14.4.3) gebildet haben. Aus dem restlichen Neuralrohr entsteht das **Rückenmark.**
Während der Neurulation werden von den Kanten der Neuralfalten die **Neuralleisten** abgespalten (→ Abb. 12.7). Aus diesen gehen Neurone und Gliazellen des peripheren Nervensystems sowie das Nebennierenmark hervor.

Oberflächenektoderm
Aus dem übrigen Ektoderm (**Oberflächenektoderm)** entwickeln sich die Epidermis der Körperoberfläche und die Hautanhangsgebilde, z. B. Haare, Talg- Schweiß- und Brustdrüsen (→ 16.6).

12.3.2 Derivate des Mesoderms
Neben der Chorda dorsalis entstehen auf deren gesamter Länge Mesodermknoten, die

Somiten. Sie bilden zwei perlschnurartige Ketten neben der Chorda dorsalis.
Aus den Somiten, die nur vorübergehend vorhanden sind, und dem übrigen Mesoderm gehen Zellen hervor, die u. a. zu Binde-, Stütz- und Muskelgewebe differenzieren.
Auch das Herz geht aus Mesoderm hervor. Zuerst ist es nur ein Schlauch, der sich ab dem 23.–26. Entwicklungstag zu kontrahieren beginnt.

12.3.3 Entwicklung der Leibeshöhlen
Die embryonale Keimscheibe krümmt sich in der Längsachse (→ Abb. 12.8), gleichzeitig wachsen ihre Seitenränder nach vorne. Diese seitlichen Körperfalten wachsen so lange aufeinander zu, bis die vordere Körperwand verschlossen ist. Dadurch sind die Leibeshöhlen entstanden.

12.3.4 Derivate des Endoderms
Im Rahmen der Abfaltungs- und Krümmungsvorgänge wird der von Endoderm ausgekleidete Dottersack (→ Abb. 12.5) nahezu vollständig in die Leibeshöhle einbezogen. Es entsteht ein Endodermschlauch (→ Abb. 12.8), der oben als **Vorder-,** in der Mitte als **Mittel-** und unten als **Hinterdarm** bezeichnet wird. Aus ihm gehen die Epithelien zahlreicher innerer Organe hervor, z. B. die der Luft leitenden Wege und Lungenbläschen, der Leber und des Pankreas sowie des gesamten Darms.

12.3.5 Gestalt und Lage des Embryo am Ende der Embryonalzeit
Bis Ende der achten Entwicklungswoche ist die Gestalt des Embryo sehr menschenähnlich geworden: Die Extremitäten haben sich so weit entwickelt, dass alle Gliedmaßenabschnitte einschließlich der Finger und Zehen vorliegen. Die Kopfregion ist relativ groß und lässt Nasen-, Augen- und Ohrpartien erkennen. Durch die Krümmungs- und Abfaltungsprozesse hat sich der Embryo zunehmend in die Amnionhöhle hineingestülpt. Er hängt nun über die Nabelschnur in die Flüssigkeit der Amnionhöhle (→ Abb. 12.11).

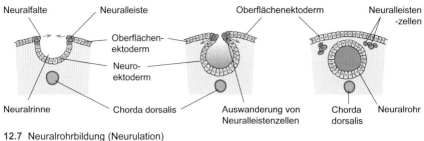

12.7 Neuralrohrbildung (Neurulation)

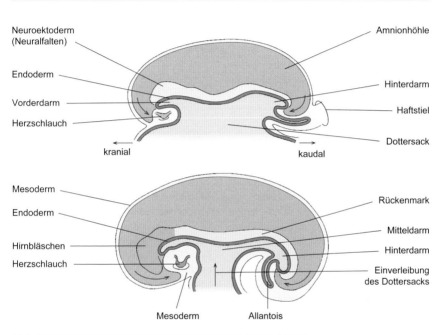

12.8 Krümmung der Keimscheibe in der Längsachse (dünne Pfeile)

Keimblatt	Abkömmlinge
Ektoderm	Nervensystem, Sinnesepithelien, Nebennierenmark, Hypophyse, Epidermis, Hautanhangsgebilde
Mesoderm	Binde- und Stützgewebe, Muskelgewebe (einschl. Herz), seröse Häute (z.B. Epikard), Gefäße, Blut- und Abwehrzellen, Milz, Lymphknoten, Nebennierenrinde, Großteile des Harnsystems und der inneren Geschlechtsorgane
Endoderm	Epithelien des Verdauungstraktes, der Verdauungsdrüsen (z.B. Leber), Epithelien des Atemsystem, Schilddrüse, Nebenschilddrüsen, Tonsillen (Mandeln), Thymus, Teile des Harnsystems und der Geschlechtsorgane

Tab. 12.1 Abkömmlinge der drei Keimblätter

12.3.6 Kongenitale (angeborene) Fehlbildungen

Ca. 3 % aller lebenden Neugeborenen haben Fehlbildungen eines oder mehrerer Organe. Zwei Hauptursachen werden unterschieden, wobei die Ursache im Einzelfall oft unklar bleibt:

- **Genetische Veränderungen,** also Chromosomen- und Genanomalien (etwa beim Down-Syndrom → 2.13.8)
- **Umweltfaktoren.** Faktoren, die Fehlbildungen auslösen, heißen **Teratogene.** Oft sind dies Medikamente oder Krankheitserreger (z. B. Rötelnviren).

Die meisten Fehlbildungen entstehen in der Embryonalzeit, da in dieser Zeit fast alle Organe angelegt werden (→ Abb. 12.10). Für die Art der Fehlbildung ist dabei v. a. der Schädigungszeitpunkt entscheidend.

12.4 Fetalzeit

In der Fetalzeit (9.–38. Entwicklungswoche) wachsen die angelegten Organe und reifen aus, entsprechend ist die Fetalzeit durch starkes Längenwachstum und ausgeprägte Gewichtszunahme des Feten gekennzeichnet (→ Tab. 12.2). Bei der Geburt ist das normale Neugeborene ca. 50 cm lang und 3.000–3.500 g schwer. Seine Haut ist von einer schützenden weißlichen, fettigen Substanz, der **Käseschmiere** (Vernix caseosa), einem Produkt der Talgdrüsen, überzogen.

Ein vor der 35. Entwicklungswoche (37. Schwangerschaftswoche) lebend geborenes Kind ist ein **Frühgeborenes.** Die Überlebenschancen Frühgeborener sind durch die medizinischen Möglichkeiten stark gestiegen. Die Grenze der Überlebensfähigkeit liegt heute zwischen 23 und 25 Schwangerschaftswochen, allerdings bei hohem Risiko bleibender Schäden. Davon abgegrenzt werden die **Totgeburt** (Geburt eines Kindes über 500 g Gewicht ohne jegliche Lebenszeichen) und die **Fehlgeburt** (Gewicht unter 500 g, keinerlei Lebenszeichen).

12.5 Entwicklung von Eihäuten und Plazenta

Gegen Ende der vierten Entwicklungswoche schwimmt der Embryo in zwei ineinander geschachtelten Flüssigkeitshöhlen: Die innere ist die Amnion-, die äußere die Chorionhöhle (→ Abb. 12.11). Ihre Hüllen, also Amnion und Chorion, werden als **Eihäute** oder Fruchthüllen bezeichnet. Aus dem (kindlichen) Chorion und der (mütterlichen) Dezidua (→ 12.5.1) bildet sich in den Folgewochen die **Plazenta.**

Eihäute und insbesondere Plazenta haben für den Feten folgende Funktionen:
- Ernährung und Ausscheidung
- Gasaustausch
- Schutz
- Übertragung von IgG.

Hinzu kommt die Hormonbildung durch die Plazenta.

12.5.1 Entwicklung der Plazenta

Kindliche Anteile der Plazenta

Ab der fünften Entwicklungswoche verdickt sich das Chorion (→ 12.2.3) im Bereich des Haftstiels zur **Chorionplatte.** Von dieser gehen strahlenförmig die relativ plumpen **Chorionzotten** aus (→ 12.2.4). Dieser Bereich heißt **Chorion frondosum.** Alle Zotten außerhalb der Chorionplatte verschwinden **(Chorion laeve).** Zwischen den Zotten liegen die **intervillösen Räume** mit mütterlichem Blut (→ Abb. 12.11).

Im 2.–4. Monat sprossen aus den plumpen Chorionzotten feinere Zotten aus, sodass sich die Zotten- und damit die resorbierende Oberfläche stark vergrößert. Dies verbessert die Ernährung der Frucht.

Auch in den Zotten laufen Umbauvorgänge ab. Die Blutkapillaren in den Zotten rücken z. B. an den Synzytiotrophoblast, und die Diffusionsstrecke zwischen mütterlichem und fetalem Blut besteht nur noch aus Synzytiotrophoblast, Basalmembran und Kapillarendothel **(Plazentaschranke).**

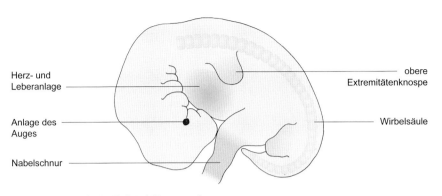

12.9 Embryo Ende der 5. Entwicklungswoche

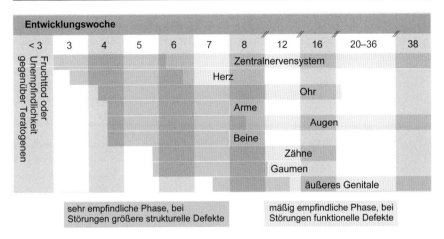

12.10 Kritische Zeiten der Organentstehung mit dem höchsten Fehlbildungsrisiko

Ende der Entwicklungswoche	Ende der Schwangerschaftswoche	Ende des Schwangerschaftsmonats	Größe in cm	Gewicht in g
10.	12.	3.	9	40
14.	16.	4.	16	150
18.	20.	5.	25	300
22.	24.	6.	30	700
26.	28.	7.	35	1100
30.	32.	8.	40	1800
34.	36.	9.	45	2500
38.	40.	10.	50	3500

Faustregel für die Länge (Haase-Regel):
Im 3.–5. Schwangerschaftsmonat (Mondmonat) Monat^2, danach Monat mal 5

Tab. 12.2 Längenwachstum und Gewichtszunahme des Fetus in der Fetalzeit

Dezidua und mütterliche Anteile der Plazenta

Wie das Chorion, so entwickelt sich auch die Dezidua unterschiedlich:

- Der Teil der Dezidua, der unter dem Chorion frondosum liegt, bildet die **Decidua basalis** oder Basalplatte
- Die außerhalb der Decidua basalis lokalisierte Dezidua weist zwei Abschnitte auf. Der Teil, der sich über dem Chorion laeve ausbreitet, die **Decidua capsularis,** verschwindet später wieder. Die übrige Dezidua, die den Rest der Gebärmutterhöhle auskleidet, ist die **Decidua parietalis.**

Die Frucht mit ihren Eihäuten aus Chorion und Amnion hat sich bis Mitte der Schwangerschaft so weit ausgedehnt, dass das Chorion laeve der Decidua parietalis anliegt. Die beiden Eihäute werden zusammen mit der Plazenta als Nachgeburt ausgestoßen.

Die reife Plazenta

● Die reife Plazenta besteht aus drei Abschnitten (→ Abb. 12.12):

- Chorionplatte mit Nabelschnur, beide von Amnion bedeckt
- Chorionzotten, die von der Chorionplatte ausgehen, und intervillösen Räumen
- Decidua basalis (Basalplatte).

Mütterliche Gefäße in der Decidua basalis, die **Spiralarterien,** geben ihr Blut in die intervillösen Räume ab. Nachdem das Blut die Zotten umspült hat, fließt das Blut über Venen der Basalplatte wieder in den mütterlichen Kreislauf – mütterliches und kindliches Blut sind durch die Plazentaschranke voneinander getrennt.

Die scheibenförmige Plazenta hat am Ende der Schwangerschaft einem Durchmesser von 15–25 cm, ist etwa 3 cm dick und ungefähr 500 g schwer. Betrachtet man die Plazenta von außen, so „hängt" an der kindlichen Seite die Nabelschnur. Auf der mütterlichen Seite sind erhabene Gebiete zu sehen, die **Kotyledonen** heißen.

12.5.2 Funktionen der Plazenta

Die Plazenta hat hauptsächlich folgende Funktionen:

Ernährungs-, Ausscheidungsfunktion und Gasaustausch

Aus dem mütterlichen Blut werden Nährstoffe, Ionen, Vitamine, Wasser und Sauerstoff (O_2) durch die Plazentaschranke ins fetale Blut überführt und umgekehrt Stoffwechselprodukte und Kohlendioxid (CO_2) aus dem fetalen ins mütterliche Blut abgegeben. Stoffwechselprodukte bzw. CO_2 werden über Nieren bzw. Lungen der Mutter entsorgt.

Schutzfunktion

Die Plazenta bildet eine gewisse Barriere für Infektionserreger und Schadstoffe. Diese ist allerdings unvollständig: Es gibt schädliche Stoffe, etwa Arzneistoffe, Drogen und Gifte, aber z. B. auch bestimmte Viren, welche die Plazentaschranke passieren und den Fetus schädigen können.

Die Plazenta ist auch ganz wesentlich daran beteiligt, dass das „Fremdgewebe" Fetus nicht vom mütterlichen Organismus abgestoßen wird.

Übertragung von IgG

Mütterliche IgG-Antikörper können die Plazentaschranke passieren. Dadurch bekommt das Kind für die Neugeborenenzeit einen passiven Immunschutz (→ 7.3.6) gegenüber bestimmten Infektionskrankheiten, gegen die die Mutter Immunschutz besitzt. Die Übertragung von IgG gegen den Rhesusfaktor kann aber zur Rhesus-Unverträglichkeit führen (→ 6.2.3).

Hormonbildung

Die Plazenta bildet Hormone, v. a. HCG (→ 12.2.2), Östrogene, Gestagene und Wachstumsfaktoren. Östrogene und Gestagene werden bis zum Ende der Schwangerschaft zunehmend gebildet. Die Plazenta übernimmt so ab dem dritten Monat die Tätigkeit des Corpus luteum, das seine Aktivität verliert.

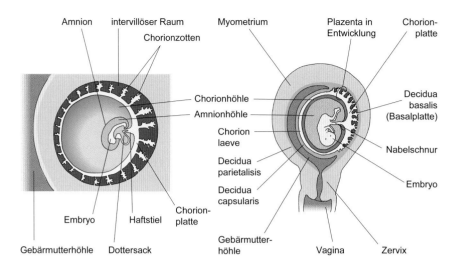

Amnion   intervillöser Raum   Myometrium   Plazenta in Entwicklung   Chorionplatte

Chorionzotten

Chorionhöhle
Amnionhöhle
Chorion laeve
Decidua parietalisis
Decidua capsularis

Decidua basalis (Basalplatte)
Nabelschnur
Embryo

Embryo   Haftstiel   Chorionplatte

Gebärmutterhöhle   Dottersack   Gebärmutterhöhle   Vagina   Zervix

12.11 Entwicklung von Eihäuten, Plazenta und Nabelschnur, links 5. Woche, rechts 8. Woche

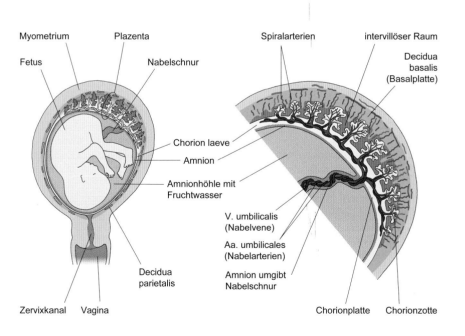

Myometrium   Plazenta   Spiralarterien   intervillöser Raum

Fetus   Nabelschnur   Decidua basalis (Basalplatte)

Chorion laeve
Amnion
Amnionhöhle mit Fruchtwasser
V. umbilicalis (Nabelvene)
Aa. umbilicales (Nabelarterien)
Amnion umgibt Nabelschnur

Zervixkanal   Vagina   Decidua parietalis   Chorionplatte   Chorionzotte

12.12 Lage (links) und Bau (rechts) der Plazenta

12.5.3 Entwicklung der Nabelschnur

Im zweiten Entwicklungsmonat „wandert" der Haftstiel (→ 12.2.3), der von der Chorionplatte zum Embryo zieht, auf die Bauchseite des Embryos (→ Abb. 12.11). Dort tritt er mit den in ihm liegenden Blutgefäßen über eine rundliche und zunächst noch zur Chorionhöhle offene Verbindung, den **primitiven Nabelring,** in die embryonale Leibeshöhle.

Die Amnionhöhle vergrößert sich im dritten Monat so, dass die Chorionhöhle verschwindet und das Amnion direkt auf Plazenta, Haftstiel und Restdottersack liegt. Aus dem Haftstiel ist die **Nabelschnur** und aus dem primitiven der **endgültige Nabelring** geworden. Die Nabelschnur enthält eine **V. umbilicalis** (Nabelvene) und zwei **Aa. umbilicales** (Nabelarterien).

12.5.4 Amnionhöhle

■■ Die Amnionhöhle, die den Embryo allseitig umgibt (→ Abb. 12.12), ist mit einer klaren Flüssigkeit gefüllt, der Amnionflüssigkeit **(Fruchtwasser)** mit folgenden Aufgaben:
• Verwachsungen des Fetus mit dem Amnion zu verhindern
• Dem Fetus Bewegungen zu erlauben
• Stöße abzufangen
• Bei der Geburt die Eröffnung des Zervixkanals zu unterstützen

Ab dem fünften Entwicklungsmonat schluckt der Fetus ca. 500 ml Fruchtwasser pro Tag. Dieses wird im Darm resorbiert und gelangt mit dem Blut einerseits über die Plazenta ins mütterliche Blut und andererseits über die fetalen Nieren in den Harn und damit ins Fruchtwasser. Das Fruchtwasser wird alle drei Stunden erneuert. Um die 30. Woche beträgt die Fruchtwassermenge ca. 1 l und nimmt dann bis zur Geburt auf ca. 600 ml ab.

Hydramnion

Kann der Fetus aufgrund einer Fehlbildung nicht genügend Fruchtwasser trinken, so reichert sich Fruchtwasser an **(Hydramnion).**

12.6 Fetalkreislauf

Mit Beginn der Fetalzeit ist die Entwicklung von Herz und Blutgefäßen abgeschlossen. Der dann vorliegende Fetalkreislauf zeigt im Vergleich zum nachgeburtlichen Kreislauf (→ 5.3) Besonderheiten, die im Zusammenhang mit dem Plazentakreislauf und dem eingeschränkten Lungenkreislauf stehen.

12.6.1 Kurzschlüsse im Fetalkreislauf
Ductus venosus

Das mit Sauerstoff angereicherte Blut gelangt aus der Plazenta über die V. umbilicalis (Nabelvene) in die Nabelschnur und schließlich im Bauchraum zur Leberpforte (→ Abb. 12.13). Der größte Teil des Blutes wird dann über eine Kurzschlussverbindung, den **Ductus venosus,** an der Leber vorbei direkt in die V. cava inferior (untere Hohlvene) geleitet. Nur wenig sauerstoffreiches Blut fließt über die V. portae (Pfortader) in die Leber.

Die V. cava inferior führt sauerstoffarmes Blut aus der unteren Körperhälfte, sodass in der V. cava inferior nach Zustrom von Blut aus dem Ductus venosus Mischblut entsteht, das jedoch immer noch relativ viel Sauerstoff enthält.

Foramen ovale

Das Mischblut gelangt aus der V. cava inferior in den rechten Vorhof des Herzens und wird von dort bevorzugt über einen zweiten Kurzschluss, das **Foramen ovale,** in den linken Vorhof geleitet.

Nur wenig Blut fließt in die Lungen, um diese zu ernähren, ein Gasaustausch findet noch nicht statt. Entsprechend wird im linken Vorhof auch nur wenig Blut über die Vv. pulmonales (Lungenvenen) zugemischt.

Das immer noch recht sauerstoffreiche Blut gelangt in die linke Herzkammer und wird von dieser über die Aorta in die Gefäßstämme für Kopf, Hals und obere Extremitäten gepumpt. Somit erhalten diese für die Entwicklung so wichtigen Gefäßgebiete noch Blut mit viel Sauerstoff.

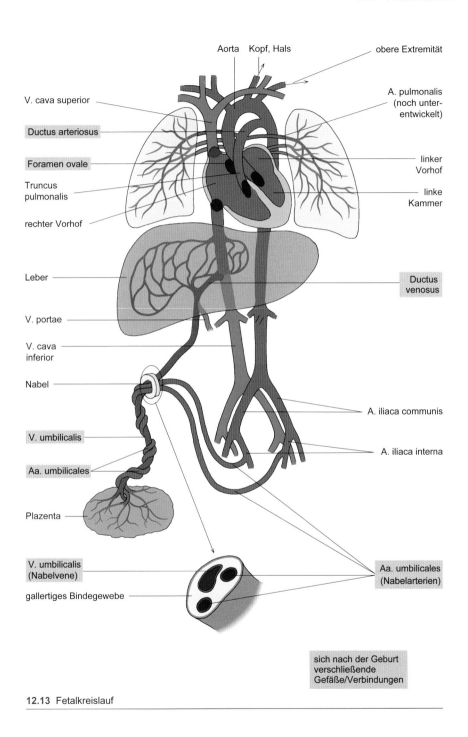

Aorta · Kopf, Hals · obere Extremität

A. pulmonalis (noch unterentwickelt)

V. cava superior

Ductus arteriosus

Foramen ovale

linker Vorhof

Truncus pulmonalis

linke Kammer

rechter Vorhof

Leber

Ductus venosus

V. portae

V. cava inferior

Nabel

A. iliaca communis

V. umbilicalis

A. iliaca interna

Aa. umbilicales

Plazenta

V. umbilicalis (Nabelvene)

Aa. umbilicales (Nabelarterien)

gallertiges Bindegewebe

sich nach der Geburt verschließende Gefäße/Verbindungen

12.13 Fetalkreislauf

Ductus arteriosus

Das sauerstoffarme Blut der V. cava superior (oberen Hohlvene) gelangt ebenfalls in den rechten Vorhof. Dort vermischt es sich aber kaum mit dem relativ sauerstoffreichen Blut der unteren Hohlvene, sondern „kreuzt" in die rechte Herzkammer. Von dort fließt es in den Truncus pulmonalis (Lungenarterienstamm) und über einen dritten Kurzschluss, den **Ductus arteriosus,** in die Aorta. Nur wenig Blut aus dem Truncus pulmonalis fließt in die Lungen. Somit wird nach Einmündung des Ductus arteriosus relativ sauerstoffarmes Mischblut in die nach unten folgenden Körperregionen einschließlich der unteren Extremitäten geleitet (→ Abb. 12.13).

Das sauerstoffarme Blut der Aorta wird schließlich auch in die Aa. iliacae internae (inneren Beckenarterien) befördert. Von hier zweigen die rechte und linke A. umbilicalis (Nabelarterie) ab und befördern das Blut in die Plazenta.

12.6.2 Herz-Kreislauf-Veränderungen nach der Geburt

Nach der Geburt und der Abbindung der Nabelschnur ändern sich in relativ kurzer Zeit die kindlichen Kreislaufverhältnisse (→ Abb. 12.14). Durch das Einsetzen der Atmung ändern sich die Druckverhältnisse in den Arterien. Gleichzeitig verschließt sich der Ductus arteriosus, und das Blut gelangt nun über den Truncus pulmonalis in die Lungen und von hier zurück über die Lungenvenen in den linken Vorhof. Dadurch steigt der Blutdruck im linken Vorhof und eine vorbestehende Klappe wird an das Foramen ovale gepresst und verschließt dieses. Die Klappe verwächst in der Folge mit den Rändern des Foramen ovale. A. und V. umbilicalis und Ductus venosus veröden zu Bändern (Ligamenta), der Kreislauf ist damit endgültig umgestellt.

12.7 Schwangerschaft

Die **Schwangerschaft** (Gravidität) dauert von der Konzeption (Befruchtung) bis zur Geburt.

12.7.1 Berechnung des Geburtstermins

▬ Der Geburtshelfer geht bei der Berechnung des Geburtstermins wie bei den Schwangerschaftswochen vom ersten Tag der letzten Menstruationsblutung aus: Errechneter Geburtstermin = 1. Tag der letzten Menstruation + 7 Tage − 3 Monate + 1 Jahr **(Naegele-Regel).**

Die Schwangerschaftsdauer beträgt dann 280 Tage oder 40 Wochen. Dies entspricht zehn Mond- oder etwa neun Kalendermonaten. Da Eisprung und Befruchtung ca. 14 Tage nach Beginn der letzten Menstruationsblutung erfolgen, ist die **Entwicklungszeit** kürzer, nämlich 280 − 14, also 266 Tage oder 38 Wochen oder 9,5 Mondmonate (→ Tab. 12.2).

12.7.2 Schwangerschaftsverlauf

Vom 3.–10. Schwangerschaftsmonat (Mondmonat) ergeben sich bei Uteruswachstum (→ Abb. 12.15) und fetalen Merkmalen folgende Veränderungen:

- Ende 12. Woche (3. Monat): Der faustgroße Uterus ist am Oberrand der Schambeinfuge tastbar
- Ende 16. Woche (4. Monat): Der Uterus tritt über den Oberrand der Schambeinfuge. Der Fetus ist im Fruchtwasser frei beweglich. Sein Geschlecht ist (bei der Ultraschalluntersuchung) erkennbar
- Ende 20. Woche (5. Monat): Erste Bewegungen des Fetus sind nachweisbar, Herztöne abhörbar
- Ende 24. Woche (6. Monat): Der Oberrand des Uterus steht in Nabelhöhe
- Ende 36. Woche (9. Monat): Der Oberrand des Uterus erreicht den Rippenbogen
- Ende 40. Woche (10. Monat): Der Oberrand des Uterus steht wieder tiefer, da sich der Uterus nach vorn geneigt hat. Der Fetus liegt mit dem Kopf nach unten **(Kopflage),** sein Kopf ist aber vor Beginn der Geburt noch beweglich.

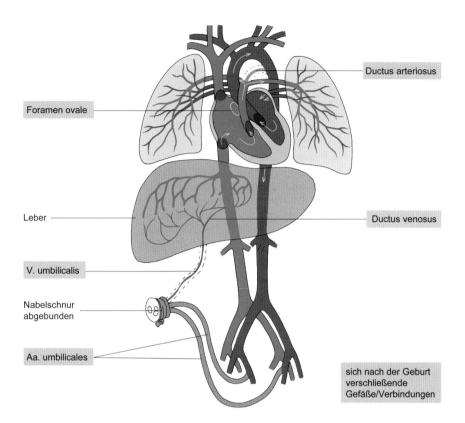

12.14 Herz-Kreislauf-Veränderungen des Kindes nach der Geburt

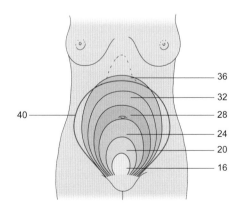

12.15 Stand des Uterus (Angaben in Schwangerschaftswochen)

12.7.3 Veränderungen des mütterlichen Organismus

Gewichtszunahme

Im Normalfall nimmt die Schwangere ab etwa dem vierten Schwangerschaftsmonat zu, bis zum Ende der Schwangerschaft ca. 8–12 kg, der Fetus wiegt nur ca. 3,5 kg (→ Tab. 12.3).

Organsysteme

Der heranwachsende Fetus belastet alle Organsysteme der Frau (→ Abb. 12.16):

- Pulsfrequenz, Herz-Zeit-Volumen (→ 5.2.6) und Blutvolumen steigen, und durch eine Erhöhung des Venendrucks kann es zusammen mit hormonellen Faktoren zu Krampfadern (Varizen) der unteren Extremität kommen (→ 4.9.6)
- Aufgrund des erhöhten Herz-Zeit-Volumens nehmen auch die Nierendurchblutung und die glomeruläre Filtration zu (→ 10.2.7)
- Die Schwangere atmet schneller und tiefer (Hyperventilation), nicht selten ist die Atmung erschwert (Dyspnoe → 8.7.5)
- Die Pigmentierung der Haut nimmt zu bis hin zu **Schwangerschaftsflecken,** und Überdehnung des Bindegewebes unter der Epidermis führt zu **Schwangerschaftsstreifen** oder Striae cutis distensae.

Schwangerschaftserbrechen

Das sehr häufige Schwangerschaftserbrechen (etwa von der 6.–16. Schwangerschaftswoche) reicht von leichter morgendlicher Übelkeit bis zu ganztägiger Übelkeit mit Erbrechen (**Hyperemesis).** Es muss nur in schweren Fällen behandelt werden.

Schwangerschaftsinduzierte Hypertonie

Hauptbeschwerden und -befunde bei der **schwangerschaftsinduzierten Hypertonie** (EPH-Gestose) sind Ödeme (→ 5.3.10), Proteinurie (→ 10.2.7) und Hypertonie (Bluthochdruck → 5.3.9) in der zweiten Schwangerschaftshälfte. Starke Ausprägungen mit Krämpfen (Eklampsie) sind für Schwangere und Fetus lebensbedrohlich.

12.8 Geburt

Bereits in den letzten Wochen der Schwangerschaft kündigt sich die nahende Geburt an. Die (nicht schmerzhaften) **Schwangerschaftswehen** (Wehen = Kontraktionen der Gebärmuttermuskulatur) werden stärker und drücken als **Senkwehen** den kindlichen Kopf nach unten.

Mit dem Eintreten regelmäßiger Wehen beginnt die eigentliche Geburt. Für die Wehentätigkeit spielt das Hormon **Oxytozin** aus der Hypophyse (→ 13.2) eine große Rolle. Am Ende der Schangerschaft werden nämlich reichlich Oxytozinrezeptoren in das Myometrium eingebaut. Dadurch steigt die Empfindlichkeit des Myometriums gegenüber Oxytozin, das die Kontraktion glatter Muskelzellen, auch die des Myometriums, fördert.

Bei der Geburt unterscheidet man drei Stadien:
- **Eröffnungsphase** (→ Abb. 12.17)
- **Austreibungsphase** (→ Abb. 12.18)
- **Nachgeburtsphase** (→ Abb. 12.19).

Beim Geburtsvorgang soll nur die sog. **vordere Hinterhauptslage** berücksichtigt werden. Sie stellt den Regelfall dar und bedeutet, dass das Kind bei der Geburt in Kopflage liegt und sein Hinterhaupt nach vorne weist.

12.8.1 Eröffnungsphase

Eröffnung des Muttermundes

Die Eröffnungsphase bezeichnet die Zeit vom Einsetzen regelmäßiger (schmerzhafter) Wehen bis zur Eröffnung des Muttermundes. Die **Eröffnungswehen** treten immer schneller auf, zuletzt alle 2–3 Minuten. Sie drücken den kindlichen Kopf nach unten, damit auch die Fruchtblase in den Zervixkanal und weiten so den Muttermund bis auf einen Durchmesser von rund 10 cm.

Steigerung des Grundumsatzes, erhöhte Blutzucker- und Blutfettspiegel, Zunahme des Körperwassers

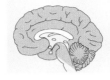

schwankende Stimmungslage

Blutarmut, erhöhte Gerinnbarkeit des Blutes, Anstieg der Zahl der weißen Blutkörperchen

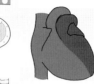

Sodbrennen

Anstieg von Herzfrequenz und Herzzeitvolumen

mechanische Beeinträchtigung, Hyperventilation, evtl. Atemnot

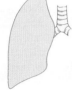

Krampfadern

Anstieg der glomerulären Filtrationsrate

Schwangerschaftsflecken, -streifen

Verstopfung

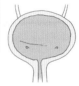

häufiger Harndrang, Neigung zu Harnwegsinfekten

12.16 Schwangerschaftsbedingte Veränderungen des mütterlichen Organismus

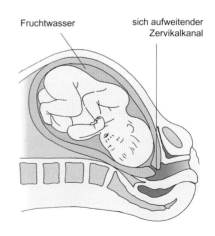

Fruchtwasser

sich aufweitender Zervikalkanal

Kind	3,5 kg
Fruchtwasser	0,8 kg
Plazenta	0,5 kg
Gebärmutter	1,2 kg
Wasseranreicherung	2,5 kg
Fettanreicherung	2,5 kg
Summe	11,0 kg

Tab. 12.3 Verteilung der Gewichtszunahme am Ende der Schwangerschaft

12.17 Eröffnungsphase

Blasensprung

Schließlich platzt die Fruchtblase und ein Teil des Fruchtwassers fließt ab. In dieser Phase ist der Kopf des Fetus schon ins kleine Becken eingetreten (→ Abb. 12.17). Der kindliche Kopf steht mittlerweile fest und quer im querovalen Becken.

12.8.2 Austreibungsphase

Mit der vollständigen Eröffnung des Muttermundes beginnt die Austreibungsphase, die mit der Geburt des Kindes endet. Neben der Wehentätigkeit der Gebärmutter (**Austreibungswehen**) erfolgen jetzt auch Kontraktionen der Bauchmuskulatur (**Presswehen**).

Geburt des Kopfes

Der Kopf des geburtsreifen Kindes ist relativ groß im Vergleich zum mütterlichen Becken. Um den Raum bestmöglich auszunutzen, dreht sich der Kopf während des Tiefertretens aus der queren in Längsposition. Schließlich wird das Hinterhaupt mit kleiner Fontanelle (→ 4.5.1) sichtbar und der Kopf des Kindes geboren.

Geburt des übrigen Körpers

Nach Austreten des Kopfes passieren die Schultern den Geburtskanal. Da auch sie sich drehen, um sich dem Becken „anzupassen", dreht sich der Kopf noch einmal. Schultern und übriger Körper passieren die vorgedehnten Geburtswege meist rasch. Dabei fließt das restliche Fruchtwasser ab. Die Nabelschnur wird nun abgebunden und durchschnitten.

12.8.3 Nachgeburtsphase

Kurze Zeit nach der Geburt des Kindes setzen die **Nachgeburtswehen** ein. Die Plazenta löst sich von der Uteruswand und wird zusammen mit den Eihäuten (Amnion plus Chorion laeve) ausgestoßen (→ Abb. 12.19).
Dabei verletzte Gefäße der Dezidua führen zu vorübergehenden Blutungen. Das Myometrium zieht sich aber in dieser Phase, induziert durch Oxytozin, zusammen, sodass die Blutge-

fäße abgedrückt werden und die Blutungen zum Stillstand kommen.

12.9 Untersuchungsmethoden

Die Vorsorgeuntersuchungen für Schwangere umfassen neben körperlichen auch Blut- und Harnuntersuchungen sowie mehrere Ultraschalluntersuchungen. Diese ermöglichen anfangs die eindeutige Feststellung der Schwangerschaft und des Implantationsortes sowie später eine Kontrolle des kindlichen Befindens (z. B. Herztätigkeit, Fehlbildungen).
Vor allem falls das Risiko kindlicher Chromosomenanomalien (etwa bei älteren Schwangeren) oder anderer Fehlbildungen erhöht ist, werden weitere Untersuchungen durchgeführt:

- In der Frühschwangerschaft (ab der 11. Schwangerschaftswoche) können eine **Nackentransparenzmessung** mittels Ultraschall und eine Blutuntersuchung auf **HCG** und **PAPP-A** (ein Protein) durchgeführt werden. Daraus kann die Wahrscheinlichkeit einer kindlichen Trisomie 21 (Down-Syndrom → 2.13.8) berechnet werden
- Nach **Chorionbiopsie** (Gewebegewinnung aus Chorionzotten, ab der 11. Woche) kann das Zottengewebe auf Chromosomenveränderungen untersucht werden. Alternative ist die **Amniozentese** (ab der 13. Woche) mit Punktion der Amnionhöhle und Entnahme von Fruchtwasser und darin befindlichen kindlichen Zellen
- Das Fruchtwasser kann außerdem auf α-**Fetoprotein** untersucht werden, ein Markerprotein für fetale Fehlbildungen.

Gegen Ende der Schwangerschaft und unter der Geburt wird das Ungeborene durch **Kardiotokografie** kontrolliert. Herztöne des Fetus und Wandspannung (also Wehentätigkeit) des Uterus werden gleichzeitig aufgezeichnet.
Direkt nach der Geburt wird das Neugeborene noch vom Geburtshelfer auf Reifezeichen (z. B. Größe, Gewicht, Hautfarbe) und Lebensaktivitäten untersucht.

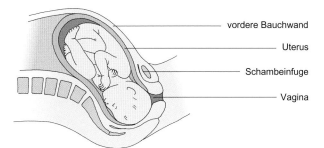

Tiefertreten des kindlichen Kopfes in Längsposition des Kopfes

vordere Bauchwand

Uterus

Schambeinfuge

Vagina

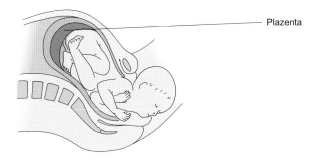

Geburt des Kopfes

Plazenta

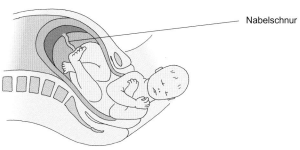

nach abermaliger Drehung des Kopfes Geburt der Schulter

Nabelschnur

12.18 Austreibungsphase

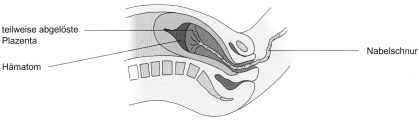

teilweise abgelöste Plazenta

Hämatom

Nabelschnur

12.19 Nachgeburtsphase

Wiederholungsfragen

1. Wie lange dauert die vorgeburtliche Entwicklung bzw. die Schwangerschaft? (→ 12.1)
2. Welche Fruchtform entsteht in der Frühentwicklung (1.–3. Woche)? (→ 12.1, → 12.2)
3. Was bedeutet Akrosomreaktion? (→ 12.2.1)
4. Was ist eine Zygote? (→ 12.2.1)
5. Wie ist die Blastozyste gebaut? (→ 12.2.2)
6. Welche Bedeutung hat HCG? (→ 12.2.2)
7. Wie kommt es zur Entstehung eineiiger Zwillinge? (→ 12.2.2)
8. Welche Hohlräume grenzen an Hypo- bzw. Epiblast? (→ 12.2.3)
9. Woraus besteht das Chorion? (→ 12.2.3)
10. Was entsteht in der Embryonalzeit aus den drei Keimblättern? (→ Tab. 12.1, → 12.3.1, → 12.3.2, → 12.3.4)
11. Welche Ursachen haben angeborene Fehlbildungen? (→ 12.3.6)
12. Welche Strukturen zählen zu den Eihäuten? (→ 12.5)
13. Aus welchen Anteilen besteht die reife Plazenta? (→ 12.5.1)
14. Welche Funktionen hat die Plazenta? (→ 12.5.2)
15. Wie ist die Nabelschnur aufgebaut? (→ 12.5.3)
16. Wie sind die Herz-Kreislauf-Veränderungen nach der Geburt? (→ 12.6)
17. Welches ist die normale Gewichtszunahme während der Schwangerschaft? (→ 12.7.3, → Tab. 12.2)
18. Wodurch wird die Wehentätigkeit ausgelöst? (→ 12.8)
19. Welche drei Stadien der Geburt gibt es? (→ 12.8)
20. Welches Ziel hat die Amniozentese? (→ 12.9)

13 Hormonsystem

13.1 Übersicht 368
13.1.1 Bestandteile des
Hormonsystems 368
13.1.2 Wirkung von Hormonen 368
13.1.3 Stoffgruppen von Hormonen 368
13.1.4 Regulation der
Hormonsynthese und
-ausschüttung 370

13.2 Endokriner Hypothalamus
und Hypophyse 370
13.2.1 Hypothalamus 370
13.2.2 Hypophysenhinterlappen 370
13.2.3 Hypophysenvorderlappen . . . 372
13.2.4 Hypophysenmittellappen 372
13.2.5 Hypophysenerkrankungen . . . 372

13.3 Schilddrüse 374
13.3.1 Feinbau 374
13.3.2 Hormone 374
13.3.3 Schilddrüsenerkrankungen . . 374

13.4 Nebenschilddrüsen 376

13.5 Nebennieren 378
13.5.1 Nebennierenrinde 378
13.5.2 Nebennierenrinden-
erkrankungen 378
13.5.3 Nebennierenmark 380

13.6 Pankreasinseln 380
13.6.1 Wirkungen der
Inselhormone 380
13.6.2 Diabetes mellitus 380

13.7 Glandula pinealis 382

13.8 Untersuchungsmethoden . 384

Wiederholungsfragen 384

13.1 Übersicht

Das **Hormonsystem** oder das endokrine System ist neben dem Nervensystem (→ 14) das zweite große Steuersystem im Körper (→ Tab. 13.1).

Während die Steuerung durch das Nervensystem sehr rasch erfolgt, ist die Steuerung durch Hormone relativ langsam und länger wirkend. Über das Hormonsystem wird vor allem das innere Milieu des Körpers gesteuert, z. B. Stoffwechsel, Wachstum und Anpassung.

13.1.1 Bestandteile des Hormonsystems

Das Hormonsystem setzt sich aus umschriebenen **endokrinen Drüsen** (→ 3.2.5), **endokrin aktiven Zellgruppen** und **Einzelzellen** zusammen (→ Abb. 13.1).

● Endokrine Drüsen sind:
- Hypophyse (Hirnanhangdrüse)
- Schilddrüse
- Nebenschilddrüse
- Nebenniere

Endokrine Zellgruppen bzw. Einzelzellen kommen hauptsächlich vor:
- In Hypothalamus und Glandula pinealis (Zirbeldrüse, Epiphyse)
- In der Schilddrüse als C-Zellen
- In den Schleimhäuten der Atemwege und des Verdauungssystems als **disseminierte endokrine Zellen** (→ 9.5.4)
- Im Pankreas als Pankreasinseln
- In der Niere als juxtaglomeruläre Zellen (→ 10.2.11)
- Im Ovar als Theka- und Granulosazellen sowie als Gelbkörper (→ 11.3.3)
- Im Hoden als Leydig-Zwischenzellen (→ 11.2.3).

13.1.2 Wirkung von Hormonen

Hormon-sezernierende Zellen werden als **endokrin** bezeichnet, weil sie ihre Hormone v. a. ins Blut abgeben. Einige Zellen geben jedoch ihre Hormone auch in die unmittelbare Umgebung ab. Diese Hormone wirken auf benachbarte Zellen (**parakrine** Wirkung) oder die endokrinen Zellen selbst (**autokrine** Wirkung).

Da endokrine Zellen ihre Hormone meist ins Blut abgeben, kommen in endokrinen Organen reichlich Kapillaren (→ 5.3.10) vor. Mit dem Blut werden die Hormone im ganzen Organismus verteilt.

Hormone wirken jedoch nur an den Zellen, die **Rezeptoren** (→ 2.4) für diese Hormone haben (→ Abb. 13.2). Die meisten Hormone sind wasserlöslich (hydrophil → 2.2.1). Ihre Rezeptoren liegen in der Zellmembran, die aktivierten Rezeptoren lösen eine Enzymaktivierung in der Zelle aus. Die Rezeptoren für Steroid- und Schilddrüsenhormone befinden sich im Zytoplasma der Zielzellen, da diese Hormone fettlöslich (lipophil) sind und somit leicht die Zellmembran durchdringen können. Diese Rezeptor-Hormon-Komplexe gelangen in den Zellkern und lösen dort Transkription und letztendlich Proteinsynthese aus.

13.1.3 Stoffgruppen von Hormonen

Hormone gehören zu unterschiedlichen chemischen Stoffgruppen (→ Tab. 13.2).

Peptidhormone und **Polypeptidhormone** sind Aminosäureketten (→ 9.13.5), wobei Peptidhormone aus weniger Aminosäuren bestehen als Polypeptidhormone. Peptidhormone und Polypeptidhormone werden ebenso wie Adrenalin und Noradrenalin in den endokrinen Zellen in **Sekretgranula** gespeichert. Aus diesen Sekretgranula werden die Hormone bei Bedarf durch die Exozytose (→ 2.3.2) freigesetzt.

Steroidhormone sind Cholesterinabkömmlinge (Cholesterin → 9.13.3). Sie können nicht gespeichert werden, da sie als lipophile Substanzen aus dem Zytoplasma durch die Zellmembran entweichen. Die bedarfsgerechte Abgabe dieser Hormone wird daher über ihre Bildungsrate in den endokrinen Zellen geregelt.

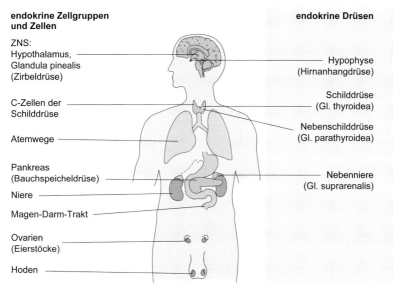

endokrine Zellgruppen und Zellen

ZNS:
Hypothalamus,
Glandula pinealis
(Zirbeldrüse)

C-Zellen der
Schilddrüse

Atemwege

Pankreas
(Bauchspeicheldrüse)

Niere

Magen-Darm-Trakt

Ovarien
(Eierstöcke)

Hoden

endokrine Drüsen

Hypophyse
(Hirnanhangdrüse)

Schilddrüse
(Gl. thyroidea)

Nebenschilddrüse
(Gl. parathyroidea)

Nebenniere
(Gl. suprarenalis)

13.1 Bestandteile des Hormonsystems

	Nervensystem	Hormonsystem
Signalübermittlung	elektrische und chemische Synapsen	(meist) auf dem Blutweg
Zielzellen	Muskelzellen, Drüsenzellen, andere Nervenzellen	alle Körperzellen mit passenden (spezifischen) Hormonrezeptoren
Wirkungseintritt und -dauer	Millisekunden bis Sekunden	Minuten bis Tage
Folgereaktion	Muskelkontraktion, Drüsensekretion, Aktivierung anderer Nervenzellen	vor allem Änderung der Stoffwechselaktivität

Tab. 13.1 Steuersysteme des Körpers

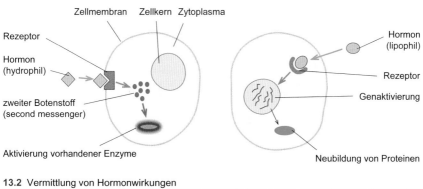

13.2 Vermittlung von Hormonwirkungen

13.1.4 Regulation der Hormonsynthese und -ausschüttung

Hormone wirken schon in geringster Konzentration auf ihre Zielzellen. Deshalb werden ihre Bildung und Abgabe (= Sekretion) stark reguliert. Es gibt verschiedene **Regulationsmechanismen** der Hormonsekretion. Die zwei häufigsten sind die Regulation durch negative Rückkopplung und die durch andere Hormone.

Regulation durch negative Rückkoppelung

Bei der Regulation durch **negative Rückkopplung** messen die endokrinen Zellen selbst die Hormonwirkung. Ist ein bestimmter Sollwert erreicht, stellen die endokrinen Zellen die Hormonsekretion ein.

Typisches Beispiel sind die Inselzellen des Pankreas (→ 13.6). Sie sezernieren so lange Insulin, bis ein zu hoher Blutzuckerwert wieder auf den Normalwert (= Sollwert) abgesunken ist.

Regulation durch andere Hormone

Bei Regulation durch andere Hormone gibt eine übergeordnete Hormondrüse Hormone ab, die auf nachgeschaltete Hormondrüsen wirken. Der Hypothalamus regelt z. B. durch Steuerhormone (→ 13.2.1) die Abgabe von Hormonen aus der Hypophyse (Hirnanhangdrüse). Die Hypophysenhormone steuern ihrerseits die Hormonabgabe aus wieder untergeordneten Hormondrüsen wie der Schilddrüse.

Komplexe Regulation

Beide Mechanismen sind meist eng verwoben, da die Hormone der untergeordneten auf die übergeordneten Hormondrüsen zurückwirken. Im obigen Beispiel etwa regeln die Schilddrüsenhormone durch negative Rückkopplung die Abgabe „ihrer" Steuerhormone aus Hypothalamus bzw. Hirnanhangdrüse (→ Abb. 13.3).

13.2 Endokriner Hypothalamus und Hypophyse

Endokriner **Hypothalamus** und **Hypophyse** (Hirnanhangdrüse) sind Bestandteile des Zwischenhirns (→ 14.4.12, → Abb. 13.4). Die erbsengroße Hypophyse befindet sich geschützt im Türkensattel der Schädelbasis (→ 4.5.3). Nach oben verbindet sie ein dünner **Hypophysenstiel** (Infundibulum) mit dem Hypothalamus.

13.2.1 Hypothalamus

Im Hypothalamus gibt es zum einen Nervenzellen, die **Steuerhormone** für den Hypophysenvorderlappen ins Blut abgeben. Die Steuerhormone erreichen über spezielle Pfortaderoder **Portalgefäße** den Vorderlappen (→ Abb. 13.4).

Zum anderen produziert der Hypothalamus die Hormone für den Hypophysenhinterlappen.

13.2.2 Hypophysenhinterlappen

Spezielle Kerne (Nervenzellansammlungen → 14.9) des Hypothalamus produzieren Hormone und schicken diese über ihre Axone (Nervenzellfortsätze → 14.2.1) in die Hypophyse. Diese Axone und ihre Terminale bilden den **Hypophysenhinterlappen** (→ Abb. 13.4). Hypophysenhinterlappen und -stiel werden als **Neurohypophyse** zusammengefasst.

Feinbau

Die Axone der Hypothalamuskerne enden im Hinterlappen mit ihren Terminalen an Blutkapillaren, in die sie ihre Hormone abgeben. Diese Form der Sekretion von Hormonen durch Nervenzellen (Neurone) bezeichnet man als **Neurosekretion.** Neben Axonen und Kapillaren besitzt der Hypophysenhinterlappen noch Neurogliazellen (→ 14.2.9), die hier **Pituizyten** heißen.

Hormone

Die vom Hinterlappen abgegebenen Polypeptidhormone sind Adiuretin (**ADH**) und **Oxytozin.** ADH führt in der Niere zur Wasserrückresorption (→ 10.2.9). Oxytozin wirkt vor allem auf Brustdrüse (→ 16.6.6) und Myometrium (Muskelschicht der Gebärmutter → 12.8).

Stoffgruppe	Hormon	Bildungsort
Aminosäure-Abkömmlinge	Thyroxin (T₄) und Trijodthyronin (T₃)	Schilddrüse
	Adrenalin und Noradrenalin (= Katecholamine)	Nebennierenmark
Peptid- bzw. Polypeptidhormone	Oxytozin, Adiuretin (ADH), Releasing-, Inhibiting-Hormone (RH bzw. RIF)	Hypothalamus
	Insulin	Bauchspeicheldrüse
	Wachstumshormon (STH), Prolaktin, TSH, ACTH, FSH, LH	Hypophysenvorderlappen
	Kalzitonin	Schilddrüse
	Parathormon (PTH)	Nebenschilddrüse
Steroidhormone	Aldosteron, Kortisol, Androgene	Nebennierenrinde
	Testosteron	Hoden
	Östrogene und Progesteron	Ovar, Plazenta
Arachidonsäure-Abkömmlinge	Prostaglandine, Thromboxan	überall im Körper

Tab 13.2 Stoffgruppen von Hormonen

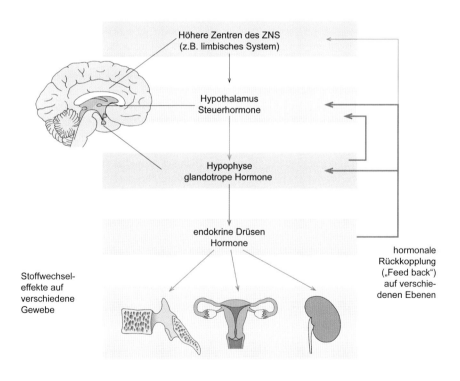

13.3 Regulationsmechanismen der Hormonsekretion

13.2.3 Hypophysenvorderlappen

Der **Hypophysenvorderlappen** (die Adenohypophyse) bildet den größten Teil der Hypophyse.

Feinbau

Der Hypophysenvorderlappen ist eine Drüse. Sie besteht aus (→ Abb. 13.4):
- Epithelzellen, die in Nestern und Strängen angeordnet sind und verschiedene Polypeptidhormone sezernieren (→ Tab. 13.2)
- Ein Netzwerk aus erweiterten Blutkapillaren (Sinusoiden).

Die hormonbildenden Zellen heißen **chromophile Zellen,** da sie sich mit Farbstoffen eosinophil oder basophil anfärben lassen. Sie geben ihre Homone in die umgebenden Sinusoide ab. Benannt werden sie nach den sezernierten Hormonen.

Hormone

Folgende Zellen und Hormone werden unterschieden (→ Abb. 13.5):
- Die **thyrotropen Zellen** stellen Thyroidea-stimulierendes Hormon (**TSH**) her, das die Schilddrüsenfunktion reguliert (→ 13.3.2)
- Die **kortikotropen Zellen** geben adrenocorticotropes Hormon (**ACTH**) ab, das die Nebennierenrinde beeinflusst (→ 13.5.1)
- Die **gonadotropen Zellen** sezernieren Follikel-stimulierendes Hormon (**FSH**) und luteinisierendes Hormon (**LH),** die auf Ovarien (Eierstöcke → 11.3.2) und Hoden (→ 11.2.2) wirken
- Die **mammotropen Zellen** sezernieren **Prolaktin,** das vor allem auf die Brustdrüse wirkt (→ 16.6.6)
- Die **somatotropen Zellen** produzieren Wachstumshormon (= somatotropes Hormon, **STH,** oder engl. growth hormone = **GH**), das u. a. das Skelettwachstum fördert (→ 4.2.2).

Da ACTH, TSH, FSH und LH auf untergeordnete endokrine Drüsen wirken, werden sie auch als **glandotrope Hormone** bezeichnet.

Dagegen wirken STH und Prolaktin überwiegend direkt und heißen daher **Effektorhormone.**

Die Ausschüttung der Vorderlappenhormone wird durch **Steuerhormone** aus dem Hypothalamus geregelt, die über die Portalgefäße in den Vorderlappen gelangen (→ Abb. 13.4). Dabei gibt es für jeden Zelltyp des Vorderlappens mindestens ein Freisetzungshormon (engl. releasing hormone, **RH**), das die Hormonabgabe fördert. Für somatotrope und mammotrope Zellen gibt es zusätzlich hemmende Steuerhormone (Abgabe hemmender Faktor, engl. release-inhibiting-factor, **RIF**), welche die Hormonabgabe unterdrücken.

13.2.4 Hypophysenmittellappen

Zwischen Vorder- und Hinterlappen befindet sich ein schmaler **Mittellappen,** der meist mit zum Vorderlappen gerechnet wird. Hier kommen Zellen vor, die eine Vorläufersubstanz des Melanozyten-stimulierenden Hormons (**MSH**) sezernieren. Die Bedeutung von MSH beim Menschen ist weitgehend ungeklärt.

13.2.5 Hypophysenerkrankungen

Störungen der Neurohypophyse

Mehrere Ursachen können zu Störungen der Neurosekretion führen. Am bekanntesten ist der **Diabetes insipidus** mit zu hoher Wasserausscheidung über die Nieren (→ 10.2).

Vorderlappentumoren

Vorderlappentumoren sind meist gutartige Wucherungen der Drüsenzellen (**Adenome).** Die wuchernden Zellen können im Übermaß Hormone sezernieren und so zu typischen Krankheitsbildern führen. Bei einer Überproduktion von STH beispielsweise kommt es beim Erwachsenen zur **Akromegalie** mit krankhaftem Wachstum von den Händen, den Füßen und den Gesichtsknochen (der „Körperspitzen" = Akren) sowie den inneren Organen. Folge beim Heranwachsenden ist ein **Riesenwuchs** (→ 4.2.2).

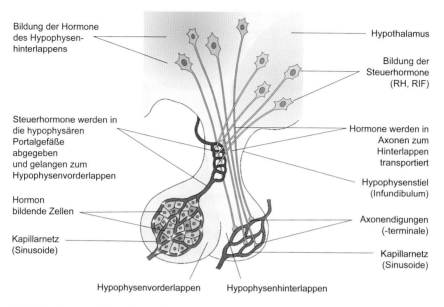

Bildung der Hormone des Hypophysenhinterlappens

Hypothalamus

Bildung der Steuerhormone (RH, RIF)

Steuerhormone werden in die hypophysären Portalgefäße abgegeben und gelangen zum Hypophysenvorderlappen

Hormone werden in Axonen zum Hinterlappen transportiert

Hypophysenstiel (Infundibulum)

Hormon bildende Zellen

Axonendigungen (-terminale)

Kapillarnetz (Sinusoide)

Kapillarnetz (Sinusoide)

Hypophysenvorderlappen   Hypophysenhinterlappen

13.4 Hypothalamus-Hypophysen-System

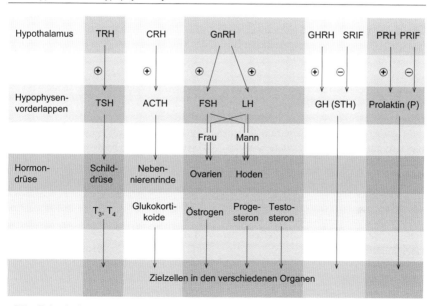

Hypothalamus	TRH	CRH	GnRH		GHRH	SRIF	PRH	PRIF
	⊕	⊕	⊕	⊕	⊕	⊖	⊕	⊖
Hypophysenvorderlappen	TSH	ACTH	FSH	LH	GH (STH)		Prolaktin (P)	
			Frau	Mann				
Hormondrüse	Schilddrüse	Nebennierenrinde	Ovarien	Hoden				
	T_3, T_4	Glukokortikoide	Östrogen	Progesteron	Testosteron			

Zielzellen in den verschiedenen Organen

RH = Releasinghormone
RIF = Release-inhibiting-factor

13.5 Hormone von Hypothalamus, Hypophysenvorderlappen und Hormondrüsen

13.3 Schilddrüse

Die **Schilddrüse** (Gl. thyroidea) befindet sich am Unterrand des Kehlkopfes vor der Trachea (→ Abb. 13.6). Sie besteht aus zwei **Seitenlappen,** die in der Mitte durch eine schmale Gewebebrücke, den **Isthmus,** verbunden sind. Seitlich wird die Schilddrüse von der unteren Zungenbeinmuskulatur bedeckt (→ 4.5.5). Die Schilddrüse wird auf beiden Seiten durch eine **A. thyroidea superior** und **inferior** (obere bzw. untere Schilddrüsenarterie) versorgt.

13.3.1 Feinbau

Die Schilddrüse wird von einer Organkapsel aus straffem Bindegewebe bedeckt und durch Bindegewebe in Läppchen mit Follikeln unterteilt.

Schilddrüsenfollikel

Im Innern ist die Schilddrüse von unterschiedlich großen Bläschen mit Durchmessern bis zu 1 mm erfüllt (→ Abb. 13.7), den **Schilddrüsenfollikeln.** Die Follikel werden nach außen von einem einfachen Epithel unterschiedlicher Höhe umgeben, dem **Follikelepithel.** Hier werden die Schilddrüsenhormone produziert. Um jeden Follikel befinden sich eine Basalmembran und reichlich Blutkapillaren.

Im Innern der Follikel befindet sich eine strukturlose Masse, das **Kolloid.** Beim Kolloid handelt es sich um eine hochmolekulare Speicherform der Schilddrüsenhormone, dem **Thyreoglobulin.**

C-Zellen

Zwischen den Follikeln finden sich verstreut weitere endokrine Zellen, die **C-Zellen** oder parafollikulären Zellen.

13.3.2 Hormone
Schilddrüsenhormone T_3 und T_4

Bei den aus den Schilddrüsenfollikeln abgegebenen Hormonen handelt es sich um Triodthyronin (**T_3**) mit drei und Thyroxin (**T_4**) mit vier Jodatomen.

Hormonsynthese

Die Schilddrüsenhormone entstehen aus der Aminosäure Tyrosin und drei oder vier Jodatomen.

Im Follikelepithel wird die Speicherform Thyreoglobulin produziert, ein großes, tyrosinreiches Protein. Dieses wird ins Innere der Follikel abgegeben, dort jodiert und gespeichert. Bei Bedarf an Schilddrüsenhormonen wird Thyreoglobulin wieder durch die Epithelzellen aufgenommen. In deren Lysosomen werden dann aus dem Thyreoglobulin T_3 bzw. T_4 abgespalten und ins Blut abgegeben.

Die Synthese von Thyreoglobulin und Abgabe von T_3/T_4 wird durch **TRH** des Hypothalamus und **TSH** der Hypophyse gesteuert (→ Abb. 13.8). Bei hohem Schilddrüsenhormonspiegel im Blut wird die Ausschüttung von TSH und TRH unterdrückt.

Wirkungen von T_3 und T_4

T_3 und T_4 sind notwendig für die normale körperliche und geistige Entwicklung eines Menschen und die Erhaltung normaler Funktionen des Körpers und des Nervensystems. U.a. steigern sie den Stoffwechsel der Körperzellen, z. B. Energiestoffwechsel, Wärmeproduktion, Sauerstoffverbrauch (→ Abb. 13.8).

Kalzitonin

Die **C-Zellen** (→ Abb. 13.7) sezernieren das Polypeptidhormon **Kalzitonin,** das in den Zellen in Granula gespeichert vorliegt. Kalzitonin senkt einen zu hohen Blutkalziumspiegel durch Hemmung der Kalziumfreisetzung aus dem Knochen (→ 3.3.13).

13.3.3 Schilddrüsenerkrankungen

Erkrankungen der Schilddrüse sind häufig. Sie treten u. a. in Erscheinung als:
- **Struma** (Kropf)
- **Schilddrüsenüberfunktion** (Hyperthyreose)
- **Schilddrüsenunterfunktion** (Hypothyreose).

Eine normale Produktion von T_3/T_4 wird als **Euthyreose** bezeichnet.

13

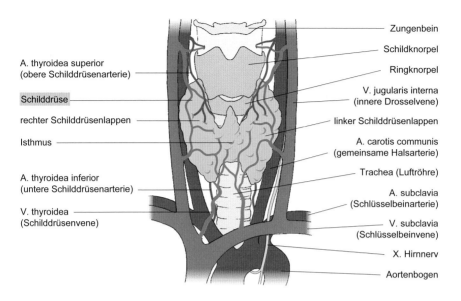

A. thyroidea superior
(obere Schilddrüsenarterie)

Schilddrüse

rechter Schilddrüsenlappen

Isthmus

A. thyroidea inferior
(untere Schilddrüsenarterie)

V. thyroidea
(Schilddrüsenvene)

Zungenbein

Schildknorpel

Ringknorpel

V. jugularis interna
(innere Drosselvene)

linker Schilddrüsenlappen

A. carotis communis
(gemeinsame Halsarterie)

Trachea (Luftröhre)

A. subclavia
(Schlüsselbeinarterie)

V. subclavia
(Schlüsselbeinvene)

X. Hirnnerv

Aortenbogen

13.6 Schilddrüse und umgebende Strukturen des Halses

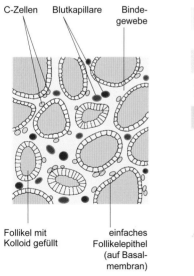

C-Zellen   Blutkapillare   Bindegewebe

Follikel mit
Kolloid gefüllt

einfaches
Follikelepithel
(auf Basal-
membran)

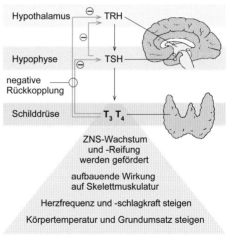

Hypothalamus ⊖ → TRH

⊖

Hypophyse ⊖ → TSH

negative
Rückkopplung

Schilddrüse T_3 T_4

ZNS-Wachstum
und -Reifung
werden gefördert

aufbauende Wirkung
auf Skelettmuskulatur

Herzfrequenz und -schlagkraft steigen

Körpertemperatur und Grundumsatz steigen

13.7 Schnittbild durch
Schilddrüsengewebe

13.8 Wirkungen und Regelkreis
der Schilddrüsenhormone T_3/T_4

🢂 Struma

Eine Vergrößerung der Schilddrüse heißt **Struma** (Kropf), sie kann diffus oder knotig sein. Die häufigste Ursache ist ein ernährungsbedingter **Jodmangel,** der zu einer verminderten Bildung von T_3 und T_4 führt. Infolge des Mangels schüttet die Hypophyse vermehrt TSH aus. TSH stimuliert eine Vermehrung und Vergrößerung der Follikel und damit eine Drüsenvergrößerung.

Schilddrüsenüberfunktion

Eine Überproduktion von Schilddrüsenhormonen (Hyperthyreose) kann mehrere Ursachen haben:

- **Schilddrüsenadenome** sind gutartige Tumoren („Knoten") der Schilddrüse, deren Hormonbildung unabhängig (autonom) von der Hypophyse erfolgt.
- Beim **Morbus Basedow** handelt es sich um eine Autoimmunerkrankung (→ 7.4). Dabei werden **Autoantikörper** gebildet, die TSH-Rezeptoren aktivieren und dadurch Follikelwachstum und Hormonproduktion steigern. Häufig besteht eine Vergrößerung der Schilddrüse.

Wegweisende Krankheitszeichen bei Schilddrüsenüberfunktion sind Gewichtsabnahme, Nervosität, Schwitzen, schneller Puls und Durchfall (→ Tab. 13.3). Hinzu kommen beim Morbus Basedow hervortretende Augäpfel (Exophthalmus) und eine Struma.

Schilddrüsenunterfunktion

Eine verminderte Produktion von Schilddrüsenhormonen (Hypothyreose) ist meist durch eine Zerstörung von Schilddrüsengewebe als Folge einer Schilddrüsenentzündung bedingt (Hashimoto-Thyreoditis). Leitbeschwerden bei Schilddrüsenunterfunktion beim Erwachsenen sind Gewichtszunahme, Müdigkeit und Frieren (→ Tab. 13.3). Liegt eine Hypothyreose von Geburt an vor, führt dies zu einer unumkehrbaren Verzögerung der körperlichen und geistigen Entwicklung. Die entstehende geistige Behinderung wird als **Kretinismus** bezeichnet.

13.4 Nebenschilddrüsen

Die **Nebenschilddrüsen** (Epithelkörperchen, Glandulae parathyroideae) sind vier linsengroße Einzelorgane an der Rückseite der Schilddrüse (→ Abb. 13.9). Im Innern bestehen sie aus dicht gelagerten Epithelzellen, die von reichlich Blutkapillaren umgeben sind.

Die Nebenschilddrüsen sezernieren das lebenswichtige **Parathormon,** ein Peptidhormon. Es reguliert die extrazelluläre **Kalziumkonzentration:** Bei Absinken der Kalziumkonzentration wird vermehrt Parathormon ausgeschüttet, das zu einer Freisetzung von Kalzium aus dem Knochen führt (→ 3.3.13). Gleichzeitig wird durch Parathormon die Wiederaufnahme von Kalzium und die Bildung von Calcitriol in der Niere gesteigert (→ 10.2), das ebenfalls den Kalziumspiegel im Blut steigert.

Nebenschilddrüsenerkrankungen

Eine **Nebenschilddrüsenüberfunktion** (Hyperparathyroidismus) ist v. a. durch einen hormonproduzierenden Tumor der Nebenschilddrüsen bedingt. Die gesteigerte Hormonabgabe führt zu einer vermehrten Kalziumfreisetzung aus den Knochen mit der Folge eines erhöhten Kalziumspiegels im Blut und in ausgeprägten Fällen einer erhöhten Knochenbrüchigkeit bis zu Brüchen ohne besonderen Anlass. Die vermehrte Kalziumausscheidung der Niere birgt die Gefahr von Steinbildung in den Harnwegen (→ 10.4.6).

Ursache einer **Nebenschilddrüsenunterfunktion** (Hypoparathyroidismus) ist z. B. eine unbeabsichtigte Entfernung der Nebenschilddrüsen bei Schilddrüsenoperationen. Folge des fehlenden Parathormons ist ein verminderter Kalziumspiegel im Extrazellulärraum. Dies führt u. a. zu einer Übererregbarkeit von Nerven und Muskulatur mit Muskelkrämpfen.

Schilddrüsenüberfunktion	Schilddrüsenunterfunktion
Grundumsatz erhöht	Grundumsatz erniedrigt
körperlich unruhig, nervös	körperlich und geistig träge
Schlaflosigkeit	Müdigkeit
Wärmeunverträglichkeit	Kälteempfindlichkeit
oft Schwitzen	teigige, verdickte Haut (Myxödem)
Gewichtsabnahme trotz Heißhungers	Gewichtszunahme
Blutdruck erhöht	Blutdruck erniedrigt
erhöhte Herzfrequenz und -arbeit	erniedrigte Herzfrequenz
Durchfall	Verstopfung

Tab. 13.3 Die wichtigsten Beschwerden bei Schilddrüsenüber- und -unterfunktion

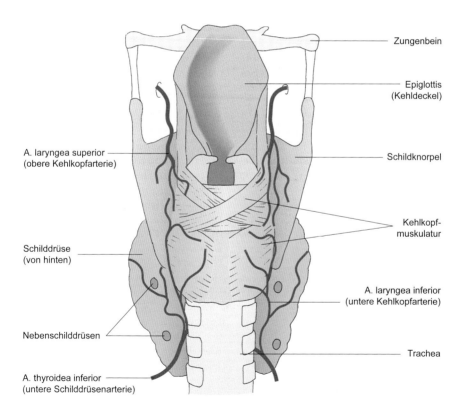

13.9 Nebenschilddrüsen

13.5 Nebennieren

Die **Nebennieren** (Glandulae suprarenales) sind paarige Organe mit einem Gewicht von jeweils 5 g. Sie sitzen dem oberen Nierenpol auf (→ Abb. 13.10) und werden von drei Arterien versorgt.

Die Nebenniere besitzt eine bindegewebige Kapsel und ist in **Nebennierenrinde** und **-mark** gegliedert. In der Rinde werden Steroidhormone und im Mark Adrenalin und Noradrenalin gebildet.

13.5.1 Nebennierenrinde
Feinbau
Die Nebennierenrinde besteht aus dicht gelagerten Zellen unterschiedlicher Anordnung, zwischen denen sich reichlich erweiterte Kapillaren (Sinusoide) befinden. Die Nebennierenrinde lässt sich von außen nach innen in drei Zonen gliedern (→ Abb. 13.10): **Zona glomerulosa**, **Zona fasciculata** und **Zona reticularis**.

Hormone
In der Zona glomerulosa werden Mineralokortikoide sezerniert, vor allem **Aldosteron** (Bedeutung und Regulation von Aldosteron → 10.2.12).

Die Zona fasciculata bildet vor allem **Glukokortikoide** (beispielsweise **Kortisol**), die Zona reticularis bevorzugt schwach wirksame männliche Geschlechtshormone (**Androgene**). Die Sekretion von Glukokortikoiden wird durch das **CRH** des Hypothalamus und das **ACTH** der Hypophyse geregelt (→ Abb. 13.11): Bei hohem Glukokortikoidspiegel wird die Ausschüttung von CRF und ACTH unterdrückt (sog. negative Rückkopplung).

Wirkung der Glukokortikoide
Glukokortikoide, insbesondere Kortisol, haben vielfältige Wirkungen vor allem auf den Stoffwechsel, die insgesamt der Bereitstellung von Energieträgern in Form von Glukose und Fettsäuren dienen.

Glukokortikoide fördern u. a.:
- Die Glukoseneubildung aus Aminosäuren (Glukoneogenese) in der Leber. Dadurch steigern sie den Blutzucker
- Den **Fettabbau** (Lipolyse)
- Den **Proteinabbau** (Proteolyse) und damit Freisetzung von Aminosäuren
- Abbau und Entkalkung der Knochen.

Eine weitere wichtige Wirkung besteht in der Hemmung von Entzündungen (**antientzündlicher Effekt**) und der Unterdrückung von Abwehrmechanismen, z. B. Antikörperbildung (**Immunsuppression**) und allergischen Reaktionen (→ 7.4). Diese Wirkung wird auch therapeutisch ausgenutzt.

13.5.2 Nebennierenrindenerkrankungen
Nebennierenrindenüberfunktion
Eine länger dauernde Erhöhung der Glukokortikoide im Blut führt zum **Cushing-Syndrom.** Ursachen können sein:
- Langzeitbehandlung mit Glukokortikoiden
- Glukokortikoide bildender Tumor der Nebennierenrinde
- ACTH bildender Hypophysentumor.

Die Erkrankungszeichen sind vielfältig und erklären sich größtenteils aus der übermäßigen Wirkung der Glukokortikoide: Gewichtszunahme mit Hautfetteinlagerung am Stamm, rundes Gesicht, Bluthochdruck, erhöhte Blutzuckerwerte, Knochenabbau, schlecht heilende Wunden, Abwehrschwäche mit Infektionsneigung

Hormonell aktive Tumore der Zonula glomerulosa führen zu einer Überproduktion von Aldosteron. Das daraus resultierende Krankheitsbild ist das **Conn-Syndrom.** Es zeigt sich u. a. durch Bluthochdruck, einen zu niedrigen Blutkalium- und einen zu hohen Blutnatriumspiegel.

Nebennierenunterfunktion
Bei Zerstörung der Nebennierenrinde, z. B. infolge Autoimmunerkrankungen, kommt es zum **Morbus Addison.**

13

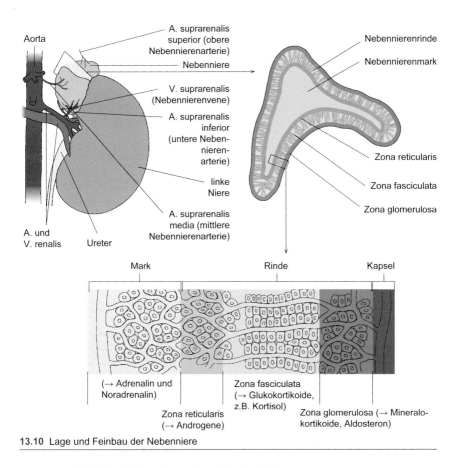

13.10 Lage und Feinbau der Nebenniere

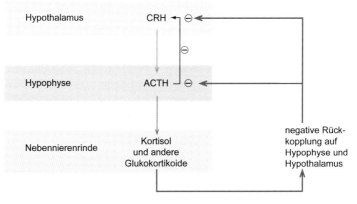

13.11 Regelkreis der Glukokortikoid-Freisetzung

Aufgrund des Verlustes sämtlicher Nebennierenrindenhormone treten zahlreiche Beschwerden auf, z. B. lebensbedrohliche Störungen des Wasser- und Elektrolythaushaltes, niedriger Blutdruck und Gewichtsverlust.

13.5.3 Nebennierenmark

Feinbau
Das Mark der Nebenniere besteht aus dicht gepackten hellen Zellen, auch als chromaffine Zellen bezeichnet, und reichlich Blutkapillaren (→ Abb. 13.10).

Hormone
Die Zellen sezernieren vor allem **Adrenalin** und zum geringeren Teil **Noradrenalin**. Beide Hormone werden auch als **Katecholamine** bezeichnet. Da die Zellen vom Sympathikus (→ 14.10.2) innerviert werden, erfolgt durch dessen Aktivierung eine vermehrte Ausschüttung dieser Hormone.

Wirkung der Katecholamine
Die Wirkungen von Adrenalin und Noradrenalin ähneln sich in vieler Hinsicht. Adrenalin steigert u. a. Herzfrequenz, Herzkraft, Blutglukosespiegel und zusammen mit Noradrenalin den Blutdruck. Die Katecholamine werden zusammen mit Glukokortikoiden bei Belastungs- und Stressbedingungen ausgeschüttet, um dem Organismus u. a. möglichst viel Energie bereitzustellen (→ Abb. 13.12).

13.6 Pankreasinseln

Das überwiegend exokrine Pankreas (→ 9.11) besitzt endokrine Zellgruppen, die **Pankreasinseln** oder Langerhans-Inseln (→ Abb. 13.13).

Feinbau
Die Pankreasinseln liegen verstreut im exokrinen Drüsengewebe, bevorzugt jedoch im Pankreasschwanz. Insgesamt kommen etwa 1 Million Inseln vor, deren Durchmesser jeweils 100–200 μm betragen. Eine Insel wird durch dicht stehende helle Zellen gebildet, zwischen denen Blutkapillaren lokalisiert sind.

Hormone
Die einzelnen Inselzellen bilden folgende Peptidhormone (→ Abb. 13.13):
- **Insulin** (B-Zellen, ~ 80 %)
- **Glukagon** (A-Zellen, ~ 15 %)
- **Somatostatin** (D-Zellen, ~ 5 %)
- **Pankreatisches Polypeptid** (PP-Zellen, 1–2 %)

13.6.1 Wirkungen der Inselhormone

Insulin
Die Hauptwirkung von Insulin besteht in der Senkung eines erhöhten Blutglukosespiegels (Blutzuckerspiegels), wie er z. B. nach einer kohlenhydratreichen Mahlzeit auftritt. Insulin fördert den Glukosetransport in Skelettmuskel- und Fettzellen und in der Leber die Synthese von Glykogen aus Glukose (→ 9.13.4). Darüber hinaus fördert Insulin den Protein- und Fettaufbau.

Glukagon
Glukagon wird u. a. bei starkem Abfall des Blutglukosespiegels ausgeschüttet. Es lässt den Glukosespiegel durch Freisetzung von Glukose aus den Glykogenspeichern der Leber wieder ansteigen (→ 9.13.4). Neben dem Glukagon gibt es noch weitere Hormone, die zu einem Anstieg des Glukosespiegels führen (→ Abb. 13.14).

Somatostatin
Somatostatin unterdrückt u. a. die Sekretion von Glukagon und Insulin und verhindert so deren überschießende Ausschüttung.

Pankreatisches Polypeptid
Pankreatisches Polypeptid hemmt u. a. die Sekretion des exokrinen Pankreas.

13.6.2 Diabetes mellitus

Die Zuckerkrankheit oder der **Diabetes mellitus** ist die häufigste Stoffwechselkrankheit in Deutschland. Ein Diabetes liegt vor, wenn die Plasma-Glukose-Konzentration nüchtern höher ist als 125 mg/dl oder zu einem beliebigen Zeitpunkt höher ist als 200 mg/dl. Zwei Typen des Diabetes mellitus sind am häufigsten, Typ 1 und Typ 2.

13

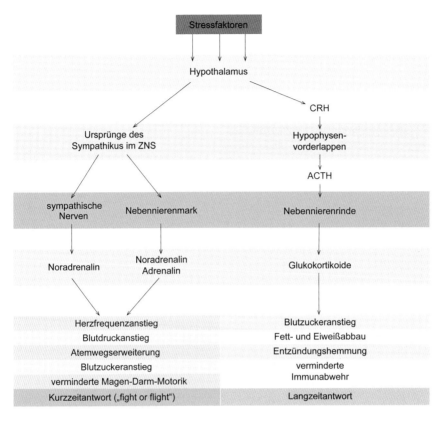

13.12 Stressreaktion

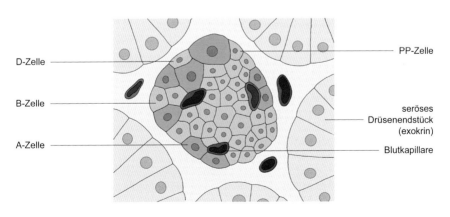

13.13 Pankreasinsel

Diabetes mellitus Typ 1

Der Diabetes mellitus Typ 1 tritt häufig bereits in jungen Jahren auf. Ursache ist ein absoluter **Insulinmangel,** höchstwahrscheinlich durch eine autoimmun verursachte Zerstörung der B-Zellen (→ 7.4).

Diabetes mellitus Typ 2

Der Diabetes mellitus Typ 2 ist weitaus am häufigsten und betrifft vor allem ältere, übergewichtige Menschen. Hier besteht eine verminderte **Insulinempfindlichkeit** der Zielgewebe. Dadurch müssen die B-Zellen immer mehr Insulin sezernieren. Dies führt schließlich zu einer Funktionsschwäche der B-Zellen und einem relativen Insulinmangel.

Beschwerden

Hauptbeschwerden sind Schwäche und Ausscheidung hoher Harnmengen (durch Glukoseausscheidung bedingt) sowie entsprechend viel Durst (→ Abb. 13.15). Bei sehr hohen Blutglukosewerten kommt es zum **diabetischen Koma** mit Bewusstlosigkeit. Beim Diabetes mellitus Typ 1 entstehen die Beschwerden viel schneller und heftiger als beim Typ 2.

Behandlung

Bei Typ-1-Diabetikern muss das fehlende Insulin immer durch **Insulininjektionen** ersetzt werden. Bei Typ-2-Diabetikern stehen Diät, körperliche Aktivität und Gewichtsabnahme im Vordergrund. Nur wenn diese erfolglos sind, werden zusätzlich **orale Antidiabetika** („Zuckertabletten") gegeben.

Diabetische Folgeerkrankungen

Bei unzureichender Behandlung und somit zu hohem Blutglukosespiegel über längere Zeit, kommt es meist zu **diabetischen Folgeerkrankungen** (diabetischen Spätschäden). Vor allem sind die Blutgefäße betroffen.

Bei der **diabetischen Mikroangiopathie** „veröden" die Arteriolen und Blutkapillaren in praktisch allen Organen. Folge ist eine Minderdurchblutung bis zum Durchblutungsstillstand von Geweben.

Besonders betroffene Gebiete:
- **Netzhaut** des Auges (→ 15.7.8) bis hin zur Erblindung **(diabetische Retinopathie)**
- **Niere** (→ 10.2). Die **diabetische Nephropathie** ist Todesursache bei 10 % der Diabetiker. Wahrscheinlich spielt eine Kombination aus Schädigung der Gefäße und der Basalmembranen der Glomeruli eine Rolle
- **Nerven** und damit verbundene Ausfälle vor allem des Tast- und Vibrationssinnes **(diabetische Polyneuropathie)**
- **Haut** bis hin zum Gewebeuntergang **(Gangrän)** infolge der Mangeldurchblutung.

Bei der **diabetischen Makroangiopathie** handelt es sich um eine frühe und starke Arteriosklerose (→ 5.3.7). Durch Fett- und Kalkeinlagerungen in die Arterienwand werden die Arterien zunehmend eingeengt. Dadurch besteht ein hohes Risiko für Herzinfarkt (→ 5.2.14) und Schlaganfall (→ 14.8.4): Ein Herzinfarkt ist bei 60 % und ein Schlaganfall bei 30 % der Diabetiker die Todesursache.

Angio- und/oder Neuropathie sind auch verantwortlich für das **diabetische Fußsyndrom,** in Deutschland eine der häufigsten Ursachen für Amputationen im Bereich des Fußes.

Außerdem sind Diabetiker erhöht infektionsgefährdet (z. B. Harnwegsinfekte, Pilzinfektionen der Haut).

13.7 Glandula pinealis

Die **Glandula pinealis** (Zirbeldrüse, Epiphyse) ist eine kleine hintere Ausstülpung des Zwischenhirns (→ 14.4.12).

Sie besteht aus dicht gelagerten Zellen, den **Pinealozyten,** die das Hormon **Melatonin** in Abhängigkeit vom Tag-Nacht-Rhythmus ins Blut abgeben. Die Melatoninabgabe findet vor allem bei Dunkelheit statt und wird durch Licht gehemmt.

Die Bedeutung von Zirbeldrüse und Melatonin ist beim Menschen nicht eindeutig geklärt. Melatonin soll beim Menschen u. a. den Tag-

13

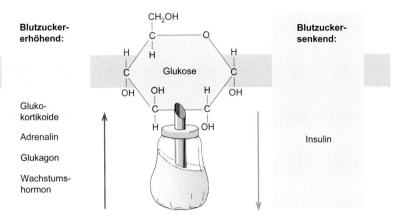

13.14 Hormonelle Regulation des Blutzuckerspiegels

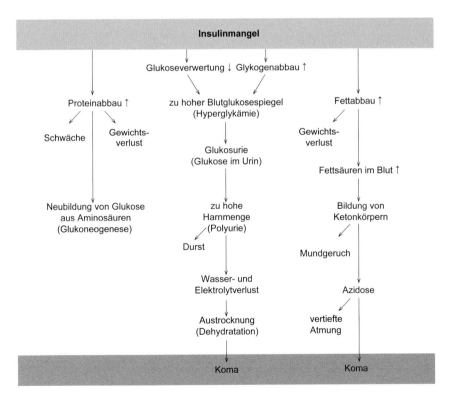

13.15 Leitbeschwerden bei Diabetes mellitus und ihre Entstehung

383

Nacht-Rhythmus (**zirkadiane Rhythmik**) beeinflussen sowie die Gonadotropinausschüttung und -wirkung und damit die Keimdrüsenentwicklung hemmen.

13.8 Untersuchungsmethoden

Bei der Diagnostik der Funktion praktisch aller endokriner Organe spielt die Bestimmung der **Hormonspiegel** im Blut eine wichtige Rolle.

Häufig wird eine Diagnostik der **Schilddrüse** durchgeführt. Abgesehen von Blutuntersuchungen sind die beiden wichtigsten Untersuchungsmethoden:

- **Sonografie:** Aufgrund ihrer Lage ist die Schilddrüse für die Sonografie (Ultraschalluntersuchung) gut zugänglich. Sie erlaubt u. a. die Beurteilung von knotigen oder diffusen (= die ganze Schilddrüse betreffenden) Veränderungen des Schilddrüsengewebes
- **Szintigrafie:** Bei der Szintigrafie wird eine radioaktive Substanz, meist 99m-Technetium gespritzt. Die radioaktive Substanz reichert sich im Schilddrüsengewebe an. Die Strahlung wird dann mit einer Gammakamera aufgenommen. Diese Methode erlaubt die Bestimmung von Größe und Lage der Schilddrüse. Durch unterschiedliche Anreicherung der radioaktiven Substanz kann auch ein Nachweis von z. B. Adenomknoten erfolgen.

Weitere Untersuchungsmethoden werden bei der Nebennieren- und Hypophysendiagnostik sowie zusätzlich auch bei der Schilddrüsendiagnostik eingesetzt. Hierbei handelt es sich vor allem um Computertomografie und Magnetresonanztomografie.

Wiederholungsfragen

1. Welche endokrinen Drüsen gibt es? (→ 13.1.1)
2. Was ist die Voraussetzung für die Wirkung von Hormonen auf Zielzellen? (→ 13.1.2)
3. Wie ist die Hirnanhangdrüse gegliedert? (→ 13.2.2, → 13.2.3, → 13.2.4)
4. Was ist Neurosekretion? (→ 13.2.2)
5. Welche Hormone werden vom Vorderlappen der Hypophyse abgegeben? (→ 13.2.3)
6. Was sind glandotrope Hormone? (→ 13.2.3)
7. Wie steuert der Hypothalamus den Vorderlappen der Hypophyse? (→ 13.2.3)
8. Wo ist die Schilddrüse lokalisiert und wie ist ihr Aufbau? (→ 13.3)
9. Was ist Thyreoglobulin? (→ 13.3.1)
10. Welche Wirkung haben die Schilddrüsenhormone? (→ 13.3.2, → Abb. 13.8)
11. Was ist die Hauptursache einer Struma (Kropf)? (→ 13.3.3)
12. Welche Drüse gibt Parathormon ab und welche Wirkung hat dieses Hormon? (→ 13.4)
13. Welche Schichten weist die Nebennierenrinde auf und welche Hormone werden abgegeben? (→ 13.5.1)
14. Welche Wirkungen entfalten Glukokortikoide? (→ 13.5.1)
15. Wozu führt eine Überfunktion der Nebennierenrinde? (→ 13.5.2)
16. Welche Substanzen werden bei Stressbedingungen ausgeschüttet und wie wirken diese? (→ 13.5.3, → Abb. 13.12)
17. Welche Hormone werden in den Pankreasinseln gebildet? (→ 13.6)
18. Was kennzeichnet einen Diabetes Typ 1? (→ 13.6.2)
19. Welche Folgekrankheiten gibt es bei Diabetes mellitus? (→ 13.6.2)
20. Wie funktioniert die Schilddrüsenszintigrafie? (→ 13.8)

KAPITEL

14 Nervensystem

14.1 Übersicht 386

14.2 Nervengewebe 386
14.2.1 Neurone 386
14.2.2 Zellkörper der Neurone 388
14.2.3 Dendrit 388
14.2.4 Axon 388
14.2.5 Aktionspotenzial 390
14.2.6 Synapse............... 390
14.2.7 Nervenfasern........... 392
14.2.8 Nerv 394
14.2.9 Gliazellen 394

14.3 Organisation des
Nervensystems 396
14.3.1 Gliederungen des
Nervensystems 396
14.3.2 Afferenzen, Efferenzen
und Rezeptoren im PNS.... 398
14.3.3 Leitungsbögen.......... 398

14.4 Zentrales Nervensystem.. 400
14.4.1 Übersicht über das ZNS.... 400
14.4.2 Gehirn................ 400
14.4.3 Großhirn 402
14.4.4 Großhirnrinde 402
14.4.5 Elektroenzephalogramm ... 404
14.4.6 Bahnen 406
14.4.7 Rindenfelder 406
14.4.8 Sensorische Rindenfelder .. 406
14.4.9 Motorische Rindenfelder ... 408
14.4.10 Hemisphärendominanz 408
14.4.11 Großhirnkerne........... 410
14.4.12 Zwischenhirn........... 410
14.4.13 Hirnstamm............. 412
14.4.14 Gehirnerschütterung 414
14.4.15 Wachheit, Schlaf-Wach-
Rhythmus 414
14.4.16 Kleinhirn 416
14.4.17 Rückenmark 418
14.4.18 Innerer Aufbau des
Rückenmarks........... 418
14.4.19 Eigenapparat des
Rückenmarks und
spinale Reflexe 420

14.5 Funktionelle Systeme
und integrative
Funktionen 422
14.5.1 Sensorische Systeme 422
14.5.2 Motorische Systeme 424
14.5.3 Limbisches System........ 424
14.5.4 Lernen und Gedächtnis 426

14.6 Hirn- und
Rückenmarkshäute...... 428

14.7 Liquorräume 430

14.8 Blutgefäße des ZNS 432
14.8.1 Arterien des Gehirns 432
14.8.2 Arterien des
Rückenmarks........... 434
14.8.3 Venen des Gehirns 434
14.8.4 Gefäßbedingte Erkrankungen des Gehirns....... 434

14.9 Peripheres
Nervensystem.......... 436
14.9.1 Hirnnerven............. 436
14.9.2 Spinalnerven 436

14.10 Autonomes
Nervensystem.......... 440
14.10.1 Viszeroafferenzen 440
14.10.2 Viszeroefferenzen:
Sympathikus und
Parasympathikus......... 440
14.10.3 Autonome Plexus 442
14.10.4 Intramurales
Nervensystem 442

14.11 Untersuchungs-
methoden 444

Wiederholungsfragen ... 444

14.1 Übersicht

Das **Nervensystem** (Systema nervosum) steuert zusammen mit dem Hormonsystem (→ 13) den Gesamtorganismus: Es regelt die Tätigkeit der Eingeweide und der Atmungsorgane ebenso wie die der Skelettmuskulatur oder der Fortpflanzungsorgane. Es arbeitet sehr schnell, im Bereich von Millisekunden.

Das Nervensystem dient der Verständigung mit der Umwelt und dem Körperinnern und sorgt für eine schnelle Anpassung des Gesamtorganismus an Veränderungen in der Außenwelt und im Körperinnern. Die Steuerung durch das Nervensystem kann dabei bewusst oder unbewusst erfolgen.

Das Nervensystem erfüllt außerdem so genannte höhere Funktionen, beispielsweise in Form der Speicherung von Erfahrungen (Gedächtnis), der Entwicklung von Vorstellungen (Denken) und von Gefühlen (Emotionen), die in die Steuerungstätigkeit eingehen.

Das Nervensystem besteht aus zwei Anteilen mit unterschiedlicher Lokalisation (→ Abb. 14.1), dem zentralen Nervensystem, kurz **ZNS,** und dem peripheren Nervensystem, kurz **PNS.**

- Das ZNS, das sich aus **Gehirn** und **Rückenmark** zusammensetzt, ist das Steuerzentrum, in dem Informationen aus dem Körper und der Außenwelt verarbeitet werden
- Das PNS stellt hauptsächlich eine Verkabelung in Form von Nerven zwischen ZNS und peripheren Organen her. Es leitet die Informationen (Erregungen) aus dem Körper zum ZNS und umgekehrt die Steuerbefehle aus dem ZNS in periphere Organe.

Entwicklungsgeschichtlich geht das Nervensystem mit Ausnahme der Mikroglia aus dem Neuroektoderm (→ 12.3.1) hervor.

Das Nervensystem wird durch das **Nervengewebe** aufgebaut.

14.2 Nervengewebe

Die Zellen des Nervengewebes sind:
- **Neurone** (Nervenzellen)
- **Gliazellen,** die in ihrer Gesamtheit die **Neuroglia** bilden.

Die Zellen des Nervengewebes sind dicht gelagert, die Interzellularräume eng mit wenig interzellulärer Flüssigkeit.

Das Nervengewebe des ZNS enthält reichlich Blutgefäße, die eine wichtige Schrankenfunktion haben: Diese **Blut-Hirn-Schranke** soll das Nervensystem vor Substanzen schützen, die seine Funktion beeinträchtigen könnten. Fettlösliche Substanzen (→ 2.3.1) können aber die Blut-Hirn-Schranke passieren.

14.2.1 Neurone

Neurone (Nervenzellen) sind die spezifischen Zellen des Nervengewebes und verantwortlich für dessen Fähigkeit zur Erregungsbildung, -aufnahme und -leitung. Neurone sind hoch spezialisiert und können sich nicht mehr teilen.

Neurone stehen untereinander oder mit anderen Zielzellen, z. B. Muskel- und Drüsenzellen, über spezifische Kommunikationskontakte (→ 2.7.3) in Verbindung, die **Synapsen.**

Allgemeiner Bauplan

Neurone bestehen aus dem kernhaltigen **Zellkörper** (Perikaryon) und **Fortsätzen,** die der Signalleitung und Verschaltung dienen. Bei den Fortsätzen werden zwei Typen unterschieden, **Dendrit** und **Axon.** Nach der Anzahl der Fortsätze werden unterschieden (→ Abb. 14.2):
- **Bipolare Neurone**
- **Pseudounipolare Neurone**
- **Multipolare Neurone** (→ Abb. 14.3).

Bipolare Neurone haben zwei Fortsätze. Pseudounipolare Neurone besitzen einen Stammfortsatz, der sich nach kurzem Verlauf in zwei Fortsätze aufzweigt. Am häufigsten sind im Nervengewebe jedoch die multipolaren Neurone vertreten, die eine größere Anzahl von Fortsätzen aufweisen.

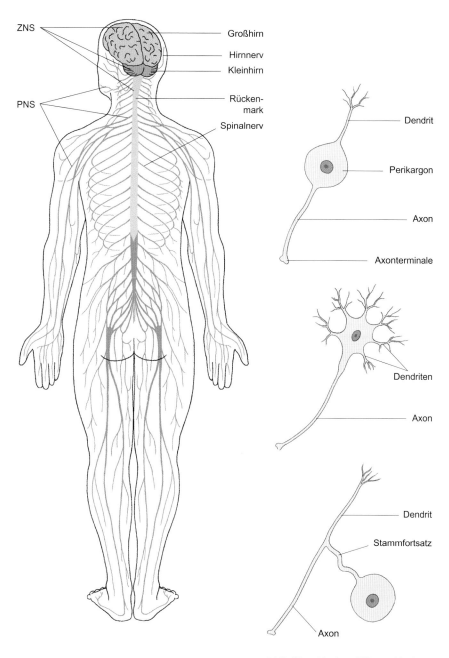

ZNS

Großhirn
Hirnnerv
Kleinhirn
Rücken-
mark
Spinalnerv

PNS

Dendrit

Perikargon

Axon

Axonterminale

Dendriten

Axon

Dendrit

Stammfortsatz

Axon

14.1 Das Nervensystem im Überblick

14.2 Oben bipolare, Mitte multipolare, unten pseudounipolae Nervenzelle

14

14.2.2 Zellkörper der Neurone

Der Zellkörper (Perikaryon, Soma) eines Neurons kann sehr unterschiedlich groß sein (5–120 μm). Er besteht aus Zellkern und Zytoplasma.

Zellkern

Der Zellkern ist meist groß und rund und enthält ein großes Kernkörperchen (Nucleolus).

Zytoplasma

Das Zytoplasma des Neurons zeigt als Besonderheit schollige Strukturen, die **Nissl-Schollen** oder Nissl-Substanz (→ Abb. 14.3). Hierbei handelt es sich um RNA, die v. a. in Ribosomen des rauen ER vorkommt (→ 2.10.8).

Neurone haben als Ausdruck ihrer hohen Stoffwechselaktivität zahlreiche Organellen, z. B. viele Mitochondrien, Lysosomen und Golgi-Felder.

Das Zytoplasma enthält außerdem unterschiedlich viele gelb-bräunliche Körnchen, die **Lipofuszingranula** (→ 2.9.3). Reichlich Mikrotubuli und Neurofilamente dienen u. a. als Zytoskelett (→ 2.1.1).

14.2.3 Dendrit

Der Dendrit ist der **afferente** (zuführende) **Schenkel** eines Neurons, über ihn nimmt das Neuron Erregungen auf, die dann auf die übrigen Abschnitte des Neurons weitergeleitet werden (→ Abb. 14.3). Bipolare und pseudounipolare Neurone besitzen jeweils nur einen Dendrit, multipolare Neurone mehrere (bis zu ungefähr 1.000).

Dendriten besitzen meist stammförmige Ursprünge, die sich baumartig in unterschiedlich viele Äste verzweigen. Diese besitzen feinste, knopfförmige Ausstülpungen (Dornen → Abb. 14.43) zur Ausbildung von Synapsen (→ 14.2.6). Das Zytoplasma des stammförmigen Ursprungs hat eine ganz ähnliche Zusammensetzung wie das des Perikaryons.

14.2.4 Axon

Das Axon ist der **efferente** (ableitende) **Schenkel** eines Neurons (→ Abb. 14.3), d. h. dass eine Erregung über das Axon weiterbefördert wird.

Jedes Neuron besitzt nur ein Axon, das aber im weiteren Verlauf Seitenäste (**Kollateralen**) abgibt. Axone sind sehr dünn. Neurone, deren Axone in unmittelbarer Nähe wieder enden und die zwischen anderen Neuronen eingeschaltet sind, heißen **Interneurone**. Neurone mit langen Axonen sind **Projektionsneurone**. Ihre Axone können über 1 m lang sein (z. B. vom Gehirn zum Rückenmark).

Axone enden in ihren Zielgebieten mit **Endverzweigungen** (Telodendren, Sing. Telodendron). Das Zytoplasma des Axons heißt **Axoplasma,** die hüllende Membran **Axolemm.**

Axonursprung

Der Ursprung eines Axons am Perikaryon heißt **Ursprungskegel** (Axonhügel). Er enthält keine Nissl-Substanz, dadurch können Dendriten und Axone am Ursprung unterschieden werden. An den Ursprungskegel schließt sich das **Initialsegment** an (→ Abb. 14.3), das sich zum Axon verjüngt.

Axoplasma

Das Axoplasma enthält Neurofilamente, Mikrotubuli, Mitochondrien und Vesikel. Die Mikrotubuli stehen im Zusammenhang mit dem Transport von Vesikeln und membranhaltigen Strukturen (→ 2.3.2).

Axonterminale

Die Endverzweigungen eines Axons enden mit unterschiedlich gestalteten Auftreibungen, den **Axonterminalen** oder kurz Terminalen (→ Abb. 14.3). Eine Terminale bildet zusammen mit der Membran der Zielzelle eine Synapse zur Erregungsübertragung auf die Zielzelle. In den Terminalen kommen v. a. synaptische Vesikel vor, die Neurotransmitter (→ 14.2.6) enthalten. Zusätzlich gibt es wenige Mitochondrien.

Regeneration

Bei Verletzung, z. B. Durchtrennung, können die Axone des peripheren Nervensystems unter geeigneten Bedingungen wieder regenerieren. Dies ist im ZNS nicht möglich.

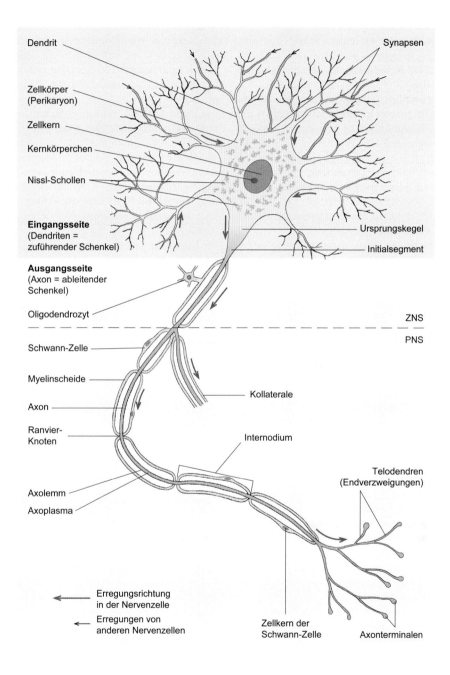

Dendrit

Synapsen

Zellkörper
(Perikaryon)

Zellkern

Kernkörperchen

Nissl-Schollen

Eingangsseite
(Dendriten =
zuführender Schenkel)

Ursprungskegel

Initialsegment

Ausgangsseite
(Axon = ableitender
Schenkel)

Oligodendrozyt

ZNS

PNS

Schwann-Zelle

Myelinscheide

Kollaterale

Axon

Ranvier-
Knoten

Internodium

Telodendren
(Endverzweigungen)

Axolemm

Axoplasma

Erregungsrichtung
in der Nervenzelle

Erregungen von
anderen Nervenzellen

Zellkern der
Schwann-Zelle

Axonterminalen

14.3 Bau einer multipolaren Nervenzelle

14.2.5 Aktionspotenzial

Grundlage für Erregungsbildung, -aufnahme und -leitung der Neurone wie auch der Skelett- und der Herzmuskelzelle ist das **Aktionspotenzial.**

Wie bei allen Zellen so ist auch beim Neuron die Innenseite der Zellmembran negativ und die Außenseite positiv geladen (**Ruhemembranpotenzial** von -70 mV → 2.5). Verändert sich die Durchlässigkeit der Zellmembran für Ionen, so ändern sich auch die Ladungen, und ein Aktionspotenzial kann entstehen.

Ein Aktionspotenzial setzt sich aus zwei Phasen zusammen, der **Depolarisation** und der **Repolarisation** (→ Abb. 14.5).

Zunächst nimmt die negative Ladung im Zellinneren durch Einstrom von Na^+-Ionen über entsprechende Kanäle ab (→ Abb. 14.6). Ist ein Schwellenwert von ca. −60 mV erreicht, setzt automatisch ein extremer Na^+-Einstrom in die Zelle ein und die Depolarisation läuft nach dem „Alles-oder-Nichts-Gesetz" ab. Sie führt im Spitzenbereich zu positiven Werten im Zellinneren von +20 bis +30 mV. Nun nimmt der Na^+-Einstrom durch Schließen der Kanäle rasch ab und der K^+-Ausstrom aus der Zelle zu. Dies führt zur Repolarisation, der Rückkehr zum Ruhemembranpotenzial.

An dieser Wiederherstellung der Ionenverhältnisse hat die Na^+/K^+-ATPase wesentlichen Anteil (→ 2.3.2).

Aktionspotenziale entstehen bei Neuronen normalerweise nur im Bereich des leicht erregbaren Initialsegments und werden über das Axon zur Synapse (→ 14.2.6) weitergeleitet. Für die Entstehung solcher Aktionspotenziale ist es notwendig, dass das Neuron viele postsynaptischer Potenziale (→ 14.2.6) über ihre Dendriten empfängt.

Aktionspotenziale dauern bei Neuronen ca. 1 ms, bei Skelettmuskelzellen ca. 10 ms und bei Herzmuskelzellen ca. 200 ms.

14.2.6 Synapse

Das Aktionspotenzial kann nicht so einfach von einer Zelle auf eine andere „springen". Hierzu bedarf es spezieller Kontakte zwischen Neuronen bzw. Neuron und Zielzelle, der **Synapsen.**

Am häufigsten sind Synapsen zwischen Neuronen (**interneuronale Synapsen**) und zwischen Neuronen und Muskelzellen (**neuromuskuläre Synapsen**). Bei den Synapsen zwischen Neuronen wird unterschieden zwischen **axodendritischen** (von Axon zu Dendrit), **axosomatischen** (von Axon zu Zellkörper) und **axoaxonalen** Synapsen (von Axon zu Axon).

Die bei weitem größte Zahl an Synapsen sind **chemische Synapsen,** d. h. das ankommende elektrische Signal wird durch einen chemischen Überträgerstoff weitergeleitet. **Elektrische Synapsen** in Form von Nexus (→ 2.7.3) sind im erwachsenen ZNS sehr selten.

◖▬▬ **Aufbau**

Bestandteile einer chemischen Synapse sind (→ Abb. 14.4):
- **Präsynaptische Struktur,** bestehend aus **synaptischen Vesikeln** mit Überträgerstoffen (**Neurotransmittern**) und **präsynaptischer Membran** der Terminale
- **Synaptischer Spalt** zwischen den Zellen
- **Postsynaptische Membran** der Zielzelle.

Die Erregungsübertragung erfolgt stets von prä- auf postsynaptisch, d. h. die Synapse hat **Ventilfunktion.**

Neurotransmitter

Es gibt eine große Zahl von Neurotransmittern (Überträgerstoffen), z. B. **Aminosäuren, Amine, Acetylcholin** und vielfältige **Neuropeptide** (→ Tab. 14.1). Synapsen werden nach dem benutzten Transmitter benannt, wobei verschiedene Transmitter von einer Synapse benutzt werden können.

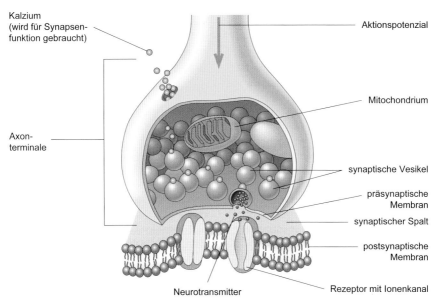

Kalzium
(wird für Synapsen-
funktion gebraucht)

Aktionspotenzial

Mitochondrium

Axon-
terminale

synaptische Vesikel

präsynaptische
Membran

synaptischer Spalt

postsynaptische
Membran

Neurotransmitter

Rezeptor mit Ionenkanal

14.4 Bau einer chemischen Synapse

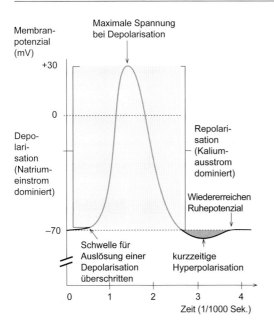

Membran-
potenzial
(mV)

Maximale Spannung
bei Depolarisation

+30

0

Depo-
lari-
sation
(Natrium-
einstrom
dominiert)

Repolari-
sation
(Kalium-
ausstrom
dominiert)

Wiedererreichen
Ruhepotenzial

−70

Schwelle für
Auslösung einer
Depolarisation
überschritten

kurzzeitige
Hyperpolarisation

0   1   2   3   4

Zeit (1/1000 Sek.)

14.5 Spannungsveränderung während eines
Aktionspotenzials

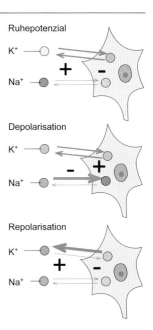

Ruhepotenzial

K^+

Na^+

Depolarisation

K^+

Na^+

Repolarisation

K^+

Na^+

14.6 Ionenverschiebungen und
Ladungsänderungen während
eines Aktionspotenzials

14

Erregungsübertragung

Die Erregungsübertragung an der Synapse (**Neurotransmission**) funktioniert folgendermaßen: Erreicht ein Aktionspotenzial eine Terminale, so verschmelzen nach Einstrom von Kalziumionen synaptische Vesikel mit der präsynaptischen Membran und der Neurotransmitter wird in den synaptischen Spalt ausgeschüttet. Der Neurotransmitter bindet an spezifische Rezeptoren der postsynaptischen Membran und verändert, wenn ein Ionenkanal angeschlossen ist (sog. **ionotrope Rezeptoren**), deren Ionendurchlässigkeit:

- Kommt es zu einem Einstrom von z. B. Na^+-Ionen, kann eine Depolarisation bei der postsynaptischen Zielzelle entstehen. Dies ist ein erregendes (**exzitatorisches) postsynaptisches Potenzial** oder, vereinfacht, eine **exzitatorische Synapse**. Exzitatorische Synapsen sind meist an dendritischen Dornen ausgebildet.
- Würden jedoch z. B. Cl^--Ionen in die postsynaptische Zielzelle einströmen, würde diese unerregbar und damit gehemmt (hemmendes = **inhibitorisches postsynaptisches Potenzial** oder **inhibitorische Synapse**).

Bei sog. **metabotropen** Rezeptoren löst die Bindung von Transmittern eine postsynaptische Signaltransduktion aus, was auch als Neuromodulation bezeichnet wird.

Um das Transmittersignal zu beenden, wird der Transmitter wieder in die Terminale zurücktransportiert, in umgebende Gliazellen aufgenommen oder durch Enzyme im synaptischen Spalt abgebaut.

14.2.7 Nervenfasern

Ein Axon mit seiner Hülle aus Neurogliazellen wird als **Nervenfaser** bezeichnet. Die Nervenfasern verlaufen zu ihren Zielgebieten stets gebündelt angeordnet. **Nervenfaserbündel** heißen im ZNS **Bahnen** (Tractus) oder **Stränge** (Fasciculi), im PNS (**periphere) Nerven**.

Bei den hüllenden Gliazellen handelt es sich im ZNS um Oligodendrozyten (→ 14.2.9)

und im PNS um Schwann-Zellen (→ 14.2.9). Je nach Dicke der Gliazellhülle unterscheidet man zwischen **myelinisierten und nichtmyelinisierten Nervenfasern.**

Myelinisierte Nervenfasern im PNS

Im PNS umhüllt eine **Schwann-Zelle** mit unterschiedlich vielen **Zellmembranwicklungen** jeweils einen Abschnitt eines Axons (→ Abb. 14.7). Diese Hülle aus Membranwicklungen wird als **Myelinscheide** bezeichnet.

Der Abschnitt einer Nervenfaser, der von einer Schwann-Zelle gehüllt wird, ist das **Internodium** (→ Abb. 14.3). Mit ganz kurzem Abstand folgt dann die nächste Schwann-Zelle. Auf diese Weise bilden unterschiedlich viele Schwann-Zellen die Myelinscheide einer Nervenfaser. Wo die Myelinscheiden zweier benachbarter Schwann-Zellen aneinander grenzen, entsteht ein schmaler myelinfreier Spaltraum, der **Ranvier-Knoten.**

Myelinisierte Nervenfasern im ZNS

Im ZNS bilden die **Oligodendrozyten** durch Zellmembranwicklungen eine Myelinscheide um Axone, ähnlich den Schwann-Zellen im PNS. Der wesentliche Unterschied zu den Schwann-Zellen des PNS besteht jedoch darin, dass Oligodendrozyten mit ihren Zellfortsätzen nicht nur ein Axon, sondern mehrere benachbarte Axone abschnittsweise umhüllen können.

Nichtmyelinisierte Nervenfasern

Nichtmyelinisierte Nervenfasern im PNS haben keine Myelinscheide (→ Abb. 14.8). Vielmehr senken sich mehrere Axone unterschiedlich tief in aufeinander folgende Schwann-Zellen ein, ein Einwickeln in Schwann-Zellmembranen erfolgt nicht.

Im ZNS verlaufen nichtmyelinisierte Axone völlig ohne Hülle im Gewebe. Da aber zu einer Nervenfaser stets Axon und Hülle gehören, kann es definitionsgemäß keine nichtmyelinisierten Nervenfasern im ZNS geben. Sie werden als nichtmyelinisierte Axone bezeichnet.

Neurotransmitter		Benennung der Synapse	Funktion
Monoamine:	Dopamin	dopaminerg	erregend oder hemmend
	Noradrenalin	noradrenerg	
	Adrenalin	adrenerg	
	Serotonin	serotonerg	
Acetylcholin		cholinerg	überwiegend erregend
Aminosäuren:	Glutamat	glutamaterg	erregend
	γ-Aminobuttersäure (GABA)	GABAerg	hemmend
	Glyzin	glyzinerg	hemmend
Neuropeptide:	z.B. Opioide, Somatostatin, antidiuretisches Hormon	peptiderg	neuromodulatorisch

Tab. 14.1 Neurotransmitter

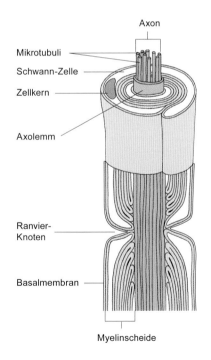

14.7 Myelinisierte Nervenfaser im PNS

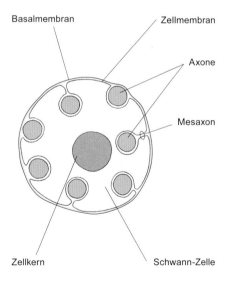

14.8 Nichtmyelinisierte Nervenfaser im PNS

14

Leitungsgeschwindigkeit von Nervenfasern

Die Aktionspotenziale werden entlang des Axons bis zu seiner Terminale weitergeleitet und führen dann zur synaptischen Übertragung (→ 14.2.6). Dabei wird das Axon nicht in seiner gesamten Länge gleichzeitig depolarisiert, sondern das Aktionspotenzial schreitet entlang des Axons vorwärts (→ Abb. 14.9).

Bei nichtmyelinisierten Nervenfasern des PNS bzw. Axonen des ZNS muss das ganze Axon kontinuierlich depolarisiert werden (→ Abb. 14.9). Das Aktionspotenzial kommt nur langsam voran, die Leitungsgeschwindigkeit ist mit ca. 1 m/s niedrig.

Bei myelinisierten Nervenfasern hingegen springt das Aktionspotenzial von Ranvier-Knoten zu Ranvier-Knoten **(saltatorische Erregungsleitung),** da in den durch die Myelinscheide stark isolierten Internodien kein Aktionspotenzial ausgebildet wird (→ Abb. 14.9). Solche Nervenfasern leiten sehr schnell, bis zu 90 m/s.

Multiple Sklerose

Die **multiple Sklerose,** kurz MS, ist eine der häufigsten neurologischen Erkrankungen des ZNS. Wahrscheinlich autoimmun mitbedingt werden die Myelinscheiden in umschriebenen Bereichen zerstört **(Entmarkungsherde),** und dadurch die Erregungsleitung beeinträchtigt. Häufigste neurologische Ausfälle sind Sehstörungen, Taubheitsgefühl oder Missempfindungen an den Extremitäten und Lähmungen, v. a. der unteren Extremitäten.

14.2.8 Nerv

Im PNS werden die Nervenfaserbündel als **Nerven** bezeichnet.

Nerven verbinden vor allem das ZNS mit der Körperperipherie. Die Nervenfasern eines Nervs leiten als **afferente Fasern** Erregungen zum ZNS hin oder sie leiten als **efferente Fasern** Erregungen vom ZNS zu den Organen (→ 14.3.2). In Nerven des peripheren Nervensystems liegen meist afferente und efferente Nervenfasern gleichzeitig nebeneinander vor, sie sind **gemischte Nerven.**

Die Zellkörper der Neurone liegen entweder im ZNS, z. B. im Vorderhorn des Rückenmarks (→ 14.4.17), oder in peripheren Nervenzellansammlungen, den **Ganglien** (z. B. Spinalganglien → 14.4.18).

Aufbau

Größere Nerven werden insgesamt von Bindegewebe umhüllt (→ Abb. 14.10). Dieses **Epineurium** baut den Nerv verschieblich in benachbarte Gewebe ein und enthält Blutgefäße zur Versorgung des Nervs. Das Epineurium dringt auch ins Innere des Nervs vor und umgibt größere Nervenfaserbündel.

An das Epineurium schließt sich um kleinere Nervernfaserbündel das **Perineurium** an. Das Perineurium ist eine Scheide, die außen aus Bindegewebe und innen aus speziellen Zellen (Neurothel) besteht, die einen epithelialen Verband bilden.

Schließlich befindet sich zwischen den Nervenfasern zartes Bindegewebe, das **Endoneurium.**

14.2.9 Gliazellen

Neurogliazellen oder Gliazellen des Nervengewebes sind deutlich zahlreicher als Neurone. Sie erfüllen für die Neurone verschiedene Funktionen:
- Hüllfunktion
- Stützfunktion
- Ernährungsfunktion
- Schutzfunktion.

Gliazellen des ZNS sind vor allem die Astrozyten, die Oligodendrozyten, die Mikrogliazellen und die Ependymzellen. Im PNS werden die Schwann- und die Mantelzellen unterschieden.

Gliazelltumoren

Gliazellen können sich teilen, sodass aus ihnen Tumoren hervorgehen können. **Gliazelltumoren des ZNS** sind die gutartigen, verdrängend wachsenden **Gliome** sowie bösartigen **Glioblastome.** Letztere wachsen schnell und verlaufen häufig rasch tödlich.

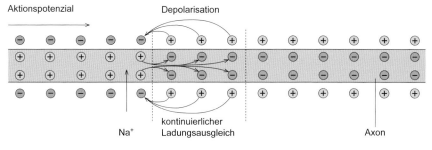

Aktionspotenzial

Depolarisation

Na⁺ kontinuierlicher Ladungsausgleich

Axon

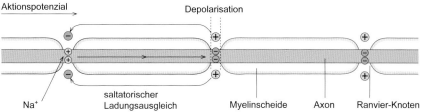

Aktionspotenzial

Depolarisation

Na⁺ saltatorischer Ladungsausgleich

Myelinscheide   Axon   Ranvier-Knoten

14.9 Kontinuierliche (oben) und saltatorische (unten) Erregungsausbreitung

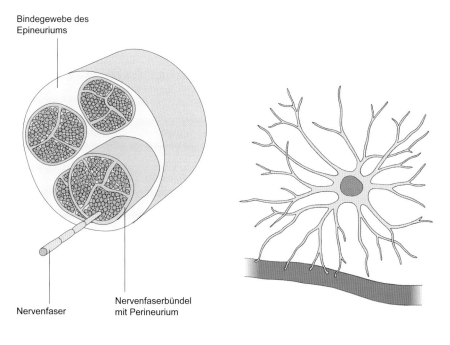

Bindegewebe des Epineuriums

Nervenfaser

Nervenfaserbündel mit Perineurium

14.10 Bau eines Nervs

14.11 Astrozyt

Gliazellen des ZNS

Astrozyten (Sternzellen, → Abb. 14.11) sind die häufigsten Gliazellen im ZNS und kommen dort überall vor (→ 14.3.1). Sie sind besonders fortsatzreich und haben eine wichtige „Ernährungsfunktion" für Neurone. Mit ihren Fortsätzen schieben sie sich zwischen Neurone und bedecken deren Zellkörper und Fortsätze. Sie bilden mit ihren Fortsatzendigungen um Blutgefäße und an der Oberfläche von Gehirn und Rückenmark Grenzschichten. Bei Verletzungen des ZNS bilden sie **Gliazellnarben.**

Oligodendrozyten kommen bevorzugt in der weißen Substanz (→ 14.4.1) vor, wo sie die Myelinscheiden im ZNS bilden.

Mikrogliazellen sind die kleinsten Gliazellen des ZNS. Ihre Fortsätze sind fein und kurz. Sie sind Fresszellen, die dem mononukleären Phagozytensystem (MPS) angehören (→ 7.3.2). Mikrogliazellen sind amöboid beweglich und beseitigen Abbau- und Zerfallsprodukte im ZNS. Mikrogliazellen gehen als einzige Zellen des Nervengewebes nicht aus dem Neuroektoderm hervor (→ 12.3.1), sondern aus Bindegewebezellen des Knochenmarks.

Ependymzellen kleiden das liquorhaltige Hohlraumsystem des ZNS (→ 14.3.1) aus und grenzen es vom Nervengewebe ab.

Gliazellen des PNS

Schwann-Zellen umhüllen in unterschiedlichem Ausmaß Axone und sind damit an der Bildung myelinisierter wie nichtmyelinisierter Nervenfasern beteiligt (→ 14.2.7).

Mantelzellen (Satellitenzellen) bilden eine Zelllage auf den Zellkörpern peripherer Neurone. Sie haben den Astrozyten ähnliche Aufgaben.

Neurinome

Gutartige Tumoren der Schwann-Zellen heißen **Neurinome.** Sie können überall im PNS auftreten. Eine bevorzugte Lokalisation aber ist der VIII. Hirnnerv (→ 14.9.1). Dieses **Akustikusneurinom** zeigt sich v. a. durch zunehmende Schwerhörigkeit bis hin zur Taubheit.

14.3 Organisation des Nervensystems

14.3.1 Gliederungen des Nervensystems

Gliederung nach Funktion oder Lokalisation

Das Nervensystem lässt sich nach der Funktion und/oder Lokalisation untergliedern.
- Bei der Gliederung nach der Funktion werden autonomes und somatisches Nervensystem unterschieden (→ Abb. 14.12)
- Die Gliederung nach der Lokalisation unterscheidet zentrales Nervensystem (ZNS) und peripheres Nervensystem (PNS → Abb. 14.13). Beide beinhalten autonome (vegetative) und somatische Anteile.

Der Teil des Nervensystems, der die Eingeweidetätigkeit steuert, wird als **autonomes** (vegetatives) **Nervensystem** bezeichnet und funktioniert weitgehend unbewusst.

Der andere Teil des Nervensystems, der u. a. der Innervation der Skelettmuskulatur und der bewussten Wahrnehmung von Sinneseindrücken dient, ist das **somatische Nervensystem.**

Autonomes und somatisches Nervensystem sind funktionell miteinander verflochten. So kommt es etwa beim Riechen einer schmackhaften Speise (zum somatischen Nervensystem gehörender Sinneseindruck) zu Speichelfluss (gesteuert vom autonomen Nervensystem).

ZNS

Das **ZNS,** bestehend aus **Gehirn** und **Rückenmark** (→ Abb. 14.13, → Abb. 14.14), ist das nervöse **Steuerzentrum.** Dort werden alle Informationen abgestimmt **(koordiniert),** zusammengefasst **(integriert)** und in Beziehung zueinander gesetzt **(assoziiert)** sowie ggf. angemessene Steuerbefehle entworfen und in die Organe geschickt.

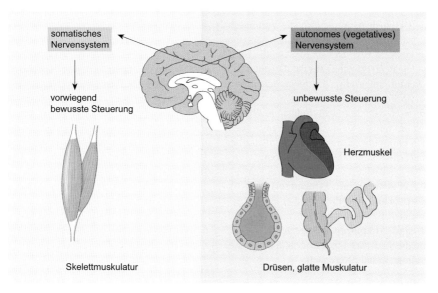

14.12 Gliederung des Nervensystems nach der Funktion

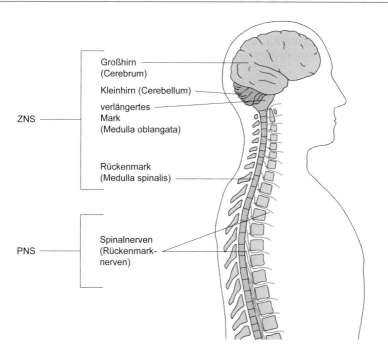

14.13 Gliederung des Nervensystems nach der Lokalisation

PNS

Das PNS stellt hauptsächlich die Verbindungen zwischen ZNS und den Organen her. Über Nervenfasern bzw. Nerven leitet es die Informationen (Erregungen) aus den Organen zum ZNS und umgekehrt die Steuerbefehle aus dem ZNS in die Organe.

Stehen Nerven mit dem Gehirn in Verbindung, so werden sie als **Hirnnerven** bezeichnet. Verbindungen mit dem Rückenmark heißen Rückenmark- oder **Spinalnerven.**

14.3.2 Afferenzen, Efferenzen und Rezeptoren im PNS

Nervenfasern, die Informationen zum ZNS leiten, sind **Afferenzen.** Diejenigen Nervenfasern, die Steuerbefehle vom ZNS in die Organe übertragen, sind **Efferenzen.**

Afferenzen

Afferent leitende Nervenfasern werden auch als **sensorische,** also Sinneseindruck vermittelnde **Nervenfasern** bezeichnet (→ Abb. 14.15). Kommt die Information aus den Eingeweiden, so handelt es sich um **Viszeroafferenzen** (Eingeweideafferenzen oder Viszerosensorik). Stammt das Signal aus der Skelettmuskulatur, aus Gelenken, Haut und Sinnesorganen handelt es sich um **Somatoafferenzen** (Körperafferenzen oder Somatosensorik).

Efferenzen

Die efferenten Nervenfasern sind **motorisch** (→ Abb. 14.15). Zu unterscheiden sind hierbei **Somatoefferenzen** (Körperefferenzen oder Somatomotorik) zur motorischen Innervation der Skelettmuskulatur, und **Viszeroefferenzen** (Eingeweideefferenzen oder Viszeromotorik) zur Innervation von glatter Muskulatur, Herzmuskulatur und Drüsen.

Rezeptoren

● Rezeptoren im PNS
Rezeptoren (Reizaufnehmer) werden durch Sinneseindrücke erregt, die Erregungen dann durch Afferenzen zum ZNS geleitet.

Rezeptoren sind unterschiedlich strukturiert und kommen in unterschiedlichen Lokalisationen vor (→ 15).

Rezeptoren der inneren Organe (Viscera) werden als **viszerale Rezeptoren** (Eingeweiderezeptoren) bezeichnet. Die an diese Rezeptoren angeschlossenen Afferenzen sind entsprechend Viszeroafferenzen. Sie vermitteln Informationen über das innere Milieu des Körpers. Diese können unbewusst bleiben, z. B. der Blutdruck oder der O_2- bzw. CO_2-Gehalt des Blutes, oder bewusst wahrgenommen werden wie etwa Schmerz oder Völlegefühl.

Rezeptoren z. B. in Haut, Auge und Ohr, die Sinneseindrücke aus der Außenwelt aufnehmen (etwa Berührungen, Sehen, Hören), sind **Exterozeptoren** (Außenrezeptoren). Rezeptoren in Skelettmuskulatur, Sehnen und Gelenkkapseln heißen **Propriozeptoren** (Eigenrezeptoren). Sie werden z. B. durch Dehnung gereizt und vermitteln Eindrücke über die Stellung der Extremitäten und Lage des Körpers im Raum.

Die an Extero- und Propriozeptoren angeschlossenen Afferenzen zum ZNS sind die Somatoafferenzen. Exterozeptive und z. T. auch propriozeptive Reize können bewusst wahrgenommen werden.

14.3.3 Leitungsbögen

Das Nervensystem funktioniert in Form von **Leitungsbögen:** Auf einen afferenten Informationsfluss zum ZNS folgt die Informationsverarbeitung im ZNS und daran anschließend eine nachfolgende efferente Steuerung durch das ZNS. Diese führt zu einer erneuten afferenten Erfolgsrückmeldung zum ZNS und immer so weiter.

Die Leitungsbögen können verhältnismäßig einfach, aber auch hoch kompliziert sein. Der einfachste Leitungsbogen besteht aus zwei Neuronen, die über eine Synapse verbunden sind (Eigenreflex → 14.4.19). Die meisten Leitungsbögen im ZNS bestehen aus einer großen Anzahl von Neuronen mit unterschiedlichen Verschaltungsmustern.

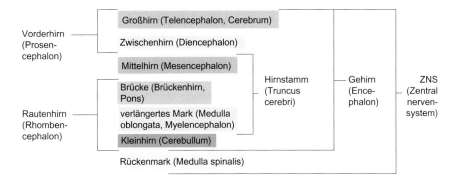

14.14 Gliederung des Zentralnervensystem

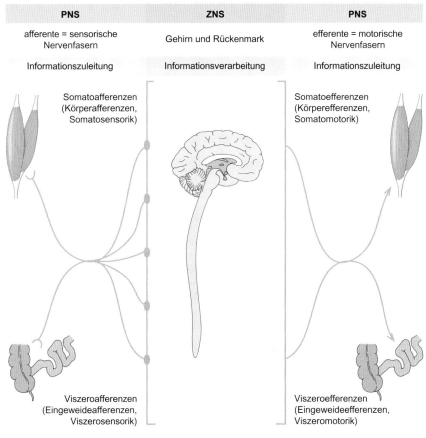

14.15 Die verschiedenen Afferenzen und Efferenzen

14.4 Zentrales Nervensystem

Das zentrale Nervensystem (ZNS) umfasst Gehirn und Rückenmark. Es besteht aus zwei fast spiegelbildlichen Hälften, die miteinander verbunden sind.

14.4.1 Übersicht über das ZNS
Schutzeinrichtungen des ZNS
Das lebenswichtige ZNS wird in besonderem Maße geschützt (→ Abb. 14.16):
- Das Gehirn umfängt der knöcherne **Hirnschädel** (→ 4.5.1), das Rückenmark liegt im **Wirbelkanal** der Wirbelsäule (→ 4.7.2). Die Wirbel und Bänder, welche die Wirbel verbinden, bilden eine geschlossene bindegewebig-knöcherne Röhre. Durch seitliche Zwischenwirbellöcher (→ Abb. 4.45) treten die Spinalnerven aus
- Unter dem Knochen schließen sich nach innen die bindegewebigen, schützenden **Hirn- und Rückenmarkshäute** (Meningen) mit dem äußeren **Liquorraum** an (Details → 14.7).

Graue und weiße Substanz
Im Frischpräparat des ZNS lassen sich nach ihrer Farbe zwei Anteile unterscheiden: (→ Abb. 14.17, → 14.18):
- Die **graue Substanz** (Substantia grisea) entspricht Ansammlungen von neuronalen Zellkörpern
- Bei der **weißen Substanz** (Substantia alba) handelt es sich um gebündelte myelinisierte Nervenfasern. Die weißliche Farbe entsteht durch die fetthaltigen Myelinscheiden (→ 14.2.7).

Verteilung der grauen Substanz
Beim Gehirn liegt der größte Teil der grauen Substanz als **Rinde** (Cortex) an der Oberfläche (→ Abb. 14.17). Es kommt aber auch graue Substanz im Innern des Gehirns vor, die **Kerne** (Nuclei) bildet oder netzförmig organisiert ist (z. B. Formatio reticularis → 14.4.13).

Im Rückenmark liegt die graue Substanz hauptsächlich schmetterlingsförmig im Innern vor (→ Abb. 14.18).

14.4.2 Gehirn
Das Gehirn (Encephalon) ist nicht nur lebenswichtiges Steuerzentrum. Es ist der Sitz aller bewussten Handlungen und Empfindungen sowie z. B. ethischer Vorstellungen.
Das Hirngewicht des erwachsenen Menschen beträgt ungefähr 1.100–1.500 g (oder ca. 2 % des Körpergewichts).
Das Gehirngewebe umschließt ein flüssigkeitsgefülltes Hohlraumsystem, die vier **(Hirn-)Ventrikel** (Hirnkammern) mit dem Liquor cerebrospinalis (kurz **Liquor,** Einzelheiten → 14.7). Der Liquor umspült auch außen Gehirn und Rückenmark.

■ Gliederung des Gehirns
Das Gehirn gliedert sich in verschiedene Abschnitte, basierend auf der Entwicklungsgeschichte (→ Abb. 14.14, → Abb. 14.19):
- **Vorderhirn** (Prosencephalon). Es besteht aus dem **Großhirn** (Endhirn, Telencephalon, Cerebrum) und dem **Zwischenhirn** (Diencephalon)
- **Mittelhirn** (Mesencephalon)
- **Rautenhirn** (Rhombencephalon). Es setzt sich aus **Hinterhirn** (Metencephalon) und **verlängertem Mark** (Myelencephalon oder Medulla oblongata) zusammen. Das Hinterhirn untergliedert sich weiter in Brückenhirn (kurz **Brücke,** Pons) und **Kleinhirn** (Cerebellum).
Ein weiterer Gliederungsbegriff ist der des **Hirnstamms** (Truncus cerebri). Er besteht aus verlängertem Mark, Brücke und Mittelhirn.

Lokalisation der verschiedenen Hirnabschnitte
Bezogen auf die Schädelbasis (→ 4.5.3) befindet sich das Vorderhirn in der vorderen und mittleren Schädelgrube. Kleinhirn sowie Teile des Hirnstamms liegen in der hinteren Schädelgrube.

14

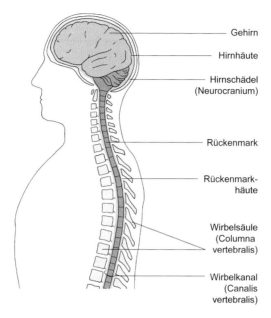

Gehirn

Hirnhäute

Hirnschädel
(Neurocranium)

Rückenmark

Rückenmark-
häute

Wirbelsäule
(Columna
vertebralis)

Wirbelkanal
(Canalis
vertebralis)

14.16 Schutzeinrichtungen des ZNS

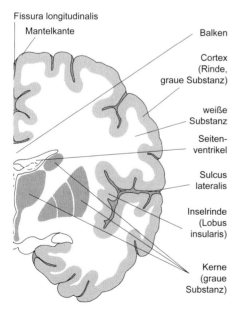

Fissura longitudinalis

Mantelkante

Balken

Cortex
(Rinde,
graue Substanz)

weiße
Substanz

Seiten-
ventrikel

Sulcus
lateralis

Inselrinde
(Lobus
insularis)

Kerne
(graue
Substanz)

14.17 Großhirnhälfte (Frontalschnitt)

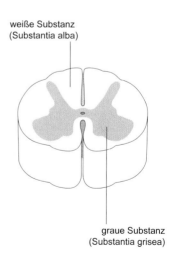

weiße Substanz
(Substantia alba)

graue Substanz
(Substantia grisea)

14.18 Rückenmarkquerschnitt

14.4.3 Großhirn

Das beim Menschen mächtig entwickelte Großhirn macht mehr als 80 % der Hirnmasse aus. Es besteht aus zwei Hälften, den **Großhirnhemisphären,** die durch eine große Längsfurche, die **Fissura longitudinalis cerebri,** voneinander getrennt sind. In der Tiefe sind beide Großhirnhemisphären durch weiße Substanz in Form des **Balkens** (Corpus callosum → Abb. 14.17, → Abb. 14.19) miteinander verbunden.

Die Großhirnoberfläche ist nicht glatt, sondern zur Oberflächenvergrößerung aufgefaltet: Die eng stehenden, unregelmäßigen Erhabenheiten bilden die **Hirnwindungen** (Großhirnwindungen, Gyri cerebri). Zwischen ihnen befinden sich rinnenförmige Einsenkungen, die **Hirnfurchen** (Großhirnfurchen, Sulci cerebri → Abb. 14.19).

■■■ Das Großhirn lässt sich äußerlich in sechs **Großhirnlappen** (Lobi cerebri) gliedern (→ Abb. 14.20):
- **Stirnlappen** (Lobus frontalis)
- **Scheitellappen** (Lobus parietalis)
- **Hinterhauptlappen** (Lobus occipitalis)
- **Schläfenlappen** (Lobus temporalis)
- **Insel** (Lobus insularis, Insula → Abb. 14.21)
- **Limbischer Lappen** (Lobus limbicus → Abb. 14.25).

Die Lappen werden durch unterschiedlich tiefe Furchen voneinander getrennt (→ Abb. 14.20). Sie weisen unterschiedliche Furchen und Windungen mit jeweils eigenen Namen und spezifischen Funktionen auf.

14.4.4 Großhirnrinde

Die **Großhirnrinde** (Cortex cerebri) ist ca. 0,5 cm dick und folgt dem Verlauf der Windungen und Furchen. Die Großhirnrinde macht u. a. Sinneseindrücke bewusst und ermöglicht bewusste, willkürliche Bewegungen der Skelettmuskulatur (Willkürmotorik), Planen und Handeln.

Einteilung nach histologischem Aufbau

Nach dem histologischen Schichtenbau lässt sich die Großhirnrinde v. a. in zwei Abschnitte gliedern:
- Ungefähr 90 % der Hirnrinde bildet der **Isokortex.** Er ist kompliziert aufgebaut aus 5–6 Schichten (→ Abb. 14.21)
- Der geringere Teil ist v. a. **Allokortex** mit nur 3–4 Schichten.

Die charakteristischen Neurone des Isokortex sind die **Pyramidenzellen.** Sie haben im Schnittbild eine dreieckige, pyramidenförmige Gestalt. Funktionell wichtige Pyramidenzellen befinden sich in der äußeren und besonders der inneren Pyramidenschicht.

Sämtliche Neurone des Isokortex sind komplex miteinander verschaltet und Endstation für aus anderen ZNS-Regionen einlaufende Erregungen oder Ausgangspunkt für Erregungen, die über Bahnen zu anderen ZNS-Regionen geleitet werden.

Einteilung nach der Entwicklung

Unter Gesichtspunkten der stammesgeschichtlichen Entwicklung des Menschen und der vergleichenden Anatomie wird die Großhirnrinde in drei Abschnitte gegliedert:
- Der **Neokortex** (Neuhirnrinde), eine vor allem bei Säugetieren auftretende Neuhirnstruktur, ist der beim menschlichen Gehirn größte Teil der Rinde und wird histologisch durch Isokortex gebildet
- **Paläokortex** (Althirnrinde), bestehend vor allem aus Riechhirnanteilen
- **Archikortex** (Urhirnrinde), bestehend vor allem aus Teilen des limbischen Systems.

Archi- und Paläocortex werden histologisch durch den Allokortex aufgebaut.

Großhirnrinde und die nach innen folgende weiße Substanz werden zusammen als **Pallium** (Großhirnmantel) bezeichnet. Entsprechend der Rindengliederung handelt es sich um **Neo-, Archi-** und **Paläopallium.**

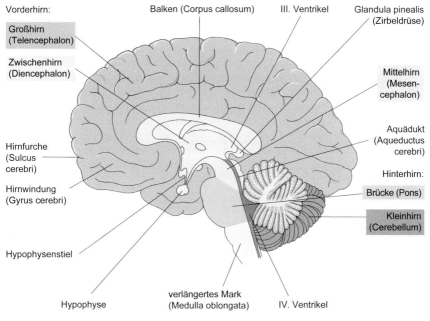

14.19 Gehirn, Ansicht von der Mitte

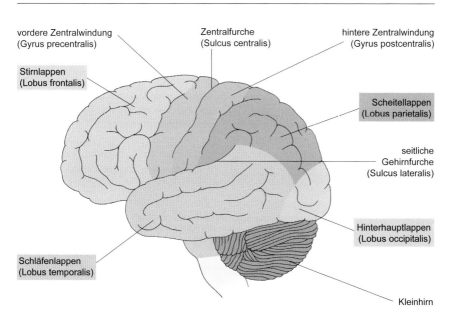

14.20 Großhirnlappen, Ansicht von der Seite (Facies superolateralis)

Morbus Alzheimer

Der **Morbus Alzheimer** ist die häufigste Demenzform. Fast ausschließlich Menschen höheren Alters sind betroffen (> 65. Lebensjahr). Im Verlauf der Erkrankung kommt es zu einem Neuronenuntergang in der Hirnrinde mit nachfolgendem Schwund des Hirngewebes **(Hirnatrophie).** Die Ursache ist unbekannt. Störungen der Merkfähigkeit und des Gedächtnisses steigern sich langsam über Jahre zur **Demenz** mit fast völligem Verlust geistiger und dann auch körperlicher Leistungsfähigkeit.

14.4.5 Elektroenzephalogramm

Aufgrund der ständigen Erregungsbildung und -leitung in den Neuronen der Hirnrinde (→ 14.4.4) entstehen Spannungs- oder **Potenzialschwankungen.** Ihr Ausmaß spiegelt die Aktivität der Hirnrinde wider, z. B. bei Bewegungen oder im Rahmen des Schlaf-Wach-Rhythmus (→ 14.4.15).

Beim Anfertigen eines Elektroenzephalogramms, kurz **EEG,** wird die „Summe" der Potenzialschwankungen (Größenordnung ca. 10–100 µV) von der Kopfhaut abgeleitet und aufgezeichnet. Ein EEG kann am wachen oder schlafenden wie am bewusstlosen Patienten abgeleitet werden und ist schmerzlos: Es werden lediglich Elektroden an bestimmten Punkten der Kopfoberfläche angebracht.

Die Potenzialschwankungen ergeben im EEG **Wellen** bzw. **Zacken** unterschiedlicher Höhe (Amplitude) und Häufigkeit (Frequenz). In einem normalen EEG können aufgezeichnet werden:

- α (Alpha)-Wellen mit 8–13 Hz
- β (Beta)-Wellen mit 14–30 Hz
- δ (Delta)-Wellen mit 0,5–3 Hz
- ϑ (Theta)-Wellen mit 4–7 Hz.

Der Wellentyp hängt zum einen vom Reifungsgrad des Gehirns ab. Bei Säuglingen und Kleinkindern herrschen niederfrequente (langsame) Wellen vor, mit zunehmendem Alter α- und β-Wellen. Zum anderen spielt beim Erwachsenen das Aktivitätsniveau der Hirnrinde eine Rolle: Im Wachzustand mit geschlossenen Augen dominieren α-Wellen, die beim Öffnen der Augen durch β-Wellen ersetzt werden. Beim Übergang in den Schlaf treten langsamere Wellen auf.

Beim Lebenden sind ständig EEG-Wellen ableitbar, da auch ohne besondere Aktivitäten immer elektrische Vorgänge im Gehirn ablaufen. Besondere Potenzialschwankungen können durch bestimmte Reize (z. B. Hör- und Sehreize) ausgelöst werden und ergeben zusätzliche EEG-Wellen, die **evozierten Potenziale.**

Krankhafte EEG-Veränderungen

Darüber hinaus gehen einige Störungen der Hirnfunktion mit typischen EEG-Veränderungen einher:

- Beim zerebralen Krampfanfall treten sog. **Krampfentladungen** auf (spitze Zacken und hohe Wellen im EEG → Abb. 14.22)
- Durchblutungsstörungen, Hirnödem oder Hirntumoren können zu niederfrequenten (langsamen) Wellen in einem Teil oder allen EEG-Ableitungen führen
- Bei **Hirntod** sind keine EEG-Wellen mehr nachweisbar **(Null-Linien-EEG).**

Epilepsien

Bei Epilepsien treten anfallsweise wiederkehrend synchrone („gleichzeitige") Entladungen von Rindenneuronen auf.

Bei **fokalen Anfällen** bleiben die krankhaften Entladungen örtlich begrenzt. Je nach betroffenem Hirngebiet sind die Beschwerden unterschiedlich, z. B. Muskelzucken einer Hand oder eine merkwürdige Empfindung. Das Bewusstsein ist erhalten oder gestört.

Bei **generalisierten Anfällen** ist (fast) das ganze Gehirn betroffen und das Bewusstsein gestört. Bekanntestes Beispiel ist der **Grand-mal-Anfall** mit Bewusstlosigkeit, Steifwerden und Zuckungen des ganzen Körpers und oft Zungenbiss.

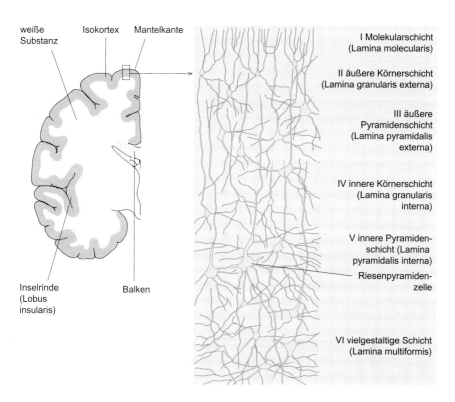

weiße Substanz — Isokortex — Mantelkante

I Molekularschicht (Lamina molecularis)

II äußere Körnerschicht (Lamina granularis externa)

III äußere Pyramidenschicht (Lamina pyramidalis externa)

IV innere Körnerschicht (Lamina granularis interna)

V innere Pyramidenschicht (Lamina pyramidalis interna)

Riesenpyramidenzelle

Inselrinde (Lobus insularis) — Balken

VI vielgestaltige Schicht (Lamina multiformis)

14.21 Schichtengliederung des Isokortex

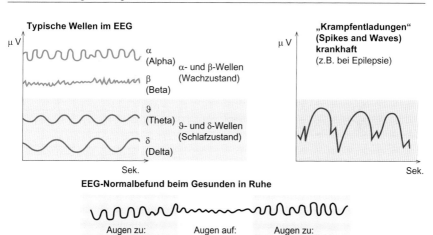

Typische Wellen im EEG

μ V

α (Alpha)
β (Beta)

α- und β-Wellen (Wachzustand)

ϑ (Theta)
δ (Delta)

ϑ- und δ-Wellen (Schlafzustand)

Sek.

„Krampfentladungen" (Spikes and Waves) krankhaft (z.B. bei Epilepsie)

μ V

Sek.

EEG-Normalbefund beim Gesunden in Ruhe

Augen zu: α-Rhythmus Augen auf: β-Rhythmus Augen zu: α-Rhythmus

14.22 Elektroenzephalogramm (EEG)

14.4.6 Bahnen

◗ An die Großhirnrinde schließt sich nach innen weiße Substanz an. Es handelt sich hierbei um Nervenfasern, die **Bahnen** mit unterschiedlichen Leitungsfunktionen bilden. Zu unterscheiden sind **Assoziations-, Kommissuren-** und **Projektionsbahnen.**

- **Assoziationsbahnen.**
  Assoziationsbahnen verbinden verschiedene Rindengebiete (z. B. zwei Lappen) derselben Großhirnhälfte. Sie überkreuzen die Mittellinie also nicht.
- **Kommissurenbahnen.**
  Kommissurenbahnen stellen Verbindungen zwischen beiden Hemisphären her, sie kreuzen also zur anderen Gehirnhälfte. Diese Bahnen verlaufen im **Balken** (Corpus callosum → Abb. 14.19) und in weiteren kleinen Kommissuren.
- **Projektionsbahnen.**
  Projektionsbahnen verbinden die Großhirnrinde mit anderen Hirnabschnitten oder dem Rückenmark als auf- und absteigende Bahnen. Sie sammeln sich v. a. in der **Capsula interna** (innere Kapsel → Abb. 14.27).

14.4.7 Rindenfelder

◗ In den Hirnlappen gibt es umschriebene, funktionell übergeordnete Rindengebiete mit spezifischen Funktionen. **Primären Rindenfeldern** sind **sekundäre Rindenfelder** im selben Lappen zugeordnet. Hinzu kommen, über die gesamte Großhirnrinde verteilt, große **Assoziationsfelder.**

Primäre Rindenfelder
Die primären Rindenfelder sind:
- Die erste Anlaufstation in der Hirnrinde für Somatoafferenzen (→ 14.3.2), also z. B. Erregungen aus Hörorgan, Auge oder des Tastsinnes
- Der Ausgangspunkt für die motorischen Somatoefferenzen, also Bewegungsabläufen der Skelettmuskulatur (→ 14.3.2).

Sekundäre Rindenfelder
In den sekundären Rindenfeldern liegen „Gedächtnisbilder" der Sensorik oder „Planungsentwürfe" für die Motorik.

Assoziationsfelder
Assoziationsfelder sind zusammenfassende Rindengebiete, in denen z. B. sensorische Informationen mit motorischen Leistungen verknüpft werden.

14.4.8 Sensorische Rindenfelder
Primäre sensorische Rindenfelder sind das **primäre somatosensorische Rindenfeld,** die **primäre Sehrinde** und die **primäre Hörrinde.** In benachbarten **sekundären sensorischen Rindenfeldern** sind Gedächtnisbilder entsprechender Sinneseindrücke gespeichert. Hier werden die einlaufenden Erregungen unter Berücksichtigung der Gedächtnisbilder so bearbeitet, dass aus der Erregungsinformation ein bewusster Sinneseindruck entsteht. So müssen z. B. die Umrisse eines Baumes als Gedächtnisbild vorliegen, damit der aktuelle Sinneseindruck durch Vergleich hiermit als Baum erkannt wird.

Primäres somatosensorisches Rindenfeld
Das primäre somatosensorische Rindenfeld befindet sich im Scheitellappen in der **hinteren Zentralwindung** (Gyrus postcentralis) unmittelbar hinter der **Zentralfurche** (Sulcus centralis → Abb. 14.20, → Abb. 14.23).
Die hier einlaufenden Erregungen stammen von Rezeptoren der Haut, die z. B. Berührung, Temperatur und Schmerz aufnehmen, und von Rezeptoren für die Tiefensensorik, die z. B. die Lage und Stellung von Extremitätenabschnitten registrieren (→ 14.3.2).
Die Körperregionen sind dabei regionenspezifisch in Form des sog. umgekehrten Menschleins (**Homunculus**) repräsentiert. Die Größe des Repräsentationsfeldes entspricht nicht der anatomischen Größe der Körperregion, sondern der Zahl ihrer Rezeptoren. Die Hand mit ihren vielen Tastrezeptoren besitzt z. B. ein großes Repräsentationsfeld (→ Abb. 14.24).

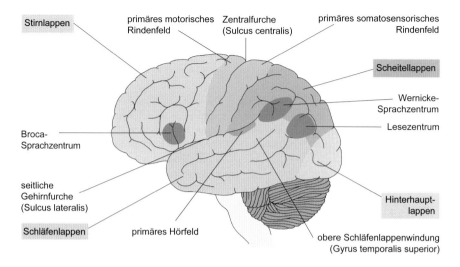

14.23 Zuordnung primärer und sekundärer Rindenfelder zu den Großhirnlappen (Seitenansicht)

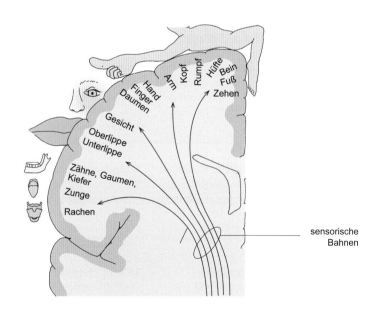

14.24 Repräsentation der Körperregionen im primären somatosensorischen Rindenfeld

14

407

Primäres Sehrindenfeld

Die primäre Sehrinde (die Area striata) ist v. a. auf der Medialseite des Hinterhauptlappens lokalisiert (→ Abb. 14.25). Es erstreckt sich in Windungen um die **Sehfurche** (Sulcus calcarinus).

Im primären Sehrindenfeld laufen die Sehreize aus der Netzhaut ein und werden in Zusammenarbeit mit dem benachbarten sekundären Sehrindenfeld zu bewussten Seheindrücken verarbeitet.

Primäres Hörrindenfeld

Das primäre Hörrindenfeld liegt in der **oberen Schläfenlappenwindung** (Gyrus temporalis superior) des Schläfenlappens (→ Abb. 4.23). Die für dieses Rindenfeld zuständigen Windungen heißen **Heschl-Querwindungen.**

Das primäre Hörrindenfeld ist zusammen mit Sekundärfeldern für die Verarbeitung von Hörreizen aus der Schnecke (→ 15.8.3) zuständig.

Wernicke-Sprachzentrum

Ebenfalls in der oberen Schläfenlappenwindung hinter dem primären Hörfeld befindet sich das **Wernicke-Sprachzentrum,** ein sensorisches Assoziationsfeld für das Sprachverständnis (→ Abb. 14.23). Das Wernicke-Sprachzentrum ist wichtig, um Gehörtes und Gesagtes zu verstehen.

Sensorische Aphasie

Bei Zerstörung des Wernicke-Sprachzentrums geht das Sprachverständnis verloren **(sensorische Aphasie).** Gehörte und gelesene Sprache werden nicht verstanden, auch die sprachliche Ausdrucksfähigkeit ist beeinträchtigt („Reden ohne Sinn“).

14.4.9 Motorische Rindenfelder
Primäres motorisches Rindenfeld

● Über das **primäre motorische Rindenfeld** werden die willkürlichen Bewegungen der Skelettmuskeln gesteuert, hier beginnen große Anteile der **Pyramidenbahn** (→ 14.5.2).

Das primäre motorische Rindenfeld befindet sich im Stirnlappen in der Windung vor der Zentralfurche (Sulcus centralis), der **vorderen Zentralwindung** oder dem Gyrus precentralis (→ Abb. 14.20, → Abb. 14.23).

Die dem primären motorischen Rindenfeld im Stirnlappen benachbarten **sekundären motorischen Rindenfelder** dienen der Planung und dem Anstoß von Bewegungsabläufen. Die so geplanten Bewegungen werden dann an die vordere Zentralwindung übermittelt, die sie über die Pyramidenbahn zur Ausführung bringt.

Wie in der hinteren Zentralwindung sind auch in der vorderen Zentralwindung die Körperregionen in Form eines umgekehrten Homunculus repräsentiert (→ Abb. 14.26). Das Repräsentationsgebiet ist umso größer, je feiner die Bewegungen in der entsprechenden Körperregion sind. Ein Beispiel hierfür ist wiederum die Hand, die aufgrund ihrer feinmotorischen Aufgaben ein im Vergleich zu ihrer Größe sehr ausgedehntes Repräsentationsgebiet hat (→ Abb. 14.26). Hingegen hat der anatomisch sehr viel größere Rumpf nur ein kleines Repräsentationsgebiet.

Broca-Sprachzentrum

Im Stirnlappen ist neben den beschriebenen motorischen Rindenfeldern auch die motorische Sprachregion **(Broca-Sprachzentrum)** lokalisiert, welche die Sprachmotorik steuert (→ Abb. 14.23).

Motorische Aphasie

Bei Zerstörung des Broca-Sprachzentrums geht die Fähigkeit verloren, ganze Sätze zu formulieren **(motorische Aphasie).** Worte werden im Telegrammstil nur noch mühsam und bruchstückhaft aneinandergereiht.

14.4.10 Hemisphärendominanz

Die Großhirnhemisphären sind von der Aufgabenverteilung her nicht ganz gleichwertig: Wernicke- und Broca-Zentrum sowie bestimmte Regionen für Bewegungsplanung und -steuerung sind bei den meisten Menschen in der linken Großhirnhemisphäre lokalisiert.

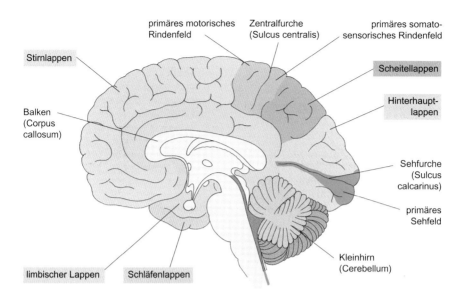

14.25 Zuordnung primärer Rindenfelder zu den Großhirnlappen, Ansicht von der Mitte

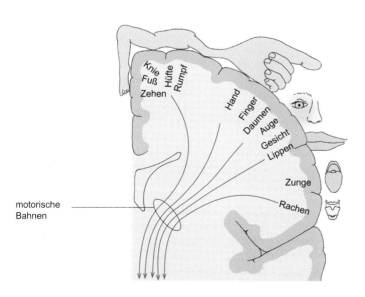

14.26 Repräsentation der Körperregionen im primären motorischen Rindenfeld

14.4.11 Großhirnkerne

Graue Substanz befindet sich auch eingelagert in die weiße Substanz in Form von **Großhirnkernen.**

Basalganglien

Als **Basalganglien** (Nuclei basales) werden zusammengefasst (→ Abb. 14.27):

- **Nucleus caudatus** (Schweifkern)
- **Putamen** (Schalenkern)
- **Globus pallidus** (bleicher Körper).

Nucleus caudatus und Putamen werden zusammen als **Corpus striatum** (Streifenkörper) bezeichnet, Putamen und Globus pallidus als **Nucleus lentiformis** (Linsenkern). Die Basalganglien sind Bestandteil eines komplizieren Kontrollsystems v. a. für die Somatomotorik (→ 14.3.2).

Mandelkern

Der **Mandelkern** (Corpus amygdaloideum) liegt im Schläfenlappen. Er ist Teil des limbischen Systems und hat Bedeutung für Gefühlsempfindungen und deren Einfluss auf Wahrnehmung und Verhalten.

14.4.12 Zwischenhirn

Das **Zwischenhirn** (Diencephalon) liegt, fast völlig vom Großhirn überdeckt, um den III. Ventrikel (→ 14.7). Nach unten geht das Zwischenhirn ohne scharfe Grenze in das Mittelhirn über. Die graue Substanz des Zwischenhirns bildet Kerne. Zum Zwischenhirn gehören v. a. **Thalamus, Epithalamus, Hypothalamus** und **Hypophyse.**

Thalamus

Der eiförmige, aus vielen Kernen bestehende Thalamus ist der größte Abschnitt des Zwischenhirns. Seitlich grenzt er an das Bahnensystem der Capsula interna (innere Kapsel → 14.4.6), an die sich nach außen die Basalganglien anschließen (→ Abb. 14.27).

● Zwei Hauptfunktionen des Thalamus sind:

- Er ist mit Ausnahme des Geruchs eine wichtige Schaltstation für die zur Großhirnrinde aufsteigenden sensorischen Bahnen, deren Erregungen hier vor Weiterleitung zur Rinde zusammengefasst und abgestimmt werden
- Er ist auch in motorische Kontrollsysteme einbezogen, indem er die Wirkung von Kleinhirn und Basalganglien auf motorische Rindengebiete übermittelt.

Epithalamus

Hauptbestandteile des Epithalamus sind die **Glandula pinealis** (Zirbeldrüse, Epiphyse → 13.7) und die **Habenulae** (Zügel).

Hypothalamus

Der Hypothalamus schließt sich nach unten an den Thalamus an (→ Abb. 14.27, → Abb. 14.28). Seine Kerne haben zentrale Bedeutung für die Steuerung von Sympathikus und Parasympathikus sowie wichtiger Körperfunktionen, u. a.:

- Nahrungsaufnahme, Energiehaushalt
- Fortpflanzung
- Flüssigkeitshaushalt und Blutdruck
- Körpertemperatur. Im Hypothalamus gibt es Fühler für die Körpertemperatur, die auf Veränderungen des Sollwertes von 36,5 °C reagieren. Zur Anpassung an den Sollwert werden z. B. Veränderungen der Gewebedurchblutung und Muskelaktivität ausgelöst
- Schlaf. Verschiedene Kerngebiete spielen als Zeitgeber und damit für den Schlaf-Wach-Rhythmus (→ 14.4.15) eine wichtige Rolle.

Darüber hinaus steuert der Hypothalamus hormonell den Hypophysenvorderlappen (→ 13.2.3) und ist mitbeteiligt an der Neurohypophyse (→ 13.2.2).

Hypophyse

Die Hypophyse (Hirnanhangdrüse) ist eine übergeordnete Hormondrüse (Einzelheiten → 13.2).

14

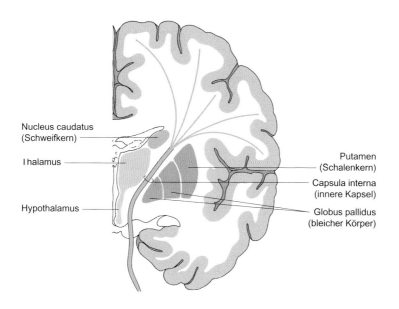

Nucleus caudatus (Schweifkern)

Thalamus

Hypothalamus

Putamen (Schalenkern)

Capsula interna (innere Kapsel)

Globus pallidus (bleicher Körper)

14.27 Großhirnkerne und Zwischenhirn

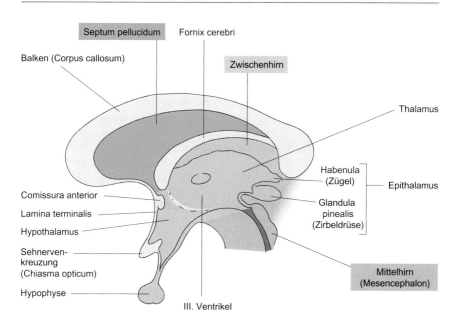

Septum pellucidum

Fornix cerebri

Balken (Corpus callosum)

Zwischenhirn

Thalamus

Habenula (Zügel)

Epithalamus

Comissura anterior

Glandula pinealis (Zirbeldrüse)

Lamina terminalis

Hypothalamus

Sehnerven-kreuzung (Chiasma opticum)

Mittelhirn (Mesencephalon)

Hypophyse

III. Ventrikel

14.28 Zwischenhirn

Fieber

Vom Körper selbst oder z.B. von Bakterien produzierte Fieber erzeugende Substanzen **(Pyrogene)** verändern die Sollwerteinstellung der Temperaturfühler im Hypothalamus so, dass diese erst bei höheren Körpertemperaturen reagieren. Die Folge ist Fieber.

14.4.13 Hirnstamm

Der **Hirnstamm** (Truncus encephali) besteht aus (→ Abb. 14.29):

- **Mittelhirn** (Mesencephalon)
- **Brücke** (Brückenhirn, Pons)
- **Verlängertem Mark** (Medulla oblongata).

Längszonengliederung

Der ganze Hirnstamm zeigt eine vergleichbare Gliederung in drei Längszonen (→ Abb. 14.30), welche im Folgenden Grundlage der Darstellung sein soll. Von vorne nach hinten sind dies **Basis, Haube** (Tegmentum) und **Dach** (Tectum).

Basis

Die Basis als vorderer Abschnitt besteht vor allem aus weißer Substanz in Form absteigender motorischer Bahnen. Sie sammeln sich in den **Hirnschenkeln** (Crura cerebri) des Mittelhirns, im vorderen Teil der Brücke und in den **Pyramiden** (Pyramidenbahn) des verlängerten Marks.

Im Mittelhirn zählt außerdem als Kerngebiet die **Substantia nigra** (schwarze Substanz) zur Basis (→ Abb. 14.30). Hier kommen melaninhaltige (→ 2.9.8) Neurone vor, die dem Kern ein schwärzliches Aussehen verleihen. Diese Neurone benutzen Dopamin als Transmitter und gehören funktionell zum extrapyramidal-motorischen System (→ 14.5.2).

🞄 Morbus Parkinson

Der Morbus Parkinson gehört zu den häufigsten neurologischen Erkrankungen des 6. und 7. Lebensjahrzehnts. Aus ungeklärten Gründen gehen vor allem die dopaminergen Neurone der Substantia nigra zugrunde, was zu **extrapyramidal-motorischen Störungen** führt:

- **Akinesie** (Bewegungsarmut): Verlangsamung und Verminderung willkürlicher und automatischer Bewegungen, z.B. Verarmung der Mimik
- **Rigor** (Muskelsteife): erhöhte Muskelgrundspannung (zu „steife" Muskeln) v.a. bei passiven Bewegungen
- **Tremor** (Muskelzittern) v.a. in Ruhe.

Medikamentös können zwar der Dopaminmangel und die Beschwerden gebessert werden. Der zunehmende Neuronenverlust in der Substantia nigra kann jedoch nicht verhindert werden.

Haube

Die Haube (→ Abb. 14.30) ist eine Mischung aus weißer und grauer Substanz.

Die weiße Substanz besteht neben Bahnen, die im Hirnstamm selbst Verbindungen herstellen, vor allem aus aufsteigenden sensorischen Bahnen.

Zwischen diesen Bahnen ist die graue Substanz v.a. in Kernen angeordnet:

- Dem Mittelhirn sind die Kerne des **III., IV.** und Kernanteile des **V. Hirnnervs** sowie der **Nucleus ruber** (roter Kern → 14.5.2) zugeordnet (→ Abb. 14.30)
- Brücke und verlängertes Mark enthalten die übrigen Kernanteile des V. Hirnnervs sowie die Kerne der Hirnnerven **VI–XII.** Zusätzlich kommt im verlängerten Mark der **untere Olivenkomplex** vor.

Die Kerne der Hirnnerven III–XII sind dabei je nach Funktion **Ursprungs-** oder **Endkerne** der Hirnnerven. Ein Teil dieser Kerngebiete sind autonome (parasympathische) Ursprungskerne, deren Nervenfasern mit den entsprechenden Hirnnerven zu ihren Innervationsgebieten ziehen (→ 14.5.2; Einzelheiten zu den Hirnnerven → 14.9.1).

In der Haube des gesamten Hirnstamms ist außerdem netzförmig und in Form von Kernen angeordnete graue Substanz lokalisiert, die insgesamt als **Formatio reticularis** (→ Abb. 14.31) bezeichnet wird.

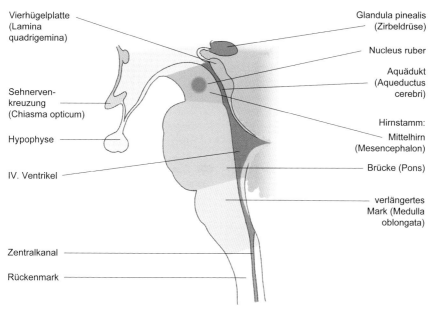

Vierhügelplatte
(Lamina
quadrigemina)

Sehnerven-
kreuzung
(Chiasma opticum)

Hypophyse

IV. Ventrikel

Zentralkanal

Rückenmark

Glandula pinealis
(Zirbeldrüse)

Nucleus ruber

Aquädukt
(Aqueductus
cerebri)

Hirnstamm:
Mittelhirn
(Mesencephalon)

Brücke (Pons)

verlängertes
Mark (Medulla
oblongata)

14.29 Hirnstamm

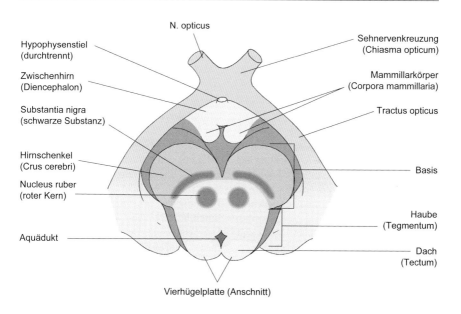

N. opticus

Hypophysenstiel
(durchtrennt)

Zwischenhirn
(Diencephalon)

Substantia nigra
(schwarze Substanz)

Hirnschenkel
(Crus cerebri)

Nucleus ruber
(roter Kern)

Aquädukt

Sehnervenkreuzung
(Chiasma opticum)

Mammillarkörper
(Corpora mammillaria)

Tractus opticus

Basis

Haube
(Tegmentum)

Dach
(Tectum)

Vierhügelplatte (Anschnitt)

14.30 Mittel- und Zwischenhirn von unten

Funktionen der Formatio reticularis

Die Formatio reticularis steuert zusammen mit anderen Hirnregionen lebenswichtige Funktionen: Sie enthält z. B. Zentren für die Regulation von Herz-Kreislauf (**Kreislaufzentrum**) und Atmung (**Atmungszentrum**) sowie Erbrechen und Harnabgabe (Miktion). Außerdem ist sie an der Steuerung der Bewusstseinslage und damit des Schlaf-Wach-Rhythmus beteiligt.

Aus der Formatio reticularis ins Rückenmark absteigende Bahnen spielen eine Rolle bei der Unterdrückung von Schmerzen.

Außerdem enthält die Formatio reticularis grundlegende Bewegungsmuster für die Skelettmuskulatur, aus ihr aufsteigende Bahnen haben eine Schlüsselrolle bei der Bewegungskoordination.

Über aufsteigende Bahnen beeinflusst die Formatio reticularis auch höhere Hirnleistungen, z. B. die Stimmungslage.

Als Transmitter werden Monoamine und Acetylcholin benutzt (→ 14.2.6).

Dach

Von den Strukturen des Dachs, der hinteren Zone des Hirnstamms, ist die **Vierhügelplatte** (Lamina tecti oder Lamina quadrigemina) des Mittelhirns zu erwähnen (→ Abb. 14.31). Sie dient u. a. als Seh- und Hörreflexzentrum.

14.4.14 Gehirnerschütterung

Ursache einer **Gehirnerschütterung** (Commotio cerebri) ist eine Gewalteinwirkung auf den Schädel. Die daraus resultierende plötzliche Massenverschiebung des Gehirns führt zu einer vorübergehenden Störung der Neuronenfunktionen.

Der Betroffene wird kurze Zeit bewusstlos und kann sich danach an den Unfall nicht mehr erinnern (**retrograde Amnesie**). Kopfschmerzen, Schwindel, Übelkeit und Erbrechen sind möglich. Normalerweise heilt eine Gehirnerschütterung innerhalb weniger Tage bis Wochen wieder aus.

14.4.15 Wachheit, Schlaf-Wach-Rhythmus

Wachheitsgrad sowie der Wechsel von Wachsein und Schlaf werden gesteuert durch:

- Aus der Formatio reticularis (→ Abb. 14.31) in Groß- und Zwischenhirn (vor allem den Hypothalamus) aufsteigende Bahnen
- Vom Hypothalamus als Zeit- und Rhythmusgeber (→ 14.4.12) in die Formatio reticularis absteigende Bahnen.

Das aus der Formatio reticularis aufsteigende Bahnensystem wird auch als **aufsteigendes retikuläres Aktivierungssystem (ARAS)** bezeichnet, da es eine Weckreaktion und gesteigerte Aufmerksamkeit auslöst. Auf der anderen Seite hemmen die aus dem Hypothalamus absteigenden Bahnen diese Weckreaktion des ARAS und lösen damit Schlaf aus.

Schlafstadien

Es gibt verschiedene Schlafstadien, die sich mittels EEG (→ 14.4.5) gut unterscheiden lassen. In der Einschlafphase verschwinden allmählich die α-Wellen und werden durch langsamere Wellen abgelöst. Der folgende Tiefschlaf läuft nicht gleichförmig ab, sondern in zwei sich ablösenden Stadien (→ Abb. 14.32):

Der **orthodoxe Schlaf** (Non-REM-Schlaf) ist ein ruhiger Tiefschlaf. Normalerweise wird er pro Nacht 3- bis 5-mal durchlaufen (Dauer je 1,5–2 Stunden).

Zwischen den orthodoxen Schlafstadien befinden sich die **paradoxen Schlafstadien.** Sie sind trotz Tiefschlaf durch eine vermehrte Hirntätigkeit gekennzeichnet, die im EEG durch hochfrequente Wellen nachweisbar ist. Der Schlafende träumt (bis hin zu Albträumen). Es treten Sekunden dauernde, rasche Augenbewegungen auf, die als „rapid eye movements" (REM) bezeichnet werden. Dieses Schlafstadium heißt folglich auch REM-Schlaf. Auch Herz- und Atmungsfrequenz und Blutdruck nehmen zu.

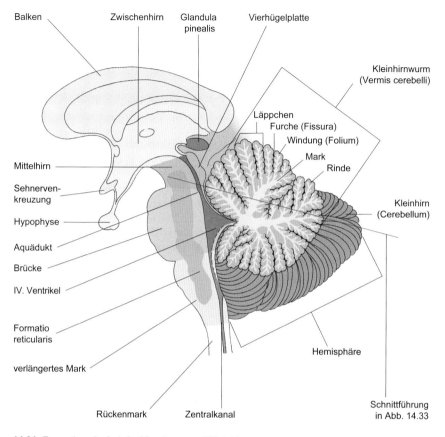

14.31 Formatio reticularis im Hirnstamm und Kleinhirn

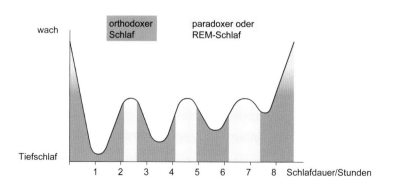

14.32 Schlafstadien

415

14.4.16 Kleinhirn

Das **Kleinhirn** (Cerebellum) liegt in der hinteren Schädelgrube. Nach oben wird es durch das **Kleinhirnzelt** (Tentorium cerebelli → 14.6) vom Hinterhauptlappen des Großhirns getrennt, vorne grenzt es an den IV. Ventrikel (→ 14.7).

Gliederung des Kleinhirns

Das Kleinhirn besteht aus zwei seitlichen **Kleinhirnhemisphären,** die über den unpaaren **Kleinhirnwurm** (Vermis cerebelli) miteinander verbunden sind (→ Abb. 14.33). Durch Furchen (Fissuren) wird das Kleinhirn in Lappen und Läppchen unterteilt.

Die Oberfläche des Kleinhirns ist durch **Kleinhirnwindungen** oder Folien (Folia cerebelli) und dazwischen liegende **Kleinhirnfurchen** (Fissurae cerebelli) sehr fein gegliedert.

Funktionell unterscheiden sich drei Anteile:

- **Vestibulocerebellum,** Hauptaufgabe Gleichgewicht
- **Spinocerebellum** mit Afferenzen aus dem Rückenmark, Hauptaufgabe Muskeltonus
- **Pontocerebellum** mit vielen Verbindungen zum Großhirn, Hauptaufgabe Bewegungskoordination.

Graue und weiße Substanz

Die graue Substanz liegt v. a. oberflächlich als **Kleinhirnrinde** (Cortex cerebelli) vor, die dem Oberflächenrelief folgt (→ Abb. 14.33).

Nach innen schließt sich weiße Substanz (**Kleinhirnmark,** Medulla cerebelli) an. Der zentrale **Markstamm** des Kleinhirns verästelt sich im Schnittbild in die Folien der Lappen und Läppchen wie ein Baum in Äste und Blätter. Dieses Schnittbild heißt deshalb auch **Lebensbaum** (Arbor vitae). Im Markstamm befindet sich nochmals graue Substanz in Form von **Kleinhirnkernen** (→ Abb. 14.33).

Verbindungen

Das Kleinhirn ist über **oberen, mittleren** und **unteren Kleinhirnstiel** (Pedunculus cerebellaris superior, medius und inferior) aus weißer Substanz mit dem Hirnstamm verbunden. Hierüber bestehen über Brücke und Thalamus Verbindungen zur Großhirnrinde und über den Hirnstamm zu Gleichgewichtsorgan und Rückenmark.

Feinbau der Kleinhirnrinde

Die Kleinhirnrinde hat drei Schichten (→ Abb. 14.34). Die wichtigsten Zelltypen sind:

- **Purkinje-Zellen** der **Purkinje-Zellschicht** (Stratum purkinjense). Sie sind die einzigen inhibitorischen Efferenzen der Rinde. Ihre Axone ziehen v. a. zu den Kleinhirnkernen. Letztere entlassen ihre exzitatorischen Signale über die Kleinhirnstiele ins motorische System
- **Körnerzellen** der **Körnerzellschicht** (Stratum granulosum). Dicht gepackt, sind sie die exzitatorische Eingangsneurone der Rinde
- **Golgi-Zellen** der Körnerzellschicht und **Stern- und Korbzellen** der **Molekularschicht** (Stratum moleculare) sind inhibitorische Interneurone für Purkinje-Zellen.

Funktion

Das Kleinhirn gehört zum motorischen System. Dabei gehen vom Kleinhirn keine eigenständigen motorischen Impulse aus, sondern es sorgt auf unbewusster Ebene für Feinabstimmung und Koordination von Bewegungen sowie Erhalt von Muskeltonus und Gleichgewicht.

Kleinhirnschädigungen

Bei Kleinhirnschädigungen bleibt die Willkürmotorik erhalten, jedoch sind Gleichgewicht und Koordination gestört, z. B. bestehen:

- **Ataxie** (gestörte Bewegungskoordination und Fallneigung)
- **Dysmetrie** (Zielunsicherheit bei Bewegungen)
- **Intentionstremor** (Muskelzittern, v. a. bei Bewegungen und in Zielnähe zunehmend)
- **Muskelhypotonie** (zu niedrige Spannung der Skelettmuskulatur)

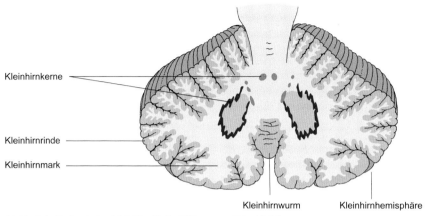

14.33 Schnitt durch das Kleinhirn (Schnittführung → Abb. 14.31)

Kleinhirnkerne

Kleinhirnrinde

Kleinhirnmark

Kleinhirnwurm · Kleinhirnhemisphäre

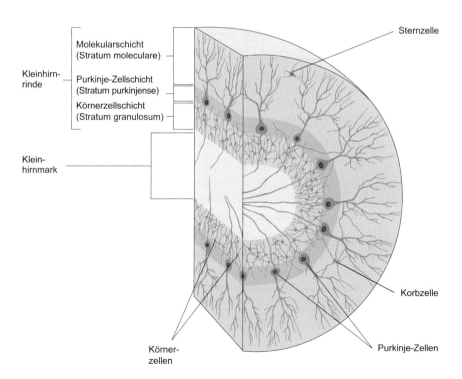

Kleinhirnrinde
- Molekularschicht (Stratum moleculare)
- Purkinje-Zellschicht (Stratum purkinjense)
- Körnerzellschicht (Stratum granulosum)

Kleinhirnmark

Sternzelle

Korbzelle

Körnerzellen

Purkinje-Zellen

14.34 Feinbau der Kleinhirnrinde

14

14.4.17 Rückenmark

Das verlängerte Mark als unterster Gehirnabschnitt und das **Rückenmark** (Medulla spinalis) gehen in Höhe des Foramen magnum der Schädelbasis (→ 4.5.3) ohne Unterbrechung ineinander über.

Das Rückenmark (→ Abb. 14.35) ist dünn und stabförmig, ca. 40–45 cm lang und 30 g schwer. Es füllt nicht den gesamten Wirbelkanal in Längsrichtung, sondern endet mit einer konischen Verjüngung **(Conus medullaris)** bereits in Höhe des 1.–2. Lendenwirbels. Der Conus medullaris setzt sich in einen glialen Faden **(Filum terminale)** fort, der im Bereich des Steißbeins ansetzt. Das Filum terminale wird von einem Bündel Wurzelfäden (→ 14.9.2) umgeben, das wegen seines Aussehens Pferdeschweif **(Cauda equina)** heißt.

▬ Segmentale Gliederung

Die paarigen Rückenmarknerven entspringen abschnittsweise aus dem Rückenmark. Ein solcher Abschnitt heißt **Rückenmarksegment.** Es gibt 31–33 Rückenmarksegmente (→ Abb. 14.35):

- 8 Hals- oder **Zervikalsegmente** (C 1–8)
- 12 Brust- oder **Thorakalsegmente** (T 1–12)
- 5 Lenden- oder **Lumbalsegmente** (L 1–5)
- 5 Kreuzbein- oder **Sakralsegmente** (S 1–5)
- 1–3 Steißbein- oder **Kokzygealsegmente** (Co 1–3).

14.4.18 Innerer Aufbau des Rückenmarks

Im Querschnittsbild ist das Rückenmark aus zwei spiegelbildlichen Hälften zusammengesetzt. Innen liegt die graue, außen die weiße Substanz (→ Abb. 14.36).

Graue Substanz

Die graue Substanz besteht im Querschnitt beidseits aus zwei flügelartigen Strukturen.

- Der vordere Flügel heißt **Vorderhorn** (Cornu anterius). Es enthält motorische Nervenzellen oder **Motoneurone** (Somatoeffe-

renzen), deren myelinisierte Nervenfasern über die Vorderwurzel (Radix anterior → 14.9.2) zur Skelettmuskulatur ziehen

- Der hintere schlanke Flügel, das **Hinterhorn** (Cornu posterius), reicht fast bis an die Oberfläche des Rückenmarks. Hier treten somato- und viszeroafferente Nervenfasern der Hinterwurzel ein (Radix posterior → 14.9.2)
- Die graue Substanz zwischen Vorder- und Hinterhorn ist die **Pars intermedia** (Zwischenabschnitt). In den Segmenten C8–L3 entspringt hier beidseits das **Seitenhorn** (Cornu laterale). Es enthält präganglionäre Neurone des Sympathikus (→ 14.10.2).

In Längsausdehnung des Rückenmarks bilden die Hörner sowie die Pars intermedia segmentüberschreitende Säulen (Columnae) grauer Substanz. Sie heißen entsprechend **Vordersäule**, **Hintersäule** und **Zwischensäule** mit **Seitensäule.**

Weiße Substanz

Die weiße Substanz umgibt mantelartig die graue Substanz. Sie besteht v. a. aus gebündelt verlaufenden Nervenfasern, die als **Stränge** (Funiculi) und **Bahnen** (Tractus) entlang des Rückenmarks auf- oder absteigen.

Aufsteigende Bahnen

Die aufsteigenden Bahnen kommen aus Neuronen außerhalb des Rückenmarks (Spinalganglien → Abb. 14.57) oder beginnen im Rückenmark selbst und steigen dann in der weißen Substanz des Rückenmarks zum Gehirn auf. Über die langen aufsteigenden Bahnen werden sensorische Informationen vom Körper zum Gehirn geleitet.

Die wichtigsten **sensorischen Bahnen** sind (→ Abb. 14.37, → 14.4.12):

- Bahnen des Hinterstrangsystems (mediales Lemniskussystem) für die Erregungsleitung v. a. von Berührungsrezeptoren
- Bahnen des anterolateralen Systems für die Erregungsleitung von Schmerz- und Temperaturrezeptoren
- Bahnen zum Kleinhirn für die Erregungsleitung von Propriozeptoren.

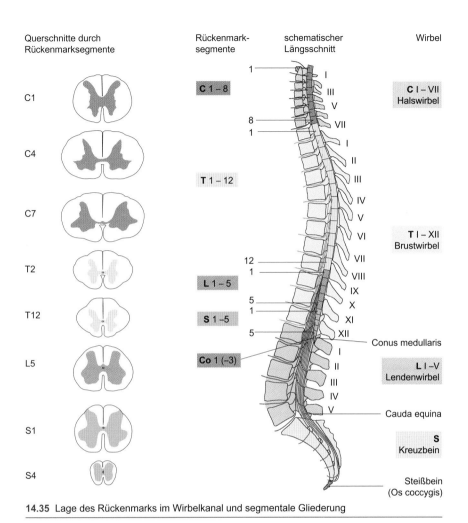

14.35 Lage des Rückenmarks im Wirbelkanal und segmentale Gliederung

14.36 Gliederung der grauen und weißen Substanz

Absteigende Bahnen

Der Ursprung absteigender Bahnen liegt im Gehirn, von wo sie ins Rückenmark ziehen. Sie enden dort an somato- und viszeromotorischen Neuronen, die dann entsprechende Signale über Spinalnerven in den Körper weitergeben. Die wichtigsten **somatomotorischen Bahnen** sind (→ Abb. 14.37):

- Die Pyramidenbahn für die Erregungsleitung der Willkürmotorik
- Extrapyramidalmotorische Bahnen für die Erregungsleitung der unwillkürlichen Koordinationsmotorik.

14.4.19 Eigenapparat des Rückenmarks und spinale Reflexe

Somatische Reflexe

Die Neurone des Rückenmarkes sind so miteinander verschaltet, dass dort Grundprogramme der motorischen Steuerung für die Skelettmuskulatur verankert sind. Dieser **Eigenapparat des Rückenmarks** ist die Grundlage von **spinalen Reflexen.**

Der **Eigenreflex** ist die einfachste Form eines Leitungs- oder **Reflexbogens.** An seiner Ausführung sind nur zwei Neuronentypen beteiligt.

- **Sensorische Neurone.** Die Zellkörper der sensorischen Neurone liegen im Spinalganglion nahe dem Rückenmark (→ 14.4.17). Mit seinem peripheren Fortsatz ist das Neuron mit einem Dehnungsrezeptor in einem Skelettmuskel, der **Muskelspindel** (→ 15.3.1), verbunden. Der andere Fortsatz zieht über die Hinterwurzel ins Rückenmark
- **Motorische Neurone.** Im Rückenmark wird die Erregung auf Motoneurone für den gleichen Skelettmuskel umgeschaltet.

Bei plötzlicher **Dehnung** eines Muskels werden dessen Muskelspindeln erregt (→ Abb. 14.38). Dies führt zu einer Erregung der Motoneurone für denselben Muskel und damit zu dessen Kontraktion. Damit erlischt der Dehnungsreiz an der Muskelspindel. Da gereiztes und Erfolgsorgan identisch sind, heißt dieser Reflex Eigenreflex. Eigenreflexe laufen unbewusst bei zahlreichen Bewegungen ab und halten den Menschen z. B. entgegen der Schwerkraft aufrecht.

An der Ausführung des **Fremdreflexes** sind mehrere Neuronentypen beteiligt:

- **Sensorische Neurone.** Die Zellkörper der sensorischen Neurone liegen in den Spinalganglien. Der periphere Fortsatz leitet Informationen von Hautrezeptoren (z. B. für Schmerz) ab. Die zentralen Fortsätze enden im Rückenmark an Interneuronen
- **Interneurone.** Interneurone (→ 14.2.4) leiten die Erregungen weiter auf Motoneurone für geeignete Skelettmuskeln
- **Efferente Neurone.** Dies sind Motoneurone, die meist Beugemuskulatur innervieren.

Der Name Fremdreflex rührt daher, dass gereiztes und Erfolgsorgan nicht identisch sind. Fremdreflexe sind oft **Schutzreflexe.** Beispielsweise wird bei einem schmerzhaften Stich an einem Kaktus der Finger reflektorisch zurückgezogen (→ Abb. 14.39).

Die spinalen Reflexe werden durch höhere Abschnitte des ZNS kontrolliert.

Reflexprüfungen

Seitenunterschiede oder Fehlen von Reflexen weisen auf eine Unterbrechung des Reflexbogens hin. Besonders häufig geprüft werden solche Reflexe, die sich leicht auslösen lassen:

- **Patellarsehnenreflex.** Ein Schlag auf die Patellarsehne unterhalb der Kniescheibe führt bei gebeugtem Knie durch Kontraktion des M. quadriceps zum Strecken des Unterschenkels (→ Abb. 14.38). Vergleichbar funktioniert der **Bizepssehnenreflex** am M. biceps brachii (Eigenreflexe)
- **Bauchhautreflexe.** Bestreichen der seitlichen Bauchhaut löst beim liegenden Patienten eine gleichseitige Kontraktion der Bauchmuskulatur aus (Fremdreflexe).

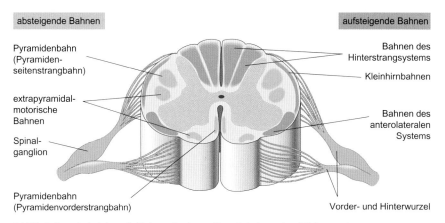

abseigende Bahnen | aufsteigende Bahnen

Pyramidenbahn
(Pyramiden-
seitenstrangbahn)

extrapyramidal-
motorische
Bahnen

Spinal-
ganglion

Pyramidenbahn
(Pyramidenvorderstrangbahn)

Bahnen des
Hinterstrangsystems

Kleinhirnbahnen

Bahnen des
anterolateralen
Systems

Vorder- und Hinterwurzel

14.37 Auf- und absteigende Bahnen in der weißen Substanz des Rückenmarks

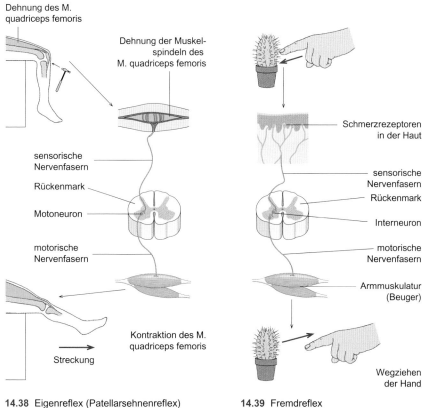

Dehnung des M.
quadriceps femoris

Dehnung der Muskel-
spindeln des
M. quadriceps femoris

Schmerzrezeptoren
in der Haut

sensorische
Nervenfasern

Rückenmark

Motoneuron

motorische
Nervenfasern

sensorische
Nervenfasern

Rückenmark

Interneuron

motorische
Nervenfasern

Armmuskulatur
(Beuger)

Kontraktion des M.
quadriceps femoris

Streckung

Wegziehen
der Hand

14.38 Eigenreflex (Patellarsehnenreflex)

14.39 Fremdreflex

Viszerale Reflexe

An viszeralen Reflexen sind als gereiztes Organ und/oder als Erfolgsorgan Eingeweide beteiligt. Über diese unbewussten Reflexe steuert das autonome Nervensystem (→ 14.10) z. B. Drüsen, Eingeweide-, Blutgefäß- und Herzmuskulatur, Geschlechtsorgane oder die unbewusste Harnblasenentleerung beim Säugling.

14.5 Funktionelle Systeme und integrative Funktionen

Bestimmte Gebiete grauer Substanz im ZNS bilden mit allen dazugehörigen Verbindungen bzw. Bahnen im ZNS **funktionelle Systeme,** die spezielle Aufgaben versehen.

Ein Beispiel sind funktionelle Systeme des somatischen Nervensystems (→ 14.5.1, → 14.5.2), deren Bahnen in Rückenmark oder Gehirn zur Gegenseite kreuzen. Ein weiteres funktionelles System ist z. B. das vegetative Nervensystem (→ 14.10).

Als **integrative Funktionen** (sog. höhere Funktionen) des Nervensystems bezeichnet man z. B. Sprache (→ 14.4.8), Emotionen (mitbeteiligt hieran ist das limbische System → 14.5.3), Bewusstsein, Lernen und Gedächtnis (→ 14.5.4). Die verschiedenen Systeme sind komplex miteinander verwoben.

14.5.1 Sensorische Systeme
Geschmackssystem

Die Geschmacksreize werden über **Geschmacksknospen** v. a. der Zunge (→ 15.6.1) aufgenommen und dann über die **Geschmacksbahn** zu den **Geschmackszentren** von hinterer Zentralwindung und Inselrinde (→ 14.4.8) geleitet. Die Geschmacksbahn beinhaltet u. a. Anteile der Hirnnerven VII (N. facialis), IX (N. glossopharyngeus), X (N. vagus) sowie Schaltstationen in Hirnstamm und Thalamus (→ Tab. 14.2).

Geruchssystem

Von der **Riechschleimhaut** (→ 15.5.1) werden die Geruchsreize über **I. Hirnnerv** (N. olfactorius, Riechnerv), **Riechkolben** (Bulbus olfactorius) und **Tractus olfactorius** zu den **primären Riechfeldern** (z. B. um den Mandelkern → 14.4.11) geleitet (→ Abb. 14.40). Das Geruchssystem hat enge Verbindungen zum limbischen System (→ 14.5.3).

Sehsystem

Nach Aufnahme in der **Retina** (Netzhaut → 15.7.8) und Weiterleitung über **II. Hirnnerv** (N. opticus), **Tractus opticus, Corpus geniculatum laterale** (seitlichen Kniehöcker) und **Sehstrahlung** (Radiatio optica) werden die Seheindrücke im **primären Sehrindenfeld** (→ 14.4.8) verarbeitet (→ 15.7.8).

Hörsystem

Die Aufnahme von Hörreizen erfolgt in der **Schnecke** (Cochlea → 15.8.3), ihre Weiterleitung über den **VIII. Hirnnerv** (N. vestibulocochlearis) in den Hirnstamm. Nach komplexer Verschaltung und Leitung wird schließlich das **primäre Hörrindenfeld** (→ 14.4.8) erreicht.

Gleichgewichtsystem

Das Gleichgewichtsystem steuert Kopf- und Körperhaltung und Gleichgewicht. Die Rezeptoren befinden sich in den **Bogengängen** des Innenohrs (→ 15.8.3). Die Reize werden über den VIII. Hirnnerv zu den **Vestibulariskernen** im Hirnstamm geleitet, die ihrerseits zur Informationsverarbeitung vor allem mit Kleinhirn, Rückenmark und Formatio reticularis (→ 14.4.13) des Hirnstamms in Verbindung stehen.

Somatosensorisches System

Das somatosensorische System dient der Erregungsaufnahme (→ 15.1), -leitung und -verarbeitung von Berührung, Druck, Schmerz und Temperatur aus der Körperoberfläche sowie der Spannung und Dehnung von Skelettmuskulatur. Nach den Leitungsbahnen in Rückenmark und Hirnstamm gliedert es sich in ein **Hinterstrangsystem** (mediales Lemniskussystem), ein **anterolaterales System** und das **Trigeminussystem** mit den sensorischen Kopfnervenästen des V. Hirnnerven (N. trigeminus → 14.9.1). Unter Vermittlung des Thalamus projiziert das somatosensorische System in das **primäre somatosensorische Rindenfeld** (→ 14.4.7).

	Rezeptoren	Leitung (Afferenzen)	Hirnzentren
Geschmackssystem	Geschmacksknospen	VII., IX., X. Hirnnerv	Inselrinde, hintere Zentralwindung
Geruchssystem	Riechschleimhaut	I. Hirnnerv	Rindengebiete um Mandelkern
Sehsystem	Netzhaut (Retina)	II. Hirnnerv	primäre Sehrinde
Hörsystem	Gehörschnecke (Cochtea)	VIII. Hirnnerv	primäre Hörrinde
Gleichgewichtssystem	Bogengänge	VIII. Hirnnerv	Vestibulariskerne
somatosensorisches System	für Berührung, Druck, Schmerz, Temperatur, Dehnung	Hinterstrang- und anterolaterales System, Trigeminussystem	primäres somatosensorisches Rindenfeld

Tab. 14.2 Sensorische Systeme des somatischen Nervensystems

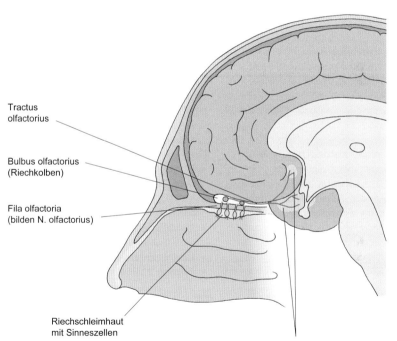

Tractus olfactorius

Bulbus olfactorius (Riechkolben)

Fila olfactoria (bilden N. olfactorius)

Riechschleimhaut mit Sinneszellen

Rindenfelder in Stirn- und Schläfenlappen

14.40 Geruchssystem als Beispiel eines sensorischen Systems

14.5.2 Motorische Systeme
Pyramidal-motorisches System
Willkürliche Bewegungen werden u.a. in sekundären motorischen Rindenfeldern des Stirnlappens (→ 14.4.3) geplant. Die dortigen Neurone aktivieren Pyramidenzellen v.a. im primären motorischen Rindenfeld. Deren Axone ziehen in der **Pyramidenbahn** (Tractus pyramidalis) durch die Capsula interna (innere Kapsel → 14.4.6) zu Hirnstamm und Rückenmark (→ Tab. 14.3).

Die Fasern zu motorischen Hirnnervenkernen kreuzen im Hirnstamm auf die Gegenseite (→ Abb. 14.41). 90 % der Fasern zum Rückenmark kreuzen im verlängerten Mark auf die Gegenseite, die übrigen 10 % in ihrem Zielsegment des Rückenmarks.

Die Erregungen werden dann in den Hirnnervenkernen und im Rückenmark auf **Motoneurone** umgeschaltet (→ Abb. 14.41). Diese innervieren die Skelettmuskulatur von Kopf, Rumpf und Extremitäten.

In dieses pyramidal-motorische System sind zahlreiche weitere Hirnzentren einbezogen, z. B. Thalamus (→ 14.4.12) und Kleinhirn (→ 14.4.16), die die motorischen Rindenfelder beeinflussen.

Extrapyramidal-motorisches System
Das extrapyramidal-motorische System (→ Tab. 14.3) ist wichtig für die unbewusste Koordination der Gesamtmotorik und die Harmonisierung von Bewegungen. Insgesamt ist es als Serviceeinrichtung für die Pyramidalmotorik zu verstehen.

Zum extrapyramidal-motorischen System gehören u.a. Basalganglien (→ 14.4.11), Nucleus ruber (→ Abb. 14.30), Substantia nigra (→ Abb. 14.30), bestimmte Kleinhirnkerne (→ 14.4.16) und die Formatio reticularis des Hirnstamms (→ 14.4.13). Die Bahnen des extrapyramidal-motorischen Systems verlaufen im Rückenmark gesondert zu Anteilen der Pyramidenbahn und enden ebenfalls an Motoneuronen.

Lähmungen
Häufige Lähmungsursache ist eine Schädigung der motorischen Bahnen in der Capsula interna beim Schlaganfall. Da die Fasern noch nicht gekreuzt haben, tritt bei einem rechtsseiten Schlaganfall eine linksseitige Lähmung auf (und umgekehrt). Weil auch (hemmende) extrapyramidalmotorische Bahnen geschädigt sind und gleichzeitig der Reflexbogen im Rückenmark noch funktioniert (→ 14.4.19), wird die Muskelgrundspannung der gelähmten Muskeln nach einiger Zeit zu hoch (sog. **spastische Lähmung**). Meist sind krankhafte Reflexe auszulösen, v.a. der **Babinski-Reflex** (Heben der Großzehe bei Bestreichen des seitlichen Fußrandes).

Sind die Motoneurone im Rückenmark geschädigt, etwa bei einer Rückenmarkverletzung, erreichen keine Erregungen mehr die davon versorgten Muskeln. Eine gleichseitige **schlaffe Lähmung** ist die Folge.

14.5.3 Limbisches System
Das **limbische System** liegt v.a. als limbischer Lappen (Lobus limbicus) um den Balken (limbus = Saum). Zum limbischen System zählen viele Hirnstrukturen, die untereinander und mit anderen Hirngebieten zahlreiche Verbindungen aufweisen, u.a. (→ Abb. 14.42):

- **Hippocampus, Area entorhinalis** und **Mandelkern** (Corpus amygdaloideum → 14.4.11) im Schläfenlappen (Lobus temporalis)
- **Mamillarkörper** (Corpora mammillaria) des Zwischenhirns (→ Abb. 14.30)
- **Gürtelwindung** (Gyrus cinguli)
- **Vordere Thalamuskerne** (→ 14.4.12).

Wesentliche Funktionen des **limbischen Systems** sind u.a.:
- Steuerung und Kontrolle von Gemütsbewegungen (Emotionen) und deren Einbindung in körperliche, hormonelle und vegetative Funktionen
- Lernen und Gedächtnis
- Antrieb und Aktivierung.

	Ursprung	Leitung (Efferenzen)	Zielneurone
pyramidal-motorisches System	v.a. primäres motorisches Rindenfeld	Pyramidenbahn	Motoneurone in Hirnstamm und Rückenmark
extrapyramidal-motorisches System	verschiedene Kerngebiete des Gehirns	extrapyramidal-motorische Bahnen	Motoneurone in Hirnstamm und Rückenmark

Tab. 14.3 Motorische Systeme des somatischen Nervensystems

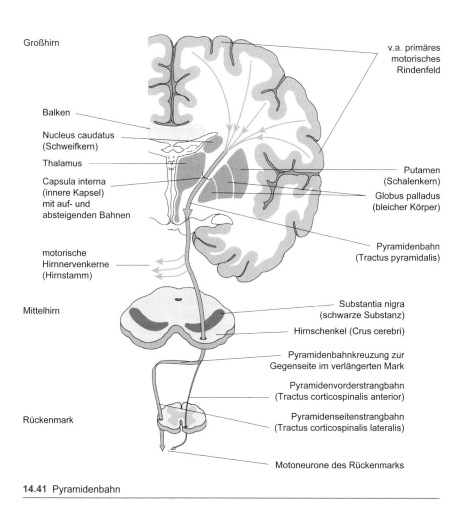

14.41 Pyramidenbahn

14.5.4 Lernen und Gedächtnis

Lernen und Gedächtnis sind Voraussetzungen für sinnvolles Handeln und Anpassung des Menschen an seine Umwelt. **Lernen** bedeutet Handlungen gezielt zu wiederholen, zu verbessern und Wissen zu vermehren. Hierfür wird das **Gedächtnis** benötigt, in dem die entsprechenden Informationen gespeichert sind und aus dem sie bei Bedarf abgerufen werden können.

Das Gedächtnis ist in mehreren Stufen organisiert: Das **sensorische Gedächtnis** befindet sich in den primären sensorischen Rindenfeldern (→ 14.4.7). **Kurz- und Langzeitgedächtnis** als nachfolgende Stufen sind wohl in den zahlreichen Assoziationsgebieten (→ 14.4.7) der Hirnrinde lokalisiert.

Sensorisches Gedächtnis

Über die Sinnesorgane erreichen ständig Informationen das Gehirn. Diese gelangen ins sensorische Gedächtnis mit großer Speicherkapazität. In weniger als einer Sekunde werden die Weichen für die weitere Informationsverarbeitung gestellt: Die eingegangenen Informationen werden mit den Daten in den folgenden Gedächtnisstufen verglichen und unbewusst gewichtet. Unwichtige Informationen verblassen, bedeutsame Informationen lösen eine Zuwendung der Aufmerksamkeit aus und werden in die nächste Gedächtnisstufe überführt.

Kurzzeitgedächtnis

Die aus dem sensorischen Gedächtnis eingespeisten Informationen werden durch das Kurzzeitgedächtnis für Sekunden bis viele Minuten gespeichert. Seine Speicherkapazität ist viel geringer als die des sensorischen Gedächtnisses.

Grundlage des Kurzzeitgedächtnisses sind wahrscheinlich Neuronenverbände, in denen Erregungen kreisen, evtl. von der Hirnrinde zu Thalamus und Hippocampus und wieder zurück zur Hirnrinde.

Diese kreisenden Erregungen können durch inhibitorische Synapsen (→ 14.2.6) gelöscht werden. Damit ist auch die Information aus dem Kurzzeitgedächtnis gelöscht.

Die kreisenden Erregungen können aber auch verstärkt werden. Diese **Langzeitpotenzierung** (LTP) kann Stunden bis Tage anhalten und wurde u. a. im Hippocampus nachgewiesen. Solche Informationen werden aus dem Kurzzeitgedächtnis in das Langzeitgedächtnis überführt.

Langzeitgedächtnis

An der Überführung von Informationen ins Langzeitgedächtnis sind Strukturen des limbischen Systems (→ 14.5.3), z. B. Hippocampus und Mandelkern, maßgeblich beteiligt: Patienten mit beidseitiger Zerstörung des Hippocampus können sich zwar an zurückliegende Dinge erinnern, jedoch keine neuen Informationen mehr ins Langzeitgedächtnis einspeisen **(anterograde Amnesie).** Die Langzeitpotenzierung stimuliert die Proteinsynthese, feine Dendritenäste sowie Dornen sprossen aus und es werden neue Synapsen gebildet (→ Abb. 14.43). Grundlage des Langzeitgedächtnisses sind also strukturelle Veränderungen der Neurone, wodurch bestimmte Neuronengruppen funktionell miteinander verknüpft werden.

Eine wahrscheinlich riesige Zahl miteinander verknüpfter Neuronengruppen bilden die Speichereinheiten des Langzeitgedächtnisses. Die in solchen Speichereinheiten abgelegten und wieder abrufbaren Informationen heißen **Engramme.**

Die Speicherkapazität des Langzeitgedächtnisses ist sehr groß, und Informationen können im Extrem lebenslang gespeichert bleiben. Besonders stark verhaftet bleiben Informationen, die mit großer Aufmerksamkeit abgespeichert oder häufig abgerufen werden (Üben).

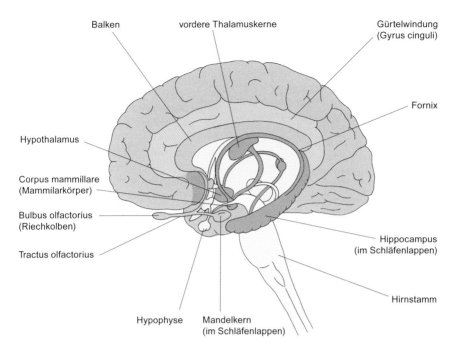

14.42 Strukturen des limbischen Systems (Hemisphäre von medial)

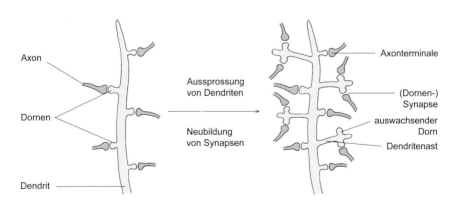

14.43 Ausbildung neuer Dendritenäste und Synapsen als strukturelle Grundlage des Langzeitgedächtnisses

14.6 Hirn- und Rückenmarkshäute

🔴 Zwischen knöchernem Schädel bzw. Wirbelkanal einerseits und Gehirn bzw. Rückenmark andererseits befindet sich ein Hüllsystem aus überwiegend bindegewebigen Blättern, den **Hirn-** bzw. **Rückenmarkshäuten** (Meningen). Beide gehen kontinuierlich ineinander über (→ Abb. 14.44, → Abb. 14.45). Zu unterscheiden sind:
- **Dura mater** (Pachymeninx, harte Hirn- bzw. Rückenmarkshaut)
- **Leptomeninx** (weiche Hirn- bzw. Rückenmarkshaut), bestehend aus **Arachnoidea mater** (Spinnwebenhaut) und **Pia mater.**

Dura mater

Die Dura mater, kurz Dura, ist aus straffem kollagenfaserigem Bindegewebe aufgebaut (→ 3.3.7) und hat Bedeutung vor allem als Organkapsel.

Die Dura mater cranialis (harte Hirnhaut) im Bereich des Gehirns ist ein mit den Schädelknochen verwachsenes Bindegewebeblatt, das sich nur im Bereich venöser Blutleiter (→ 14.8.3) in zwei Blätter aufspaltet.

Im Wirbelkanal hingegen ist die harte Rückenmarkshaut (Dura mater spinalis) nicht mit dem knöchernen Wirbelkanal verwachsen, sondern bildet einen Schlauch, der das Rückenmark mit den Spinalnervenwurzeln umhüllt und im Kreuzbeinkanal endet. Dadurch besteht zwischen der Wand des Wirbelkanals und der Dura ein **Epiduralraum** (Spatium epidurale), den es im Bereich des Gehirns normalerweise nicht gibt.

Im Gehirn bildet die Dura mater nicht nur eine Hüllstruktur, sondern kammert die Schädelhöhle außerdem durch Ausbildung plattenförmiger Septen:
- Die **Großhirnsichel** (Falx cerebri) verläuft zwischen den Großhirnhemisphären von vorne nach hinten und reicht vom Schädeldach bis zum Balken (→ Abb. 14.46)
- Die Großhirnsichel geht am unteren Ende des Großhirns unter dem Hinterhauptlappen kontinuierlich in eine mehr horizontal

stehende Platte über. Dieses **Kleinhirnzelt** (Tentorium cerebelli) überdeckt dachartig das Kleinhirn
- Die **Kleinhirnsichel** (Falx cerebelli) ist nur eine kurze, sichelförmige Platte.

Arachnoidea mater

Die Arachnoidea mater, kurz Arachnoidea (→ Abb. 14.44) ist feinfaseriges Bindegewebe, das fest mit der Dura verwachsen ist. Sie weist als Besonderheit zottenartige Fortsätze auf, die **Arachnoidalzotten** (Granulationes arachnoideae). Diese wölben sich in venöse Blutleiter vor, v. a. in die venösen Blutsinus (→ 14.8.3), und dienen der Überführung von Liquor cerebrospinalis (→ 14.7) ins Blut.

Pia mater

Die Pia mater, kurz Pia, ist feinfaseriges Bindegewebe, das fest mit der Oberfläche von Gehirn und Rückenmark verwachsen ist. Zwischen Arachnoidea und Pia befindet sich ein Spaltraum mit Liquor cerebrospinalis, der **Subarachnoidalraum.**

Epiduralhämatom

Beispielsweise bei einem Schädelbruch können Arterien zwischen Knochen und Dura zerreißen. Am häufigsten ist die **A. meningea media** (mittlere Hirnhautarterie) betroffen, die seitlich an der Schädelinnenwand verläuft. Das austretende Blut wühlt sich zwischen Knochen und Dura, die normalerweise miteinander verwachsen sind. Der so entstehende blutgefüllte Raum drückt das Gehirn zusammen. Die Beschwerden bei dieser **Epiduralblutung,** v. a. Bewusstseinstrübung und ungleiche Pupillenweite, treten meist einige Stunden nach dem Unfall auf. Einzige Behandlungsmöglichkeit ist die operative Beseitigung des Hämatoms.

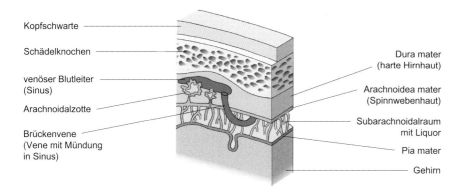

Kopfschwarte

Schädelknochen

venöser Blutleiter
(Sinus)

Arachnoidalzotte

Brückenvene
(Vene mit Mündung
in Sinus)

Dura mater
(harte Hirnhaut)

Arachnoidea mater
(Spinnwebenhaut)

Subarachnoidalraum
mit Liquor

Pia mater

Gehirn

14.44 Hirnhäute

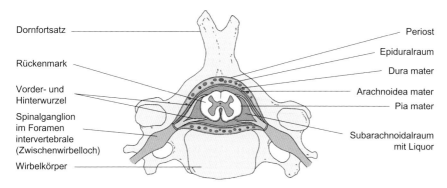

Dornfortsatz

Rückenmark

Vorder- und
Hinterwurzel

Spinalganglion
im Foramen
intervertebrale
(Zwischenwirbelloch)

Wirbelkörper

Periost

Epiduralraum

Dura mater

Arachnoidea mater

Pia mater

Subarachnoidalraum
mit Liquor

14.45 Rückenmarkshäute im Bereich eines Halswirbels

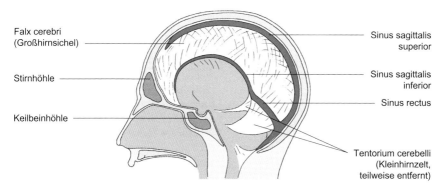

Falx cerebri
(Großhirnsichel)

Stirnhöhle

Keilbeinhöhle

Sinus sagittalis
superior

Sinus sagittalis
inferior

Sinus rectus

Tentorium cerebelli
(Kleinhirnzelt,
teilweise entfernt)

14.46 Falx cerebri und Tentorium cerebelli

429

Chronisches subdurales Hämatom

Beim **chronischen subduralen Hämatom** blutet es zwischen Dura und Arachnoidea. Ursache ist meist ein verletzungsbedingter Abriss von Hirnvenen an der Durchtrittsstelle in die venösen Blutleiter (sog. Brückenvenen → 14.8.3). Die Beschwerden entstehen viel langsamer als bei der Epiduralblutung, oft erst Wochen später. Am wichtigsten sind Wesensveränderungen und Bewusstseinsstörungen.

Meningeom

Meningeome sind meist gutartige Tumoren, die von der Arachnoidea ausgehen. Sie können einzeln oder zu mehreren vorkommen und verdrängen mit zunehmendem Wachstum das Hirngewebe.

Die dabei entstehenden Beschwerden hängen von der Lokalisation des Tumors ab. Meist wird eine chirurgische Entfernung des Tumors angestrebt.

Meningitis

Bei der **Meningitis** (Hirnhautentzündung) gelangen Krankheitserreger, z. B. auf dem Blutweg, ins Gehirn und führen zu einer Entzündung der Leptomeninx (weichen Hirnhaut). Typische Zeichen sind Kopfschmerzen, Fieber und Nackensteifigkeit.

Eine Meningitis kann auf das Gehirn übergreifen. Diese Entzündung von Meningen und Gehirn heißt **Meningoenzephalitis.**

14.7 Liquorräume

Im Gehirn befindet sich ein kommunizierendes Hohlraumsystem. Darin fließt eine Flüssigkeit, der Liquor cerebrospinalis, kurz **Liquor.** Er ist proteinarm und nahezu zellfrei.

Dieses Hohlraumsystem im Gehirn wird als **innerer Liquorraum** bezeichnet. Er steht mit dem Subarachnoidalraum, der den **äußeren Liquorraum** bildet, in offener Verbindung (→ Abb. 14.49).

Innerer Liquorraum

Der innere Liquorraum besteht aus vier Hirnkammern oder **(Hirn–)Ventrikeln** (→ Abb. 14.47). Feinzottige, gut durchblutete Strukturen ihrer Wände, die **Plexus choroidei** (Adergeflechte → Abb. 14.49), produzieren kontinuierlich Liquor.

In den beiden Großhirnhemisphären befinden sich **I. und II. Ventrikel** (Seitenventrikel). Der schlauchförmige Seitenventrikel beginnt im Stirnlappen mit dem **Vorderhorn (Cornu anterius),** zieht mit seinem **Zentralteil (Pars centralis)** durch den Scheitellappen und zeigt im Hinterhauptlappen eine starke Krümmung nach unten. Hier teilt sich der Seitenventrikel in ein kleineres **Hinterhorn (Cornu posterius),** welches im Hinterhauptlappen liegt, und ein größeres **Unterhorn (Cornu inferius),** das durch den Schläfenlappen nach vorne zieht und im vorderen Teil des Schläfenlappens endet. Jeder Seitenventrikel mündet im Bereich des Zwischenhirns über ein **Foramen interventriculare** (Zwischenkammerloch) in den unpaaren **III. Ventrikel** (→ Abb. 14.47, → Abb. 14.49).

Die seitlichen Wände des III. Ventrikels werden im Wesentlichen durch Anteile des Zwischenhirns gebildet. Der III. Ventrikel mündet in einen Kanal, den **Aquädukt** (Aqueductus cerebri), der durch das Mittelhirn (→ 14.4.2) zieht. Der Aquädukt öffnet sich schließlich in den **IV. Ventrikel** des Rautenhirns, der vom Kleinhirn bedeckt wird. Sein Boden wird aufgrund seiner Form als **Rautengrube** bezeichnet.

Der IV. Ventrikel verjüngt sich am Ende des verlängerten Marks sehr stark und geht kontinuierlich in den engen **Zentralkanal** (Canalis centralis) des Rückenmarks über. Der Zentralkanal ist stellenweise verschlossen und nimmt daher nicht an der Liquorzirkulation teil. Darüber hinaus besitzt der IV. Ventrikel zwei seitliche und eine mittlere Öffnung (Aperturae laterales und Apertura mediana) zum Subarachnoidalraum.

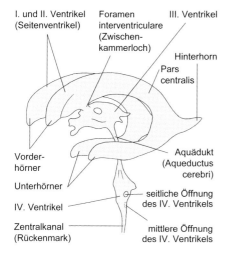

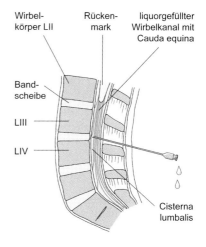

14.47 Innerer Liquorraum von der Seite

14.48 Lumbalpunktion

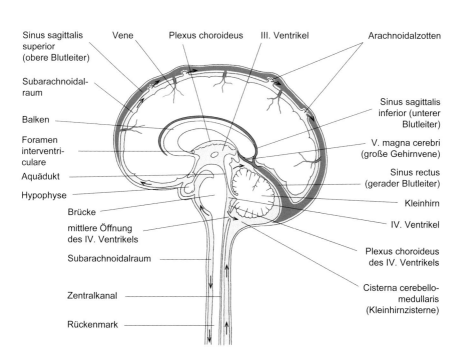

14.49 Innerer und äußerer Liquorraum. Die Pfeile zeigen den Liquorfluss

Äußerer Liquorraum

Der äußere Liquorraum entspricht dem Subarachnoidalraum zwischen Arachnoidea und Pia mater (→ Abb. 14.49). Er ist stellenweise zu **Zisternen** erweitert. Die größte Zisterne ist die **Cisterna cerebellomedullaris** (Kleinhirnzisterne). Im Wirbelkanal unterhalb des Rückenmarks befindet sich die **Cisterna lumbalis** (→ Abb. 14.48).

Der Liquor umfließt im Subarachnoidalraum Gehirn und Rückenmark und wird schließlich über die Arachnoidalzotten in Venen aufgenommen (→ 14.4.9).

Lumbalpunktion

Insbesondere bei Verdacht auf Meningitis wird eine **Lumbalpunktion** (→ Abb. 14.48) im unteren Lendenwirbelsäulenbereich durchgeführt, um Liquor für diagnostische Zwecke zu gewinnen. Das Rückenmark endet höher und ist somit nicht gefährdet, die Nervenwurzeln im Subarachnoidalraum weichen der Nadel aus. Eine Lumbalpunktion wird auch durchgeführt, um Medikamente in den Subarachnoidalraum einzubringen, etwa bei der **Spinalanästhesie.**

Hydrozephalus

Liquorproduktion und -abgabe stehen normalerweise im Gleichgewicht. Beim **Hydrozephalus** ist der Liquor vermehrt, wobei die Vergrößerung der Liquorräume auf Kosten des Hirngewebes geht. Es können die inneren Liquorräume, die äußeren oder beide erweitert sein. Klinisch am wichtigsten ist der **Verschlusshydrozephalus** durch Verschluss der liquorleitenden Wege. Bei Erwachsenen führt die Erweiterung der Liquorräume zu **Hirndrucksymptomatik** mit Kopfschmerzen, Übelkeit, Erbrechen und Bewusstseinstrübung. Bei Kindern vor Verschluss der Schädelnähte (→ 4.5.2) vergrößert sich zudem der Kopf.

14.8 Blutgefäße des ZNS

Die Neurone haben einen hohen Sauerstoffbedarf. Entsprechend hoch ist die Gehirndurchblutung: Das Gehirn wiegt nur 2 % des Körpergewichts, erhält aber etwa 15 % des Herz-Zeit-Volumens!

14.8.1 Arterien des Gehirns

Das Gehirn wird über vier Arterien versorgt (→ Abb. 14.50): die beiden **Aa. carotides internae** (inneren Halsarterien) und die beiden **Aa. vertebrales** (Wirbelarterien). Die Aa. carotides internae gelangen jeweils über ein eigenes Loch in der Schädelbasis (→ Abb. 4.27, → 4.5.3) in die Schädelhöhle, die Aa. vertebrales über das Foramen magnum (großes Hinterhauptloch). Die Arterien treten somit von der Hirnbasis aus an das Gehirn. Die größeren Arterienäste verlaufen auf der Gehirnoberfläche und befinden sich damit im Subarachnoidalraum. Von der Oberfläche treten dann Gefäßäste ungefähr senkrecht ins Gehirninnere (→ Abb. 14.52).

Jede der beiden Aa. carotides internae gibt folgende Hauptäste ab:

- Arterien zur Hirnanhangsdrüse
- **A. ophthalmica** (Augenarterie)
- **A. cerebri anterior** (vordere Großhirnarterie)
- **A. cerebri media** (mittlere Großhirnarterie)
- **A. communicans posterior** (hintere Verbindungsarterie).

Aa. cerebri anterior, media und posterior versorgen jeweils bestimmte Großhirnabschnitte (→ Abb. 14.53).

Die beiden Aa. vertebrales vereinigen sich am Oberrand des verlängerten Marks zur **A. basilaris** (Schädelbasisarterie). Die A. basilaris zweigt sich mit ihren Endabschnitten in rechte und linke **A. cerebri posterior** (hintere Großhirnarterie) auf. Von den beiden Aa. vertebrales und der A. basilaris gehen die **Aa. cerebellares** (Kleinhirnarterien) ab.

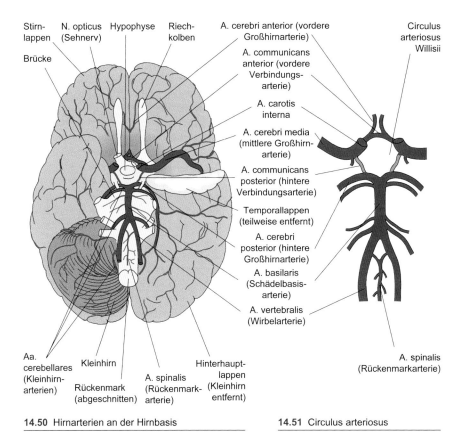

14.50 Hirnarterien an der Hirnbasis

14.51 Circulus arteriosus

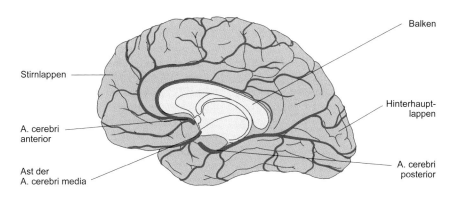

14.52 Hirnarterien (Ansicht von der Mitte)

⬤ Circulus arteriosus cerebri

Durch Verbindungsarterien zwischen Arterien der linken und rechten Hirnhälfte entsteht an der Hirnbasis ein arterieller Gefäßring, der **Circulus arteriosus cerebri** (Willisii). Dabei verbindet die **A. communicans posterior** die A. carotis interna mit der A. cerebri posterior und die **A. communicans anterior** (vordere Verbindungsarterie) die beiden Aa. cerebri anteriores (→ Abb. 14.51). Dieser Gefäßring kann einen Blutaustausch zwischen rechts- und linksseitigen Hirnarterien ermöglichen, ist jedoch sehr variabel ausgeprägt.

14.8.2 Arterien des Rückenmarks

Das Rückenmark wird hauptsächlich über Äste aus den beiden Aa. vertebrales (→ Abb. 14.50, → Abb. 14.51) sowie aus den Aa. intercostales (Zwischrippenarterien) und den Aa. lumbales (Lendenarterien) der Aorta versorgt.

14.8.3 Venen des Gehirns

Die kleinen Venen aus der Rinde und der rindennahen weißen Substanz ziehen zur Gehirnoberfläche und münden dort in größere oberflächliche **Vv. superiores** und **inferiores cerebri** (obere und untere Hirnvenen), die im Subarachnoidalraum verlaufen. Diese wiederum durchbrechen die harte Hirnhaut und münden, nun **Brückenvenen** genannt, in verschiedene venöse Blutleiter (**Sinus** → Abb. 14.55). Der größte von diesen ist der **Sinus sagittalis superior** (oberer sagittaler Blutleiter). Die äußere Wand dieser Blutleiter wird durch die harte Hirnhaut gebildet.

Die Blutsinus münden schließlich in die **Vv. jugulares internae dextra und sinistra** (rechte und linke innere Drosselvene), die jeweils über ein eigenes Loch in der Schädelbasis die Schädelhöhle verlassen.

Der Blutabfluss aus der Tiefe des Gehirns erfolgt über mehrere tiefe Hirnvenen, die alle über die **V. magna cerebri** (große Gehirnvene, → Abb. 14.49) schließlich in den **Sinus rectus** (geraden Blutleiter) münden (→ Abb. 14.55).

14.8.4 Gefäßbedingte Erkrankungen des Gehirns

Hirnarterienaneurysmen

Aneurysmen sind Aussackungen von Arterien, im Bereich des Gehirns meist an der Hirnbasis. Ursache ist häufig eine angeborene Gefäßwandschwäche.

Zerreißt ein solches Aneurysma, kommt es zu einer plötzlichen Blutung, bevorzugt in den Subarachnoidalraum **(Subarachnoidalblutung).** Dabei treten typischerweise heftigste Kopfschmerzen, Übelkeit und Erbrechen und je nach Ausprägung Bewusstseinsstörung bis zur Bewusstlosigkeit auf. Ca. 30 % der Aneurysmablutungen verlaufen bereits früh tödlich.

Schlaganfall

Beim Schlaganfall ist die Gehirndurchblutung gestört. Am häufigsten ist er durch eine Mangeldurchblutung von Teilen des Gehirns bedingt **(Hirninfarkt),** seltener durch eine Massenblutung ins Gehirn hinein. Die Mangeldurchblutung wird durch Einengung oder Verschluss von Arterien hervorgerufen, v. a. infolge von:

- Arteriosklerose (→ 5.3.7): Umbauvorgänge in der Arterienwand engen die Arterie zunehmend ein
- Thrombose (→ 5.3.7): Meist auf dem Boden einer Arteriosklerose bildet sich ein Blutgerinnsel und verschließt das Gefäß
- Embolie (→ 5.3.7): Blutgerinnsel u.a. aus dem linken Herz, als Folge von Vorhofflimmern, gelangen mit dem Blut ins Gehirn und verschließen eine oder mehrere Arterien.

Je nach Lokalisation und Ausmaß der Mangeldurchblutung erfolgt eine unterschiedlich starke Schädigung von Hirnanteilen.

Am häufigsten ist die A. cerebri media betroffen. Häufige Folgen sind ist eine unterschiedlich ausgeprägte Halbseitenlähmung (→ Abb. 14.54), ebenfalls halbseitige sensorische Ausfälle, Sprachstörungen und Bewusstseinsstörungen.

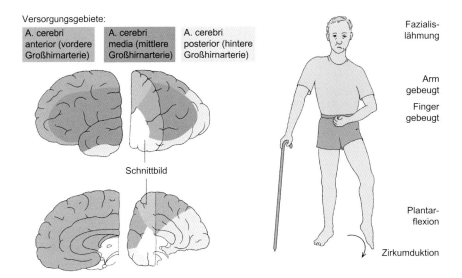

Versorgungsgebiete:

| A. cerebri anterior (vordere Großhirnarterie) | A. cerebri media (mittlere Großhirnarterie) | A. cerebri posterior (hintere Großhirnarterie) |

Schnittbild

Fazialis-lähmung

Arm gebeugt

Finger gebeugt

Plantar-flexion

Zirkumduktion

14.53 Arterielle Versorgungsgebiete des Großhirns oben Seitenansicht, unten Ansicht von medial

14.54 Halbseitenlähmung (Hemiplegie) nach Schlaganfall

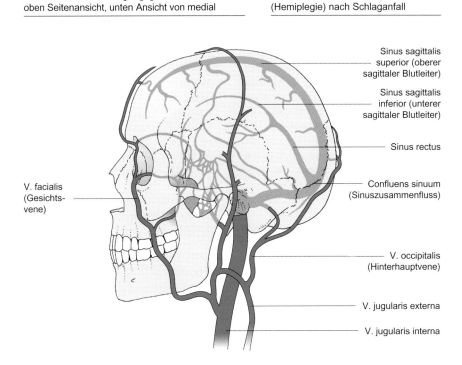

Sinus sagittalis superior (oberer sagittaler Blutleiter)

Sinus sagittalis inferior (unterer sagittaler Blutleiter)

Sinus rectus

V. facialis (Gesichts-vene)

Confluens sinuum (Sinuszusammenfluss)

V. occipitalis (Hinterhauptvene)

V. jugularis externa

V. jugularis interna

14.55 Venen von Gehirn und Kopf

14

435

14.9 Peripheres Nervensystem

⬛ Zum peripheren Nervensystem, kurz PNS, gehören:
- **Hirnnerven**
- **Spinalnerven**
- **Ganglien,** umschriebene Nervenzellansammlungen außerhalb des ZNS, z. B. die Spinalganglien oder die Ganglien des autonomen Nervensystems.

14.9.1 Hirnnerven
Es gibt zwölf Paar Hirnnerven (I–XII), die vor allem der Innervation des Kopfes dienen, teilweise aber – wie der X. Hirnnerv (N. vagus) – ausgedehnte Innervationsgebiete bis in die Bauchhöhle haben (→ Abb. 14.56).
Der I. Hirnnerv setzt sich zusammen aus **Fila olfactoria,** Bündel von Axonen der Riechzellen (→ 15.5), der II. Hirnnerv ist eigentlich eine nach peripher verlagerte Zwischenhirnstruktur. Die Kerne für die Hirnnerven III–XII befinden sich im Hirnstamm (→ 14.4.13). Sind es Kerne, deren Neurone Ursprung von Efferenzen bilden, handelt es sich um **Ursprungskerne.** Enden an den Neuronen von Kernen Afferenzen, so sind es **Endkerne.** Die einzelnen Hirnnerven können dabei überwiegend afferent, überwiegend efferent oder gemischt sein. Die Nervenzellkörper afferenter (sensorischer) Anteile von Hirnnerven befinden sich in **sensorischen Ganglien** im hirnnahen Verlauf der Nerven. Die zentralen Fortsätze enden jeweils in den Endkernen des Hirnstamms, während die peripheren Fortsätze in die Peripherie zu Rezeptoren ziehen oder selbst rezeptive Endigungen bilden.

Die einzelnen Hirnnerven
Die einzelnen Hirnnerven sind (→ Abb. 14.56):
- **I. Hirnnerv** (N. olfactorius, Riechnerv). Sensorischer Nerv für den Geruchssinn (→ 15.5)
- **II. Hirnnerv** (N. opticus, Sehnerv). Sensorischer Nerv für den Sehsinn (→ 15.7.8)
- **III. Hirnnerv** (N. oculomotorius, Augenbewegungsnerv). Motorischer Nerv für einen Teil der äußeren Augenmuskeln, parasympathisch für die Pupillenmotorik (→ 15.7.3)
- **IV. Hirnnerv** (N. trochlearis, Augenrollnerv). Motorischer Nerv für einen äußeren Augenmuskel (→ 15.7.9)
- **V. Hirnnerv** (N. trigeminus, Drillinngsnerv). Gemischter Nerv, sensorisch v. a. für große Teile des Gesichts, motorisch für die Kaumuskeln
- **VI. Hirnnerv** (N. abducens, Augenabziehnerv). Motorischer Nerv für einen äußeren Augenmuskel
- **VII. Hirnnerv** (N. facialis, Gesichtsnerv). Gemischter Nerv v. a. für die mimische Muskulatur (motorisch) sowie Tränen- und Speicheldrüsen (parasympathisch)
- **VIII. Hirnnerv** (N. vestibulocochlearis, Hör- und Gleichgewichtsnerv). Sensorischer Nerv für Hör- und Gleichgewichtsorgan
- **IX. Hirnnerv** (N. glossopharyngeus, Zungen-Rachen-Nerv). Gemischter Nerv v. a. für Rachen (sensorisch), Rachenmuskeln (motorisch) und Glandula parotidea (Ohrspeicheldrüse, parasympathisch)
- **X. Hirnnerv** (N. vagus, umherschweifender Nerv). Bis in die Bauchhöhle ziehender gemischter Nerv für die sensorische und parasympathische Versorgung v. a. der inneren Organe
- **XI. Hirnnerv** (N. accessorius, zusätzlicher Nerv). Motorischer Nerv für zwei Halsmuskeln
- **XII. Hirnnerv** (N. hypoglossus, Unterzungennerv). Motorischer Nerv für die Zungenmuskeln.

14.9.2 Spinalnerven
Die Spinalnerven (Rückenmarknerven) sind für die Innervation vor allem von Rumpf und Extremitäten zuständig, in geringem Maße auch für die von Kopf und Hals.

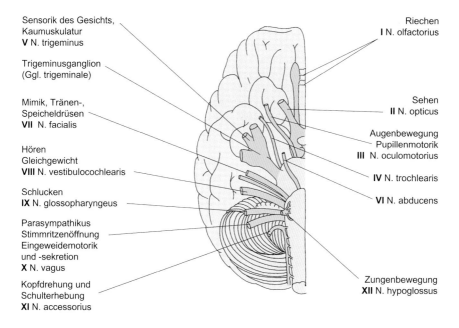

Sensorik des Gesichts,
Kaumuskulatur
V N. trigeminus

Trigeminusganglion
(Ggl. trigeminale)

Mimik, Tränen-,
Speicheldrüsen
VII N. facialis

Hören
Gleichgewicht
VIII N. vestibulocochlearis

Schlucken
IX N. glossopharyngeus

Parasympathikus
Stimmritzenöffnung
Eingeweidemotorik
und -sekretion
X N. vagus

Kopfdrehung und
Schulterhebung
XI N. accessorius

Riechen
I N. olfactorius

Sehen
II N. opticus

Augenbewegung
Pupillenmotorik
III N. oculomotorius

IV N. trochlearis

VI N. abducens

Zungenbewegung
XII N. hypoglossus

14.56 Hirnnerven und von ihnen vermittelte Hauptfunktionen

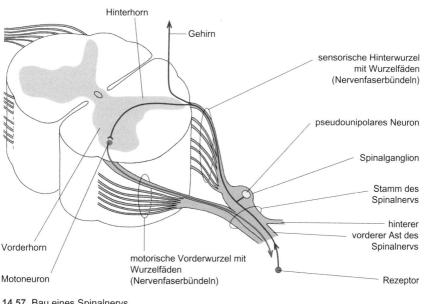

Hinterhorn

Gehirn

sensorische Hinterwurzel
mit Wurzelfäden
(Nervenfaserbündeln)

pseudounipolares Neuron

Spinalganglion

Stamm des
Spinalnervs

hinterer
vorderer Ast des
Spinalnervs

Vorderhorn

Motoneuron

motorische Vorderwurzel mit
Wurzelfäden
(Nervenfaserbündeln)

Rezeptor

14.57 Bau eines Spinalnervs

Bau des Spinalnerven

Aus jedem Rückenmarksegment (→ 14.4.17) treten rechts und links Bündel von Nervenfasern (**Wurzelfäden** oder Fila radicularia) aus bzw. ein. Die seitlich nach vorne austretenden Faserbündel bilden die **Vorderwurzel** (Radix anterior), die seitlich hinten eintretenden Fasern formen die **Hinterwurzel** (Radix posterior → Abb. 14.57).

- Die Vorderwurzeln entspringen aus der Vordersäule und enthalten somatomotorische Nervenfasern für die Skelettmuskulatur. In den Rückenmarkssegmenten C8–L3 und S2–S4 beinhalten sie außerdem visceromotorische Nervenfasern für die Innervation der Eingeweide. Damit ist die Vorderwurzel efferent leitend oder motorisch
- Die Hinterwurzeln treten ins Hinterhorn ein. In jeder Hinterwurzel befindet sich ein sensorisches Spinalganglion. Es enthält pseudounipolare Neurone (→ 14.2.1), deren zentrale Fortsätze die Hinterwurzel bilden. Die peripheren Fortsätze gelangen über die Spinalnerven und deren Äste in Körperinneres und -peripherie. Sie enden an sensorischen Rezeptoren oder bilden als freie Nervenendigungen (→ 15.2.1) selbst rezeptive Strukturen. Die Hinterwurzel ist damit afferent leitend oder sensorisch (somato- und viszerosensorisch).

⬤ Vorder- und Hinterwurzel treten in geringer Entfernung seitlich vom Rückenmark aufeinander zu und vereinigen sich zum **Stamm eines Spinalnerven.** Dieser führt somit immer verschiedene Faserqualitäten (motorische, sensorische, autonome) mit sich und ist stets ein gemischter Nerv. Entsprechend der Anzahl von Rückenmarksegmenten gibt es 31–33 Paar Spinalnerven(stämme). Der Stamm verzweigt sich dann in vier Äste. Am größten sind die **vorderen** und **hinteren Äste** (→ Abb. 14.57), wobei vor allem aus den vorderen Ästen Nervenplexus und periphere Nerven hervorgehen.

Nervenplexus

Die vorderen Äste haben die größten Versorgungsgebiete (→ Abb. 14.58).

Nur die mit dem Thorakalmark (T2–12) in Verbindung stehenden vorderen Nervenäste behalten ihre segmentale Gliederung und innervieren gürtelförmige Abschnitte der Rumpfwand.

Die übrigen vorderen Nervenästen vermischen sich nahe der Wirbelsäule und bilden **Nervenplexus** (Nervengeflechte):

- **Plexus cervicalis** (Halsgeflecht) aus den vorderen Ästen der Spinalnerven C1–C4 für die Innervation von Hals und Teilen des Kopfes
- **Plexus brachialis** (Armgeflecht) aus vorderen Ästen der Spinalnerven C5–T1 für die Innervation der oberen Extremität
- **Plexus lumbalis** (Lendengeflecht) aus den vorderen Ästen der Spinalnerven T12–L4
- **Plexus sacralis** (Kreuzbeingeflecht) aus den vorderen Ästen der Spinalnerven L4–S3, v. a. für die untere Extremität.

Periphere Nerven

Aus diesen Geflechten gehen dann die gemischten **peripheren Nerven** im engeren Sinn hervor. Jeder Nerv enthält somit motorische und sensorische Nervenfasern aus mehreren Rückenmarksegmenten. Die peripheren Nerven werden bei den entsprechenden Körperregionen abgehandelt.

Die einzelnen Rückenmarksegmente versorgen bestimmte Muskeln motorisch bzw. Hautbezirke sensorisch, auch die Aufteilung der Nervengeflechte in die Nerven erfolgt sehr regelhaft. Daher lassen sich den Rückenmarksegmenten bestimmte von ihnen versorgte Kennmuskeln bzw. Hautbereiche (Dermatome) zuordnen (→ Abb. 14.59). So sind bei Ausfällen Rückschlüsse auf den Schädigungsort möglich.

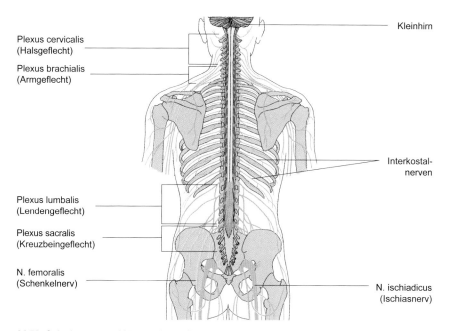

14.58 Spinalnerven und Nervenplexus (Nervengeflechte)

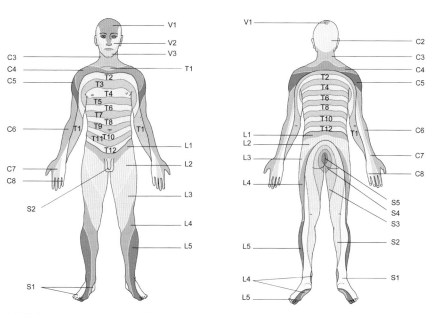

14.59 Segmentale sensorische Versorgung der Haut

14.10 Autonomes Nervensystem

Das vegetative oder **autonome Nervensystem** regelt weitgehend selbstständig und unbewusst die Funktionen innerer Organe (autonom = griech. selbstständig, unabhängig), wobei aber somatisches und autonomes Nervensystem funktionell eng miteinander verknüpft sind. Das autonome Nervensystem dient v. a. der Innervation (→ Tab. 14.4):

- Des Herzens
- Der Gefäßmuskulatur
- Der Eingeweidemuskulatur
- Von Drüsen
- Der Geschlechtsorgane
- Der Haarmuskeln.

Die Tätigkeit des autonomen Nervensystems erfolgt vor allem reflektorisch über Eingeweidereflexe (→ 14.3.2).

■ Das autonome Nervensystem besteht aus **autonomen Zentren** im ZNS, **Viszeroafferenzen** aus den inneren Organen zu diesen Zentren sowie **Viszeroefferenzen** von den autonomen Zentren im ZNS zu den inneren Organen. Zum autonomen Nervensystem gehört außerdem das **intramurale Nervensystem.**

14.10.1 Viszeroafferenzen

Viszeroafferente Neurone sitzen mit ihren Zellkörpern in sensorischen Kopfganglien (→ 14.10.2) der Hirnnerven VII (N. facialis), IX (N. glossopharyngeus) und X (N. vagus) sowie den Spinalganglien. Die zentralen Fortsätze dieser Neurone ziehen mit unterschiedlichem Verlauf und über Schaltstationen weiter zu autonomen Zentren des Hirnstamms (u. a. zur Formatio reticularis → 14.4.13). Diese werden von Rindenzentren und limbischem System (→ 14.5.3) mit beeinflusst.

Die peripheren Fortsätze der Neurone verlaufen zum einen mit den genannten Hirnnerven und ihren Ästen zu inneren Organen. Zum anderen schließen sie sich den Ästen des Sympa-

thicus an und erreichen über diese die peripheren Organe.

14.10.2 Viszeroefferenzen: Sympathikus und Parasympathikus

Die Viszeroefferenzen sind der **Sympathikus** und **Parasympathikus** (→ Tab. 14.4). Sie bestehen wie die Efferenzen des somatischen Nervensystems aus zentralen und peripheren Anteilen. Ein Organ wird häufig von Sympathikus und Parasympathikus innerviert, wobei diese oft entgegengesetzte Funktionen haben. Der Sympathikus steigert z. B. die Herz- und vermindert die Darmtätigkeit, wohingegen der Parasympathikus die Herztätigkeit bremst und die Darmbewegungen steigert.

Das autonome Nervensystem unterscheidet sich aber im Aufbau der **efferenten Strecke** vom ZNS bis zum Erfolgsorgan erheblich vom somatischen Nervensystem. Die somatomotorische Efferenz beginnt im ZNS, z. B. den Motoneuronen des Rückenmarks, und zieht ohne Unterbrechung zum Erfolgsorgan, der Skelettmuskulatur.

Die efferente Strecke des autonomen Nervensystems (Viszeroefferenz) hingegen besteht aus zwei Neuronen (→ Abb. 14.60). Die ersten oder **präganglionären Neurone** sind im ZNS lokalisiert. Sie schicken ihre Axone ins periphere autonome Nervensystem zu den sympathischen oder parasympathischen **Ganglien.** In den Ganglien erfolgt die synaptische Übertragung auf das zweite oder **postganglionäre Neuron.** Hier wird immer **Acetylcholin** als Neurotransmitter benutzt.

Die postganglionären Neurone schicken ihre Axone zu den Erfolgsorganen. Hier unterscheiden sich Sympathikus und Parasympathikus in ihren Neurotransmittern: Die postganglionäre synaptische Übertragung am Erfolgsorgan erfolgt beim Sympathikus vor allem mittels Noradrenalin und beim Parasympathikus mittels Acetylcholin. Die Schweißdrüsen werden vom Sympathicus ausnahmsweise mittels Acetylcholin innerviert.

Organ	Sympathikus	Parasympathikus
Tränendrüse	Verminderung der Sekretion	Steigerung der Sekretion
Pupille	Erweiterung	Verengerung
Herzmuskel	Zunahme von Herzfrequenz und Kontraktionskraft	mäßige Abnahme von Herzfrequenz und Kontraktionskraft
Blutgefäße	Verengerung	Gefäßerweiterung im Penisschwellkörper
Bronchien	Erweiterung	Verengerung
Speicheldrüsen	Verminderung der Sekretion	Steigerung der Sekretion
Magen-Darm-Trakt	Verminderung von Tonus und Bewegungen, Sphinkteren kontrahiert	Steigerung von Tonus und Bewegungen, Sphinkteren entspannt
Verdauungsdrüsen	Verminderung der Sekretion	Steigerung der Sekretion
Sexualorgane beim Mann	Auslösung der Ejakulation	Auslösung der Erektion

Tab. 14.4 Wirkungen von Sympathikus und Parasympathikus

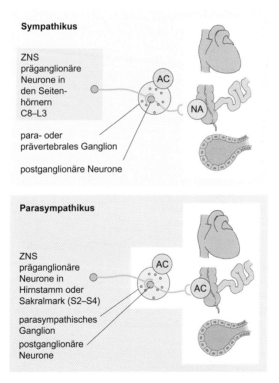

14.60 Efferente Strecke von Sympathikus und Parasympathikus. NA = Transmitter Noradrenalin; AC = Transmitter Acetylcholin

14

Sympathikus

Die präganglionären Neurone des Sympathikus befinden sich in den Segmenten C8–L3 der Seitensäule (→ 14.4.18) des Rückenmarks. Ihre Axone verlassen das Rückenmark über die Vorderwurzeln und ziehen zu **para- und prävertebralen sympathischen Ganglien,** welche die Zellkörper postganglionärer Neurone enthalten.

Der größte Teil präganglionärer Fasern wird in paravertebralen Ganglien umgeschaltet. Sie bilden beidseits der Wirbelsäule (= paravertebral) eine Kette, den sog. **Grenzstrang des Sympathikus** (→ Abb. 14.61).

Ein Teil der präganglionären Fasern wird erst in unpaaren prävertebralen Ganglien im Bereich großer arterieller Bauchgefäße auf postganglionäre Neurone umgeschaltet.

Nach Umschaltung in den Ganglien ziehen die postganglionären sympathischen Nervenfasern direkt oder zusammen mit Blutgefäßen und Spinalnerven z. B. zu Haut und inneren Organen.

Parasympathikus

Der Parasympathikus hat Ursprünge in Hirnstamm und sakralem Rückenmark (→ Abb. 14.61).

Im Hirnstamm befinden sich die präganglionären Neurone in **parasympathischen Kernen,** deren Axone mit Hirnnerven verlaufen. Die präganglionären Fasern in den Hirnnerven III, VII und IX werden in vier **parasympathischen Kopfganglien** umgeschaltet und die postganglionären Fasern erreichen über verschiedene Leitstrukturen die Zielorgane. Die präganglionären Fasern des X. Hirnnervs (N. vagus) werden in organnahen Ganglien des Halses, Brust- und Bauchraums auf postganglionäre Neurone umgeschaltet.

Die präganglionären Neurone des sakralen Parasympathicus sind in den Segmenten S2–S4 lokalisiert. Die präganglionären Fasern treten über die Vorderwurzeln des Rückenmarks aus und verlaufen in Nervenplexus des kleinen Beckens. Ein Teil der präganglionären Fasern wird in kleinen Ganglien der Plexus, ein anderer Teil in Ganglien innerhalb der Erfolgsorgane umgeschaltet.

14.10.3 Autonome Plexus

Nervenfasergeflechte des autonomen Nervensystems befinden sich besonders in Brust-, Bauch- und Beckenraum, und hier vor allem um größere Gefäße. In diesen Geflechten ziehen sowohl viszeroafferente als auch viszeroefferente Fasern. Außerdem sind in die Geflechte vor allem prävertebrale sympathische Ganglien eingebaut. Aus diesen Geflechten heraus erfolgt die sympathische und parasympathische Innervation innerer Organe.

14.10.4 Intramurales Nervensystem

Das intramurale Nervensystem liegt in den Wänden (= intramural) verschiedenster Organe, z. B. der Atemwege, Pankreasgänge, Gallenblase und Beckenorgane. Es setzt sich zusammen aus:

- Nervenfaserplexus
- Ganglien (Neuronenansammlungen)
- Einzelnen Neuronen.

■■■ Die größte Ausdehnung besitzt das intramurale Nervensystem im Rumpfdarm (→ 9.1) und wird hier auch als Darmwandnervensystem oder **enterisches Nervensystem (ENS)** bezeichnet. Das ENS dient vor allem der autonomen Steuerung von Kontraktionen und Sekretion der Rumpfdarmwände (→ 9.1). Zusätzlich zu dieser organeigenen Steuerung wird der Rumpfdarm durch Parasympathikus (fördert Kontraktionen und Sekretion) und Sympathikus (hemmt diese Funktionen) beeinflusst.

Strukturen des ENS sind u. a. Plexus submucosus (Meissner-Plexus) für die Schleimhautinnervation und Plexus myentericus (Auerbach-Plexus) für die Innervation glatter Muskulatur der Tunica muscularis. Beide sind im gesamten Rumpfdarm vorhanden (→ 9.1).

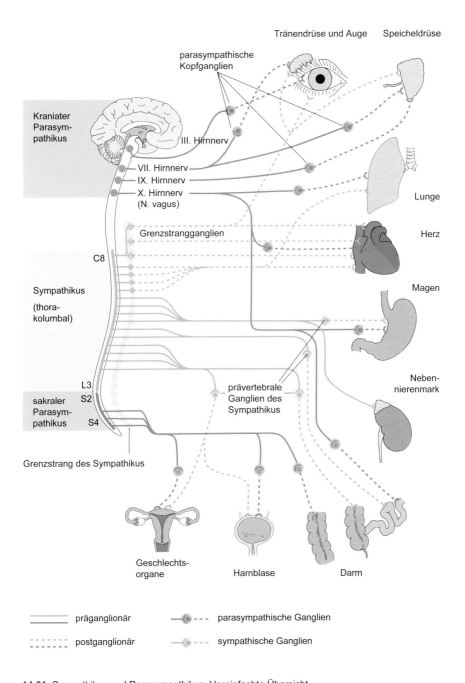

Tränendrüse und Auge   Speicheldrüse

parasympathische
Kopfganglien

Kraniater
Parasym-
pathikus

III. Hirnnerv

VII. Hirnnerv
IX. Hirnnerv
X. Hirnnerv
(N. vagus)

Lunge

Grenzstrangganglien

Herz

C8

Sympathikus

(thora-
kolumbal)

Magen

L3

Neben-
nierenmark

sakraler   S2
Parasym-
pathikus   S4

prävertebrale
Ganglien des
Sympathikus

Grenzstrang des Sympathikus

Geschlechts-
organe

Harnblase   Darm

präganglionär   parasympathische Ganglien

postganglionär   sympathische Ganglien

14.61 Sympathikus und Parasympathikus. Vereinfachte Übersicht

14.11 Untersuchungsmethoden

Bei Untersuchungen des ZNS und seiner Hüllstrukturen werden neben der Lumbalpunktion (→ 14.7) häufig bildgebende Verfahren eingesetzt, v. a.:

- Röntgenaufnahmen vor allem zur Darstellung von Schädelknochen und Wirbelkanal
- Computertomografie (CT), die zusätzlich eine Darstellung des Hirn- und Rückenmarkgewebes erlaubt. Sie ist eine der wichtigsten Untersuchungsmethoden des ZNS
- Magnetresonanztomografie (MRT). Die MRT ist aufgrund besserer Weichteildarstellung bei bestimmten Fragestellungen der CT überlegen
- Angiografie. Kontrastmittel wird in eine Halsarterie (Karotisangiografie) oder Wirbelarterie (Vertebralisangiografie) gespritzt. Sie wird vor allem bei Verdacht auf Gefäßeinengungen oder -aneurysmen eingesetzt
- Myelografie. Über eine Lumbalpunktion (→ 14.7) wird Kontrastmittel in den Subarachnoidalraum des Rückenmarks gespritzt und dieser dadurch röntgenologisch dargestellt. Heute wird die Myelografie durch breite Verfügbarkeit von Computer- und Magnetresonanztomografie selten angewendet.

Wiederholungsfragen

1. Welcher allgemeine Bauplan liegt bei Neuronen vor? (→ 14.2.1)
2. Was ist Nissl-Substanz? (→ 14.2.2)
3. Aus welchen Phasen besteht ein Aktionspotenzial? (→ 14.2.5)
4. Wie funktioniert eine chemische Synapse? (→ 14.2.6)
5. Wie ist eine Nervenfaser definiert? (→ 14.2.7)
6. Welche Unterschiede bestehen zwischen einer myelinisierten und einer nichtmyelinisierten Nervenfaser? (→ 14.2.7)
7. Welche Gliazellen gibt es im ZNS und welche Bedeutung haben sie? (→ 14.2.9)

8. Was unterscheidet autonomes und somatisches Nervensystem? (→ 14.3.1)
9. Welche Bedeutung haben Afferenzen und Efferenzen im peripheren Nervensystem? (→ 14.3.2)
10. Was ist graue und weiße Substanz und wie ist ihre Verteilung im ZNS? (→ 14.4.1)
11. In welche Abschnitte ist das Gehirn gegliedert? (→ 14.4.2)
12. Welche Großhirnlappen gibt es? (→ 14.4.3)
13. Welche vier Wellentypen kommen im normalen EEG vor? (→ 14.4.5)
14. Was unterscheidet primäre von sekundären Rindenfeldern? (→ 14.4.7)
15. Wo befindet sich das primäre motorische Rindenfeld? (→ 14.4.9)
16. Wie heißen die Basalganglien? (→ 14.4.11)
17. Welche zwei wesentlichen Funktionen hat der Thalamus? (→ 14.4.12)
18. Welche Hirnabschnitte bilden den Hirnstamm? (→ 14.4.13)
19. Welche Hauptsymptome zeigt der Morbus Parkinson? (→ 14.4.13)
20. Welche Schlafstadien gibt es und was kennzeichnet sie? (→ 14.4.15)
21. Welche Bedeutung hat das Kleinhirn? (→ 14.4.16)
22. Welche Segmente kommen beim Rückenmark vor? (→ 14.4.17)
23. Wie unterscheiden sich Eigen- und Fremdreflexe? (→ 14.4.19)
24. Welche Bedeutung hat das extrapyramidalmotorische System? (→ 14.5.2)
25. Welche Gedächtnisstufen gibt es? (→ 14.5.4)
26. Wie heißen die drei Hirnhäute? (→ 14.6)
27. Was gehört zum inneren Liquorraum? (→ 14.7)
28. Wie wird das Gehirn mit Blut versorgt? (→ 14.8.1)
29. Wie heißen die zwölf Hirnnerven, und welche Funktionen haben sie? (→ 14.9.1)
30. Aus welchen Anteilen besteht das autonome Nervensystem? (→ 14.10)

15 Rezeptoren und Sinnesorgane

15.1 Übersicht 446

15.2 Oberflächenrezeptoren ... 446
15.2.1 Mechanorezeptoren 446
15.2.2 Temperaturrezeptoren...... 448
15.2.3 Schmerzrezeptoren
(Nozizeptoren)........... 448

15.3 Rezeptoren der
Tiefensensorik........... 448
15.3.1 Mechanorezeptoren 448
15.3.2 Temperatur- und
Schmerzrezeptoren 450

15.4 Viszerale Rezeptoren 450
15.4.1 Mechanorezeptoren 450
15.4.2 Schmerzrezeptoren 450

15.5 Riechzellen 450
15.5.1 Feinbau der
Riechschleimhaut 450
15.5.2 Funktion 450

15.6 Geschmackszellen 452
15.6.1 Feinbau der
Geschmacksknospen....... 452
15.6.2 Funktion 452

15.7 Auge.................. 452
15.7.1 Augapfel 452
15.7.2 Äußere Augenhaut 452

15.7.3 Mittlere Augenhaut........ 454
15.7.4 Linse 456
15.7.5 Glaskörper, Augenkammern
und Kammerwasser........ 456
15.7.6 Optischer Apparat
des Auges 456
15.7.7 Brechungsanomalien
des Auges 458
15.7.8 Retina 458
15.7.9 Äußere Augenmuskeln 464
15.7.10 Hilfs- und Schutzeinrichtungen des Auges 464

15.8 Ohr 468
15.8.1 Äußeres Ohr 468
15.8.2 Mittelohr............... 468
15.8.3 Innenohr 468
15.8.4 Schallwellen, Schall- und
Lautstärke 470
15.8.5 Hörvorgang 472

15.9 Gleichgewichtsorgan..... 474
15.9.1 Sacculus und Utriculus 474
15.9.2 Bogengänge 474
15.9.3 Störungen des
Gleichgewichtsorgans...... 474

15.10 Untersuchungsmethoden . 476

Wiederholungsfragen 476

15.1 Übersicht

Sinnesorgane bzw. Rezeptoren (Strukturen zur Reizaufnahme) nehmen Informationen (Sinnesreize) aus der Umwelt und dem Körperinneren auf. Diese werden dann über Körper- und Eingeweideafferenzen dem ZNS zugeleitet (→ 14.3.2). Die meisten somatosensorischen Erregungen werden zuerst im Thalamus zusammengefasst und abgestimmt (→ 14.4.12). Erst dann werden sie zur Hirnrinde weitergeleitet, wo die bewusste Wahrnehmung entsteht.

Strukturen zur Reizaufnahme
Strukturen zur Reizaufnahme sind sehr unterschiedlich gebaut: Es kann sich um freie **Nervenendigungen, Sinneszellen** oder **Sinnesorgane** handeln:
- Die häufigen freien Nervenendigungen (→ Abb. 15.3) sind blind endende Nervenfasern
- **Primäre Sinneszellen** besitzen ein eigenes Axon, das ins zentrale Nervensystem zieht (→ Abb. 15.1). **Sekundäre Sinneszellen** (→ Abb. 15.1) besitzen kein eigenes Axon. Sie bilden zur Reizweiterleitung eine Synapse (→ 14.2.6) mit einer afferenten Nervenfaser aus.
- In Sinnesorganen bilden Sinneszellen mit „Hilfsstrukturen" ein Organ.

Rezeptorfunktion
Rezeptoren werden durch unterschiedliche physikalische und chemische Reize erregt, wobei jeder Rezeptor auf einen bestimmten Reiz reagiert. Durch den Reiz wird der Rezeptor depolarisiert. Dieses **Rezeptorpotenzial** führt in der anschließenden Nervenfaser zu einem ins zentrale Nervensystem fortgeleiteten Aktionspotenzial (→ 14.2.5).

Rezeptortypen
Entsprechend der Reizqualitäten werden fünf Rezeptortypen unterschieden (→ Tab. 15.1): Mechano-, Temperatur-, Schmerz-, Chemo- und Photorezeptoren.

● Der Mensch hat folgende Rezeptoren und Sinnesorgane:
- **Oberflächenrezeptoren** in der Haut
- **Rezeptoren der Tiefensensorik**
- **Viszerale Rezeptoren** in den Eingeweiden
- **Riechzellen** in der Riechschleimhaut
- **Geschmackszellen** in den -knospen
- **Auge** mit Photorezeptoren
- **Ohr** mit Schnecke (Cochlea) und **Gleichgewichtsorgan.**

15.2 Oberflächenrezeptoren

Die Oberflächenrezeptoren sind in der Haut lokalisiert. Es handelt sich dabei um:
- Mechanorezeptoren
- Temperaturrezeptoren
- Schmerzrezeptoren.

15.2.1 Mechanorezeptoren
Über die unterschiedlichen Mechanorezeptoren der Haut werden verschiedene **Berührungsqualitäten** registriert.

Merkel-Zellen
Merkel-Zellen registrieren Druck. Sie liegen vor allem in der basalen Zellschicht der Epidermis (→ 16.2) und sind synaptisch mit afferenten Nervenfasern verbunden (→ Abb. 15.3).

Meissner-Körperchen
Über **Meissner-Körperchen** werden Berührungsreize der Haut aufgenommen, die eine genaue Lokalisation der Berührung ermöglichen. Meissner-Körperchen sind kleine eiförmige Körperchen in den Bindegewebepapillen der Leistenhaut (→ 16.1), in denen Schwann-Zellen (→ 14.2.7) gestapelt übereinander liegen. An die Meissner-Körperchen treten afferente Nervenfasern (→ Abb. 15.3), die zwischen den Schwann-Zellen verlaufen.

Haarfollikelrezeptoren
Haarfollikelrezeptoren registrieren Haarberührungen und damit Hautkontakt. Sie sind afferente Nervenfasern, die den Haarfollikel (→ 16.6.1) umspinnen (→ Abb. 15.3).

Rezeptortyp	Rezeptor	Sinnesreiz	Lokalisation
Mechanorezeptoren	Merkel-Zellen	Druck	Haut
	Meissner-Körperchen	Druck, Berührung	Haut
	Haarfollikelrezeptoren	Berührung, Hautkontakt	Haut
	Vater-Pacini-Körperchen	Vibration	Haut
	freie Nervenendigungen	Hautkontakt	Haut
	Muskelspindel	Muskeldehnung	Skelettmuskel
	Golgi-Sehnenorgan	Muskelspannung	Skelettmuskel/Sehne
	Haarzellen (Hörorgan)	Schall	Innenohr
	Haarzellen (Gleichgewichtsorgan)	Lageveränderung des Kopfes	Innenohr
Temperaturrezeptoren	freie Nervenendigungen	Wärme, Kälte	Haut
Schmerzrezeptoren	freie Nervenendigungen	Gewebeschädigung	Haut, tiefe Gewebe, Eingeweide
Chemorezeptoren	Geschmackszellen	Geschmacksstoffe	Geschmacksknospen
	Riechzellen	Geruchsstoffe	Riechschleimhaut
Photorezeptoren	Stäbchen- und Zapfenzellen	Licht	Netzhaut (Retina)

Tab.15.1 Rezeptortypen

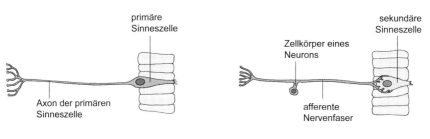

15.1 Sinneszellen

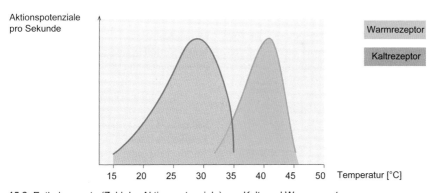

15.2 Entladungsrate (Zahl der Aktionspotenziale) von Kalt- und Warmrezeptoren

Vater-Pacini-Körperchen

Die **Vater-Pacini-Körperchen** der Dermis und Subkutis (→ 16.5) werden durch Vibrationen gereizt. Sie sind länglich-oval und bis mehrere Millimeter lang (→ Abb. 15.3). Mehrere Lagen spezieller Zellen sind zwiebelschalenartig umeinander angeordnet. An das Vater-Pacini-Körperchen tritt eine afferente Nervenfaser.

Freie Nervenendigungen

Freie Nervenendigungen registrieren als Mechanorezeptoren Hautkontakte, die aber nicht genau lokalisierbar sind. Sie kommen in allen Hautschichten vor (→ Abb. 15.3).

Tastpunkte

Berührungsempfindungen lassen sich nur dort auslösen, wo Rezeptoren liegen. Diese Stellen heißen auch **Tastpunkte.** Je enger die Rezeptoren und damit die Tastpunkte beieinander liegen, desto genauer ist das räumliche Auflösungsvermögen. Es ist besonders hoch z. B. an Fingerspitzen und Lippen und gering z. B. im Bereich des Rückens.

15.2.2 Temperaturrezeptoren

Temperaturrezeptoren sind freie Nervenendigungen, die bis in die Epidermis ziehen. Es gibt **Kalt-** und **Warmrezeptoren.** Kaltrezeptoren reagieren auf Temperaturen von 15–35 °C, Warmrezeptoren auf 30–45 °C (→ Abb. 15.2).

15.2.3 Schmerzrezeptoren (Nozizeptoren)

Der Schmerzrezeptoren informieren das ZNS über schädigende Einflüsse. Die Schmerzrezeptoren der Haut sind ausnahmslos freie Nervenendigungen. Sie vermitteln den sog. **Oberflächenschmerz.** Dabei gibt es den stechenden, hellen Schmerz und den brennenden, dumpfen Schmerz.

Rezeptortypen

Je nach Schädigungstypus unterscheidet man:
- Mechanosensorische Schmerzrezeptoren. Sie werden durch starke mechanische Reize aktiviert, z. B. Nadelstiche
- Hitzeempfindliche Schmerzrezeptoren. Sie werden bei Temperaturen über 45 °C erregt
- Polymodale Schmerzrezeptoren. Sie reagieren auf unterschiedliche Reize, sofern diese gewebeschädigend sind.

Schmerz vermittelnde Stoffe (Mediatorstoffe)

Häufig führt der Reiz nicht unmittelbar zur Rezeptoraktivierung, sondern zur Freisetzung von Überträger- oder Mediatorstoffen im Gewebe, welche dann die Schmerzrezeptoren aktivieren. Solche Mediatorstoffe sind z. B. Prostaglandine, Leukotriene, Serotonin oder Histamin.

15.3 Rezeptoren der Tiefensensorik

Die Rezeptoren der Tiefensensorik befinden sich v. a. in tiefer gelegenen Geweben, z. B. in Skelettmuskeln, Sehnen oder Gelenkkapseln. Auch hier sind Mechano-, Temperatur- und Schmerzrezeptoren zu unterscheiden.

15.3.1 Mechanorezeptoren

Die Mechanorezeptoren der Tiefensensorik vermitteln Informationen über z. B. Stellung und Bewegungen von Gliedmaßen und Rumpf. Sie werden als **Propriozeptoren** (Eigenrezeptoren) zusammengefasst.
Besonderer Erwähnung bedürfen die **Muskelspindeln** in Skelettmuskeln und die **Golgi-Sehnenorgane** am Muskel-Sehnen-Übergang.

Muskelspindel

Muskelspindeln sind mehrere Millimeter lange, spindelförmige Rezeptororgane innerhalb des Skelettmuskels (→ Abb. 15.4). Sie besitzen eine dünne zelluläre Kapsel. Im Innern befinden sich feine, spezialisierte Skelettmuskelfasern (→ 3.4.4), wobei **Kernsack- und Kernkettenfasern** unterschieden werden. An die Muskelspindel treten afferente Nervenfasern.
Gereizt werden Muskelspindeln durch Muskeldehnung (Eigenreflex → 14.4.19), sie messen also die Muskellänge.

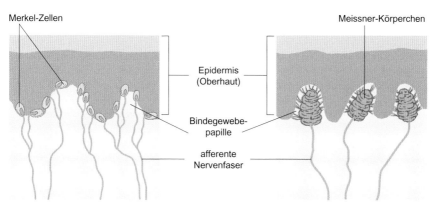

Merkel-Zellen

Epidermis
(Oberhaut)

Bindegewebe-
papille

afferente
Nervenfaser

Meissner-Körperchen

Vater-Pacini-Körperchen

Haarfollikel-
rezeptor

freie
Nervenendigung

Epidermis

afferente
Nervenfaser

Subkutis
(Unterhaut)

Haarfollikel

15.3 Mechanorezeptoren der Haut

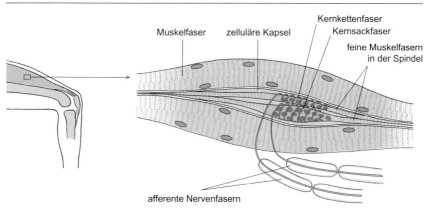

Muskelfaser   zelluläre Kapsel

Kernkettenfaser
Kernsackfaser

feine Muskelfasern
in der Spindel

afferente Nervenfasern

15.4 Muskelspindel

15

449

Golgi-Sehnenorgan

Die **Golgi-Sehnenorgane** liegen am Übergang des Skelettmuskels in seine Sehne. Unter einer zellulären Kapsel werden sie im Inneren von kollagenen Fasern der Sehne durchzogen. An die Golgi-Sehnenorgane treten afferente Nervenfasern. Gereizt werden die Golgi-Sehnenorgane durch Zug an der Sehne. Dadurch wird die Muskelspannung gemessen.

15.3.2 Temperatur- und Schmerzrezeptoren

Temperatur- und Schmerzrezeptoren sind freie Nervenendigungen. Die Temperaturrezeptoren führen zu keiner bewussten Empfindung, sondern dienen der Temperaturregulation.

Die Schmerzrezeptoren werden durch starke mechanische Reize oder Entzündungen aktiviert. Sie vermitteln den dumpf-bohrenden, schlecht lokalisierbaren **Tiefenschmerz.**

15.4 Viszerale Rezeptoren

Reize aus dem Körperinneren gelangen über den X. Hirnerven (N. vagus) und weitere viszerosensorische Nervenfasern (→ 14.3.2) zum ZNS. Häufig bleiben die Erregungen unbewusst und dienen der reflektorischen Steuerung von Verdauung, Kreislauf und Atmung. Die wichtigsten Rezeptoren sind Mechano-, Chemo- (→ 8.7.3) und Schmerzrezeptoren.

15.4.1 Mechanorezeptoren

Bei Mechanorezeptoren handelt es sich um Dehnungs- und Druckrezeptoren in Blutgefäßen und Herz (→ 5.3.14) sowie Dehnungsrezeptoren der Lunge (→ 8.7.2). Auch im Magen-Darm-Trakt gibt es Mechanorezeptoren, die z. B. das Gefühl des Füllungszustandes vermitteln.

15.4.2 Schmerzrezeptoren

Die Schmerzrezeptoren (freie Nervenendigungen) in den Wänden von Hohlorganen werden bei starker Wanddehnung erregt. Die vermittelten Schmerzzustände können bewusst werden (etwa Koliken bei Abgang von Harnsteinen).

15.5 Riechzellen

Die Riechzellen befinden sich in der **Riechschleimhaut** im Bereich der oberen Nasenmuscheln (→ Abb. 15.5). Die Riechschleimhaut ist nur wenige cm^2 groß.

15.5.1 Feinbau der Riechschleimhaut

Die Riechschleimhaut (→ Abb. 15.7) ist ein mehrreihiges Säulenepithel (→ 3.2.2), das von Bindegewebe unterfüttert wird. Das Epithel wird durch **Riech-, Stütz-** und **Basalzellen** aufgebaut:

Riechzellen

Riechzellen sind primäre Sinneszellen, deren Axone den I. Hirnnerv (N. olfactorius, bestehend aus den Fila olfactoria) bilden und durch die Lamina cribrosa (→ 4.5.3, → Abb. 4.27) in den Riechkolben eintreten (Geruchssystem → 14.5.1). Die Riechzellen besitzen einen kolbenförmigen Fortsatz, der das Epithel überragt und unbewegliche Riechgeißeln trägt (→ Abb. 15.6, → Abb. 15.7).

Stütz- und Basalzellen

Die Stützzellen flankieren die Riechzellen (→ Abb. 15.7). Die unten im Epithel liegenden Basalzellen sind Stammzellen, die der Regeneration von Riechzellen dienen.

Drüsen

Im Bindegewebe unter dem Epithel befinden sich Schleim bildende **Bowman-Drüsen.** Sie geben ihren Schleim auf die Epitheloberfläche ab. Der Schleim spült nicht nur die Riechschleimhaut, sondern hält durch Bindeproteine auch die vielen flüchtigen Duftstoffe fest.

15.5.2 Funktion

Riechzellen sind Chemorezeptoren. Die Riechgeißeln „schwimmen" im Schleim auf dem Riechepithel. In ihrer Zellmembran sind Rezeptormoleküle für Geruchsstoffe enthalten. Die Geruchsstoffe binden an die Rezeptormoleküle und lösen letztlich das Rezeptorpotenzial der Sinneszellen (→ 15.1) aus.

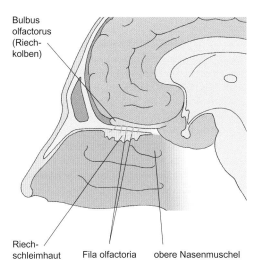

Bulbus olfactorius (Riechkolben)

Riechschleimhaut   Fila olfactoria   obere Nasenmuschel

15.5 Lokalisation der Riechschleimhaut

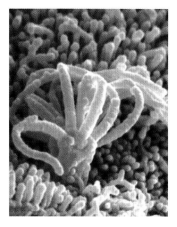

15.6 Kolbenförmiger Fortsatz einer Riechzelle mit Riechgeißeln (REM) [E549]

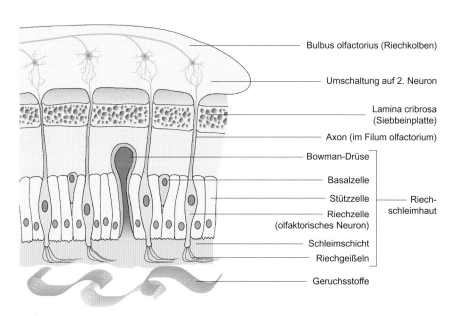

Bulbus olfactorius (Riechkolben)

Umschaltung auf 2. Neuron

Lamina cribrosa (Siebbeinplatte)

Axon (im Filum olfactorium)

Bowman-Drüse

Basalzelle

Stützzelle ⎤
Riechzelle (olfaktorisches Neuron) ⎦ Riechschleimhaut

Schleimschicht

Riechgeißeln

Geruchsstoffe

15.7 Bau der Riechschleimhaut

15.6 Geschmackszellen

Die Sinneszellen für Geschmack sind in den **Geschmacksknospen** lokalisiert (→ Abb. 15.8). Diese befinden sich v. a. in Zungenpapillen (→ 9.2.4), aber auch in weichem Gaumen und Rachenwand.

15.6.1 Feinbau der Geschmacksknospen

Die eiförmigen Geschmacksknospen sind in das mehrschichtige unverhornte Plattenepithel des Kopfdarms (→ 3.2.3) eingebaut. Über den **Geschmacksporus** öffnen sie sich zur Mundhöhle. Die wichtigsten Zellen sind (→ Abb. 15.8):

- **Geschmackszellen,** sekundäre Sinneszellen mit einer Lebensdauer von nur ca. zwei Wochen. Ihre Mikrovilli (→ 3.2.1) ragen in den Geschmacksporus
- **Basalzellen,** Stammzellen, aus denen neue Zellen der Geschmacksknospen hervorgehen.

Seröse Spüldrüsen (→ 9.2.4) in der Nähe der Geschmacksknospen spülen mit ihrem Speichel die Knospenöffnungen frei. Dadurch können stets neue Geschmacksstoffe wahrgenommen werden.

15.6.2 Funktion

Die Geschmackszellen sind Chemorezeptoren. Ihre Mikrovilli sind der Rezeptorort für Geschmacksstoffe, die auf unterschiedlichen Wegen zum Rezeptorpotenzial führen (Geschmackssystem → 14.5.1).

Seit langem bekannt sind die vier **Geschmacksqualitäten** süß, salzig, sauer und bitter, dazu ist umami („herzhaft-fleischig", erregt durch Glutamat) gekommen. Durch ihre Kombination sind Mischempfindungen möglich, z. B. süß-sauer.

Bitter wird bevorzugt am Zungengrund registriert. Die übrigen Qualitäten werden v. a. in den Randpartien der Zunge wahrgenommen. Nach heutigem Wissen werden die Qualitäten dort prinzipiell überall registriert, es gibt allenfalls Orte höherer und niedriger Empfindlichkeit (→ Abb. 15.9).

15.7 Auge

Das menschliche Sehsystem (→ 14.5.1) erlaubt die bewusste Wahrnehmung von Bildern mit unterschiedlichen Helligkeiten und Farben.

Das Bildaufnahmeorgan ist der **Augapfel** (Bulbus oculi), der geschützt in der knöchernen **Orbita** (Augenhöhle → Abb. 4.1) untergebracht ist. Das eigentliche Rezeptororgan des Augapfels ist dabei die Netzhaut (Retina → 15.7.8).

Außerdem besitzt der Augapfel **Hilfseinrichtungen** wie z. B. Augenlider und Tränenapparat.

15.7.1 Augapfel

Der Augapfel hat Kugelform. Hinten geht medial der Nervus opticus (II. Hirnnerv) ab. Der Augapfel besitzt eine Wand aus drei Schichten mit unterschiedlichen Abschnitten (→ Abb. 15.10):

- **Äußere Augenhaut** (Tunica fibrosa bulbi), bestehend aus **Sklera** (Lederhaut) und **Kornea** (Hornhaut)
- **Mittlere Augenhaut** (Tunica vasculosa bulbi) mit den Abschnitten **Aderhaut** (Choroidea), **Ziliarkörper** (Corpus ciliare, Strahlenkörper) und **Iris** (Regenbogenhaut)
- **Innere Augenhaut** (Tunica interna bulbi) oder **Retina** (Netzhaut). Sie besteht aus zwei Abschnitten: **Pars optica** (= sehender Abschnitt) und **Pars caeca** (= blinder Abschnitt), die die hintere Schicht von Ziliarkörper und Iris bildet.

Im Innern enthält der Augapfel:

- **Vorder-** und **Hinterkammer**
- **Linse** (Lens)
- **Glaskörper** (Corpus vitreum).

15.7.2 Äußere Augenhaut
Sklera

Die Sklera (Lederhaut) ist derb. Sie wird aus straffem geflechtartigen Bindegewebe (→ 3.3.7, → Abb. 3.27) aufgebaut und bildet die Organkapsel des Augapfels. Die Sklera ist von weißlicher Farbe, die aufgrund des Reichtums an kollagenen Fasern entsteht.

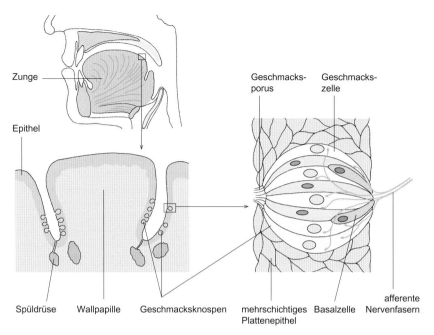

Zunge

Epithel

Geschmacks-porus

Geschmacks-zelle

Spüldrüse Wallpapille Geschmacksknospen mehrschichtiges Basalzelle afferente Nervenfasern
Plattenepithel

15.8 Lage und Bau der Geschmacksknospen

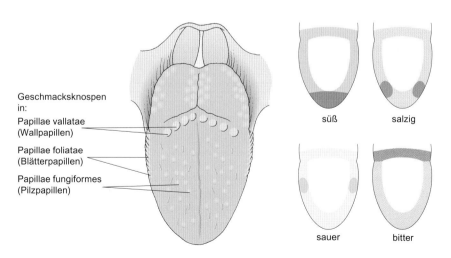

Geschmacksknospen in:

Papillae vallatae (Wallpapillen)

Papillae foliatae (Blätterpapillen)

Papillae fungiformes (Pilzpapillen)

süß salzig

sauer bitter

15.9 Hauptgeschmacksqualitäten und Gebiete erhöhter Empfindlichkeit

Kornea

Die Sklera setzt sich nach vorne in die uhrglasförmig gewölbte, durchsichtige Kornea (Hornhaut) fort (→ Abb. 15.10, → Abb. 15.11). Sie ist das Einfallsfenster für Licht in den Augapfel. Die Kornea enthält keine Blutgefäße, sondern wird durch Tränenflüssigkeit (→ 15.7.10) und Kammerwasser (→ 15.7.5) ernährt.

Schichten der Kornea

Die Kornea besteht aus drei Schichten (→ Abb. 15.11): **vorderem Korneaepithel, Stroma** und **hinterem Korneaepithel.**

- Das vordere Korneaepithel ist ein mehrschichtiges unverhorntes Plattenepithel (→ 3.2.3), in dem viele freie Nervenendigungen vorkommen.
- Das Stroma ist kollagenfaserreiches Bindegewebe, das reichlich Proteoglykane (→ 3.3.5) enthält, die für den hohen Wassergehalt und damit die Durchsichtigkeit der Kornea zuständig sind.
- Das hintere Korneaepithel ist ein einschichtiges Plattenepithel.

15.7.3 Mittlere Augenhaut
Aderhaut

Die Aderhaut (→ Abb. 15.10) enthält reichlich Blutgefäße, die den äußeren Abschnitt der Netzhaut versorgen.

Außerdem kommen hier viele Melanozyten vor (→ 16.2), die das braun-schwarze Pigment Melanin enthalten.

Ziliarkörper

Der Ziliarkörper (→ Abb. 15.10, → Abb. 15.11) ist ein ringförmiger Gewebewulst am Vorderrand der Aderhaut. Es weist in Richtung Linse zahlreiche **Ziliarfortsätze** auf.

Im Innern liegt der glatte **M. ciliaris** (Ziliarmuskel), der für die Akkomodation der Linse wichtig ist (→ 15.7.3). Der Ziliarkörper wird nach hinten von zweischichtigem **Ziliarepithel** bedeckt. An der unter dem Epithel gelegenen elastischen Basalmembran **(Bruch-Membran)** sind die Zonulafasern (→ 15.7.4) der

Linse verankert. Außerdem sezerniert das Ziliarepithel Kammerwasser (→ 15.7.3).

Iris und Pupille

Die Iris (→ Abb. 15.10, → Abb. 15.11) ist am Ziliarkörper angeheftet und besitzt eine zentrale Öffnung, die **Pupille.**

Die Iris besteht von vorne nach hinten aus **Vorderfläche, Stroma** und **Irisepithel.** Die Vorderfläche besteht aus einem lückenhaften Flechtwerk aus Fibroblasten (→ 3.3.2) und Melanozyten. Das Stroma ist lockeres Bindegewebe (→ 3.3.6) mit vielen Blutgefäßen, Fibroblasten und Melanozyten. Das Irisepithel enthält reichlich Melaninpigment (→ 2.9.8).

Um die Pupille liegt im Stroma der ringförmige **M. sphincter pupillae** (Pupillenschließer → Abb. 15.12). Er wird parasympathisch innerviert (→ 14.10.2) und führt zur Pupillenverengung (Miosis). Der **M. dilatator pupillae** (Pupillenöffner) ist radiär ausgerichtet Er wird sympathisch innerviert (→ 14.10.2) und erweitert die Pupille (Mydriasis).

Die **Augenfarbe** ist durch den Melaningehalt der Iris bedingt. Bei hohem Melaningehalt ist die Augenfarbe dunkel.

Pupillenreaktion

Die Pupille bildet für einfallendes Licht eine Lochblende vor der Linse. Ihre Weite wird durch M. sphincter und dilatator pupillae reguliert. Bei starkem Lichteinfall werden die Pupillen eng gestellt (→ Abb. 15.12). Dadurch wird die Menge des in den Augapfel einfallenden Lichts begrenzt. Umgekehrt werden die Pupillen bei Helligkeitsabnahme weiter. Diese Einstellung der Pupillenweite erfolgt reflektorisch und wird u. a. über das Mittelhirn (→ 14.4.13) gesteuert.

▬▬ Prüfung der Pupillenreflexe
Die Pupillenreflexe können mit einer Lampe überprüft werden. Seitenungleiche oder ausgefallene Pupillenreaktionen sind krankhaft.

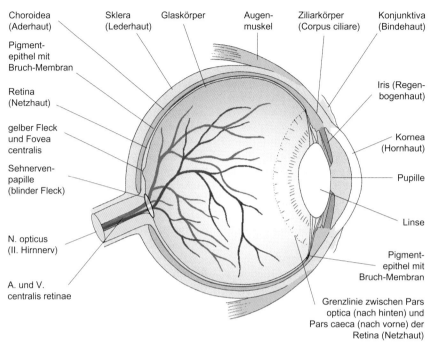

Choroidea (Aderhaut)

Pigmentepithel mit Bruch-Membran

Retina (Netzhaut)

gelber Fleck und Fovea centralis

Sehnervenpapille (blinder Fleck)

N. opticus (II. Hirnnerv)

A. und V. centralis retinae

Sklera (Lederhaut)

Glaskörper

Augenmuskel

Ziliarkörper (Corpus ciliare)

Konjunktiva (Bindehaut)

Iris (Regenbogenhaut)

Kornea (Hornhaut)

Pupille

Linse

Pigmentepithel mit Bruch-Membran

Grenzlinie zwischen Pars optica (nach hinten) und Pars caeca (nach vorne) der Retina (Netzhaut)

15.10 Augapfel

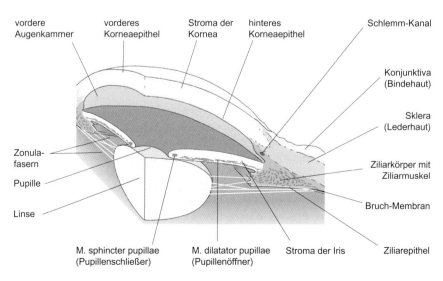

vordere Augenkammer

vorderes Korneaepithel

Stroma der Kornea

hinteres Korneaepithel

Schlemm-Kanal

Konjunktiva (Bindehaut)

Sklera (Lederhaut)

Zonulafasern

Pupille

Linse

Ziliarkörper mit Ziliarmuskel

Bruch-Membran

Ziliarepithel

M. sphincter pupillae (Pupillenschließer)

M. dilatator pupillae (Pupillenöffner)

Stroma der Iris

15.11 Ausschnitt aus vorderem Abschnitt des Augapfels

455

15.7.4 Linse

Die Linse ist beidseits nach außen (bikonvex) gekrümmt. Die gekrümmten Flächen treffen sich außen im **Linsenäquator** (→ Abb. 15.14). Hier heften die Zonulafasern an, die am anderen Ende der Bruch-Membran verankert sind (→ 15.7.3). Im Innern wird die Linse aus **Linsenfasern** aufgebaut.

Akkommodation

Akkommodation bedeutet, dass durch Formveränderung der Linse unterschiedlich weit entfernte Gegenstände scharf auf der Netzhaut abgebildet werden können (→ Abb. 15.13). Genauer gesagt wird die Krümmung der Linse und damit deren Brechkraft verändert.

Bei der **Fernakkommodation,** also dem Sehen entfernter Gegenstände, ist der ringförmige Ziliarmuskel entspannt. Die Zonulafasern sind durch Zug der elastischen Bruch-Membran angespannt und ziehen am Äquator der Linse. Dadurch flacht die Linse ab und ihre Brechkraft nimmt ab.

Bei **Nahakkommodation** kontrahiert der Ziliarmuskel und zieht an der Bruch-Membran, die Zonulafasern werden entspannt. Die Linse nimmt aufgrund ihrer Eigenelastizität eine mehr kugelige Form an, und ihre Brechkraft nimmt zu.

Katarakt

Bei Störungen der Linsenfasern kommt es zur Linsentrübung. Dieser graue Star **(Katarakt)** ist meist altersbedingt. Folge ist eine zunehmende Verschlechterung des Sehvermögens. Die Behandlung erfolgt durch operatives Entfernen des Linsenkerns und Ersatz durch eine Kunststofflinse.

15.7.5 Glaskörper, Augenkammern und Kammerwasser

Glaskörper

Der Glaskörper (→ Abb. 15.10) ist eine visköse (zähflüssige) Masse, die zu 99 % aus Wasser besteht. Er erfüllt den größten Teil des Binnenraums des Augapfels.

Augenkammern und Kammerwasser

Bei den Augenkammern unterscheidet man **Vorder-** und **Hinterkammer** (→ Abb. 15.16).

- Die Vorderkammer befindet sich zwischen Kornea nach vorne und Iris und Linse nach hinten
- Die Hinterkammer entspricht dem Raum zwischen Iris, Linse und Ziliarkörper.

Beide Augenkammern enthalten Kammerwasser, eine klare Flüssigkeit mit Nährstoffen, die kontinuierlich vom Ziliarepithel (→ 15.7.3) gebildet wird. Das Kammerwasser fließt aus der hinteren Augenkammer über die Pupille in die vordere Augenkammer. Hier gelangt es in den Raum zwischen Iris und Kornea (**Kammerwinkel).** Über den Kammerwinkel fließt das Kammerwasser schließlich in den **Schlemm-Kanal.** Dieser ist ein ringförmiger Kanal um die Kornea, der die Kammerflüssigkeit schließlich in Venen abgibt.

Augeninnendruck

Der **Augeninnendruck** hängt unter anderem vom Verhältnis zwischen Kammerwasserproduktion und -abfluss ab. Er beträgt durchschnittlich 15 mmHg. Ist dieses Verhältnis gestört, steigt der Augeninnendruck.

Glaukom

Beim grünen Star oder **Glaukom** ist der Augeninnendruck erhöht. Häufige Ursache ist bei älteren Menschen eine Abflussbehinderung im Kammerwinkel. Unbehandelt führt der erhöhte Augeninnendruck zu Netzhaut- und Sehnervenschädigungen und schließlich Erblindung.

15.7.6 Optischer Apparat des Auges

Zum abbildenden System des Auges (dioptrischer oder **optischer Apparat**) gehören Kornea, Kammerwasser, Linse und Glaskörper. Durch die Brechung der Lichtstrahlen an den gekrümmten Flächen (vor allem der Kornea) wird ein umgekehrtes und verkleinertes Bild auf der Retina (Netzhaut) erzeugt (→ Abb. 15.14).

Die Brechkraft wird in **Dioptrien** (dpt) angegeben: Brechkraft (dpt) = 1/Brennweite (m). Die Brechkraft des gesamten dioptrischen Apparates beträgt 60–80 dpt.

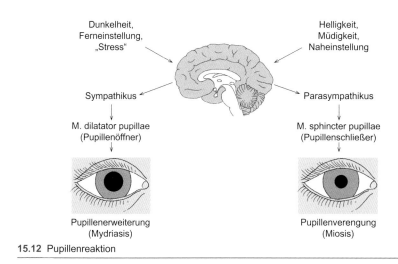

Dunkelheit,
Ferneinstellung,
„Stress"

Helligkeit,
Müdigkeit,
Naheinstellung

Sympathikus

Parasympathikus

M. dilatator pupillae
(Pupillenöffner)

M. sphincter pupillae
(Pupillenschließer)

Pupillenerweiterung
(Mydriasis)

Pupillenverengung
(Miosis)

15.12 Pupillenreaktion

15

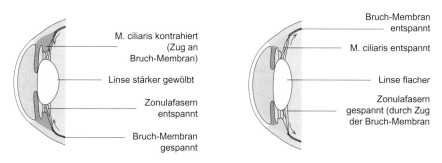

M. ciliaris kontrahiert
(Zug an
Bruch-Membran)

Linse stärker gewölbt

Zonulafasern
entspannt

Bruch-Membran
gespannt

Bruch-Membran
entspannt

M. ciliaris entspannt

Linse flacher

Zonulafasern
gespannt (durch Zug
der Bruch-Membran

15.13 Nahakkomodation (links) und Fernakkomodation (rechts)

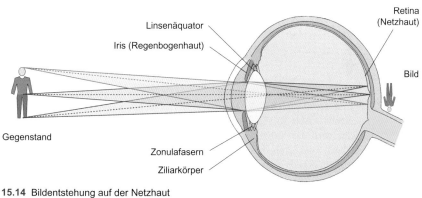

Retina
(Netzhaut)

Linsenäquator

Iris (Regenbogenhaut)

Bild

Gegenstand

Zonulafasern

Ziliarkörper

15.14 Bildentstehung auf der Netzhaut

15.7.7 Brechungsanomalien des Auges

◼ Bei Brechungsanomalien ist das Bild auf der Netzhaut durch Veränderungen des optischen Apparates unscharf. Die Korrektur erfolgt durch Brille oder Kontaktlinsen.

Kurzsichtigkeit
Der **Kurzsichtigkeit** (Myopie) liegt meist eine Verlängerung des Augapfels zugrunde. Folge sind unscharfe Bilder bei Fernakkomodation (→ 15.7.4), da eine Scharfabbildung bereits im Glaskörper erfolgt. Das Nahsehen ist normal. Zur Korrektur wird z. B. eine Brille mit bikonkaven Gläsern (Zerstreuungslinse, Minusgläser) verwendet (→ Abb. 15.15).

Weitsichtigkeit
Bei **Weitsichtigkeit** (Hyperopie) ist meist der Augapfel zu kurz. Dadurch entsteht bei Fernakkomodation das scharfe Bild nicht auf, sondern hinter der Netzhaut (→ Abb. 15.15). Bereits zum Sehen in der Ferne ist somit Nahakkomodation nötig. Für das Nahsehen reicht die Brechkraft des optischen Apparats meist nicht mehr aus. Die Korrektur erfolgt u. a. durch eine Brille mit bikonvexen Gläsern.

Astigmatismus
Bei **Astigmatismus** (Stabsichtigkeit) ist meist die Vorderfläche der Hornhaut ungleichmäßig gekrümmt. Dadurch werden Gegenstände auf der Netzhaut verzerrt abgebildet, z. B. Punkte als Linien. Die Korrektur erfolgt durch eine Brille mit zylindrischen Gläsern oder Kontaktlinsen.

Alterssichtigkeit (Presbyopie)
Mit zunehmendem Alter nimmt die Eigenelastizität der Linse und damit die (Nah-) Akkomodationsfähigkeit ab (→ Abb. 15.15). Etwa ab dem 45. Lebensjahr wird das Nahsehen (Lesen) spürbar unscharf. Dies kann durch eine Brille korrigiert werden, deren Gläser als Sammellinsen wirken.

15.7.8 Retina
Feinbau der Retina
Die Pars optica der Retina (Netzhaut) kleidet den Augapfel von innen bis zum Ziliarkörper aus. Sie besteht nach außen aus einer **Pigmentepithelschicht** (Stratum pigmentosum) mit reichlich Melanin und nach innen aus einem **vielschichtigen Nervengewebe** (Stratum nervosum → Abb. 15.18). Beide sind nicht miteinander verbunden. Vielmehr besteht zwischen ihnen ein kapillärer Spalt. Bei der **Netzhautablösung** kommt es hier zur krankhaften Ablösung des Stratum nervosum.

Augenhintergrund
Der hintere Abschnitt der Netzhaut, der **Augenhintergrund** oder Fundus, kann durch Augenspiegelung (→ 15.10) betrachtet werden. Wichtig sind vor allem Papille, gelber Fleck und Netzhautgefäße (→ Abb. 15.10, → Abb. 15.17).

- Die **Papille** befindet sich nasenwärts. Hier sammeln sich die Axone der retinalen Ganglienzellen und treten als N. opticus (II. Hirnnerv, Sehnerv) aus dem Augapfel. Die Papille heißt auch **blinder Fleck**, da hier die Retina fehlt
- Außerdem treten über die Papille die **Netzhautgefäße** vom N. opticus in den Augapfel, die **A. centralis retinae** und die **V. centralis retinae** (zentrale Netzhautarterie und -vene). Sie versorgen zusammen mit den Gefäßen der Choroidea (Aderhaut → 15.7.1) die Retina. Die Netzhautgefäße verlaufen zwischen Retina und Glaskörper und zeigen typische Verzweigungsmuster. Insbesondere bei Bluthochdruck oder Diabetes mellitus (→ 13.6.2) sind Veränderungen der Netzhautarterien nicht selten
- Der **gelbe Fleck** (Macula lutea) liegt schläfenwärts im Augenhintergrund und weist eine zentrale Vertiefung **(Fovea centralis)** auf. Da hier als Photorezeptoren nur Zapfenzellen vorkommen, ist er der Ort des schärfsten Sehens.

Kurzsichtigkeit	**Weitsichtigkeit**	**Alterssichtigkeit**

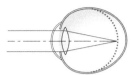
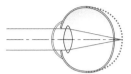
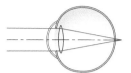

Die Linse ist funktionsfähig, der Augapfel aber zu lang. Das scharfe Bild ferner Objekte liegt vor der Retina-Ebene.	Die Linse ist funktionsfähig, der Augapfel aber zu kurz. Das scharfe Bild naher Objekte liegt hinter der Retina-Ebene.	Die Linse hat Eigenelastizität verloren und kann sich nicht mehr ausreichend krümmen. Das scharfe Bild naher Objekte liegt hinter der Retina-Ebene.

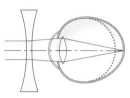
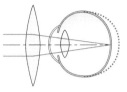
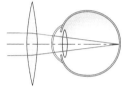

Eine Zerstreuungslinse verlegt das scharfe Bild auf die Netzhaut	Eine Sammellinse verlegt das scharfe Bild auf die Netzhaut	Eine Sammellinse gleicht fehlende Linsen-Krümmung aus

15.15 Strahlengang beim altersweitsichtigen, beim kurzsichtigen und beim weitsichtigen Auge

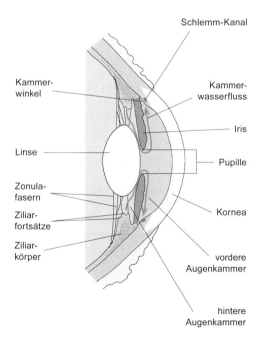

Schlemm-Kanal

Kammer-winkel

Kammer-wasserfluss

Iris

Linse

Pupille

Zonula-fasern

Ziliar-fortsätze

Kornea

Ziliar-körper

vordere Augenkammer

hintere Augenkammer

15.16 Augenkammern und Kammerwasserfluss

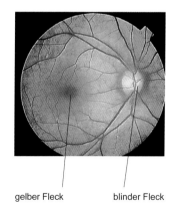

gelber Fleck   blinder Fleck

15.17 Augenhintergrund [F287]

459

Neurone der Retina

Die Netzhaut enthält die ersten drei Neuronenstationen der Sehbahn. Von außen nach innen sind dies (→ Abb. 15.18):
- Photorezeptorzellen (erstes Neuron)
- Bipolare Zellen (zweites Neuron)
- Ganglienzellen (drittes Neuron).

Die **Photorezeptorzellen** sind Sinneszellen, die Glutamat als Neurotransmitter benutzen. Es gibt zwei Typen, Stäbchen- und Zapfenzellen.
- Die **Stäbchenzellen** sind mit ca. 120 Millionen die häufigsten Sinneszellen in der Netzhaut. Sie besitzen eine hohe Lichtempfindlichkeit und nehmen Helligkeits-, nicht aber Farbunterschiede wahr. Damit sind die Stäbchenzellen für das **Dämmerungssehen** („Nachtsehen") wichtig. Farbeindrücke sind hier nicht möglich („bei Nacht sind alle Katzen grau")
- Die **Zapfenzellen** kommen mit ca. sechs Millionen deutlich seltener vor als Stäbchenzellen. Sie besitzen eine geringere Lichtempfindlichkeit als Stäbchenzellen. Neben der Wahrnehmung von Helligkeitsunterschieden sind sie für das **Farbsehen** notwendig, nur bei gutem Licht kann man also Farben sehen. Die Zapfenzellen ermöglichen eine hohe Bildauflösung, d. h. scharfes Sehen. Dies erklärt auch die höchste Sehschärfe im gelben Fleck, wo nur Zapfenzellen vorliegen.

Stäbchen- und Zapfenzellen besitzen einen äußeren stäbchen- oder zapfenförmigen Fortsatz, das **Außensegment** (→ Abb. 15.19), der oberflächlich in die Pigmentepithelzellen eintaucht. Hier befindet sich in unterschiedlich geformten Membransystemen der Sehfarbstoff, der der Lichtaufnahme dient. An die Zellkörper der Photorezeptoren schließt sich nach innen das Axon an.

Bipolare Zellen besitzen zwei Fortsätze, einen Dendrit und ein Axon (→ Abb. 15.18).

Die ca. eine Million **Ganglienzellen** liegen in der Netzhaut weit innen. Sie besitzen viele Dendriten und je ein Axon.

Neben diesen hauptsächlichen Neuronen gibt es noch zwei weitere Nervenzelltypen, die **Horizontal-** und die **amakrinen Zellen** (→ Abb. 15.18). Sie bilden Verschaltungen der genannten Nervenzellen untereinander und tragen zur Informationsverarbeitung innerhalb der Netzhaut bei.

Makuladegeneration

Bei der **Makuladegeneration** kommt zum fortschreitenden Funktionsverlust des gelben Flecks, also dem Ort des schärfsten Sehens. Am häufigsten tritt sie bei älteren Menschen auf. Folge ist eine starke Sehverschlechterung mit Verlust von Scharfsehen und Lesevermögen

Schichten der Netzhaut

Die wichtigsten Schichten der Netzhaut sind von außen nach innen (→ Abb. 15.18):
- **Pigmentepithelschicht**
- **Schicht der Stäbchen** und **Zapfen** = Außenglieder der Photorezeptoren
- **Äußere Körnerschicht** = Zellkörper der Photorezeptoren
- **Äußere plexiforme Schicht** = Synapsenzone zwischen den Axonen der Photorezeptoren und Dendriten der bipolaren Zellen sowie Synapsen mit Horizontalzellen
- **Innere Körnerschicht** = Zellkörper von bipolaren Zellen, Horizontalzellen, amakrinen Zellen und Müller-Zellen (spezielle Gliazellen, die nur in der Retina vorkommen)
- **Innere plexiforme Schicht** = Synapsenzone zwischen Axonen der bipolaren Zellen und Dendriten der Ganglienzellen sowie Synapsen mit amakrinen Zellen
- **Ganglienzellschicht** = Zellkörper der Ganglienzellen
- **Nervenfaserschicht** = Axone der Ganglienzellen.

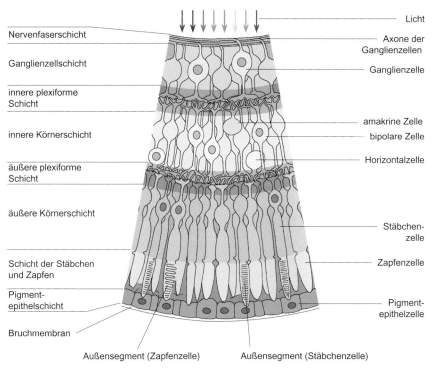

Licht

Nervenfaserschicht

Axone der Ganglienzellen

Ganglienzellschicht

Ganglienzelle

innere plexiforme Schicht

innere Körnerschicht

amakrine Zelle

bipolare Zelle

äußere plexiforme Schicht

Horizontalzelle

äußere Körnerschicht

Stäbchenzelle

Schicht der Stäbchen und Zapfen

Zapfenzelle

Pigmentepithelschicht

Pigmentepithelzelle

Bruchmembran

Außensegment (Zapfenzelle)   Außensegment (Stäbchenzelle)

15.18 Zellen und Schichten der Retina

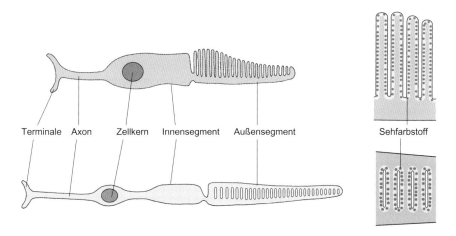

Terminale   Axon   Zellkern   Innensegment   Außensegment   Sehfarbstoff

15.19 Photorezeptoren, oben Zapfenzelle, unten Stäbchenzelle

Signalentstehung und -verarbeitung in der Retina

■ Das einfallende Licht durchdringt zuerst nahezu alle Schichten der Retina, erregt schließlich die Außensegmente der Photorezeptoren und wird dann durch das schwärzliche Melanin der Pigmentepithelzellen absorbiert (gelöscht). Aufgrund dieses Strahlengangs wird störendes Streulicht vermieden (→ Abb. 15.18).

In den Photorezeptoren der Retina werden die elektromagnetischen Wellen (Licht) in elektrochemische Signale umgewandelt und dann zu den folgenden Neuronen der Retina weitergeleitet und verarbeitet.

Die Erregung der Photorezeptoren erfolgt über die **Sehfarbstoffe** der Außensegmente. Sehfarbstoff der Stäbchenzellen ist das **Rhodopsin**, das aus dem Protein **Opsin** und dem Vitamin-A-Abkömmling **Retinal** besteht.

Die Zapfenzellen haben ähnliche Sehfarbstoffe, jedoch mit Unterschieden im Opsin. Dadurch gibt es drei verschiedene Zapfentypen mit unterschiedlichen Erregungsmaxima: **Blauzapfen** (440 nm), **Grünzapfen** (535 nm) und **Rotzapfen** (565 nm). Die Wahrnehmung verschiedenster Farbtöne erfolgt dann durch die unterschiedlich starke Erregung der drei verschiedenen Zapfentypen (→ Abb. 15.20).

Vereinfacht ausgedrückt führt Lichteinfall auf die Photorezeptoren zu deren Ruhigstellung (Hyperpolarisation). Nach Verschaltung der Erregungen in der Netzhaut werden die Ganglienzellen als „Ausstrombahn" der Retina als Ergebnis entweder erregt (Depolarisation → 14.2.5) oder ruhig gestellt (Hyperpolarisation).

Farbsinnstörungen

Durch Störungen der Zapfenzellen kommt es zur Farbenschwäche bis zur Farbenblindheit (→ 2.13.7).

Sehschärfe

Das Auflösungsvermögen der Retina ist die **Sehschärfe** (Visus). Sie gibt an, aus welcher Entfernung zwei helle Punkte noch getrennt wahrgenommen werden können. Das schärfste Sehen ist im Bereich des gelben Flecks möglich.

Zeitliches Auflösungsvermögen der Retina

Aufeinander folgende Bilder können von der Retina nur dann als Einzelbilder aufgenommen werden, wenn zwischen den Bildern ein gewisser zeitlicher Abstand besteht. Dies wird als **zeitliches Auflösungsvermögen** bezeichnet. Ist der zeitliche Abstand zwischen Einzelbildern zu gering, verschmelzen sie zu einem einheitlichen Bildeindruck. Dies hängt mit der Trägheit der Photorezeptoren zusammen, die bei Dämmerung größer ist als bei Helligkeit.

Hell-Dunkel-Anpassung

Die Retina passt sich an die Umgebungshelligkeit an. Bei Dunkelanpassung findet ein Übergang von Zapfensehen (Tagessehen) auf das Stäbchensehen (Dämmerungssehen) statt und Umgekehrtes bei der Hellanpassung. Eine vollständige Anpassung an Dämmerungssehen dauert relativ lange, während die Anpassung an Hellsehen nach einer kurzen Blendungsphase sehr schnell erfolgt.

Nachtblindheit

Da aus Vitamin A das Retinal des Sehfarbstoffs entsteht, kommt es bei Vitamin-A-Mangel (→ 9.13.6) vor allem in den Stäbchenzellen nach einiger Zeit zu einem Mangel an Sehfarbstoff und dadurch zu eingeschränktem Sehvermögen bei Dämmerung (Nachtblindheit).

Gesichtsfeld

Zur Bestimmung des Gesichtsfeldes wird ein Auge (monokular) auf einen Blickpunkt fixiert. Die nun um den Blickpunkt wahrgenommene Umgebung wird **Gesichtsfeld** genannt. Beim Fixieren eines Blickpunktes mit beiden Augen (binokular) überschneiden sich die Gesichtsfelder beider Augen weitgehend.

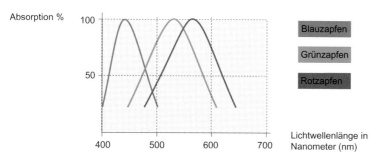

15.20 Empfindlichkeit und Erregungsmaxima der drei Zapfentypen

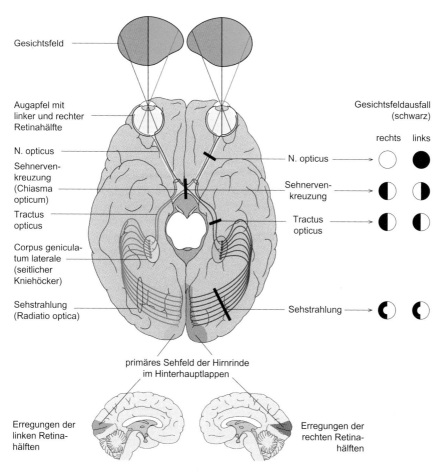

15.21 Verlauf der Sehbahn und Gesichtsfeldausfälle je nach Ort der Schädigung

Sehbahn

Bilder aus dem lateralen Gesichtsfeld eines Auges werden auf der nasalen Retinahälfte abgebildet, aus dem medialen Gesichtsfeld auf der temporalen (→ Abb. 15.21). Die Nervenfasern ziehen mit dem N. opticus (II. Hirnnerv, Sehnerv) zur **Sehnervenkreuzung** (Chiasma opticum). Dort kreuzen die Nervenfasern der nasalen Retinahälften, sodass in **Tractus opticus** und **Sehstrahlung** (Radiatio optica) die Bilder der linken Retinahälften (= rechte Gesichtsfeldhälften) in der linken, die der rechten Retinahälften (= linke Gesichtsfeldhälften) in der rechten Gehirnhälfte verlaufen. Die Verarbeitung erfolgt dann im primären Sehrindenfeld.

Gesichtsfeldausfälle

Entsprechend kommt es bei Schädigung der Sehbahn zu charakteristischen **Gesichtsfeldausfällen,** die einen Rückschluss auf den Schädigungsort erlauben (→ Abb. 15.21).

Blindheit

Bei **Blindheit** (Amaurose) ist kein Sehvermögen mehr vorhanden, gesetzlich gilt auch ein Sehvermögen von $\leq 2\,\%$ als Blindheit. Bei der sog. Rindenblindheit ist eine Schädigung des primären Sehrindenfelds die Ursache (→ 14.4.8). Häufiger liegt eine Netzhauterkrankung zugrunde, z. B. Makuladegeneration (→ 15.7.8).

Räumliches Sehen

Die Bilder beider Augen unterscheiden sich aufgrund des Augenabstands geringfügig. In der primären Sehrinde werden die Bilder zu einem einzigen dreidimensionalen Bild vereinigt. So ermöglicht beidäugiges (binokulares) Sehen eine räumliche Tiefenwahrnehmung und eine Abschätzung von Entfernungen.

Schielen

Beim **Schielen** (Strabismus) weichen die Sehachsen (→ 15.7.9) beider Augen stärker voneinander ab. Folge sind Doppelbilder oder Unterdrückung des „nicht passenden" Bildes. Bei schielenden Kindern kann ohne Behandlung kein räumliches Sehen ausgebildet werden.

15.7.9 Äußere Augenmuskeln

Die **äußeren Augenmuskeln** bewegen die Augäpfel zur Einstellung der Sehachsen. Sie sind dünne Skelettmuskeln, die unterschiedlich am Augapfel ansetzen und durch drei Hirnnerven innerviert werden (→ Abb. 15.22, → Tab. 15.2). Eingebettet sind die äußeren Augenmuskeln in das Fettgewebe der Orbita. Dieses umhüllt allseits den Augapfel und hält ihn in seiner Position.

Die Augäpfel können durch die äußeren Augenmuskeln bewusst auf Sehziele ausgerichtet werden. Gleichzeitig erfolgt reflektorisch eine Koordination der Muskeln beider Augäpfel, um eine Abbildung auf übereinstimmenden Netzhautorten zu ermöglichen.

Konvergenzreaktion

Bei Fernsicht stehen die Sehachsen beider Augen parallel. Bei Nahsicht werden die Sehachsen beider Augen durch die äußeren Augenmuskeln nasenwärts verlagert (Konvergenzreaktion). Gleichzeitig erfolgen eine Pupillenverengung und eine Nahakkomodation.

15.7.10 Hilfs- und Schutzeinrichtungen des Auges

Die Hilfs- und Schutzeinrichtungen des Auges haben Erhaltungsfunktion insbesondere für die Kornea. Am wichtigsten sind **Augenlider** (Palpebrae), Bindehaut (**Konjunktiva**) und **Tränenapparat.**

Augenlider

Die Augenlider bestehen aus **Ober-** und **Unterlid.** Zwischen beiden befindet sich die **Lidspalte,** die bewusst oder reflektorisch geöffnet und geschlossen werden kann.

Funktion

Die Augenlider:
- Schützen die vorderen Augenanteile
- Begrenzen den Lichteinfall in den Augapfel (z. B. Engstellung der Lidspalte bei grellem Licht)
- Verteilen die Tränenflüssigkeit durch reflektorischen Lidschlag auf der Kornea.

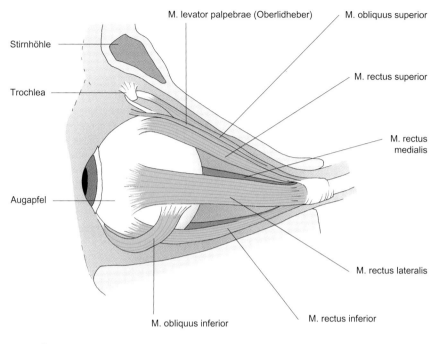

15.22 Äußere Augenmuskeln und M. levator palpebrae

Augenmuskel	Funktion	Innervation
M. rectus superior (oberer gerader Augenmuskel)	Heben und Einwärtsrollen des Augapfels	III. Hirnnerv (N. oculomotorius, Augenbewegungsnerv)
M. rectus inferior (unterer gerader Augenmuskel)	Senken und Außenrollen des Augapfels	III. Hirnnerv (N. oculomotorius, Augenbewegungsnerv)
M. rectus lateralis (äußerer gerader Augenmuskel)	Bewegen des Augapfels nach lateral	VI. Hirnnerv (N. abducens, Augenabziehnerv)
M. rectus medialis (innerer gerader Augenmuskel)	Bewegen des Augapfels nach medial	III. Hirnnerv (N. oculomotorius, Augenbewegungsnerv)
M. obliquus superior (oberer schräger Augenmuskel)	Senken und Einwärtsrollen des Augapfels, Bewegen des Augapfels nach lateral	IV. Hirnnerv (N. trochlearis, Augenrollnerv)
M. obliquus inferior (unterer schräger Augenmuskel)	Heben und Außenrollen des Augapfels, Bewegen des Augapfels nach lateral	III. Hirnnerv (N. oculomotorius, Augenbewegungsnerv)

Tab. 15.2 Funktion und Innervation (Nervenversorgung) der äußeren Augenmuskeln

Aufbau der Augenlider

Außen sind die Lider von Körperhaut bedeckt. Innen besitzen die Lider eine spezielle Haut, die Konjunktiva (Bindehaut).

Im Innern der Lider liegt der **M. orbicularis oculi** (Augenringmuskel → Abb. 4.29). Er verschließt die Lidspalte. Die **Lidöffner** setzen am Oberlid an. Ein wichtiger Öffner ist der **M. levator palpebrae** (Oberlidheber). Bei Lähmung der Lidöffner hängt das Oberlid herab **(Ptosis).** Im Inneren enthalten die Lider neben dem M. orbicularis oculi Bindegewebe und Drüsen. Bemerkenswert ist eine Platte aus straffem Bindegewebe, der **Tarsus.** Sie versteift die Augenlider.

Liddrüsen

Im Innern der Lidplatte liegen reichlich Talgdrüsen, die Glandulae tarsales oder **Meibom-Drüsen,** die den Talg auf die Lidkante abgeben. Der Talg verbessert den Schluss der Lidspalten. Bei chronischer Entzündung der Meibom-Drüse kommt es zum **Hagelkorn.**

Außerdem befinden sich noch kleine Schweißdrüsen (**Moll-Drüsen**) und Talgdrüsen (**Zeis-Drüsen**) an den Follikeln der Wimpern, die in die Haartrichter (→ 16.6.1) der Wimpern münden. Eine Entzündung der Zeis-Drüsen führt zum schmerzhaften **Gerstenkorn** am Lidrand.

Konjunktiva

Die Konjunkiva (Bindehaut) bedeckt die Rückseite der Lider und schlägt dann auf den Augapfel um, dessen Vorderfläche sie bis zur Kornea bedeckt. Auf diese Weise entsteht oben und unten ein **Bindehautgewölbe** (Fornix conjunctivae → Abb. 15.23).

Die Konjunktiva besteht aus lockerem Bindegewebe (→ 3.3.6) mit vielen Blutgefäßen und wird oberflächlich von Epithel (mehrschichtig, kubisch mit Becherzellen) bedeckt.

Konjunktivitis

Eine Konjunktivitis (Bindehautentzündung) kann infektiös durch Erreger (z. B. Bakterien) oder nicht infektiös (z. B. durch Fremdkörper) bedingt sein.

Die Kojunktiva ist gerötet und geschwollen. Außerdem treten Schmerz, Juckreiz und Fremdkörpergefühl auf. Die Behandlung erfolgt durch örtliche Gabe von Augentropfen oder -salben.

Augenbrauen und -wimpern

Über den Oberlidern befinden sich die **Augenbrauen** und an den freien Rändern der Lider die **Augenwimpern.** Sie sollen herablaufenden Stirnschweiß von der Lidspalte fernhalten.

Tränenapparat

Der Tränenapparat setzt sich zusammen aus (→ Abb. 15.24):

- **Tränendrüsen** (Glandulae lacrimales)
- **Tränenabflusswegen.**

Die Tränendrüse ist eine mandelgroße, seröse Drüse (→ 3.2.9), die am seitlichen Dach der Orbita lokalisiert ist. Sie gibt die Tränenflüssigkeit über Ausführungsgänge in das seitliche obere Bindehautgewölbe ab.

Die **Tränenflüssigkeit** befeuchtet die Hornhaut. Sie ist isoton (→ 2.3.1) und enthält u. a. Bakterien abtötende Substanzen (z. B. Lysozym → 7.2.2), Wachstumsfaktoren zur Wundheilung, Immunglobulin A (→ 7.3.5) zur immunologischen Abwehr und Nährstoffe zur Ernährung der Kornea (→ 15.7.2). Die Tränenflüssigkeit gelangt durch Lidschlag zum nasenwärts gelegenen Augenwinkel und hier in die Tränenabflusswege. Diese bestehen aus:

- **Tränenpünktchen** (Puncta lacrimalia) in Ober- und Unterlid, welche die Tränenflüssigkeit aufnehmen
- **Tränenkanälchen** (Canaliculi lacrimales) in Ober- und Unterlid. Sie überführen die Tränenflüssigkeit in den Tränensack
- **Tränensack** (Saccus lacrimalis), der die Tränenflüssigkeit sammelt
- **Tränen-Nasen-Gang** (Ductus nasolacrimalis), der aus dem Tränensack entspringt und in den unteren Nasengang mündet (→ 8.2.1).

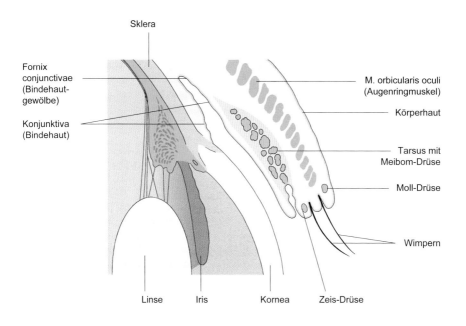

15.23 Oberlid des Auges

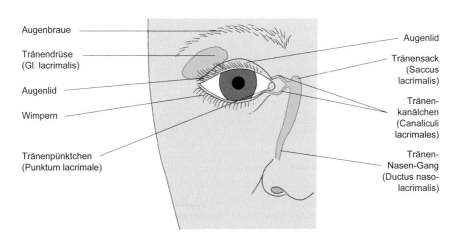

15.24 Tränenapparat

15.8 Ohr

⬛ Das **Ohr** besteht aus drei Abschnitten (→ Abb. 15.27): **äußerem Ohr, Mittelohr** und **Innenohr.** Mittel- und Innenohr liegen dabei gut geschützt im **Felsenbein** des Schläfenbeins (→ Abb. 4.27).

Das äußere Ohr dient der Schallaufnahme. Durch die Schallwellen wird das Trommelfell in Schwingungen versetzt. Die Gehörknöchelchen im Mittelohr übertragen die Schwingungen auf das Innenohr. Hier ist das Rezeptororgan für das Hören lokalisiert. Gleichzeitig beherbergt das Innenohr die Gleichgewichtsrezeptoren (→ 15.9). Ableitender Nerv beider Rezeptororgane ist der VIII. Hirnnerv (N. vestibulocochlearis).

15.8.1 Äußeres Ohr
Die **Ohrmuschel** (Auricula → Abb. 15.25) hat ein Grundgerüst aus elastischem Knorpel (→ 3.3.12), der von Körperhaut bedeckt ist.
Der anschließende **äußere Gehörgang** (Meatus acusticus externus) hat im äußeren Teil eine Wand aus hyalinem Knorpel (→ 3.3.12), im inneren Teil aus Knochen. Ausgekleidet wird er von Haut, die u. a. **Ohrschmalzdrüsen** enthält. Sie bilden das **Ohrschmalz** (Cerumen).
Das **Trommelfell** (Membrana tympani) ist eine dünne Membran, die schräg im äußeren Gehörgang steht und diesen vom Mittelohr trennt. Im Innern enthält das Trommelfell eine dünne Schicht aus kollagenen und elastischen Fasern. Auf beiden Seiten wird das Trommelfell von Epithel bedeckt.

15.8.2 Mittelohr
Paukenhöhle
Der Hauptraum des Mittelohrs ist die luftgefüllte **Paukenhöhle** (Cavum tympani). Sie wird von einer Schleimhaut ausgekleidet und enthält die Gehörknöchelchen (→ Abb. 15.27). Auf einer Seite der Paukenhöhle befindet sich das Trommelfell, nach schräg unten ist sie durch die Tuba auditiva (Ohrtrompete) mit dem Epipharynx (→ 9.3) verbunden.

Gehörknöchelchen
Die drei Gehörknöchelchen **Hammer** (Malleus), **Amboss** (Incus) und **Steigbügel** (Stapes) sind gelenkig miteinander verbunden. Der Hammer ist ins Trommelfell, der Steigbügel ins **ovale Fenster** (Fenestra vestibuli) des Innenohrs eingelassen.

Tuba auditiva
Die **Tuba auditiva** (Ohrtrompete) ist ein mit Schleimhaut ausgekleideter Gang (→ Abb. 15.27). Sie belüftet das Mittelohr und sorgt für einen **Luftdruckausgleich,** ohne den das Trommelfell durch den entstehenden Unterdruck nach innen gezogen und nahezu unbeweglich würde.

Mittelohrentzündung
Verschiedene Viren und Bakterien können zu einer **Mittelohrentzündung** (Otitis media) führen. Diese geht mit einer Schleimhautentzündung und häufig Eiterbildung einher und wird von Ohrschmerzen, Fieber und Schwerhörigkeit begleitet.

15.8.3 Innenohr
Das Innenohr wird durch ein kompliziertes Hohlraumsystem innerhalb des Felsenbeins gebildet, das **knöcherne Labyrinth** (→ Abb. 15.26). Es besteht aus drei Abschnitten: **Vorhof** (Vestibulum) als zentralem Hohlraum, **Bogengängen** (Ductus semicirculares → 15.9) und **Schnecke** (Cochlea). Im knöchernen Labyrinth liegt das **häutige Labyrinth.**
Zwischen knöchernem und häutigem Labyrinth bestehen unterschiedlich weite Spalträume, die von einer Flüssigkeit erfüllt werden, der **Perilymphe.** Diese ähnelt in ihrer Zusammensetzung einer interstitiellen Flüssigkeit (hohe Na^+-, niedrige K^+-Konzentration).
Im häutigen Labyrinth befindet sich als Flüssigkeit die **Endolymphe** mit umgekehrten Ionenverhältnissen, d. h. hoher K^+- und niedriger Na^+-Konzentration. In der Wand des häutigen Labyrinths sitzen die Sinnesepithelien von Gehör- und Gleichgewichtsorgan (→ 15.9).

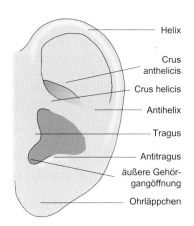

Helix

Crus
anthelicis

Crus helicis

Antihelix

Tragus

Antitragus

äußere Gehör-
gangöffnung

Ohrläppchen

15.25 Ohrmuschel

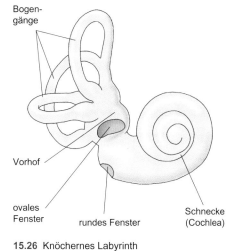

Bogen-
gänge

Vorhof

ovales
Fenster

rundes Fenster

Schnecke
(Cochlea)

15.26 Knöchernes Labyrinth

Ohrmuschel	äußerer Gehörgang	Mittelohr	Innenohr

Schallwellen — elastischer Knorpel — Hammer — Amboss — Steigbügel — Vorhof — Bogengänge — Schnecke — Felsenbein — VIII. Hirnnerv

Ohrenschmalzdrüsen — hyaliner Knorpel — Trommelfell — Paukenhöhle — ovales Fenster — rundes Fenster — Tuba auditiva (Ohrtrompete) führt zum Rachen

15.27 Übersicht über äußeres Ohr, Mittelohr und Innenohr

469

Schnecke

🔴 Die Schnecke (Cochlea) ist das knöcherne Labyrinth des Hörorgans. Der knöcherne **Schneckenkanal** windet sich mit zweieinhalb Windungen um die knöcherne **Schneckenspindel** (Modiolus). Der Schneckenkanal verjüngt sich zur **Schneckenspitze** und ist von oben nach unten in drei Etagen gegliedert (→ Abb. 15.28):
- **Vorhoftreppe** (Scala vestibuli)
- **Schneckengang** (Ductus cochlearis)
- **Paukentreppe** (Scala tympani).

Vorhof- und Paukentreppe sind mit Perilymphe gefüllt. Beide gehen an der Schneckenspitze im **Helicotrema** (Schneckenloch) ineinander über. Die Paukentreppe endet am **runden Fenster** (Fenestra cochleae). Dieses ist durch eine elastische Membran verschlossen und grenzt an das Mittelohr (→ Abb. 15.26, → Abb. 15.27). Vorhof- und Paukentreppe flankieren von oben bzw. unten den Schneckengang, der das häutige Labyrinth der Schnecke darstellt. Der Schneckengang enthält Endolymphe und das Rezeptororgan für Hören **(Corti-Organ).**
Der Schneckengang ist im Schnittbild dreieckig (→ Abb. 15.29). Nach oben wird er durch die **Reissner-Membran** (Vestibularmembran, Membrana vestibularis) bedeckt. Die seitliche Wand bildet ein gefäßhaltiges Epithel **(Stria vascularis).** Hier wird die Endolymphe gebildet. Die Wand nach unten bildet die **Basilarmembran** (Membrana basilaris), die an der Schneckenbasis schmal ist und zur Schneckenspitze hin zunehmend breiter wird (→ Abb. 15.30).

Corti-Organ

Auf der Basilarmembran sitzt das wulstförmige Corti-Organ (→ Abb. 15.29). Es besteht aus Sinnes- und Stützzellen und wird von einer Membran überdeckt, der **Tektorialmembran** (Membrana tectoria, Deckmembran).
Die Sinneszellen des Corti-Organs sind die inneren und äußeren **Haarzellen.** Es sind sekundäre Sinneszellen (→ 15.1). Die Haarzellen besitzen als Oberflächendifferenzierung steife **Stereozilien** (→ 3.2.1). Diese Stereozilien stehen in direktem Kontakt mit der Tektorialmembran. Am gegenüberliegenden (basalen) Ende treten Fortsätze bipolarer Ganglienzellen an die Haarzellen heran. Die Zellkörper dieses ersten Neurons der Hörbahn bilden in der Schneckenspindel ein spiraliges Ganglion, das **Spiralganglion** oder Ggl. spirale (→ Abb. 15.28). Ihre Axone bilden den Cochlearisanteil des VIII. Hirnnerven.

15.8.4 Schallwellen, Schall- und Lautstärke

Schallwellen sind periodische Schwankungen des Luftdrucks. Diese Schwankungen treten pro Zeiteinheit mit unterschiedlicher **Frequenz** auf. Hohe Töne haben eine hohe, tiefe Töne eine niedrige Frequenz. Angegeben wird die Frequenz in **Hertz** (Hz = Anzahl von Schwingungen pro Sekunde). Der menschliche Hörsinn kann Frequenzen zwischen etwa 16 und 20.000 Hz wahrnehmen (→ Abb. 15.30).
Die **Schallstärke** eines Tons (→ Abb. 15.31) wird durch den **Schalldruck** vermittelt. Die Höhe des Schalldrucks entspricht der Größe (Amplitude) der periodischen Luftdruckschwankungen. Je höher die Amplitude, desto größer die Schallstärke. Maß für den Schalldruck und damit die Schallstärke ist der **Schalldruckpegel** in Dezibel **(dB).** Schallwellen gleichen Schalldrucks werden jedoch je nach ihrer Frequenz unterschiedlich laut empfunden. Maß für die subjektive **Lautstärke** ist der **Lautstärkenpegel,** gemessen in **Phon.** Nur bei 1.000 Hz stimmen objektive Schallstärke in dB und subjektiv empfundene Lautstärke in Phon überein, ober- und unterhalb von 1.000 Hz weichen sie voneinander ab.
Der Schalldruck, der gerade noch gehört wird, heißt **Hörschwelle.** Sehr laute Töne werden als unangenehm oder sogar schmerzhaft empfunden. Diese **Schmerzgrenze** liegt bei ca. 120 dB.

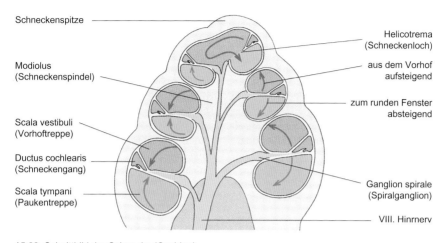

Schneckenspitze

Modiolus
(Schneckenspindel)

Scala vestibuli
(Vorhoftreppe)

Ductus cochlearis
(Schneckengang)

Scala tympani
(Paukentreppe)

Helicotrema
(Schneckenloch)

aus dem Vorhof
aufsteigend

zum runden Fenster
absteigend

Ganglion spirale
(Spiralganglion)

VIII. Hirnnerv

15.28 Schnittbild der Schnecke (Cochlea)

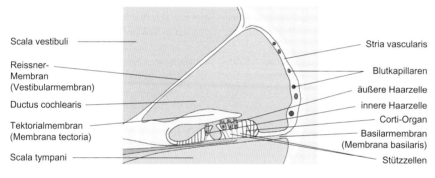

Scala vestibuli

Reissner-
Membran
(Vestibularmembran)

Ductus cochlearis

Tektorialmembran
(Membrana tectoria)

Scala tympani

Stria vascularis

Blutkapillaren

äußere Haarzelle

innere Haarzelle

Corti-Organ

Basilarmembran
(Membrana basilaris)

Stützzellen

15.29 Schnittbild des Schneckengangs (Ductus cochlearis)

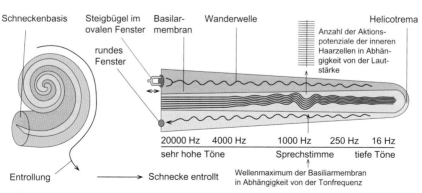

Schneckenbasis Steigbügel im   Basilar-   Wanderwelle   Helicotrema
                ovalen Fenster membran

rundes
Fenster

Anzahl der Aktions-
potenziale der inneren
Haarzellen in Abhän-
gigkeit von der Laut-
stärke

20000 Hz   4000 Hz   1000 Hz   250 Hz   16 Hz
sehr hohe Töne   Sprechstimme   tiefe Töne

Entrollung   ⟶ Schnecke entrollt   Wellenmaximum der Basiliarmembran
                                            in Abhängigkeit von der Tonfrequenz

15.30 Schema der Hörfunktion

15.8.5 Hörvorgang

Schallübertragung zum Innenohr

Die durch Schallwellen ausgelösten Schwingungen des Trommelfells werden auf die Gehörknöchelchen des Mittelohrs übertragen (→ Abb. 15.27) und dabei durch Hebelarmwirkung gleichzeitig verstärkt. Der Steigbügel leitet die Schwingungen über das ovale Fenster ins Innenohr weiter. Diese Leitung über Trommelfell und Gehörknöchelchen heißt **Luftleitung.** Wird der Schädelknochen, z. B. durch eine Stimmgabel, in Schwingungen versetzt, die weitergeleitet werden und Schallempfindungen auslösen, spricht man von **Knochenleitung.**

Wanderwelle in der Cochlea

Die Schwingungen werden über den Steigbügel auf die Perilymphe der Vorhoftreppe übertragen. Da Flüssigkeit nicht zusammendrückbar ist, wird der pulsierende Druck in einer **Wanderwelle** über die Vorhoftreppe auf die Paukentreppe und zum runden Fenster geleitet (→ Abb. 15.30). Dort wird die Membran des runden Fensters (→ 15.8.3) rhythmisch in Richtung Mittelohr ausgelenkt. Damit erfolgt ein Druckausgleich.

Erregung der Haarzellen

Da die Wände des häutigen Labyrinths nicht starr sind, führen die Druckschwankungen der Perilymphe, die Wanderwelle, zu Schwingungen der Basilarmembran. Das Ausmaß der Schwingungen ist an verschiedenen Abschnitten der Basilarmembran unterschiedlich und hängt von der Tonfrequenz ab (→ Abb. 15.30). Bei hohen Tönen sind die Schwingungen der Basilarmembran an der Schneckenbasis besonders hoch. Tiefere Töne haben die stärksten Schwingungen, das **Wellenmaximum,** im breiteren Teil der Basilarmembran nahe der Schneckenspitze. Im Bereich des (frequenzabhängigen) Wellenmaximums (→ Abb. 15.30) werden durch die Bewegungen der Basilarmembran die Stereozilien der Haarzellen gegenüber der Tektorialmembran ausgelenkt. Diese Auslenkung der Stereozilien löst in den äußeren Haarzellen Schwingungen zur Verstärkung der Wander-

welle aus und in den inneren Haarzellen entsteht ein Rezeptorpotenzial (eine Erregung). Die Lautstärke wird über die Zahl der Aktionspotenziale verschlüsselt, die Tonhöhe durch den Ableitungsort von der Basilarmembran.

Hörbahn

Die Axone der bipolaren Ganglienzellen ziehen im VIII. Hirnnerven zu Kernen im Hirnstamm. Von dort werden die Impulse über untere Hügel der **Vierhügelplatte, mediale Kniehöcker** (Corpora geniculata medialia) und **Hörstrahlung** (Radiatio acustica) zum primären Hörrindenfeld geleitet (→ 14.4.8).

Richtungshören

Voraussetzung für das Richtungshören und damit das Orten einer Schallquelle ist das Hören mit beiden Ohren. Befindet sich die Schallquelle z. B. seitlich des Kopfes, empfängt das von der Schallquelle weiter entfernte Ohr den Schall später und leiser als das Ohr näher zur Schallquelle. Durch reflektorische Wendung des Kopfes zur Schallquelle und Verrechnung der Schallsignale aus beiden Ohren in der Hörrinde ist ein Orten der Schallquelle möglich.

▆ Schwerhörigkeit

Bei der Schwerhörigkeit werden zwei Formen unterschieden:

- **Schallleitungs-Schwerhörigkeit.** Bei der Schallleitungs-Schwerhörigkeit ist die Übertragung der Schallwellen auf das Innenohr eingeschränkt, etwa bei einem Ohrschmalzpfropf, einer Mittelohrentzündung oder **Otosklerose** (Verknöcherung im Bereich des ovalen Fensters mit „Einwachsen" des Steigbügel im ovalen Fenster)
- **Innenohrschwerhörigkeit.** Die Ursache einer Innenohrschwerhörigkeit liegt im Innenohr. Häufig sind z. B. ein Verlust von Haarzellen infolge Schallschädigungen (Explosionen) oder Durchblutungsstörungen **(Hörsturz).**

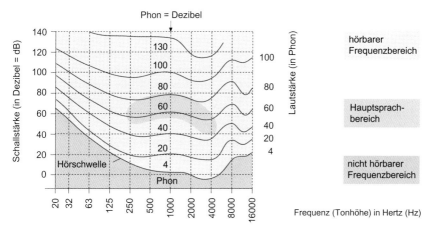

15.31 Beziehung zwischen messbarer Schallstärke und empfundener Lautstärke

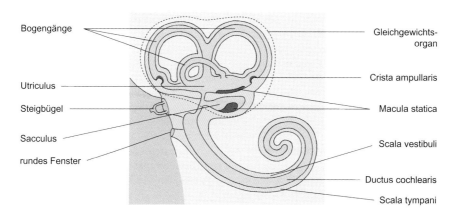

15.32 Gleichgewichtsorgan (Räume: Endolymphe blau, Perilymphe orange)

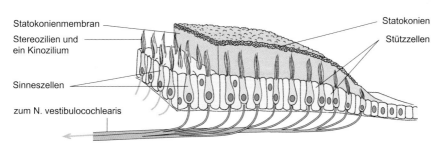

15.33 Bau der Macula statica

15

473

15.9 Gleichgewichtsorgan

Das **Gleichgewichtsorgan** (Vestibularapparat) vermittelt Informationen über Lage und Drehung des Kopfes und sorgt in Zusammenarbeit mit dem Sehsystem und der Tiefensensorik (→ 15.3) für Orientierung im Raum, Körper- und Kopfhaltung. Das Gleichgewichtsorgan liegt beidseits im Innenohr nahe der Schnecke (→ Abb. 15.27). Es setzt sich ebenfalls aus einem knöchernen und häutigen Labyrinth (mit Endolymphe) zusammen.

Bestandteile des Gleichgewichtsorgans
Zum häutigen Labyrinth des Gleichgewichtsorgans gehören (→ Abb. 15.32):
* **Sacculus** und **Utriculus,** säckchenförmige Strukturen im Vorhof des Innenohrs
* Drei halbkreisförmige, senkrecht zueinander stehende **Bogengänge** (Ductus semicirculares). Der vordere Bogengang steht frontal, der hintere sagittal und der seitliche horizontal.

Die Bogengänge münden in den Utriculus und der Utriculus ist über einen Gang mit dem Sacculus verbunden.

15.9.1 Sacculus und Utriculus
Rezeptororgan
Rezeptororgan in Sacculus und Utriculus ist jeweils die **Macula statica** (→ Abb. 15.33), ein kleiner Gewebewulst aus Sinnes- und Stützzellen. Die sekundären Sinneszellen besitzen als Oberflächendifferenzierung steife Stereozilien (→ 3.2.1) und zusätzlich ein Kinozilium (→ 3.2.1) pro Zelle. Diese ragen in eine gallertige Masse auf der Oberfläche der Makula. Die Gallerte enthält Kalziumkarbonat-Kristalle **(Statokonien),** beide zusammen heißen **Statokonienmembran.** Sie ist schwerer als Endolymphe und lastet auf der Makula.

Funktion
Bei aufrechter Kopfhaltung steht die Makula im Utriculus fast horizontal, die im Sacculus nahezu vertikal. Beschleunigungen in eine Richtung **(Linearbeschleunigung)** verschieben die Statoko-

nienmembran und lenken so die Zilien aus. Dies führt zum Rezeptorpotenzial. Beispielsweise werden der Schwerkraft folgend beim Wechsel vom Liegen zum Stehen die Zilien der vertikalen Makula im Sacculus nach unten ausgelenkt und erregt, während beim Wechsel vom Stehen ins Liegen die horizontale Macula des Utriculus nach unten ausgelenkt wird (→ Abb. 15.34).

15.9.2 Bogengänge
Rezeptororgan
Jeder Bogengang besitzt am Übergang in den Utriculus eine Erweiterung **(Ampulle)** mit einem leistenförmigen Wulst aus sekundären Sinneszellen (ebenfalls mit Oberflächendifferenzierungen) und Stützzellen, die **Crista ampullaris** (→ Abb. 15.36, → Abb. 15.37). Von der Crista ragt eine Gallertschicht als **Cupula** quer durch die Ampulle, an deren Wand sie mit ihrer Spitze befestigt ist.

Funktion
Der geeignete Reiz für die Sinneszellen ist die **Drehbeschleunigung** des Kopfes (→ Abb. 15.35). Aufgrund der Trägheit der Endolymphe bleibt diese gegenüber den Bogengängen zurück. Dadurch werden die Cupula und damit die Stereozilien des betreffenden Bogenganges durchgebogen. Dies führt zum Rezeptorpotenzial. Weiteres zum Gleichgewichtssystem → 14.5.1.

15.9.3 Störungen des Gleichgewichtsorgans
Nystagmus
Bei Störungen des Gleichgewichtsorgans, der Vestibulariskerne (→ 14.5.1) oder des Kleinhirns (→ 14.4.16) kommt es zu rhythmischen Hin- und Herbewegungen der Augäpfel, dem **Nystagmus.**

Bewegungskrankheiten (Kinetosen)
Da das Gleichgewichtssystem auch mit vegetativen Zentren verbunden ist, kommt es bei ungewohnten Bewegungen zu Übelkeit, Erbrechen und Schwindel. Beispiel ist die Reisekrankheit bei Reisen mit Auto, Schiff oder Flugzeug.

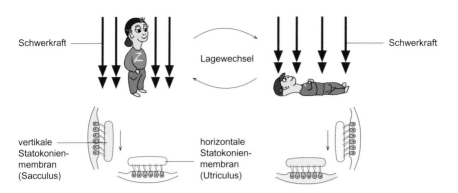

Schwerkraft

Lagewechsel

Schwerkraft

vertikale
Statokonien-
membran
(Sacculus)

horizontale
Statokonien-
membran
(Utriculus)

15.34 Auslenkung der Macula statica bei Linearbeschleunigung durch Lagewechsel

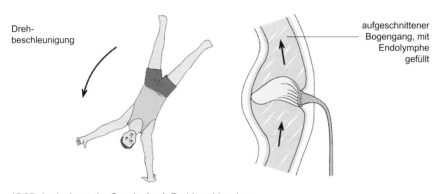

Dreh-
beschleunigung

aufgeschnittener
Bogengang, mit
Endolymphe
gefüllt

15.35 Auslenkung der Cupula durch Drehbeschleunigung

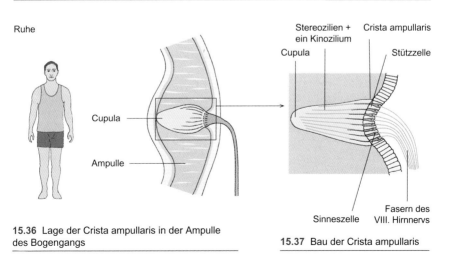

Ruhe

Stereozilien +
ein Kinozilium

Crista ampullaris

Cupula

Stützzelle

Cupula

Ampulle

Sinneszelle

Fasern des
VIII. Hirnnervs

15.36 Lage der Crista ampullaris in der Ampulle
des Bogengangs

15.37 Bau der Crista ampullaris

15.10 Untersuchungsmethoden

Untersuchungen des Auges

Bei Untersuchungen am Auge werden u. a. folgende Methoden angewandt:

- **Sehschärfenprüfung.** Normalerweise können zwei Punkte im Abstand von 2,5 mm aus einer Entfernung von 5 m getrennt wahrgenommen werden. Die Sehschärfe kann mit Sehprobentafeln überprüft werden. Ein normaler Visus wird mit der Zahl 1,0 angegeben
- **Messungen des Augeninnendrucks.** Der Augeninnendruck wird mittels **Tonometrie** gemessen. Dabei wird z. B. ein Messfühler direkt auf die Kornea gesetzt und der Augeninnendruck bestimmt
- **Spiegelung des Augenhintergrunds.** Ggf. nach Pupillenweitstellung durch entsprechende Augentropfen kann der Augenhintergrund mit dem **Ophtalmoskop** oder Funduskop direkt eingesehen werden. Es entspricht im Prinzip einem Vergrößerungsglas mit Beleuchtungsquelle
- **Elektroretinogramm.** Das Elektroretinogramm wird bei unklaren Sehstörungen eingesetzt. Dabei werden Kontaktlinsen-Elektroden auf die Hornhaut aufgesetzt und die elektrischen Spannungen gemessen, die nach Hell-Dunkel-Anpassung (→ 15.7.8) der Netzhaut auftreten. Es können Reizantworten von Stäbchen- und Zapfenzellen getrennt untersucht werden.

Untersuchung des Gehörs

Für die Untersuchung von **Hörstörungen,** z. B. Lärm- und Altersschwerhörigkeit, kommt die **Audiometrie** zum Einsatz. Hierbei werden mit einem Audiometer Töne bestimmter Frequenz und Schallstärke erzeugt, und der Patient gibt an, wann er erstmalig einen Ton hört. Die subjektiven Messwerte des Patienten werden dann graphisch als Audiogramm dargestellt.

Wiederholungsfragen

1. Welche Strukturen haben Rezeptorfunktion? (→ 15.1)
2. Welche Mechanorezeptoren der Haut gibt es? (→ 15.2.1)
3. Wie ist ein Vater-Pacini-Körperchen aufgebaut? (→ 15.2.1)
4. Wo kommen Muskelspindeln vor und welche Bedeutung haben sie? (→ 15.3.1)
5. Wie ist die Riechschleimhaut aufgebaut? (→ 15.5.1)
6. Wo gibt es Geschmacksknospen und wie ist ihr Bau? (→ 15.6.1)
7. Welche Schichten und deren Abschnitte bilden die Wand des Augapfels? (→ 15.7.1)
8. Welche Bedeutung hat die Linse des Augapfels? (→ 15.7.4)
9. Was ist die Katarakt (der graue Star)? (→ 15.7.4)
10. Wie ist der Kammerwasserfluss im Augapfel? (→ 15.7.5)
11. Was liegt einer Kurzsichtigkeit zugrunde? (→ 15.7.7)
12. Welche Bedeutung hat der gelbe Fleck der Retina? (→ 15.7.8)
13. Wie heißen die Sinneszellen der Retina und welche Bedeutung haben sie? (→ 15.7.8)
14. Welche Retinaschichten gibt es? (→ 15.7.8)
15. Was ereignet sich bei Hell-Dunkel-Anpassung? (→ 15.7.8)
16. Wie ist der Bau der Augenlider? (→ 15.7.11)
17. Wie ist der Weg der Tränenflüssigkeit? (→ 15.7.10)
18. Welche Abschnitte des Ohrs gibt es und welche Bedeutung haben sie? (→ 15.8)
19. Wie ist der Bau der Schnecke? (→ 15.8.3)
20. Was ist das Corti-Organ und welche Bedeutung hat es? (→ 15.8.3)
21. Was liegt Schallwellen zugrunde und was bewirken sie im Innenohr? (→ 15.8.4, → 15.8.5)
22. Wie ist der Bau des häutigen Labyrinths des Vestibularapparats? (→ 15.9)

16.1 Übersicht

Die **Haut** (Kutis) bedeckt die Körperoberfläche. Sie hat beim Erwachsenen eine Fläche bis zu 2 m^2 (prozentuale Verteilung der Hautfläche auf die Körperregionen → Abb. 16.3).

Die Haut setzt sich aus zwei Hauptschichten zusammen (→ Abb. 16.1, → Abb. 16.2): der **Epidermis** (Oberhaut) aus Epithel und der bindegewebigen **Dermis** (Lederhaut, früher Korium). Darunter schließt sich die **Subkutis** (Unterhaut) an. Beide gehören funktionell zusammen und werden als **Hautdecke** bezeichnet. Zu den **Hautanhangsgebilden** zählen Haare, Nägel, Hautdrüsen (Talg-, Duft- und Schweißdrüsen) sowie die Brustdrüse. Sie gehen wie die Epidermis aus dem Oberflächenektoderm (→ 12.3.1) hervor.

Funktionen
Die Haut hat vielfältige Funktionen, u.a.:
- Schutz vor schädigenden Umwelteinflüssen, vor Wasserverlust sowie vor Krankheitserregern (mechanische und immunologische Barriere → 7.1)
- Sinnesorgan für Wahrnehmungen aus der Umwelt (Oberflächenrezeptoren → 15.2)
- Temperaturregulation durch unterschiedliche Hautdurchblutung zur Wärmeabstrahlung und Schweißabgabe zur Erzeugung von Verdunstungskälte
- Wärmeisolation, Energiespeicher und Polsterung durch das Fettgewebe der Subkutis
- Bildung von Vit.-D-Vorstufen (→ 10.2.13).

Hautformen
Nach der Oberflächengestalt gibt es zwei Hautformen, **Felder- und Leistenhaut:**
- Die Felderhaut (→ Abb. 16.7) bedeckt den größten Teil des Körpers. Die Epidermis ist durch feine Furchen in unterschiedlich gestaltete kleine Felder gegliedert. In der Felderhaut kommen Haare, Schweiß- und Talgdrüsen vor

- Die Leistenhaut (→ Abb. 16.1, → Abb. 16.2) ist auf Innenseite von Hand und Fingern sowie Fußsohle und Zehen beschränkt. Hier bildet die Epidermis feine, unterschiedlich verlaufende Leisten.

Das **Leistenmuster** ist genetisch festgelegt. Da es sich von Mensch zu Mensch unterscheidet, wird es beim Fingerabdruck zur Personenidentifizierung genutzt. In der Leistenhaut gibt es keine Haare, Duft- und Talgdrüsen, sondern nur Schweißdrüsen als Anhangsgebilde.

16.2 Epidermis

Die Epidermis (Oberhaut) ist ein mehrschichtiges, verhorntes Plattenepithel (→ 3.2.3) ohne Blutgefäße. Sie ist je nach mechanischer Beanspruchung unterschiedlich dick.

Die Zellen der Epidermis sind die **Keratinozyten.** Sie werden ständig in der untersten Schicht des Epithels, dem Stratum basale (Basalzellschicht), neu gebildet. Die Zellen wandern durch das Stratum spinosum (Stachelzellschicht) nach oben, verhornen im Stratum granulosum (Körnerschicht) und werden nach ca. vier Wochen als **Hornlamellen** vom oberflächlichen Stratum corneum (Hornschicht) abgestoßen. Das Stratum lucidum (Glanzschicht) dazwischen ist nur an Handtellern und Fußsohlen vorhanden. Sichtbare Hautschuppen entsprechen größeren Paketen von Hornlamellen.

Neben Keratinozyten gibt es in der Epidermis folgende Zellen (→ Abb. 16.4):
- **Melanozyten,** welche die Hautfarbe bestimmen und die Sonnenbräunung hervorrufen (→ 2.9.8)
- **Merkel-Zellen** für Druckregistrierung (→ 15.2.1)
- **Langerhans-Zellen.** Antigen-präsentierende Zellen (→ 7.3.2) als Bestandteil der Haut-Immunabwehr.

Die Epidermis ist mit Bindegewebepapillen der Dermis (→ Abb. 16.1) verzapft, was die Epidermis u. a. vor Abscherung von der Dermis schützt.

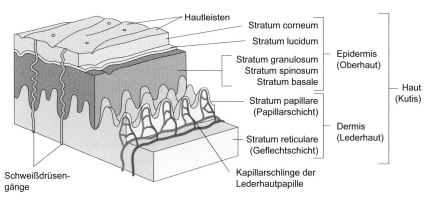

16.1 Aufbau der Haut (hier Leistenhaut)

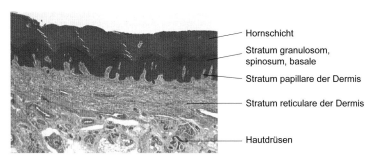

16.2 Leistenhaut im histologischen Schnitt [X141]

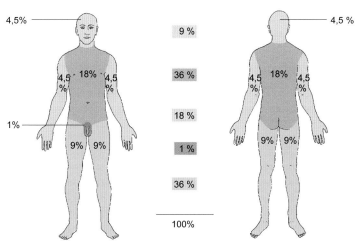

16.3 Prozentuale Verteilung der Hautfläche auf die Körperregionen beim Erwachsenen

Sommersprossen

Sommersprossen sind kleine, unterschiedlich stark pigmentierte Flecke der Haut. Bei Sonnenbestrahlung nimmt die Pigmentierung zu.

16.3 Dermis

Unter der Epidermis liegt die Dermis (Lederhaut). Sie ist mechanisch besonders widerstandsfähig und sehr mit Blutgefäßen versorgt. Die Dermis besteht aus zwei Schichten (→ Abb. 16.1), das Stratum papillare (Papillarschicht) und das Stratum reticulare (Geflechtschicht).

Papillarschicht

Die Papillarschicht ragt in Papillen aus lockerem Bindegewebe (→ 3.3.1) in die Epidermis und sorgt so für eine gute Verzahnung beider. Jede Papille enthält Blutkapillaren. Diese sind im Bereich des Lippenrots besonders ausgeprägt (rote Farbe der Lippen). Außerdem liegen in der Papillarschicht viele freie Nervenendigungen und in der Leistenhaut auch Meissner-Tastkörperchen (→ 15.2.1).

Geflechtschicht

Die Geflechtschicht ist straffes, geflechtartiges kollagenes Bindegewebe (→ 3.3.4) mit eingelagerten elastischen Fasern. Diese Schicht macht die hohe Belastungsfähigkeit der Haut aus.

16.4 Hauterkrankungen

Neurodermitis

Die häufige **Neurodermitis** zeigt sich bereits im Kindesalter. Die Krankheitsentstehung ist nicht völlig geklärt, erbliche Veranlagung und Immunvorgänge spielen eine Rolle. Die Haut ist entzündet und juckt stark. Das Ekzem tritt vor allem in der Haut von Gesicht, Hals, Ellenbeuge, Kniekehle und Handrücken auf.

Kontaktekzem

Bei Erwachsenen häufig ist ein **Kontaktekzem** (→ Abb. 16.6), dem oft eine Allergie zugrunde liegt. Häufig sind die Hände befallen.

Psoriasis

Die Schuppenflechte **(Psoriasis)** ist durch herdförmig überschießende Zellbildung und Verhornung der Epidermis gekennzeichnet. Die Herde sind schuppend und gerötet. Sie treten bevorzugt an den Streckseiten der Extremitäten auf.

Warzen

Eine häufige Virusinfektion der Haut erfolgt durch Papilloma-Viren. Sie führen vor allem im Bereich von Fingern, Händen und Fußsohle (→ Abb. 16.5) zu übermäßig verhornten Hautknötchen, die eine zerklüftete Oberfläche aufweisen, den **Warzen** oder Verruccae. Meist heilen Warzen spontan ab.

Malignes Melanom

Beim schwarzen Hautkrebs **(malignen Melanom)** handelt es sich um einen bösartigen Tumor der Haut, der aus entarteten Melanozyten hervorgeht. Typisch sind unterschiedlich pigmentierte, erhabene Herde mit unscharfem Rand. Die Herde vergrößern sich und führen zur Bildung von Tochtergeschwülsten (Metastasen).

16.5 Subkutis

Die **Subkutis** (Unterhaut) ist eine Verbindeschicht zwischen der Haut und tiefer gelegenen Geweben, z. B. Muskulatur oder Periost (Knochenhaut → 4.2.1).
Die Subkutis besteht aus lockerem Bindegewebe und unterschiedlich viel Fettgewebe (→ Abb. 16.7). Dieses Fettgewebe hat Bedeutung als Energiespeicher, Wärmeisolator und Polsterung.
Die Subkutis enthält als extrazelluläre Matrix reichlich Wasser bindende Proteoglykane (→ 3.3.5). Dadurch entsteht der Spannungszustand der Haut (Hautturgor).
Haarwurzeln und Hautdrüsen können bis in die Subkutis reichen. Auch kommen hier Vater-Pacini-Körperchen vor (→ 15.2.1).

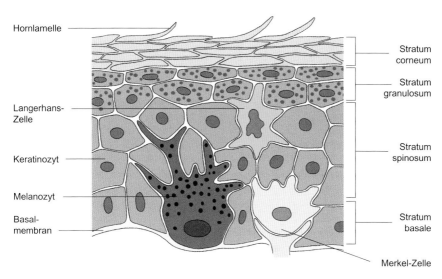

Hornlamelle

Langerhans-Zelle

Keratinozyt

Melanozyt

Basal-membran

Stratum corneum

Stratum granulosum

Stratum spinosum

Stratum basale

Merkel-Zelle

16.4 Zelltypen der Epidermis [S018]

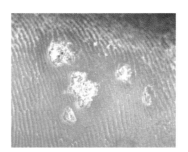

16.5 Warzen der Fußsohle. Deutlich erkennbar die Leisten der Leistenhaut [M123]

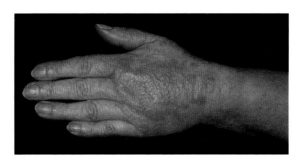

16.6 (Allergisches) Kontaktekzem [M123]

16.6 Hautanhangsgebilde

Hautanhangsgebilde (→ Abb. 16.7) sind Haare, Nägel, Talg-, Duft- und Schweißdrüsen sowie die weibliche Brustdrüse.

16.6.1 Haare
Haare (Pili) und auch Nägel sind Verhornungsprodukte der Epidermis. Sie sind jedoch deutlich härter als deren Hornschicht.

Flaumhaare und Terminalhaare
Es gibt grundsätzlich zwei Typen von Haaren: **Flaumhaare** und **Terminalhaare** (Langhaare). Flaumhaare kommen bei der kindlichen Haut vor und bedecken den größten Teil des weiblichen Körpers. Flaumhaare sind dünn, wenig pigmentiert und ihre Haarwurzeln reichen nur bis in die Dermis. Flaumhaare entsprechen den feinen **Lanugohaaren** der fetalen Haut.
Terminalhaare sind demgegenüber dick, unterschiedlich stark pigmentiert und reichen mit der Haarwurzel bis in die Subkutis. Terminalhaare bilden nicht nur die Haupthaare, sondern u. a. auch die Wimpern, Augenbrauen, Schamhaare und beim Mann zusätzlich die Barthaare.

Feinbau eines Haares
Bestandteile eines Haares sind **Haarschaft, Haarwurzel, Haarbulbus, Haarfollikel** und **Haarpapille** (→ Abb. 16.8).
Der Haarschaft ist der verhornte Abschnitt des Haares. Er ragt zum größten Teil schräg aus der Epidermis heraus. Der Abschnitt des Haarschaftes, der (ebenfalls schräg) in der Haut steckt, wird von **Wurzelscheiden** umhüllt.
Der noch nicht verhornte untere Teil des Haares heißt Haarwurzel. Sie endet mit einer epithelialen Auftreibung, dem Haarbulbus (Haarzwiebel). Hier befinden sich die teilungsaktiven Zellen, die für das Haarwachstum zuständig sind. Diese Zellen verhornen im Verlauf der Haarwurzel zum Haarschaft. Außerdem kommen im Bulbus Melanozyten vor (→ 2.9.8), deren Melanin den Haaren die Farbe verleiht.

Bulbus und Haarwurzel, beziehungsweise der nicht (vollständig) verhornte Teil des Haarschaftes, und die Wurzelscheiden werden zusammen als **Haarfollikel** bezeichnet.
Der Haarbulbus weist am Ende eine napfförmige Einstülpung auf, in die zellreiches Bindegewebe hineinragt, die Haarpapille. Sie enthält zur Ernährung des Haarbulbus ein Blutgefäß.
Der Haarfollikel besitzt außen mehrere Epithelschichten, die **äußere** und **innere epitheliale Wurzelscheide**. An diese schließt sich eine **bindegewebige Wurzelscheide** an.
An der Eintrittsstelle des Haarschaftes stülpt sich die Epidermis im **Haartrichter** trichterförmig ein (→ Abb. 16.8) und geht dann nahtlos in die äußere epitheliale Wurzelscheide über. Bei jedem Haar mündet hier eine Talgdrüse. Unterhalb der Talgdrüse setzt ein dünner, glatter Muskel an der bindegewebigen Wurzelscheide an, der **M. arrector pili** (Haaraufrichter). Er wird vom Sympathikus innerviert und richtet das Haar bei Kontraktion auf („Haarsträuben", „Gänsehaut").

Haarwachstum und -zyklus
Das Wachstum der Haupthaare beträgt ca. 1 cm/Monat und erfolgt durch Zellteilung des Haarbulbus und anschießender Verhornung zum Haarschaft.

Alle Haare durchlaufen einen Zyklus (→ Abb. 16.9), der aus **Wachstumsphase** (anagene Phase), **Rückbildungsphase** (katagene Phase), **Ruhephase** (telogene Phase) und **Ausfall** des Haares besteht. Die längste Phase ist dabei die Wachstumsphase, die bei Haupthaaren bis zu acht Jahren betragen kann. Die anderen Phasen dauern nur unterschiedlich viele Wochen.

Da sich die Haarfollikel in unterschiedlichen Phasen befinden, fallen pro Tag nur ca. 100 Haupthaare aus.

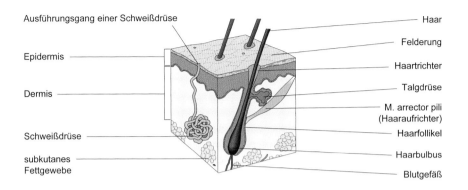

Ausführungsgang einer Schweißdrüse

Epidermis

Dermis

Schweißdrüse

subkutanes Fettgewebe

Haar

Felderung

Haartrichter

Talgdrüse

M. arrector pili (Haaraufrichter)

Haarfollikel

Haarbulbus

Blutgefäß

16.7 Felderhaut mit einigen Hautanhangsgebilden

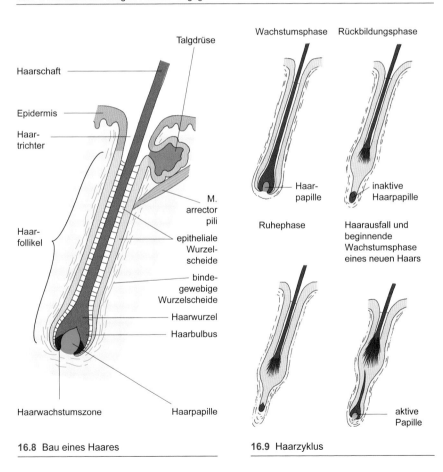

Talgdrüse

Haarschaft

Epidermis

Haar-trichter

Haar-follikel

M. arrector pili

epitheliale Wurzel-scheide

binde-gewebige Wurzelscheide

Haarwurzel

Haarbulbus

Haarwachstumszone

Haarpapille

16.8 Bau eines Haares

Wachstumsphase

Rückbildungsphase

Haar-papille

inaktive Haarpapille

Ruhephase

Haarausfall und beginnende Wachstumsphase eines neuen Haars

aktive Papille

16.9 Haarzyklus

483

16.6.2 Nägel

Auch **Nägel** sind Verhornungsprodukte der Epidermis: Ihre Hartsubstanz besteht aus dicht gepackten Hornschuppen. Die Nägel bilden einen mechanischen Schutz und ein Widerlager beim Tasten und Greifen. Finger- und Zehennägel sind prinzipiell gleich aufgebaut aus (→ Abb. 16.10):

- **Nagelplatte,** deren Seiten- und Hinterränder in Hauttaschen **(Nagelfalz)** stecken und von einer wallförmigen Hautfalte **(Nagelwall)** gerahmt werden
- **Nagelwurzel,** die unter dem hinteren Nagelwall liegt und vom **Nagelhäutchen** schützend bedeckt wird
- **Nagelbett,** das die Nagelplatte epithelial unterfüttert. Es hat keine Unterhaut und ist fest mit der Knochenhaut der Finger-/Zehenendglieder verwachsen
- **Nagelmatrix,** die den Hinterrand des Nagelbetts bildet und von der das Nagelwachstum erfolgt.

16.6.3 Talgdrüsen

Talgdrüsen münden meist in einen Haartrichter (→ Abb. 16.8). Freie Talgdrüsen ohne Bezug zu Haaren sind selten (z. B. in Lippenrot, kleinen Schamlippen, Brustwarzenregion). Talgdrüsen bestehen aus Drüsenläppchen (→ Abb. 16.11). Die Zellen am Läppchenrand vermehren sich ständig und werden ins Zentrum verschoben. So lagern sie zunehmend Fetttröpfchen ein. Zellkern und Organellen gehen dabei zugrunde. Die Zellen lösen sich auf und der so durch Holozytose (→ 3.2.6) entstandene **Talg** wird in den Haartrichter freigesetzt. Talg ist sehr fetthaltig und hält Haut wie Haare geschmeidig und glänzend.

Akne

Bei Rückstau von Talg in die Talgdrüsen entsteht ein Mitesser (Comedo → Abb. 16.12). Bakterien können zu einer örtlichen Entzündung mit Eiterbildung führen. Am häufigsten ist die **Pubertätsakne,** begünstigt durch die Produktion männlicher Geschlechtshormone.

16.6.4 Schweißdrüsen

Schweißdrüsen, genauer ekkrine Schweißdrüsen, gibt es überall in der Haut, v. a. Stirn, Handinnenfläche und Fußsohle. Sie liegen in der Dermis und reichen z. T. bis in die Subkutis. Eine Schweißdrüse ist ein Epithelschlauch, der am Ende aufgeknäuelt ist **(Knäueldrüse** → Abb. 16.7). Der geknäuelte Abschnitt sondert Schweiß ab, der gestreckte bildet den Ausführungsgang.

Die Schweißdrüsen werden vom Sympathikus (→ 14.10.2) innerviert. Bei erhöhter Sympathikusaktivität wird vermehrt Schweiß abgegeben („Angstschweiß").

Zusammensetzung und Funktionen des Schweißes

Schweiß ist eine hypotone Flüssigkeit (→ 6.3.1), die zu 99 % aus Wasser besteht. Er enthält u. a. 0,2–0,3 % NaCl (Blut hat 0,9 % NaCl). Schwitzen bedeutet also einen Salzverlust.

In Ruhe beträgt das Schweißvolumen ca. 200 ml/Tag, bei Hitzebelastung oder körperlicher Aktivität 10 l und mehr. Schweiß ist geruchlos. Erst bei Einwirkung von Bakterien entstehen im Schweiß Geruchsstoffe.

Schweiß hat zwei Hauptfunktionen:
- **Temperaturregulation.** Verdunstung des Schweißes führt zu Verdunstungskälte und damit zur Abkühlung des Blutes in den Hautgefäßen
- **Säureschutzmantel.** Der pH des Schweißes beträgt ca. 4,5. Der saure Schweiß hat für die Körperoberfläche Barrierefunktion (→ 7.1.1).

16.6.5 Duftdrüsen

Duftdrüsen, auch als apokrine Schweißdrüsen klassifiziert, treten vor allem in der Achsel- und der Genitoanalregion auf. Sie sind ähnlich gebaut wie die ekkrinen Schweißdrüsen, aber meist an Haare gebunden. Ab der Pubertät produzieren die Duftdrüsen ein alkalisches Sekret, das unter Bakterieneinfluss einen intensiven Geruch entwickelt.

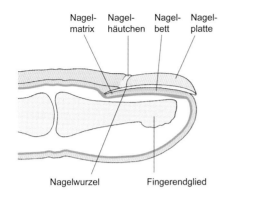
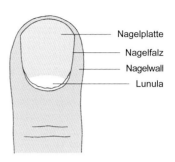

16.10 Bau eines Fingernagels

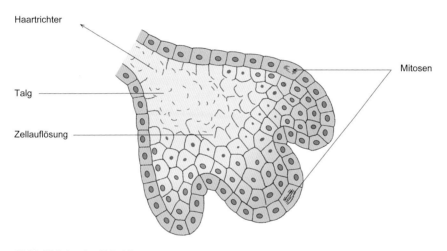

16.11 Mehrlappige Talgdrüse

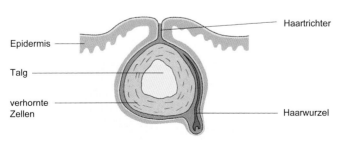

16.12 Mitesser

485

16.6.6 Weibliche Brustdrüse

Die weiblichen **Brüste** (Mammae) liegen auf dem M. pectoralis major (großer Brustmuskel → 4.8.3). In ihnen sind die beiden **Brustdrüsen** (Glandulae mammariae) aus je 10–20 Einzeldrüsen in Binde- und Fettgewebe eingebettet. **Brustwarze** (Mamille) und **Warzenhof** sind meist stärker pigmentiert (→ Abb. 16.13). Der Lymphabfluss erfolgt überwiegend in die Lymphknoten in der Achsel (axilläre Lymphknoten), zum geringeren Teil in Lymphknoten neben dem Brustbein (parasternale Lymphknoten).

Entwicklung

Die Brustdrüsen gehen aus Teilen der rechten und linken **Milchleiste** hervor, zwei leistenförmigen Verdickungen der Epidermis vorne am Rumpf beidseits von der Axilla bis zur Leiste. Bis zur Geburt verbleibt auf jeder Seite nur eine Epidermisknospe, aus der je 10–20 Milchgänge bis in die Subkutis aussprossen.

Beim Mann bleiben die Brustdrüsen in diesem Entwicklungsstadium (hemmende Wirkung der männlichen Geschlechtshormone). Bei der Frau wachsen in der Pubertät unter dem Einfluss der weiblichen Geschlechtshormone (→ 11.3.3) Milchgänge, Bindegewebe und Fetteinlagerungen. Die Ausbildung der Brust in der Pubertät wird als **Thelarche** bezeichnet (→ Abb. 16.14).

Bei der erwachsenen Frau werden die Brustdrüse ohne Milchproduktion (**nicht-laktierende Brustdrüse**) und nach der Geburt eines Kindes mit Milchbildung (**laktierende Brustdrüse**) unterschieden.

Feinbau der nicht-laktierenden Brustdrüse

Jede der 10–20 Einzeldrüsen ist durch Bindegewebe zu einem **Lappen** (Lobus) abgegrenzt. Die Einzeldrüse besteht von außen nach innen aus verschiedenen Abschnitten (→ Abb. 16.15):

- **Hauptausführungsgang** (Ductus lactifer colligens). Er mündet auf der Brustwarze
- **Milchsäckchen** (Sinus lactifer), Erweiterungen des Hauptausführungsganges
- **Milchgänge** (Ductus lactiferi). Dies sind Äste aus dem Hauptausführungsgang, die von einem einschichtigen, kubischen Epithel ausgekleidet werden und in **Terminalductus** übergehen
- **Endstücke,** die feinen, blind endenden Endabschnitte ausgehend von Terminalductus. Sie liegen in Gruppen zusammen (Lobuli).

Die Epithelien von Milchgängen, Terminalductus und Endstücken sind außen von kontraktilen Myoepithelzellen (→ 3.2.11) bedeckt.

Feinbau der laktierenden Brustdrüse

Unter dem Einfluss vor allem von Geschlechtshormonen aus der Plazenta (→ 12.5) kommt es bereits ab dem ersten Schwangerschaftsdrittel zu einem starken Wachstum der Einzeldrüsen und damit zu einer zunehmenden Vergrößerung der Brust.

Dabei wächst und verzweigt das Gangsystem und die Endstücke werden zu weiten Röhren und Säckchen (tubulo-alveoläre Endstücke → 3.2.9, → Abb. 16.15). Durch die starke Vergrößerung der Endstücke liegen diese eng aneinander. Hier erfolgen nach der Geburt Milchbildung und -abgabe. Das Wachstum des Gangsystems wird durch Östrogene, die Ausbildung der tubulo-alveolären Endstücke durch Progesteron und Prolaktin aus der Hypophyse (→ 13.2) gesteuert.

Milchbildung und -abgabe (Laktation)

Nach Geburt des Kindes und Ausstoßung der Plazenta (→ 12.5) kommt es zu einem starken Abfall von Progesteron und der hemmende Einfluss auf die Prolaktin vermittelte Milchbildung entfällt. Prolaktin regt nun die Milchbildung an, sodass das tägliche Milchvolumen ab dem dritten Tag nach Geburt rasch ansteigt und während der Stillzeit ca. 800–1.000 ml pro Tag beträgt.

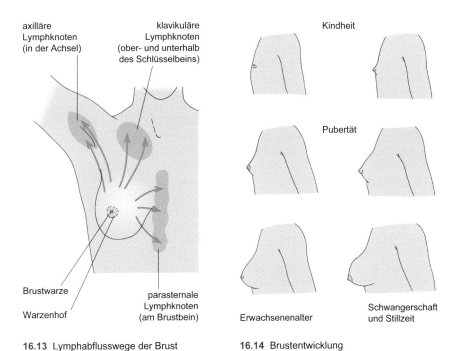

16.13 Lymphabflusswege der Brust

16.14 Brustentwicklung

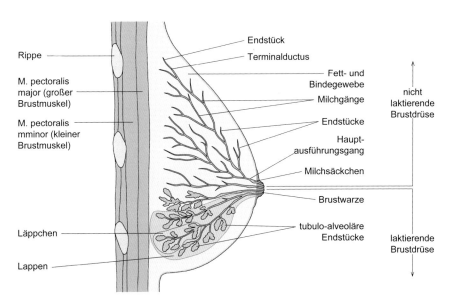

16.15 Feinbau der Brustdrüse (obere Bildhälfte nicht-laktierende, untere laktierende Brustdrüse)

Zusammensetzung der Muttermilch

Muttermilch ist eine isotone Flüssigkeit mit 88 % Wasser, 7 % Milchzucker, 4 % Milchfett und 1 % Proteinen. Weitere Bestandteile der Muttermilch sind u. a. Kalzium- und Phosphat-Ionen sowie Immunglobulin A (→ 7.3.5).

Stillen und Abstillen

Bei Berührung der Brustwarzen durch die Lippen des Säuglings wird reflektorisch Oxytozin (→ 13.2.2) aus der Hypophyse abgegeben. Dadurch kontrahieren sich die Myoepithelzellen und die Milch wird ausgestoßen. Die Berührung der Brustwarzen beim Säugen regt außerdem die Ausschüttung von Prolaktin an, das die Milchbildung aufrecht erhält.

Wird das Stillen länger unterbrochen, hört die Milchbildung auf. Das Drüsengewebe bildet sich zurück, und nimmt wieder den Bau der nicht-laktierenden Brustdrüse an.

Mammakarzinom

Der Brustkrebs (das **Mammakarzinom**) ist der häufigste bösartige Tumor bei Frauen. Er entsteht aus Epithel des Drüsengewebes. Die genaue Ursache ist nicht bekannt, diskutiert werden v. a. erbliche und hormonelle Faktoren. Das Karzinom ist meist im oberen äußeren Brustquadrant lokalisiert und je nach Lage und Größe als schmerzloser, derber Knoten tastbar. Problematisch ist die frühzeitige Bildung von Tochtergeschwülsten (Metastasen).

16.7 Untersuchungsmethoden der Brust

Die wichtigsten Untersuchungsmethoden der Brust sind:
- **Manuelle Brustabtastung** zur Feststellung von knotigen Veränderungen
- **Sonografie** (Ultraschalluntersuchung → 4.10)
- **Mammografie,** die röntgenologische Darstellung der Brust mittels weicher Röntgenstrahlen.

Wiederholungsfragen

1. Aus welchen Schichten besteht die Haut (Kutis)? (→ 16.1)
2. Welche Funktionen hat die Haut? (→ 16.1)
3. Welche Hautformen gibt es? (→ 16.1)
4. Welche vier Zelltypen kommen in der Epidermis (Oberhaut) vor? (→ 16.2)
5. Was ist Neurodermitis? (→ 16.4)
6. Welche Hautveränderungen treten bei Schuppenflechte (Psoriasis) auf? (→ 16.4)
7. Aus welchen Schichten setzt sich die Dermis (Lederhaut) zusammen? (→ 16.3)
8. Was sind die Bestandteile der Subkutis (Unterhaut)? (→ 16.5)
9. Wie ist der Feinbau eines Terminalhaares? (→ 16.6.1)
10. In welchem Abschnitt des Haares erfolgt das Haarwachstum? (→ 16.6.1)
11. Welche Funktion haben die Nägel? (→ 16.6.2)
12. Wie heißen die wichtigsten Anteile eines Nagels? (→ 16.6.2)
13. Wie entsteht der Talg in den Talgdrüsen? (→ 16.6.3)
14. Welche Zusammensetzung und Funktionen hat Schweiß? (→ 16.6.4)
15. Warum kommt es beim Mann normalerweise zu keiner Brustdrüsenentwicklung? (→ 16.6.6)
16. Wie ist der Feinbau der laktierenden Brustdrüse? (→ 16.6.6)
17. Welche Hormone beeinflussen Milchbildung und -abgabe? (→ 16.6.6)
18. Welche Zusammensetzung hat die Milch? (→ 16.6.6)
19. In welcher Brustregion entsteht am häufigsten Brustkrebs? (→ 16.6.6)
20. Was sind die wichtigsten Untersuchungsmethoden der Brust? (→ 16.7)

KAPITEL

17 Anhang

17.1   Abkürzungen. 490

17.2   Maße und Einheiten. 490

17.3   Laborwerte 492

17.4   Glossar. 494

17.1 Abkürzungen

→	siehe, Querverweis
A., Aa.	Arterie, Arterien
Abb.	Abbildung
ADP	Adenosindiphosphat
ATP	Adenosintriphosphat
bzw.	beziehungsweise
C1–8	Zervikalnerven (-segmente) 1–8
CI–VII	Zervikalwirbel I–VII
ca.	circa (ungefähr)
Ca^{2+}	Kalziumkation
Cl^-	Chloridanion
CO_2	Kohlendioxid
Co1–3	Kokzygealnerven (-segmente) 1–3
CT	Computertomografie
d. h.	das heißt
DNA, DNS	Desoxyribonukleinsäure
ECM	extrazelluläre Matrix
EKG	Elektrokardiogramm
EM	Elektronenmikroskop(ie)
ER	endoplasmatisches Retikulum
Ggl., Ggll.	Ganglion, Ganglia
Gl., Gll.	Glandula, Glandulae
gr.	griechisch
H_2O	Wasser
H_2O_2	Wasserstoffperoxid
K^+	Kaliumkation
L1–5	Lumbalnerven (-segmente) 1–5
LI–V	Lumbalwirbel I–V
lat.	lateinisch
Lig., Ligg.	Band, Bänder
LM	Lichtmikroskop(ie)
M., Mm.	Muskel, Muskeln
min	Minute(n)
Mio.	Million
N., Nn.	Nerv, Nerven
Na^+	Natriumkation
NO	Stickstoffmonoxid
pH	Wasserstoffionenkonzentration
Pi	anorganisches Phosphat
Pl.	Plural
O_2	Sauerstoff
PNS	peripheres Nervensystem
®	Handelsname, eingetragenes Warenzeichen
REM	Rasterelektronenmikroskop(ie)
RNA, RNS	Ribonukleinsäure
S1–5	Sakralnerven (-segmente) 1–5
SI–V	Sakralwirbel I–V
s	Sekunde(n)
Sing.	Singular
sog.	so genannte(r)
T1–12	Thorakalnerven (-segmente) 1–12
TI–XII	Thorakalwirbel I–XII
u. a.	unter anderem
V., Vv.	Vene, Venen
v. a.	vor allem
z. B.	zum Beispiel
ZNS	zentrales Nervensystem

17.2 Maße und Einheiten

Zur Beschreibung chemischer und physikalischer Größen gibt es konventionelle Maßeinheiten, die für bestimmte Größen z. T. unterschiedlich sind. Zur Vereinheitlichung wurden die international gültigen SI-Einheiten (SI = Système International d 'Unités) geschaffen. In der Medizin werden nicht selten beide benutzt.

Standardvorsilben

Für dezimale Vielfache und Bruchteile von SI-Einheiten werden Standardvorsilben und Abkürzungen verwendet:

- Tera (T) = billionenfach = 10^{12} = 1.000.000.000.000
- Giga (G) = milliardenfach = 10^9 = 1.000.000.000
- Mega (M) = millionenfach = 10^6 = 1.000.000
- Kilo (k) = tausendfach = 10^3 = 1.000
- Hekto (h) = hundertfach = 10^2 = 100
- Deka (da) = zehnfach = 10^1 = 10
- Einfach = 10^0 = 1
- Dezi (d) = Zehntel = 10^{-1} = 0,1
- Zenti (c) = Hundertstel = 10^{-2} = 0,01
- Milli (m) = Tausendstel = 10^{-3} = 0,001
- Mikro (μ = mü) = Millionstel = 10^{-6} = 0,000 001
- Nano (n) = Milliardstel = 10^{-9} = 0,000 000 001
- Piko (p) = Billionstel = 10^{-12} = 0,000 000 000 001
- Femto (f) = Billiardstel = 10^{-15} = 0,000 000 000 000 001

Länge
SI-Einheit der Länge ist der Meter (m).
- 1 Zentimeter (cm) = 10^{-2} m
- 1 Millimeter (mm) = 10^{-3} m
- 1 Mikrometer (μm) = 10^{-6} m
- 1 Nanometer (nm) = 10^{-9} m
- 1 Angström = 0,1 nm = 10^{-10} m

Masse
SI-Einheit der Masse ist das Kilogramm (kg)
- 1 Gramm (g) = 10^{-3} kg
- 1 Milligramm (mg) = 10^{-3} g = 10^{-6} kg
- 1 Mikrogramm (μg) = 10^{-6} g = 10^{-9} kg

Einheit der relativen Atommasse ist die atomare Masseneinheit u (1 u = $^1/_{12}$ der Masse eines ^{12}C-Atoms).

Druck
Die SI-Einheit für den Druck ist das Pascal (Pa). 1 Kilopascal (kPa) = 10^3 Pa.
Der Druck ist die Kraft in Newton (N), die auf eine bestimmte Fläche (m^2) wirkt, wobei die Kraft (N) gleich Masse (kg) × Beschleunigung (m/s^2) ist.
Daneben gibt es in der Medizin zusätzlich konventionelle Einheiten:
- 1 Pascal (Pa) = 0,0075 mmHg = 0,01 mbar = 0,01 cm H_2O
- 1 Millimeter Quecksilbersäule (mmHg) = 133 Pa = 1,33 mbar = 1,33 cm H_2O
- 1 Zentimeter Wassersäule (cm H_2O) = 1 mbar = 0,75 mmHg = 100 Pa

Volumen- und Massenkonzentration
Die Konzentration ist der Volumen- oder Massenanteil eines Stoffes in 1 Liter (oder Milliliter) Lösung. Die abgeleitete SI-Einheit für die Massenkonzentration ist Kilogramm/Kubikmeter (kg/m^3) bzw. Kilogramm/Liter (kg/l).
Die Volumenkonzentration wird in Milliliter pro Liter (ml/l) angegeben.

Stoffmengenkonzentration
Die SI-Einheit für Stoffmenge ist das Mol (mol). Die Stoffmengenkonzentration gibt die Zahl der Teilchen (Moleküle) an, die in 1 Liter Lösung (z.B. Blutserum) enthalten sind. Die abgeleitete SI-Einheit für die Stoffmengenkonzentration ist Mol/Liter (mol/l).
- 1 mol pro Liter (mol/l) = 1 mmol/ml

Strom und Spannung
Die Wanderung elektrisch geladener Teilchen wird als Strom bezeichnet. Die elektrische Stromstärke, d.h. die Menge der pro Zeiteinheit bewegten Teilchen, ist die SI-Einheit Ampere (A). Voraussetzung für einen elektrischen Stromfluss ist das Vorliegen einer Spannung (SI-Einheit Volt), die den Stromfluss antreibt.
- 1 Ampere (A) = 10^3 Milliampere (mA)
- 1 Volt (V) = 10^3 Millivolt (mV)

Volumen
Die SI-Einheit für das Volumen ist der Kubikmeter (m^3).
- 1 Liter (l) = 10^{-3} m^3
- 1 Deziliter (dl) = 10^{-1} l = 10^{-4} m^3
- 1 Milliliter (ml) = 10^{-3} l = 10^{-6} m^3
- 1 Mikroliter (μl) = 10^{-6} l = 10^{-9} m^3
- 1 Nanoliter (nl) = 10^{-9} l = 10^{-12} m^3
- 1 Pikoliter (pl) = 10^{-12} l = 10^{-15} m^3
- 1 Femtoliter (fl) = 10^{-15} l = 10^{-18} m^3

Zeit
SI-Einheit der Zeit ist die Sekunde (s).
- 1 Stunde (h) = 60 min = 3.600 s
- 1 Minute (min) = 60 s
- 1 Sekunde (s) = 10^0 s
- 1 Millisekunde (ms) = 10^{-3} s
- 1 Mikrosekunde (μs) = 10^{-6} s

Temperatur
Die SI-Einheit für Temperatur ist Kelvin (K), die konventionelle Maßeinheit Grad Celsius (°C). 0 °C = 273,15 K.

Lichtstärke
Die SI-Einheit für Lichtstärke ist Candela (cd).

Energie
Die abgeleitete SI-Einheit für Energie ist Joule (J), die ältere, konventionelle Einheit Kalorie (cal).
- 1 cal = 4,185 J
- 1 J = 0,2389 cal
- 1 Kilokalorie (kcal) = 10^3 cal = 4185 J = 4,185 kJ

Leistung
Die abgeleitete SI-Einheit für Leistung ist Watt (W = 1 J/s = 1V × A).

Frequenz
Die abgeleitete SI-Einheit für die Frequenz ist Hertz (Hz = 1/s).

17

Enzymaktivitäten

Enzymaktivitäten werden meist in Einheiten (Units = U)/l gemessen. 1 U/l bezeichnet die Enzymaktivität, die unter standardisierten Bedingungen einen Umsatz von 1 μmol Substrat pro Minute bewirkt.

17.3 Laborwerte

Aufgeführt sind häufig benötigte **Normalwerte im Blut** (nach Neumeister, B., Besenthal, I., Böhm, B. O., Klinikleitfaden Labordiagnostik, Elsevier, 4. A. 2009). Werte in Klammern sind SI-Einheiten. Stimmen SI-Einheiten und konventionelle Werte überein, fehlt der Klammerausdruck. m = Werte für Männer, w = Werte für Frauen.

Blutbild
- **Erythrozytenzahl**
  m: 4,3–5,9 Mio/μl (4,3–5,9 × 10^{12}/l)
  w: 3,5–5,0 Mio/μl (3,5–5,0 × 10^{12}/l)
  Erniedrigt z. B. bei Anämie
- **Hämatokrit**
  m: 36–48 % (0,36–0,48)
  w: 34–44 % (0,34–0,44)
  Erniedrigt z. B. bei Anämie
- **Hämoglobin**
  m: 13,6–17,2 g/dl (8,4–10,7 mmol/l)
  w: 12–15 g/dl (7,5–9,3 mmol/l)
  Erniedrigt z. B. bei Anämien
- **MCH** = HbE (mittl. Hb-Gehalt des einzelnen Erythrozyten)
  27–34 pg (1,7–2,1 fmol)
- **MCHC** (mittl. Hb-Konzentration der Erythrozyten)
  32–36 g/dl Ery (19,9–22,3 mmol/l)
- **MCV** (mittl. Erythrozytenvolumen)
  81–96 fl (81–96 μm^3)
- **Retikulozyten**
  0,5–2 % der Erythrozyten
  Erhöht z. B. bei Blutverlust
- **Leukozytenzahl**
  4.000–10.000/μl (4–10 × 10^9/l)
  Erhöht z. B. bei Entzündungen, Infektionen

- **Thrombozytenzahl**
  150.000–400.000/μl (150–400 × 10^9/l)
  Erniedrigt z. B. bei verminderter Bildung im Knochenmark

Differenzialblutbild
- Stabkernige neutrophile Granulozyten 3–5 %
  Segmentkernige neutrophile Granulozyten 50–70 %
  Erhöht z. B. bei Infektionen
- Eosinophile Granulozyten 1–4 %
  Erhöht z. B. bei Allergien
- Basophile Granulozyten 0–1 %
- Monozyten 3–7 %
- Lymphozyten 25–45 %
  Erhöht z. B. bei Virusinfektionen

Elektrolyte (Ionen)
- **Chlorid**
  96–110 mmol/l
- **Kalium**
  3,5–4,8 mmol/l
- **Kalzium**
  8,4–10,4 mg/dl (2,1–2,6 mmol/l)
- **Natrium**
  136–148 mmol/l

Entzündungsdiagnostik
- **Blutkörperchen-Senkungsgeschwindigkeit (BKS, BSG)**
  m: unter 50 Jahre bis 15 mm, über 50 Jahre bis 20 mmm (1 h)
  w: unter 50 Jahre bis 20 mm, über 50 Jahre bis 30 mmm (1 h)
  Erhöht z. B. bei Infektionen, Tumoren
- **C-reaktives Protein (CRP)**
  bis 5 mg/l
  Erhöht z. B. bei Entzündungen

Enzyme (37 °C)
- **Alkalische Phosphatase (AP)**
  w: bis 105 U/l, m: bis 130 U/l
  Erhöht z. B. bei Knochenerkrankungen
- **Creatinkinase (CK)**
  m: bis 170 U/l, w: bis 145 U/l
  Erhöht z. B. bei Herzinfarkt

- **γ-Glutamyl-Transferase (γ-GT)**
  m: bis 55 U/l, w: bis 38 U/l
  Erhöht z. B. bei Leberschäden
- **Alaninaminotransferase (ALT, früher Glutamat-Pyruvat-Transaminase, GPT)**
- m: bis 45 U/l, w: bis 35 U/l
  Erhöht z. B. bei Leberentzündung
- **Aspartataminotransferase (AST, früher Glutamat-Oxalacetat-Transaminase, GOT)**
  m: bis 35 U/l, w: bis 31 U/l
  Erhöht z. B. bei Leberentzündung oder Herzinfarkt
- **Laktat-Dehydrogenase (LDH)**
  bis 250 U/l
  Erhöht z. B. bei Herzinfarkt
- **Lipase**
  bis 60 U/l
  Erhöht z. B. bei Entzündung der Bauchspeicheldrüse.

Fette
- **Gesamtcholesterin**
  bis 200 mg/dl (bis 5,2 mmol/l)
- **HDL-Cholesterin**
  über 50 mg/dl (über 1,3 mmol/l)
- **LDL-Cholesterin**
  bis 130 mg/dl (bis 3,4 mmol/l)
- **Triglyzeride**
  bis 150 mg/dl (bis 1,7 mmol/l)

Blutgase, Säure-Basen-Haushalt
- **Blutgase (arteriell)**
  pH 7,35–7,45
  pCO_2 35–45 mmHg (4,7–6,1 kPa)
  PO_2 65–100 mmHg (8,7–13,3 kPa)
- **O_2-Sättigung**
  90–96 % (0,9–0,96)
- **Standard-Bikarbonat**
  22–26 mmol/l

Gerinnung
- **INR (international normalized ratio)**
  0,85–1,15
  Erhöht z. B. bei Marcumar®-Behandlung (Therapiesteuerung)
- **Partielle Thromboplastinzeit (PPT)**
  bis 40 s
  Erhöht bei z. B. Heparinbehandlung

- **Plasmathrombinzeit (PTZ)**
  17–24 s
- **Thromboplastinzeit (Quick-Test)**
  70–130 %
  Erniedrigt z. B. bei Marcumar®-Behandlung oder Lebererkrankungen

Glukose (Blutzucker)
- 70–100 mg/dl (3,9–5,6 mmol/l)
  Erhöht bei Diabetes mellitus

Nierenfunktion
- **Harnstoff**
  10–50 mg/dl (1,7–8,3 mmol/l)
- **Kreatinin**
  m bis 1,1 mg/dl (bis 97 μmol/l), w bis 0,8 mg/dl (bis 71 μmol/l)
  Erhöht z. B. bei Niereninsuffizienz

Proteine (Eiweiß)
- **Albumin 34–48 g/l**
  Erniedrigt z. B. bei Lebererkrankungen
- **Eiweißelektrophorese**
- **Gesamtprotein**
  6,5–8,5 g/dl (65–85 g/l)

Schilddrüsenhormone
- **Thyroidea stimulierendes Hormon (TSH)**
  basal
  0,3–2,5 mU/l
- **Freies Thyroxin (FT$_4$)**
  10–28 pmol/l
- **Freies Trijodthyronin (FT$_3$)**
  5,3–12,1 pmol/l

Sonstige
- **Bilirubin**
  Gesamt bis 1,1 mg/dl (bis 18,8 μmol/l)
  Erhöht bei z. B. Hepatitis
  Direkt bis 0,3 mg/dl (bis 5,1 μmol/l)
  Erhöht z. B. bei Gallenwegsverschluss
  Indirekt bis 0,8 mg/dl (bis 13,7 μmol/l)
  Erhöht z. B. bei Hämolyse
- **Harnsäure**
  m: 3,5–7 mg/dl (208–416 μmol/l),
  w: 2,5–6 mg/dl (149–357 μmol/l)
  Erhöht z. B. bei Gicht

17

17.4 Glossar

Gesamtglossar „Der menschliche Körper"

A. arcuata
Bogenarterie

A. axillaris
Achselarterie

A. basilaris
Schädelbasisarterie

A. brachialis
Armarterie

A. carotis communis
gemeinsame Halsschlagader

A. carotis externa
äußere Halsschlagader

A. carotis interna
innere Halsarterie

A. centralis retinae
zentrale Netzhautarterie

A. cerebri anterior
vordere Großhirnarterie

A. cerebri media
mittlere Großhirnarterie

A. cerebri posterior
hintere Großhirnarterie

A. communicans anterior
vordere Verbindungsarterie

A. communicans posterior
hintere Verbindungsarterie

A. coronaria dextra
rechte Koronararterie

A. coronaria sinistra
linke Koronararterie

A. corticalis radiata
radiär verlaufende Rindenarterie (ehemals A. interlobularis)

A. dorsalis pedis
Fußrückenarterie

A. dorsalis penis
Gliedrückenarterie

A. epigastrica inferior
untere Bauchdeckenarterie

A. epigastrica superior
obere Bauchdeckenarterie

A. facialis
Gesichtsarterie

A. femoralis
Oberschenkelarterie

A. fibularis
Wadenbeinarterie

A. gastrica dextra
rechte Magenarterie

A. gastrica sinistra
linke Magenarterie

A. gastroduodenalis
Magen-Zwölffingerdarm-Arterie

A. glutea
Gesäßarterie

A. hepatica communis
gemeinsame Leberarterie

A. hepatica propria
Leberarterie

A. iliaca communis
gemeinsame Beckenarterie

A. iliaca externa
äußere Beckenarterie

A. iliaca interna
innere Beckenarterie

A. intercostalis
Zwischenrippenarterie

A. interlobaris
Zwischenlappenarterie

A. interlobularis
Zwischenläppchenarterie (heute A. corticalis radiata)

A. laryngea superior
obere Kehlkopfarterie

A. lingualis
Zungenarterie

A. lumbalis
Lumbalarterie

A. maxillaris
Kieferarterie

A. meningea media
mittlere Hirnhautarterie

A. mesenterica inferior
untere Eingeweidearterie

A. mesenterica superior
obere Eingeweidearterie

A. obturatoria
Hüftlocharterie

A. occipitalis
Hinterkopfarterie

A. ophthalmica
Augenarterie

A. ovarica
Eierstockarterie

A. poplitea
Kniekehlenarterie

A. profunda femoris
tiefe Oberschenkelarterie

A. profunda penis
tiefe Gliedarterie

A. pulmonalis
Lungenarterie

A. radialis
Speichenarterie

A. renalis
Nierenarterie

A. spinalis
Rückenmarkarterie

A. splenica
Milzarterie

A. subclavia
Schlüsselbeinarterie

A. suprarenalis inferior
untere Nebennierenarterie

A. suprarenalis media
mittlere Nebennierenarterie

A. suprarenalis superior
obere Nebennierenarterie

A. temporalis superficialis
oberflächliche Schläfenarterie

A. testicularis
Hodenarterie

A. thoracica interna
innere Brustarterie

A. thyroidea inferior
untere Schilddrüsenarterie

A. thyroidea superior
obere Schilddrüsenarterie

A. tibialis anterior
vordere Schienbeinarterie

A. tibialis posterior
hintere Schienbeinarterie

A. ulnaris
Ellenarterie

A. umbilicalis
Nabelarterie

A. uterina
Gebärmutterarterie

A. vertebralis
Wirbelarterie

A. vesicalis
Blasenarterie

Abdomen
Bauch

Abduktion
Abspreizen

Acetabulum
Hüftgelenkpfanne

Acetyl-CoA
Acetyl-Coenzym A

Acinus der Lunge
Baueinheit aus Endbronchiolus und dazugehörigen Lungenalveolen

Acromion
Schulterhöhe

ACTH
adrenokortikotropes Hormon

Adduktion
Heranführen

Adenohypophyse
Hypophysenvorderlappen

adenoide Vegetation
Wucherung der Rachenmandel

Adenokarzinom
bösartiger Tumor der Schleimhaut

Adenom
gutartiger Tumor der Schleimhaut

ADH
(Adiuretin, auch antidiuretisches Hormon)
bewirkt in der Niere Wasserrückresorption

Adipositas
Fettsucht

17

Adipozyt
Fettzelle

ADP
Adenosindiphosphat

afferente Nervenfasern
Nervenfasern mit Erregungsleitung zum zentralen Nervensystem

Afferenzen
zum zentralen Nervensystem leitende Nervenfasern

Agglutination
Zusammenballung

Agranulozytose
fast vollständiges Fehlen von Granulozyten

Akinese
Bewegungsarmut

Akne
infizierte, entzündliche Komedonen, die Papeln, Pusteln und Knoten bilden

Akren
vorspringende Teile des Körpers

Akromegalie
Vergrößerung von Körpergliedern und Akren

Akrosom
kappenförmiges Lysosom der Samenzelle

Aktionspotenzial (Axon)
elektrische Spannungsänderungen, die sich über das Axon fortsetzen

Akustikusneurinom
aus Schwann-Zellen hervorgehender gutartiger Tumor des VIII. Hirnnerven

akzessorisch
zusätzlich

Ala major ossis sphenoidalis
großer Keilbeinflügel

Aldosteron
Mineralkortikoid (Steroidhormon)

Alkalose
Blut-pH > 7,43

Allele
gleiche Gene auf homologen Chromosomen

Allergene
Antigene, die eine Allergie auslösen

Allergie
Überempfindlichkeitsreaktion

Allokortex
dreischichtige Hirnrinde, die anders als der Isokortex aufgebaut ist

alveolär
säckchenförmig

alveoläre Ventilation
Belüftung der am Gasaustausch teilnehmenden Alveolen

Alveolarmakrophagen
Makrophagen der Lungenalveolen

Alveolen
Lungenbläschen

Amaurose
Blindheit

Aminopeptidasen
Enzyme, die N-terminale Aminosäuren von Proteinen/Peptiden abspalten

Amnesie
Gedächtnisstörung, Erinnerungsverlust

Amnion
innere Eihaut

Amnionflüssigkeit
Fruchtwasser

Amnionhöhle
mit Fruchtwasser gefüllter Hohlraum

Amniozentese
Fruchtwasseruntersuchung

Amphiarthrose
straffes Gelenk

Amplitude
Höhe

Ampulla recti
Erweiterung des Rektums

Ampulle
Erweiterung

Anabolismus
Aufbaustoffwechsel

anagene Phase
Wachstumsphase des Haares

Anämie
Blutarmut

Anatomie
Lehre von Bau und Strukturen des menschlichen Körpers

Androgene
männliche Geschlechtshormone (Steroidhormone)

Androgene
männliche Geschlechtshormone (Steroidhormone)

Aneurysma
Aussackung, Erweiterung

Angina pectoris
Brustenge

Angina tonsillaris
Mandelentzündung

Angiographie
röntgenologische Gefäßdarstellung unter Verwendung von Kontrastmittel

Angiotensin-converting-Enzyme (ACE)
Angiotensin-I-spaltendes Enzym

Angulus costae
Rippenwinkel

Anionen
negativ geladene Ionen

ANP
(atriales natriuretisches Peptid, ein Hormon) Freisetzung durch Vorhofmuskelzellen des Herzens

Antebrachium
Unterarm

anterior
vorne

anterograde Amnesie
reduzierte oder verlorengegangene Merkfähigkeit für neue Ereignisse

Anteversion
Vorheben

Antidiurese
geringe Harnausscheidung

Antigen
körperfremder Stoff, Fremdmolekül

Antikoagulation
medikamentöse Hemmung der Blutgerinnung

Antikörper
gegen ein Antigen gerichtetes spezifisches Abwehrmolekül

Antrum
Magenausgang

Antrum folliculi
Follikelhöhle des Tertiärfollikels

Anulus fibrosus
Faserring

Anulus inguinalis profundus
innerer Leistenring

Anulus inguinalis superficialis
äußerer Leistenring

Anus
After

Aorta
große Körperschlagader

Aorta abdominalis
Bauchaorta

Aorta ascendens
aufsteigende Aorta

Aorta descendens
absteigende Aorta

Apertura lateralis
seitliche Öffnung (des IV. Ventrikels)

Apertura mediana
mittlere Öffnung (des IV. Ventrikels)

Apertura piriformis
vordere Nasenhöhlenöffnung

Apex vesicae
Harnblasenscheitel

Aphasie
erworbene Störung von sprachlichen Modalitäten (Sprache, Sprachverständnis, Schreiben, Lesen)

apikal
zur Oberfläche hin

Apnoe
Atemstillstand

apokrine Extrusion
zelluläre Abgabe eines membranumhüllten Sekrets

Apolipoprotein
Proteinanteil der Lipoproteine

17

Apophyse
Knochenvorsprung

Apoplex
Schlaganfall

Apozytose
Abgabe eines membranumhüllten Sekrets

Appendektomie
Entfernung des Appendix vermiformis

Appendix epiploica
Fettanhängsel des Kolons

Appendix vermiformis
Wurmfortsatz

appositionelles Wachstum
Dickenwachstum

Aquaporin
Wasserkanal

Aqueductus cerebri
Liquorkanal im Mesencephalon, Verbindung zwischen III. und IV. Ventrikel

Arachnoidea mater
äußeres Blatt der Leptomeninx, Spinnwebhaut

ARAS
aufsteigendes retikuläres Aktivierungssystem

Arbor vitae
Lebensbaum

Archikortex
Urhirnrinde

Arcus anterior atlantis
vorderer Atlasbogen

Arcus costalis
Rippenbogen

Arcus palatoglossus
vorderer Gaumenbogen

Arcus palatopharyngeus
hinterer Gaumenbogen

Arcus palmaris superficialis
oberflächlicher Hohlhandbogen

Arcus posterior atlantis
hinterer Atlasbogen

Arcus vertebrae
Wirbelbogen

Arcus zygomaticus
Jochbogen

Area striata
primäres Sehfeld

Arrhythmie
Rhythmusstörung

Arteriosklerose
systemische Arterienverkalkung mit Wandveränderungen (Einlagerung von Fetten und Kalk, bindegewebiger Umbau der Gefäßinnenwand, Thrombenanlagerung) und Gefäßeinengung

arteriovenöse Anastomosen
Kurzschlussverbindungen zwischen Arterie und Vene

Arthrose
Degeneration des Gelenkknorpels

Articulatio bicondylaris
bikondyläres Gelenk

Articulatio coxae
Hüftgelenk

Articulatio ellipsoidea
Eigelenk

Articulatio genus
Kniegelenk

Articulatio humeroradialis
Humeroradial-, Oberarm-Speichen-Gelenk

Articulatio humeroulnaris
Humeroulnar-, Oberarm-Ellen-Gelenk

Articulatio mediocarpalis
distales Handgelenk

Articulatio plana
planes Gelenk

Articulatio radiocarpalis
proximales Handgelenk

Articulatio radioulnaris
Radioulnar-, Speichen-Ellen-Gelenk

Articulatio sacroiliaca
Sakroiliakalgelenk

Articulatio sphenoidea
Kugelgelenk

Articulatio trochoidea
Rad(-Zapfen-)gelenk

Asphyxie
Atem- und Herz-Kreislauf-Stillstand infolge einer Atemstörung

assoziieren
in Beziehung zueinander setzen

Asthma
Atemnot infolge einer Verengung der Atemwege

Astigmatismus
Stabsichtigkeit

Astrozyten
Sternzellen, fortsatzreiche Gliazellen

Ataxie
gestörte Bewegungskoordination, Fallneigung

Atelektasen
kollabierte luftarme oder -freie Lungenabschnitte

Atemruhelage
Lunge nach normaler Exspiration

Atemzeitvolumen
Produkt aus Atemzugvolumen und Atemfrequenz

Atemzugvolumen
bei normaler Inspiration befördertes Luftvolumen

Atlantoaxialgelenk
unteres Kopfgelenk

Atlantookizipitalgelenk
oberes Kopfgelenk

Atmungskette
Multienzymkomplex in Mitochondrien zur ATP-Gewinnung

ATP
Adenosintriphosphat

Atrium dextrum
rechter Vorhof

Atrium sinistrum
linker Vorhof

Audiometrie
subjektive Feststellung des Hörens von Tönen bestimmter Frequenz und Schallstärke

Aufspaltungsregel (Mendel)
Kreuzung von zwei phänotypisch gleichen Individuen der ersten Tochtergeneration führt zur Aufspaltung in der zweiten Tochtergeneration im Verhältnis 3:1 (bei dominant-rezessivem Erbgang) bzw. 1:2:1 (bei intermediärem Erbgang)

Auricula
Ohrmuschel

Außenrotation
Auswärtsdrehung

Autoantikörper
gegen körpereigene Strukturen gerichtete Antikörper

Autoimmunreaktion
Erkrankung, bei der Antikörper gegen körpereigene Strukturen gebildet werden

autokrin
Hormonabgabe in die Zellumgebung, Hormonwirkung auf die hormonabgebende Zelle selbst

Autolyse
Selbstverdauung

autonomes (vegetatives) Nervensystem
unbewusst und selbstständig funktionierender Teil der Steuerung des Nervensystems

Autophagolysosom
Lysosom, das zelleigenes Material abbaut

Autophagosom
Vesikel, das zelleigenes Material enthält

Avitaminose
Fehlen eines Vitamins im Körper

axillär
in der Achsel (Axilla) gelegen

Axolemm
Zellmembran des Axons

Axon
efferenter Nervenzellfortsatz

Axonterminale
Axonendigung

Axoplasma
Zytoplasma des Axons

A-Zellen
Zellen mit Glukagonsekretion

Azidose
Blut-pH < 7,37

azinös
beerenförmig

bakterizid
bakterientötend

basal
zur Basalmembran hin

17

basophil
Affinität zu blauem Hämatoxylin (basischer Farbstoff)

Basophilie
Erhöhung der Zahl basophiler Granulozyten

Bifurcatio tracheae
Luftröhrenaufzweigung

Bikarbonat
Hydrogenkarbonat (HCO_3^-), deprotonierte Kohlensäure

Bilirubin
Abbauprodukt des Häms von Hämoglobin

Bilirubindiglucuronid
konjugiertes Bilirubin, direktes Bilirubin

binokular
beidäugig

Biochemie
Lehre von den chemischen Vorgängen in Lebewesen

bipolare Nervenzelle
Nervenzelle mit zwei Fortsätzen

Blastomeren
Tochterzellen

Blastozyste
Keimblase

Blutplasma
Blutflüssigkeit ohne Blutzellen

Blutserum
Blutplasma ohne Gerinnungsfaktoren

Bluttransfusion
Blutübertragung

B-Lymphozyten
im Knochenmark gereifte B-Lymphozyten

Bowman-Drüsen
Schleim sezernierende Drüsen der Riechschleimhaut

Brachium
Oberarm

Bradykardie
zu niedrige Herzfrequenz

Bradypnoe
zu langsame Atmung

Broca-Sprachzentrum
Rindenfeld für Sprachmotorik

Bronchiektasen
säckchenförmige oder zylindrische Ausweitungen der Bronchien

Bronchiolitis
Entzündung der Bronchioli

Bronchiolus respiratorius
Bronchiolus mit Lungenalveolen

Bronchiolus terminalis
Endbronchiolus

Bronchitis
Entzündung der Bronchien

Bronchographie
röntgenologische Darstellung der unteren Atemwege nach Kontrastmittelgabe

Bronchopneumonie
herdförmige Lungenentzündung

Bronchoskopie
endoskopische Untersuchung von Trachea und Bronchien

Bronchospasmus
Kontraktion der Bronchialmuskulatur

Bronchus lobaris
Lappenbronchus

Bronchus principalis
Hauptbronchus

Bronchus segmentalis
Segmentbronchus

Brustquadrant
Brustviertel

Bulbus oculi
Augapfel

Bulbus olfactorius
Riechkolben

Bürstensaum
dicht stehende, gleich lange Mikrovilli

B-Zellen
Zellen mit Insulinsekretion

Caecum
Blinddarm

Calcaneus
Fersenbein

Calcitriol
Vitamin D_3

Calyx renalis
Nierenkelch

Canaliculus lacrimalis
Tränenkanälchen

Canalis analis
Analkanal

Canalis caroticus
Kanal für A. carotis interna

Canalis centralis
Zentralkanal (Rückenmark)

Canalis cervicis
Zervixkanal

Canalis n. hypoglossi
Kanal des N. hypoglossus

Canalis opticus
Sehnervkanal

Canalis sacralis
Kreuzbeinkanal

Canalis vertebralis
Wirbelkanal

Capitulum
Köpfchen

Capsula adiposa
Fettkapsel (der Niere)

Capsula articularis
Gelenkkapsel

Capsula fibrosa
bindegewebige Kapsel (der Niere)

Capsula interna
innere Kapsel

Caput
Kopf

Caput costae
Rippenkopf

Caput femoris
Schenkel-, Hüftkopf

Caput fibulae
Wadenbeinkopf

Caput humeri
Oberarmkopf

Caput radii
Speichenkopf

Caput tibiae
Schienbeinkopf

Caput ulnae
Ellenkopf

Carboanhydrase
kohlensäurebildendes Enzym

Carboxypeptidasen
Enzyme, die C-terminale Aminosäuren von Proteinen/Peptiden abspalten

Cardia
Mageneingang

Cartilago aritenoidea
Stellknorpel

Cartilago articularis
Gelenkknorpel

Cartilago cricoidea
Ringknorpel

Cartilago thyroidea
Schildknorpel

Cauda
Schwanz

Cauda equina
Pferdeschweif

Cavitas abdominis
Bauchhöhle

Cavitas articularis
Gelenkhöhle

Cavitas infraglottica
unterer Kehlkopfinnenraum

Cavitas medullaris
Markraum

Cavitas nasi
Nasenhöhle

Cavitas oris
Mundhöhle

Cavitas pelvis
Beckenhöhle

Cavum tympani
Paukenhöhle

Cavum uteri
Gebärmutterhöhle

CD
Cluster of Differentiation: Oberflächen-/ Unterscheidungsmerkmale von Zellen

17

Cellula
Zelle

Cellula ethmoidalis
Siebbeinzelle

Cementum
Zahnzement

Centromer
Verbindungsort zweier Chromosomen
(Chromatiden)

Centrum tendineum
zentrale Sehnenplatte des Zwerchfells

Cerebellum
Kleinhirn

Cerebrum
Großhirn

Cerumen
Ohrenschmalz

Cervix
Hals

Cervix uteri
Gebärmutterhals

Chemokine
Signalproteine, die bei Zellen Wanderungsbewegungen auslösen

Chemotaxis
Wanderungsbewegungen

Chiasma opticum
Sehnervenkreuzung

Choana
hintere Nasenhöhlenöffnung

chondrale Ossifikation
indirekte Knochenbildung nach einem Knorpelmodell

Chondroblasten
sekretorisch aktive Knorpelzellen

Chondrodystrophie
angeborene Störung der enchondralen Ossifikation (stark verkürzte Extremitäten bei nahezu normaler Rumpfgröße)

Chondrom
gutartiger Knorpeltumor

Chondron
vom Knorpelkopf umgebene Chondrozyten
innerhalb ihrer Knorpelhöhle(n)

Chondrosarkom
bösartiger Knorpeltumor

Chondrozyten
ruhende Knorpelzellen

Chorda dorsalis
mesodermaler Achsenstab der Frucht

Chordae tendineae
Sehnenfäden

Chorion
äußere Eihaut aus Mesoderm und Trophoblast

Chorion frondosum
Zottenhaut mit Zotten, äußere Eihaut mit Zotten

Chorion laeve
glatte Zottenhaut, äußere Eihaut ohne Zotten

Chorionbiopsie
Gewinnung von Chorionzotten der Plazenta

Chorionhöhle
von Chorion umgebene Höhle außerhalb der
Frucht

Chorionzotte
Gewebezotte mit einem gefäßhaltigen Meso-
dermkern, der von Zyto- und Synzytiotrophoblast bedeckt wird

Choroidea
Aderhaut

chromaffin
mit Chromsalzen braun färbbar

Chromatid
identische Längshälfte eines spiralisierten
Doppelchromosoms (doppelchromatidiges
Chromosom)

Chromatin
anfärbbare Kernsubstanz

Chromosom
Träger der Erbinformation

Chromosomenaberation
Chromosomenabweichung

Chymotrypsin
Endopeptidase des Pankreas

Circulus arteriosus cerebri
arterieller Gefäßring an der Hirnbasis

Cisterna cerebellomedullaris
Kleinhirnzisterne

Cisterna chyli
Lymphzisterne

Clavicula
Schlüsselbein

Clitoris
Kitzler

CO
Kohlenmonoxid

CO_2
Kohlendioxid

Cochlea
Hörschnecke

Codon
drei folgende Nukleotide in der DNA
(Triplett), die eine Aminosäure kodieren

Collum
Hals

Collum femoris
Schenkelhals

Collum vesicae
Harnblasenhals

Colon ascendens
aufsteigender Grimmdarm

Colon descendens
absteigender Grimmdarm

Colon sigmoideum
S-förmiger Grimmdarm

Colon transversum
querer Grimmdarm

Columna renalis
Nierensäule

Columna vertebralis
Wirbelsäule

Comedo
Mitesser, nicht entzündlicher Talgrückstau
durch Verschluss des Talgdrüsenausgangs

Commissura anterior
vordere Kommissur (Kommissurenbahn)

Commotio cerebri
Gehirnerschütterung

Computertomographie
bildgebendes Verfahren in der Röntgendia-
gnostik, computerunterstützte Anfertigung
von Schnittbildern durch den Körper

Concha nasalis inferior
untere Nasenmuschel

Concha nasalis media
mittlere Nasenmuschel

Concha nasalis superior
obere Nasenmuschel

Conchae nasales
Nasenmuscheln

Condylus
Gelenkknorren

Condylus lateralis
lateraler Gelenkknorren

Condylus medialis
medialer Gelenkknorren

Confluens sinuum
Sinuszusammenfluss

Connexon
Halbröhre aus Connexinen

Conn-Syndrom
Erkrankung, die durch einen zu hohen Aldos-
teronspiegel im Blut hervorgerufen wird

Conus medullaris
konisches Rückenmarksende

Cor
Herz

Corium
Lederhaut

Cornu anterius
Vorderhorn

Cornu laterale
Seitenhorn

Cornu posterius
Hinterhorn

Corpus
Körper

Corpus amygdaloideum
Mandelkern

Corpus callosum
Balken

Corpus cavernosum penis
Penisschwellkörper

Corpus ciliare
Ziliarkörper

17

Corpus femoris
Oberschenkelschaft

Corpus geniculatum laterale
seitlicher Kniehöcker (Umschaltstation der Sehbahn)

Corpus geniculatum mediale
medialer Kniehöcker (Umschaltstation der Hörbahn)

Corpus luteum
Gelbkörper

Corpus mammillare
Mammillarkörper (limbisches System)

Corpus penis
Penisschaft

Corpus spongiosum urethrae
Harnröhrenschwellkörper

Corpus sterni
Brustbeinkörper

Corpus striatum
Streifenkörper

Corpus tibiae
Schienbeinschaft

Corpus uteri
Gebärmutterkörper

Corpus vertebrae
Wirbelkörper

Corpus vesicae
Harnblasenkörper

Corpus vitreum
Glaskörper

Corpusculum renale
Nierenkörperchen

Cortex
Rinde

Cortex cerebelli
Kleinhirnrinde

Cortex cerebri
Großhirnrinde

Cortex renalis
Nierenrinde

Corti-Organ
Rezeptororgan für Hören

Costa
Rippe

Costa fluctuantis
freie Rippe

Costa spuria
falsche Rippe

Costa vera
echte Rippe

Cranium
Schädel

CRH
Corticotropin releasing Hormone

Crista
Kamm

Crista ampullaris
leistenförmiger Wulst aus Sinnes- und Stützzellen

Crista iliaca
Darmbein-/Beckenkamm

Crista sacralis
Kreuzbeinkamm

Crura penis
Penisschenkel

Crus
Unterschenkel

Crus cerebri
Hirnschenkel (absteigende Bahnen)

Cumulus oophorus
Eihügel

Cupula
Kuppel

Curvatura major
große Kurvatur

Curvatura minor
kleine Kurvatur

Cushing-Syndrom
Erkrankung, die durch einen zu hohen Glukokortikoidspiegel im Blut hervorgerufen wird

C-Zellen
kalzitoninsezernierende Zellen

Decidua
Gebärmutterschleimhaut in der Schwangerschaft

Decidua basalis
Basalplatte

Decidua parietalis
wandständige Decidua der Gebärmutterhöhle
(außerhalb der Plazenta)

Defäkation
Stuhlentleerung

Deletion
Verlust eines Chromosomenabschnitts

Demenz
Verlust geistiger und körperlicher Leistungsfähigkeit

Demineralisierung
Herauslösung von Kalziumverbindungen

denaturieren
Zerstören der Proteinbinnenstrukturen

Dendrit
afferent leitender Fortsatz einer Nervenzelle

dendritische Zellen
antigenpräsentierende Zelle des lymphatischen
Gewebes

Denken
Entwicklung von Vorstellungen

Dens
Zahn

Dens axis
Knochenzahn

Dens caninus
Eckzahn

Dens incisivus
Schneidezahn

Dens molaris
Mahlzahn

Dens praemolaris
vorderer Backenzahn

Dentin
Zahnbein

Depolarisation
Verringerung des Membranpotenzials, da
Kationen ins Zellinnere strömen

Derivat
Abkömmling

Dermatom
Hautbezirk, der durch ein Rückenmarks-
segment innerviert wird

Dermis
Lederhaut

Descensus testis
Hodenabstieg

desmale Ossifikation
direkte Knochenbildung im Mesenchym

Desmodontium
Wurzelhaut

Desmosom
fleckförmiger Haftkontakt

Desoxyribose
Zucker der DNA

dexter
rechts

Dezibel
Einheit der Schallstärke

Diabetes insipidus
Wasserharnruhr

Diabetes mellitus
Zuckerkrankheit, Ausscheidung von Glukose
im Harn

diabetische Nephropathie
durch Diabetes mellitus verursachte Ver-
ödung von Kapillaren der Nierenkörperchen

diabetische Polyneuropathie
durch Diabetes mellitus verursachte Nerven-
schädigung

diabetische Retinopathie
durch Diabetes mellitus hervorgerufene Netzhauterkrankung, die zur Erblindung führen
kann

diabetisches Koma
Bewusstlosigkeit, die durch einen entgleisten
Diabetes mellitus hervorgerufen wird (Ketoazidose durch saure Abbauprodukte von Fetten und Proteinen sowie erhöhte Blutosmolalität durch erhöhten Blutglukosespiegel)

Diaphragma
Zwerchfell

Diaphyse
Schaft, Körper

Diarthrose
echtes Gelenk

17

Diencephalon
Zwischenhirn

diffundieren
wandern, ausbreiten

Diffusion
Wanderung, Ausbreitung

Digitus minimus
Kleinfinger

Dipeptid
Molekül aus zwei Aminosäuren

diploid
doppelt

direktes Bilirubin
konjugiertes Bilirubin (Bilirubindiglucuronid)

Disaccharidase
disaccharidespaltendes Enzym

Disaccharide
Zweifachzucker

Discus intercalaris
Glanzstreifen

Discus intervertebralis
Bandscheibe, Zwischenwirbelscheibe

disseminiert
verstreut liegend

Disse-Raum
Spaltraum zwischen Leber- und Endothel-zellen

distal
vom Rumpf weg

distaler Tubulus
(ehemals) Mittelstück

Diurese
Harnausscheidung im Normalbereich

Divertikel
Wandausstülpung

Divertikulitis
Divertikelentzündung

DNA
Desoxyribonukleinsäure

DNA-Doppelhelix
spiralisierte DNA-Doppelfäden

dominant
bestimmend, in Erscheinung tretend

Dornen
feinste, knopfförmige Ausstülpungen von Dendritenästen

dorsal
rückenwärts, hinten, zum Fuß-/Handrücken hin

Dorsalaponeurose
Fingerrückensehne

Dorsalextension
Heben des Fuß-/Handrückens

Dorsum
Rücken

Dorsum manus
Handrücken

Dorsum pedis
Fußrücken

Dottersack
endodermale Eihaut, die als Darmanlage in den embryonalen Körper aufgenommen wird

Drüsenacinus
seröses Drüsenendstück

Drüsenendstück
spezifische sekretbildende Zellen

Ductulus efferens
abführendes Hodenkanälchen

Ductus alveolaris
Alveolargang

Ductus choledochus
Hauptgallengang

Ductus cochlearis
Schneckengang (Cochlea)

Ductus cysticus
Gallenblasengang

Ductus deferens
Samenleiter

Ductus ejaculatorius
Spritzkanälchen

Ductus hepaticus communis
gemeinsamer Lebergang (für Galle)

Ductus hepaticus dexter
rechter Lebergang (für Galle)

Ductus hepaticus sinister
linker Lebergang (für Galle)

17

Ductus interlobularis
interlobulärer Gallengang (für Galle)

Ductus lactiferi colligens
Hauptausführungsgang der Brustdrüse

Ductus lymphaticus
Lymphstamm

Ductus nasolacrimalis
Tränennasengang

Ductus pancreaticus
Bauchspeichelgang

Ductus papillaris
Papillengang

Ductus parotideus
Ausführungsgang der Ohrspeicheldrüse

Ductus semicircularis
Bogengang

Ductus submandibularis
Ausführungsgang der Unterkieferspeicheldrüse

Ductus thoracicus
Brustmilchgang

Ductus venosus
Kurzschlussverbindung zwischen V. portae
und V. cava inferior

Duodenum
Zwölffingerdarm

Duplikation
Verdoppelung eines Chromosomenabschnitts

Dura mater cranialis
harte Hirnhaut

Dura mater spinalis
harte Rückenmarkshaut

Dysmetrie
Zielunsicherheit bei Bewegungen

Dysplasie
Fehlbildung eines Gewebes (oder Organs,
Körperteils, Organismus)

Dyspnoe
erschwerte Atmung

D-Zellen
Zellen mit Somatostatinsekretion

Effektorhormon
direkt wirkendes Hormon

efferente Nervenfasern
Nervenfasern mit Erregungsleitung vom
zentralen Nervensystem zu den Organen

Efferenzen
vom zentralen Nervensystem zu den Organen
leitende Nervenfasern

Ejakulation
Ausstoßung des Spermas, Samenerguss

ekkrine Extrusion
auf Schweißdrüsen beschränkte, durch Vesikel
vermittelte Schweißabgabe

Eklampsie
lebensbedrohliche Gestose

Ektoderm
äußeres Keimblatt der dreiblättrigen Keimscheibe

Ekzem
Juckflechte, nicht infektiöse Entzündungsreaktion der Haut

Elektroenzephalogramm (EEG)
graphische Darstellung der summierten
Spannungsschwankungen des Gehirns

Elektroretinogramm
Spannungsableitungen von der Netzhaut

Elliptozyten
elliptische Erythrozyten

Elliptozytose
durch elliptische Erythrozyten bedingte
Anämie

Embolie
Verschleppung eines Thrombus mit dem Blutstrom

Embolus
mit Blutstrom verschleppter Thrombus

Embryo
Frucht zwischen vierter und achter Entwicklungswoche

Embryoblast
innere Zellmasse, aus welcher der Mensch
entsteht

Embryologie
Entwicklungslehre

Embryonalzeit
vierte bis achte Entwicklungswoche

17

Eminentia
Erhöhung

Emotionen
Gefühle

Enameloblasten
Schmelzbildner des Zahnes

Enamelum
Zahnschmelz

Encephalon
Gehirn

enchondrale Ossifikation
Knochenbildung im Knorpel

Endoderm
inneres Keimblatt der dreiblättrigen Keimscheibe

endoepitheliale Drüse
im Oberflächenepithel befindliche Drüse

Endokard
Herzinnenhaut

endokrin
Hormonabgabe ins Blut

Endolymphe
Flüssigkeit im häutigen Labyrinth (Innenohr)

Endometrium
Gebärmutterschleimhaut

Endomysium
zartes Bindegewebe um Muskelzellen

Endoneurium
zartes Bindegewebe aus Fibroblasten und Kollagenfibrillen

Endopeptidasen
Enzyme, die Proteine im Innern spalten

Endost
innere Knochenhaut

Endothel
epitheliale Auskleidung von Blut- und Lymphgefäßen

Endozytose
durch Vesikel vermittelte Aufnahme von zellfremden Flüssigkeiten und Stoffen in Zellen

Engramm
synaptisch miteinander verbundene Neuronen, die eine Speichereinheit bilden

enterisches Nervensystem
Darmwandnervensystem

enterohepatischer Kreislauf
mehrfaches Zirkulieren von bestimmten Substanzen zwischen Darm, Leber und Gallenblase

Enterozyten
Saumzellen

Entwicklungsdauer
ab Befruchtung: 266 Tage

eosinophil
Affinität zu rotem Eosin (saurer Farbstoff)

Eosinophilie
Erhöhung der Zahl eosinophiler Granulozyten

Ependymzellen
Gliazellen, die liquorhaltige Hohlräume des zentralen Nervensystems auskleiden

Epiblast
äußere Keimblattanlage

Epicondylus
Obergelenkknorren, Knochenfortsatz am Gelenkknorren

Epidermis
Oberhaut

Epididymis
Nebenhoden

Epiduralraum
Raum zwischen Knochen und Dura mater (Rückenmark)

Epiglottis
Kehldeckel

Epikard
Herzaußenhaut

Epilepsie
Fallsucht, Krampfleiden

Epimysium
lockeres Bindegewebe unter Muskelfaszie

Epineurium
oberflächliches, hüllendes Bindegewebe eines Nervs

Epipharynx
Nasenrachen

Epiphyse
Endstück langer Knochen

Epiphysenfuge
Wachstumsplatte

Epithelium mucosae
Schleimhautepithel

ER
endoplasmatisches Retikulum

Erektion
Versteifung/Aufrichtung des männlichen
Glieds

Ergastoplasma
Anreicherung von rauem endoplasmatischen
Retikulum

erigieren
versteifen

Ersatzknochen
Knochen, der durch chondrale Ossifikation
entsteht

Erythroblastose
übermäßiger Abbau von Erythrozyten

Erythropoese
Erythrozytenbildung

Erythrozyten
rote Blutzellen

Erythrozyturie
rote Blutkörperchen im Harn

essenzielle Aminosäuren
vom Körper nicht herstellbare Aminosäuren

essenzielle Fettsäuren
vom Körper nicht herstellbare zweifach ungesättigte Fettsäuren

Euchromatin
homogene Kernsubstanz

Eupnoe
beschwerdefreie Ruheatmung

Euthyreose
normale T3/T4-Produktion

evozierte Potenziale
durch äußere Reize hervorgerufene Spannungsschwankungen

exoepitheliale Drüse
Drüse außerhalb des Oberflächenepithels

exokrin
Sekretabgabe an innere oder äußere Oberflächen des Körpers

Exopeptidasen
Enzyme, die Proteine/Peptide von den Enden
her spalten

Exophthalmus
Hervortreten der Augäpfel

Exozytose
durch Vesikel vermittelte Abgabe von Stoffen
aus der Zelle

Exspiration
Ausatmung

exspiratorisches Reservevolumen
zusätzliches Ausatmungsvolumen nach einer
normalen Exspiration

Extension
Streckung

Extensoren
Strecker

Exterozeptoren
Außenrezeptoren

extraglomeruläres Mesangium
Mesangiumzellen des juxtaglomerulären
Apparats

extraperitoneal
außerhalb der Peritonealhöhle gelegen

extrapyramidal
zusätzlich zur Pyramidenbahn

extrapyramidal-motorisches System
System für unbewusste Koordination und
Harmonisierung der Motorik

extrazelluläre Matrix (ECM)
Interzellularsubstanz

Extrazellularraum
Raum außerhalb der Zelle

Extremitas acromialis
Schulterhöhenabschnitt

Extremitas sternalis
Brustbeinabschnitt

Extremitäten
Gliedmaßen

Extrusion
zelluläre Sekretabgabe

exzitatorisch
erregend

17

Facies diaphragmatica
Zwerchfellfläche

Facies visceralis
Eingeweidefläche

Falx cerebelli
Kleinhirnsichel (Dura mater)

Falx cerebri
Großhirnsichel (Dura mater)

Fascia renalis
Bindegewebe- oder Fasziensack der Niere

Fasciculus
Strang

Faserstoffe
unverdauliche Ballaststoffe

Fehlgeburt
Geburt eines Kindes unter 500 g Gewicht ohne Lebenszeichen

Femur
Oberschenkelknochen

Fenestra cochleae
rundes Fenster (Mittelohr)

Fenestra vestibuli
ovales Fenster (Mittelohr)

Ferritin
farblose Eisenspeicherform mit Proteinhülle

Fertilität
Fruchtbarkeit

Fetalzeit
9. bis 38. Entwicklungswoche

Fettemulsion
feine Fetttröpfchen

Fettsäure
Verbindung aus Kohlenwasserstoffen mit einer Carboxygruppe

Fetus
Frucht zwischen der 9. und 38. Entwicklungswoche

Fibrinolyse
Fibrinauflösung

Fibrom
gutartiger Bindegewebetumor

Fibrosarkom
bösartiger Bindegewebetumor

Fibula
Wadenbein

fibular
zum Wadenbein hin

Fila olfactoria
Riechfäden, bilden zusammen den Riechnerv

Filament
dünner Faden aus Strukturproteinen

Filum olfactorium
Riechfaden

Filum radicularium
Wurzelfaden

Filum terminale
Endfaden

Fissur (Fissura)
Furche

Fissura
Einschnitt

Fissura cerebelli
Kleinhirnfurche

Fissura longitudinalis cerebri
Längsfurche des Großhirns

Fissura orbitalis superior
obere Augenhöhlenspalte

Flexion
Beugung

Flexoren
Beuger

Folia cerebelli
Kleinhirnblätter, -windungen

Follikel
Bläschen

Follikel (Ovar)
Eizelle plus umgebende Follikelepithel- oder Granulosazellen

Follikulogenese
Follikelreifung

Fonticulus anterior
große Fontanelle

Fonticulus posterior
kleine Fontanelle

Foramen
Loch

Foramen interventriculare
Zwischenkammerloch

Foramen intervertebrale
Zwischenwirbelloch

Foramen jugulare
Drosselloch

Foramen magnum
großes Hinterhauptloch

Foramen obturatum
Hüftbeinloch

Foramen ovale
ovales Loch der Vorhofscheidewand (Herz)

Foramen rotundum
rundes Loch

Foramen sacrale
Kreuzbeinloch

Foramen transversarium
Querfortsatzloch

Foramen vertebrale
Wirbelloch

Foramina nutricia
Knochenlöcher für den Eintritt von Ernährungsgefäßen

Formatio reticularis
diffuses Neuronennetzwerk des Hirnstamms mit Kerngebieten

Fornix cerebri
Hirngewölbe, Bahn des limbischen Systems

Fornix conjunctivae
Bindehautgewölbe

Fossa
Grube

Fossa coronoidea
Kronenfortsatzgrube

Fossa cranii anterior
vordere Schädelgrube

Fossa cranii media
mittlere Schädelgrube

Fossa cranii posterior
hintere Schädelgrube

Fossa mandibularis
Kiefergelenkpfanne

Fossa olecrani
Ellenbogengrube

Fossa radialis
Speichenkopfgrube

Fovea centralis
Zentralgrube

Foveola gastrica
Magengrübchen

Fraktur
Bruch

Frakturkallus
neugebildetes Knochengewebe nach Fraktur

Freisetzungshormon
fördert Hormonabgabe endokriner Drüsen

Frenulum linguae
Zungenbändchen

Frequenz
Häufigkeit, Anzahl sich wiederholender Vorgänge (z.B. Wellen) pro Minute

Frühentwicklung
erste bis dritte Entwicklungswoche

Frühgeburt
lebend geborenes Kind vor der 35. Entwicklungswoche

Fruktose
Fruchtzucker

FSH
Follikel-stimulierendes Hormon

Fundus
Grund (des Magens)

Fundus uteri
Gebärmuttergrund

Fundus vesicae
Harnblasengrund

Funiculus
Strang

Funiculus spermaticus
Samenstrang

Funiculus umbilicalis
Nabelschnur

funktionelle Residualkapazität
exspiratorisches Reservevolumen plus Residualvolumen

Furchung
Zellteilung

17

gallertiges Bindegewebe
Bindegewebe der Nabelschnur

Ganglion
Nervenzellansammlung im peripheren
Nervensystem

Ganglion spirale
Spiralganglion

Ganglion trigeminale
Trigeminusganglion

Gangrän
Gewebeuntergang (Nekrose) infolge Blut-
mangelversorgung

Gaster
Magen

Gastritis
Magenschleimhautentzündung

Gastrulation
Entstehung der dreiblättrigen Keimscheibe
aus dem Epiblast

Gedächtnis
Speicherung von Erfahrungen

gefenstertes Endothel
Endothel mit Löchern

Gen
DNA-Abschnitt, der ein spezifisches Protein
kodiert

Generallamellen
Zirkumferenzlamellen, großflächige Lamellen
an Knochenoberflächen

Genetik
Vererbungslehre

Genom
gesamtes Erbmaterial einer Zelle

Genotyp
Erbmerkmale eines Individuums

gesättigte Fettsäuren
Carbonsäure mit unverzweigter Kohlenstoffkette, die keine Doppelbindungen zwischen
den Kohlenwasserstoffen aufweisen

Gestagene
weibliche Geschlechtshormone (Steroidhormone)

Gestosen
schwangerschaftsbedingte Krankheiten

GH
Growth Hormone (Wachstumshormon)

GHRH
Growth Hormone releasing Hormone (fördert
Freisetzung von somatotropem Hormon)

Gingiva
Zahnfleisch

Gingivitis
Zahnfleischentzündung

Ginglymus
Scharniergelenk

glandotrop
auf endokrine Drüsen wirkend

Glandula bronchialis
Bronchialdrüse

Glandula bulbourethralis
Cowper-Drüse

Glandula gastrica
Magendrüse

Glandula gastrica propria
spezifische Magendrüse

Glandula lacrimalis
Tränendrüse

Glandula mammaria
Brustdrüse

Glandula parathyroidea
Nebenschilddrüse

Glandula parotidea
Ohrspeicheldrüse

Glandula pinealis
Zirbeldrüse, Epiphyse

Glandula sublingualis
Unterzungenspeicheldrüse

Glandula submandibularis
Unterkieferspeicheldrüse

Glandula suprarenalis
Nebenniere

Glandula thyroidea
Schilddrüse

Glandula vesiculosa
Bläschendrüse

Glandula vestibularis major
große Scheidenvorhofdrüse

Glandulae labiales
Lippendrüsen

Glandulae tarsales
Meibom-, Talgdrüsen

Glans penis
Peniseichel

glattes ER
endoplasmatisches Retikulum aus Tubuli

Glaukom
Grüner Star (zu hoher Augeninnendruck)

Gliazellen
von Neuronen abgrenzbare Zellen

Gliazellnarbe
Narbenbildung im zentralen Nervensystem
durch Astrozyten

Glioblastom
aus Gliazellen hervorgehender bösartiger
Tumor des zentralen Nervensystems

Gliome
aus Gliazellen hervorgehende Tumoren des
zentralen Nervensystems unterschiedlicher
biologischer Wertigkeit

Globus pallidus
bleicher Körper

Glomerulonephritis
Entzündung der Nierenkörperchen

Glomerulus
Kapillarschlingen des Nierenkörperchens

Glomus caroticum
Paraganglion in der Karotisgabel (Teilungsstelle der A. carotis communis in A. carotis
externa und interna)

Glottis
beide Stimmfalten zusammen

Glukogen
Hormon, das u.a. den Blutglukosespiegel, die
Glukoneogenese aus Aminosäure und den
Fettabbau durch Lipasen steigert

Glukoneogenese
Glukoseneubildung

Glukose
Traubenzucker

Glukosurie
Glukoseausscheidung mit dem Harn

Glykogen
Speicherform der Glukose

Glykokalyx
Gesamtheit der Zuckerseitenketten auf der
Membranoberfläche

Glykolipid
Lipid mit Zuckerseitenkette

Glykoprotein
Protein mit Kohlenhydratseitenketten

Glykosaminoglykane
langkettige Polysaccharide aus Disacche-
rideinheiten

GnRH
Gonadotropin releasing Hormone (fördert
Freisetzung der Gonadotropine Follikel-sti-
mulierendes und luteinisierendes Hormon)

Golgi-Apparat
Organelle für Sortierung und Verpackung von
Proteinen

Golgi-Sehnenorgan
Sehnenrezeptor für Muskelspannung

gonadotrop
auf Keimdrüsen (Gonoden) wirkend

Gonadotropine
Proteohormone der Adenohypophyse, welche
die Keimdrüsen (Gonoden) stimulieren

Gonosomen
Geschlechtschromosomen

Granulationes arachnoideae
Arachnoidalzotten (zur Liquorabgabe)

Granulozyten
granulahaltige weiße Blutkörperchen

Granulozytopoese
Granulozytenbildung

Granulum
Körnchen

Grauer Star
Linsentrübung

Gravidität
Schwangerschaft

Grenzstrang
neben der Wirbelsäule gelegene Ganglienkette
(aus Ganglien und Rami interganglionares)
des Sympathikus

Gyrus cerebri
Hirnwindung

Gyrus cinguli
Gürtelwindung

Gyrus postcentralis
hintere Zentralwindung

Gyrus precentralis
vordere Zentralwindung

Gyrus temporalis superior
obere Schläfenlappenwindung

H⁺
Proton

H_2O_2
Wasserstoffperoxid

Haarbulbus
Haarzwiebel, epithelialer Anfangsabschnitt des Haares mit teilungsaktiven Zellen

Haarfollikel
Haarschaft plus Wurzelscheiden

Haarfollikelrezeptor
Rezeptor für Haarberührung

Haarpapille
zellreiches Bindegewebe der Dermis, das in den Haarbulbus ragt

Haarschaft
verhornter Abschnitt des Haares

Haartrichter
trichterförmige Einstülpungen der Epidermis um den Haarschaft

Haarwurzel
unterer Abschnitt des Haarfollikels mit unverhornten Zellen

Habenulae
Zügel

Haftkontakt
Interzellularkontakt zur mechanischen Verhaftung von Zellen

Häm
rotes Farbstoffmolekül des Hämoglobins

Hämatokrit
Volumenanteil der Blutzellen am Gesamtblutvolumen

Hämatom
Blutung ins Gewebe

Hämoglobin
eisenhaltiger Blutfarbstoff

Hämolyse
Auflösung von Erythrozyten

hämolytische Anämie
Blutarmut durch Zerstörung von Erythrozyten

Hämophilie
Bluterkrankheit, angeborener Gerinnungsfaktormangel

hämorrhagische Diathese
verstärkte Blutungsneigung

Hämosiderin
Komplex aus Protein und Eisen in Makrophagen

Hämostase
Blutstillung

haploid
einfach

Haustra
Ausbuchtung der Kolonwand

Hautturgor
Spannungszustand der Haut

Havers-Kanal
zentraler Kanal eines Osteons

HCG
humanes Choriongonadotropin

HDL
High Density Lipoprotein

Helicotrema
Schneckenloch

Hemiplegie
Halbseitenlähmung

Hepar
Leber

hepatisches Koma
durch Funktionsverlust der Leber bedingter Bewusstseinsverlust

Hepatozyt
Leberzelle

Hertz
Anzahl der Schwingungen pro Sekunde

Herzmuskelhypertrophie
Zunahme des Durchmessers von Herzmuskelfasern und damit des Myokards

Heterochromatin
schollige Kernsubstanz

Heterophagolysosom
Lysosom, in dem zellfremdes Material abgebaut wird

Heterophagosom
Vesikel, das zellfremdes Material enthält

heterozygot
mischerbig

Heterozygotie
nicht identische Gene (mischerbige Erbinformation) auf homologen Chromosomen

Hilum
Organabschnitt, an dem Blutgefäße und Nerven ein- bzw. austreten

Hirnatrophie
Schwund des Hirngewebes

Hirninfarkt
Mangeldurchblutung von Hirngewebe mit Absterben von Neuronen und Gliazellen

Histologie
Lehre von den Geweben

holokrine Extrusion
Sekretabgabe durch Zelluntergang

Holozytose
Sekretabgabe durch Zelluntergang

homologe Chromosomen
Chromosomen mit gleichen Genen, jedoch väterlichen und mütterlichen Ursprungs

homozygot
reinerbig

Homozygotie
identische Gene (gleiche Erbinformation) auf homologen Chromosomen

Homunculus
Menschlein

Hörschwelle
gerade noch hörbarer Schalldruck

Hörsturz
Innenohrschwerhörigkeit infolge einer Durchblutungsstörung

Humeroulnargelenk
Oberarm-Ellen-Gelenk

Humerus
Oberarmknochen

humoral
durch eine Körperflüssigkeit mit ihrem Inhalt vermittelt

Hydramnion
überdurchschnittlich große Fruchtwassermenge (zum Geburtstermin 1.500 bis 2.000 ml)

hydrophil
wasserlöslich

hydrophob
wasserabweisend

Hydroxylapatit
kristalline Kalziumverbindung

Hydrozephalus
krankhafte Erweiterung der liquorgefüllten Räume des Gehirns („Wasserkopf")

Hymen
Jungfernhäutchen

Hyperemesis
übermäßiges und anhaltendes Erbrechen

Hyperglykämie
zu hoher Blutglukosespiegel

Hyperlipoproteinämie
erhöhter Blutfettspiegel

Hypernephrom
Nierenzellkarzinom

Hyperparathyreoidismus
Nebenschilddrüsenüberfunktion

Hyperplasie
Wachstum durch Zellvermehrung

Hyperpnoe
vertiefte Atmung

Hyperpolarisation
Zunahme des Membranpotenzials durch vermehrten

Kationen-Ausstrom (K^+)

Hyperthyreose
Schilddrüsenüberfunktion

Hypertonie
Bluthochdruck

Hypertrophie
Wachstum durch Zellvergrößerung

17

Hyperventilation
gesteigerte Atmung

Hypoblast
vorübergehendes inneres Keimblatt

Hypoparathyreoidismus
Nebenschilddrüsenunterfunktion

Hypopharynx
Kehlkopfrachen

Hypophyse
Hirnanhangdrüse

Hypothalamus
Abschnitt des Zwischenhirns

Hypothenar
Kleinfingerballen

Hypothenarmuskeln
Kleinfingerballenmuskeln

Hypothyreose
Schilddrüsenunterfunktion

Hypotonie
zu niedriger Blutdruck

Hypoventilation
verminderte Atmung

Hypovitaminose
Vitaminmangelerscheinungen

Hypoxie
Mangelversorgung der Gewebe mit Sauerstoff

Ikterus
Gelbsucht

Ileum
Krummdarm

Immunität
durch Antikörper gewährleisteter Schutz
gegenüber Erregern

Immunsuppression
Unterdrückung der Immunabwehr

Immunsystem
körpereigenes Abwehrsystem

impermeabel
undurchlässig

Implantation
Einnistung

Incisura
Einschnitt

Incisura vertebralis
Wirbeleinschnitt

Incus
Amboss

Index
Zeigefinger

indirektes Bilirubin
nicht konjugiertes, freies Bilirubin

inferior
unten

infrahyale Muskulatur
untere Zungenbeinmuskulatur

Infundibulum
Stiel, Trichter (Hypophyse)

Inguinallymphknoten
Leistenlymphknoten

Inhibin
Proteohormon, das von Sertolizellen des
Hodens und Granulosazellen des Eierstocks
gebildet wird und die Freisetzung des Follikel-
stimulierenden Hormons aus der Adenohypophyse inhibiert

inhibitorisch
hemmend

Initialsegment
Anfangsabschnitt eines Axons nach dem
Ursprungskegel, Ort der Entwicklung eines
Aktionspotenzials

Innenrotation
Einwärtsdrehung

innere Atmung
Aufnahme von Sauerstoff in Zellen (Mito-
chondrien), Abgabe von Kohlendioxid aus
Zellen

Innervation
Nervenversorgung

Inspiration
Einatmung

Inspirationskapazität
Atemzugvolumen und inspiratorisches Reservevolumen

inspiratorisches Reservevolumen
zusätzliches Einatemvolumen nach einer normalen Inspiration

Insula
Insel

Insulin
Hormon, das v. a. den Blutglukosespiegel senkt

integrieren
zusammenfassen

Intentionstremor
Muskelzittern bei Bewegungen in Zielnähe

Interalveolarseptum
Alveolarscheidewand

Interkostalmuskeln
Zwischenrippenmuskeln

Interkostalnerven
Zwischenrippennerven

Interkostalraum
Zwischenrippenraum

interlobulär
zwischen den Läppchen gelegen

Intermediärtubulus
(ehemals) Überleitungsstück

Interneuron
Zwischennervenzellen

Internodium
Abschnitt einer myelinisierten Nervenfaser, der durch eine Schwann-Zelle myelinisiert wird

Interphase
Zeitraum zwischen zwei Mitosen

Interterritorium
zwischen Chondronen gelegene extrazelluläre Matrix

Intervertebralgelenk
Zwischenwirbelgelenk

intervillöser Raum
Raum zwischen den Chorionzotten, in dem mütterliches Blut fließt

interzellulär
zwischen den Zellen befindlich

Interzellularkontakt
Verbindung zwischen Zellen

Interzellularraum
Zwischenzellraum

Intestinum crassum
Dickdarm

Intestinum tenue
Dünndarm

intraglomeruläres Mesangium
Mesangiumzellen des Glomerulus

intramural
in den Wänden gelegen

intramurales Nervensystem
Darmwandnervensystem

intraperitoneal
von Peritoneum viscerale bedeckt

intrapulmonaler Druck
Druckdifferenz zwischen Alveolen und Außenwelt

Intrauterinpessar
Spirale

Intrazellularraum
Raum innerhalb der Zelle

Introitus vaginae
Scheideneingang

iodinieren
mit Jod verbinden

ionotroper Rezeptor
Neurotransmitterrezeptor mit angeschlossenem Ionenkanal

Iridokornealwinkel
Winkel zwischen Iris und Kornea

Iris
Regenbogenhaut

ischiokrurale Muskeln
Sitzbein-Unterschenkel-Muskeln

Isokortex
fünf- bis sechsschichtige Hirnrinde, ca. 90 % des Kortex

isotone Kochsalzlösung
der Osmolalität des Blutplasmas entsprechende Kochsalzlösung

isotone Lösung
Lösung mit gleichem osmotischen Druck wie Blut

Isotonie
dem Blutplasma entsprechende Osmolalität

Isthmus
Gewebebrücke zwischen den Lappen (Schilddrüse)

17

Isthmus faucium
Schlundenge

Isthmus uteri
Gebärmutterenge

Jejunum
Leerdarm

juxtaglomeruläre Zellen
Zellen mit Reningranula

Kalorimetrie
Bestimmung von Wärmemengen

Kalzitonin
hemmt Kalziumfreisetzung aus Knochen (nur bei zu hohem Blutkalziumspiegel)

Kammerwinkel
Winkel zwischen Iris und Kornea

Kapazitäten (Lunge)
zusammengesetzte Lungen- und Atemvolumina

kapillär
sehr dünn

Kapillaren
haarfeine Gefäße

Kardiomyozyten
Herzmuskelzellen

Kardiotokographie
Verfahren zur gleichzeitigen Registrierung der Herzfrequenz des Fetus und der Wehentätigkeit

Karyoplasma
Binnenraum des Zellkerns

Karzinom
bösartiger Tumor epithelialer Herkunft

Katabolismus
Abbaustoffwechsel

katagene Phase
Rückbildungsphase des Haares

Katecholamine
Adrenalin und Noradrenalin

Katheterismus
Einführen eines Harnblasenkatheters

Kationen
positiv geladene Ionen

kaudal
steißwärts, unten

Kernkettenfasern
spezialisierte Skelettmuskelfasern der Muskelspindel

Kernsackfasern
spezialisierte Skelettmuskelfasern der Muskelspindel

Kinetochor
dem Centromer angelagerte Proteine

Kinetose
Bewegungskrankheit

Kinetosom
Basalkörperchen

Kinozilie
Flimmerhaar

Kittsubstanz
Grundsubstanz um Osteonen

Klimakterium
Wechseljahre

Klon
Lymphozytenfamilie, die aus einem Lymphozyten hervorgegangen ist

Knochenatrophie
Knochenabbau

Knochenhypertrophie
Knochenwachstum

Knochenleitung
Schallwellenleitung über Schädelknochen

Knorpelhof
stärker basophil anfärbbare extrazelluläre Matrix um Chondrone

kodieren
verschlüsseln

Kodominanz
gleiche Ausprägungsstärke von heterozygoten Allelen

Kohabitation
Geschlechtsverkehr

Kohlensäure
Verbindung aus Wasser und Kohlendioxid (H_2CO_3)

Koitus
Geschlechtsverkehr

Kokzygealsegment
Steißbeinsegment

kolloidosmotischer Druck
osmotischer Druck, der durch Makromoleküle wie Proteine erzeugt wird

Kolonflexur (Flexura coli)
Biegung des Kolons

Koma
tiefe Bewusstlosigkeit

Kommunikationskontakt
Interzellularkontakt zur funktionellen Verknüpfung benachbarter Zellen

Kompakta
äußerer kompakter Knochenmantel

kompensatorisch
ausgleichend

Komplementsystem
Proteine, die der Abwehr dienen

Konduktorin
Überträgerin einer Erbkrankheit

kongenital
angeboren

Konjunktiva
Bindehaut

Konjunktivitis
Bindehautentzündung

kontrahieren
sich zusammenziehen

Kontraktilität
Fähigkeit, sich zusammenzuziehen

Kontraktion
Zusammenziehen

Kontrazeption
Empfängnisverhütung

Konvergenzreaktion
Einstellung der Sehachsen nasenwärts

Konzeption
Befruchtung

koordinieren
abstimmen

Kornea
Hornhaut

Kortex
Rinde

Kortikalis
Knochenrinde (entspricht Kompakta)

kortikotrop
auf die (Nebennieren-)Rinde wirkend

Kortisol
Glukokortikoid (Steroidhormon)

kranial
kopfwärts, oben

Kretinismus
Hypothyreose, die beim Kind zur Verzögerung der körperlichen Entwicklung und zu geistiger Behinderung führt

Kryptorchismus
Hodenhochstand

Kupffer-Zellen
Makrophagen der Leber

Kutis
Haut

Labium
Lippe

Labium majus pudendi
große Schamlippe

Labium minus pudendi
kleine Schamlippe

Labra glenoidalia
Gelenklippen

Lacuna musculorum
Muskelfach

Lacuna vasorum
Gefäßfach

laktierend
milchbildend

Laktose
Milchzucker

Lakune
Hohlraum

Lamina cribrosa
Siebbeinplatte

Lamina granularis externa
Lamina II, äußere Körnerschicht

Lamina granularis interna
Lamina IV, innere Körnerschicht

Lamina molecularis
Lamina I, Molekularschicht

Lamina multiformis
Lamina VI, vielgestaltige Schicht

Lamina propria
Schleimhautschicht aus lockerem Bindegewebe

Lamina pyramidalis externa
Lamina III, äußere Pyramidenschicht

Lamina pyramidalis interna
Lamina V, innere Pyramidenschicht

Lamina quadrigemina
Vierhügelplatte

Lamina tecti
Vierhügelplatte

Lamina terminalis
dünne Vorderwand des III. Ventrikels

Langerhans-Inseln
endokrine Zellgruppen im Pankreas

Langerhans-Zellen
Makrophagen der Epidermis

Langzeit-Potenzierung
langandauernde Verstärkung der synaptischen Übertragung durch hochfrequente, sich wiederholende Depolarisationen

Lanugohaare
Flaumhaare der fetalen Haut

Larynx
Kehlkopf

lateral
seitlich

LDL
Low Density Lipoprotein

Leiomyom
gutartiger Tumor glatter Muskulatur

Leiomyosarkom
bösartiger Tumor glatter Muskulatur

Lens
Linse

Leptomeninx
weiche Hirn- und Rückenmarkshaut aus Arachnoidea und Pia mater

Leukämie
stark gesteigerte Bildung von entarteten (bösartigen) weißen Blutkörperchen

Leukozyten
weiße Blutkörperchen

Leukozytopenie
Erniedrigung der Anzahl weißer Blutkörperchen

Leukozytose
Erhöhung der Zahl weißer Blutkörperchen

Leydig-Zellen
Hodenzwischenzellen

LH
luteinisierendes Hormon

Licht
elektromagnetische Wellen

Lig. collaterale fibulare
laterales Seitenband

Lig. collaterale tibiale
mediales Seitenband

Lig. cruciatum anterius
vorderes Kreuzband

Lig. cruciatum posterius
hinteres Kreuzband

Lig. falciforme
Sichelband der Leber

Lig. flavum
Zwischenbogenband

Lig. hepatoduodenale
Leber-Zwölffingerdarm-Band

Lig. interspinale
Zwischendornfortsatzband

Lig. latum uteri
breites Mutterband

Lig. longitudinale anterius
vorderes Längsband

Lig. longitudinale posterius
hinteres Längsband

Lig. patellae
Patellarsehne

Lig. teres hepatis
rundes Leberband

Lig. tibiofibulare anterius
vorderes Schienbein-Wadenbein-Band

Lig. tibiofibulare posterius
hinteres Schienbein-Wadenbein-Band

Lig. transversum
Querband

Lig. transversum atlantis
Querband des Atlas

Ligamenta anularia
ringförmige Bänder zwischen den Knorpel-spangen der Luftröhre

Liganden
spezifische Stoffe für die Bindung an Mem-branrezeptoren

Limbus
Saum

Linea
Linie

Linearbeschleunigung
Beschleunigung in einer Richtung

Lingua
Zunge

Linksherzinsuffizienz
unzureichende Pumpleistung des linken Ven-trikels

Linksverschiebung
Auftreten von vermehrt stabkernigen, unrei-fen Granulozyten

Lipase
triglyzeridspaltendes Enzym

Lipid
Fett

Lipofuszin
gelb-braunes Alterspigment, Telolysosom

Lipolyse
Fettabbau

Lipom
gutartiger Fettzelltumor

lipophil
fettlöslich

lipophob
fettabweisend

Lipoprotein
Aggregat aus Fetten (Lipiden) und Protein

Liposarkom
bösartiger Fettzelltumor

Liquor cerebrospinalis
Gehirn-Rückenmarks-Flüssigkeit

LM
Lichtmikroskop

Lobärpneumonie
Entzündung eines Lungenlappens

Lobulus
Läppchen

Lobulus testis
Hodenläppchen

Lobus
Lappen

Lobus caudatus
Schweiflappen der Leber

Lobus cerebri
Großhirnlappen

Lobus frontalis
Stirnlappen

Lobus hepatis dexter
rechter Leberlappen

Lobus hepatis sinister
linker Leberlappen

Lobus insularis
Insellappen

Lobus limbicus
limbischer Lappen

Lobus occipitalis
Hinterhauptlappen

Lobus parietalis
Scheitellappen

Lobus quadratus
quadratischer Leberlappen

Lobus renalis
Nierenlappen

Lobus temporalis
Schläfenlappen

Longitudinalachse
Längs-, Vertikalachse

L-System-Tubuli
longitudinale Tubuli des glatten endoplasma-tischen Retikulums

Luftleitung
Schallwellenleitung über Trommelfell und Gehörknöchelchen

Lumbalpunktion
Punktion des Subarachnoidalraums im Bereich der Lendenwirbelsäule zur Liquorgewinnung oder Einbringung eines Lokalanästhetikums

Lumbalsegment
Lendensegment

Lumbus
Lende

Lungenalveole
Lungenbläschen

Lungenembolie
Verstopfung von Lungenarterien durch ein-
geschwemmte Thromben

Lungenemphysem
Lungenüberblähung

Lungenfibrose
Bindegewebevermehrung im Lungengewebe

Lungenszintigraphie
nuklearmedizinisches Verfahren zur Beurteilung von Lungendurchblutung und -belüftung

Lymphadenitis
Lymphknotenentzündung

Lymphangitis
Lymphgefäßentzündung

lymphatische Leukämie
stark gesteigerte Bildung von entarteten
(bösartigen) Lymphozyten

Lymphe
blutplasmaähnliche Flüssigkeit

Lymphkollektoren
Lymphsammelgefäße

Lymphödem
Flüssigkeitsansammlung im Zwischenzellraum

Lymphographie
Röntgenaufnahme von mit Kontrastmittel
gefüllten Lymphgefäßen und -knoten

Lymphom
gut- oder bösartige Vergrößerung von
Lymphknoten

Lymphozytopoese
Lymphozytenbildung

Lymphpräkollektoren
den Lymphkollektoren vorgeschaltete Lymphgefäße

Lymphszintigraphie
Darstellung von Lymphknoten mit radioaktiv
markierten Substanzen

M. abductor pollicis brevis
kurzer Daumenabspreizer

M. abductor pollicis longus
langer Daumenabspreizer

M. adductor brevis
kleiner Oberschenkelanzieher

M. adductor longus
langer Oberschenkelanzieher

M. adductor magnus
großer Oberschenkelanzieher

M. arrector pili
Haaraufrichter

M. biceps brachii
zweiköpfiger Oberarmmuskel

M. biceps femoris
zweiköpfiger Oberschenkelmuskel

M. brachialis
Armbeuger

M. brachioradialis
Oberarm-Speichen-Muskel

M. buccinator
Wangenmuskel

M. ciliaris
Ziliarmuskel

M. cremaster
Hodenheber

M. cricoarytenoideus posterior
Stimmritzenöffner

M. deltoideus
dreieckiger Schultermuskel

M. detrusor vesicae
Blasenherabstoßer, Tunica muscularis

M. digastricus
zweibäuchiger Muskel

M. dilatator pupillae
Pupillenöffner

M. erector spinae
Wirbelsäulenaufrichter

M. extensor carpi radialis
radialer Handstrecker

M. extensor carpi ulnaris
ulnarer Handstrecker

M. extensor digiti minimi
Kleinfingerstrecker

M. extensor digitorum
Fingerstrecker

M. extensor digitorum longus
langer Zehenstrecker

M. extensor hallucis longus
langer Großzehenstrecker

M. extensor indicis
Zeigefingerstrecker

M. extensor pollicis brevis
kurzer Daumenstrecker

M. extensor pollicis longus
langer Daumenstrecker

M. fibularis brevis
kurzer Wadenbeinmuskel

M. fibularis longus
langer Wadenbeinmuskel

M. flexor carpi radialis
radialer Handbeuger

M. flexor carpi ulnaris
ulnarer Handbeuger

M. flexor digitorum longus
langer Zehenbeuger

M. flexor digitorum profundus
tiefer Fingerbeuger

M. flexor digitorum superficialis
oberflächlicher Fingerbeuger

M. flexor hallucis longus
langer Großzehenbeuger

M. flexor pollicis longus
langer Daumenbeuger

M. frontalis
Stirnmuskel

M. gastrocnemius
Zwillingswadenmuskel

M. gemellus
Zwillingsmuskel

M. gemellus inferior
unterer Zwillingsmuskel

M. gemellus superior
oberer Zwillingsmuskel

M. genioglossus
Kinn-Zungenbein-Muskel

M. gluteus maximus
großer Gesäßmuskel

M. gluteus medius
mittlerer Gesäßmuskel

M. gluteus minimus
kleinster Gesäßmuskel

M. gracilis
Schlankmuskel

M. hyoglossus
Zungenbein-Zungen-Muskel

M. iliacus
Darmbeinmuskel

M. iliocostalis
Darmbein-Rippen-Muskel

M. iliopsoas
Darmbein-Lenden-Muskel

M. infraspinatus
Untergrätenmuskel

M. interspinalis
Zwischendornmuskel

M. latissimus dorsi
breiter Rückenmuskel

M. levator anguli oris
Mundwinkelheber

M. levator palpebrae
Oberlidheber

M. levator scapulae
Schulterblattheber

M. longissimus
längster Muskel

M. longus capitis
langer Kopfmuskel

M. longus colli
langer Halsmuskel

M. masseter
Kaumuskel

M. multifidus
vielgefiederter Muskel

M. mylohyoideus
Unterkiefer-Zungenbein-Muskel

M. obliquus capitis
schräger Kopfmuskel

M. obliquus externus abdominis
äußerer schräger Bauchmuskel

M. obliquus inferior
unterer schräger Augenmuskel

17

M. obliquus internus abdominis
innerer schräger Bauchmuskel

M. obliquus superior
oberer schräger Augenmuskel

M. obturatorius externus
äußerer Hüftlochmuskel

M. obturatorius internus
innerer Hüftlochmuskel

M. omohyoideus
Schulterblatt-Zungenbein-Muskel

M. orbicularis oculi
Augenringmuskel

M. orbicularis oris
Mundringmuskel

M. pectoralis major
großer Brustmuskel

M. pectoralis minor
kleiner Brustmuskel

M. piriformis
birnenförmiger Muskel

M. pronator quadratus
viereckiger Einwärtsdreher

M. pronator teres
runder Einwärtsdreher

M. psoas
Lendenmuskel

M. psoas major
großer Lendenmuskel

M. psoas minor
kleiner Lendenmuskel

M. pterygoideus lateralis
seitlicher Flügelmuskel

M. pterygoideus medialis
medialer Flügelmuskel

M. quadratus femoris
viereckiger Oberschenkelmuskel

M. quadratus lumborum
viereckiger Lendenmuskel

M. quadriceps femoris
vierköpfiger Oberschenkelmuskel

M. rectus abdominis
gerader Bauchmuskel

M. rectus capitis anterior
vorderer gerader Kopfmuskel

M. rectus capitis lateralis
seitlicher gerader Kopfmuskel

M. rectus capitis posterior
hinterer gerader Kopfmuskel

M. rectus femoris
gerader Oberschenkelmuskel

M. rectus inferior
unterer gerader Augenmuskel

M. rectus lateralis
lateraler gerader Augenmuskel

M. rectus medialis
medialer gerader Augenmuskel

M. rectus superior
oberer gerader Augenmuskel

M. rhomboideus
Rautenmuskel

M. risorius
Lachmuskel

M. rotator
Drehmuskel

M. sartorius
Schneidermuskel

M. scalenus anterior
vorderer Treppenmuskel

M. scalenus medius
mittlerer Treppenmuskel

M. scalenus posterior
hinterer Treppenmuskel

M. semimembranosus
Plattsehnenmuskel

M. semispinalis
Halbdornmuskel

M. semitendinosus
Halbsehnenmuskel

M. serratus anterior
vorderer Sägezahnmuskel

M. serratus posterior inferior
hinterer unterer Sägemuskel

M. serratus posterior superior
hinterer oberer Sägemuskel

M. soleus
Schollenmuskel

M. sphincter ani externus
äußerer Schließmuskel des Anus

M. sphincter ani internus
innerer Schließmuskel des Anus

M. sphincter pupillae
Pupillenschließer

M. sphincter urethrae externus
äußerer Harnröhrenschließmuskel

M. sphincter urethrae internus
innerer Harnröhrenschließmuskel

M. spinalis
Dornmuskel

M. splenius
Riemenmuskel

M. sternocleidomastoideus
Kopfwender

M. sternohyoideus
Brustbein-Zungenbein-Muskel

M. sternothyroideus
Brustbein-Schildknorpel-Muskel

M. styloglossus
Griffelfortsatz-Zungen-Muskel

M. stylohyoideus
Griffelfortsatz-Zungenbein-Muskel

M. subscapularis
Unterschulterblattmuskel

M. supinator
Auswärtsdreher

M. supraspinatus
Obergrätenmuskel

M. temporalis
Schläfenmuskel

M. tensor fasciae latae
Schenkelbindenspanner

M. teres major
großer Rundmuskel

M. teres minor
kleiner Rundmuskel

M. thyrohyoideus
Schildknorpel-Zungenbein-Muskel

M. tibialis anterior
vorderer Schienbeinmuskel

M. tibialis posterior
hinterer Schienbeinmuskel

M. transversus abdominis
querer Bauchmuskel

M. trapezius
Kapuzenmuskel

M. triceps brachii
dreiköpfiger Armmuskel

M. triceps surae
dreiköpfiger Wadenmuskel

M. vastus intermedius
mittlerer Oberschenkelmuskel

M. vastus lateralis
äußerer Oberschenkelmuskel

M. vastus medialis
innerer Oberschenkelmuskel

M. vocalis
Stimmmuskel

M. zygomaticus
Jochbeinmuskel

Macula adhaerens
Desmosom

Macula densa
am Gefäßpol des Nierenkörperchens gelegene
Zellplatte des distalen Tubulus

Macula lutea
gelber Fleck (Ort des schärfsten Sehens)

Macula statica
Gewebewulst aus Sinnes- und Stützzellen mit
oberflächlicher Statokonienmembran (Sacculus und Utriculus)

Magenulkus
Magengeschwür

Magnetresonanztomographie
Kernspintomographie, bildgebendes Verfahren, das auf dem Prinzip der Kernspinresonanz basiert und mit sehr starken Magnetfeldern (nicht Röntgenstrahlen) arbeitet

Makroangiopathie
Arteriosklerose großer Arterien

Makrophagen
Fresszellen

makroskopische Anatomie
Lehre über die mit bloßem Auge sichtbaren Körperstrukturen

maligne
bösartig

17

Malleolengabel
Knöchelgabel

Malleolus lateralis
Außenknöchel

Malleolus medialis
Innenknöchel

Malleus
Hammer

Mamma
weibliche Brust

Mammakarzinom
Brustkrebs

Mammographie
röntgenologische Darstellung der Brust

mammotrop
auf die Brustdrüse wirkend

Mandibula
Unterkiefer

Mantelzellen
hüllende Gliazelle der Perikarya peripherer Neurone

Manubrium sterni
Handgriff des Brustbeins

manuell
mit den Händen

Manus
Hand

Margo lateralis
lateraler Rand

Margo medialis
medialer Rand

Massa lateralis atlantis
seitliche Masse des Atlas

Maxilla
Oberkiefer

Meatus acusticus externus
äußerer Gehörgang

Meatus nasi
Nasengang

Meatus nasi inferior
unterer Nasengang

Meatus nasi medius
mittlerer Nasengang

Meatus nasi superior
oberer Nasengang

mediales Lemniskussystem
mediales Schleifenbahnsystem

Mediastinum
Mittelfell(-raum) der Brusthöhle

Mediatorstoffe
Substanzen, die eine bestimmte Wirkung vermitteln

Medulla
Mark

Medulla cerebelli
Kleinhirnmark

Medulla oblongata
verlängertes Mark, Myelencephalon

Medulla ossium flava
gelbes, aus Fettgewebe bestehendes Knochenmark

Medulla ossium rubra
rotes, Blut bildendes Knochenmark

Medulla renalis
Nierenmark

Medulla spinalis
Rückenmark

Megakaryoblasten
Vorläuferzellen der Megakaryozyten

Megakaryozyten
blutplättchenbildende Zellen

Meibom-Drüsen
Talgdrüsen im Tarsus

Meiose
Reife- und Reduktionsteilung der Keimzelle

Meißner-Körperchen
Berührungsrezeptoren in der Dermis

Melanin
braun-schwarzes Pigment

Melanom
bösartiger Tumor der Melanozyten der Haut, schwarzer Hautkrebs

Melanosom
Vesikel, das Melanin enthält

Melanozyten
pigmentbildende Zellen

Membrana interossea
Zwischenknochenmembran

Membrana tectoria
Deckmembran (Corti-Organ)

Membrana tympani
Trommelfell

Membranpotenzial
elektrische Spannung zwischen Zellinnerem und Außenseite der Membran

Membranrezeptoren
spezifische Bindungsproteine der Zellmembran für bestimmte Stoffe (Liganden)

Menarche
erste Menstruationsblutung

Meningen
Hirn- und Rückenmarkshäute

Meningitis
Hirnhautentzündung

Meningoenzephalitis
Entzündung von Hirnhäuten und Gehirn

Menopause
letzte Menstruationsblutung

Menstruation
Periode, Regelblutung

Merkel-Zellen
Druckrezeptoren in der Epidermis

merokrine Extrusion
durch Vesikel vermittelte Sekretabgabe

Mesangiumzelle
spezialisierte Bindegewebezelle im Glomerulus und am Gefäßpol des Nierenkörperchens

Mesaxon
Membranduplikatur der Schwann-Zellmembran an der Einsenkstelle des Axons

Mesencephalon
Mittelhirn

Mesenchym
embryonales Bindegewebe

Mesenterium
Meso des Dünndarms

Meso
Peritonealduplikatur zur Befestigung eines intraperitonealen Organs

Mesoderm
mittleres Keimblatt der dreiblättrigen Keimscheibe

Mesopharynx
Mundrachen

Mesothel
epitheliale Auskleidung von Körperhöhlen

Metabolismus
Stoffwechsel

Metabotroper Rezeptor
Neurotransmitterrezeptor zur Auslösung einer Signaltransduktion

Metaphyse
Schaftende

Metaplasie
krankhafte Umwandlung einer Epithelform in eine andere

Metastase
Tochtergeschwulst

Metencephalon
Hinterhirn

MHC-Molekül
Major Histocompatibility Complex: Hauptgewebeverträglichkeitskomplex

migrieren
wandern

Mikroangiopathie
Arteriosklerose kleiner Arterien (Arteriolen)

Mikrogliazellen
Makrophagen des zentralen Nervensystems

mikroskopische Anatomie
Lehre vom Feinbau der Organe

Mikrotubulus
dünne Röhre, deren Wand durch Filamente gebildet wird

Mikrovilli
fingerförmige Zellfortsätze

Miktion
Harnabgabe

Milchleiste
leistenförmige Verdickung der Epidermis

mimische Muskulatur
Gesichtsmuskulatur

17

Miosis
Pupillenverengung

Mitochondrien
Adenosintriphosphat (ATP) produzierende Zellorganellen

Mitose
Zellteilung

mittlere korpuskuläre Hämoglobinkonzentration
Hämoglobinkonzentration der Erythrozyten

mittleres korpuskuläres Hämoglobin
Hämoglobingehalt des Einzelerythrozyten

mittleres korpuskuläres Volumen
Erythrozyteneinzelvolumen

Mizelle
Aggregat aus Gallensalzen und Fetten bzw. Fettspaltprodukten

Mm. papillares
Papillarmuskeln

Modiolus
Schneckenspindel

Moleküle
Atomverbindungen

Moll-Drüsen
Schweißdrüsen des Augenlids

monogene Vererbung
durch ein verändertes Gen hervorgerufene Erbkrankheit

monokular
einäugig

Monosaccharide
Einfachzucker

Monosomie
Fehlen eines Chromosoms

Monozytopoese
Monozytenbildung

Monozytose
Erhöhung der Zahl von Monozyten

Morbus Addison
Zerstörung der Nebennierenrinde (häufig autoimmun) und Fehlen aller Nebennierenrindenhormone

Morbus Alzheimer
neurodegenerative Erkrankung der Hirnrinde

Morbus Basedow
Autoimmunerkrankung mit Bildung von Antikörpern, die an TSH-Rezeptoren binden

Morphologie
Gestalt der Organe

Morula
12 bis 16 Zellstadien (Maulbeerkeim)

motorische Aphasie
Störung/Verlust der Fähigkeit, Sätze zu formulieren

motorische Endplatte
Synapse an quergestreiften Skelettmuskelfasern

motorische Nervenfasern
efferente Nervenfasern

MPS
mononukleäres Phagozytensystem

mRNA
Boten-RNA

mukös
zähflüssig, schleimig

Mukoviszidose
angeborene Stoffwechselerkrankung, bei der aufgrund der Fehlfunktion von Chloridkanälen die Sekrete aller exokrinen Drüsen zähflüssig sind

Müller-Zellen
astrozytenähnliche Gliazellen der Retina

Multiple Sklerose
Erkrankung mit Untergang der Myelinscheiden im zentralen Nervensystem

multipolare Nervenzelle
Nervenzelle mit vielen Fortsätzen

Muskelatrophie
Abnahme der Durchmesser von Skelettmuskelfasern

Muskelfaszie
Muskelhülle aus straffem, geflechtartigen Bindegewebe

Muskelhypertrophie
Zunahme des Durchmessers von Skelettmuskelfasern und damit des Skelettmuskels

Muskelhypotonie
zu niedriger Muskeltonus, zu niedrige Spannung der Skelettmuskulatur

Muskelspindel
Skelettmuskelrezeptor für Muskellänge

Muzine
Schleimstoffe (Glykoproteine)

Mydriasis
Pupillenerweiterung

Myelencephalon
verlängertes Mark

myelinisiert
von Myelin umhüllt, (ehemals) markhaltig

Myelinscheide
(ehemals) Markscheide

Myelographie
röntgenologische Darstellung des Subarachnoidalraums nach Kontrastmittelinjektion (mittels Lumbalpunktion)

myeloische Leukämie
stark gesteigerte Bildung von entarteten (bösartigen) weißen Blutkörperchen (mit Ausnahme der Lymphozyten)

Myoepithel
kontraktile Epithelzellen

Myofibrille
fadenförmige Baueinheit der quergestreiften Muskelzellen

Myofilamente
Aktin- und Myosinfilamente

Myokard
Herzmuskulatur

Myometrium
Gebärmuttermuskulatur

Myozyten
Muskelzellen

Myxödem
teigige, verdickte Haut

N. abducens
Augenabziehnerv

N. accessorius
zusätzlicher Nerv

N. alveolaris inferior
sensorischer Nerv zu Zähnen und Zahnfleisch des Unterkiefers

N. auricularis magnus
großer Ohrmuschelnerv

N. axillaris
Achselnerv

N. dorsalis penis
Gliedrückennerv

N. facialis
Gesichtsnerv

N. femoralis
(Ober-)Schenkelnerv

N. fibularis communis
gemeinsamer Wadennerv

N. glossopharyngeus
Zungen- und Rachennerv

N. hypoglossus
Unterzungennerv

N. intercostalis
Zwischenrippennerv

N. ischiadicus
Hüft-, Ischiasnerv

N. mandibularis
Unterkiefernerv

N. maxillaris
Oberkiefernerv

N. medianus
Mittelarmnerv

N. occipitalis minor
kleiner Hinterhauptsnerv

N. oculomotorius
Augenbewegungsnerv

N. olfactorius
Riechnerv

N. ophthalmicus
Augenhöhlennerv

N. opticus
Sehnerv

N. phrenicus
Zwerchfellnerv

N. radialis
Speichennerv

N. tibialis
Schienbeinnerv

N. transversus colli
querer Halsnerv

N. trigeminus
Drillingsnerv

17

N. trochlearis
Augenrollnerv

N. ulnaris
Ellennerv

N. vagus
umherschweifender bzw. Eingeweidenerv

N. vestibulocochlearis
Vorhof-Schnecken-Nerv

Nachtblindheit
eingeschränktes Sehvermögen bei Dämmerung

Nackentransparenz
subkutane Flüssigkeitsansammlung im
Nacken des Fetus

Nagelbett
epitheliale Unterfütterung der Nagelplatte,
bestehend aus Stratum basale und Stratum
spinosum

Nagelfalz
hintere und seitliche Hauttaschen, in denen
die Nagelplatte steckt

Nagelhäutchen
Abdeckung der Nagelwurzel durch Haut

Nagelmatrix
hinterer Abschnitt des Nagelbetts, Wachs-
tumszone des Nagels

Nagelplatte
dicht gepackte Hornschuppen des Finger-
bzw. Zehennagels

Nagelwall
hintere und seitliche wallförmige Hautfalten,
die die Nagelplatte umgeben

Nagelwurzel
Nagelplatte unter dem hinteren Nagelwall

Nares
Nasenlöcher, vordere Nasenöffnung

nasal
nasenwärts

Nasopharynx
Nasenrachen

Neokortex
Neuhirnrinde

Nephron
Bau- und Funktionseinheit der Niere

Nephros
Niere

Nervenfaser
Axon plus hüllende Neurogliazellen

Nervenplexus
Nervengeflecht

Nervensystem
Steuerung des Gesamtorganismus

Neuralleiste
Abspaltung des Neuroektoderms, Ursprungsgewebe für Neuronen und Gliazellen des peripheren Nervensystems und des Nebennieren-
marks

Neuralplatte
Gewebeplatte aus Neuroektoderm

Neuralrohr
Ursprungsgewebe für das zentrale Nervensystem aus Gehirn und Rückenmark

Neurinom
gutartiger Schwann-Zelltumor des peripheren
Nervensystems

Neurocranium
Hirnschädel

Neurodermitis
atopisches Ekzem, mit starkem Juckreiz

Neurohypophyse
Hypothalamuskerne plus Hypophysenhinterlappen

neuromodulatorisch
Wirkung eines Neurotransmitters über meta-
botrope Rezeptoren

Neuron
Nervenzelle

Neurotransmission
Erregungsübertragung an der Synapse

Neurotransmitter
Überträgerstoff

Neurulation
Induktion des Neuroektoderms und dessen
Umformung zum Neuralrohr

Neutropenie
Erniedrigung der Anzahl neutrophiler Granulozyten

nichtmyelinisiert
(ehemals) marklos

Nierenhilum
Nierenpforte

Nierenparenchym
spezifisches Nierengewebe

Nierentubulus
Nierenkanälchen

Nissl-Schollen(-Substanz)
(Begriff aus der Lichtmikroskopie) basophil
anfärbbare ribosomale Ribonukleinsäure
(raues endoplasmatisches Retikulum und freie
Ribosomen)

Nn. alveolares superiores
sensorische Nerven zu Zähnen und Zahnfleisch des Oberkiefers

Nn. supraclaviculares
Überschlüsselbeinnerven

Nodus lymphoideus
Lymphknoten

Normoventilation
normale Atmung

Nozizeptor
Schmerzrezeptor

Nuclei basales
Basalganglien

Nucleolus
Kernkörperchen

Nucleotid
Grundbaustein von DNA und RNA

Nucleus
Zellkern

Nucleus caudatus
Schweifkern

Nucleus lentiformis
Linsenkern

Nucleus ruber
roter Kern

Nystagmus
rhythmische Hin- und Herbewegungen der
Augenbulbi

O_2
Sauerstoff

Oberflächenektoderm
Ursprungsgewebe der Epidermis und der
Hautanhangsgebilde

obstruktive Ventilationsstörung
erschwerte Ausatmung durch Erhöhung des
Atemwegewiderstands

Ödem
krankhafte Wassereinlagerung

Odontoblasten
dentinbildende Zellen

olfaktorische Neurone
Riechzellen

Oligodendrozyten
myelinbildende Gliazellen des zentralen Nervensystems

Omentum majus
großes Netz

Omentum minus
kleines Netz

Oogenese
Eizellbildung

Oogonie
Ureizelle

Oozyte I
Eizelle in der ersten Reifeteilung

Oozyte II
Eizelle nach der ersten Reifeteilung, Eintritt in
die zweite Reifeteilung

Ophthalmoskopie
Spiegelung des Augenhintergrunds

Opsin
Proteinanteil des Rhodopsins

Opsonierung
Bedeckung von körperfremden Strukturen
mit Antikörpern oder Faktoren des Komplementsystems

Orbita
Augenhöhle

Organelle
Orgänchen

orthodoxer Schlaf
Non-Rapid-Eye-Movement-Schlaf, ruhiger
Tiefschlaf

17

Os
Knochen (Singular)

Os breve
kurzer Knochen

Os capitatum
Kopfbein

Os coccygis
Steißbein

Os coxae
Hüftbein

Os cuneiforme intermedium
mittleres Keilbein

Os cuneiforme laterale
laterales Keilbein

Os cuneiforme mediale
mediales Keilbein

Os ethmoidale
Siebbein

Os frontale
Stirnbein

Os hamatum
Hakenbein

Os hyoideum
Zungenbein

Os ilium
Darmbein

Os ischii
Sitzbein

Os lacrimale
Tränenbein

Os longum
langer Knochen

Os lunatum
Mondbein

Os nasale
Nasenbein

Os naviculare
Kahnbein

Os occipitale
Hinterhauptbein

Os palatinum
Gaumenbein

Os pisiforme
Erbsenbein

Os planum
platter Knochen

Os pubis
Schambein

Os sacrum
Kreuzbein

Os scaphoideum
Kahnbein

Os sphenoidale
Keilbein

Os temporale
Schläfenbein

Os trapezium
großes Vieleckbein

Os trapezoideum
kleines Vieleckbein

Os triquetrum
Dreieckbein

Os zygomaticum
Jochbein

Osmolalität
Konzentration osmotisch wirksamer Teilchen in 1 kg Wasser (mosm/kg)

Osmose
Wasserdiffusion

Ösophagitis
Speiseröhrenentzündung

Ösophagus
Speiseröhre

Ösophagusvarizen
Aussackungen von Ösophagusvenen

Ossa
Knochen (Plural)

Ossa carpi
Handwurzelknochen

Ossa cranii
Schädelknochen

Ossa irregularia
unregelmäßig geformte Knochen

Ossa metacarpi
Mittelhandknochen

Ossa metatarsi
Mittelfußknochen

Ossa pneumatica
luftgefüllte Knochen

Ossa sesamoidea
Sesambeine, in Sehnen eingelagerte Knochenstücke

Ossa tarsi
Fußwurzelknochen

Ossicula auditiva
Gehörknöchelchen

Ossifikation
Knochenentwicklung

Osteoblasten
sekretorisch aktive Knochenzellen

Osteoid
organische Knochenbestandteile

Osteoklasten
Makrophagen des Knochens

Osteologie
Lehre von den Knochen

Osteom
gutartiger Knochentumor

Osteomalazie
gestörte Mineralisation von Knochen des Erwachsenen (z.B. bei Vitamin-D-Mangel)

Osteon
Baueinheit der Knochenkompakta

Osteonlamellen
Speziallamellen, röhrenförmige Lamellen der Osteone

Osteosarkom
bösartiger Knochentumor

Osteosynthese
operative Fixierung von Frakturenden

Osteozyten
ruhende Knochenzellen

Ostium uteri externum
äußerer Muttermund

Ostium uteri internum
innerer Muttermund

Östrogene
weibliche Geschlechtshormone (Steroidhormone)

Otitis media
Mittelohrentzündung

Otosklerose
knöchernes Einwachsen des Steigbügels im ovalen Fenster

Ovar
Eierstock

Oxytocin
Proteohormon aus dem Hypophysenhinterlappen

Pachymeninx
harte Hirn- und Rückenmarkshaut (Dura mater cranialis und spinalis)

Paläokortex
Althirnrinde

Palatum durum
harter Gaumen

Pallium
Großhirnmantel

palmar
zur Handinnenfläche hin

Palmaraponeurose
Hohlhandsehne

Palmarflexion
Beugen der Hand

Palpebra
Augenlid

palpieren
ertasten

PALS
periarterielle Lymphozytenscheide

Pankreas
Bauchspeicheldrüse

Pankreasinseln
endokrine Zellgruppen im Pankreas, Langerhans-Inseln

Pankreasinsuffizienz
verminderte Abgabe von Verdauungsenzymen durch die Bauchspeicheldrüse

pankreatisches Polypeptid
Hormon, das u.a. die Sekretion des exokrinen Pankreas, die Motilität des Darms und den Gallenfluss hemmt

Pankreatitis
Bauchspeicheldrüsenentzündung

17

Papilla duodeni major
große Zwölffingerdarmpapille

Papilla filiformis
Fadenpapille

Papilla foliata
Blattpapille

Papilla fungiformis
Pilzpapille

Papilla lingualis
Zungenpapille

Papilla nervi optici
Sehnervenpapille

Papilla renalis
Nierenpapille

Papilla vallata
Wallpapille

Papillom
gutartiger epithelialer Tumor

paradoxer Schlaf
Rapid-Eye-Movement-Schlaf mit Träumen, raschen Augenbewegungen, gesteigerter Atmungs- und Herzfrequenz, Blutdruckanstieg

parakortikal
neben der Rinde gelegen

parakrin
Hormonabgabe in die Zellumgebung, Hormonwirkung auf benachbarte Zellen

parasternal
neben dem Sternum gelegen

Parathormon
stimuliert Freisetzung von Kalzium aus Knochen, Wiederaufnahme von Kalzium und Bildung von Calcitriol in der Niere

paravertebral
neben der Wirbelsäule gelegen

Parenchym
organspezifisches Gewebe

Parietalzellen
Belegzellen des Magens

p-Arm
kurzer Arm eines Chromosoms (Chromatide)

Parodontitis
Wurzelhautentzündung

Parodontium
Zahnhalteapparat

Parodontose
Schwund des Zahnhalteapparates

Parotitis epidemica
Mumps

Pars caeca
blinder Abschnitt (der Retina)

Pars convoluta
gewundener Abschnitt (Nierentubulus)

Pars costalis
Rippenteil

Pars intermedia
Zwischenabschnitt

Pars lumbalis
Lendenteil

Pars membranacea
Beckenbodenabschnitt (Harnröhre)

Pars muscularis
Muskelteil

Pars optica
sehender Abschnitt (der Retina)

Pars petrosa
Felsenbein

Pars prostatica
Prostataabschnitt (Harnröhre)

Pars pylorica
Magenausgang

Pars recta
gerader Abschnitt (Nierentubulus)

Pars spongiosa
Schwellkörperabschnitt (Harnröhre)

Pars sternalis
Brustbeinteil

Partialdruck
Teildruck

Patella
Kniescheibe

Pathologie
Lehre von den krankhaften Veränderungen im Körper

Pathophysiologie
Lehre von den Funktionsstörungen des menschlichen Körpers

Pedunculus cerebellaris inferior
unterer Kleinhirnstiel

Pedunculus cerebellaris medius
mittlerer Kleinhirnstiel

Pedunculus cerebellaris superior
oberer Kleinhirnstiel

Pelvis
Becken

Pelvis renalis
Nierenbecken

Penis
männliches Glied

Pepsin
Endopeptidase des Magens

Perforine
die Zellmembran durchlöchernde Proteine

Pericardium fibrosum
fibröse Schicht des Herzbeutels

perichondrale Ossifikation
Knochenbildung um Knorpelmodell

Perichondrium
Knorpelhaut

Perikard
Herzbeutel

Perikaryon
Zellkörper

Perilymphe
Flüssigkeit um das häutige Labyrinth (Innenohr)

Perimysium
Hülle aus lockerem Bindegewebe um Bündel aus Muskelfasern

Perineurium
epithelialer Verband aus Neurothelzellen

perinukleärer Raum
Raum zwischen innerer und äußerer Kernmembran

Periost
äußere Knochenhaut

Peristaltik
Kontraktionswelle

Peritonealhöhle
vom Peritoneum ausgekleidete Bauch- und Beckenhöhle

Peritoneum
Bauchfell

Peritoneum parietale
wandständiges Bauchfell

Peritoneum viscerale
organbedeckendes Bauchfell

peritubuläre Kapillaren
um Kanälchen gelegene Kapillaren

permeabel
durchlässig

perniziöse Anämie
Vitamin-B$_{12}$-Mangel-Anämie

Peroxisomen
Organellen für Entgiftung

Pes
Fuß

Petechien
punktförmige Einblutungen

Peyer-Plaque
Ansammlung von Lymphfollikeln in der Darmschleimhaut

Pfortader
Vene, die sich erneut in Kapillaren aufzweigt

Phagozyten
Fresszellen

Phagozytose
Endozytose von Festpartikeln

Phalangen
Finger-/Zehenglieder

Phalanx distalis
Endphalanx, -glied

Phalanx media
Mittelphalanx, -glied

Phalanx proximalis
Grundphalanx, -glied

Phänotyp
Erscheinungsbild eines Individuums

Pharynx
Rachen

Phenylketonurie
angeborene Erbkrankheit mit Ausscheidung von Phenylketonen (Abbauprodukte von Phenylalanin) durch den Harn

17

Phimose
Vorhauteinengung

Phon
Einheit der Lautstärke

Phonation
Stimmbildung

Physiologie
Lehre von den normalen Funktionen des menschlichen Körpers

Pi
anorganisches Phosphat

Pia mater
inneres Blatt der Leptomeninx

Pilus
Haar

Pinozytose
Endozytose von Flüssigkeiten und darin gelösten Substanzen

Pituizyten
Gliazellen des Hypophysenhinterlappens

Planta pedis
Fußsohle

plantar
zur Fußsohle hin

Plantarflexion
Senken der Fußspitze

Plasmalemm(a)
Zellmembran

Plasmin
Fibrin abbauendes Enzym

Platysma
Halshautmuskel

Plazenta
Mutterkuchen

Plazentaschranke
gewebliche Barriere zwischen mütterlichem und kindlichen Blut (Plazenta)

Pleura
Brustfell

Pleura parietalis
Rippenfell

Pleura visceralis
Lungenfell

Pleuritis
Brustfellentzündung

Plexus
Geflecht

Plexus brachialis
Armgeflecht

Plexus cervicalis
Halsgeflecht

Plexus choroideus
Adergeflecht (Liquorproduktion)

Plexus lumbalis
Lendengeflecht

Plexus lumbosacralis
Lenden- und Kreuzgeflecht

Plexus myentericus
Nervenfasergeflecht mit Neuronen zwischen Ring- und Längsmuskelschicht des Rumpfdarms

Plexus pampiniformis
Venengeflecht der V. testicularis

Plexus sacralis
Kreuzgeflecht

Plexus submucosus
Nervenfasergeflecht mit Neuronen in der Tela submucosa (Bindegewebeschicht unter der Schleimhaut) des Rumpfdarms

Plica semilunaris
halbmondförmige Querfalte des Kolons

Plica vestibularis
Taschenfalte

Plicae circulares
Ring- oder Kerckring-Falten des Dünndarms

Plicae vocales
Stimmfalten

Pneumonie
Lungenentzündung

Pneumozyt
Alveolarepithelzelle

Pneumozyt Typ I
Alveolardeckzelle

Pneumozyt Typ II
Nischenzelle

PNS
peripheres Nervensystem

Podozyt
Füßchenzelle

Poligenie
Beteiligung mehrerer Gene an der Ausbildung eines Phänotyps

Polkörperchen
Richtungskörperchen, nicht vollwertige Eizelle

Pollex
Daumen

Polydaktylie
Erbkrankheit mit mehr als fünf Fingern oder Zehen

Polydipsie
vermehrtes Trinken

Polyglobulie
Erythrozytenzunahme im Blut

Polypeptide
Proteine

Polyribosomen
viele Ribosomen

Polysaccharide
Vielfachzucker

Polyspermieblock
Abdichtung der Zona pellucida, um das Eindringen weiterer Samenzellen zu verhindern

Polyurie
vermehrte Harnausscheidung

Pons
Brückenhirn

Pontocerebellum
Kleinhirnanteile mit Verbindungen zum Großhirn

Porta hepatis
Leberpforte

portale Hypertension
Pfortaderhochdruck

Portio vaginalis uteri
in die Scheide ragender Teil der Gebärmutter

posterior
hinten

postsynaptisches Potenzial
Membranpotenzial der postsynaptischen Zelle

PP-Zellen
Zellen, die pankreatisches Polypeptid sezernieren

pränatal
vorgeburtlich

Präputium
Vorhaut

prävertebral
vor der Wirbelsäule gelegen

PRH
Prolactin releasing Hormone (fördert Freisetzung von Prolaktin)

PRIF
Prolactin release-inhibiting Factor (Dopamin, hemmt Freisetzung von Prolaktin)

primäre Sinneszelle
Sinneszelle mit eigenem Axon

Primärfollikel
Oozyte I plus einfaches kubisches Follikelepithel

Primordialfollikel
Oozyte I plus plattes Follikelepithel

Processus
Fortsatz

Processus alveolaris
Zahnfortsatz

Processus articularis
Gelenkfortsatz

Processus coracoideus
Rabenschnabelfortsatz

Processus coronoideus
Kronenfortsatz

Processus costalis
Rippenfortsatz

Processus mastoideus
Warzenfortsatz

Processus spinosus
Dornfortsatz

Processus styloideus
Griffelfortsatz

Processus transversus
Querfortsatz

Processus xiphoideus
Schwertfortsatz

17

profundus
tief

Progesteron
Gestagen (weibliches Geschlechtshormon)

progressive Muskeldystrophie
verschiedene Formen von angeborenem fortschreitenden Muskelschwund

Projektionsneuron
Neuron mit einem meist langen Axon

Prolaktin
milchbildungsförderndes Hormon

Proliferationsphase
Wachstumsphase

Propriozeptoren
Eigenrezeptoren

Prosencephalon
Vorderhirn

Prostata
Vorsteherdrüse

Prostataadenom
Prostatawucherung

Prostatahyperplasie
Prostatawucherung

Protein
Eiweiß

Proteinurie
Proteinausscheidung mit dem Harn

Proteoglykane
fadenförmiges Kernprotein mit langen Seitenketten aus sulfatierten Glykosaminoglykanen

Proteolyse
Proteinabbau

Proton
H^+-Ion

Protuberantia mentalis
Kinnvorsprung

proximal
zum Rumpf hin

proximaler Tubulus
(ehemals) Hauptstück

Pseudoarthrose
Falschgelenk

pseudounipolare Nervenzelle
Nervenzelle mit einem Stammfortsatz, der
sich in zwei Fortsätze aufspaltet

Psoriasis
Schuppenflechte

Ptosis
hängendes Oberlid

Pulmo
Lunge

pulmonale Hypertonie
Bluthochdruck in den Lungengefäßen

Pulpa
Bindegewebe der Pulpahöhle

Pulpahöhle
zentraler Hohlraum des Zahns

Punctum lacrimale
Tränenpünktchen

Punctum nervosum
Nervenpunkt

Putamen
Schalenkern

Pyelonephritis
Nierenbeckenentzündung

Pylorus
Magenpförtner

pyramidal-motorisches System
System der Willkürmotorik

Pyrogene
Fieber erzeugende Substanzen

q-Arm
langer Arm eines Chromosoms (Chromatide)

R. inferior
unterer Ast

R. profundus
tiefer Ast

R. superficialis
oberflächlicher Ast

R. superior
oberer Ast

Rachitis
gestörte Mineralisation von Knochen in der
Entwicklung (z.B. bei Vitamin-D-Mangel)

radial
zur Speiche hin

Radiatio acustica
Hörstrahlung

Radioulnargelenk
Speichen-Ellen-Gelenk

Radius
Speiche

Radix anterior
Vorderwurzel

Radix penis
Peniswurzel

Radix posterior
Hinterwurzel

Rami interganglionares
interganglionäre Nervenäste

Ranvier-Knoten
myelinfreier Spaltraum zwischen Internodien
einer myelinisierten Nervenfaser

raues ER
mit Ribosomen besetztes endoplasmatisches
Retikulum

reabsorbieren
rückresorbieren

Reabsorption
Rückresorption

Reduktion
Verminderung (des diploiden zu einem
haploiden Chromosomensatz)

Regio olfactoria
Riechschleimhaut

Rekombination
Neuanordnung der Gene auf den Chromosomen

Rektum
Mastdarm

Releasing Hormone
Freisetzungshormon

REM
Rapid Eye Movement, rasche Augenbewegungen

Ren
Niere

renale Hypertonie
nierenbedingter Bluthochdruck

Renin
angiotensinogenspaltendes Enzym

Repolarisation
Wiederherstellung des Membranpotenzials
durch Ausströmen von Kationen aus der Zelle

Residualvolumen
nach maximaler Exspiration in der Lunge verbleibendes Luftvolumen

respiratorisches Epithel
Oberflächenepithel der Atemwege

restriktive Ventilationsstörungen
herabgesetzte Lungenvolumina aufgrund verminderter Dehnbarkeit von Lunge und Thorax

Rete testis
Hodennetz

Retina
Netzhaut

Retinaculum extensorum
Streckerband

Retinaculum inferius
unteres Halteband

Retinaculum superius
oberes Halteband

Retinal
Vitamin-A-Abkömmling

retrograde Amnesie
Erinnerungslücke vor einem bestimmten Er-
eignis

retroperitoneal
hinter oder unter dem Peritoneum parietale
gelegen

Retroversion
Rückführung

Rezeptoren
1) freie Nervenendigungen zur Reizaufnahme
2) Sinneszellen zur Reizaufnahme 3) Mem-
bran- und intrazelluläre Rezeptoren

rezessiv
nicht in Erscheinung tretend

RH
Releasing Hormone (Freisetzungshormon)

Rhabdomyom
gutartiger Skelettmuskeltumor

17

Rhabdomyosarkom
bösartiger Skelettmuskeltumor

Rheumatoide Arthritis
häufigste Form einer entzündlichen Gelenkerkrankung

Rhinitis
Schnupfen

Rhodopsin
Sehfarbstoff der Stäbchenzellen

Rhombencephalon
Rautenhirn

Ribose
Zucker der RNA

Ribosomen
Organellen für die Proteinsynthese

RIF
Release-inhibiting Factor (hormonabgabe-
hemmendes Steuerhormon)

Rigor
Muskelsteife

Rima glottidis
Stimmritze

RNA
Ribonukleinsäure

Rotation
Drehung

rRNA
ribosomale RNA

Ruhemembranpotenzial
elektrische Spannung zwischen Innenseite (–)
und Außenseite (+) einer Zelle, da Innenseite
mehr Anionen und Außenseite mehr Kationen aufweist

Saccharose
Rohr-, "Haushaltszucker"

Sacculus
Säckchen (Gleichgewichtsorgan)

Sacculus alveolaris
Alveolarsäckchen

Saccus lacrimalis
Tränensack

Sacrum
Kreuzbein

Sagittalachse
Pfeilachse

Sakralsegment
Kreuzbeinsegment

Sakroiliakalgelenk
Kreuzbein-Darmbein-Gelenk

saltatorische Erregungsleitung
Springen eines Aktionspotenzials von
Ranvier- zu Ranvier-Knoten

Sarkolemm
Zellmembran der Muskelzelle

Sarkomer
Baueinheit der quergestreiften Myofibrille aus
Aktin- und Myosinfilamenten

Sarkoplasma
Zytoplasma der Muskelzelle

sarkoplasmatisches Retikulum
glattes endoplasmatisches Retikulum der
Muskelzelle

Sarkosomen
Mitochondrien der Muskelzelle

Satellitenzellen
ruhende, einkernige Skelettmuskelzellen , die
sich nach Aktivierung teilen und Tochterzellen an benachbarte Muskelzellen abgeben

Scala tympani
Paukentreppe (Cochlea)

Scala vestibuli
Vorhoftreppe (Cochlea)

Scapula
Schulterblatt

Schaltlamellen
interstitielle Lamellen, Lamellen zwischen
Osteonen

Schlussleiste
(Begriff aus der Lichtmikroskopie) Aggregat
aus Zonula occludens, Zonula adhaerens und
Desmosom

Schwangerschaftsdauer
ab erstem Tag der letzten stattgehabten
Menstruation: 280 Tage

Sekret
zellspezifische Substanz (zur Abgabe)

Sekretgranula
in Vesikel verpackte Proteine für den Export
aus Zellen

Sekretion
Sekretbildung und -abgabe

Sekretionsphase
Phase der Sekretbildung und -abgabe durch
das Endometrium, zweite Zyklushälfte

sekundäre Pflanzenstoffe
für die Pflanzen nicht lebensnotwendige
Inhaltsstoffe

sekundäre Sinneszelle
Sinneszelle ohne eigenes Axon

Sekundärfollikel
Oozyte I plus Zona pellucida plus mehrere
Schichten Granulosazellen

Selektion
Auswahl, Auslese

selektiv
auswählend

Sella turcica
Türkensattel

Seminalplasma
flüssiger Anteil des Spermas

Seminom
Keimzelltumor des Hodens

semipermeabel
halb- oder teilweise durchlässig

sensorisch
Sinneseindruck vermittelnd: eine qualitative
Unterscheidung zwischen (sensiblen) Haut-
afferenzen und höherwertigen (sensorischen)
Sinnesafferenzen (z.B. Hören, Sehen) wird zu-
nehmend verlassen, sodass jegliche afferente
Erregung als sensorisch bezeichnet wird

sensorische Aphasie
Störung/Verlust des Sprachverständnisses

sensorische Nervenfasern
afferente Nervenfasern

Septulum testis
Bindegewebescheidewand des Hodens

Septum cordis
Herzscheidewand

Septum interalveolare
Interalveolarscheidewand

Septum interatriale
Vorhofscheidewand

Septum interventriculare
Kammerscheidewand

Septum nasi
Nasenscheidewand

Septum pellucidum
dünne Trennwand zwischen linkem und rechten Seitenventrikel

serös
dünnflüssig

Sichelzellanämie
durch sichelförmige Erythrozyten bedingte
Anämie

Signaltransduktion
Übermittlung eines biologischen Signals in die
Zelle

sinister
links

Sinnesepithel
Rezeptorzellen für Sinneswahrnehmung

Sinus frontalis
Stirnhöhle

Sinus lactifer
Milchsäckchen

Sinus maxillaris
Oberkieferhöhle

Sinus paranasales
Nasennebenhöhlen

Sinus rectus
gerader Blutleiter

Sinus renalis
Nierensinus

Sinus sagittalis inferior
unterer Blutleiter

Sinus sagittalis superior
oberer Blutleiter

Sinus sphenoidalis
Keilbeinhöhle

Sinusitis
Nasennebenhöhlenentzündung

Sinusoid
erweiterte Blutkapillare

17

Sklera
Lederhaut

Skorbut
chronischer Vitamin-C-Mangel

Skrotum
Hodensack

Solitärfollikel
Einzelfollikel

Soma
Zellkörper

somatisches Nervensystem
(bewusste) Wahrnehmung von Sinneseindrücken und (bewusste und unbewusste)
Steuerung der Skelettmuskulatur

Somatoafferenzen
Afferenzen aus dem Körper (nicht Eingeweide)

Somatoefferenzen
Efferenzen zur motorischen Innervation der
Skelettmuskulatur

Somatomotorik
Efferenzen zur motorischen Innervation der
Skelettmuskulatur

Somatosensorik
Afferenzen aus dem Körper (nicht Eingeweide)

Somatostatin
Hormon, das u. a. die Sekretion von Glukagon,
Insulin, somatotropem Hormon, Gastrin,
Pepsin, Cholecystokinin und Pankreasenzy-
men hemmt

somatotrop
auf den Körper wirkend

somatotropes Hormon (STH)
Wachstumshormon

Somit
knotenförmige Mesodermverdichtung

Sonographie
Ultraschalluntersuchung

Sorbit
Zuckeralkohol

Spatium epidurale
Epiduralraum (Rückenmark)

Spekulum
spatelförmiges Metallblatt

Spermatogenese
Samenzellbildung

Spermatogonie
Stammzelle der Spermatogenese

Spermatozoon
Samenzelle

Sphärozyten
kugelförmige Erythrozyten

Sphärozytose
Kugelzellanämie

Sphincter
Schließmuskel

Spina
Stachel

Spina iliaca anterior inferior
vorderer unterer Darmbeinstachel

Spina iliaca anterior superior
vorderer oberer Darmbeinstachel

Spina iliaca posterior inferior
hinterer unterer Darmbeinstachel

Spina iliaca posterior superior
hinterer oberer Darmbeinstachel

Spina ischiadica
Sitzbeinstachel

Spina scapulae
Schulterblattgräte

Spinalanästhesie
Lumbalpunktion und Einbringung eines Lokalanästhetikums

spinaler Reflex
Rückenmarkreflex

Spinalnerv
Rückenmarksnerv

Spindelapparat
Mikrotubulusapparat während der Zellteilung

Spinocerebellum
Kleinhirnanteile mit Endigung von Afferenzen
aus dem Rückenmark

Spirometrie
Verfahren zur Messung von Lungen- und
Atemvolumina

Splen
Milz

Splenektomie
Milzentfernung

Spongiosa
Knochenbälkchen

SRIF
Somatotropin release-inhibiting Factor
(unterdrückt Freisetzung von somatotropem
Hormon)

Stäbchensehen
Dämmerungssehen

Stäbchenzellen
Photorezeptoren für Dämmerungssehen

Stapes
Steigbügel

Stärke
pflanzliche hochmolekulare Glukoseverbindung

Statokonien
Kalziumkarbonat-Kristalle

Stent
Offenhaltung einer Arterie durch ein gitterför-
miges Röhrchen aus Kunststoff oder Metall

Stereozilien
überlange Mikrovilli

Sternum
Brustbein

Steroidhormon
Cholesterinabkömmling

Stethoskop
Abhörgerät

STH
somatotropes Hormon

Strabismus
Schielen

Stratum basale
Basalzellschicht

Stratum circulare
Ringmuskelschicht

Stratum corneum
Hornschicht

Stratum fibrosum
Faserschicht der Knochenhaut

Stratum functionale
Funktionsschicht

Stratum granulosum
Körnerzellschicht

Stratum intermedium
Zwischenschicht

Stratum longitudinale
Längsmuskelschicht

Stratum lucidum
helle Schicht

Stratum moleculare
Molekularschicht

Stratum nervosum
neuronale Schicht (Retina)

Stratum osteogenicum
Keimschicht der Knochenhaut

Stratum papillare
Papillarschicht der Dermis

Stratum pigmentosum
Pigmentepithelschicht (Retina)

Stratum purkinjense
Purkinjezellschicht

Stratum reticulare
Geflechtschicht der Dermis

Stratum spinosum
Stachelzellschicht

Stratum superficiale
Superfizialschicht

Stria vascularis
gefäßhaltiges Epithel (Innenohr)

Striae cutis distensae
Überdehnungsstreifen der Haut

Stroma
unspezifisches Grundgewebe (Bindegewebe)
von Organen

Struma
Kropf

Subarachnoidalraum
Raum zwischen Arachnoidea und Pia mater,
der mit Liquor gefüllt ist

Subkutis
Unterhaut

Substantia alba
weiße Substanz

Substantia grisea
graue Substanz

17

Sulcus
Rinne, Furche

Sulcus calcarinus
Sehfurche

Sulcus centralis
Zentralfurche

Sulcus cerebri
Hirnfurche

Sulcus coronarius
Kranzfurche

Sulcus interventricularis
Rinne zwischen den Kammern

Sulcus lateralis
seitliche Gehirnfurche

Sulcus n. ulnaris
Ellennerv-Rinne

Sulcus terminalis linguae
Rinne zwischen Zungenkörper und -grund

superior
oben

suprahyale Muskulatur
obere Zungenbeinmuskulatur

suprapubisch
über der Symphysis pubica

Surfactant
grenzflächenaktive Substanz in den Lungenalveolen

Sutura
Naht

Sutura lambdoidea
Lambdanaht

Sutura sagittalis
Pfeilnaht

Sutura squamosa
Schuppennaht

Symphyse
Knorpelhaft (Faserknorpel)

Symphysis pubica
Schambeinfuge

Synapsen
Kommunikationskontakte zwischen Neuronen und Zielzellen

Synarthrose
unechtes Gelenk

Synchondrose
Knorpelhaft (hyaliner Knorpel)

Syndesmose
Bandhaft

Synostose
Knochenhaft

Synovia
Gelenkschmiere

Synzytiotrophoblast
äußere, vielkernige Zellmasse (keine Zellgrenzen) des Trophoblast, die durch Fusion von Zytotrophoblastzellen entsteht

Synzytium
mehrkernige Zellen, die durch Zellfusionen entstanden sind

Systema nervosum
Nervensystem

Szintigraphie
bildgebendes Verfahren der Nuklearmedizin nach Einbringen radioaktiver Substanzen in den Körper

T_3
Trijodthyronin

T_4
Tetrajodthyronin

Tachykardie
zu hohe Herzfrequenz

Tachypnoe
zu schnelle Atmung

Talus
Sprungbein

Tarsus
Lidplatte

Tastpunkt
Ort (mit Rezeptoren) der Berührungsempfindung

Tectum
Dach

Tegmentum
Haube

Tela submucosa
Bindegewebeschicht unter der Schleimhaut

Telarche
weibliche Brustbildung in der Pubertät

Telencephalon
Großhirn

Telodendron
Endverzweigung eines Axons

telogene Phase
Ruhephase

Telolysosom
Endlysosom

Telomere
Chromosomenenden, die die DNA stabilisieren

temporal
schläfenwärts

Tendo
Sehne (Sehnen)

Tentorium cerebelli
Kleinhirnzelt (aus harter Hirnhaut)

Teratogene
Fehlbildungen auslösende Faktoren

Terminalductus
Endgang

Terminale
Axonendauftreibung

Terminalhaare
Langhaare

Tertiärfollikel
Oozyte I plus Zona pellucida plus Granulosazellen plus Theca

Testis
Hoden

Testosteron
männliches Geschlechtshormon (Androgen,
Steroidhormon)

Thalamus
Abschnitt des Zwischenhirns

Theca
Follikelhülle

Theca interna
innere Follikelhülle

Thenar
Daumenballen

Thenarmuskeln
Daumenballenmuskeln

Thorakalsegment
Brustsegment

Thorax
Brust

Thoraxapertur
Thoraxöffnung

Thrombopoetin
Hormon für die Blutplättchenbildung

Thrombose
Blutgerinnselbildung in einem Blutgefäß

Thromboseprophylaxe
Verhinderung einer Blutgerinnselbildung

Thrombozyt
Blutplättchen

Thrombozytopenie
verminderte Blutplättchenzahl

Thrombozytopoese
Blutplättchenbildung

Thrombozytose
erhöhte Blutplättchenzahl

Thrombus
Blutgerinnsel

Thyreoglobulin
hochmolekulares Protein, Speicherform der
Schilddrüsenhormone

thyrotrop
auf die Schilddrüse wirkend

Tibia
Schienbein

tibial
zum Schienbein hin

Tiffeneau-Test
Atemstoßtest, exspiratorische Einsekundenkapazität

T-Lymphozyten
im Thymus gereifte T-Lymphozyten

Tonometrie
Messung des Augeninnendrucks

Tonsilla lingualis
Zungenmandel

Tonsilla palatina
Gaumenmandel

Tonsilla pharyngea
Rachenmandel

17

Tonsilla tubaria
Seitenstränge

Tonsillen
Mandeln

Tonsillitis
Mandelentzündung

Topographie
Lagebeziehungen

Totalkapazität
Residualvolumen plus Vitalkapazität

Totgeburt
Geburt eines Kindes über 500 g Gewicht ohne Lebenszeichen

Totraum
luftleitende Wege und Alveolen, die nicht am Gasaustausch teilnehmen

Totraumventilatoren
Totraumbelüftung

Trachea
Luftröhre

Tractus
Bahn, Bahnen

Tractus corticospinalis anterior
Pyramidenvorderstrangbahn

Tractus corticospinalis lateralis
Pyramidenseitenstrangbahn

Tractus olfactorius
Riechbahn

Tractus opticus
Sehstrang

Tractus pyramidalis
Pyramidenbahn

Transkription
Bildung der Boten-Ribonukleinsäure (mRNA)

Translation
Synthese der Proteine

Translokation
Verlagerung von Chromosomenabschnitten

Transsudat
durch Epithelien tretende bzw. aus Gefäßen austretende Körperflüssigkeit

Transversalachse
Querachse, Horizontalachse

Transzytose
Endozytose von Stoffen, deren vesikuläre Durchschleusung durch die Zelle und anschließende Exozytose

Tremor
Muskelzittern

TRH
Thyrotropin releasing Hormone

Triglyzerid
Neutralfett

Trigonum vesicae
Blasendreieck

Tripeptid
Molekül aus drei Aminosäuren

Trisomie
zusätzliches Chromosom

tRNA
Transfer- oder Überführungs-RNA

Trochanter
Rollhügel

Trochanter major
großer Rollhügel

Trochanter minor
kleiner Rollhügel

Trochlea
Rolle

Trochlea tali
Sprungbeinrolle

Trophoblast
äußere Zellschicht einer Blastozyste

Truncus
Rumpf

Truncus brachiocephalicus
Stamm der Arm-Kopf-Arterie

Truncus encephali
Hirnstamm

Truncus pulmonalis
Lungenarterienstamm

Truncus thyrocervicalis
Schilddrüsen-Halsarterien-Stamm

Trypsin
Endopeptidase des Pankreas

TSH
Thyroidea (Schilddrüsen) stimulierendes Hormon

T-Tubuli
transversale Tubuli, schlauchförmige Einstülpungen der Zellmembran

Tuba auditiva
Ohrtrompete, Eustachi-Röhre

Tuba uterina
Eileiter

Tubargravidität
Eileiterschwangerschaft

Tuber calcanei
Fersenbeinhöcker

Tuber ischiadicum
Sitzbeinhöcker

Tuberculum
Höckerchen, Höcker

Tuberculum costae
Rippenhöcker

Tuberculum majus
großer Höcker

Tuberculum minus
kleiner Höcker

Tuberculum pubicum
Schambeinhöcker

Tuberositas
Rauigkeit

tubulös
röhrenförmig

Tubulus rectus
gerades Hodenkanälchen

Tubulus seminiferus contortus
gewundenes Samenkanälchen

Tumor
Geschwulst

Tunica adventitia
äußere Bindegewebeschicht

Tunica albuginea
Organkapsel aus Bindegewebe (Hoden, Ovar)

Tunica dartos
Hautmuskel des Hodensacks

Tunica fibrosa bulbi
äußere Augenhaut

Tunica interna
Gefäßinnenschicht

Tunica interna bulbi
innere Augenhaut

Tunica media
Gefäßmittelschicht

Tunica mucosa
Schleimhaut

Tunica muscularis
Muskelschicht

Tunica serosa
seröse Haut

Tunica vasculosa bulbi
mittlere Augenhaut

Ulna
Elle

ulnar
zur Elle hin

Unabhängigkeitsregel (Mendel)
Kreuzung von zwei homozygoten Individuen, die sich in mehreren Merkmalen unterscheiden, führt zur Weitergabe einzelner Merkmale an nachfolgende Generationen, unabhängig voneinander und entsprechend der Uniformitäts- und Aufspaltungsregel

ungesättigte Fettsäure
Carbonsäure mit unverzweigter Kohlenstoffkette, die Doppelbindungen zwischen den Kohlenwasserstoffen aufweist

Uniformitätsregel (Mendel)
Kreuzung zweier homozygoter Individuen, die sich nur in einem Merkmal unterscheiden, führt zu gleichem Phänotyp in der ersten Tochtergeneration

Urämie
Harnstoffvergiftung

Ureter
Harnleiter

Urethra
Harnröhre

Urolithiasis
Steinleiden

Urothel
Übergangsepithel

17

Urothelkarzinom
bösartiger Urotheltumor

Urothelpapillom
gutartiger Urotheltumor

Ursprungskegel
Ursprung eines Axons am Zellkörper

Uterus
Gebärmutter

Utriculus
Schlauch (Gleichgewichtsorgan)

Uvula
Zäpfchen

V 1
N. ophthalmicus des N. trigeminus (V)

V 2
N. maxillaris des N. trigeminus (V)

V 3
N. mandibularis des N. trigeminus (V)

V. arcuata
Bogenvene

V. basilica
ellenseitige Hautvene des Arms

V. brachialis
Oberarmvene

V. cardiaca magna
große Herzvene

V. cardiaca media
mittlere Herzvene

V. cardiaca parva
kleine Herzvene

V. cava inferior
untere Hohlvene

V. cava superior
obere Hohlvene

V. centralis
Zentralvene

V. centralis retinae
zentrale Netzhautvene

V. cephalica
speichenseitige Hautvene des Arms

V. corticalis radiata
radiär verlaufende Rindenvene (ehemals
V. interlobularis)

V. dorsalis penis
Gliedrückenvene

V. femoralis
Oberschenkelvene

V. fibularis
Wadenbeinvene

V. gastrica
Magenvene

V. hepatica
Lebervene

V. iliaca communis
gemeinsame Beckenvene

V. iliaca externa
äußere Beckenvene

V. iliaca interna
innere Beckenvene

V. inferior cerebri
untere Hirnvene

V. interlobaris
Zwischenlappenvene

V. interlobularis
Zwischenläppchenvene

V. jugularis externa
äußere Drosselvene

V. jugularis interna
innere Drosselvene

V. magna cerebri
große Gehirnvene

V. mesenterica inferior
untere Eingeweidevene

V. mesenterica superior
obere Eingeweidevene

V. occipitalis
Hinterhauptvene

V. ovarica
Eierstockvene

V. poplitea
Kniekehlenvene

V. portae
Pfortader der Leber

V. pulmonalis
Lungenvene

V. radialis
Speichenvene

V. renalis
Nierenvene

V. saphena magna
große Rosenvene

V. saphena parva
kleine Rosenvene

V. splenica
Milzvene

V. subclavia
Schlüsselbeinvene

V. superior cerebri
obere Hirnvene

V. suprarenalis
Nebennierenvene

V. temporalis superficialis
oberflächliche Schläfenvene

V. testicularis
Hodenvene

V. thyroidea
Schilddrüsenvene

V. tibialis anterior
vordere Schienbeinvene

V. tibialis posterior
hintere Schienbeinvene

V. ulnaris
Ellenvene

V. umbilicalis
Nabelvene

Vagina
Scheide

Valva aortae
Aortenklappe

Valva cuspidalis
Segelklappe

Valva mitralis
Mitralklappe

Valva semilunaris
Taschenklappe

Valva tricuspidalis
Trikuspidalklappe

Valva trunci pulmonalis
Pulmonalklappe

Varizen
Krampfadern

Vas afferens
zuführendes Gefäß (Nierenkörperchen)

Vas efferens
abführendes Gefäß (Nierenkörperchen)

Vasa nutricia
Ernährungsgefäße

Vasa recta
gestreckt verlaufende Gefäße

Vasokine
gefäßwirksame Substanzen und Gase

Vasokonstriktion
Gefäßverengung

Vater-Pacini-Körperchen
Vibrationsrezeptor in der Dermis und Subkutis

vegetatives (autonomes) Nervensystem
unbewusst funktionierende nervöse Steuerung des Nervensystems

Venenplexus
Venengeflecht

Venter
Bauch

Ventilation
Lungenbelüftung

Ventilationsstörungen
Störungen der Lungenbelüftung

ventral
bauchwärts, vorn

Ventriculus dexter
rechte Kammer

Ventriculus laryngis
Kehlkopftasche

Ventriculus sinister
linke Kammer

Ventrikel
Hirnkammer

Vermis cerebelli
Kleinhirnwurm

Vernix caseosa
Käseschmiere

Verruca
Warze

17

Verschlusskontakt
Interzellularkontakt zur Abdichtung von
Zwischenzellräumen

Vertebra
Wirbel

Vesica biliaris
Gallenblase

Vesica urinaria
Harnblase

Vesikel
Bläschen

Vestibularapparat
Gleichgewichtsorgan

Vestibulocerebellum
Kleinhirnanteile mit Endigung von Afferenzen
aus Gleichgewichtsorgan und Vestibulariskernen

Vestibulum
Vorhof

Vestibulum laryngis
Kehlkopfvorhof

Vestibulum oris
Mundhöhlenvorhof

Vestibulum vaginae
Scheidenvorhof

Viscera
Eingeweide, innere Organe

Viscerocranium
Gesichtsschädel

Visus
Sehschärfe (normal 1,0)

viszerale Rezeptoren
Eingeweiderezeptoren

viszeraler Reflex
Eingeweidereflex

Viszeroafferenzen
Afferenzen aus den Eingeweiden

Viszeroefferenzen
Efferenzen zur Innervation von glatter Muskulatur, Herzmuskulatur und Drüsen

Viszeromotorik
Efferenzen zur Innervation von glatter Muskulatur, Herzmuskulatur und Drüsen

Viszerosensorik
Afferenzen aus den Eingeweiden

Vitalkapazität
Luftvolumen, das nach maximaler Inspiration
höchstens ausgeatmet werden kann

VLDL
Very Low Density Lipoprotein

volar
zur Handinnenfläche hin

Vomer
Pflugscharbein

Wasserdiurese
vermehrte Wasserausscheidung mit dem
Harn

Xylit
Zuckeralkohol

Y-Chromosom
männliches Geschlechtschromosom

Zahnalveole
Zahnwurzelfach des Kieferknochens

Zapfensehen
Tagessehen

Zapfenzellen
Photorezeptoren für scharfes und Farbensehen

Zeis-Drüsen
Talgdrüsen des Augenlids

Zementozyt
Zelle des Zahnzements

Zentriol
zylindrische Struktur aus Mikrotubuli

Zervikalsegment
Halssegment

Zervixkanal
Gebärmutterhalskanal

Zervixkarzinom
Gebärmutterhalskrebs

Zirkumduktion
kreisförmiges Herumführen einer Extremität

Zisterne
Erweiterung des äußeren Liquorraums

Zitratzyklus
Zitronensäurezyklus

ZNS
zentrales Nervensystem, Gehirn plus Rückenmark

Zona pellucida
Basalmembran der Eizelle

Zonula adhaerens
gürtelförmiger Haftkontakt

Zonula occludens
gürtelförmiger Verschlusskontakt

zweiblättrige Keimscheibe
epitheliale Gewebeplatte aus Epi- und Hypoblast

Zyanose
Blaufärbung von Häuten

Zygote
durch Verschmelzung von Ei- und Samenzelle entstandene Zelle

Zymogengranula
proenzymhaltige Sekretgranula

Zystitis
Blasenentzündung

Zytokine
Glykoproteine zur Steuerung der Immunantwort

Zytokinese
Zelldurchschnürung

Zytologie
Lehre von den Zellen

Zytolyse
Zellauflösung

Zytoplasma
Zellinhalt außer Zellkern

Zytose
durch Membranvesikel vermittelte Transportvorgänge

Zytoskelett
Strukturproteine des Zytoplasmas (Filamente und Mikrotubuli)

Zytosol
Grundlösung der Zellen

zytotoxisch
zellschädlich

Zytotrophoblast
innere einkernige Zellen des Trophoblast, deren Tochterzellen mit dem Synzytiotrophoblast fusionieren

17

Sachverzeichnis

A

AB0-System 184
A-Bande 80
Abbaustoffwechsel 2
Abdomen 110
Abduktion 10
Aberration 46
Abgabeseite, Golgi-
  Apparat 28
Abkürzungen 490
Abwehrkaskade 206
Abwehrschwäche 212
Abwehrsystem 204
–humoral 206, 210
–spezifisch 206
–zellulär 204, 210
Acetabulum 140
Acetylcholin 270, 440
Acetylsalicylsäure 198
Achillessehne 146
Achondroplasie 44
Achse 8
Achselarterie 170
Achsellymphknotenschwel-
  lung 136
ACTH 372, 378
Adduktion 10
Adenin 32
Adenohypophyse 372
Adenosintriphophat 16
ADH 316, 370
Adipositas 298
Adipozyt 64
Adiuretin 370
Adrenalin 380
Adrenocorticotropes
  Hormon 372
Adventitia 172
α-Fetoprotein, Untersu-
  chung 364
Afferenz 398
After 276
Agglutination 184
Agranulozytose 192
AIDS 212

Akinesie 412
Akkomodation 456
Akne 484
Akromegalie 88, 372
Akrosom 328
Akrosomreaktion 346
Aktinfilamente 22, 78
Aktionspotenzial 390
Aktivierungssystem, retiku-
  läres 414
Aktivitätshypertrophie 102
–Knochen 90
Akustikusneurinom 396
Alaninaminotransferase,
  Normalwert 493
Albinismus 30
Aldosteron 314, 378
Alkalische Phosphatase,
  Normalwert 492
Alkalose 318
–Kompensation 318
–metabolisch 318
–respiratorisch 318
Allele 40
Allergen 212
Allergie 212
Alles-oder-Nichts-Gesetz,
  Depolarisation 390
Allokortex 402
ALT 493
Altersinvolution, Thy-
  mus 222
Alterspigment, Nervenzel-
  len 388
Alveolär, Drüse 56
Alveolargang 234
Alveole 236
Alzheimer, Morbus 404
Amaurose 464
Amboss 468
Aminosäuren
–essentiell 294
–tubulärer Transport
  312
Ammoniak 284

Amnesie
–anterograd 426
–retrograd 414
Amnionhöhle 350, 358
Amniozentese 364
Ampere 491
Amphiarthrose 92
Ampulla recti 274
Ampulle 474
Anabolismus 2
Analkanal 276
Anämie 188
Anaphase 36
Anastomose 176
Anatomie 4
Androgene 328
–Knochen 74
Aneurysma 174
–Hirnarterien 434
Angina pectoris 166
Angina tonsillaris 222
Angiotensin 314
Angiotensin-converting-
  Enzym 314
Anspannungsphase, Herzzy-
  klus 158
Anspannungston, Herz 158
Antebrachium 128
anterior 8
Anteversion 10
Anticodon 34
Antidiurese 316
Anti-D-Prophylaxe 186
Antigen 204
–D 184
Antigenpräsentation 208
Antigenrezeptor 208
Antikoagulation 198
Antikörper 204, 210
Antithrombin III 198
Anulus fibrosus 116
Anus 276
Aorta 152, 170
Aortenbogen 170
Aortenklappe 154

Aphasie
– motorisch 408
– sensorisch 408
Apnoe 250
Apolipoproteine 292
Apophyse 88
Apoplex 434
Apozytose 54, 56
Apparat, juxtaglomeru-
lärer 314
Appendices epiploicae 276
Appendix vermiformis 274
Appendizitis 274
Aquädukt 430
Aquaporine 16
Äquatorialplatte 36
Arachnoidalzotten 428
ARAS 414
Arbor vitae 416
Archicerebellum 416
Archikortex 402
Arcus vertebrae 114
Arcus aortae 170
Area striata 408
Arm
– Arterien 136
– Beuger 134
– Lymphgefäße 136
– Nerven 136
– Strecker 134
– Venen 136
Arrhythmie, absolut 162
Arteria(-ae)
– arcuatae 304
– axillaris 136, 170
– basilaris 432
– brachialis 136, 170
– carotides internae 432
– carotis communis 110
– carotis interna 110
– carotis 170
– centralis retinae 458
– cerebellares 432
– cerebri posterior 432
– communicans anterior
434
– coronaria dextra 164
– coronaria sinistra 164
– corticales radiatae 304

– epigastrica 126
– facialis 108
– femoralis 148, 170
– fibularis 148
– gluteae 148
– hepatica propria
278, 280
– iliaca 148, 170
– intercostales 126
– interlobares 304
– interlobulares 304
– interlobularis 280
– lienalis 218
– maxillaris 108
– mesenterica 170, 276
– obturatoria 148
– poplitea 148
– profunda femoris 148
– profunda penis 334
– radialis 136
– renales 170
– renalis 304
– splenica 218
– subclavia 126, 136
– thoracica 126
– tibialis 148
– vertebrales 432
– vesicales 320
Arterie 168
– elastischer Typ 172
– muskulärer Typ 172
– Wandschichten 172
Arterienverkalkung 172
Arteriole 168, 174
Arteriosklerose 166, 172
Arthrose 94
Arthroskopie 150
Articulatio
– cubiti 130
– humeri 126
– mediocarpea 130
– radiocarpea 130
Aspartataminotransferase
493
Asphyxie 250
Assoziationsbahnen
406
Assoziationsfeld 406
AST 493

Asthma bronchiale, aller-
gisch 236
Astrozyt 396
Ataxie 416
Atelektasen 240
Atemhilfsmuskulatur 120
Atemmechanik 244
Atemmuskulatur 118
Atemnotsyndrom 240
Atemreize, unspezi-
fische 250
Atemruhelage 242
Atemstillstand 250
Atemstoßtest 244
Atemsystem 226
Atemwege 226
– obere 226
– untere 228
Atemwegswiderstand 244
Atemzeitvolumen 242
Atemzentrum 248
Atemzugvolumen 242
Atlantoaxialgelenk 114,
116
Atlantookzipitalgelenk
116
Atlas 114
Atmungsgrößen 242
Atmungsregulation 248
Atmungswiderstand 244
Atmungszentrum 414
ATP 16, 24
Atrioventrikularklappe 154
Atrioventrikularknoten 160
Atrium
– dextrum 154
– sinistrum 154
Atrophie, Muskel 102
Audiometrie 476
Auerbach-Plexus 278, 442
Aufbaustoffwechsel 2
Aufnahmeseite, Golgi-
Apparat 28
Aufspaltungsregel 42
Augapfel 452
Auge
– Linsenäquator 456
– Netzhaut 452
– Regenbogenhaut 452

–Retina 452
–Untersuchungen 476
–Ziliarkörper 452
Augenabziehnerv 436
Augenbewegungsnerv 436
Augenbrauen 466
Augenhintergrund 458
–Untersuchung 476
Augeninnendruck 456
–Messung 476
Augenkammern 456
Augenlid 464
Augenmuskeln 464
Augenringmuskel 106
Augenrollnerv 436
Auricula 468
Ausführungsgang
–Drüse 58
–Kopfspeicheldrüse 262
Auskultation, Herz 158
Ausscheidungsurogra-
  phie 324
Außenrezeptor 398
Außenrotation 10
Austreibungsphase 364
–Herzzyklus 158
Austreibungswehen 364
Autoimmunerkran-
  kung 212
Autokrin 368
Autolyse, Zelle 26
Autophagolysosom 26
Autophagosom 26
Autoregulation
–myogene 178
–Nierendurchblutung 308
Autosomal-dominant 44
Autosomal-rezessiv 42
Autosomen 38
AV-Block, Gradeintei-
  lung 164
Avitaminose 296
AV-Klappe 154
AV-Knoten 160
Axis 114
Axolemm 388
Axon 388
–Regeneration 388
Axoplasma 388

A-Zellen 380
Azidose 318
Azinös 56

B
Babinski-Reflex 424
Backenzahn 256
Bahnen
–Großhirn 406
–Rückenmark 418
Bakterizide 190
Balkenarterie 218
Balkenvene 218
Ballaststoffe 296
Bandscheibenvorfall 116
Bartholin-Drüse 342
Basalganglien 410
Basallamina 62
Basalmembran 50, 62
Basalplatte 356
Basalzelle 452
Basalzellschicht 52
Basilarmembran 470
Basophilie 192
Bauch 110
Bauchhautreflex 420
Bauchhöhle 6
Bauchmuskeln 120
Bauchpresse 122
Bauchspeichel 288
Bauchspeicheldrüse
–endokrin 286
–Insuffizienz 288
Bauchwand 120
Baufett 64
Baustoffwechsel 290
Becherzellen 56, 272
Becken 112, 138
Beckenboden 140
Beckeneingangsebene
  138
Beckengürtel 138
Beckenhöhle 6
Beckenkamm 138
Bein
–Arterien 148
–Lymphgefäße 148
–Venen 148

Bewegungsapparat 86
–Untersuchungen 150
Bewegungskrankheit 474
B-Gedächtniszellen 210
Bifurcatio tracheae 230
Bikarbonat 316
–tubulärer Transport 312
Bilirubin 186, 284
–Normalwert 493
Bindegewebe 58
–faserreich 62
–Formen 58
–gallertig 62
–locker 62
–retikulär 62
–zellreich 62
Bindegewebeknochen 70
Bindehautentzündung 466
Biochemie 4
Bizepssehnenreflex 420
BKS 184
Blasendreieck 320
Blasenentzündung 322
Blasenpunktion, suprapu-
  bische 324
Blasensprung 364
Blastomeren 348
Blastozyste 348
Blätterpapillen 260
Blauzapfen 462
Blinddarm 274
Blinder Fleck 458
Blindheit 464
Blut 182
–Funktionen 182
–Plasma 182
–Serum 182
–Untersuchung 200
–Zellen 182
Blutbild 200
–Normwerte 202
Blutdruck, Messung 174
Blutentnahme 136
Bluterkrankheit 44
Blutfluss, renaler 308
Blutgaswerte, arterielle
  248
–Normalwerte 493
Blutgefäße 168

Blutgerinnung
– Hemmung 198
– Untersuchung 200
Blutgruppen 184
– Bestimmung 200
Blut-Hirn-Schranke 386
Bluthochdruck, nierenbe-
dingt 314
Blutkörperchen
– rote 426
– weiße 188
Blutkörperchensenkungsge-
schwindigkeit 184
– Normalwerte 492
Blut-Luft-Schranke 238
Blutplasma 194
Blutplättchen 194
Blutsinus 428
Blutstillung 196
Bluttransfusion 184
Blutungsneigung, verstärkte
198
Blutungszeit 196
BMI 298
Body mass index 298
Bodyplethysmographie 244
Bogengang 468, 474
Boten-RNA 34
Bowman-Drüsen 450
Bowman-Kapsel 306
Brachium 128
Bradykardie 162
Bradypnoe 250
Brechkraft 456
Brennwert 290
Broca-Formel 298
Broca-Sprachzentrum 408
Bronchialbaum 230, 234
– Blutgefäße 240
Bronchialdrüsen 234
Bronchiektasien 236
Bronchioli 234
– respiratorii 234
– terminales 234
Bronchitis 234
Bronchopneumonie 238
Bronchoskopie 252
Bronchus principalis 230
Bruchheilung 76

Brücke 412
Brunner-Drüsen 272
Brustatmung 118
Brust 110
Brustdrüse, Milchfett 56
Brustfellentzündung 232
Brusthöhle 152
Brustkorb 6, 118
Brustkrebs 488
Brustkyphose 112
Brustwarze 486
Brust, weibliche 486
– Untersuchung 488
Brustwirbelsäule 112
BSG 184
Bulbus
– Haar 482
– oculi 452
Bursa(-ae), synoviales 94
Bürstensaum 50, 272
B-Zellen 380

C

Caecum 274
Calcaneus 142
Calcitriol 314
– Knochen 74
Calices renales 320
Canaliculus lacrimalis 466
Canalis
– analis 274
– caroticus 104
– inguinalis 122
– nervi hypoglossi 104
– opticus 104
Candela 491
Capitulum humeri 128
Capsula
– articularis 94
– interna 406
Caput 6
– costae 118
– femoris 140
– radii 128
– ulnae 128
Carboanhydrase 316
Cardia 266
Carrier 16

Cartilago(-ines)
– articularis 94
– arytenoideae 228
– cricoidea 228
– epiglottica 228
– thyroidea 228
Cauda equina 418
Cavitas
– abdominalis 110
– articularis 94
– infraglottica 228
– medullaris 88
– thoracis 110
Cavitates nasi 226
Cavum tympani 468
Cellulae ethmoidales
106, 226
Centrum tendineum
120
Cerebellum 400, 416
Cerebrum 400
Cerumen 468
Cervix uteri 340
Chemokine 206
Chemorezeptor 450
– Atmungsregulation
250
Chemotaxis 206
Chlorid 492
Cholesterin 292
– Normalwert 493
– Synthese 292
Chondroblast 66
Chondrodystrophie 44
Chondroitinsulfat 66
Chondron 66
Chondrozyt 66
Chorda dorsalis 350
Chorion 354
Chorionbiopsie 364
Choriongonadotropin,
humanes 348
Chorionhöhle 350
Chorionplatte 356
Chorionzotten 350, 354
Choroidea 452
Chromatide 32
Chromatin 32
Chromosom 32

Chromosomenaberration 46
Chromosomensatz 38
Chronotropie 160
Chylomikronen 274
Chymotrypsin 288
Circulus arteriosus Willisii 434
Cis-Seite, Golgi-Apparat 28
Cisterna
– cerebellomedullaris 432
– chyli 214
– lumbalis 432
Clavicula 126
Clitoris 342
Cochlea 468
Code, genetischer 34
Codon 34
Colitis ulcerosa 276
Collum 108
– femoris 140
Colon ascendens 274
Comedo 484
Commotio cerebri 414
Concha nasalis 102, 106
Condylus 88, 140
Connexin 20
Conn-Syndrom 378
Cor 152
– pulmonale 238
Co-Rezeptor 208
Corpus
– amygdaloideum 410
– luteum 338
– Magen 266
– sterni 118
– striatum 410
– vertebrae 114
Corpuscula renalia 306
Cortex renalis 302
Corti-Organ 470
Costae 118
– fluctuantes 118
– spuriae 118
– verae 118
Cotransporter 16
Cowper-Drüse 332
C-reaktives Protein 492

Creatinkinase 492
CRH 378
Crista
– iliaca 138
– sacralis 114
Cristatyp, Mitochondrien 24
Crossing over 38
Crura cerebri 412
Cupula 474
Curvatura, major und minor 266
Cushing-Syndrom 378
Cytosin 32
C-Zellen 374

D
Darm, Wandbau 254
Darmwandnervensystem 278
Daumenmuskeln 134
Deckknochen 70
Deckzellen 54
Defäkation 276
Dehnungsrezeptoren, Lunge 248
Deletion 46
Demenz 404
Dendrit 388
Dens axis 114
Dentes 256
Dentin 258
Depolarisation 390
Dermis 480
Descensus testis 326
Desmodontium 258
Desmosom 20, 52
Desoxyribonukleinsäure 32
Dexter 8
Dezibel 470
Dezidua 350, 356
Diabetes insipidus 316
Diabetes mellitus 382
Diakinese 38
Diaphragma 120
– Kontrazeption 344
– pelvis 140

Diaphyse 72, 86
Diarthrose 92
Diastole 158
Diathese, hämorrhagische 198
Dickdarm 274
– Divertikel 276
– Funktion 276
– Tumoren 276
Diencephalon 400, 410
Differenzialblutbild 200
– Normalwerte 492
Diffusion 14
– Atemgase 246
Dihydrotestosteron 330
Dioptrie 456
Diploid 32
Diplosom 22
Diplotän 38
Disaccharidase 288
Disaccharid 294
Discus 94
– intercalares 82
– intervertebralis 116
Disseminierte endokrine Zellen 278
Disse-Raum 280
Distal 8
Diurese 312
Diuretika 312
Divertikulitis 276
DNA 32
Döderlein-Bakterien 342
Dominant 40
Doppelhelix 32
Dorsal 8
Dorsum 112
Dottersack 350
Down-Syndrom 46
Drehbeschleunigung 474
Drillingsnerv 108, 436
Dromotropie 160
Druck
– Einheit 491
– intrapulmonal 244
– kolloidosmotisch 16
– osmotisch 16
Druckbelastung, Herzklappenfehler 154

Druckrezeptoren, Aorta
 178
Drüse
 – endoepithelial   56
 – exoepithelial   56, 58
 – exokrin   54
Drüsenendstück   56
Drüsenepithel   54
Ductuli efferentes   330
Ductus
 – alveolares   234
 – arteriosus   360
 – choledochus   282
 – cysticus   282
 – ejaculatorius   330
 – epididymidis   330
 – hepaticus   282
 – interlobularis   280
 – lactifer colligens   486
 – lactiferi   486
 – lymphaticus dexter   216
 – nasolacrimalis   466
 – pancreaticus   282, 286
 – papillaris   310
 – thoracicus   214
 – venosus   358
Duftdrüse   484
Dunkelanpassung   462
Dünndarm   272
Duodenum   272
Duplikation   46
Durchblutung, Regulation
 178
Dynein   22
Dysmetrie   416
Dysplasie   54
Dyspnoe   250
D-Zellen   380

E
Ebene   8
Eckzahn   256
EEG   404
Effektorhormon   372
Efferenz   398
Eigelenk   96
Eigenreflex   420
Eigenrezeptor   398, 448

Eihäute   354
Eileiterschwanger-
 schaft   348
Eingeweideafferenz   398
Eingeweideefferenz   398
Eingeweidefläche,
 Leber   278
Eingeweiderezeptor   398
Eingeweidesinn   450
Einheiten   490
Einnistung   348
Einsekundenkapazität   244
Eisenmangel   188
Eisenpigmente   30
Eisprung   338
Eiter   190
Eizellbildung   336
Eizelle, Befruchtung   346
Ejakulation   334
EKG   162
Ektoderm   350, 352
Elektroenzephalo-
 gramm   404
Elektrokardiogramm   162
Elektrolyte   296
 – Normalwerte   492
Elektrolythaushalt   316
Elektrolytstörungen, EKG-
 Veränderung   164
Elektrophorese, Blutserum
 196
Elektroretinogramm   476
Ellenbogengelenk   130
Elliptozytose   188
Embolie   174
Embryo   352
Embryoblast   348
Embryologie   346
Embryonalzeit   352
Empfängnisverhütung   344
Encephalon   400
Endharn   312
Endhirn   400
Endoderm   350, 352
Endokard   156
Endokarditis   156
Endokrines System   368
Endolymphe   468
Endomysium   78

Endoplasmatisches Retiku-
 lum   28
Endost   70
Endothel   50, 172
Endozytose   18
Energie Einheit   491
Energiebedarf   290
Energiestoffwechsel   2, 290
Energieumsatz   290
Engramm   426
Enterohepatischer Kreis-
 lauf   284
Entgiftungsfunktion,
 Leber   284
Entspannungsphase, Herzzy-
 klus   158
Entwicklung, pränatal   346
Enzymaktivität   492
Eosinophilie   192
Ependymzelle   396
Epicondylus   88, 128
Epidermis   478
 – Entwicklung   352
Epididymis   330
Epiduralhämatom   428
Epiduralraum   428
Epiglottis   228
Epikard   156
Epilepsie   404
Epimysium   80
Epineurium   394
Epipharynx   264
Epiphyse   72, 382
 – Ossifikation   72
Epiphysenfuge   86
Epithalamus   410
Epithel   50
 – kubisch   52
 – mehrreihig   52
 – prismatisch   52
 – respiratorisch   228
Epithelgewebe   50
Erbgang   40
Erbrechen   270
Erektion   334
Ergastoplasma   28
Ernährung   290
Eröffnungsphase,
 Geburt   362

Eröffnungswehen 362
Erosion, Schleimhaut 270
Erosionslakune 68
Erregungsbildung,
 Herz 160
Erregungsleitung
– Blockade 164
– saltatorisch 394
Erregungsübertragung,
 Synapse 392
Ersatzknochen 72
Erythroblastose, fetale
 186
Erythropoese 186
Erythropoetin 186, 314
Erythrozyten 182
– Abbau 186
– Lebenszyklus 186
– Normalwert 492
Erythrozyturie 306
Euchromatin 32
Euler-Liljestrand-Mechanis-
 mus 248
Eupnoe 250
Eustachii-Röhre 226
Euthyreose 374
Exozytose 18, 54
Extension 10
Exterozeptor 398
Extrasystole 162
Extremitätenablei-
 tungen 162
Extremitäten 6

F
Facies
– diaphragmatica 278
– visceralis 278
Fadenpapillen 260
Falx cerebelli 428
Falx cerebri 428
Farbenblindheit 462
Farbsinnstörung 44
Fascia adhaerens 82
Fasern 60
Faserknorpel 66
Faserstoffe 296
Fazialisparese 106

Fehlbildungen, Embryonal-
 zeit 354
Fehlgeburt 354
Felderhaut 478
Femto 490
Femur 140
Fenestra cochleae 470
Fenestra vestibuli 468
Fenster
– oval 468
– rund 470
Fernakkomodation 456
Ferritin 30, 186
Fetalkreislauf 358
Fetalzeit 354
Fette 292
– Resorption 274
– Verdauung 288
Fettgewebe 64
– braun 64
– Tumoren 64
– weiß 64
Fettsäuren, essentiell 292
Fettspeicherzellen,
 Leber 280
Fettstoffwechsel, Leber 284
Fettstoffwechselstö-
 rungen 292
Fettsucht 298
Fettzelle
– plurivakuolär 64
– univakuolär 64
Fibrin 198
Fibrinogen 198
Fibrinolyse 198
Fibroblast, Tumoren 60
Fibrose
– Lunge 238
– zystisch 236
Fibular 8
Fieber 412
Filamente 22
Fila olfactoria 450
Filtration 16
Filtrationsdruck, glomeru-
 lärer 308
Filtrationsfraktion 308
Filtrationsrate, glomeru-
 läre 308

Fingerabdruck 478
Finger 132
Fingerglieder 132
Fingermuskeln 134
Fingernagel 484
Fissura, orbitalis superior
 104
Flaumhaare 482
Fleck
– blind 458
– gelb 458
Flexion 10
Flügelmuskel 108
Follikel 336
Follikelstadien 336
Follikel-stimulierendes
 Hormon 328, 372
Follikulogenese 336
Folsäuremangel 188
Fontanelle 102
Fonticulus
– anterior 102
– posterior 102
Foramen(-ina) 88
– interventriculare 430
– intervertebralia 114
– jugulare 104
– magnum 104
– nutrientes 70
– obturatum 138
– ovale 104, 358
– rotundum 104
– sacralia 114
– vertebrale 114
Formatio reticularis 412,
 414
Fossa 88
– cranii 104
Fovea centralis 458
Foveolae gastricae 268
Fraktur 76
Frank-Starling-Mechanismus
 160
Freisetzungshormon 372
Fremdreflex 420
Frequenz 470
– Einheit 491
Fresszellen 204
Frontalebene 8

Fruchtwasser 358
Frühentwicklung 346
Frühgeborenes 354
FSH 328, 372
FT$_3$ 493
FT$_4$ 493
Füllungsphase, Herzzyklus 158
Fundus 266
– Auge 458
Funduskop 476
Funiculi 418

G

G0-Phase 36
G1-Phase 36
G2-Phase 36
Galaktose 294
Galle 284
Gallenblase 282
Gallenblasengang 282
Gallengang 278
Gallensteine 282
Gallenwege 282
Gallertkern 116
Gallesekretion 284
γ-GT 492
Gap junction 20
Gasaustausch 168
– alveolär 246
Gaspartialdruck 246
Gaster 266
Gastransport, Blut 246
Gastrin 270
Gastrische Phase 270
Gastritis 270
Gastrulation 350
Gaumen 256
Gaumenbogen 256
Gebärmutter, Schleimhaut 340
Geburt 362
– Herz-Kreislauf-Veränderungen 360
Geburtstermin 360
Gedächtnis 426
Gefäßendothel 172
Gefäßlichtung 168

Gefäßpol, Glomerulus 306
Geflechtknochen 70
Geflechtschicht 480
Gegenstromprinzip 312
Gehirn 400
– Arterien 432
– Gewicht 400
– Gliederung 400
– Venen 434
Gehirnerschütterung 414
Gehörknöchelchen 468
Gelenk 92
– Arten 96
– Aufbau 94
Gelenkerguss 94
Gelenkkapselschrumpfung 94
Gelenklippen 94
Gen 34
Generallamellen 70
Genetik 38
– Krankheiten 42
Genetischer Code 34
Genitalorgane 326
Genom 32
Genotyp 38
Gerinnungsfaktoren 196
Gerinnungsfaktormangel 198
Gerinnungskaskade 198
Gerinnungszeit 198
Gerstenkorn 466
Geruchssystem 422
Geschlechtsbestimmung, Befruchtung 348
Geschlechtschromosomen 40
Geschlechtshormone
– Frau 336
– Knochen 74
– Mann 328
Geschlechtsorgane 326
– Frau 336
– Mann 326
Geschlechtswege
– Frau 338
– Mann 330
Geschmacksknospe 452
Geschmacksporus 452

Geschmackssinn 452
Geschmackssystem 422
Geschmackszelle 452
Gesichtsfeld 462
– Ausfälle 464
Gesichtsnerv 436
Gesichtsschädel 102
Gestose 362
Gewebethromboplastin 198
GFR 308
Giga 490
Gingiva 256
Gingivitis 258
Glandotropes Hormon 372
Glandula(-ae)
– bronchiales 234
– gastricae propriae 268
– gastricae 268
– lacrimales 466
– oesophageae 266
– parathyroideae 376
– parotis 260
– pinealis 382
– sublingualis 260
– suprarenales 378
– thyroidea 374
– vesiculosa 332
Glanzstreifen 82
Glaskörper 456
Glaukom 456
Gleichgewichtsorgan 474
Gleichgewichtsystem 422
Gliafilamente 22
Gliazellen 392, 394
Gliazelltumoren 394
Glioblastom 394
Gliom 394
Glisson-Trias 280
Glomerulus 306
Glomus caroticum 250
Glottis 228
Glukokortikoide 378
– Knochen 74
– Wirkungen 378
Gluconeogenese 282
Glukose, tubulärer Transport 312
Glukosurie 312

Glutamat-Oxalacetat-Transa-
  minase 493
Glutamat-Pyruvat-Transami-
  nase 493
Glykogen 282, 294
Glykokalyx 14
Glykoproteine 60
Glykosaminoglykane 60, 66
Gn-RH 328
Golgi-Apparat 28
Golgi-Sehnenorgan 450
Golgi-Zellen 416
Gonadotropin-releasing-
  Hormon 328
Gonosomen 40
GOT 493
GPT 493
Graaf-Follikel 336
Grand-mal-Anfall 404
Granulosazellen 336
Granulozyten 188
– basophil 190
– eosinophil 190
– neutrophil 190, 204
Grauer Star 456
Graue Substanz 400
– Rückenmark 418
Gravidität 360
Griffelfortsatz-Zungenbein-
  Muskel 108
Grimmdarm 274
Großhirn 400, 402
Großhirnkerne 410
Großhirnlappen 402
Großhirnrinde 402
Großhirnsichel 428
Grundnährstoffe 290
Grundumsatz 290
Grüner Star 456
Grünzapfen 462
Guanin 32
Gynäkologie, Untersu-
  chungsmethoden 344
Gyrus praecentralis 408

H
Haare 482
Haarfollikelrezeptor 446

Haarzelle 470, 472
Haarzyklus 482
Haftkontakt 20
Haftstiel 350
Hagelkorn 466
Hals 6, 108
– Lymphknoten 110
– Muskeln 108
Halslordose 112
Halswirbelsäule 112
Hämatokrit 182, 200
– Normalwert 492
Hammer 468
Hämoglobin 182, 200
– Normalwert 492
Hämolyse 188
Hämophilie 44
Hämorrhoidalzone 276
Hämosiderin 30, 186
Hämostase 196
Handgelenk 130
– Muskeln 134
Handmuskulatur 134
Handrücken 132
Handteller 132
Handwurzelknochen 130
Haploid 32
Harn 312
– Untersuchung 324
Harnblase 320
– Entleerung 322
Harnfarbstoffe 314
Harnkonzentrierung 312
Harnleiter 320
Harnpol, Glomerulus 306
Harnsäure 493
Harnstoff
– Ausscheidung 312
– Bildung 284
– Normalwert 493
Harnsystem 302
– Untersuchung 324
Harnwege, ableitende 320
– Tumoren 322
Harnwegsinfekte 322
Hassall-Körperchen 222
Hauptbronchus 230
Hauptzellen 268
– Steuerung 270

Haustre 276
Hautanhangsgebilde 482
– Entwicklung 352
Haut 478
Havers-Kanal 68
Havers-System 68
HCG 348
HDL 292
– Normalwert 493
Hekto 490
Helicobacter pylori 270
Helicotrema 470
Hellanpassung 462
Hemisphärendomi-
  nanz 408
Hepar 278
Heparin 198
Hepatozyten 280
Hering-Breuer-Reflex 248
Hertz 491
Herz 152
– Binnenräume 154
– Entzündungen 156
– Nervenversorgung 160
– Untersuchung 166
Herzbeutel 156
Herzdilatation 166
Herzfrequenz 158
Herzgewicht, kritisches 156
Herzhälfte 152
Herzinfarkt 166
Herzinsuffizienz 166
Herzkatheteruntersu-
  chung 166
Herzklappen, Fehler 154
Herzkranzarterie 164
– Verschluss 166
Herz-Kreislauf-System
  168
Herzmuskel 156
Herzmuskelgewebe, Erre-
  gungsbildung und -lei-
  tung 82
Herzmuskelhypertro-
  phie 156
Herzrhythmusstö-
  rungen 162
Herzscheidewand 152
Herzschlauch 352

Herzschrittmacher 164
Herzskelett 156
Herzspitze 152
Herztöne 158
Herzwand 156
Herzzeitvolumen 158
– Verteilung 170
Herzzyklus 158
Heschl-Querwin-
dungen 408
Heterochromatin 32
Heterophagolysosom 26
Heterophagosom 26
Heuschnupfen 212
Hiatus oesophageus 266
Hilum, Lunge 232
Hinterhauptfontanelle 102
Hinterhauptslappen 402
Hinterhirn 400
Hinterhorn 418
Hinterwurzel 438
Hirnanhangdrüse 410
Hirnbläschen 352
Hirndrucksymptomatik
432
Hirnhautentzündung 430
Hirninfarkt 434
Hirnnerven 436
– Durchtrittsstellen 104
Hirnschenkel 412
Hirnstamm 400, 412
His-Bündel 160
Histamin 212, 448
Histiozyt 190
Histologie 50
HIV 212
Hkt 182
HLA 208
Hochdrucksystem 168
Hodenabstieg 326
Hoden 326
Hodenhochstand 326
Hodentumoren 328
Holozytose 54, 56
Homolog 38
Homunculus 406
Hörbahn 472
Hörfeld, primäres 408
Horizontalachse 8

Hormone 368
– Knochen 74
– Wirkung 368
Hormonsystem 368
– Regulation 370
– Untersuchungen 384
Hornlamellen 52
Hornschicht 52
Hörschwelle 470
Hörsinn 468
Hörsturz 472
Hörsystem 422
Hörvorgang 472
Howship-Lakune 68
Hüftbein 138
Hüftgelenk 140
– Arthrose 140
– Muskeln 144
Hüftnerv 146, 148
Hülsenkapillaren 218
Humeroulnargelenk 130
Humerus 128
Hustenreflex 230
Hyaloplasma 12
Hydrolase, saure 26
Hydrophil 12
Hydroxylapatit 68
Hydrozephalus 432
Hymen 342
Hyperemesi gravidarum
362
Hyperkaliämie, EKG 164
Hyperlipoproteinämie 292
Hypernephrom 310
Hyperopie 458
Hyperparathyreoidismus
376
Hyperpnoe 250
Hypertension, portale 286
Hyperthyreose 376
Hypertonie 174
– Lösung 16
– renal 314
Hypertrophiezone, Knochen
72
Hyperventilation 250
Hypokaliämie, EKG 164
Hypoparathyreoidismus 376
Hypopharynx 226, 264

Hypophyse 370, 410
– Erkrankungen 372
– Hinterlappen 370
– Mittellappen 372
– Vorderlappen 372
Hypothalamus 370, 410
– Hormone 370
Hypothenar 134
Hypothyreose 374, 376
Hypotonie 174
– Lösung 16
Hypoventilation 250
Hypovitaminose 296
Hypoxie 248
HZV 158

I
I-Bande 80
Ikterus 286
Ileum 272
Immunelektrophorese 202
Immunglobuline 210
Immunisierung
– aktiv 212
– passiv 212
Immunität 212
Immunsystem 204
Impfung 212
Implantation 348
Inaktivitätsatrophie 102
– Knochen 90
Incisura 88
– radialis 128
– trochlearis 128
– ulnaris 128
– vertebralis 114
Incus 468
Inferior 8
Inguinallymphknoten 148
Inhibin 328
Innenohr 468
– Schwerhörigkeit 472
Innenrotation 10
– Schultergelenk 132
Innervation, viszeromoto-
risch 76
Inotropie 160
Inselzellen 380

Inspirationskapazität 242
Insulin 380
Intentionstremor 416
Interferon 206
Interkostalmuskeln 118
Interkostalräume 118
Interleukin 206
Intermediär 40
Intermediärfilamente 22
Intermediärtubulus 310
Intermediärzellen 54
Interneuron 388
Internodium 392
Interphase 36
Interterritorium 66
Intestinale Phase 270
Intestinum
– crassum 274
– tenue 272
Intima 172
Intraperitoneal 254
Intrauterinpessar 344
Intrinsic-Faktor 268
Iris 454
Ischiasnerv 146
Isokortex 402
Isoton 16
Isthmus, Schilddrüse 374

J
Jejunum 272
Joule 491
Jungfernhäutchen 342

K
Kalium 492
Kallus 76
Kalorie 491
Kalorimetrie 290
Kaltrezeptor 448
Kalzitonin 374
– Knochen 74
Kalzium 492
Kammer, Herz 152, 154
Kammerflattern 162
Kammerflimmern 162
Kammerschenkel 160

Kammertachykardie 162
Kammerwinkel 456
Kapazität, Lungenvolumina 242
Kapazitätsgefäß 168
Kapillare 168, 176
Kardiotokographie 364
Karies 258
Karotisangiographie 444
Karotissinus 178
Karzinom 50
– Lunge 234
Katabolismus 2
Katalase 24
Katarakt 456
Katecholamine 380
Katheterismus 324
Katzenschrei-Syndrom 46
Kaudal 8
Kaumuskulatur 108
Kehldeckel 228
Kehlkopf 228
– Muskulatur 230
Kehlkopfrachen 226
Keilbein 142
Keimdrüsen 326
Keimepithel 326
Keimscheibe 350
Keimzelltumoren 328
Kelvin 491
Keratinozyten 478
Kerckring-Falten 272
Kernhülle 30
Kernkörperchen 32
Kernmembran 30
Kern-Plasma-Relation 30
Kernpore 30
Ketoazidose 294
KHK 166
Kiefergelenk 106
Kieferorthopädie 258
Killerzelle, natürliche 204
Kilo 490
Kilogramm 491
Kinetochor 32
Kinn-Zungenbein-Muskel 108
Kitzler 342

Klappenebene 156
Klappeninsuffizienz 154
Klappenstenose 154
Klappenton, Herz 158
Kleinhirn 400, 416
– Schädigungen 416
Kleinhirnarterie 432
Kleinhirnwurm 416
Kleinhirnzelt 428
Kleinhirnzisterne 432
Klimakterium 338
Klinefelter-Syndrom 46
Knäueldrüse 484
Kniegelenk 142
– Muskulatur 146
Knöchelgabel 142
Knochen 86
– Aufbau 86
– Eigenschaften 88
– Entwicklung 70
– Formen 86
– Gefäßversorgung 70
– Geflechtknochen 70
– Lamellenknochen 68
– Wachstum 74
Knochenbälkchen 68, 70
Knochenbruch 76
Knochengewebe 66
– Interzellularsubstanz 68
Knochenhaut 70
Knochenkanälchen 66
Knochenleitung 472
Knochenmark 72
– Punktion 86
Knochenumbau 90
Knochenwachstum 72
– störungen 88
Knorpel
– elastisch 66
– hyalin 66
Knorpelgewebe 66
Knorpelhöhle 66
Knorpelspangen 230
Kohlenhydrate, Bedarf 294
Kohlenmonoxid, Vergiftung 184
Kollagene Fasern 60
Kollaterale, Axon 388

Kolloid 374
Kolonkontrasteinlauf 298
Koloskopie 298
Koma
– diabetisch 382
– hepatisch 286
– urämisch 308
Kommissurenbahnen 406
Kommunikationskontakt
20
Kompakta 68, 86
Komplementsystem 206
Kompositbauweise 90
Kondom 344
Konduktorin 44
Konjunktivitis 466
Konkavseite, Golgi-Apparat
28
Kontaktekzem 480
Kontraktion 100
Kontrazeption 344
Konvergenzreaktion 464
Konvexseite, Golgi-Apparat
28
Konvolut, proximal 308
Konzentration, Einheit 491
Konzeption 346
Kopf 6
– Muskulatur 106
Kopfdarm 254
Korbzellen 416
Kornea 452
Körnerschicht, Netz-
haut 460
Körnerzellen 416
Koronarangiographie 166
Koronararterie 164
Korotkow-Geräusche 174
Körperafferenz 398
Körperfett 298
Körpergewicht 298
Körperkreislauf 152, 168
– Arterien 170
Körpermassenindex 298
Körperschlagader 152
Kortikalis 86
Kortisol 378
Krampfadern 148
Kranial 8

Kreatinin, Normalwert 493
Kreislauf 152
– Fetus 358
– Regulation 178
– Zentralisation 170
Kreislaufschock 170
Kreislaufzentrum 414
Kretinismus 376
Kreuzbein 112
Kropf 376
Kryptorchismus 326
Kubikmeter, Einheit 491
Kugelgelenk 96
Kupffer-Zelle 280
Kurvatur, Magen 266
Kurzsichtigkeit 458
Kurzzeitgedächtnis 426
Kutis 478

L
Labien 342
Labyrinth, knöchern 468
Lactat-Dehydrogenase 493
Lacuna musculorum 146
Lagebezeichnungen 8
Lähmung 424
Laktation 486
Lakunen 350
Lamellenknochen 68
Lamina
– fibroreticularis 62
– propria 326
– tecti quadrigemina 414
Länge, Einheit 491
Langerhans-Inseln 286,
380
Langerhans-Zelle 478
Langhaare 482
Längsachse 8
Längsgewölbe, Fuß 144
Langzeitgedächtnis 426
Langzeitpotenzierung 426
Lanugohaare 482
Lappenbronchien 234
Larynx 228
Lateral 8
Lautbildung 230
Lautstärke 470

LDH 493
LDL 292
– Normalwert 493
Lebendigsein 2
Lebensbaum 416
Leber 278
– Entgiftungsfunktion
284
– Fettstoffwechsel 284
– Harnstoffbildung 284
– Stoffwechselleistung 282
Leberarterie 278
Lebergang 282
Leberläppchen 280
Leberlappen 278
Lebersinusoide 280
Leberzirrhose 286
Leistenband 120, 122
Leistenbruch 122
Leistenhaut 478
Leistenkanal 122
Leistenlymphknoten 148
Leistung, Einheit 491
Leitungsbogen, ZNS 398
Leitungsgeschwindigkeit,
Nervenfaser 394
Lendenwirbelsäule 112
Leptin 64, 298
Leptotän 38
Lernen 426
Leukämie 192
Leukotrien 448
Leukozyten 188
– Normalwert 492
Leukozytopenie 192
Leukozytose 192
Leydig-Zellen 326, 328
LH 328, 372
Lichtstärke 491
Lidöffner 466
Lidspalte 464
Ligamentum
– collaterale 142
– cruciatum 142
– falciforme 278
– flavum 116
– hepatoduodenale 278
– inguinale 122
– interspinale 116

– latum uteri   340
– longitudinale   116
– patellae   146
– teres hepatis   278
Liganden   18
Limbisches System   424
Linea alba   120
Linearbeschleunigung   474
Linea terminalis   138
Linksverschiebung, weißes Blutbild   192
Linse   456
Linsenkern   410
Lipase   268, 288
– Normalwert   493
Lipid-Doppelschicht   14
Lipofuszingranula   388
Lipom   64
Lipophil   12
Lipoproteine   292
Lipoproteinlipasen   274
Liposarkom   64
Lippen   256
Liquor   430
Liquorraum   430
Lobärpneumonie   238
Lobuli testis   326
Lobus(-i)
– caudatus   278
– cerebri   402
– frontalis   402
– insularis   402
– limbicus   402
– Lunge   232
– occipitalis   402
– parietalis   402
– quadratus   278
– renalis   304
L-System   80
Luftleitung   472
Luftröhre   230
Luftwege   226
Lumbalpunktion   432
Lumbosakralgelenk   114
Lumen   168
Lunge   232
– Aufbau   232
– Blutgefäße   240

– Durchblutung   248
– Untersuchung   252
Lungenarterienstamm   152
Lungendehnungsreflex   248
Lungenembolie   240
Lungenemphysem   238
Lungenentzündung   238
Lungenfunktionsprüfung   244
Lungenkreislauf   152, 168
Lungenödem   238
Lungenszintigraphie   252
Lungenvolumina   242
Luteinisierendes Hormon   372
Luteinisierungshormon   328
Lymphadenitis   216
Lymphangitis   216
Lymphatisches System   214
Lymphe   214
Lymphfollikel   214
Lymphgefäßsystem   168
Lymphkapillaren   274
Lymphknoten   216
Lymphödem   216
Lymphozyten   192
– B-Lymphozyten   208
– Selektion   208
Lymphozytopoese   192
Lymphozytose   192
Lysosomen   26
Lysozym   206

M
Macula
– adhaerens   82
– densa   310, 314
– lutea   458
– statica   474
Magen   266
– Abschnitte   266
– Drüsen   268
– Schleimhaut   268
Magen-Darm-Passage   298
Magengeschwür   270
Magengrübchen   268
Magenkarzinom   270

Magensaft   268
– Sekretion   270
Magenschleimhautentzündung   270
Magnetresonanztomograpie, Verdauungssystem   298
Mahlzahn   256
Makroangiopathie, diabetisch   382
Makrophagen   204
Makuladegeneration   460
Malleolus   88
– medialis   140
Malleus   468
Malpighi-Körperchen   306
Mamma   486
Mammakarzinom   488
Mammographie   488
Mandelentzündung   222
Mandelkern   410
Mandibula   102
Mantelzelle   396
Manubrium sterni   118
Marcumar®   198
Mark
– Lymphknoten   216
– Thymus   222
– verlängertes   400
Markpyramide   302
Markraum   88
Marksinus   216
Masse, Einheit   491
Maßeinheiten   490
Massenkonzentration   491
Mastdarm   274
Maxilla   102
MCH   200
– Normalwert   492
MCHC   200
– Normalwert   492
MCV   200
– Normalwert   492
Meatus acusticus   468
Meatus nasi   226
Mechanorezeptor   446, 448, 450
Media   172
Medial   8
Median   8

Mediastinum 152
Mediatorstoff 448
Medulla
– oblongata 400
– renalis 302
– spinalis 418
Mega 490
Megakaryozyt 194
Meibom-Drüse 466
Meiose 38
Meissner-Körperchen
446
Meißner-Plexus 278, 442
Melanin 30
Melanom, malignes 480
Melanosom 30
Melanozyt 30, 478
Melanozyten-stimulierendes
Hormon 372
Melatonin 382
Membran, semipermeabel
16
Membrana
– elastica 172
– fibrosa 94
– interossea 128, 140
– synovialis 94
– tectoria 470
– tympani 468
Membranangriffskom-
plex 206
Membrankanäle 16
Membranlipide 12
Membranproteine 14
Membranpumpe 18
Membranrezeptor 18
Membranskelett 22
Membrantransporter 16
Menarche 338
Mendel-Gesetze 40
Mengenelemente 296
Meningen 428
Meningeom 430
Meningitis 430
Meniskus 94, 142
Menopause 338
Menstruation 340
– Zyklus 338
Merkel-Zelle 446, 478

Mesangium 306
– extraglomerulär 314
Mesangiumzelle 306
Mesencephalon 400, 412
Mesenchym 62
Mesenchymzelle 58
Mesenterium 272
Mesoderm 350, 352
Mesopharynx 226, 264
Mesothel 50
Metaphase 36
Metaphyse 86
Metaplasie 54
Metastasierung 216
Metencephalon 400
Meter 491
MHC-Molekül 208
Mikro 490
Mikroangiopathie, diabe-
tisch 382
Mikroglia 396
Mikrotubuli 22
Mikrovilli 50, 272
Mikrozirkulation 168
Milchbildung 486, 488
Milchgänge 486
Milchleiste 486
Milchsäurebakterien 342
Milchzähne 256
Milchzucker 294
Milli 490
Milz 218
– Entfernung 220
Mimische Muskulatur 106
Minderwuchs, hypophy-
särer 88
Mineralokortikoide 378
Mineralstoffe 296
Miosis 454
Mitesser 484
Mitochondrien 24
Mitose 36
Mitralklappe 154
Mittelfußknochen 144
Mittelhandknochen 130
Mittelhirn 400
Mittelohr 468
Mittelohrentzündung 468,
472

Mittelstück 310
Mizellen 284
Modiolus 470
Mol 491
Moll-Drüse 466
Monosaccharid 294
Monosomie 46
Monozyten 190
Monozytopoese 192
Monozytose 192
Morbus
– Addison 378
– Basedow 376
– Crohn 276
Morula 348
Motoneuron 420, 424
motorisches System
424
MPS 192
m-RNA 34
MSH 372
mukös, Drüse 56
Mukosa 254
Mukoviszidose 236
Multiple Sklerose 394
Mumps 264
Mundbodenmuskulatur
108
Mundhöhle 106, 256
Mundschleimhaut 256
Muraminidase 206
Musculus(-i)
– abductor pollicis
longus 134
– adductor 144
– arrector pili 482
– biceps brachii 134
– biceps femoris 146
– brachialis 134
– brachioradialis 134
– ciliaris 454
– cremaster 332
– cricoarytenoideus
posterior 230
– deltoideus 132
– detrusor vesicae 320
– digastricus 108
– dilatator pupillae 454
– erector spinae 124

– extensor carpi radialis 134
– extensor carpi ulnaris 134
– extensor digitorum 134, 146
– extensor hallucis 146
– extensor pollicis 134
– fibularis 146
– flexor carpi radialis 134
– flexor carpi ulnaris 134
– flexor digitorum 134, 146
– flexor hallucis 146
– flexor pollicis longus 134
– gastrocnemius 146
– gemelli 144
– geniohyoideus 108
– gluteus maximus 144
– gluteus medius 144
– gluteus minimus 144
– gracilis 144
– iliocostalis 124
– iliopsoas 144
– infraspinatus 132
– interspinales 124
– latissimus dorsi 122, 132
– levator palpebrae 466
– levator scapulae 124
– longissimus 124
– longus capitis 124
– masseter 108
– multifidi 124
– mylohyoideus 108
– obliqui capitis 124
– obliquus externus abdominis 120
– obliquus internus abdominis 120
– obturatorius 144
– omohyoideus 108
– orbicularis oculi 106, 466
– orbicularis oris 106
– papillares 154
– pectoralis 120, 122, 124, 132
– piriformis 144
– pronator 134
– pterygoideus 108
– quadratus femoris 144

– quadratus lumborum 122
– quadriceps 144
– rectus abdominis 122
– rectus capitis 124
– rectus femoris 144, 146
– rhomboidei 124
– rotatores 124
– sartorius 144
– scaleni 108
– semimembranosus 146
– semispinales 124
– semitendinosus 146
– serratus 120
– soleus 146
– sphincter ani 276
– sphincter pupillae 454
– sphincter urethrae 322
– spinales 124
– splenii 124
– sternocleidomastoideus 108
– sternothyroideus 108
– stylohyoideus 108
– suboccipitales 124
– subscapularis 132
– supinator 134
– supraspinatus 132
– temporalis 108
– teres major 132
– thyrohyoideus 108
– tibialis anterior 146
– tibialis posterior 146
– transversus abdominis 120
– trapezius 124
– triceps brachii 132, 134
– triceps surae 146
– vastus 146
Muskel
– Aufbau 100
– Formen 100
Muskeldystrophie, progressive 44, 102
Muskelfaser 78
Muskelfaszie 80, 100
Muskelgewebe, glatt 76
Muskelpumpe 178
Muskelspindel 420, 448

Muskeltonus 100
Muskelzelle 76
– glatt 78
Muttermilch 488
Muzine 56
– Speichel 262
Mydriasis 454
Myelencephalon 400, 412
Myelinscheide 392
Myelographie 444
Myoepithel 58
Myofibrillen 78
Myofilament 76
Myokard 82, 156
Myokardinfarkt 166
Myokarditis 156
Myom 342
Myosine 22
Myosinfilamente 22, 78
M-Zellen 220

N
Na+/Ka+-ATPase 308
Nabelarterie 358
Nabelschnur 62, 356
Nachgeburtsphase 364
Nachgeburtswehen 364
Nachtblindheit 462
Naegele-Regel 360
Nagel 484
Nahakkomodation 456
Nano 490
Nasenhöhle 106
Nasenhöhlen 226
Nasenmuscheln 226
Nasennebenhöhlen 106, 226
– Entzündung 228
Nasenscheidewand 106, 226
Nasopharynx 226, 264
Natrium 492
Natriumhaushalt 316
Nebenniere 378
– Mark 380
– Rinde 378
Nebennierenrindenüberfunktion 378

Nebenschilddrüsen 376
Nebenzellen 268
Neocerebellum 416
Neokortex 402
Nephri 302
Nephron 306
Nephropathie, diabe-
tisch 382
Nerv 394
– peripher 438
Nervenendigung, freie
446
Nervenfaser 392
– Leitungsgeschwindig-
keit 394
– myelinisierte 392
– nicht myelinisierte 392
Nervengeflecht 438
Nervengewebe 386
Nervensystem 386
– autonom 396, 440
– Entwicklung 352
– Gliederung 396
– peripher 386, 436
– somatisch 396
– zentral 386, 400
Nervus(-i)
– abducens 436
– accessorius 110, 436
– axillaris 136
– facialis 108, 436
– femoralis 146
– glossopharyngeus 110,
436
– hypoglossus 436
– ischiadicus 146
– medianus 136
– oculomotorius 436
– olfactorius 436
– opticus 436
– phrenicus 110
– radialis 136
– trigeminus 108, 436
– trochlearis 436
– ulnaris 136
– vagus 110, 436
– vestibulocochlearis
436

Netz, großes und
kleines 266
Netzhaut
– Ablösung 458
– Gefäße 458
– Pars optica 458
– Schichten 460
– Zellen 460
Netzhautablösung 458
Neuralrohr 352
Neurinom 396
Neurocranium 102
Neurodermitis 480
Neuroektoderm 352
Neurofilamente 22
Neurogliazellen 394
Neurohypophyse 370
Neurosekretion 370
Neurotransmission 392
Neurotransmitter, Dopa-
min 390
Neurulation 352
Neutropenie 192
Newton 491
Nexus 20
Niederdrucksystem 168
Niere 302
– Anatomie 302
– Blutgefäße 304
– Durchblutung 308
– Feinbau 306
– Hormone 314
– Mark 302
– Rinde 304
– Untersuchung 324
Nierenarterie 304
Nierenbecken 320
Nierenbeckenentzün-
dung 322
Nierenkanälchen 308
Nierenkelch 320
Nierenkörperchen 306
Nierenlappen 304
Nierenmark 304
Nierenrinde 304
Nierensäulen 304
Nierenvene 304
Nierenversagen 308
Nierenzellkarzinom 310

Nischenzellen 236
Nissl-Substanz 388
Non-REM-Schlaf 414
Noradrenalin 380, 440
Normalgewicht 298
Normoblast 186
Normoventilation 250
Nucleolus 32
Nucleus(-ei)
– basales 410
– lentiformis 410
– pulposus 116
Nukleotid 32
Nystagmus 474

O
Oberarm 128
Oberflächenektoderm 352
Oberflächenepithel 50
Oberflächenschmerz 448
Oberflächensinn 446
Oberschenkelknochen 140
Ödem 176
Odontoblasten 258
Ohr 468
Ohrspeicheldrüse 260, 262
Ohrtrompete 226
Olecranon 128
Oligodendrozyt 392, 396
Omentum
– majus 266
– minus 266
Oogenese 336
Oopubis 138
Ophtalmoskop 476
Opsin 462
Opsonierung 204
Orbita 106
Organellen, Zelle 24
Organismus 2
Organsystem 2, 4
Orthostase 178
Osmolalität 16, 316
Osmorezeptoren 316
Osmose 16
Ösophagitis 266
Ösophagogastroduodenosko-
pie 298

Ösophagus 266
Ösophagusvarizen 286
Os(-sa) 86
– capitatum 130
– carpalia 130
– coccygis 112, 114
– coxae 138
– cranii 102
– cuboideum 142
– cuneiformia 142
– ethmoidale 102
– frontale 102
– hamatum 130
– ilium 138
– ischii 138
– lacrimalia 102
– lunatum 130
– nasale 102
– naviculare 142
– occipitale 102
– palatinum 102
– parietalia 102
– pisiforme 130
– sacrum 114, 138
– scaphoideum 130
– sphenoidalia 102
– tarsi 142
– temporalia 102
– trapezium 130
– trapezoideum 130
– triquetrum 130
– zygomatica 102
Ossicula auditiva 102
Ossifikation 72
– Epiphyse 72
– Störungen 74
Osteoblast 66
Osteoid 68
Osteoklast 68
Osteologie 86
Osteom 68
Osteon 68
Osteonlamellen 68
Osteoporose 90
Osteosarkom 68
Osteozyt 66, 68
Östrogene 336
– Knochen 74
Otitis media 468

Otosklerose 472
Ovar 336
Ovulationshemmer 344
Oxytozin 362, 370

P
Pachytän 38
Paläokortex 402
Paleocerebellum 416
Pallium 402
Palmar 8
Palpebrae 464
PALS 218
Paneth-Körnerzellen 272
Pankreas 286
Pankreasinseln 380
Pankreatisches Polypeptid
380
Pankreatitis 288
Papilla(-ae)
– duodeni major 282
– filiformes 260
– foliatae 260
– fungiformes 260
– renales 302
– vallatae 260
Papillarschicht 480
Papille, Auge 458
Papillengang 310
Papillom 54
Papillom-Viren 480
Parakortikalzone, Lymph-
knoten 216
Parakrin 368
Parasympathikus
440, 442
– Herz 160
– Magen-Darm-Trakt 278
Parathormon 376
– Knochen 74
Parenchym 4
Parkinson, Morbus 412
p-Arm 32
Parodontitis 258
Parodontium 258
Parodontose 258
Pars membranacea 322
Pars prostatica 322

Pars pylorica 266
Pars spongiosa 322
Partialdruck, Gasaus-
tausch 246
Pascal 491
Patellarsehnenreflex
420
Pathologie 4
Pathophysiologie 4
Paukenhöhle 468
Pelves renales 320
Pelvis 112, 138
Pendelblut 154
Penis 334
Pepsin 268
Pepsinogen 268, 270
Peptidhormone 368
Periarterielle Lymphozyten-
scheide 218
Perichondrium 66
Perikard 156
Perilymphe 468
Perimysium 80
Perineurium 394
Perinukleärer Raum 30
Periost 70
Peripher 8
Periportalfeld 280
Peristaltik
– Dünndarm 274
– Magen 268
– Speiseröhre 266
Peroxisomen 24
Petechien 194
Peyer-Plaques 222, 272
Pfeilachse 8
Pferdeschweif 418
Pfortader 276, 278
Phagozyten 204
– monozytär 190, 192
Phagozytose 18, 204
Phalangen 132
Phänotyp 38
Pharynx 226
Phimose 334
Phon 470
Phospholipide 12, 292
Photorezeptorzelle 460
Pia mater 428

Pigmente 30
Pigmentepithel 458
Piko 490
Pinealozyten 382
Pinozytose 18
Pinselarteriole 218
Pituizyten 370
Plantar 8
Plaque 258
Plasmafluss, renaler 308
Plasmalemm 12
Plasmamembran 12
Plasmaproteine 196, 282
Plasmathrombinzeit 493
Plasmazellen 210
Plasmin 198
Plasminogen 198
Plattenepithel 50
– Karzinom 54
– mehrschichtig 52
Platysma 106
Plazenta 354
– Entwicklung 354
– Funktion 356
– Hormone 356
– praevia 348
Plazentaschranke 354
Pleura
– costalis 232
– parietalis 232
– visceralis 232
Pleuraerguss 232
Pleuraspalt 232
Pleuraverwachsungen
  232
Plexus 438
– myentericus 278, 442
– pampiniformis 332
– submucosus 442
– submuosus 278
Plicae
– circulares 272
– semilunares 276
– vestibulares 228
– vocales 228
Pneumonie 238
Pneumothorax 232
Pneumozyten 236
PNS 386, 398, 436

Podozyten 306
Pollex 134
Polydaktylie 44
Polydipsie 316
Polygenie 40
Polyglobulie 186
Polymyositis 102
Polyneuropathie, diabe-
  tisch 382
Polypen 222
Polyribosomen 34
Polysaccharid 294
Polyspermieblock 346
Polyurie 316
Pons 400
Portiokappe 344
Portio vaginalis 340
Posterior 8
Potenzial, evoziert 404
PPT 493
PP-Zellen 380
PQ-Strecke 162
Präputium 334
Presbyopie 458
Pressorezeptoren, Aorta
  178
Pressorezeptorenreflex 178
Presswehen 364
Primärfollikel 214, 336
Primärharn 306
Primordialfollikel 336
Processus 88
– articularis 114
– coronoideus 128
– spinosus 114
– styloideus 128
– transversus 114
– xiphoideus 118
Progesteron 338
Projektionsbahnen 406
Projektionsneuron 388
Prolaktin 372, 486
Proliferationsphase 340
Proliferationszone, Kno-
  chen 72
Promontorium 112
Pronation 10
– Unterarm 130
Prophase 36

Propriozeptor 398, 448
Prosencephalon 400
Prostaglandin 448
Prostata 332
– Adenom 332
– Hyperplasie 332
– Karzinom 332
Proteine 294
– Bedarf 294
– Blutplasma 196
– Reabsorption 312
Proteinurie 306
Proteoglykane 60, 66
Prothrombin 198
Protofilament 22
Provitamine 296
Proximal 8
Pseudarthrose 76, 92
Psoriasis 480
Ptosis 466
Pubertät 342
Puffersystem, Blut 196
Pulmo 232
Pulmonalklappe 154
Pulpa, rot 218
Pulpahöhle 258
Pulpavene 218
Puls, Tastung 174
Punctum lacrimale 466
Punctum nervosum
  110
Pupille 454
Pupillenreaktion 454
Purkinje-Fasern 160
Purkinje-Zellen 416
P-Welle 162
Pylorus 266
Pyramidalmotorisches
  System 424
Pyramidenbahn
  412, 424
Pyramidenzelle 402
Pyrogene 412

Q
q-Arm 32
QRS-Komplex 162
Querachse 8

Quick-Test 200
– Normalwert 493

R
Rachen 226
– Muskulatur 264
Rachenring, lympha-
  tischer 220
Radgelenk 96
Radial 8
Radioulnargelenk 128
Radius 128
Ramus(-i)
– circumflexus 164
– interventricularis 164
Randsinus 216
Randwall, Sekundärfollikel
  214
Rankenarterie 334
Ranvier-Knoten 392
Rautengrube 430
Rautenhirn 400
RBF 308
Reduktionsteilung 38
Reflexbogen 420
Regeneratknoten 286
Regio olfactoria 228
Reissner-Membran 470
Rekombination 38
Rektum 274
Rektusscheide 120
Release-inhibiting-factor
  372
Releasing hormone 372
REM-Schlaf 414
Renes 302
Renin-Angiotensin-Aldoste-
  ron-System 314
Renin 314
Repolarisation 390
Reservevolumen, inspirato-
  risch 242
Reservezone, Knochen 72
Residualkapazität, funktio-
  nelle 242
Residualvolumen 242
Resistenz, osmotische
  194

Resorptionszone,
  Knochen 72
Rete testis 330
Retikuläre Fasern 60
Retikulozyt 186
– Normalwert 492
Retikulum
– endoplasmatisches 26
– sarkoplasmatisch 76, 80
Retikulumzelle 60
Retinopathie, diabe-
  tisch 382
Retroperitoneal 254
Retroversion 10
– Schultergelenk 132
Rezeptor
– Hormone 368
– PNS 398
Rezessiv 40
Rhabdomyom 80
Rhabdomyosarkom 80
RH 372
Rhesus-Inkompatibilität
  186
Rhesussystem 184
Rhinitis 228
Rhodopsin 462
Rhombencephalon 400
Ribonukleinsäure 34
Ribosomen 26
Richtungsbezeich-
  nungen 10
Richtungshören 472
Riechnerv 436
Riechschleimhaut 228, 450
Riechzelle 450
Riesenwuchs 372
– hypophysärer 88
RIF 372
Rigor 412
Rima glottidis 228
Rinde
– Lymphknoten 216
– Thymus 222
Rindenfeld 406
– motorisch 408
– somatosensorisch 406
Ringfalten 272
Ringknorpel 228

Rippen 118
Riva-Rocci 174
RNA 34
Röhrenknochen 86
Rohrzucker 294
Rotation 10
Rotzapfen 462
r-RNA 34
Rücken 112
– Muskulatur 122
Rückenmark 400, 418
– Eigenapparat 420
– Segmente 418
Rückenmarksnerv 400
Rückenmuskeln, auto-
  chthon 124
Rückkopplung, negative
  370
Rückresorbtion 310
Rückstrom, venöser 178
Ruhemembranpotenzial
  18, 390
Rumpf 6, 110
Rumpfdarm 254

S
Saccharose 294
Sacculi, Golgi-Apparat 28
Sacculi alveolares 236
Sacculus 474
Saccus lacrimalis 466
Sagittalachse 8
Sagittalebene 8
Sakroiliakalgelenk 114, 138
Salzsäure, Magensaft 268
Samenstrang 122
Sammellymphknoten 216
Sammelrohr 310
Sarkolemm 76
Sarkomer 78, 80
Sarkoplasma 76
Sarkosom 76
Satellitenzelle 396
Sattelgelenk 96
Sauerstoff, Hämoglobin
  182
Sauerstoffbindungskurve,
  Hämoglobin 248

Sauerstoffsättigung 248
– Normalwert 493
Säulenepithel 50, 52
Säure-Basen-Haushalt 316
– Störungen 318
Scala, tympani 470
Scapula 126
Schädel 102
Schädelbasis 104
Schädeldach 104
Schädelgrube 104
Schädelhöhle 6
Schädelknochen 102
Schalldruckpegel 470
Schallleitungs-Schwerhörig-
keit 472
Schallwelle 470
Schaltlamellen 70
Schaltstück 262
– Bauchspeicheldrüse 286
Schamlippen 342
Scharniergelenk 96
Scheitellappen 402
Schenkelhalsfraktur 140
Schenkelkopf 140
Schielen 464
Schilddrüse 374
– Erkrankungen 374
– Hormone 374
– Überfunktion 376
– Unterfunktion 376
– Untersuchung 384
Schilddrüsenfollikel 374
Schilddrüsenhormone 374
Schildknorpel 228
Schläfenlappen 402
Schlafstadien 414
Schlaf-Wach-Rhythmus
414
Schlagader 168
Schlaganfall 424, 434
Schlagvolumen 158
Schleim, Becherzellen 56
Schleimbeutel 94
Schlemm-Kanal 456
Schließmuskel, After 276
Schluckvorgang 264
Schlundheber 264
Schlundschnürer 264

Schlüsselbein 126
Schmerzgrenze, Dezibel
470
Schmerzrezeptor 448, 450
– hitzeempfindlicher 448
– mechanosensorischer 448
– polymodaler 448
Schnecke 468
Schneidezahn 256
Schnupfen 228
Schock
– anaphylaktisch 170, 212
– kardiogen 170
– septisch 170
Schrittmacherfunktion 160
Schulterblatt 126
Schultergelenk 126
Schultergürtel 126
Schuppenflechte 480
Schutzbarrieren 204
Schutzepithel 52
Schutzreflex 420
Schwangerschaft 360
– Untersuchungen 364
– Verlauf 360
Schwangerschaftserbrechen
362
Schwangerschafts-
flecken 362
Schwangerschaftsstreifen
362
Schwann-Zelle 392, 396
Schweiß 484
Schwellkörper 334
Schwerhörigkeit 472
Scrotum 332
Segelklappen 154
Sehbahn 464
Sehfarbstoff 462
Sehfeld, primäres 408
Sehfurche 408
Sehnen 100
Sehnerv 436
Sehschärfe 462
Sehsinn 452
Sehsystem 422
Seitenhorn 418
Seitenstrang 220
Seitenventrikel 430

Sekretgranula 28, 368
Sekretion 54
Sekretionsphase 340
Sekundärfollikel 214, 336
Sekunde 491
Selektion, Lympho-
zyten 208
Sella turcica 104
Seminalplasma 334
Senkniere 302
Sensorisches System 422
Septum
– cordis 152
– interatriale 152
– interventriculare 152
– nasi 106, 226
Seromukös
– Drüse 56
– Kopfspeicheldrüse 262
Serös
– Drüse 56
– Kopfspeicheldrüse 262
Serotonin 448
Sertoli-Zellen 326
Serumelektrophorese 196
Sharpey-Fasern 70, 258
Sichelzellanämie 188
Siebbeinzellen 106, 226
SI-Einheiten 490
Signaltransduktion 18
Sinister 8
Sinnesepithel 58
Sinnesorgane 446
Sinneszelle 446
Sinus
– coronarius 164
– frontalis 106, 226
– lactifer 486
– Lymphknoten 216
– maxillares 106, 226
– Milz 218
– paranasales 226
– rectus 434
– renalis 302
– sagittalis superior 434
– sphenoidales 106, 226
Sinusarrhythmie 162
Sinusitis 228
Sinusknoten 160

Sinusoide 176
Skelettmuskelgewebe 78
Skelettmuskelzelle 78
Skelettmuskulatur 100
Sklera 452
Skoliose 112
Skorbut 258
Solitärfollikel 220
Soma 386
Somatoafferenz 398
Somatoefferenz 398
Somatosensorisches
  System 422
Somatostatin 380
Somatotropes Hormon
  372
Sommersprossen 480
Sonnenbräune 30
Sorbit 294
Spannung 491
Spatium epidurale 428
Speichel 262
Speicheldrüsen 260, 262
– Entzündung 264
– Feinbau 262
Speichelstein 264
Speichen-Ellen-Gelenk 130
Speicherfett 64
Speichersubstanzen 28
Speiseröhre 266
– Entzündung 266
– Peristaltik 266
Spekulumuntersu-
  chung 344
Sperma 334
Spermatogonien 328
Speziallamellen 68
Sphärozytose 188
S-Phase 36
Spina iliaca 138
Spina ischiadica 138
Spinalanästhesie 432
Spinalnerv 436
Spindelapparat 22, 36
Spiralarterien 356
Spirale 344
Spirometrie 244
Spongiosa 68, 86
Sprachbildung 230

Sprunggelenk
– oberes 142
– unteres 142
Spurenelemente 296
Stäbchenzelle 460
Stammzellen, Dünndarm-
  krypten 272
Standard-Bikarbonat 493
Standardvorsilben 490
Stapes 468
Stärke 294
Statokonienmembran 474
Steigbügel 468
Steinleiden
– Galle 282
– Niere 322
Steißbein 112, 114
Stellknorpel 228
Stereozilien 50, 470
Sterkobilin 284
Sternum 118
Sternzelle 396, 416
Steroidhormone 368
Steuerhormon 372
STH 372
Stillen 488
Stimmbänder 228, 230
Stimmbildung 230
Stimmfalten 228
Stimmritze 228
Stimmritzenöffner 230
Stirnfontanelle 102
Stirnlappen 402
Stirnmuskel 106
Stoffmengenkonzentration
  491
Stoffwechsel 2
Strabismus 464
Stratum
– basale 52, 340
– corneum 52, 478
– functionale 340
– granulosum 52, 478
– nervosum 458
– osteogenicum 70
– papillare 480
– pigmentosum 458
– reticulare 480
– superficiale 52

Streifenkörper 410
Streifenstück 262
Stressreaktion 380
Stria vascularis 470
Stroma 58, 62
Stromstärke 491
Strömungswiderstand,
  Atmung 244
Strukturstoffwechsel 2
Struma 374
ST-Strecke 162
Stuhlentleerung 276
Stützgewebe 64
Subarachnoidalblutung
  434
Subarachnoidalraum 428
Subduralhämatom 430
Subkutis 480
Substantia
– alba 400
– grisea 400
– nigra 412
Sulcus 88
– calcarinus 408
– coronarius 152
– interventricularis anterior/
  posterior 152
– terminalis 260
Superfizialschicht 52
Superior 8
Supination 10
Surfactant 236
Sutura 102
– coronalis 104
– lambdoidea 104
– sagittalis 104
Sympathikus 440, 442
– Herz 160
– Magen-Darm-Trakt 278
Symphyse 92
Symphysis pubica 138
Synapse 390
– chemisch 390
– Hemmung 392
Synarthrose 92
Synchondrose 92
Syndesmose 92
Synostose 92
Synovia 94

Synzytiotrophoblast 348
Synzytium 30
Systole 158
Szintigraphie 384

T

T₃ 374
Tachykardie 162
Tachypnoe 250
Talgdrüse 56
Talus 142
Tänie 276
Taschenklappen 154
–Vene 176
Tastpunkt 448
Tectum 412
Tegmentum 412
Tela submucosa 254
Telencephalon 400
Telolysosom 26
Telophase 36
Temperatur, Einheit 491
Temperaturrezeptor 448, 450
Tensor fasciae latae 144
Tentorium cerebelli 428
Tera 490
Terminale, Axon 388
Tertiärfollikel 336
Testes 326
T-Gedächtniszellen 210
Thalamus 410
Theca 336
Thelarche 486
T-Helferzelle 210
Thenar 134
Thoraxapertur 118
Thorax 118
Thromben 174
Thrombin 198
Thrombinzeit 200
Thromboplastinzeit 200
–Normalwert 493
–partielle 200
Thromboseprophylaxe, Heparin 198
Thrombozytenaggregationshemmer 198

Thrombozyten 194
–Normalwert 492
Thrombozytenpropf 196
Thrombozytopenie 194
Thrombozytose 194
Thymin 32
Thymozyten 222
Thymus 222
Thyreoglobulin 374
Thyroidea-stimulierendes Hormon 372
Thyroxin 493
Tibia 140
Tibial 8
Tiefenschmerz 450
Tiffeneau-Test 244
Tight junction 20
T-Killerzellen 210
T-Lymphozyten 208
–zytotoxisch 210
Tod 250
Tonofilamente 22
Tonometrie 476
Tonsilla
–lingualis 220
–pharyngea 220
–tubaria 220
Tonsillen 220
Tonsillitis 222
Totalkapazität 242
Totgeburt 354
Totraumventilation 242, 244
Trabekelarterie 218
Trachea 230
Tractus 418
Trägerelektrophorese 202
Trajektorielle Bauweise 90
Tränenabflusswege 466
Tränenapparat 466
Tränendrüse 466
Tränenflüssigkeit 466
Tränennasengang 466
Transferrin 186
Trans-Golgi-Netzwerk 28
Transkription 34
Translation 34
Translokation 46

Transmembranprotein 14
Transmittersignal 392
Transport
–aktiv 16
–passiv 14
Trans-Seite, Golgi-Apparat 28
Transversalebene 8
Transzytose 18
Traubenzucker 294
Tremor, Morbus Parkinson 412
Treppenmuskel 108
TRH 374
Triglyzeride 284, 292
–Normalwert 493
Trigonum vesicae 320
Trikuspidalklappe 154
Trisomie 46
t-RNA 34
Trochanter 88, 140
Trochlea, humeri 128
Trommelfell 468
Trophoblast 348
Tropomyosin 78
Truncus 6, 110
–brachiocephalicus 170
–coeliacus 170, 276
–encephali 412
Trypsin 288
TSH 372, 374
–Normalwert 493
T-Tubulus 80
Tuba auditiva 226, 468
Tuba uterina 338
Tubenmandel 220
Tuber calcanei 142
Tuberculum 88
–costae 118
–pubicum 138
Tuber ischiadicum 138
Tuberositas 88
Tubulin 22
Tubuli seminiferi 326
tubulös, Drüse 56
Tubulus
–distal 310
–proximal 308
–Wassertransport 310

Tubulustyp, Mitochondrien 24
Tumor
– Bindegewebe 60
– Epithelgewebe 54
– Gebärmutter 342
– Knochengewebe 68
– Knorpelgewebe 66
– Prostata 332
– Skelettmuskelgewebe 80
Tumor-Nekrose-Faktor 206
Tunica
– adventitia 172, 254
– albuginea 326, 336
– dartos 332
– interna 172
– media 172
– mucosa 254
– muscularis 254
Turner-Syndrom 46
T-Welle 162
Tyrosinase 30
Tyrosin 30
T-Zellrezeptor 208

U
Übergangsepithel 50, 54
Übergewicht 298
Überleitungsstück 310
Ulna 128
Ulnar 8
Unit, Enzymaktivität 492
Unterarm 128
Unterkieferspeicheldrüse 262
Unterzungennerv 436
Uracil 34
Urämie 308
Ureter 320
Urin 312
Urochrome 314
Urolithiasis 322
Uroplakine 54
Urothel 54
Urothelkarzinome 322
Urothelpapillome 322
Ursprungskegel, Axon 388

Uterus 340
Utriculus 474
Uvea 452

V
Vagina 342
Valva(e)
– aortae 154
– cuspidales 154
– mitralis 154
– semilunares 154
– tricuspidalis 154
– trunci pulmonalis 154
Varizen 148
Vas(-a)
– afferens 304, 306
– afferentia 216
– efferens 216
– nutrientes 70
– recta 304
– vasorum 172
Vasodilatation 178
Vasokonstriktion 196
Vater-Pacini-Körperchen 448, 480
Vena(-ae)
– basilica 136
– brachiocephalica 176
– cardiaca 164
– cava superior 152
– centralis retinae 458
– centralis 280
– cephalica 136
– hepaticae 176, 280
– iliaca 176
– interlobularis 280
– jugularis 176, 434
– lienalis 218
– mesenterica 176
– portae 176
– renales 176
– renalis 304
– saphena 148
– splenica 176, 218
– subclavia 176
– superiores cerebri 434
– testicularis 326

Vene 168
– Wandbau 176
Venenklappen 176
Venenplexus, Nase 228
Venenwinkel 216
Ventilation 240
– alveolär 244
Ventilationsstörungen 244
Ventral 8
Ventriculus
– dexter 154
– laryngis 228
– sinister 154
Ventrikel 152, 430
Venule 168, 176
Verbindungstubulus 310
Verdauungssystem 254
– Kohlenhydrate 288
– Steuerung 278
– Untersuchung 298
Vererbungslehre 38
Verhornungszone 52
Verknöcherungszone 72
Vermis cerebelli 416
Verruccae 480
Verschluss-Hydrozephalus 432
Verschlusskontakt, Zellen 20
Vertebra 112
Vertebralisangiographie 444
Vertikalachse 8
Vesica biliaris 282
Vesica urinaria 320
Vesikel, Synapse 390
Vestibularapparat 474
Vestibulum laryngis 228
Vierhügelplatte 414
Vimentin 22
Virushepatitis 284
Viscerocranium 102
Visus 462
– Untersuchung 476
Viszeroafferenz 398, 440
Viszeroefferenz 398, 440
Vitalkapazität 242

Vitamine
– fettlöslich 296
– Knochen 74
– Mangel 296
Vitamin-B$_{12}$-Mangel 188
Vitamin D 314
Vitamin-K-Antagonisten 198
VLDL 292
Volar 8
Volkmann-Kanal 68
Volumen 491
Vomer 102
Vorderhirn 400
Vorderhorn 418
Vorderkammer 456
Vorderwurzel 438
Vorhof 152
Vorhofflattern 162
Vorhofflimmern 162
Vorhof-Schnecken-Nerv 436
Vorhoftachykardie 162
Vorkern 346

W
Wachheit 414
Wachstum, appositionell 74
Wachstumshormon 74
Wachstumsplatte 72
Wadenbein 142
Wadenbeinarterie 148
Wadenbeinnerv 148
Wanderwelle 472
Warmrezeptor 448
Warzen 480
Warzenhof 486
Wasserbedarf 296
Wasserdiurese 316
Wasserhaushalt 296, 316
Watt 491
Wehen 362
Weisheitszahn 256
Weiße Substanz 400
– Rückenmark 418
Weitsichtigkeit 458

Wernicke-Sprachzentrum 408
Widerstandsgefäße 174
Wiederbelebung 250
Wimper 466
Windkessenfunktion 172
Wirbel 114
Wirbelsäule 112
– Bänder 116
– Gelenke 116
Wunderblume 40
Wurzelhaut 258
Wurzelkanal 258

X
X-chromosomal-rezessiv 44

Z
Zähne 256
Zahnfleischentzündung 258
Zahnhalteapparat 258
Zahnschema 256
Zahnwechsel 256
Zahnzement 258
Zapfenzelle 460
Zehen 144
Zehennagel 484
Zeis-Drüse 466
Zeit, Einheit 491
Zelle 12
– Lebendigsein 2
– Teilung 36
Zellkern 30
Zellkontakte 20
Zellmembran 12
– Transport 14
Zellzyklus 36
Zementozyten 258
Zenti 490
Zentralarterie, Milz 218
Zentral 8
Zentralisation, Kreislauf 170
Zentralkanal 430
Zentralvenenläppchen 280

Zentriole 22
Zentroblasten 210
Zentromer 32
Zentrosom 22, 36
Zentrozyten 210
Zervixkarzinom 342
Ziliarepithel 454
Zirkadiane Rhythmik 384
Zirkumferenzlamellen 68
ZNS 386, 396, 400
– Blutgefäße 432
– Schutzeinrichtungen 400
– Untersuchung 444
Zonula
– adhaerens 20
– glomerulosa 378
– occludens 20
– pellucida 336
Z-Streifen 80
Zucker 294
Zuckerkrankheit 380
Zunge 260
– Muskulatur 260
– Papillen 260
Zungen-Rachen-Nerv 110, 436
Zwerchfell 120, 152
Zwerchfellatmung 120
Zwerchfellfläche, Leber 278
Zwillinge 348
Zwischenhirn 400, 410
Zwischenläppchenarterie 280
Zwischenlappenarterie 304
Zwischenrippenmuskeln 118
Zwölffingerdarmpapille, große 286
Zygotän 38
Zygote 346
Zylinderepithel 52
Zymogengranula 286
Zystitis 322
Zystoskopie 324
Zytokeratine 22
Zytokine 206
Zytokinese 38
Zytologie 12

Zytolyse-Komplex   206
Zytoplasma   12
Zytoseprozesse   16
Zytoskelett   22
Zytosol   12
Zytotrophoblast   348